国家出版基金项目
NATIONAL PUBLICATION FOUNDATION

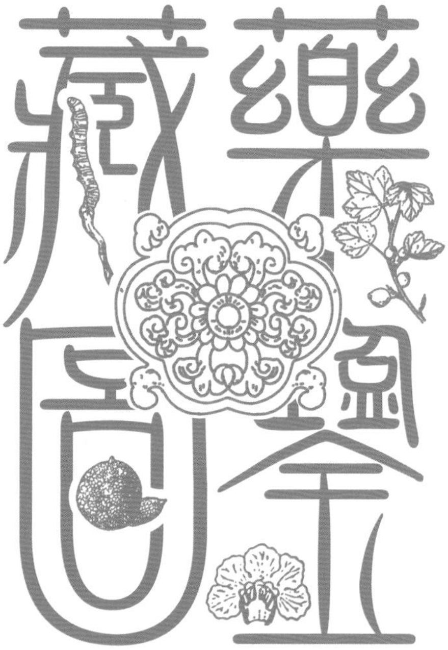

中国藏药资源特色物种图鉴

钟国跃　刘　翔 / 主编

4

北京科学技术出版社

目录

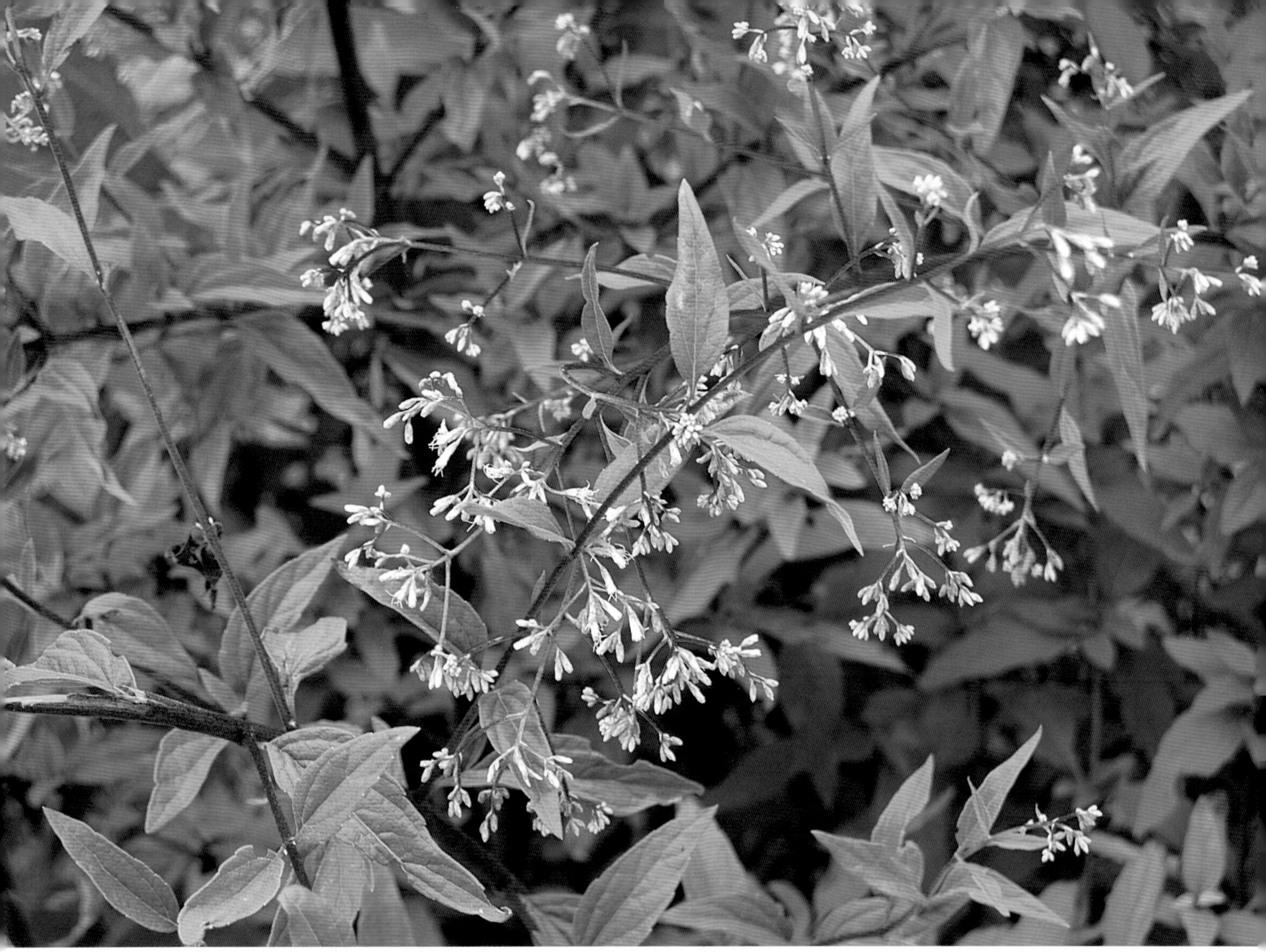

异叶泽兰

Eupatorium heterophyllum DC.

菊科（Compositae） 泽兰属（*Eupatorium*）

形态

多年生草本，高 1 ~ 2m，或呈小半灌木状，中下部木质。茎枝直立，淡褐色或紫红色，基部直径 1 ~ 2cm，分枝斜升，上部花序分枝伞房状，全部茎枝被白色或污白色短柔毛，花序分枝及花梗上的毛较密，中下部花期脱毛或被疏毛。叶对生，中部茎叶较大，3 全裂、深裂、浅裂或半裂，总叶柄长 0.5 ~ 1cm，中裂片大，长椭圆形或披针形，长 7 ~ 10cm，宽 2 ~ 3.5cm，基部楔形，先端渐尖，侧裂片与中裂片同形但较小；或中部或全部茎叶不分裂，长圆形、长椭圆状披针形或卵形；全部叶两面被稠密的黄色腺点，上面粗涩，被白色短柔毛，下面柔软，被密绒毛而呈灰白色或淡绿色，羽状脉 3 ~ 7 对，在叶下面稍凸起，边缘有深缺刻状圆钝齿；茎基部叶花期枯萎。头状花序多数，在茎枝先端排成复伞房花序，花序直径达 25cm；总苞钟状，长 7 ~ 9mm，总苞片覆瓦状排列，3 层，外层短，长 2mm，卵形或宽卵形，背面沿中部被白色稀疏短柔毛，中、内层苞片长 8 ~ 9mm，长椭圆形，全部苞片紫红色或淡紫红色，先端圆形；花白色或微带红色，花冠长约 5mm，外面被稀疏黄色腺点。瘦果黑褐色，长椭圆状，长 3.5mm，具 5 棱，散布黄色腺体，无毛；冠毛白色，长约 5mm。花果期 4 ~ 10 月。

分布

分布于我国四川、云南（香格里拉）、贵州、西藏（波密）。

生境

生长于海拔 1700 ~ 3000m 的山坡林下、林缘、草地、河谷。

药材名

吉土、基独（ཇི་དུག）。

药用部位

鲜枝叶。

功能与主治

除跳蚤。用于皮癣。

用量与用法

外用适量。

附 注

异叶泽兰 *E. heterophyllum* DC. 为云南德钦燕门藏族民间用药。“ཇི་དུག”意为“跳蚤的毒药”。

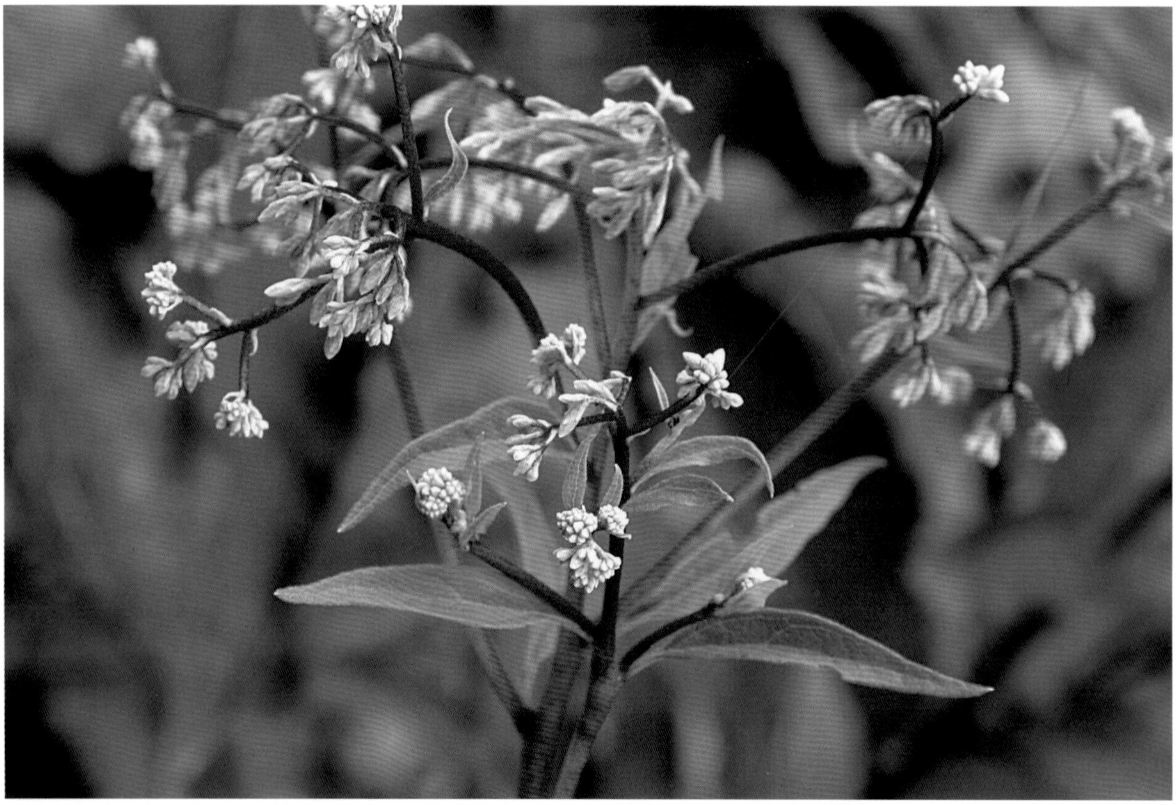

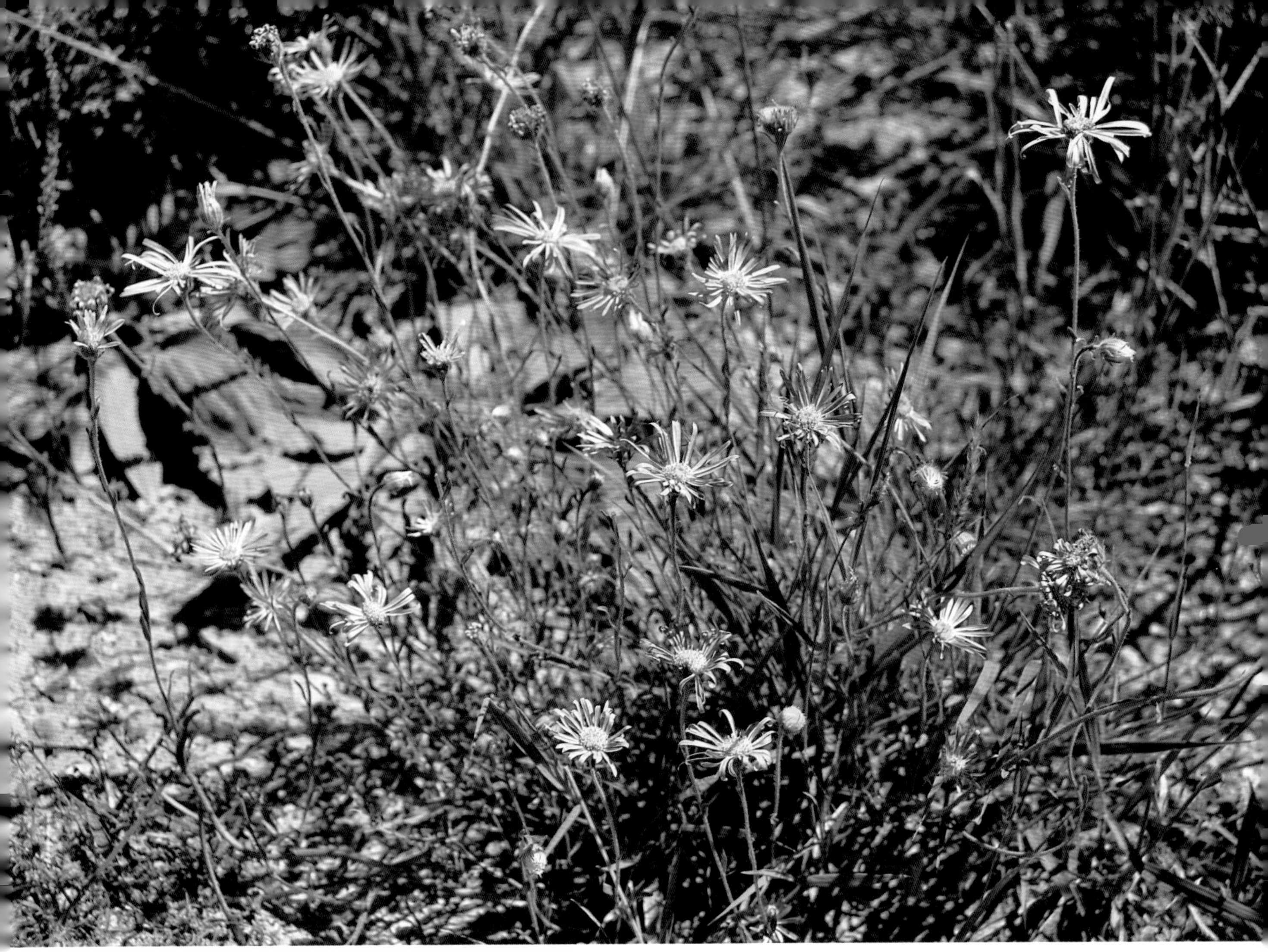

阿尔泰狗娃花

Heteropappus altaicus (Willd.) Novopokr.

菊科（Compositae） 狗娃花属（*Heteropappus*）

形态

多年生草本，有横走或垂直的根。茎直立，高 20 ~ 60cm，稀达 100cm，被上曲或有时开展的毛，上部常有腺，上茎部或全部有分枝。基部叶在花期枯萎；下部叶条形、矩圆状披针形、倒披针形或近匙形，长 2.5 ~ 6（~ 10）cm，宽 0.7 ~ 1.5cm，全缘或有疏浅齿；上部叶渐狭小，条形；全部叶两面或下面被粗毛或细毛，常有腺点，中脉在下面稍凸起。头状花序直径 2 ~ 3.5（~ 4）cm，单生枝端或排成伞房状；总苞半球形，直径 0.8 ~ 1.8cm；总苞片 2 ~ 3 层，近等长或外层稍短，矩圆状披针形或条形，长 4 ~ 8mm，宽 0.6 ~ 1.8mm，先端渐尖，背面或外层全部草质，被毛，常有腺，边缘膜质；舌状花约 20，管部长 1.5 ~ 2.8mm，有微毛，舌片浅蓝紫色，矩圆状条形，长 10 ~ 15mm，宽 1.5 ~ 2.5mm；管状花长 5 ~ 6mm，管部长 1.5 ~ 2.2mm，裂片不等大，长 0.6 ~ 1mm 或 1 ~ 1.4mm，有疏毛。瘦果扁，倒卵状矩圆形，长 2 ~ 2.8mm，宽 0.7 ~ 1.4mm，灰绿色或浅褐色，被绢毛，上部有腺；冠毛污白色或红褐色，长 4 ~ 6mm，有不等长的微糙毛。花果期 5 ~ 9 月。

分布

广布于亚洲中部、东部、北部及东北部。

生境

生长于海拔 4000m 以下的草原、荒漠、沙地、干旱山坡草地。

药材名

陆穹、鲁合琼、露琼、露穷、娄琼（ལུག་ཆུང་།），其米（ཁྲི་མིག）。

药用部位

花（花序）。

功能与主治

清热解毒。用于“培根”病，脉热病，发热，食物中毒。

用量与用法

3 ~ 9g。内服煎汤，或入丸、散剂。外用适量，鲜品捣敷。

附　注

《四部医典》中记载有“ལུག་ཆུང་།”（陆穹）。《晶珠本草》记载有“མེ་ཏོག་ལུག་མིག”（美朵漏梅），言其为治毒症、疫热症之药物，并指出其种类很多，其中一种“花小，淡蓝色，生长在河床、沼泽地带，名叫‘ལུག་ཆུང་།’（鲁合琼）”。现代文献记载的“美朵漏梅”类的基原主要包括紫菀属（*Aster*）、

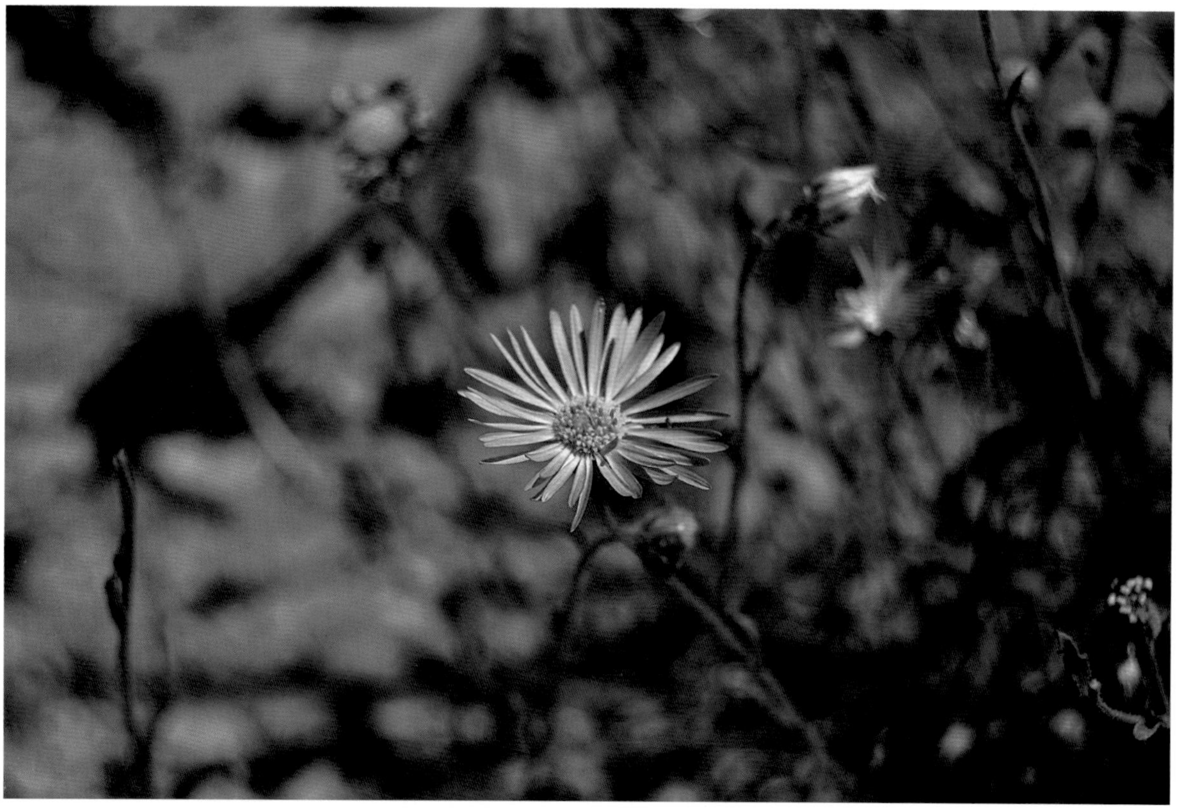

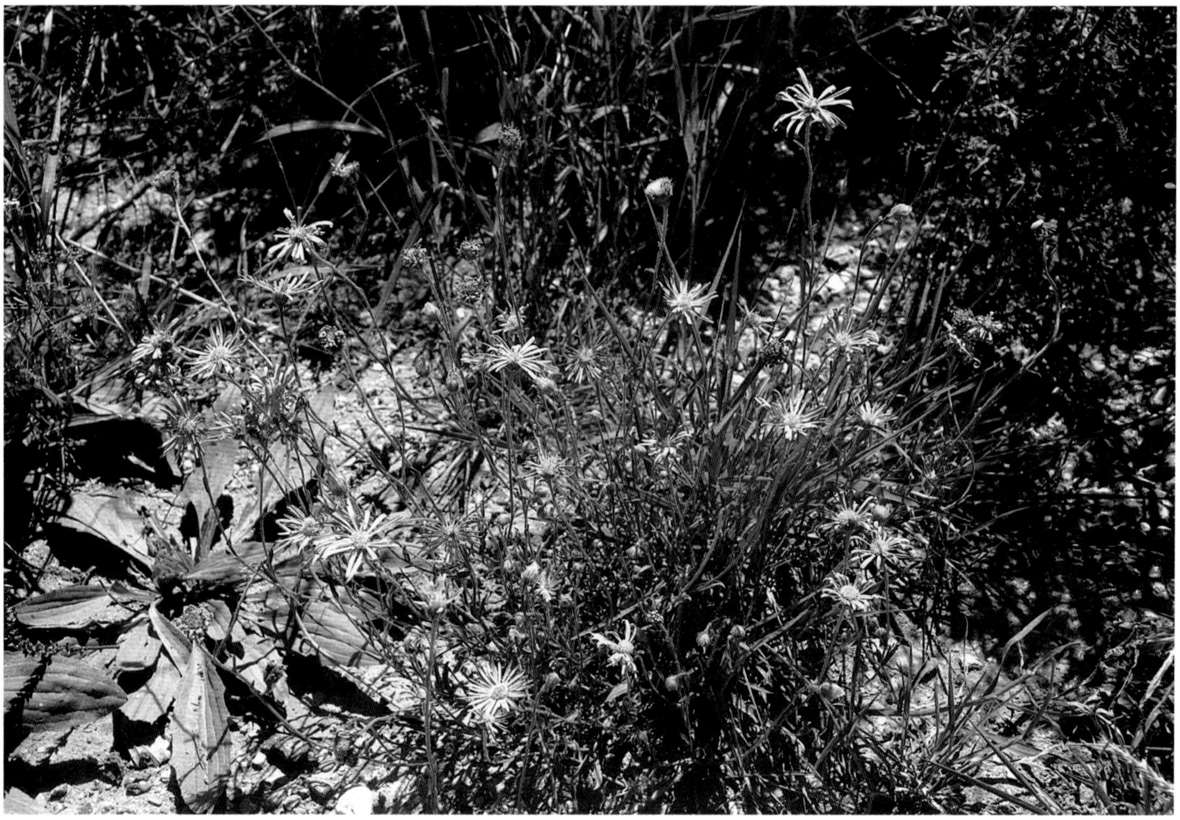

飞蓬属（*Erigeron*）和狗娃花属（*Heteropappus*）植物，通常将头状花序较大者称为“ལུག་མིག”（露米），较小者称为“陆穷”，药材又习称为“藏紫菀”。现多以灰枝紫菀 *A. poliothamnus* Diels 作为“陆穷”（鲁合琼）的正品，《青海藏标》以“灰枝紫菀 /ལུག་ཆུང་།/ 娄琼”之名收载了该种。文献记载，阿尔泰狗娃花 *H. altaicus* (Willd.) Novopokr. 为青海、云南等地藏医使用的“陆穷”的代用品之一。各地藏医使用的“陆穷”的基原还有怒江紫菀 *A. salwinensis* Onno、粗毛阿尔泰狗娃花 *H. altaicus* (Willd.) Novopokr. var. *hirsutus* (Hand.-Mazz.) Ling、千叶阿尔泰狗娃花 *H. altaicus* (Willd.) Novopokr. var. *millefolius* (Vant.) Wang、圆齿狗娃花 *H. crenatifolius* (Hand.-Mazz.) Griers.、青藏狗娃花 *H. bowerii* (Hemsl.) Griers.、半卧狗娃花 *H. semiprostratus* Griers. 等，其中，来源于狗娃花属者在西藏民间又俗称“其米”。《部标藏药》《青海藏标》等收载的“མེ་ཏོག་ལུག་མིག”（美多路梅）的基原包括萎软紫菀 *A. flaccidus* Bge. 等多种紫菀属植物。（参见“萎软紫菀”“灰枝紫菀”“青藏狗娃花”“圆齿狗娃花”“川西小黄菊”条）

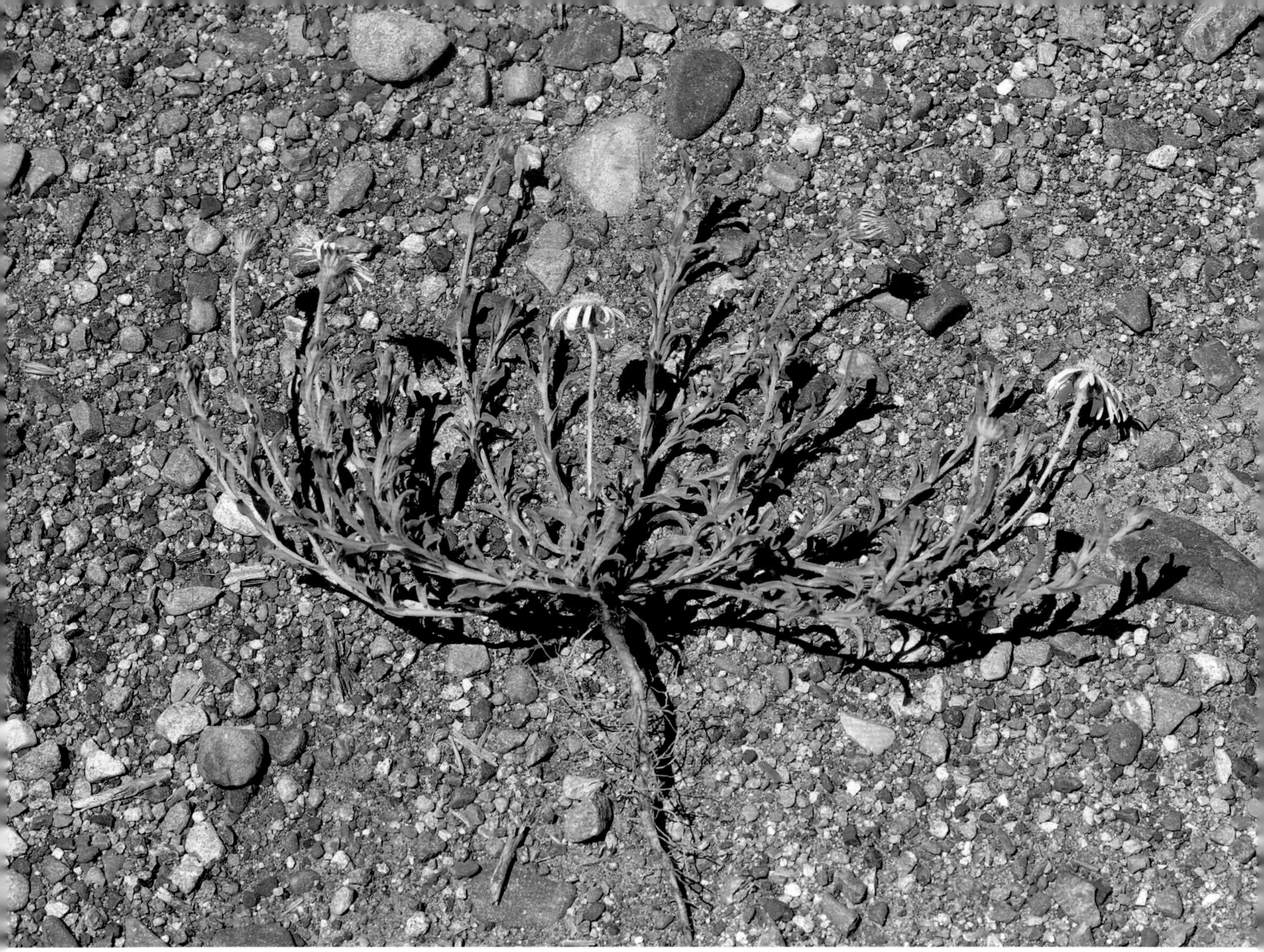

半卧狗娃花

Heteropappus semiprostratus Griers.

菊科（Compositae） 狗娃花属（*Heteropappus*）

形态

多年生草本，主根长，直伸，颈短，生出多数簇生茎枝。茎枝平卧或斜升，很少直立，基部或下部常为泥砂覆盖，长 5 ~ 15cm，被平贴的硬柔毛，基部分枝，有时叶腋有具密叶的不育枝。叶条形或匙形，长 1 ~ 3cm，宽 2 ~ 4mm，先端宽短尖，基部渐狭，全缘，两面被平贴的柔毛或上面近无毛，散生闪亮的腺体；中脉上面稍下陷，下面稍凸起，有时基部有 3 脉。头状花序单生于枝端，宽 1.5 ~ 3cm；总苞半球形，直径约 1.3cm；总苞片 3 层，披针形，渐尖，长 6 ~ 8mm，宽 0.8 ~ 1.8mm，绿色，外面被毛和腺体，内层边缘宽膜质。舌状花 20 ~ 35，管部长约 2mm；舌片蓝色或浅紫色，长 1.2 ~ 1.5cm，宽约 2.1mm。管状花黄色，长 4 ~ 6mm，管部长 1.5 ~ 2.3mm，裂片 5，1 长 4 短，长 1.2 ~ 1.5mm，花柱附属物三角形。冠毛浅棕红色，长 4 ~ 5mm。瘦果倒卵形，长 1.7 ~ 2mm，宽 0.7 ~ 0.9mm，被绢毛，上部有腺。

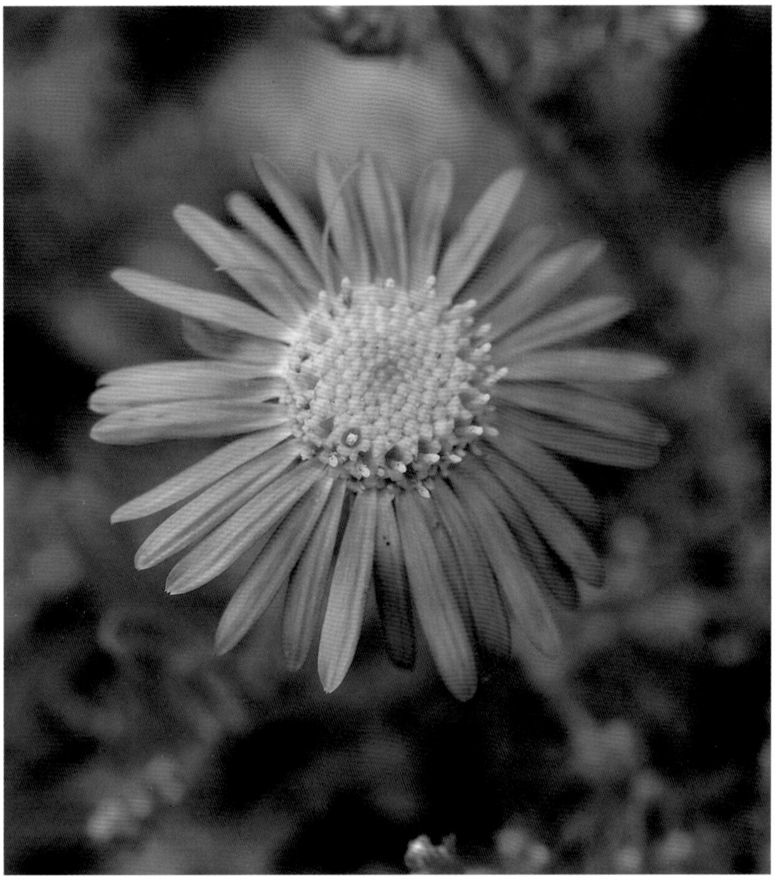

分布

分布于我国西藏（那曲等）、青海（祁连山一带以及茶卡）、甘肃（天祝）、四川西部（康定）。尼泊尔等地也有分布。

生境

生长于海拔 3200 ~ 4600m 的干燥多砂石的山坡、冲积扇、河滩沙地。

药材名

其米（ཁྲི་མིག）。

药用部位

花（花序）。

功能与主治

清热解毒。用于咽痛，气管炎，胃病。

用量与用法

3 ~ 9g。

附 注

《四部医典》中记载有“ལུག་ཆུང་།”（陆穹）。《晶珠本草》中记载有“མེ་ཏོག་ལུག་མིག”（美多漏梅），言其为治毒症、疫热症之药物，并指出其种类很多，其中，“一种花小，淡蓝色，生长在河川、沼泽地带，名叫‘ལུག་ཆུང་།’（鲁合琼、陆穹、娄琼）”。现代文献记载的“陆穹”类（又习称“紫菀”类）的基原包括菊科紫菀属（*Aster*）等多属多种植物，多以灰枝紫菀 *A. poliothamnus* Diels 作为“陆穹”（鲁合琼）的正品，《青海藏标》以“灰枝紫菀 /ལུག་ཆུང་།/ 娄琼”之名收载了该种。据文献记载，“陆穹”的基原还包括多种狗娃花属（*Heteropappus*）植物，西藏、四川甘孜藏医又将来源于狗娃花属植物的“陆穹”称为“ཁྲི་མིག”（其米，该名称未见藏医药古籍记载），半卧狗娃花 *H. semiprostratus* Griers. 为其基原之一。（参见“阿尔泰狗娃花”“萎软紫菀”条）

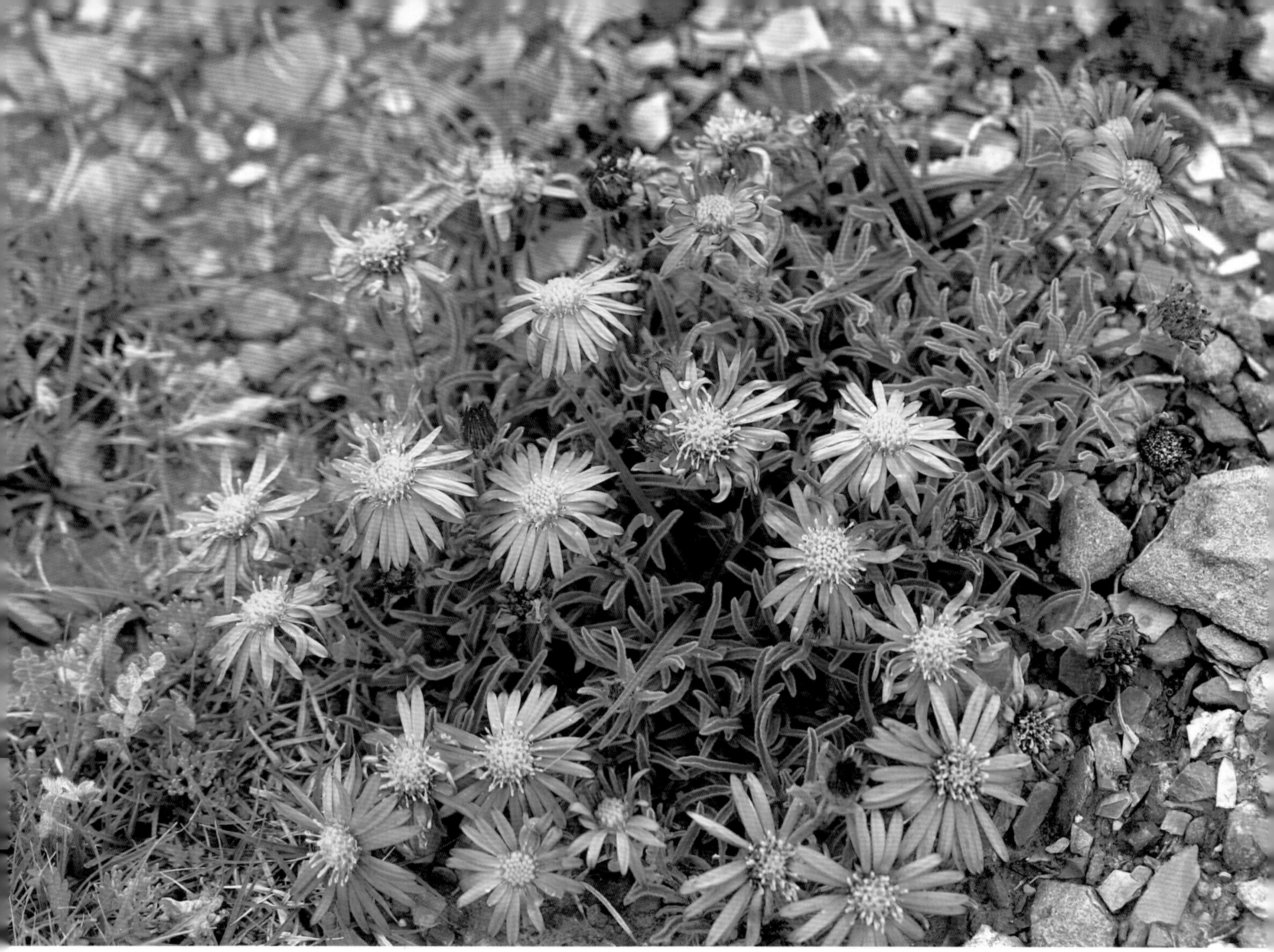

青藏狗娃花

Heteropappus bowerii (Hemsl.) Griers.

菊科（Compositae） 狗娃花属（*Heteropappus*）

形态

二年生或多年生草本，低矮，垫状。有肥厚的圆柱状直根，根颈直径约 5mm，围有基部叶的残片。茎单生或 3 ~ 6 簇生于根颈上，不分枝或有 1 ~ 2 分枝，高 2.5 ~ 7cm，纤细，被白色密硬毛，上部常有腺。基部叶密集，条状匙形，长达 3cm，宽约 0.4cm，先端尖或钝，基部宿存；下部叶条形或条状匙形，长 1.2 ~ 2.5cm，宽 0.1 ~ 0.2cm，基部宽大，抱茎；上部叶条形，长 0.5 ~ 0.8cm；全部叶质厚，全缘或边缘皱缩，两面密生白色长粗毛或上面近无毛，有缘毛。头状花序单生于茎端或枝端，直径 2.5 ~ 3cm；总苞半球形，直径 1 ~ 1.5cm，稀达 2cm；总苞片 2 ~ 3 层，条形或条状披针形，先端渐尖，被腺毛及密粗毛，外层长 7mm，宽达 1mm，草质，内层较尖，长 7 ~ 9mm，边缘狭膜质；舌状花约 50，管部长 2 ~ 3mm；舌片蓝紫色，长 9 ~ 13mm，宽 1.5 ~ 1.7mm；管状花长 4.5 ~ 5mm，管部长 1.5mm；裂片 0.5 ~ 0.6mm 或 1 ~ 1.2mm，外面有微毛。瘦果狭，倒卵圆形，长 2.8 ~ 3mm，浅褐色，有黑斑，被疏细毛；冠毛污白色或稍褐色，长 4mm，有多数不等长的糙毛。花果期 7 ~ 8 月。

分布

分布于我国西藏南部至西北部（拉萨、萨嘎、仲巴）、青海（祁连、柴达木盆地、都兰、曲麻莱等）、甘肃西部。

生境

生长于海拔 5000 ~ 5200m 的高山砾石沙地。

药材名

其米（ཁྱི་མིག），娄琼、陆穹、鲁合琼、露穷、露琼、漏琼（ལུག་ཆུང་།）。

药用部位

全草或花（花序）。

功能与主治

润肺，杀虫，止咳，解毒。用于咽喉痛，感冒咳嗽，胃痛，中暑发痧；外用于虫蛇咬伤。

用量与用法

3 ~ 9g。内服煎汤，或入丸、散剂。外用适量，鲜品捣敷。

附注

《四部医典》《晶珠本草》中记载有“ལུག་ཆུང་།”（陆穹），言其为治疫毒症、杂症及脉热症之药物。现代文献记载藏医所用“陆穹”以灰枝紫菀 *Aster poliothamnus* Diels 为正品，圆齿狗娃花 *H. crenatifolius* (Hand.-Mazz.) Griers.、阿尔泰狗娃花 *H. altaicus* (Willd.) Novopokr.、粗毛阿尔泰狗娃花 *H. altaicus* (Willd.) Novopokr. var. *hirsutus* (Hand.-Mazz.) Ling、青藏狗娃花 *H. bowerii* (Hemsl.) Griers. 等也作“陆穹”药用，来源于狗娃花属（*Heteropappus*）的植物又称“其米”（为西藏民间俗名）。《青海藏标》以“灰枝紫菀 /ལུག་ཆུང་།/ 娄琼”之名收载了灰枝紫菀 *A. poliothamnus* Diels。（参见“灰枝紫菀”“阿尔泰狗娃花”条）

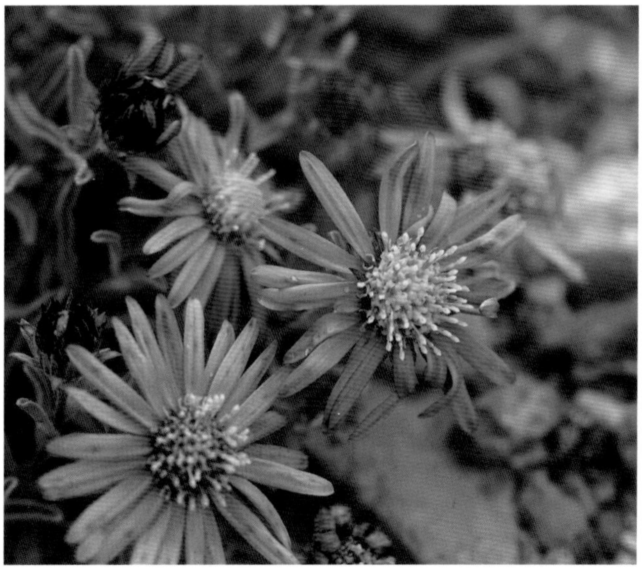

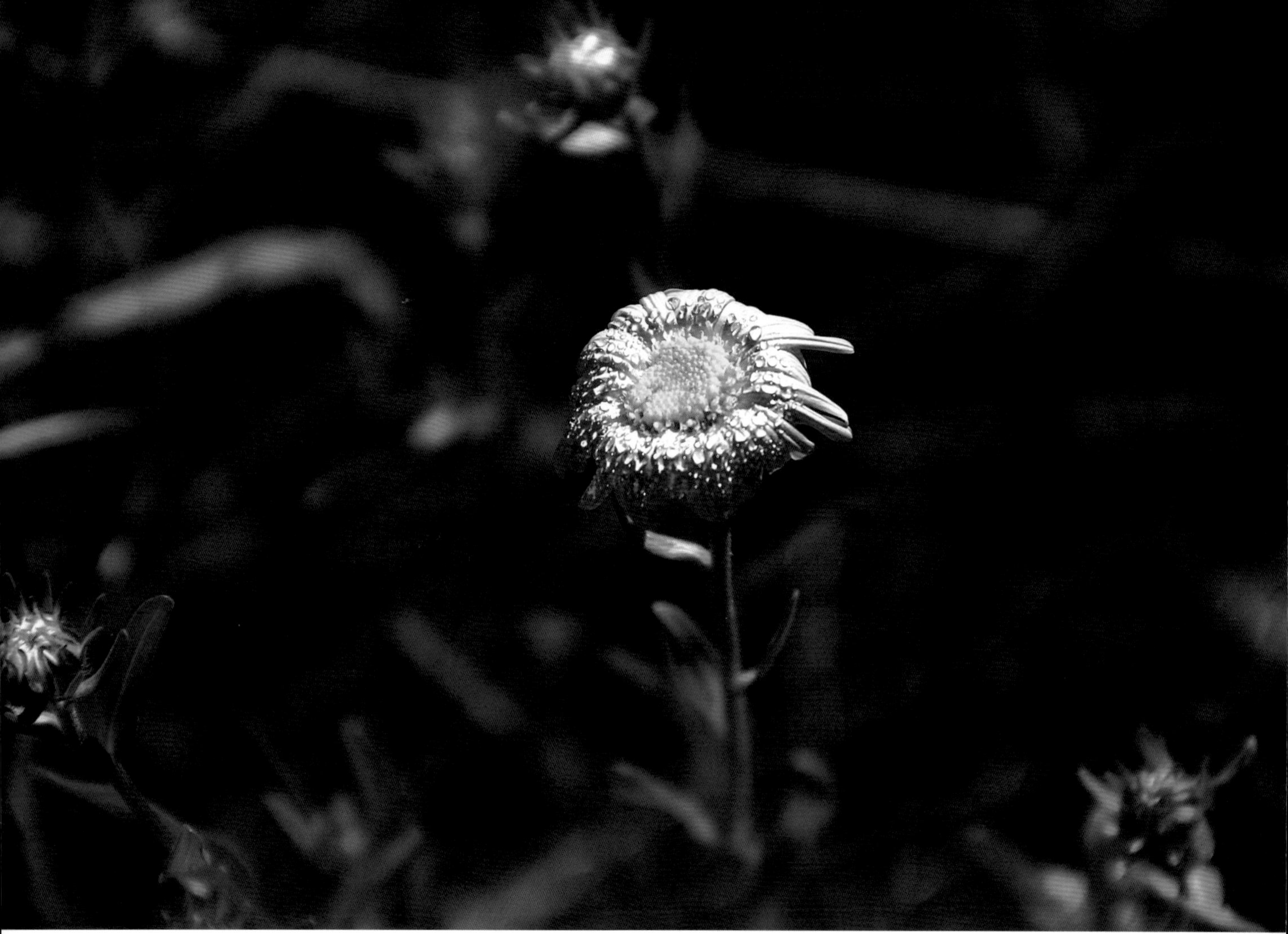

圆齿狗娃花

Heteropappus crenatifolius (Hand.-Mazz.) Griers.

菊科（Compositae）　狗娃花属（*Heteropappus*）

形态

一年生或二年生草本，有直根。茎高 10 ~ 60cm，直立，单生，上部或从下部起有分枝，多少密生开展的长毛，上部常有腺，全部有疏生的叶。基部叶在花期枯萎，莲座状；下部叶倒披针形、矩圆形或匙形，长 2 ~ 10cm，宽 0.5 ~ 1.6cm，渐尖成细或有翅的长柄，全缘或有圆齿或密齿，先端钝或近圆形；中部叶较小，基部稍狭或近圆形，常全缘，无柄；上部叶小，常条形；全部叶两面被伏粗毛，且常有腺，中脉在下面凸起且有时被较长的毛。头状花序直径 2 ~ 2.5cm；总苞半球形，直径 1 ~ 1.5cm，总苞片 2 ~ 3 层，近等长，条形或条状披针形，长 5 ~ 8mm，宽 0.6 ~ 1.5mm，外层草质，渐尖，深绿色或带紫色，被密腺及细毛，内层边缘膜质；舌状花 35 ~ 40，管部长 1.2 ~ 1.8mm，舌片蓝紫色或红白色，长 8 ~ 12mm，宽 1.6 ~ 2.4mm；管状花长 4.2mm，管部长 1.4 ~ 1.6mm，裂片不等长，长 0.8 ~ 1.2mm，有短微毛；冠毛黄色或近褐色，较管状花花冠稍短或与其近等长，有不等长的微糙毛，舌状花冠毛常较少，或极短，或不存在。瘦果倒卵形，长

2 ~ 2.8mm，稍扁，淡褐色，有黑色条纹，上部有腺，全部被疏绢毛。花果期 5 ~ 10 月。

分布

分布于我国甘肃南部（榆中、岷县、文县等）、青海（西宁、海晏）、四川西部（甘孜、金川、小金、马尔康、理县等）、云南西北部（丽江、香格里拉、德钦）、西藏东部（林芝、拉萨等）。尼泊尔也有分布。

生境

生长于海拔 1900 ~ 3900m 的开旷山坡、田野、路旁。

药材名

陆穹、鲁合琼、露穷、娄琼（ལུག་ཆུང་།），其米（ཁྲི་མིག）。

药用部位

花（花序）。

功能与主治

清热解毒。用于“培根”病，脉热病，发热，食物中毒。

用量与用法

3 ~ 9g。内服煎汤，或入丸、散剂。外用适量，鲜品捣敷。

附注

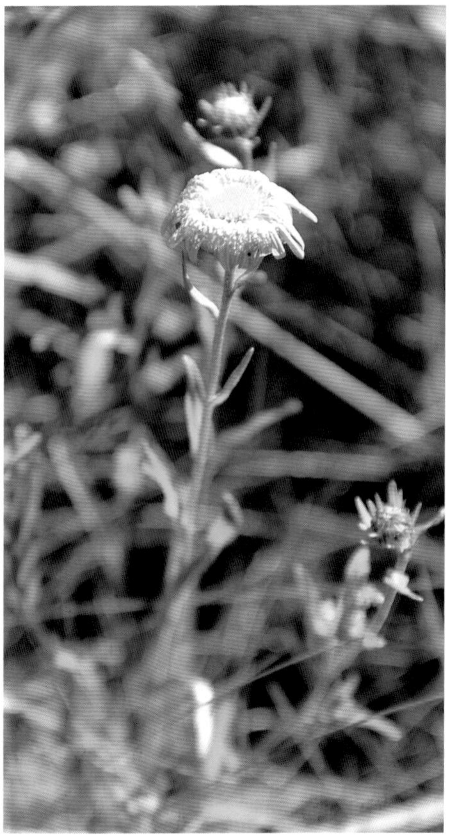

《四部医典》中记载有“ལུག་ཆུང་།”（陆穹）。《晶珠本草》中记载有“མེ་ཏོག་ལུག་མིག”（美多漏梅，即紫菀类），言其为治毒症、疫热症之药物，并言其种类很多，“ལུག་ཆུང་།”（鲁合琼）为其中之一。现代文献均以菊科植物灰枝紫菀 *Aster poliothamnus* Diels 作“陆穹”（鲁合琼）的正品，《青海藏标》以“灰枝紫菀 /ལུག་ཆུང་།/ 娄琼”之名收载了该种。文献记载，圆齿狗娃花 *H. crenatifolius* (Hand.-Mazz.) Griers. 为“陆穹”的代用品之一。云南迪庆藏医又将圆齿狗娃花 *H. crenatifolius* (Hand.-Mazz.) Griers. 和粗毛阿尔泰狗娃花 *H. altaicus* (Willd.) Novopokr. var. *hirsutus* (Hand.-Mazz.) Ling 称为“ཁྲི་མིག”（其米，西藏民间俗名），言其具有润肺、杀虫之功效，临床用其治疗感冒咳嗽、咽喉痛、痧症、蛇伤。《部标藏药》《青海藏标》等收载的“མེ་ཏོག་ལུག་མིག”（美多路梅、美多娄木）的基原包括萎软紫菀 *A. flaccidus* Bge. 等多种紫菀属（*Aster*）植物。（参见“阿尔泰狗娃花”“萎软紫菀”条）

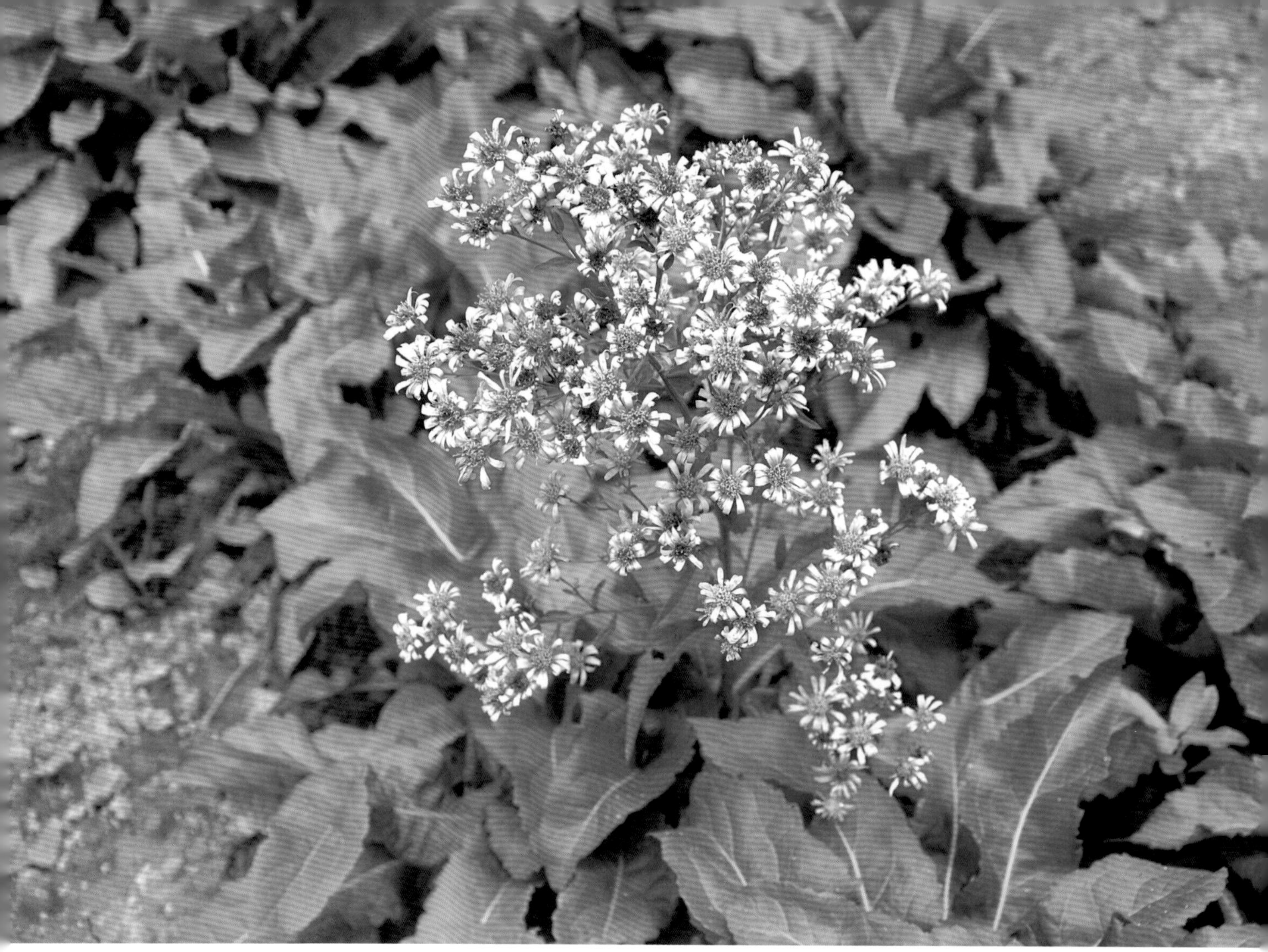

紫菀

Aster tataricus L. f.

菊科（Compositae） 紫菀属（*Aster*）

形态

多年生草本，根茎斜升。茎直立，高 40 ~ 50cm，粗壮，基部叶在花期枯落，在茎上残留纤维状枯叶残片。叶厚纸质，上面被短糙毛，下面被稍疏的短粗毛，但沿脉被较密的短粗毛；基部叶长圆状或椭圆状匙形，下半部渐狭成长柄，连柄长 20 ~ 50cm，宽 3 ~ 13cm，先端尖或渐尖，边缘有具小尖头的圆齿或浅齿；中部叶长圆形或长圆状披针形，无柄，全缘或有浅齿；上部叶狭小；中脉粗壮，与 5 ~ 10 对侧脉在下面凸起，网脉明显。头状花序多数，直径 2.5 ~ 4.5cm，在茎和枝端排列成复伞房状；花序梗长，有线形苞叶；总苞 3 层，半球形，被密短毛；舌状花约 20，舌片蓝紫色，有 4 至多脉；管状花稍有毛。瘦果倒卵状长圆形，紫褐色，两面各有 1 或 3 脉，上部被疏粗毛；冠毛污白色或带红色，有多数不等长的糙毛。花期 7 ~ 9 月，果期 8 ~ 10 月。

分布

分布于我国甘肃南部、黑龙江、吉林、辽宁、内蒙古东部及南部、山西、河北、河南西部、陕西南部。

朝鲜、日本等也有分布。

生境

生长于海拔 400 ~ 3800m 的阴湿坡地、山顶和低山草地、沼泽地。

药材名

露米、罗米、木米（ལུག་མིག），美多漏梅、美多路梅、美朵路梅、美多罗米、美多露米、梅朵露米、美多娄木、麦多漏莫（མེ་ཏོག་ལུག་མིག），奇代哇（ཆུ་དེ་བ、ཆུ་དེ་ཝ）。

药用部位

花序。

功能与主治

清热，解毒，解痉，干脓血。用于瘟病时疫，流行性感冒，邪热，发热，痉挛，食物中毒；外用于癣。

用量与用法

3 ~ 9g。

附　注

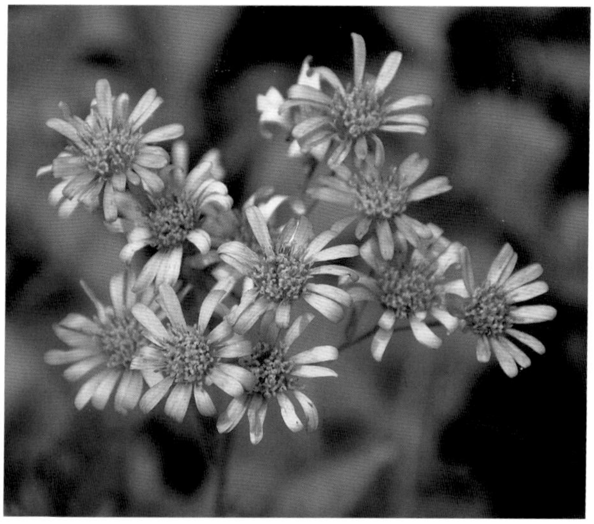

《四部医典》中记载有“མེ་ཏོག་ལུག་མིག”（美多漏梅）。《晶珠本草》言“美多漏梅”的种类很多。现代文献记载的藏医所用“美多漏梅”的基原包括菊科紫菀属（*Aster*）和飞蓬属（*Erigeron*）的 10 余种植物，现各地藏医药用时并未严格区分“美多漏梅”的各品种。《部标藏药》等标准中收载了缘毛紫菀 *A. souliei* Franch.、块根紫菀 *A. asteroides* (DC.) O. Ktze.、柔软紫菀 *A. flaccidus* Bge.（萎软紫菀）、重冠紫菀 *A. diplostephioides* (DC.) C. B. Clarke.。据文献记载，鞑靼紫菀 *A. tataricus* L. f.（紫菀）为“ལུག་མིག”（露米）的基原之一。（参见“萎软紫菀”“重冠紫菀”“缘毛紫菀”条）

《四部医典》《蓝琉璃》《晶珠本草》等记载“དེ་བ”[“དེ་ཝ”（代哇）] 为治瘟疫（热性传染病）之药物，言其分为草 [“སྤོ་དེ་བ、སྤོ་དེ་ཝ”（莪代哇）]、水 [“ཆུ་དེ་བ、ཆུ་དེ་ཝ”（奇代哇）]、树木 [“ཤིང་དེ་བ、ཤིང་དེ་ཝ”（相代哇）]3 类，其中以草类为质优，水类为副品。现代文献记载的 3 类“代哇”的基原较为复杂，多认为水类（奇代哇）的基原系紫菀属植物，紫菀 *A. tataricus* L. f.（矮紫菀 *A. tataricus* L. var. *minor* Makino）为其基原之一；云南迪庆藏医又使用须弥紫菀 *A. himalaicus* C. B. Clarke.。有文献考证认为《四部医典系列挂图全集》第二十九图所附的“奇代哇”似为棉毛紫菀 *A. lanuginosus* (J. Small) Ling。（参见“镰萼喉毛花”“全萼秦艽”条）

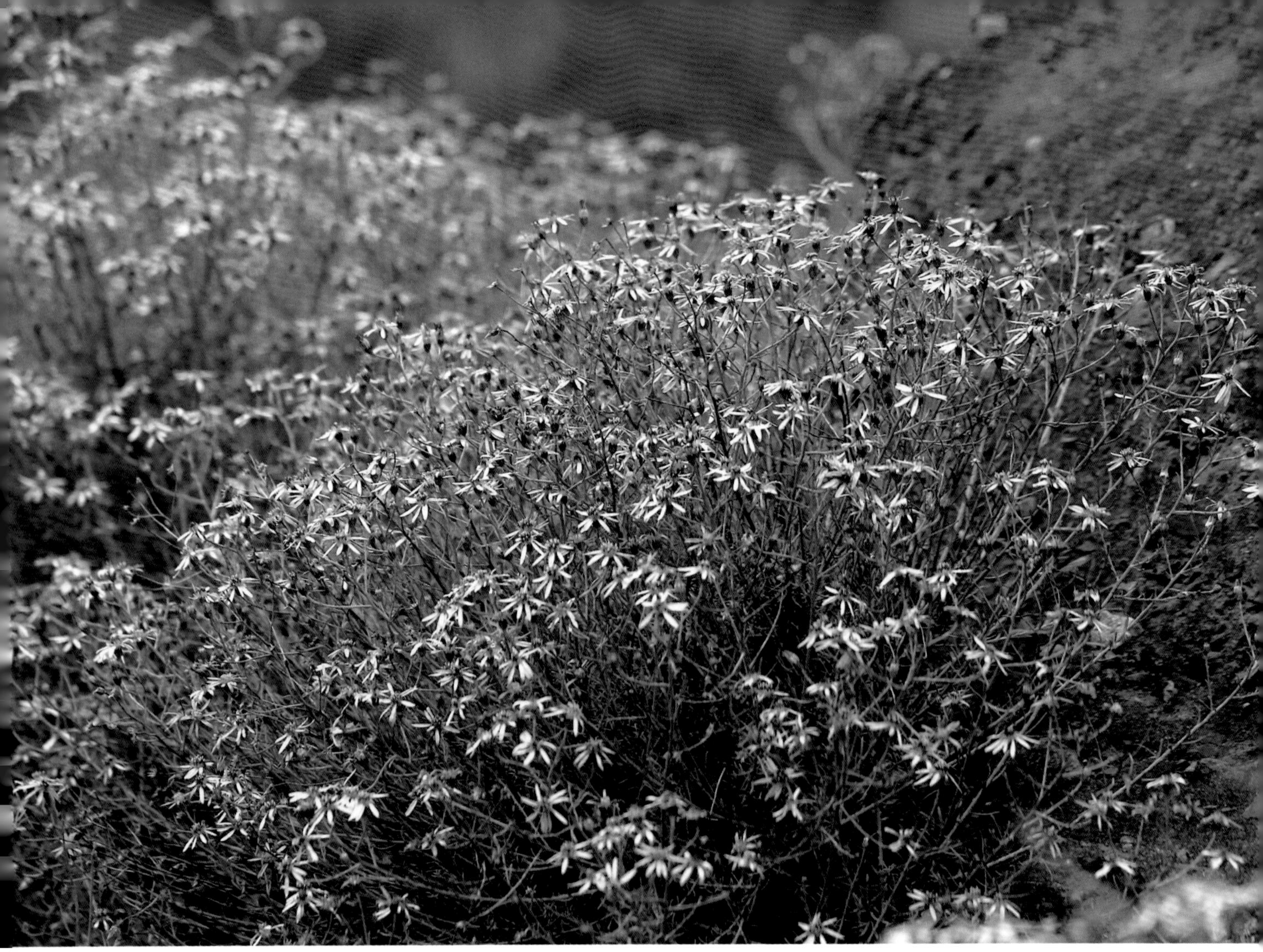

灰枝紫菀

Aster poliothamnus Diels

菊科（Compositae） 紫菀属（*Aster*）

形态

从生亚灌木，高 40 ~ 100cm。茎多分枝，帚状，直径达 1cm，树皮灰褐色，撕裂，当年枝直立，长 15 ~ 40cm，纤细，被密短糙毛或柔毛，有腺，有密集的叶。下部叶枯落；中部叶长圆形或线状长圆形，长 1 ~ 2cm，稀达 3cm，宽 0.2 ~ 0.5cm，稀达 0.8cm，全缘，基部稍狭或急狭，先端钝或尖，边缘平或稍反卷；上部叶小，椭圆形；全部叶上面被短糙毛，下面被柔毛，两面有腺点，中脉在下面凸起，侧脉不明显。头状花序在枝端密集成伞房状或单生；花序梗细，长 1 ~ 2.5cm，有疏生的苞叶；总苞宽钟状，长 5 ~ 7mm，直径 5 ~ 7mm，总苞片 4 ~ 5 层，覆瓦状排列，外层卵圆形或长圆状披针形，长 2 ~ 3mm，全部或上部草质，先端尖，外面或仅沿中脉密被柔毛和腺点，内层长达 7mm，宽 0.7mm，近革质，上部草质且带红紫色，被缘毛；舌状花 10 ~ 20，淡紫色，管部长 2mm，舌片长圆形，长 7 ~ 10mm，宽 1.2 ~ 2mm，有 4 脉；管状花黄色，长 5 ~ 6mm，管部长 1.6 ~ 2mm，裂片长 0.7mm。冠毛污白色，长约 5mm，有近等长的微糙毛或另有少数外层短毛。瘦果长圆形，长 2 ~ 2.5mm，常一面有肋，被白色密绢毛。花期 6 ~ 9 月，果期 8 ~ 10 月。

分布

分布于我国甘肃（岷县、夏河、漳县）、青海东部（湟源、贵德、循化、河南）、四川西部（甘孜、松潘等）、西藏东部（昌都等）。

生境

生长于海拔 1800 ~ 3500m 的干旱山坡、河边滩地、沟谷、溪岸、岩石缝隙。

药材名

鲁合琼、娄琼、陆穹、露穷、漏穷、露琼、漏琼（ལུག་ཆུང་།），美多漏梅、美多路梅、美朵路梅、美多罗米（མེ་ཏོག་ལུག་མིག）。

药用部位

花（花序）。

功能与主治

清热解毒。用于“培根”病，脉热病，发热，食物中毒。

用量与用法

3 ~ 9g。内服煎汤，或入丸、散剂。外用适量，鲜品捣敷。

附注

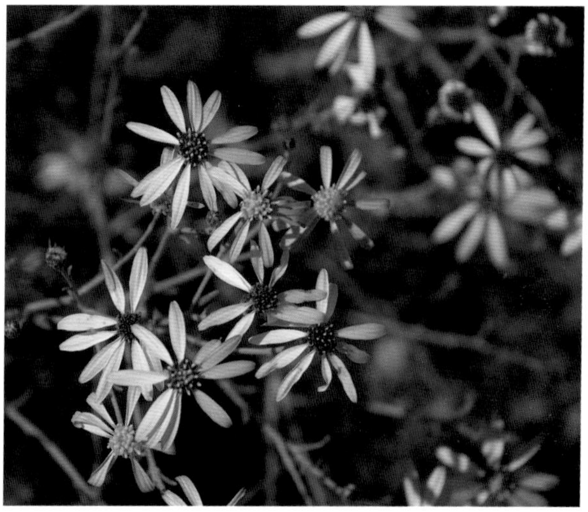

《四部医典》中记载有“ལུག་ཆུང་།”（陆穹、鲁合琼）。《晶珠本草》记载“མེ་ཏོག་ལུག་མིག”（美多漏梅）分黄、蓝、黑 3 种，即“རྒྱལ་བའི་སྤྱན།”（加贝坚）、“ལུག་ཆུང་།”（鲁合琼）、“ཨ་བྱག”（阿夏合）等，言其为治毒症、疫热症之药物。据现代文献记载，“美多漏梅”来源于菊科紫菀属（*Aster*）、飞蓬属（*Erigeron*）、狗娃花属（*Heteropappus*）、匹菊属（*Pyrethrum*）等多种植物，习称“藏紫菀”，其中，“加贝坚”的基原为大花紫菀 *A. megalanthus* Ling，“鲁合琼”的基原为灰枝紫菀 *A. poliothamnus* Diels，“阿夏合”的基原为川西小黄菊 *P. tatsienense* (Bur. et Franch.) Ling ex Shih 等。《部标藏药》《青海藏标》以“灰枝紫菀 /ལུག་ཆུང་།/ 露琼（娄琼）”之名收载了灰枝紫菀 *A. poliothamnus* Diels。文献记载的“陆穹”的基原还包括怒江紫菀 *A. salwinensis* Onno；青海、云南藏医也以菊科植物阿尔泰狗娃花 *H. altaicus* (Willd.) Novopokr.、阿尔泰狗娃花粗毛变种 *H. altaicus* (Willd.) Novopokr. var. *hirsutus* (Hand.-Mazz.) Ling、圆齿狗娃花 *H. crenatifolius* (Hand.-Mazz.) Griers. 等作“陆穹”的代用品使用。（参见“阿尔泰狗娃花”“重冠紫菀”“川西小黄菊”条）

三脉紫菀

Aster ageratoides Turcz.

菊科（Compositae）　紫菀属（*Aster*）

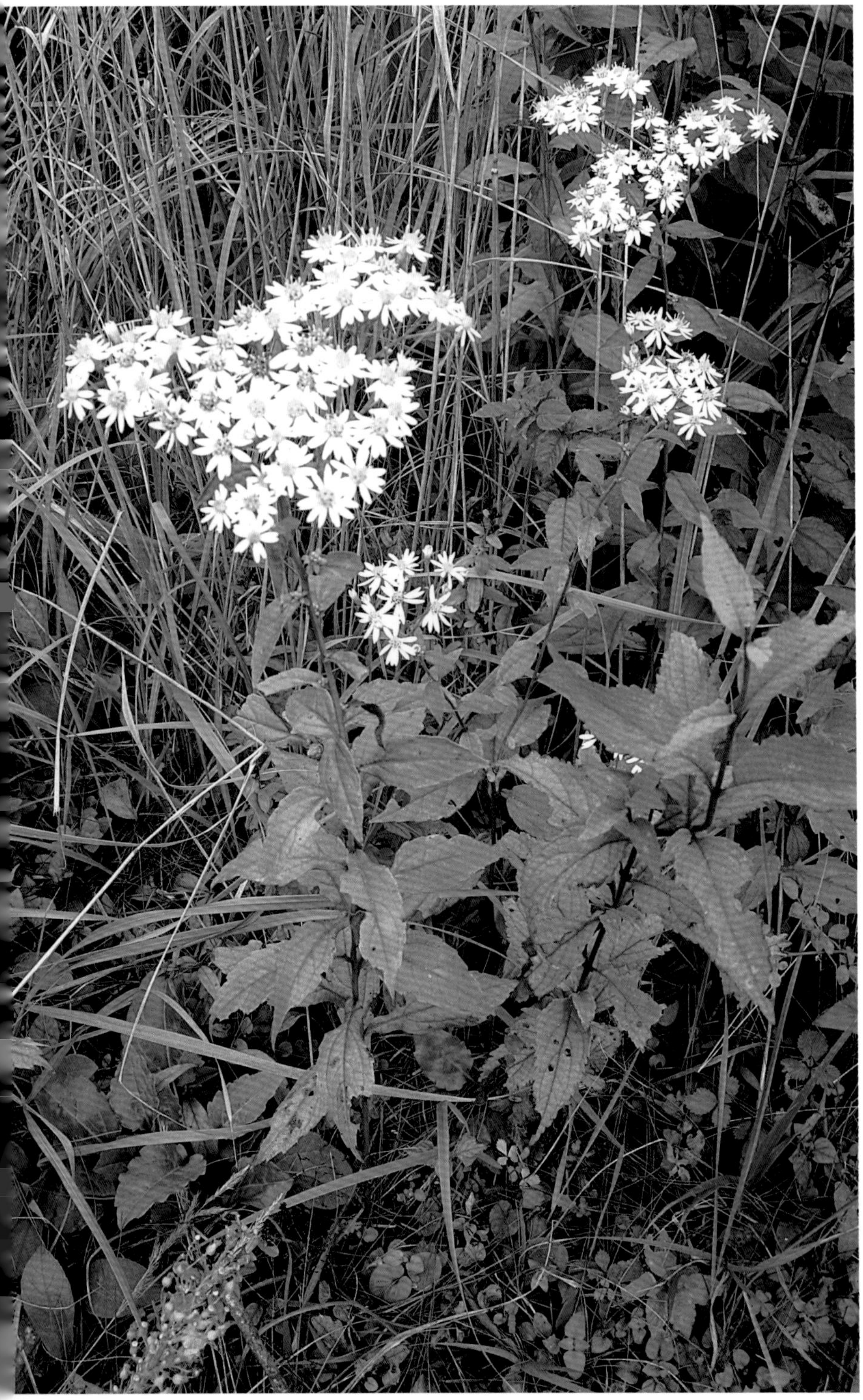

形态

多年生草本，根茎粗壮。茎直立，高 40 ~ 100cm，细或粗壮，有棱及沟，被柔毛或粗毛，上部有时屈折，有上升或开展的分枝。下部叶在花期枯萎，叶片宽卵圆形，急狭成长柄；中部叶椭圆形或长圆状披针形，长 5 ~ 15cm，宽 1 ~ 5cm，中部以下急狭成楔形、具宽翅的柄，先端渐尖，边缘有 3 ~ 7 对浅或深锯齿；上部叶渐小，有浅齿或全缘，全部叶纸质，上面被短糙毛，下面浅色，被短柔毛并常杂有腺点，或两面被短茸毛而下面沿脉有粗毛，有离基（有时长达 7cm）三出脉，侧脉 3 ~ 4 对，网脉常明显。头状花序直径 1.5 ~ 2cm，排列成伞房状或圆锥伞房状，花序梗长 0.5 ~ 3cm；总苞倒锥状或半球状，直径 4 ~ 10mm，长 3 ~ 7mm；总苞片 3 层，覆瓦状排列，线状长圆形，下部近革质或干膜质，上部绿色或紫褐色，外层长达 2mm，内层长约 4mm，有短缘毛；舌状花 10 余个，管部长 2mm，舌片线状长圆形，长达 11mm，宽 2mm，紫色、浅红色或白色；管状花黄色，长 4.5 ~ 5.5mm，管部长 1.5mm，裂片长 1 ~ 2mm；花柱附片长达 1mm；冠毛浅红褐色或污白色，长 3 ~ 4mm。瘦果倒卵状长圆形，灰褐色，长 2 ~ 2.5mm，有边肋，一面常有肋，被短粗毛。花果期 7 ~ 12 月。

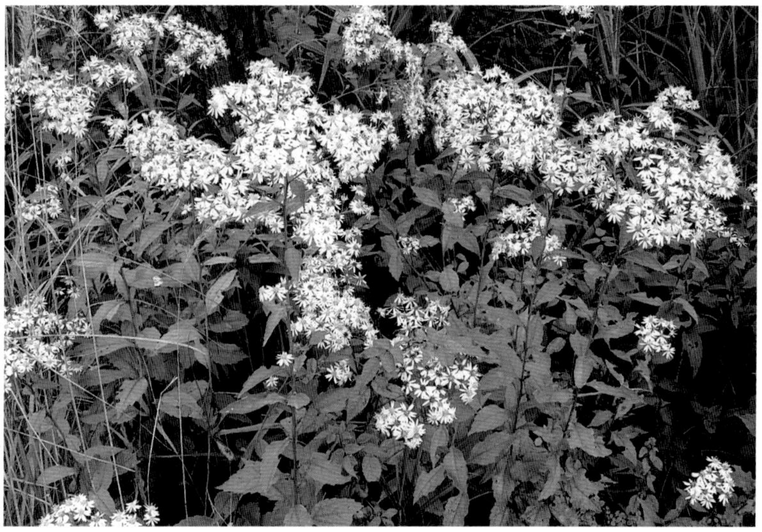

分布

分布于我国东北部、北部、东部、南部、西部、西藏南部及其他西南部地区。喜马拉雅山南部、朝鲜、日本及其他亚洲东北部地区也有分布。

生境

生长于海拔 100 ~ 3350m 的林下、林缘、灌丛、山谷湿地。

药材名

露米、罗米、木米（ལུག་མིག）。

药用部位

花（花序）。

功能与主治

清热，解毒，镇痉，干脓血。用于时疫，热病，痉挛，中毒症，疮疖，外伤，癣。

用量与用法

3 ~ 9g。

附注

《四部医典》中记载有“མེ་ཏོག་ལུག་མིག”（美多漏梅）。《晶珠本草》言“美多漏梅”种类很多，引《如意宝树》之记载有大、小 2 种，或分为黄、蓝、黑 3 种。现代文献记载藏医所用“美多漏梅”的基原主要包括菊科紫菀属（*Aster*）和飞蓬属（*Erigeron*）的 10 余种植物。《部标藏药》（藏紫菀 /མེ་ཏོག་ལུག་མིག/ 美多路梅）、《青海藏标》（柔软紫菀 /མེ་ཏོག་ལུག་མིག/ 美多娄木）等标准中收载了紫菀属的缘毛紫菀 *Aster souliei* Franch.、块根紫菀 *Aster asteroides* O. Ktze.、柔软紫菀 *Aster flaccidus* Bunge（萎软紫菀）、重冠紫菀 *Aster diplostephioides* (DC.) C. B. Clarke.。据文献记载，三脉紫菀 *A. ageratoides* Turcz.（三脉马兰）为“露米”的基原之一。（参见“萎软紫菀”“重冠紫菀”条）

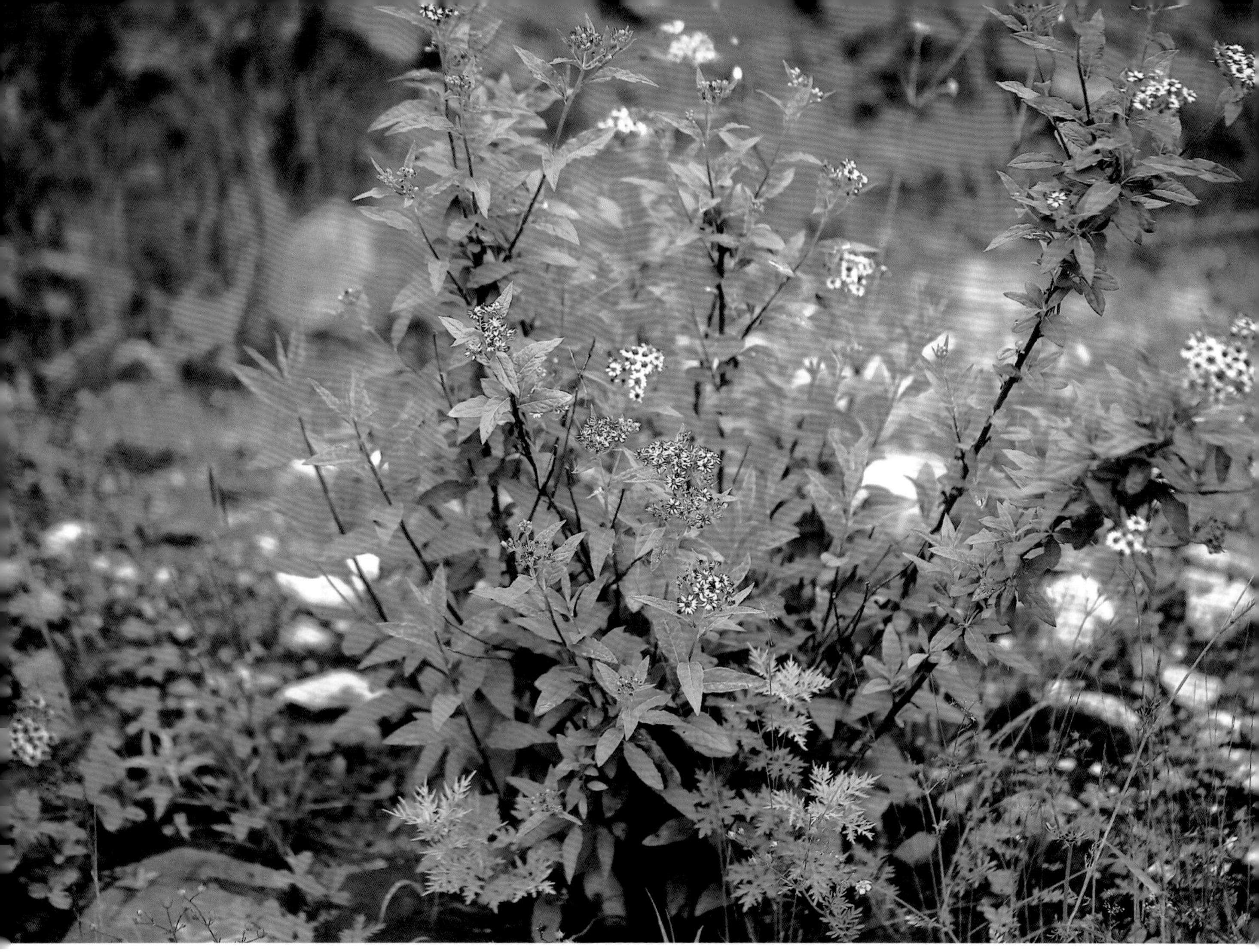

小舌紫菀

Aster albescens (DC.) Hand.-Mazz.

菊科（Compositae） 紫菀属（*Aster*）

形态

灌木，高 30 ~ 180cm。多分枝；老枝褐色，无毛，有圆形皮孔；当年枝黄褐色或有时被灰白色短柔毛和具柄腺毛，有密或疏生的叶。叶为卵圆形、椭圆形或长圆状披针形，长 3 ~ 17cm，宽 1 ~ 3cm，稀达 7cm，基部楔形或近圆形，全缘或有浅齿，先端尖或渐尖，上部叶小，多少披针形，全部叶近纸质，近无毛或上面被短柔毛而下面被白色或灰白色蛛丝状毛或茸毛，常杂有腺点或沿脉有粗毛；中脉和数条至十余对侧脉在下面凸起，侧脉在远离边缘处相互联结，网脉多少明显。头状花序直径 5 ~ 7mm，多数在茎和枝端排列成复伞房状；花序梗长 5 ~ 10mm，有钻形苞叶。总苞倒锥形，长约 5mm，上部直径 4 ~ 7mm；总苞片 3 ~ 4 层，覆瓦状排列，被疏柔毛或茸毛或近无毛；外层狭披针形，长约 1mm，内层线状披针形，长 3.5 ~ 4.8mm，宽 0.6 ~ 0.8mm，先端稍尖，常带红色，近中脉草质，边缘宽膜质或基部稍革质。舌状花 15 ~ 30；管部长 2.5mm，舌片白色，浅红色或紫红色，长 4 ~ 5mm，宽 0.6 ~ 1.2mm；管状花黄色，长 4.5 ~ 5.5mm，管部长 2mm，裂片长 0.5mm，常有腺；花柱附片宽三角形，长 0.5mm。冠毛污白色，后红褐色，1 层，长 4mm，有多数近等长的微糙毛。瘦果长圆形，长 1.7 ~ 2.5mm，宽 0.5mm，有 4 ~ 6 肋，被白色短绢毛。花期 6 ~ 9 月，果期 8 ~ 10 月。

分布

分布于我国西藏、云南、贵州、四川（黑水）、甘肃、陕西南部、湖北。缅甸、印度北部、不丹、尼泊尔及喜马拉雅山脉西部地区也有分布。

生境

生长于海拔 500 ~ 4100m 的低山至高山的林下、灌丛。

药材名

露米、罗米、木米（ལུག་མིག）。

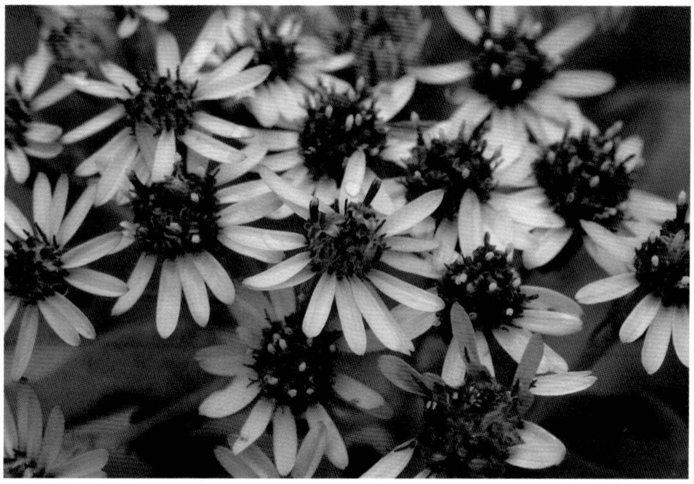

药用部位

花序。

功能与主治

清热解毒，镇咳祛痰。用于瘟疫，中毒症，支气管炎，咳嗽气喘，咯吐脓血，小便短赤；外用于癣。

用量与用法

3 ~ 9g。

附注

《四部医典》中记载有“མེ་ཏོག་ལུག་མིག”（美多漏梅）。《晶珠本草》言“美多漏梅”的种类很多。现代文献记载藏医所用“美多漏梅”类的基原包括菊科紫菀属（*Aster*）和飞蓬属（*Erigeron*）的 10 余种植物，现各地藏医药用时并未严格区分各品种，或按花的大小粗略划分，头状花序较大者称“ལུག་མིག”（露米）或统称“ལུག་ཆེན།”（露庆），较小者称“ལུག་ཆུང་།”（露琼）。《部标藏药》（藏紫菀 /མེ་ཏོག་ལུག་མིག/ 美多路梅）、《青海藏标》（柔软紫菀 /མེ་ཏོག་ལུག་མིག/ 美多娄木）等标准中收载了紫菀属植物缘毛紫菀 *A. souliei* Franch.、块根紫菀 *A. asteroides* O. Ktze.、柔软紫菀 *A. flaccidus* Bge.（萎软紫菀）、重冠紫菀 *A. diplostephioides* (DC.) C. B. Clarke.。文献记载，小舌紫菀 *A. albescens* (DC.) Hand.-Mazz. 为四川西部藏医使用的“ལུག་མིག”（露米）的基原之一。（参见“萎软紫菀”“重冠紫菀”“缘毛紫菀”条）

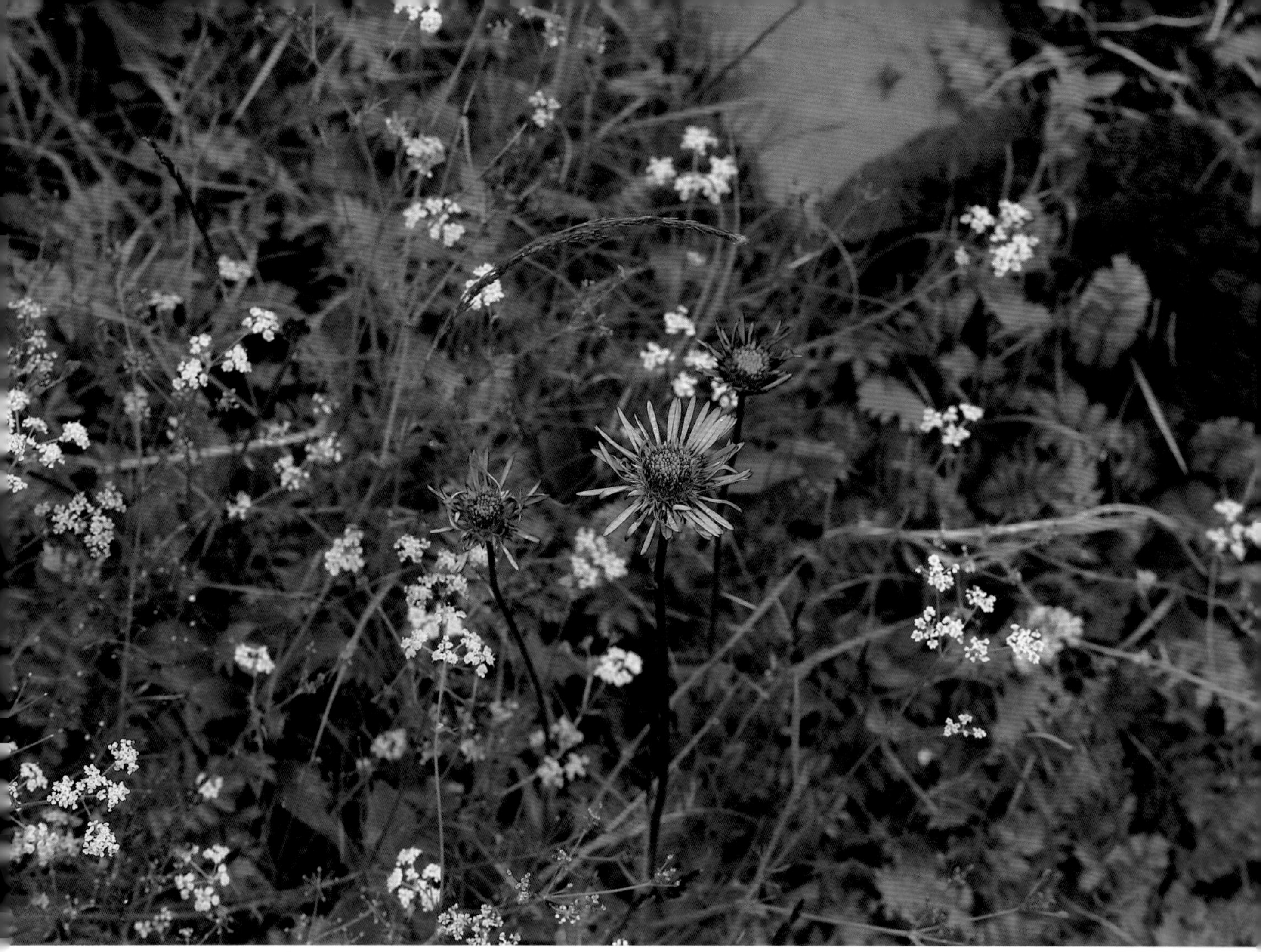

东俄洛紫菀

Aster tongolensis Franch.

菊科（Compositae） 紫菀属（*Aster*）

形态

多年生草本，根茎细，平卧或斜升，常有细匍枝。茎直立或与莲座状叶丛丛生，高 14 ~ 42cm，稍细，有细沟，被疏或密的长毛，通常不分枝，下部有较密的叶。基部叶与莲座状叶长圆状匙形或匙形，长 4 ~ 12cm，宽 0.5 ~ 1.8cm，下部渐狭或急狭成具翅而基部半抱茎的柄，先端钝或圆形，全缘或上半部有浅齿；下部叶长圆状或线状披针形，无柄，半抱茎；中部及上部叶小，长 1 ~ 4cm，宽 0.1 ~ 0.4cm，稍尖；全部叶两面被长粗毛，中脉在下面凸起，侧脉及离基三出脉明显。头状花序在茎（或枝）端单生，直径 3 ~ 5cm，稀达 6.5cm；总苞半球形，直径 0.8 ~ 1.2cm；总苞片 2 ~ 3 层，近等长或外层稍短，长圆状线形，长约 8mm，宽 1.5mm，先端尖，上部草质，被密毛，下部革质；舌状花 30 ~ 60，管部长 1.5mm，有微毛；舌片蓝色或浅红色，长 15 ~ 30mm，宽 2 ~ 3mm；管状花黄色，长 4 ~ 5mm，管部长 1.5mm，裂片长 1.2mm，外面有疏毛；花柱附片长 0.7mm；冠毛 1 层，紫褐色，长稍超过花冠管，有较少的不等长的糙毛。瘦果长稍超过 2mm，倒卵圆形，

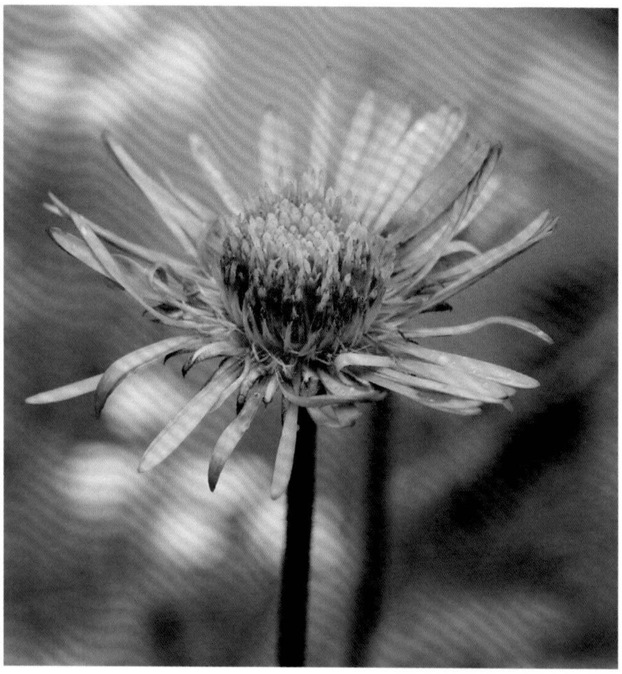

被短粗毛。花期6～8月，果期7～9月。

分布

分布于我国甘肃南部（岷县、临潭、西固）、四川西北部和西南部（阿坝、甘孜）、云南西北部（香格里拉）。

生境

生长于海拔2800～4000m的高山及亚高山林下、水边、草地、灌丛中。

药材名

美多漏梅、美多路梅、美朵路梅、美多罗米、美多露米、梅朵露米（མེ་ཏོག་ལུག་མིག）。

药用部位

头状花序。

功能与主治

清热解毒，镇咳祛痰。用于瘟疫，中毒症，支气管炎，咳嗽气喘，咳吐脓血，小便短赤；外用于癣。

用量与用法

6～9g。

附　注

《四部医典》中记载有"མེ་ཏོག་ལུག་མིག"（美多漏梅）。《晶珠本草》言"美多漏梅"种类很多。现代文献记载，各地藏医所用"美多漏梅"的基原包括菊科紫菀属（*Aster*）和飞蓬属（*Erigeron*）的多种植物，虽使用不同的名称（即"美多漏梅"的不同种类的药名），但实际药用时多未严格区分而统称为"美多漏梅"，也习称为"紫菀类"。《四部医典系列挂图全集》中有多种"紫菀"附图，各图所示形态与紫菀属、飞蓬属植物的形态均较为相符，也反映了藏医所用紫菀的基原较为复杂。现有的藏药标准中收载的"美朵路梅"的基原包括缘毛紫菀 *A. souliei* Franch.、块根紫菀 *A. asteroides* (DC.) O. Ktze.（星舌紫菀）、柔软紫菀 *A. flaccidus* Bunge（萎软紫菀）等多种紫菀属植物，药材通常又习称"藏紫菀"，以花序入药。据文献记载，东俄洛紫菀 *A. tongolensis* Franch. 等也为"美多漏梅"的基原之一。（参见"萎软紫菀""缘毛紫菀""星舌紫菀""重冠紫菀"等条）

缘毛紫菀

Aster souliei Franch.

菊科（Compositae） 紫菀属（*Aster*）

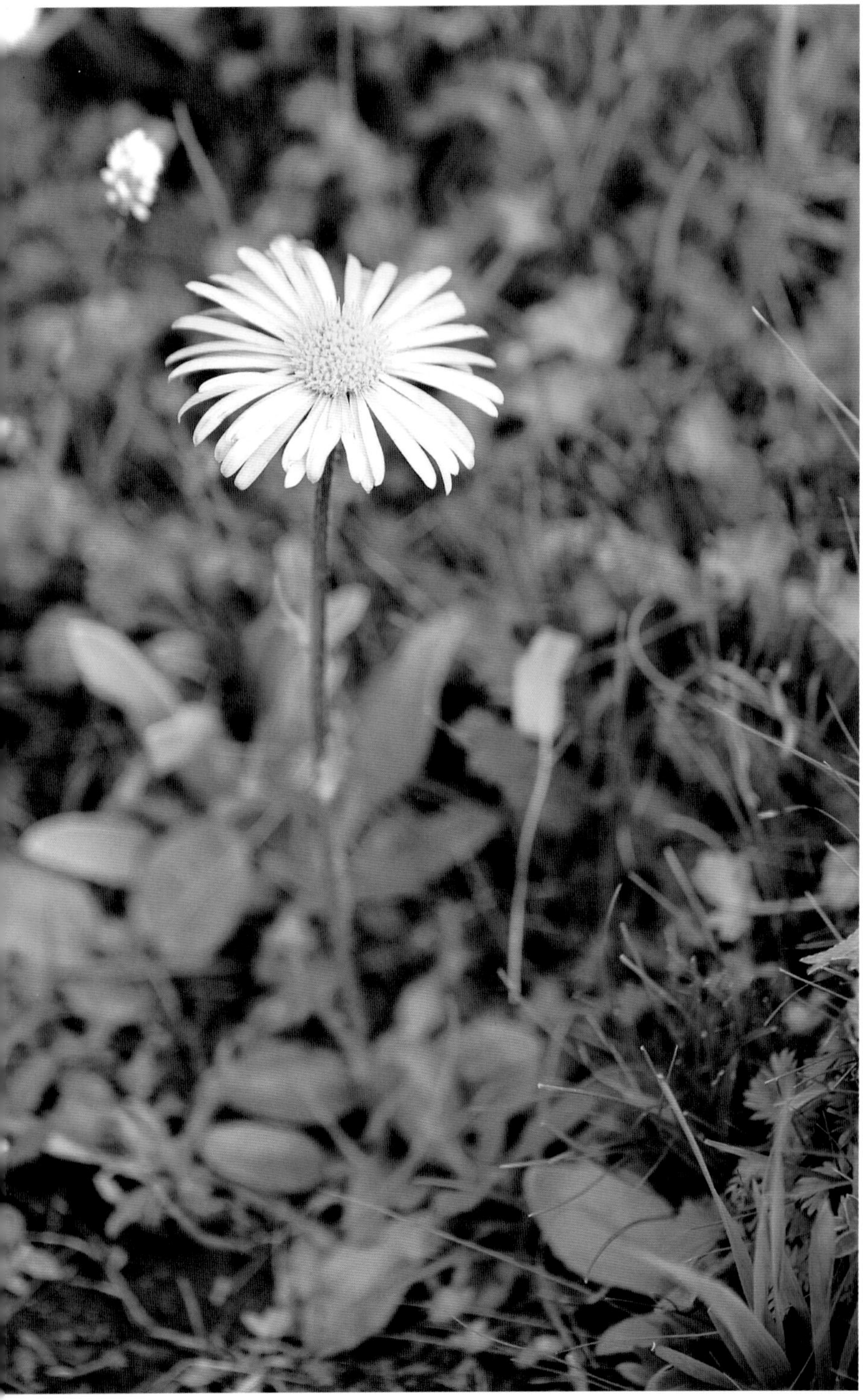

形态

多年生草本。根茎粗壮，木质。茎单生或与莲座状叶丛丛生，直立，高 5 ~ 45cm，纤细，不分枝，有细沟，被疏或密的长粗毛，基部被枯叶残片，下部有密生的叶。莲座状叶与茎基部的叶倒卵圆形、长圆状匙形或倒披针形，长 2 ~ 7cm，稀 11cm，下部渐狭成具宽翅而抱茎的柄，先端钝或尖，全缘；茎下部及上部的叶长圆状线形，长 1.5 ~ 3cm，宽 0.1 ~ 0.3cm；全部叶两面被疏毛或近无毛，或上面近边缘处、下面沿脉被疏毛，有白色长缘毛，中脉在下面凸起，离基三出脉。头状花序在茎端单生，直径 3 ~ 4cm，稀达 6cm；总苞半球形，直径 0.8 ~ 1.5cm，稀 2cm，总苞片约 3 层，近等长或外层稍短，长 7 ~ 10mm，线状，稀匙状长圆形，先端钝或稍尖，下部革质，上部草质，背面无毛或沿中脉有毛，或有缘毛，先端有时带紫绿色；舌状花 30 ~ 50，管部长 1.5 ~ 2mm，舌片蓝紫色，长

12 ~ 23mm，宽 2 ~ 3mm；管状花黄色，长 3.5 ~ 5mm，管部长 1.2 ~ 2mm，有短毛，裂片长 1.5mm；花柱附片长 1mm；冠毛 1 层，紫褐色，长 0.8 ~ 2mm，稍超过花冠管部，有不等糙毛。瘦果卵圆形，稍扁，基部稍狭，长 2.5 ~ 3mm，宽 1.5mm，被密粗毛。花期 5 ~ 7 月，果期 8 月。

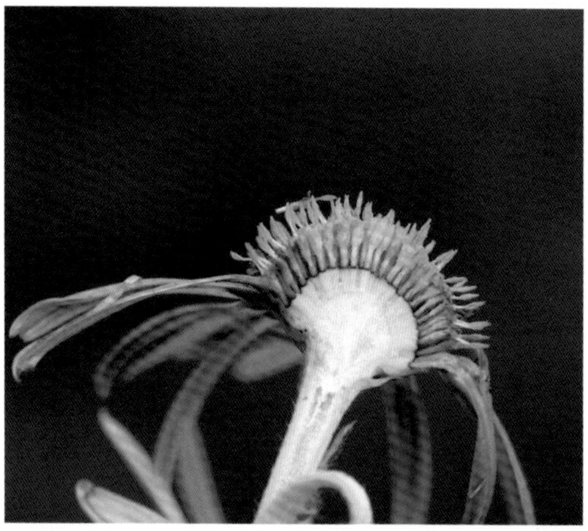

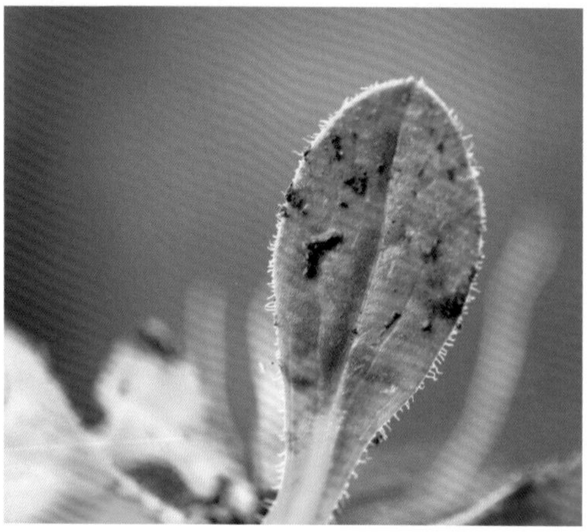

分布

分布于我国四川西北部和西南部、甘肃南部、云南西北部、西藏东部和南部。

生境

生长于海拔 2700 ~ 4500m 的高山针叶林林缘、灌丛、山坡草地。

药材名

美多漏梅、美多路梅、美朵路梅、美多罗米、美多露米、梅朵露米、美多娄木（མེ་ཏོག་ལུག་མིག），露米、罗米、木米（ལུག་མིག），阿恣（ཨ་ཛི）。

药用部位

花序。

功能与主治

清热解毒，镇咳祛痰。用于瘟疫，中毒症，支气管炎，咳嗽气喘，咳吐脓血，小便短赤；外用于癣。

用量与用法

3 ~ 9g。

附 注

《四部医典》中记载有“མེ་ཏོག་ལུག་མིག”（美多漏梅）。《晶珠本草》言“美多漏梅”种类很多。现代文献记载藏医所用“美多漏梅”的基原包括菊科紫菀属（*Aster*）和飞蓬属（*Erigeron*）的 10 余种植物，这些植物的形态相似。《四部医典系列挂图全集》中多幅“紫菀”的附图与紫菀属、飞蓬属植物的形态均较相符，这也反映出藏医所用“美朵漏梅”（紫菀类）的基原较复杂。现“美朵漏梅”药材虽在不同地区有不同名称，但临床上并未严格区分使用。《部标藏药》（藏紫菀 /མེ་ཏོག་ལུག་མིག/ 美多路梅）、《青海藏标》（柔软紫菀 /མེ་ཏོག་ལུག་མིག/ 美多娄木）、《四川藏标》（重冠紫菀 /མེ་ཏོག་ལུག་མིག/ 梅朵露米）等标准中收载了同属植物缘毛紫菀 *A. souliei* Franch.、块根紫菀 *A. asteroides* (DC.) O. Ktze.、柔软紫菀 *A. flaccidus* Bge.（萎软紫菀）、重冠紫菀 *A. diplostephioides* (DC.) C. B. Clarke.。（参见“重冠紫菀”“萎软紫菀”条）

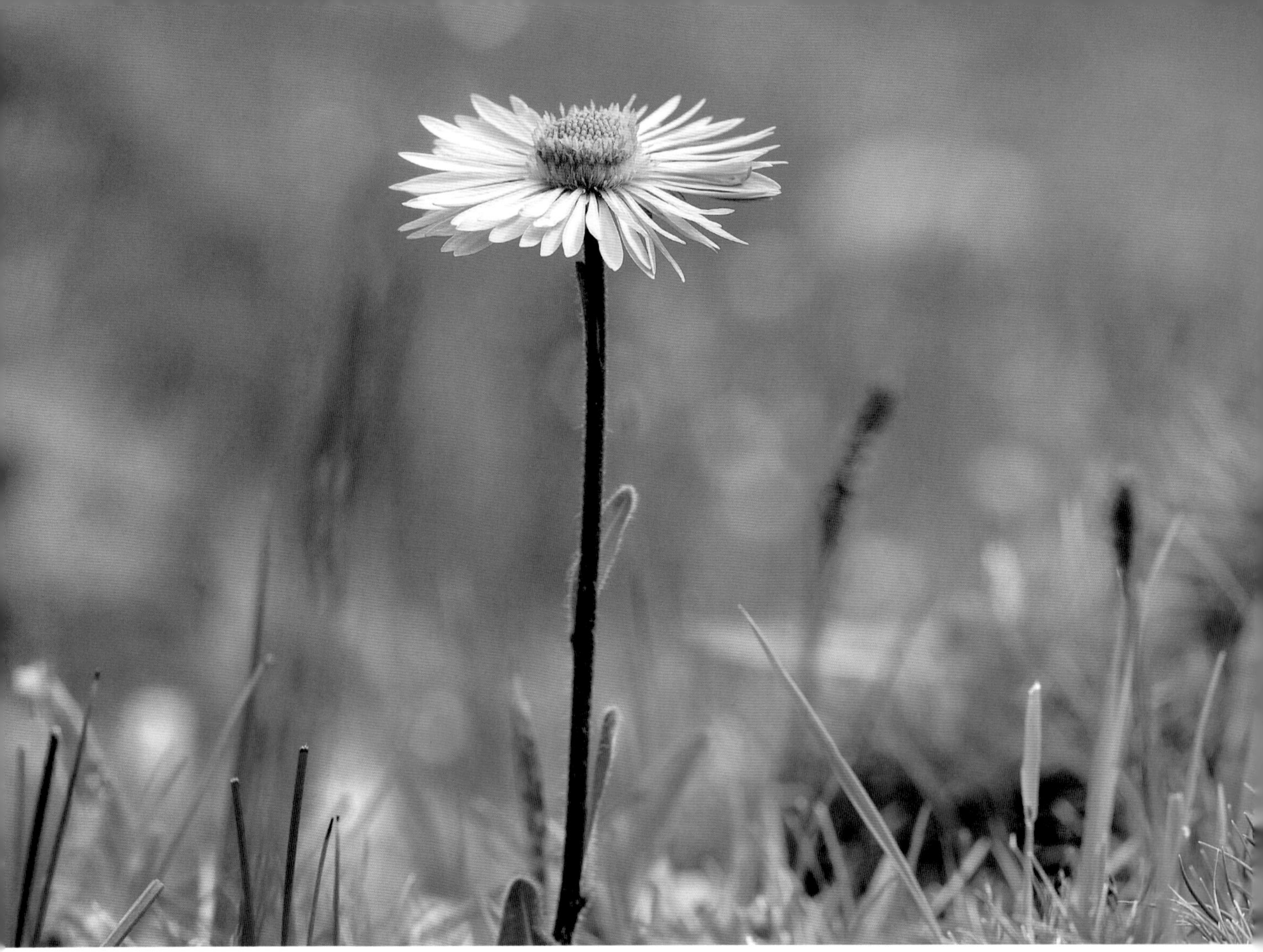

星舌紫菀

Aster asteroides (DC.) O. Ktze.（块根紫菀）

菊科（Compositae） 紫菀属（*Aster*）

形态

多年生草本。根茎短，上端有数个簇生的莱菔状向下渐细的块根。茎常单生，高 2 ~ 15cm，稀达 30cm，纤细，紫色或下部绿色，被开展的毛和紫色腺毛，中部以上或上部常无叶。基生叶密集，在花期生存，倒卵形或长圆形，长 1 ~ 4cm，宽 0.4 ~ 0.8cm，稀达 1.7cm，基部渐狭成短柄，近全缘，少有细齿；中部叶长圆形或长圆状匙形，顶端钝或渐尖，无柄；上部叶线形；全部叶上面被疏或密的长毛，下面无毛或仅沿脉有毛，有长缘毛，有离基三出脉。头状花序在茎端单生，直径 2 ~ 3.5cm；总苞半球形，直径 0.7 ~ 1.5cm，总苞片 2 ~ 3 层，近等长，线状披针形，长 5.5 ~ 7mm，宽 1 ~ 1.5mm，先端渐细，草质，紫绿色，背面及边缘有紫褐色密毛，背面或基部有长柔毛；舌状花 1 层，30 ~ 60，管部长 1.5mm，舌片蓝紫色，长 10 ~ 20mm，宽 1 ~ 2mm，先端尖；管状花橙黄色，管部长 1mm，裂片长 1 ~ 2mm，有黑色或无色腺毛；花柱附片长 0.5 ~ 0.75mm；冠毛 2 层，外层极短，膜片状，白色，内层长 4 ~ 5mm，有白色或污白色微糙毛。瘦果长圆形，长达 3mm，被白色疏毛或绢毛。花果期 6 ~ 8 月。

分布

分布于我国西藏中部及南部（萨迦、林周、昂仁、波密、班戈及珠穆朗玛峰北坡）、四川西部（甘孜、马尔康、宝兴）、青海东部（祁连、海晏）、云南西北部（永宁）。不丹、尼泊尔等也有分布。

生境

生长于海拔 3200 ~ 3500m 的高山灌丛、湿润草地、冰碛地。

药材名

美多漏梅、美多路梅、美朵路梅、美多罗米、美多露米、梅朵露米、美多娄木、麦多漏莫（མེ་ཏོག་ལུག་མིག），露米、罗米、木米（ལུག་མིག），露庆、漏庆（ལུག་ཆེན）。

药用部位

花序。

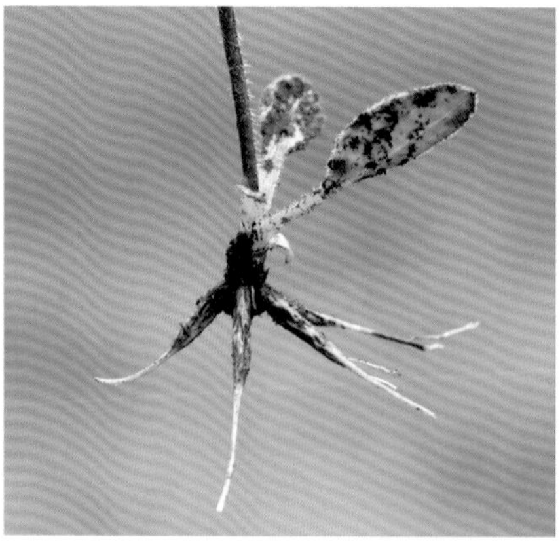

功能与主治

清热解毒，镇咳祛痰。用于瘟疫，中毒症，支气管炎，咳嗽气喘，咳吐脓血，小便短赤；外用于癣。

用量与用法

3 ~ 9g。内服多入丸、散剂。

附注

《四部医典》中记载有“མེ་ཏོག་ལུག་མིག”（美多漏梅）。《四部医典系列挂图全集》第二十九图中有“མེ་ཏོག་ལུག་མིག་མཆོག”（美多漏梅窍，正品之意）的附图（14 号图），汉译本译注名为“苏氏紫菀”；其图示植物地面具匍匐枝，数茎并生，茎生叶 2 ~ 4，茎顶单生头状花序，确为紫菀属（*Aster*）植物；有文献考订认为“美多漏梅窍”的基原可能包括髯毛紫菀 *A. barbellatus* Griers.、星舌紫菀 *A. asteroides* (DC.) O. Ktze.、萎软紫菀 *A. flaccidus* Bge.、凹叶紫菀 *A. retusus* Ludlow、匍生紫菀 *A. stracheyi* Hook. f. 等多种植物。《晶珠本草》言“美多漏梅”为治毒症、疫热症之药物，其种类很多，引《如意宝树》之记载，言其有大、小 2 种，或将其分为黄、蓝、黑 3 种。现代文献记载的“美多漏梅”类的基原包括菊科紫菀属、飞蓬属（*Erigeron*）和狗娃花属（*Heteropappus*）的 10 余种植物，也统称为“ལུག་མིག”（露米）或“紫菀类”，《四部医典系列挂图全集》中除“美多漏梅窍”外，尚有多种其他“紫菀”附图，这也反映了藏医所用紫菀的基原较为复杂。星舌紫菀 *A. asteroides* (DC.) O. Ktze. 为藏医较常用的“露米”或“美多漏梅”的基原之一，文献多记载其中文名为“块根紫菀”。《部标藏药》（藏紫菀 /མེ་ཏོག་ལུག་མིག/ 美多路梅）、《青海藏标》（柔软紫菀 /མེ་ཏོག་ལུག་མིག/ 美多娄木）等标准中收载了紫菀属植物缘毛紫菀 *A. souliei* Franch.、块根紫菀 *A. asteroides* (DC.) O. Ktze.（星舌紫菀）、柔软紫菀 *A. flaccidus* Bge.（萎软紫菀）、重冠紫菀 *A. diplostephioides* (DC.) C. B. Clarke.。（参见“重冠紫菀”“缘毛紫菀”“小舌紫菀”“萎软紫菀”条）

萎软紫菀

Aster flaccidus Bge.（柔软紫菀）

菊科（Compositae）　紫菀属（*Aster*）

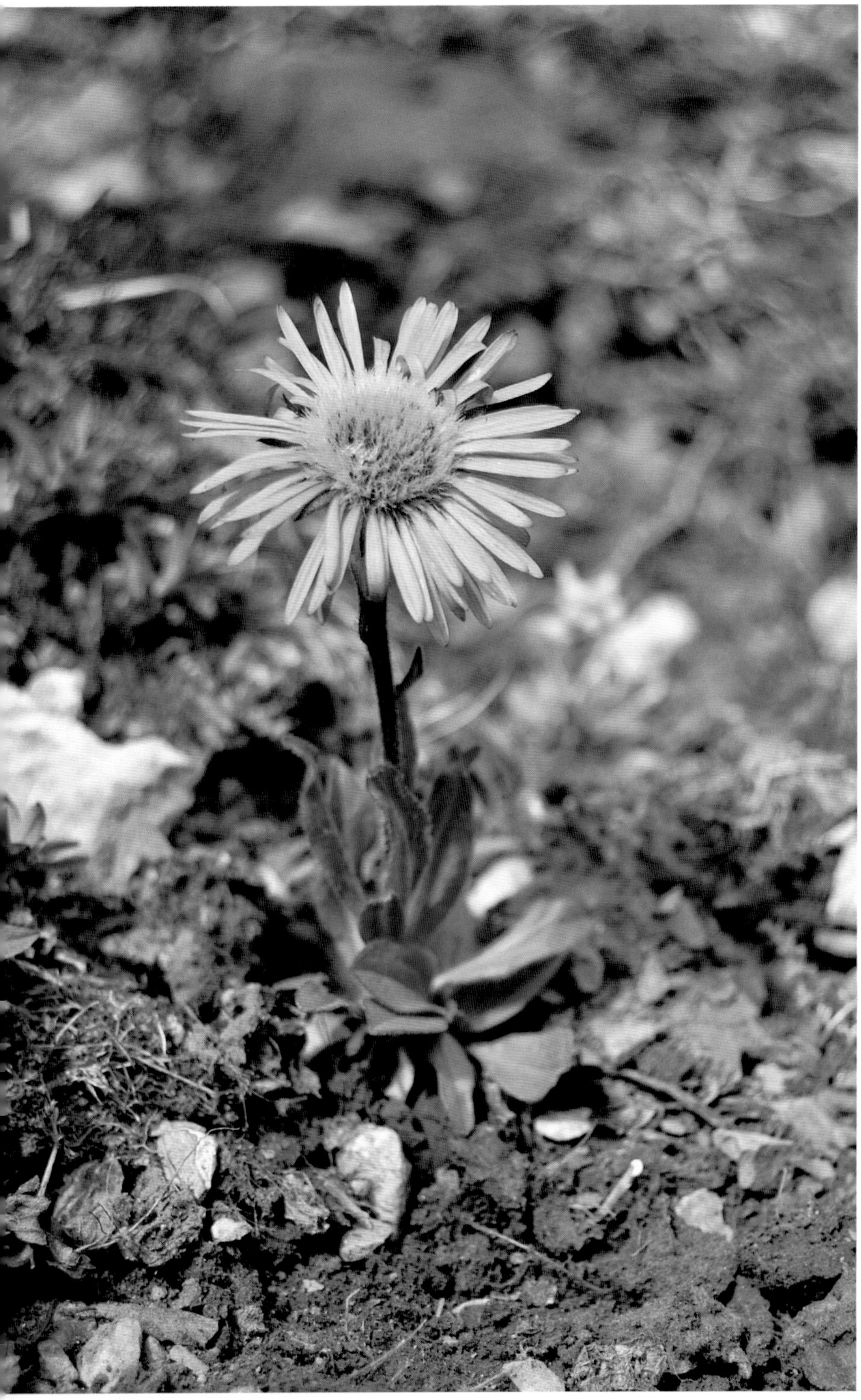

形态

多年生草本。根茎细长，有时具匍枝。茎直立，高 5 ~ 30cm，稀达 40cm，不分枝，被皱曲或开展的长毛，上部常杂有具柄腺毛，或仅有腺毛，下部有密集的叶。基生叶为莲座状叶，匙形或长圆状匙形，长 2 ~ 7cm，宽 0.5 ~ 2cm，下部渐狭成短柄或长柄，先端圆形或尖，边缘无齿或稀有少数浅齿，茎生叶 3 ~ 5，长圆形或长圆状披针形，长 3 ~ 7cm，宽 0.3 ~ 2cm，基部渐狭或急狭，常半抱茎，上部叶小，线形；全部叶质薄，两面被密长毛或近无毛，或有腺；离基三出脉和侧脉细。头状花序在茎端单生，直径 3.5 ~ 5cm，稀达 7cm。总苞半球形，直径 1.5 ~ 2cm，稀达 3cm，被白色或深色长毛，或有腺毛；总苞片 2 层，线状披针形，近等长，长 0.7 ~ 10mm，稀达 12mm，宽 1.5 ~ 2mm，稀达 2.2mm，草质，先端尖或渐尖，内层边缘狭膜质。舌状花 40 ~ 60，管部长 2mm，上部有短毛；舌片紫色，稀浅红色，长 13 ~ 25mm，稀达 30mm，宽 1.5 ~ 2.5mm。管状花黄色，长 5.5 ~ 6.5mm，管部长 1.5 ~ 2.5mm；裂片长约 1mm，被短毛；花柱附片长 0.5 ~ 1.2mm。冠毛白色，外层披针形，膜片状，长 1.5mm，内层有多数长 6 ~ 7mm 的糙毛。瘦果长圆形，长 2.5 ~ 3.5mm，有 2 边肋，或一面另有 1 肋，被疏贴毛，或杂有腺毛，稀无毛。花果期 6 ~ 11 月。

分布

分布于我国西藏（类乌齐）、新疆等。中亚地区、蒙古等也有分布。

生境

生长于海拔 1800 ~ 5100m 的高山及亚高山草地、灌丛及石砾地。

药材名

美多漏梅、美多路梅、美朵路梅、美多罗米、美多露米、梅朵露米、美多娄木、麦多漏莫（མེ་ཏོག་ལུག་མིག），露米、罗米、木米（ལུག་མིག）。

药用部位

花序。

功能与主治

清热解毒，镇咳祛痰。用于瘟疫，中毒症，支气管炎，咳嗽气喘，咯吐脓血，小便短赤；外用于癣。

用量与用法

3 ~ 9g。

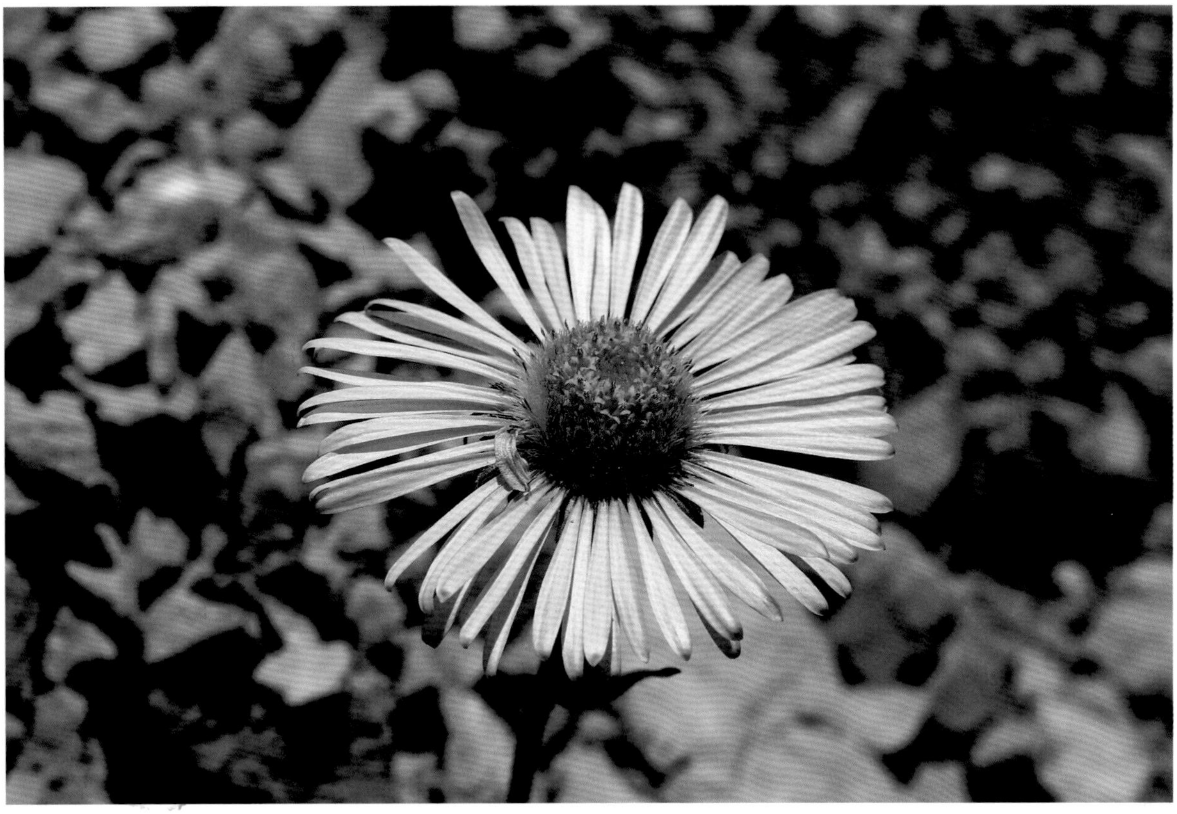

附 注

《四部医典》中记载有“ཨེ་དོག་ལུག་མིག”（美多漏梅）。《晶珠本草》言“美多漏梅”为治毒症、疫热症之药物，其种类很多，引《如意宝树》之记载，其具有大、小 2 种，或分为黄、蓝、黑 3 种。现代文献记载的藏医所用“美多漏梅”的基原包括菊科紫菀属（*Aster*）、飞蓬属（*Erigeron*）和狗娃花属（*Heteropappus*），共 10 余种植物，这些植物的形态相似。《四部医典系列挂图全集》的多种“紫菀”附图与紫菀属、飞蓬属植物的形态均较为相符，反映了藏医所用紫菀的基原较为复杂。各地藏医虽使用不同的名称 [常将头状花序较大者称“ལུག་མིག”（露米）或统称“ལུག་ཆེན།”（露庆），较小者称“ལུག་ཆུང་།”（露琼）]，但药用时并未严格区分各品种。《部标藏药》（藏紫菀 /ཨེ་དོག་ལུག་མིག/ 美多路梅）、《青海藏标》（柔软紫菀 /ཨེ་དོག་ལུག་མིག/ 美多娄木）等标准中收载了紫菀属植物缘毛紫菀 *A. souliei* Franch.、块根紫菀 *A. asteroides* O. Ktze.、柔软紫菀 *A. flaccidus* Bunge（萎软紫菀）、重冠紫菀 *A. diplostephioides* (DC.) C. B. Clarke.。文献记载的“美多路梅”的基原还有线叶紫菀 *A. farreri* W. W. Sm. et J. F. Jeffr.（狭苞紫菀）、云南紫菀 *A. yunnanensis* Franch.、鞑靼紫菀 *A. tataricus* L. f.（紫菀）、灰毛萎软紫菀 *A. flaccidus* Bunge f. griseo-barbatus Griers.、小舌紫菀 *A. albescens* (DC.) Hand.-Mazz.、东俄洛紫菀 *A. tongolensis* Franch.、短葶飞蓬 *E. breviscapus* (Vant.) Hand.-Mazz. 等。《晶珠本草》在“美多漏梅”条下指出 3 种“美多漏梅”的另 2 种为“ལུག་ཆུང་།”（鲁合琼）”和“ཨ་ཟླུག”（阿夏合）。据现代文献记载，“鲁合琼”的基原以灰枝紫菀 *A. poliothamnus* Diels 为正品，阿尔泰狗娃花 *H. altaicus* (Willd.) Novopokr. 等多种狗娃花属植物为代用品，“阿夏合”的基原为川西小黄菊 *Pyrethrum tatsienense* (Bur. et Franch.) Ling ex Shih [“ཨ་ཟླུག”（阿皮夏）、“ཨ་ཟླུག་གསེར་འཛོམས།”（阿夏塞尔郡）]。（参见“重冠紫菀”“缘毛紫菀”“小舌紫菀”“灰枝紫菀”“阿尔泰狗娃花”“川西小黄菊”条）

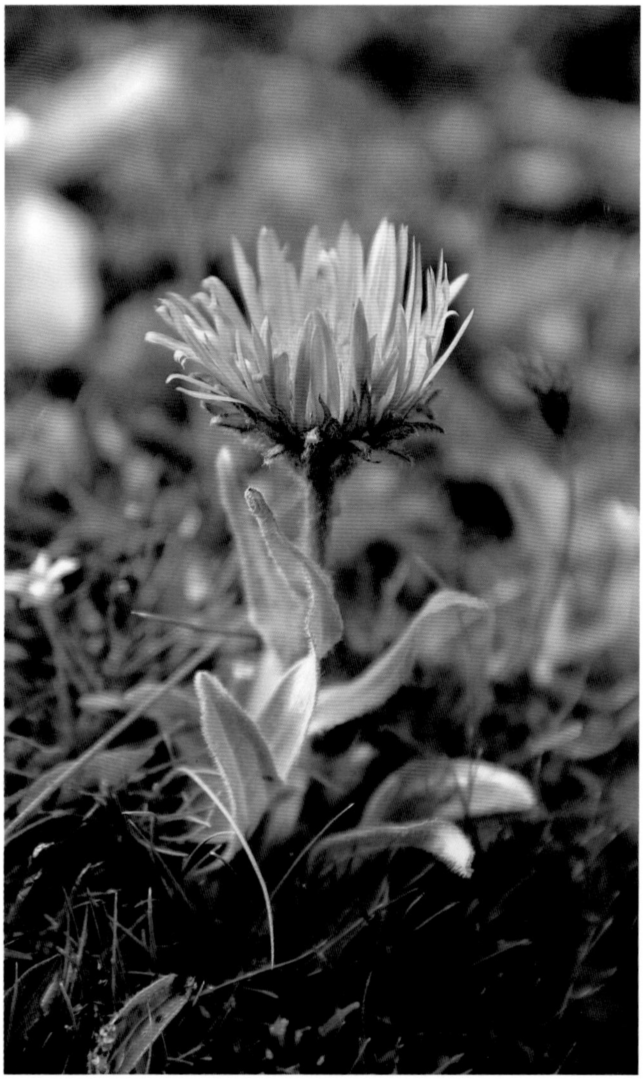

重冠紫菀

Aster diplostephioides (DC.) C. B. Clarke.

菊科（Compositae） 紫菀属（*Aster*）

形态

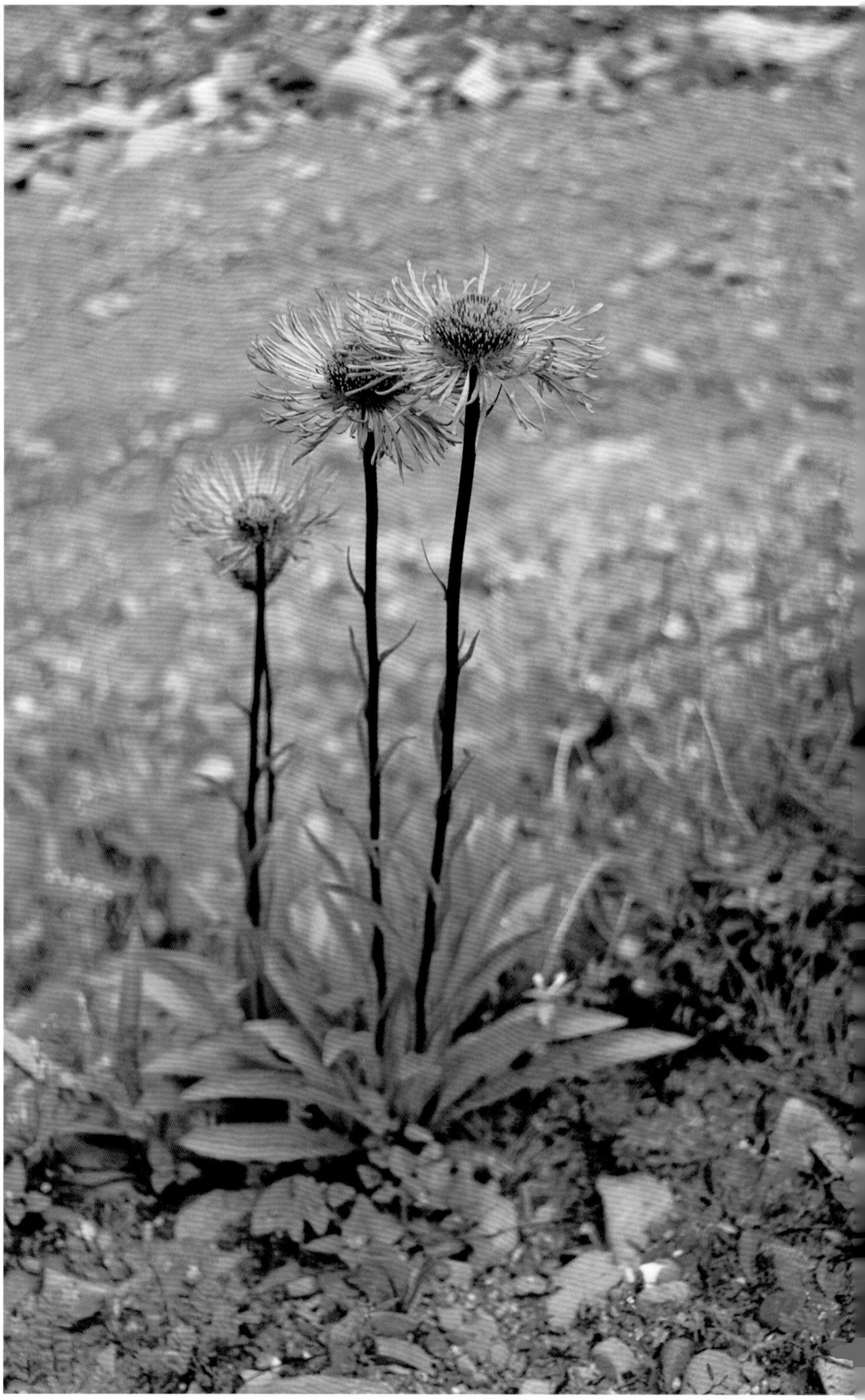

多年生草本。根茎粗壮，有顶生的茎或莲座状叶丛。茎直立，高 16 ~ 45cm，粗壮，下部为枯叶残存的纤维状鞘所围裹，被卷曲或开展的柔毛，上部被具柄腺毛，不分枝，上部有较疏的叶或几无叶。下部叶与莲座状叶长圆状匙形或倒披针形，渐狭成细长或具狭翅而基部宽鞘状的柄，连同柄长 6 ~ 16cm，稀达 22cm，叶片宽 1 ~ 4cm，先端尖或近圆形，有小尖头，全缘或有小尖头状齿；中部叶长圆状或线状披针形，基部稍狭或近圆形；上部叶渐小，长至 3.5mm，宽 0.4mm；全部叶质薄，上面被微腺毛或近无毛，下面沿脉和边缘有开展的长疏毛，离基三出脉和侧脉在下面稍凸起，网脉明显。头状花序单生，直径 6 ~ 9cm；总苞半球形，直径 2 ~ 2.5cm；总苞片约 2 层，线状披针形，先端细尖，较花盘长，长 15mm，宽 1 ~ 3mm，外层深绿色，草质，背面被较密的黑色腺毛，又特别在基部被长毛，内层边缘有时狭膜质；舌状花常 2 层，有 80 ～ 100；管部长 1.5mm；舌片蓝色或蓝紫色，线形，长 20 ～ 30mm，宽 1 ～ 2.5mm；管状花长 5 ～ 6mm，上部紫褐色或紫色，后变黄色，近无毛，管部长 1.5 ～ 2mm，裂片长 1mm；花柱附片长 1.25mm；冠毛 2 层，外层极短，膜片状，白色，内层污白色，有长 4.5 ～ 5mm 的微糙毛。瘦果倒卵圆形，长 3 ～ 3.5mm，宽 1 ～ 1.5mm，除边肋外，两面各具 1 肋，被黄色密腺点及疏贴毛。花期 7 ～ 9 月，果期 9 ～ 12 月。

分布

分布于我国云南西北部（香格里拉、丽江、鹤庆、维西、德钦）、四川西部及西南部（康定、木里、九龙、金川、道孚、白玉）、甘肃（合作、夏河、临洮）、青海东部（久治）、西藏南部（林芝、拉萨、雅鲁藏布江峡谷一带、亚东、珠穆朗玛峰北坡一带、吉隆等）。不丹、尼泊尔、印度及巴基斯坦北部等也有分布。

生境

生长于海拔 2700 ～ 4600m 的高山及亚高山草地、灌丛中。

药材名

美多漏梅、美多路梅、美朵路梅、美多罗米、美多露米、梅朵露米（མེ་ཏོག་ལུག་མིག），露庆（ལུག་ཆེན།）。

药用部位

花序。

功能与主治

清热解毒，镇咳祛痰。用于瘟疫，中毒症，支气管炎，咳嗽气喘，咳吐脓血，小便短赤；外用于癣。

用量与用法

6 ～ 9g。

附 注

《四部医典》中记载有“མེ་ཏོག་ལུག་མིག”（美多漏梅）。《晶珠本草》记载“美多漏梅”种类很多，言其大致可分为大、小 2 种，大者统称为“ལུག་ཆེན།”（露庆），小者称“ལུག་ཆུང་།”（露琼、鲁合琼）。现代文献记载的藏医所用“美多漏梅”的基原包括菊科紫菀属（*Aster*）和飞蓬属（*Erigeron*）的多种植物，这些植物的形态彼此相似，各地藏医虽使用不同的药材名称，但临床药用时并未严格区分不同品种。《四部医典系列挂图全集》中各种“紫菀”的附图，与紫菀属、飞蓬属植物的形态均较为相符，这反映出藏医所用紫菀的基原自古就较为复杂。现有标准中收载的“མེ་ཏོག་ལུག་མིག”（美朵路梅）的基原也包括缘毛紫菀 *A. souliei* Franch.、块根紫菀 *A. asteroides* (DC.) O. Ktze.（星舌紫菀）、柔软紫菀 *A. flaccidus* Bge.（萎软紫菀）、重冠紫菀 *A. diplostephioides* (DC.) C. B. Clarke. 等多种，药材通常也习称“藏紫菀”。文献记载的“美朵路梅”的基原还有紫菀 *A. tataricus* L. f.、线叶紫菀 *A. farreri* Hand.-Mazz.（狭苞紫菀 *A. farreri* W. W. Sm. et J. F. Jeffr.）、绵毛紫菀 *A. gossypiphorus*

Ling[厚棉紫菀 *A. prainii* (Drumm.) Y. L. Chen]、云南紫菀 *A. yunnanensis* Franch.、须弥紫菀 *A. himalaicus* C. B. Clarke.，以及短葶飞蓬 *E. breviscapus* (Vant.) Hand.-Mazz.、多舌飞蓬 *E. multiradiatus* (Lindl.) Benth.、长茎飞蓬 *E. elongatus* Ledeb. 等 7 种飞蓬属植物。（参见“萎软紫菀”“缘毛紫菀”“星舌紫菀”“多舌飞蓬”“长茎飞蓬”条）

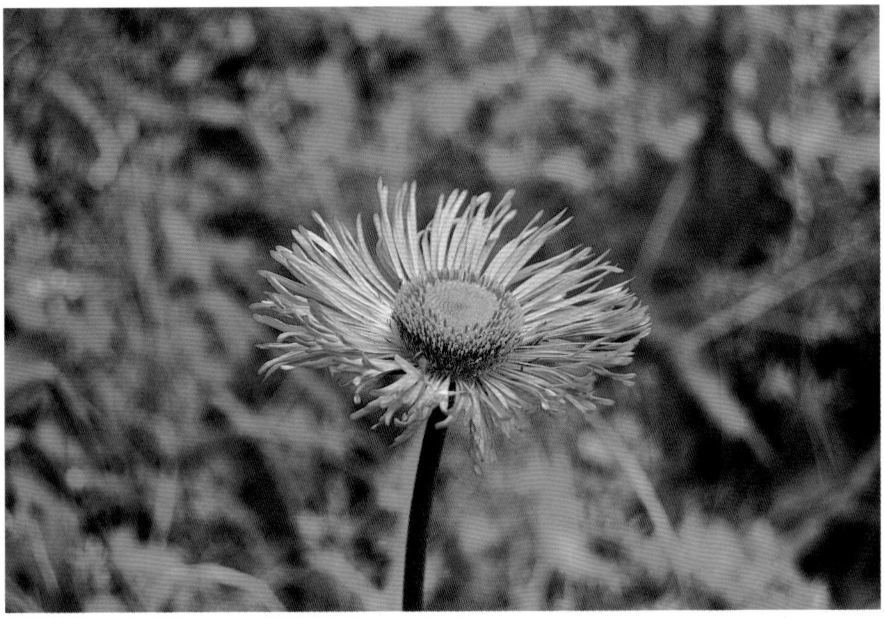

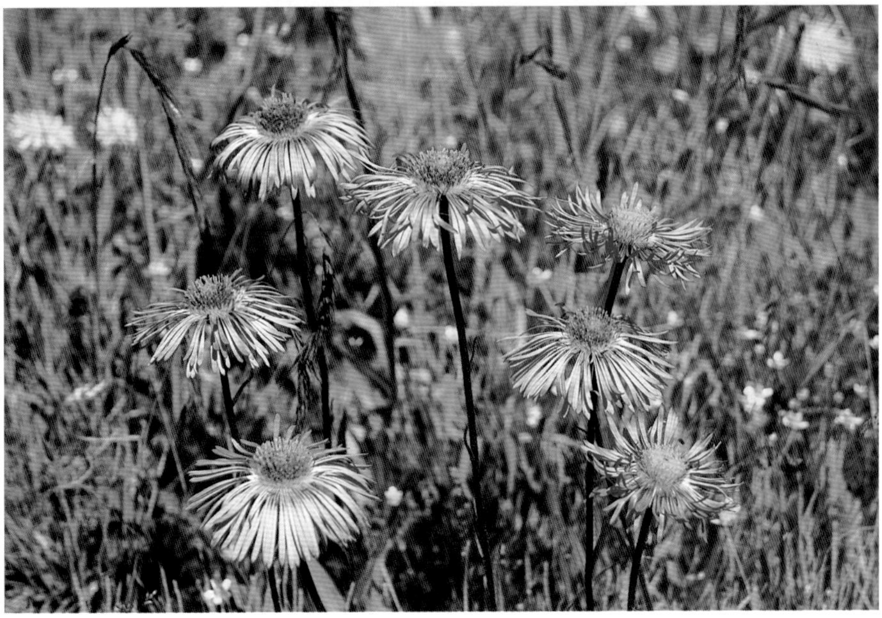

云南紫菀

Aster yunnanensis Franch.

菊科（Compositae） 紫菀属（*Aster*）

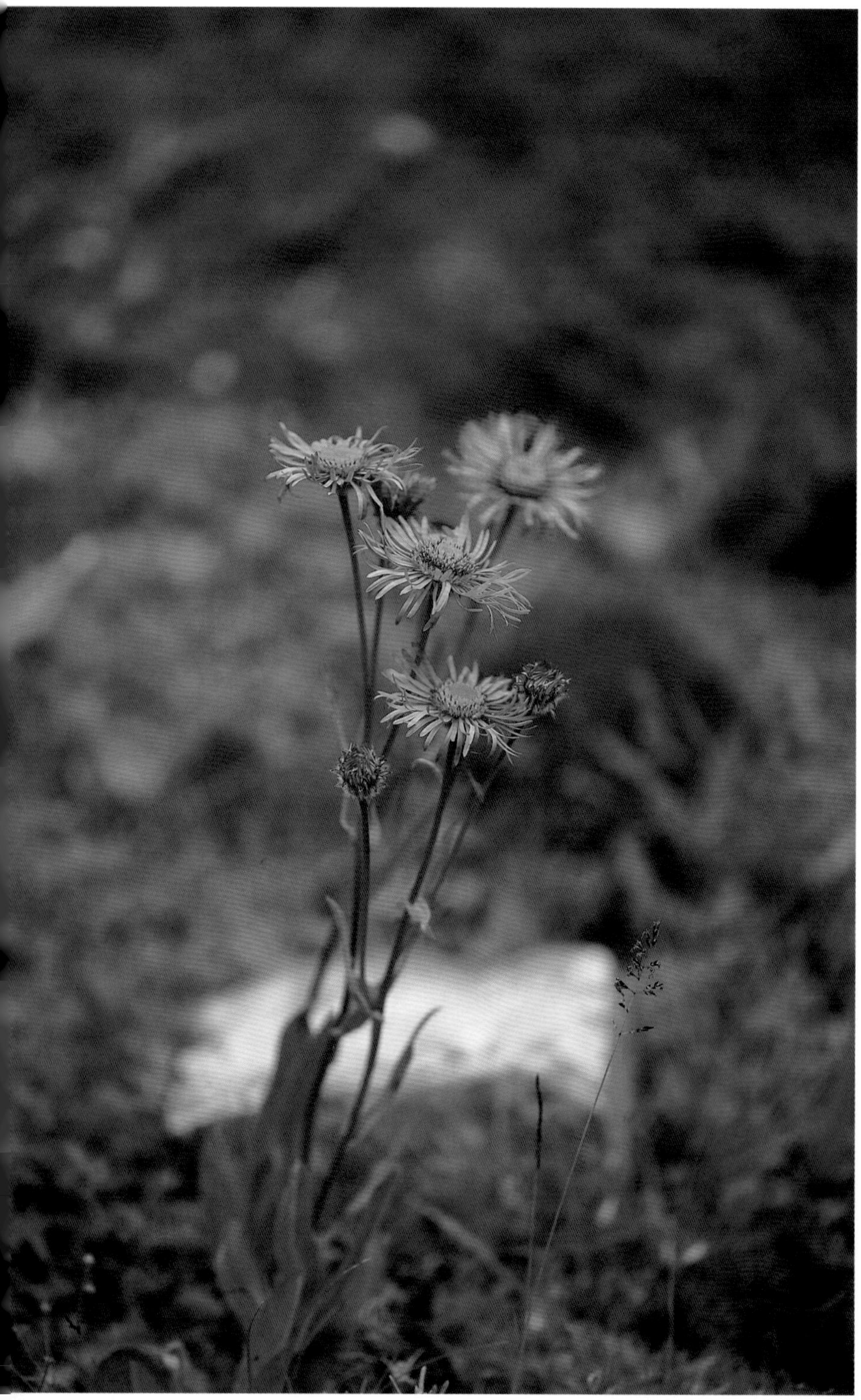

形态

多年生草本。根茎稍细。茎直立，单生或与莲座状叶丛丛生，高 30 ~ 40cm，稀达 70cm，粗壮，下部被枯叶残存的纤维状鞘包围，被开展或上部被卷曲的短柔毛，上部杂有具柄的腺毛，不分枝或中部以上有 2 ~ 8 花枝，上部有疏生的叶。基生叶在花期枯萎；下部叶及莲座状叶长圆形、倒披针状或匙状长圆形，长 7 ~ 15cm，宽 1.5 ~ 3cm，下部渐狭成具翅而基部鞘状的柄或下部叶无柄，全缘或有小尖头状齿或疏齿，先端尖或钝；中部叶渐短，长圆形，基部圆形、心形或有圆耳，半抱茎，长 10 ~ 18cm，宽 2.5 ~ 4cm；上部叶小，卵圆形或线形，尖或渐尖；全部叶上面被疏毛，有腺，中脉在下面凸起，离基三出脉和侧脉明显。头状花序直径 4 ~ 8.5cm，在茎、枝端单生；总苞半球形，直径 1.5 ~ 2.5cm，总苞片 2 层，卵圆状或线状披针形，长 10 ~ 15mm，宽 0.8 ~ 4mm，稀 5mm，先端尖或急尖，深绿色，下部密生长柔毛，上部被疏毛和深色腺毛，边缘狭膜质；舌状花 80 ~ 120，管部长 1.6 ~ 2mm，舌片蓝色或浅蓝色，长 20 ~ 30mm，宽 1 ~ 2.5mm，下部较狭；管状花长约 7mm，上部黄色，管部长 1.8 ~ 2mm，裂片长 1 ~ 1.2mm；花柱附片长 0.7mm；冠毛 2 层，外层极短，白色，膜片状，内层长 6 ~ 7mm，有多数白色或带黄色微糙毛。瘦果长圆形，长达 3cm，被绢毛，上部有黄色腺点，有 4 肋。花期 7 ~ 9 月，果期 9 ~ 10 月。

分布

分布于我国甘肃、青海、四川、云南、西藏东部和南部。

生境

生长于海拔 2200 ~ 4800m 的草坡、林缘。

药材名

露米、罗米（ལུག་མིག），美多漏梅、美多路梅、美朵路梅、美多罗米、美多露米、梅朵露米、美多娄木、麦多漏莫（མེ་ཏོག་ལུག་མིག），露庆（ལུག་ཆེན།）。

药用部位

花序。

功能与主治

清热，解毒，解痉，干脓血。用于瘟病时疫，流行性感冒，邪热，发热，食物中毒，痉挛；外用于癣。

用量与用法

3 ~ 9g。

附注

《四部医典》中记载有“མེ་ཏོག་ལུག་མིག”（美多漏梅）。《晶珠本草》言“美多漏梅”种类很多。现代文献记载藏医所用“美多漏梅”类的基原包括菊科紫菀属（*Aster*）和飞蓬属（*Erigeron*）的 10 余种植物，现各地藏医药用时并未严格区分各品种。《部标藏药》等标准中收载了紫菀属植物缘毛紫菀 *A. souliei* Franch.、块根紫菀 *A. asteroides* (DC.) O. Ktze.、柔软紫菀 *A. flaccidus* Bge.（萎软紫菀）、重冠紫菀 *A. diplostephioides* (DC.) C. B. Clarke.。文献记载，云南紫菀 *A. yunnanensis* Franch. 为“ལུག་མིག”（露米）的基原之一。（参见“萎软紫菀”“重冠紫菀”“缘毛紫菀”条）

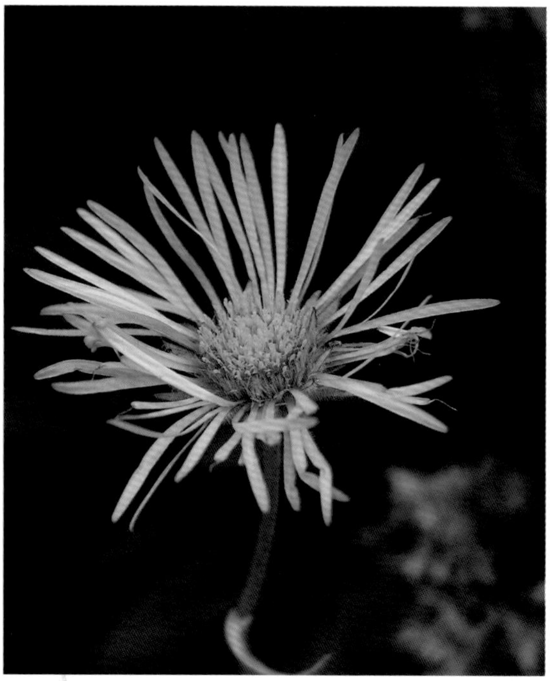

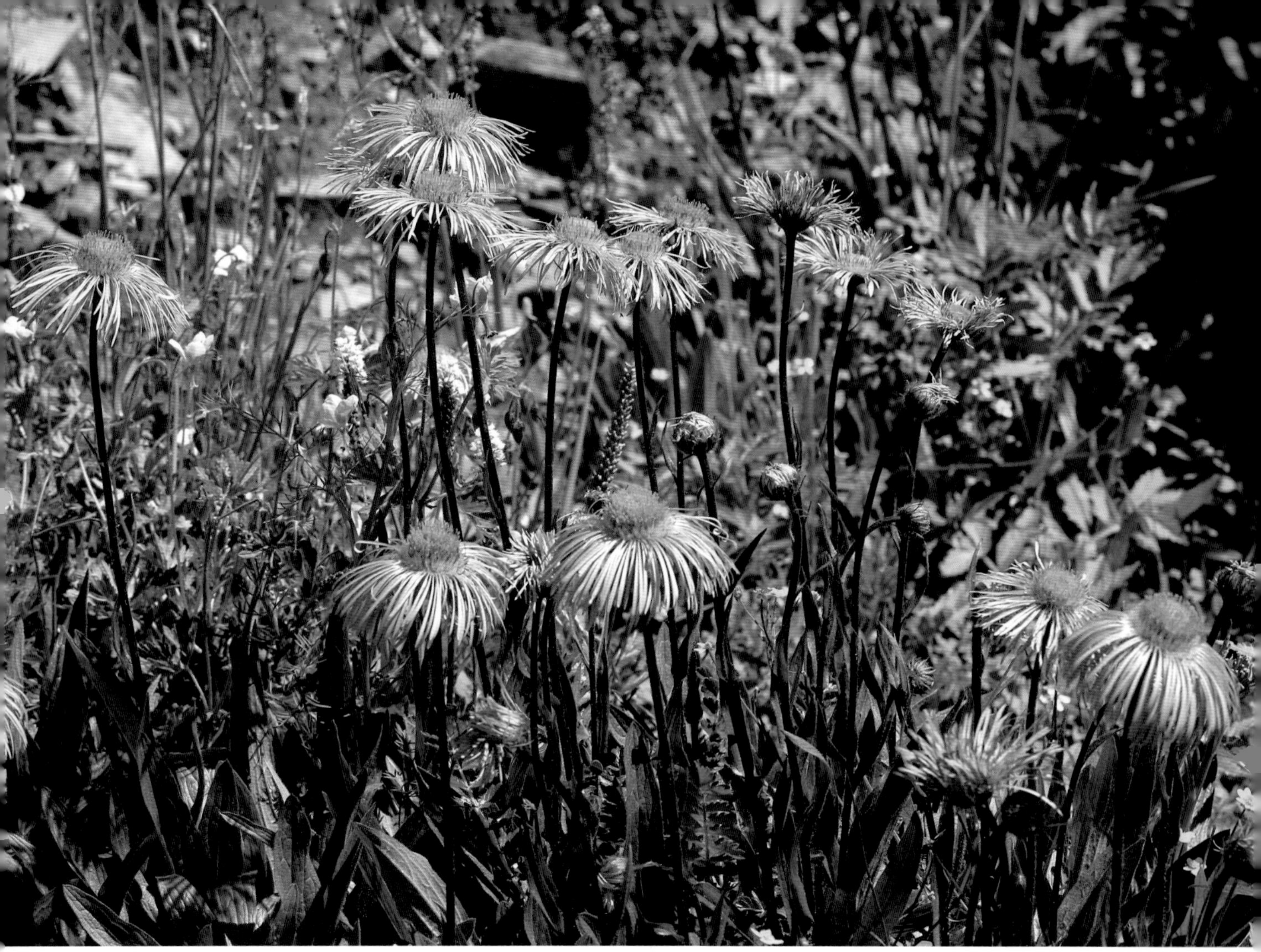

狭苞紫菀

Aster farreri W. W. Sm. et J. F. Jeffr.

菊科（Compositae） 紫菀属（*Aster*）

形态

多年生草本，根茎细长，颈部粗壮。茎直立，高 30 ~ 60cm，基部为枯叶残存的纤维状鞘所围裹，单生或丛生，或与莲座状叶丛丛生，有棱，下部被开展的长毛，上部常稍紫色，被密卷毛和疏长毛，通常不分枝，下部有较密的叶而上部有疏生的叶。茎下部叶及莲座状叶狭匙形，下部渐狭成长柄，长 5 ~ 13cm，稀达 22cm，宽 1.2 ~ 2.2cm，先端稍尖，全缘或有小尖头状疏齿；中部叶线状披针形，长 7 ~ 13cm，宽 0.7 ~ 2cm，先端渐尖，基部稍狭或圆形而半抱茎；上部叶小，线形，细尖；全部叶质稍薄，上面被疏长伏毛，下面沿脉和边缘被长毛；中脉在下面稍凸起，侧脉明显。头状花序在茎端单生，直径 5 ~ 8cm；总苞半球形，直径 2 ~ 2.4cm；总苞片约 2 层，近等长，线形，长 10 ~ 14mm，宽 1mm，先端渐细尖，外层被长毛，草质，内层几无毛，边缘常狭膜质；舌状花约 100，舌片紫蓝色，长 20 ~ 30mm，宽约 1mm；管状花长约 7mm，管部长 2mm，上部黄色，被疏毛，裂片长 1 ~ 1.5mm；冠毛 2 层，外层极短，膜片状，内层白色或污白色，有与管状花花冠等长的微糙毛。瘦果长圆形，长 3mm，宽 1 ～ 1.2mm，一面有肋，被短粗毛，几无腺或下部近无毛。花期 7 ～ 8 月，果期 8 ～ 9 月。

分布

分布于我国青海东部（湟源、海晏）、甘肃南部及东部（夏河、碌曲、榆中、靖远、临潭、西固等）、四川西部、山西、河北。

生境

生长于海拔 2700 ～ 4600m 的阴坡湿润草滩、山顶草甸、灌丛、林地。

药材名

露米、罗米、木米（ལུག་མིག），露琼、鲁庆、漏庆（ལུག་ཆེན།），美多漏梅、美多路梅、美朵路梅、美多罗米、美多露米、梅朵露米、美多娄木、麦多漏莫（མེ་ཏོག་ལུག་མིག）。

药用部位

花序。

功能与主治

清热解毒，镇咳祛痰。用于瘟疫，中毒症，支气管炎，咳嗽气喘，咳吐脓血，小便短赤；外用于癣。

用量与用法

3 ～ 9g。

附　注

《四部医典》中记载有“མེ་ཏོག་ལུག་མིག”（美多漏梅）。《晶珠本草》言“美多漏梅”种类很多，大致分为大、小 2 种，大者统称“ལུག་ཆེན།”（露庆），小者称“ལུག་ཆུང་།”（露琼、鲁合琼）。现代文献记载的藏医所用“美多漏梅”的基原包括菊科紫菀属（*Aster*）和飞蓬属（*Erigeron*）等 10 余种植物，现各地藏医药用时并未严格区分各品种，通常将头状花序较大者称“ལུག་མིག”（露米）或统称“ལུག་ཆེན།”（露庆），较小者称“ལུག་ཆུང་།”（露琼）。《部标藏药》等标准中作为“མེ་ཏོག་ལུག་མིག”（美多路梅、美多娄木）的基原收载有紫菀属植物缘毛紫菀 *A. souliei* Franch.、块根紫菀 *A. asteroides* O. Ktze.、柔软紫菀 *A. flaccidus* Bunge（萎软紫菀）、重冠紫菀 *A. diplostephioides* (DC.) C. B. Clarke.。不同文献记载，线叶紫菀 *A. farreri* W. W. Sm. et J. F. Jeffr.（狭苞紫菀）为“露米”“露琼”或“美多漏梅”的基原之一。（参见“萎软紫菀”“重冠紫菀”“缘毛紫菀”条）

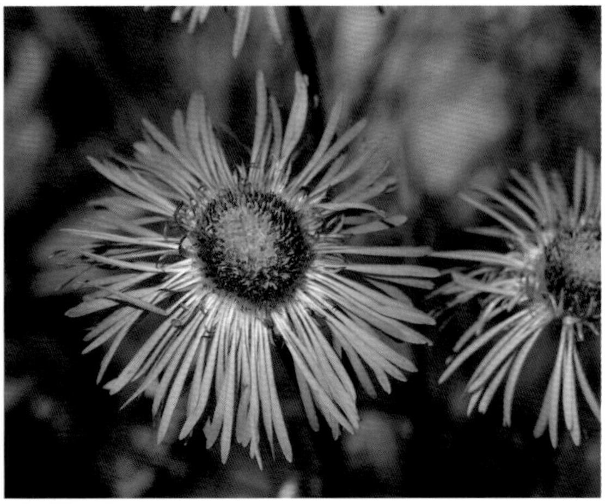

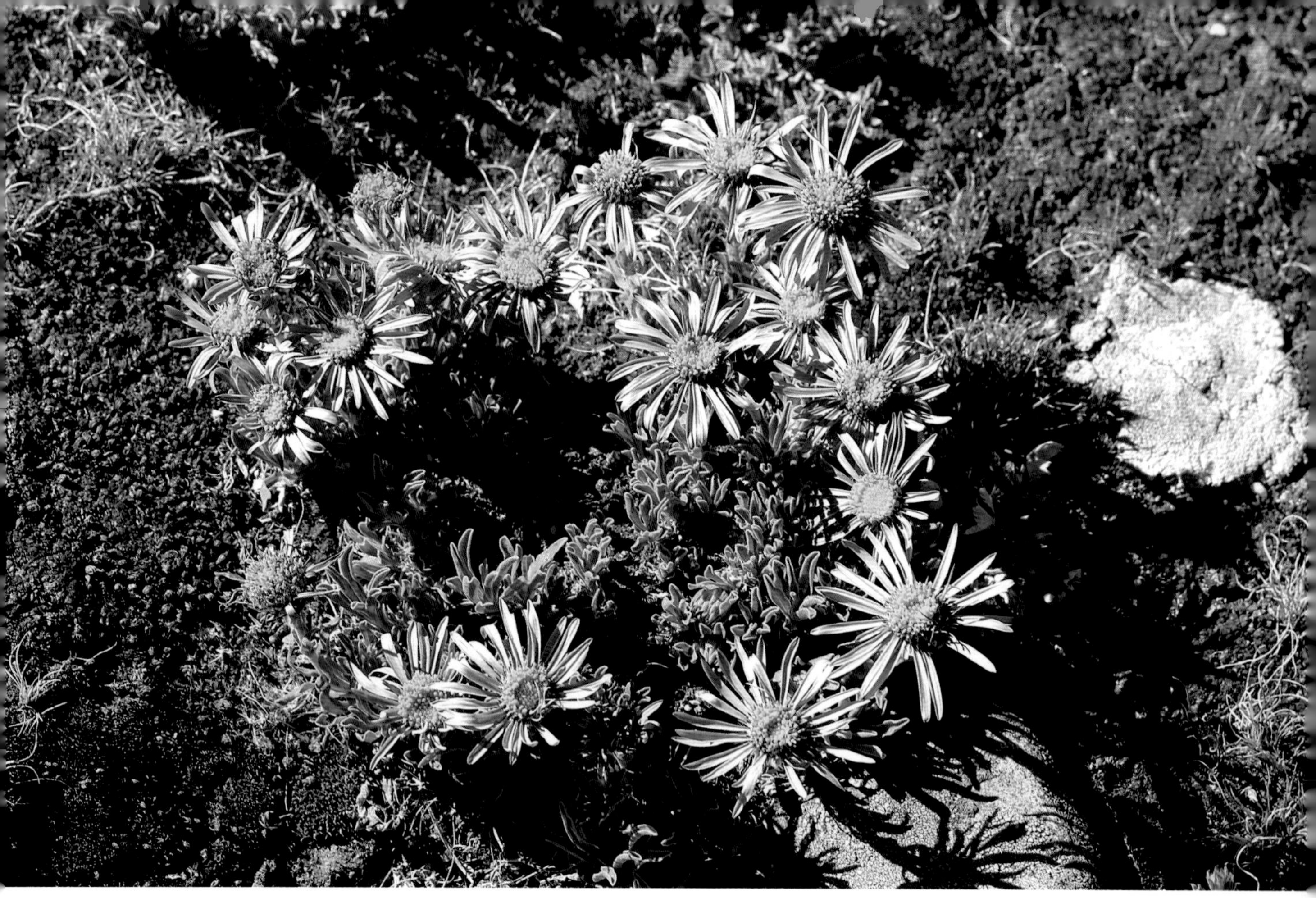

巴塘紫菀

Aster batangensis Bur. et Franch.

菊科（Compositae） 紫菀属（*Aster*）

形态

亚灌木，根茎（或茎）平卧或斜升，多分枝，木质，直径达 1.5cm，常扭曲，有密集的枯叶残片，外皮撕裂或缝裂，常有不定根。枝端有密集丛生的基出条和花茎。基出条短或长达 2cm，有密集的叶和顶生的莲座状叶丛。叶匙形或线状匙形，长 1.5 ~ 8cm，宽 0.3 ~ 1cm，下部渐狭成具翅的柄，先端圆形或微凹，或有小尖头，两面被疏柔毛。花茎直立或斜升，纤细，被疏短柔毛，下部有密生的叶。下部叶线状匙形或线形，长 1.5 ~ 3.5cm，宽 0.2 ~ 0.7cm，基部渐狭，先端圆形或渐尖；上部叶小，苞叶状；叶较厚，两面被疏短柔毛，有缘毛，中脉与侧脉几平行。头状花序单生，直径 3 ~ 4.5cm；总苞半球状，直径 10 ~ 15mm，总苞片约 2 层，近等长，线状披针形，长 7 ~ 12mm，宽 1 ~ 2mm，渐细尖，外层全部草质，背面有腺和短柔毛，内层上部草质，边缘宽膜质；舌状花 15 ~ 20，管部长 3mm，舌片紫色，长 12 ~ 22mm，宽 1 ~ 2.5mm；管状花长约 1.5mm，裂片长 1mm；花柱附片长 0.5mm。冠毛 2 层，白色或稍红色，外层有少数极短的毛；内层长达 5mm，有多数不等长的微糙毛。瘦果长圆形，长几达 4mm，稍扁，下部渐狭，一面有 1 ~ 2 肋，另一面有 1 肋或无肋，被密粗毛。花期 5 ~ 9 月，果期 9 ~ 10 月。

分布

分布于我国四川西部和西南部（康定、道孚、雅江、九龙、理塘、巴塘、木里）、云南西北部（大理、丽江、香格里拉）、西藏（察雅）。

生境

生长于海拔 3400 ~ 4400m 的森林和灌丛边缘、开旷草地、石砾地。

药材名

明涧那布曼巴（མིང་ཅན་ནག་པོ་དམན་པ།），明间琼帕、明间琼哇（མིང་ཅན་ཆུང་བ།），露米、木米（ལུག་མིག）。

药用部位

花序。

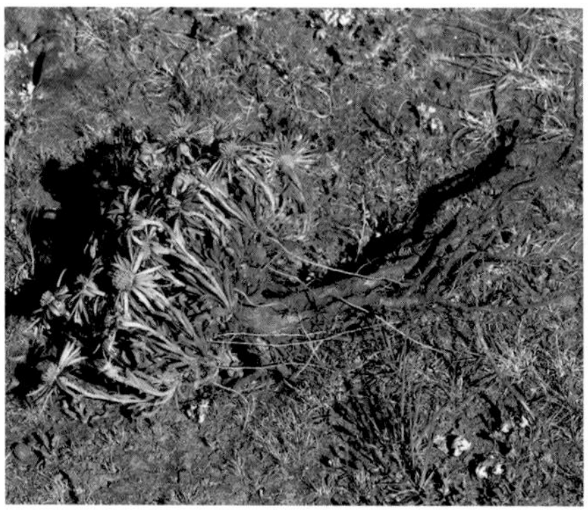

功能与主治

清热解毒，止痛。用于炭疽病，疔疮，肿毒，各种疼痛。

用量与用法

2 ~ 6g。

附注

《晶珠本草》记载“མིང་ཅན།”（明间、明见、芒间）分为黑［“མིང་ཅན་ནག་པོ།”（明间那保）］、黄［“མིང་ཅན་སེར་པོ།”（明间赛保、芒间色保）］及蓝［“མིང་ཅན་སྔོན་པོ།”（明间温保，次品）］3 种。现代文献记载的“明间”的基原涉及菊科和牻牛儿苗科的多种植物，各地藏医习用的黑、黄“明间”的基原不同。西藏藏医以垂头菊属（*Cremanthodium*）植物作“黑明间”，以菊科植物臭蚤草 *Pulicaria insignis* Drumm. ex Dunn 作“黄明间”，且两者的功能与主治不同；青海藏医以牻牛儿苗科植物熏倒牛 *Biebersteinia heterostemon* Maxim. 作“黑明间”，以垂头菊属植物作“黄明间”。《青海藏标》以“熏倒牛 /མིང་ཅན་ནག་པོ།/ 芒间那保”之名收载了熏倒牛 *B. heterostemon* Maxim.。云南迪庆藏医则以车前状垂头菊 *C. plantagineum* Maxim.［*C. ellisii* (Hook. f.) Kitam.］、柴胡叶垂头菊 *C. bupleurifolium* W. W. Smith、向日葵垂头菊 *C. helianthus* (Franch.) W. W. Smith（向日垂头菊）作“黑明间”使用；以菊科植物巴塘紫菀 *A. batangensis* Bur. et Franch. 作“黑明间”的代用品使用，称之为“མིང་ཅན་ནག་པོ་དམན་པ།”（明涧那布曼巴），认为其功效略次。《藏药晶镜本草》（2018 年版）将巴塘紫菀 *A. batangensis* Bur. et Franch. 称为“མིང་ཅན་ཆུང་བ།”（明间琼帕）。（参见“条叶垂头菊”“臭蚤草”“车前状垂头菊”“熏倒牛”条）

《四部医典》《蓝琉璃》《晶珠本草》等古籍中记载有“མེ་ཏོག་ལུག་མིག”（美多漏梅），言其为治毒症、疫热症之药物。《晶珠本草》言其种类很多，记载其分为大、小 2 类或分为黄、蓝、黑 3 类，“ལུག་མིག”（露米）为其总称。现代文献记载藏医所用“美多漏梅”的基原包括菊科紫菀属（*Aster*）和飞蓬属（*Erigeron*）的 10 余种植物，这些植物的形态相似，《四部医典系列挂图全集》中多种“紫菀”的附图与紫菀属、飞蓬属植物的形态均较相符，这也反映了藏医所用紫菀的基原较为复杂。据文献记载，巴塘紫菀 *A. batangensis* Bur. et Franch. 也为“露米”的基原之一。（参见“萎软紫菀”条）

短葶飞蓬

Erigeron breviscapus (Vant.) Hand.-Mazz.

菊科（Compositae） 飞蓬属（*Erigeron*）

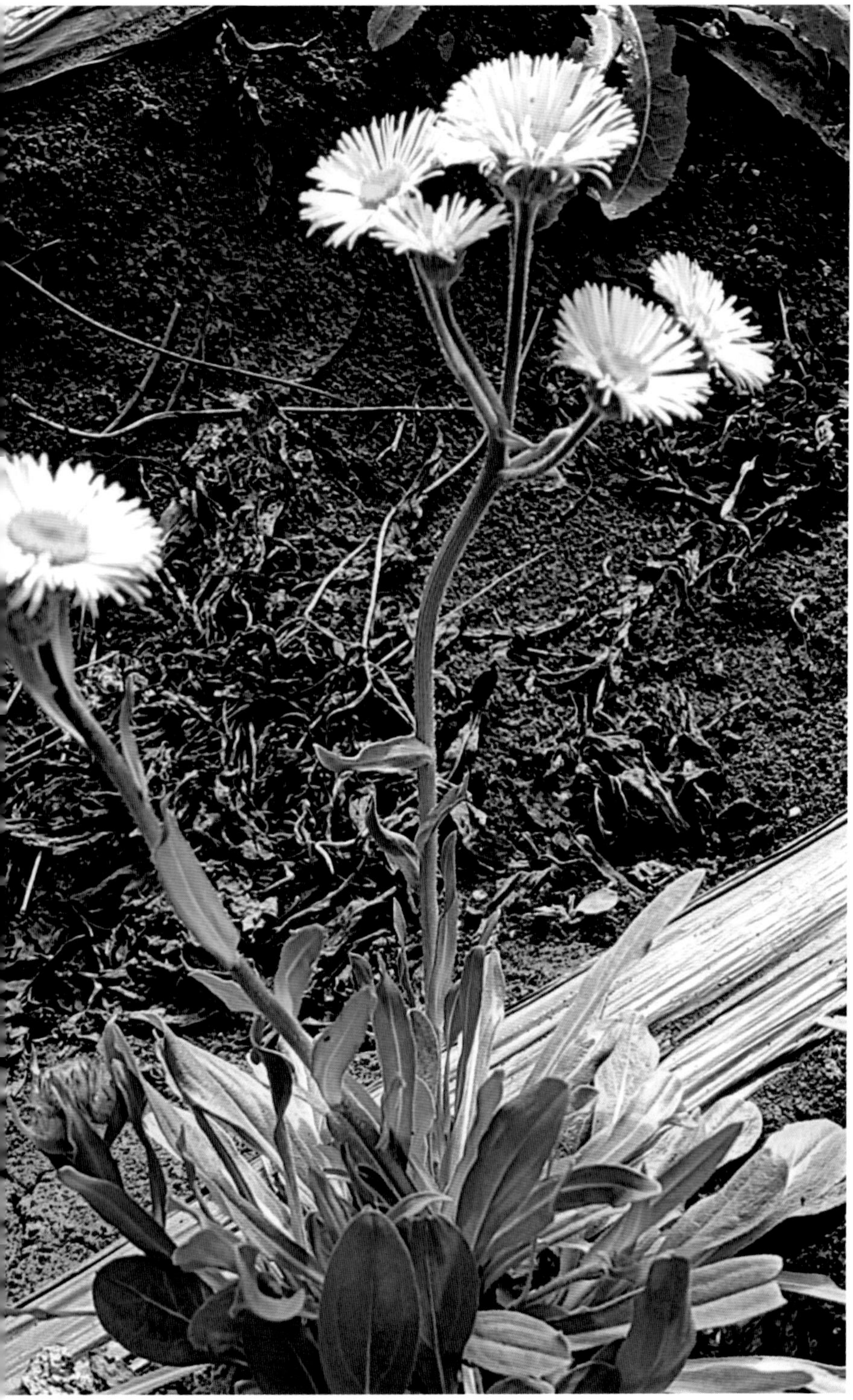

形态

多年生草本，根茎木质，粗厚或扭成块状，斜升或横走，分枝或不分枝，具纤维状根，颈部常被残叶的基部。茎数个或单生，高 5 ~ 50cm，基部直径 1 ~ 1.5mm，直立，或基部略弯，绿色或稀紫色，具明显的条纹，不分枝或有时有少数（2 ~ 4）分枝，被疏或较密的短硬毛，杂有短贴毛和头状具柄腺毛，上部毛较密。叶主要集中于基部，基生叶密集，莲座状，花期生存，倒卵状披针形或宽匙形，长 1.5 ~ 11cm，宽 0.5 ~ 2.5cm，全缘，先端钝或圆形，具小尖头，基部渐狭或急狭成具翅的柄，具 3 脉，两面被密或疏、边缘被较密的短硬毛，杂有不明显的腺毛，极少近无毛；茎生叶 2 ~ 4，少数，少有无，无柄，狭长圆状披针形或狭披针形，长 1 ~ 4cm，宽 0.5 ~ 1cm，先端钝或稍尖，基部半抱茎，上部叶渐小，线形。头状花序直径 2 ~ 2.8cm，单生于茎或分枝的先端，总苞半球形，长 0.5 ~ 0.8cm，宽 1 ~ 1.5cm，总苞片 3 层，线状披针形，长 8mm，宽约 1mm，先端尖，长于花盘或与花盘等长，绿色，或先端紫红色，外层较短，背面被密或疏的短硬毛，杂有较密的短贴毛和头状具柄腺毛，内层具狭膜质的边缘，近无毛；外围的雌花舌状，3 层，长 10 ~ 12mm，宽 0.8 ~ 1mm，舌片开展，蓝色或粉紫色，平，管部长 2 ~ 2.5mm，上部被疏短毛，先端全缘，中央的两性花管状，黄色，长 3.5 ~ 4mm，管部长约 1.5mm，檐部窄漏斗形，中部被疏微毛，裂片无毛；花药伸出花冠。瘦果狭长圆状，长 1.5mm，扁压，背面常具 1 肋，被密短毛；冠毛淡褐色，2 层，刚毛状，外层极短，内层长约 4mm。花期 3 ~ 10 月。

分布

分布于我国湖南、广西、贵州、四川、云南、西藏等。

生境

生长于海拔 1200 ~ 3500m 的中山和亚高山开旷山坡、草地、林缘。

药材名

美多漏梅、美多路梅、美朵路梅（མེ་ཏོག་ལུག་མིག），露米、罗米、木米（ལུག་མིག），路米曼巴、露米曼巴（ལུག་མིག་དམན་པ།）。

药用部位

花序。

功能与主治

清热，解毒，镇痉，干脓血。用于时疫，热病，痉挛，中毒症，疮疖，外伤，癣。

用量与用法

9 ~ 15g。

附　注

《四部医典》中记载有“མེ་ཏོག་ལུག་མིག”（美多漏梅）。《晶珠本草》言“美多漏梅”种类很多，其大致分为大、小 2 种，为治毒症、疫热症之药物。现代文献记载的藏医所用“美多漏梅”的基原包括菊科紫菀属（*Aster*）和飞蓬属（*Erigeron*）的多种植物，其中花较大者称作“ལུག་མིག”（露米）或统称为“ལུག་ཆེན།”（露庆），较小者称为“ལུག་ཆུང་།”（露琼、鲁合琼），但实际使用时多未严格区分，以紫菀属植物使用较多。据文献记载，飞蓬属植物中有短葶飞蓬 *E. breviscapus* (Vant.) Hand.-Mazz.、多舌飞蓬 *E. multiradiatus* (Lindl.) Benth. 等可作“露米”类使用，或作代用品使用，称“露米曼巴”。（参见“萎软紫菀”“长茎飞蓬”条）

多舌飞蓬

Erigeron multiradiatus (Lindl.) Benth.

菊科（Compositae） 飞蓬属（*Erigeron*）

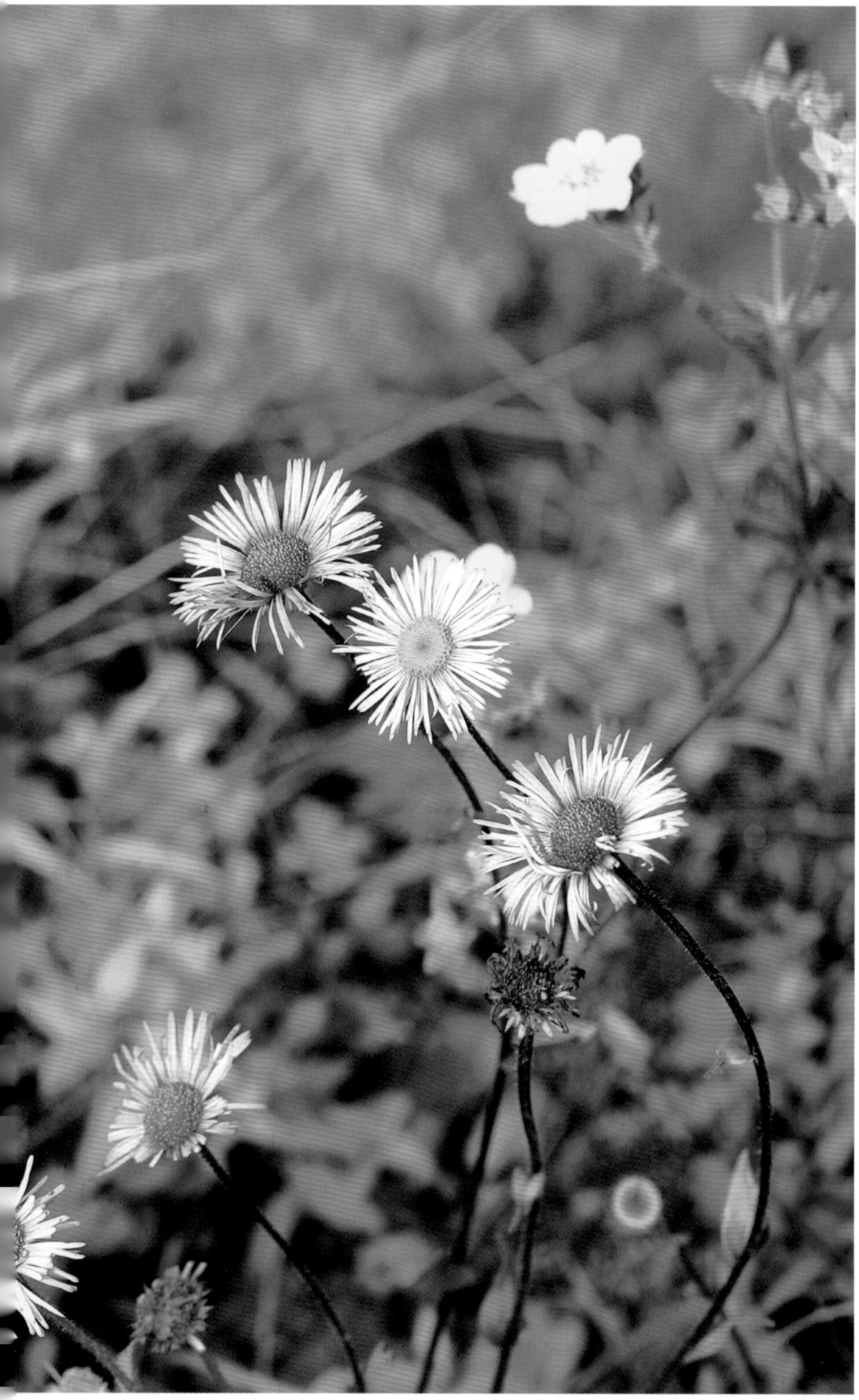

形态

多年生草本，根茎木质，较粗壮，直径 3 ~ 6mm，斜升或横卧，有或无分枝，具纤维状根，颈部被纤维状残叶的基部包围。茎多数或单生，高 20 ~ 60cm，基部直径 2 ~ 4mm，直立，有分枝，或有时不分枝，绿色，基部或全部紫色，具条纹，上部被较密的短硬毛，杂有贴生短毛和头状具柄腺毛，节间长 2 ~ 4cm。基部叶密集，莲座状，在花期常枯萎，长圆状倒披针形或倒披针形，长 5 ~ 15cm，宽 0.7 ~ 1.5cm，全缘或具数个齿，先端尖或稍钝，基部渐狭成紫色的长柄，具 3 ~ 5 脉，两面被疏短硬毛和头状具柄腺毛，下部叶与基部叶同形，具短柄，中部和上部叶无柄，卵状披针形或长圆状披针形，或少有狭披针形，长 4 ~ 6cm，宽 0.6 ~ 2cm，全缘或少有疏齿，先端尖或渐尖，基部扩大，半抱茎，最上部叶极小，线形或线状披针形，长 1 ~ 2cm，宽 0.1 ~ 0.2cm，先端渐尖。头状花序直径 3 ~ 4cm，或更大，通常 2 至数个伞房状排列，或单生于茎枝的先端；总苞半球形，长 8 ~ 10mm，宽 15 ~ 20mm，总苞片 3 层，明显超出花盘，线状披针形，宽约 1mm，先端渐尖，绿色，上端或全部紫色，外层较短，背面被疏长节毛和密的头状具柄细拉毛；外围的雌花舌状，3 层，长约为总苞的 2 倍，舌片开展，紫色，长 14 ~ 17mm，宽 0.6 ~ 1mm，管部长 1.5 ~ 2mm，上部被疏微毛，干时不卷成管，先端全缘；中央的两性花管状，黄色，长 4 ~ 4.5mm，管部长 1 ~ 1.5mm，檐部窄漏斗状，上部被疏微毛，裂片短三角形，无毛；花药伸出花冠。瘦果长圆形，长 2mm，宽约 1mm，压扁，背面具 1 肋，被疏短毛；冠毛 2 层，污白色或淡褐色，刚毛状，外层极短，内层长 4mm。花期 7 ~ 9 月。

分布

分布于我国西藏（拉萨、林芝、察雅、错那、亚东等）、云南（香格里拉、丽江、洱源）、四川（甘孜、马尔康、二郎山一带、金川、理县、石棉、黑水、木里、雷波、布拖、甘洛、越西、金阳等）。印度、阿富汗、尼泊尔等也有分布。

生境

生长于海拔 2500 ~ 4600m 的亚高山和高山草地、山坡、林缘。

药材名

露米、罗米、木米（ལུག་མིག），露琼哇（ལུག་ཆུང་བ།），路米曼巴、露米曼巴（ལུག་མིག་དམན་པ།）。

药用部位

花序。

功能与主治

清热解毒。用于瘟病时疫，“木保”病，脉热病，流行性感冒，头痛，眼疾。

附　注

《四部医典》中记载有“མེ་ཏོག་ལུག་མིག”（美多漏梅）。《晶珠本草》言“美多漏梅”种类很多，大致可分为大、小 2 种，记载其为治毒症、疫热症之药物。现代文献记载的藏医所用“美多漏梅”的基原包括菊科紫菀属（*Aster*）和飞蓬属（*Erigeron*）的多种植物，这些植物的形态相似，各地藏医虽使用不同的名称，但药用时并未严格区分“美多漏梅”的不同药材品种，通常将花较大者称“ལུག་མིག”（露米）或统称为“ལུག་ཆེན།”（露庆），较小者称“ལུག་ཆུང་།”（露琼、鲁合琼）。据文献记载，多舌飞蓬 *E. multiradiatus* (Lindl.) Benth. 为“ལུག་མིག”（露米）的基原之一，或作为“露米”的代用品，被称为“露米曼巴”，四川甘孜藏医又称之为“露琼哇”。各地作“露米”使用的飞蓬属植物还有飞蓬 *E. acer* L.、长茎飞蓬 *E. elongatus* Ledeb.、短葶飞蓬 *E. breviscapus* (Vant.) Hand.-Mazz.。（参见“萎软紫菀”条）

长茎飞蓬

Erigeron elongatus Ledeb.

菊科（Compositae） 飞蓬属（*Erigeron*）

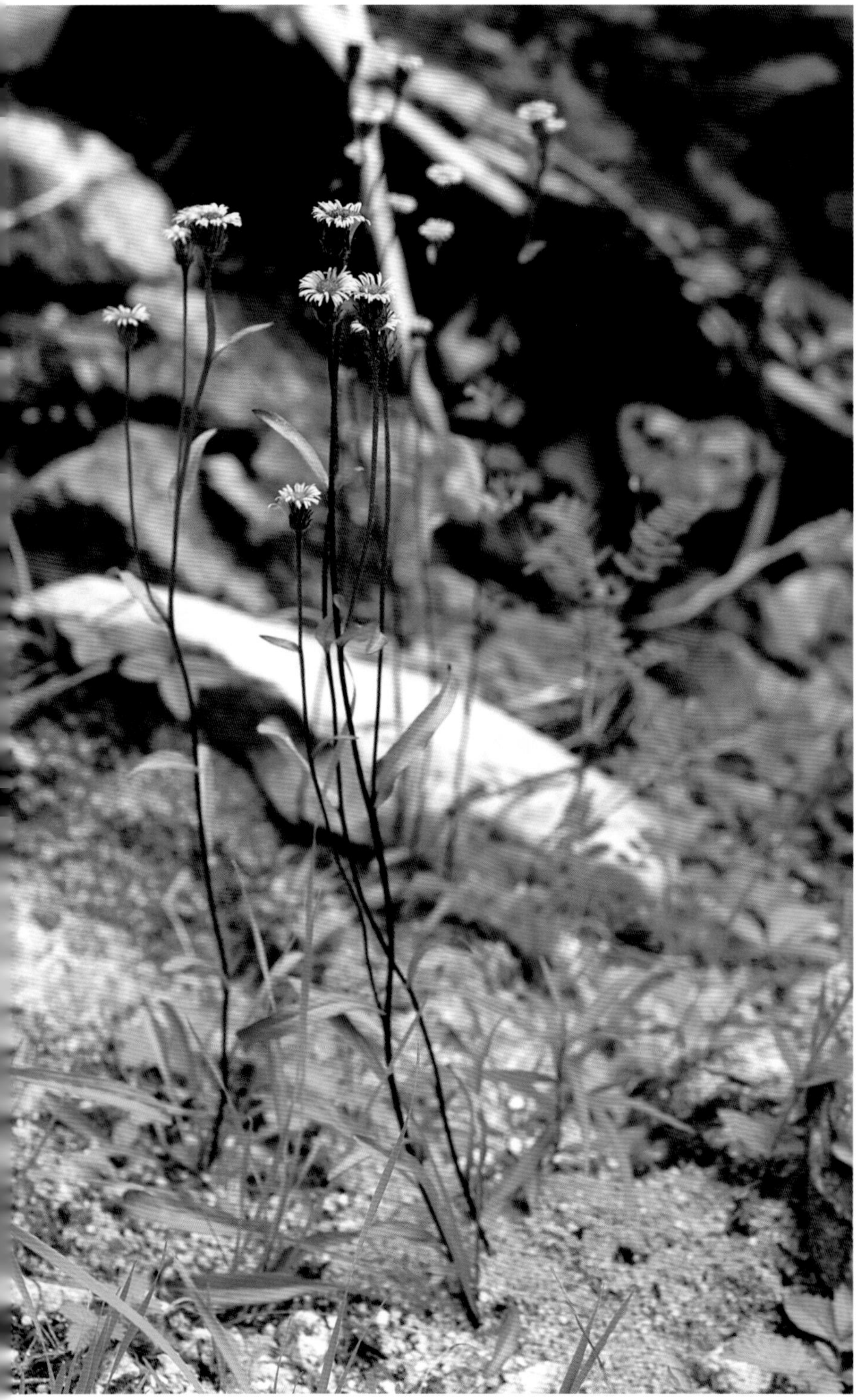

形态

二年生或多年生草本，根茎木质，斜升，有分枝，颈部被残存的叶基部。茎数个，高 10 ～ 50cm，基部直径 1 ～ 4mm，直立，或基部略弯曲，上部有分枝，枝细长，斜上或内弯，紫色，或少有绿色，密被贴短毛，杂有疏开展的长硬毛，或有时下部无毛或近无毛，头状花序下仅有具柄腺毛或杂有少数开展的长硬毛。叶全缘，质较硬，绿色，或叶柄紫色，边缘常有睫毛状的长节毛，两面无毛，基部叶密集，莲座状，花期常枯萎，基部及下部叶倒披针形或长圆形，长 1 ～ 10cm，宽 0.1 ～ 1.1cm，先端钝，基部狭成长叶柄，中部和上部叶无柄，长圆形或披针形，长 0.5 ～ 7cm，宽达 0.8cm，先端尖或稍钝。头状花序较少数，生于伸长的小枝先端，排列成伞房状或圆锥花序，长 7 ～ 10mm，宽 12 ～ 22mm，总苞半球形，总苞片 3 层，短于花盘，线状披针形，紫红色，稀绿色，先端渐尖，背面密被具柄的腺毛，有时杂有少数开展的长节毛，内层长 4.5 ~ 8mm，宽 0.5 ~ 1mm，具狭膜质边缘，外层短于内层之半；雌花外层舌状，不超出花盘或与花盘等长，长 6 ~ 8mm，管部长 3 ~ 4.3mm，上部被疏微毛，舌片淡红色或淡紫色，宽 0.3 ~ 0.5mm，先端全缘，较内层细管状，无色，长 2.5 ~ 4.5mm，上部被微毛，花柱伸出管部 1 ~ 1.7mm，与舌片同色，有时具缩短的舌片；两性花管状，黄色，长 3.5 ~ 5mm，檐部窄锥形，管部长 1.5 ~ 2.5mm，上部被疏微毛，裂片暗紫色。瘦果长圆状披针形，长 2 ~ 2.5mm，宽 0.5mm，扁压，密被多少贴生的短毛；冠毛白色，2 层，刚毛状，外层极短，内层长 4.5 ~ 6mm。花期 7 ~ 9 月。

分布

分布于我国西藏（八宿）、四川、甘肃、新疆、内蒙古、河北、山西等。中亚、西伯利亚地区、欧洲中部至北部、朝鲜也有分布。

生境

生长于海拔 1900 ~ 3700m 的开旷山坡草地、沟边、林缘、林下、灌丛中。

药材名

露米、罗米、木米、陆眉（ལུག་མིག），露米曼巴、路米曼巴、陆眉曼巴（ལུག་མིག་དམན་པ）。

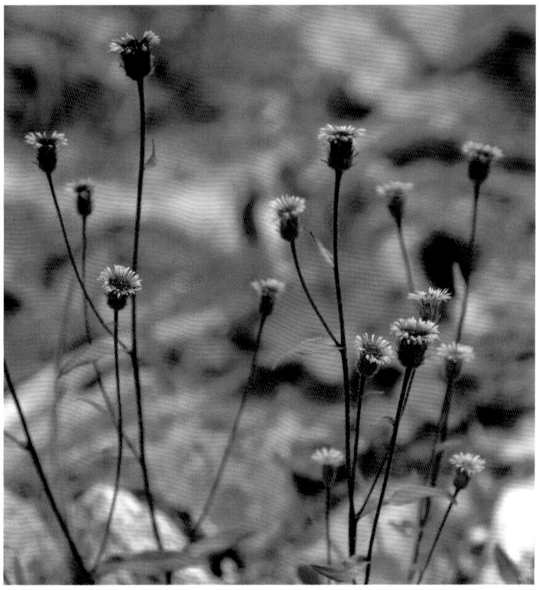

药用部位

头状花序。

功能与主治

清热，解毒，镇痉，干脓血。用于时疫，热病，痉挛，中毒症，疮疖，外伤，癣。

用量与用法

6 ~ 9g。

附 注

《四部医典》中记载有“མེ་ཏོག་ལུག་མིག”（美多漏梅）。《晶珠本草》言“美多漏梅”的种类很多，大致可分为大、小 2 种，大者统称“ལུག་ཆེན”（露庆），小者称“ལུག་ཆུང”（露琼、鲁合琼）。“ལུག་མིག”（露米）原指绵羊眼，系动物药，现多指植物性的“མེ་ཏོག་ལུག་མིག”（美多露米）。现代文献记载藏医所用“美多漏梅”的基原包括菊科紫菀属（*Aster*）、飞蓬属（*Erigeron*）、狗娃花属（*Heteropappus*）等的多种植物，这些植物的形态相似，各地藏医虽使用不同的名称，但作药用时并未严格区分。现藏药标准中收载的“མེ་ཏོག་ལུག་མིག”（美朵路梅）的基原主要为缘毛紫菀 *Aster souliei* Franch. 等多种紫菀属植物，其药材通常习称为“藏紫菀”。四川甘孜、阿坝及云南迪庆等地藏医也习用飞蓬属植物，称“露米”“ལུག་མིག་དམན་པ”（陆眉曼巴）或“ལུག་ཆུང་བ”（露琼哇），长茎飞蓬 *E. elongatus* Ledeb. 为习用的种类之一。（参见“萎软紫菀”“缘毛紫菀”“多舌飞蓬”等条）

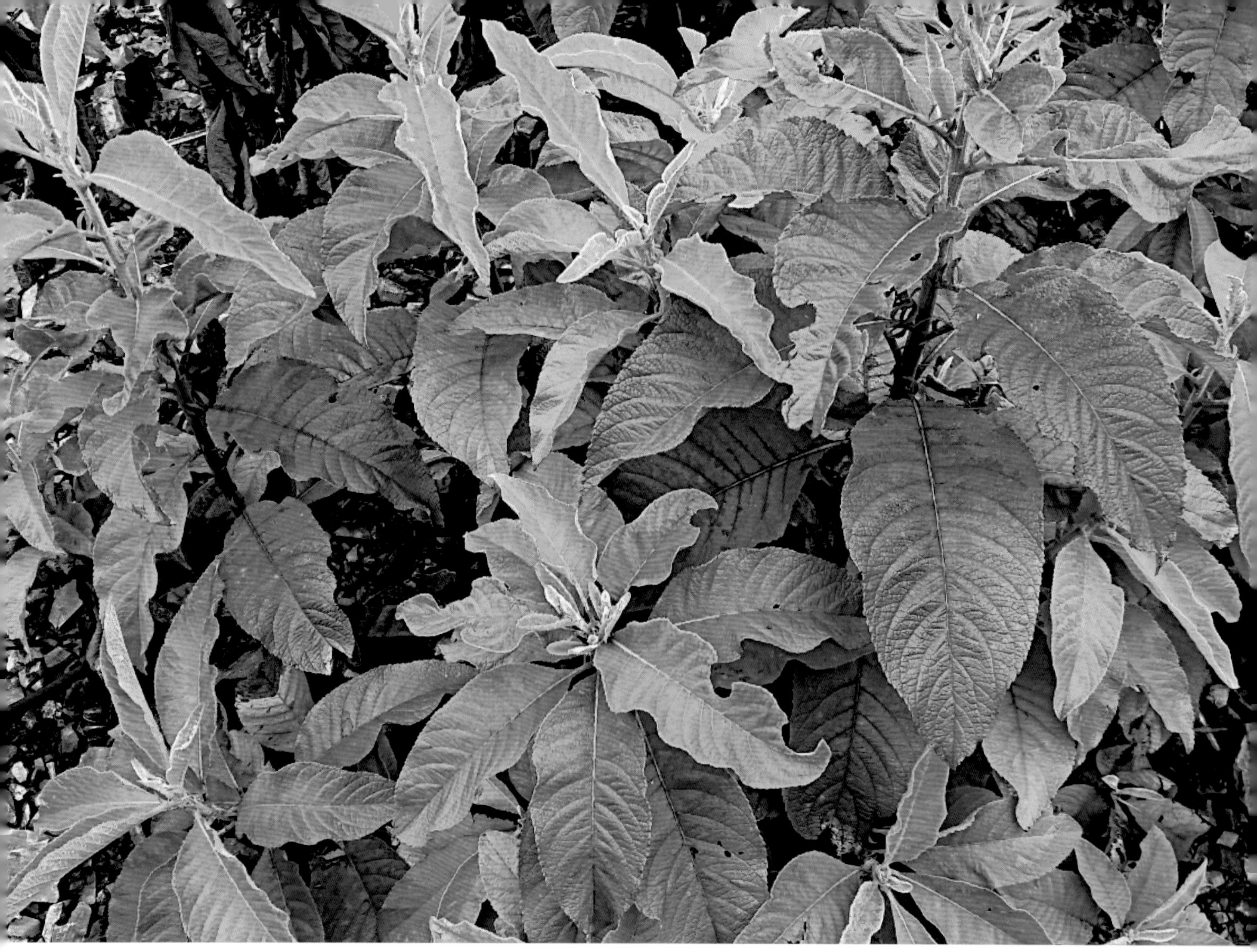

艾纳香

Blumea balsamifera (L.) DC.

菊科（Compositae） 艾纳香属（*Blumea*）

形态

多年生草本或亚灌木。茎粗壮，直立，高 1 ~ 3m，基部直径约 1.8cm，或更粗，茎皮灰褐色，有纵条纹，木质部松软，白色，有直径约 12mm 的髓部，节间长 2 ~ 6cm，上部的节间较短，被黄褐色密柔毛。下部叶宽椭圆形或长圆状披针形，长 22 ~ 25cm，宽 8 ~ 10cm，基部渐狭，具柄，柄两侧有 3 ~ 5 对狭线形的附属物，先端短尖或钝，边缘有细锯齿，上面被柔毛，下面被淡褐色或黄白色密绢状绵毛，中脉在下面凸起，侧脉 10 ~ 15 对，弧状上升，不抵边缘，有不明显网脉；上部叶长圆状披针形或卵状披针形，长 7 ~ 12cm，宽 1.5 ~ 3cm，基部略尖，无柄或有短柄，柄的两侧常有 1 ~ 3 对狭线形的附属物，先端渐尖，全缘、具细锯齿或羽状齿裂，侧脉斜上升，通常与中脉成锐角。头状花序多数，直径 5 ~ 8mm，排列成开展、具叶的大圆锥花序；花序梗长 5 ~ 8mm，被黄褐色密柔毛；总苞钟形，长约 7mm，稍长于花盘；总苞片约 6 层，草质，外层长圆形，长 1.5 ~ 2.5mm，先端钝或短尖，背面被密柔毛，中层线形，先端略尖，背面被疏毛，内层长于外层 4 倍；花托蜂窝状，直径 2 ~ 3mm，无毛；花黄色，雌花多数，花冠细管状，长约 6mm，檐部 2 ~ 4 齿裂，裂片无毛；两性花较少，与雌花几等长，花冠管状，向上渐宽，檐部 5 齿裂，裂片卵形，短尖，被短柔毛。瘦果圆柱形，长约 1mm，具 5 棱，被密柔毛。冠毛红褐色，糙毛状，长 4 ~ 6mm。花期几乎全年。

分布

分布于我国云南、贵州、广西、广东、福建、台湾。印度、巴基斯坦、缅甸、泰国、越南、老挝、柬埔寨、马来西亚、印度尼西亚、菲律宾也有分布。

生境

生长于海拔 600 ~ 1000m 的林缘、林下、河床谷地、草地。

药材名

嘎布、嘎布尔、嘎菩（ག་བུར།），当思嘎菩、达思嘎菩、达司嘎菩（སྟག་ཤེལ་ག་བུར།）。

药用部位

新鲜叶经提取加工制成的结晶。

功能与主治

消炎，退热。用于高热，陈旧性热症。

用量与用法

0.1 ~ 0.3g。内服研末。

附注

《月王药诊》《四部医典》等中记载有“ག་བུར།”（嘎菩），称其为“凉药之王”。《晶珠本草》将其归于“精华类药物”中，言其为根除宿热胶着热之药物，以“嘎菩”为其总称，其下分为 3 种：“མང་ག་བུར།”（忙嘎菩），色黄，纤长，柔润，或白润如雪；“སྟག་ཤེལ་ག་བུར།”（当思嘎菩、达思嘎菩），有黄光，多皱纹，状如雄寒水石；“ཤེལ་ག་བུར།”（信拉嘎菩、西嘎菩），色白，状如冰。关于其来源有树脂、分泌物、膏汁之说。《四部医典系列挂图全集》第二十六图中有 3 幅附图，汉译本注为“三种不同植物产生的冰片”。现代文献记载，现藏医所用“嘎菩”均为市售冰片。现来源于天然之物的市售冰片有 3 种：一为龙脑香科植物龙脑香 *Dryobalanops aromatica* Gaertn. f. 的树脂，习称“龙脑冰片”，为进口药材；二为樟科植物樟 *Cinnamomum camphora* (L.) Presl（又称“龙脑樟”）的提取物，习称“樟脑”（《中国药典》中称“天然冰片”）；三为艾纳香 *B. balsamifera* (L.) DC. 的提取物，习称“艾片”。龙脑冰片为“嘎菩”的上品，艾片为中品或下品。艾纳香 *B. balsamifera* (L.) DC. 在藏民聚居区无分布，樟脑冰片系近代才被开发药用的，自古藏医使用的“嘎菩”应为龙脑冰片。

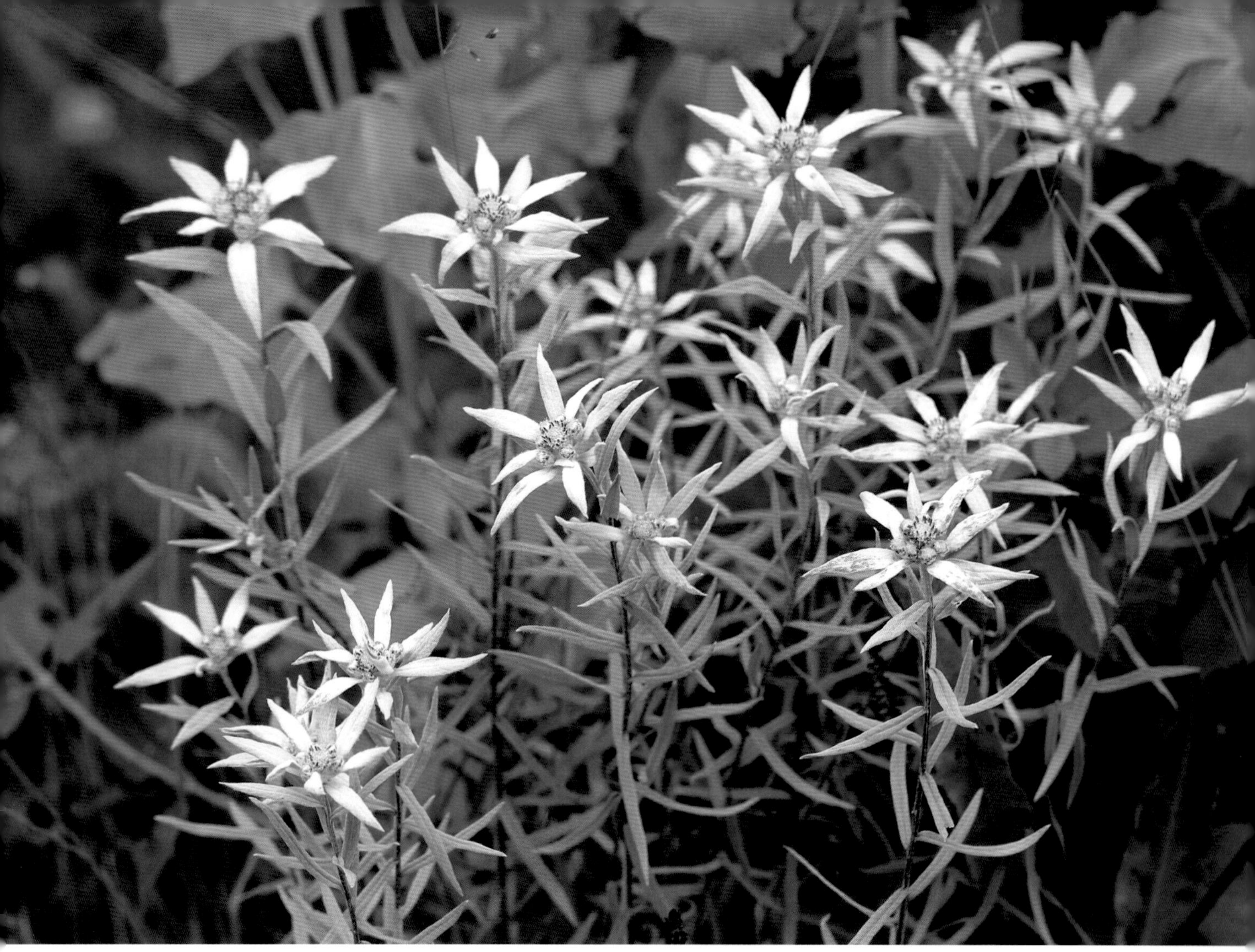

香芸火绒草

Leontopodium haplophylloides Hand.-Mazz.

菊科（Compositae）　火绒草属（*Leontopodium*）

形态

多年生草本。根茎短小，近横走，有多数不育茎和花茎，簇状丛生。茎直立，高 15 ~ 30cm，纤细，坚挺，下部木质，宿存，不分枝，仅砍断的茎有分枝，被蛛丝状毛，上部常有腺毛，全部有密生而等距的叶；节间长 0.5 ~ 12cm。下部叶在花期枯萎或凋落；叶稍直立或开展，狭披针形或线状披针形，长 1 ~ 4cm，宽 0.1 ~ 0.35cm，基部渐狭，无柄，边缘稍反卷或平，先端长尖或尖，有细小尖头，草质，黑绿色，两面被灰色或青色短茸毛，或上部叶上面被茸毛，下面杂有常超出茸毛的黑色、头状、具短柄、易脱落且有柠檬香气的腺毛；中脉细，基部有不明显的三出脉；苞叶常多数，披针形，较叶稍短，中部稍宽，上面被白色厚茸毛，下面与叶同色，开展成美观的直径 2 ~ 5cm 的苞叶群。头状花序直径约 5mm，常 5 ~ 7 密集；总苞长约 5mm，被白色柔毛状茸毛；总苞片 3 ~ 4 层，先端无毛，宽，尖，浅或黑褐色，露出茸毛；小花异形，雄花或雌花较少，或雌雄异株；花冠长约 3.5mm，雄花花冠管状，上部漏斗状，有尖卵圆形裂片，雌花花冠丝形管状；

冠毛白色，雄花冠毛上半部稍粗厚，有细齿，雌花冠毛有细锯齿；不育的子房和瘦果有短粗毛。花期 8 ~ 9 月。

分布

分布于我国四川西部和北部（道孚、松潘）、青海东部（西宁、贵德等）、甘肃西南部（临潭）。

生境

生长于海拔 2600 ~ 4000m 的高山草地、石砾地、灌丛、针叶林林缘。

药材名

扎托（བྲ་ཏོག），扎托巴（བྲ་ཏོག་པ）。

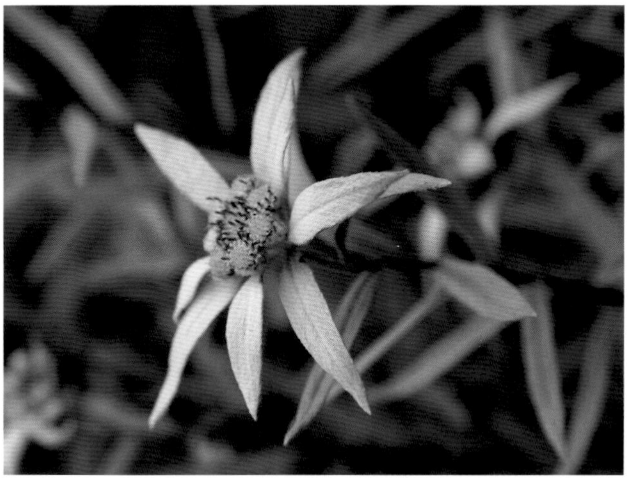

药用部位

全草或地上部分。

功能与主治

清热，解毒，止血。用于流行性感冒，瘟病时疫，矿物药中毒，砒霜中毒，疔疮，肉瘤，出血。

用量与用法

3g。内服煎汤，或入丸、散剂。

附注

《蓝琉璃》在“药物补述”中记载了“བྲ་བའི་ཏོག་གུ”（扎吉托苟）[略称为“བྲ་བ”（扎哇）]，言其为治疗石类药物中毒之药物。《四部医典系列挂图全集》第三十一图中有“བྲ་བའི་ཏོག་གུ”（扎吉托苟）的附图（101 号图）。《晶珠本草》记载其名为“བྲ་ཏོག”[扎托，又称“བྲ་ཏོག་པ”（扎托巴），均为“扎吉托苟”的略称]，言其分为山生[山野生，“བྲ་རྒོད”（扎果）]、甸生[坝区生，“བྲ་གཡུང”（扎永）]、小[“བྲ་ཆུང”（扎琼）]3 种，但对其形态的记载极为简略。关于“བྲ་བ”（扎哇）的基原，现代文献记载藏医主要使用火绒草属（*Leontopodium*）植物，但多未严格区分其下的山生、甸生、小的不同种类，常用的基原为火绒草 *L. leontopodioides* (Willd.) Beauv.、戟叶火绒草 *L. dedekensii* (Bur. et Franch.) Beauv.（分枝火绒草）、香芸火绒草 *L. haplophylloides* Hand.-Mazz.、坚杆火绒草 *L. franchetii* Beauv. 等。也有观点认为《蓝琉璃》记载的“扎哇”的基原主要为香青属（*Anaphalis*）植物，包括西藏香青 *A. tibetica* Kitam.、江孜香青 *A. desertii* Drumm.、旋叶香青 *A. contorta* (D. Don) Hook. f.、黄腺香青 *A. aureo-punctata* Lingelsh et Borza 等，而火绒草属植物则似为《晶珠本草》记载的“山生者”（扎果）。文献中记载的“扎哇”（或“扎托”）类的基原还有美头火绒草 *L. calocephalum* (Franch.) Beauv.、长叶火绒草 *L. longifolium* Ling（扎果、扎永）、黄白火绒草 *L. ochroleucum* Beauv.、毛香火绒草 *L. stracheyi* (Hook. f.) C. B. Clarke ex Hemsl.、矮火绒草 *L. nanum* (Hook. f. et Thoms.) Hand.-Mazz.（矮火绒草，扎琼）等。据文献记载，上述植物还常与另一药物“གང་ཏ་པ”（甘达巴扎）的基原存在交叉。（参见“毛香火绒草”“戟叶火绒草”“坚杆火绒草”“铃铃香青”“长叶火绒草”等条）

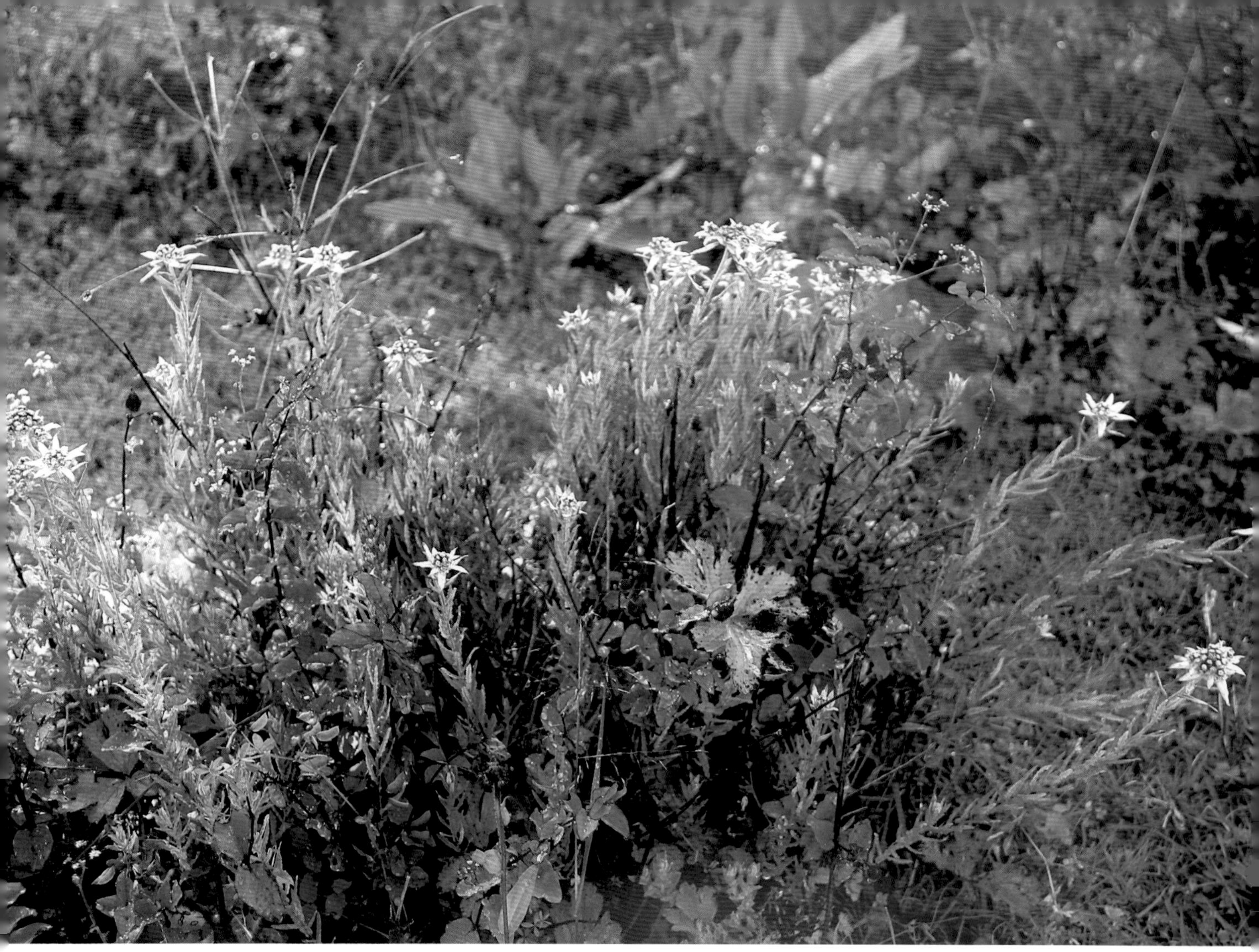

毛香火绒草

Leontopodium stracheyi (Hook. f.) C. B. Clarke ex Hemsl.

菊科（Compositae） 火绒草属（*Leontopodium*）

形态

多年生草本。根茎粗厚，横走，有多数簇生的花茎和不育茎。茎直立，高 12 ~ 60cm，基部稍木质，常宿存，不分枝，或有时下部或中部有花后发育的腋芽和细枝，被浅黄褐色或褐色短腺毛，上部除被较密的腺毛外，还杂有蛛丝状毛，基部为膜质无毛的芽苞和花后枯萎宿存、被有长柔毛的基生叶所包围，全部有密集的叶；节间长 5 ~ 10mm。叶稍直立或开展，卵圆状披针形或卵圆状线形，长 2 ~ 5cm，宽 0.4 ~ 1.2cm，先端尖或稍钝，有细长尖头，基部圆形或近心形，抱茎，边缘平或波状反卷，上面被密腺毛，或有时还被蛛丝状毛，下面除脉有腺毛或近无毛外被灰白色茸毛，基部有三出脉，苞叶多数，与茎上部叶同形或较小，卵圆形或卵圆状披针形，先端尖，基部较狭，两面被灰白色茸毛，或先端和下面稍绿色而被腺毛，较花序长 1.5 ~ 2 倍，开展成直径 2 ~ 6cm 的苞叶群，有时具长花序梗而形成几个苞叶群。头状花序直径 4 ~ 5mm，密集；总苞长 4 ~ 5mm，被长柔毛，总苞片 2 ~ 3 层，先端无毛，露出毛茸之上；小花异形，有少数雄花，或

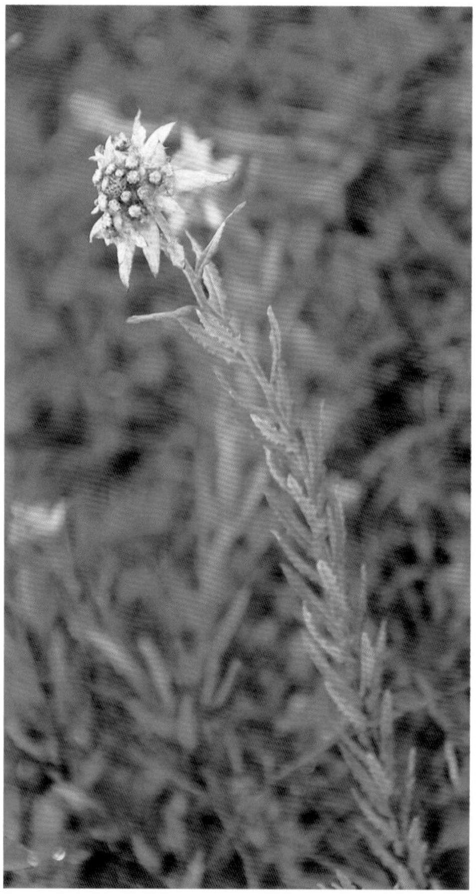

雌雄异株；花冠长 3 ～ 4mm；雄花管状漏斗形，有狭裂片；雌花花冠线状；冠毛白色，基部稍黄色；雄花冠毛稍粗厚，上部有钝锯齿；雌花冠毛丝状，全缘。瘦果有乳头状突起或短粗毛。花期 7 ～ 9 月。

分布

分布于我国四川北部和西部（松潘、道孚）、云南西北部（德钦、鹤庆、维西、香格里拉等）、西藏中部和南部（拉萨、米林）。

生境

生长于海拔 3000 ～ 4000m 的高山和亚高山山谷溪岸、湿润或干燥草地、砾石坡地、沟谷灌丛、杂木林缘。

药材名

扎托（སྤྲ་ཐོག），扎托巴（སྤྲ་ཐོག་པ），扎果（སྤྲ་རྒོད）。

药用部位

全草或地上部分。

功能与主治

清热，解毒，止血。用于流行性感冒，瘟病时疫，矿物药中毒，砒霜中毒，疔疮，肉瘤，出血。

用量与用法

3g。内服煎汤，或入丸、散剂。

附注

《蓝琉璃》在“药物补述”中记载了“སྤྲ་བའི་ཐོག་གུ”（扎吉托苟）[略称为“སྤྲ་བ”扎哇）]，言其为解石类药物中毒之药物；《晶珠本草》名其为“སྤྲ་ཐོག”（扎托）、“སྤྲ་ཐོག་པ”（扎托巴），均为“扎吉托苟”的略称，言其分为山生或山野生 [“སྤྲ་རྒོད”（扎果）]、甸生或坝区生 [“སྤྲ་གཡུང་”扎永]、小 [“སྤྲ་ཆུང་”（扎琼）]3 种，但对各种的形态记载极为简略。关于“扎哇”的基原，现代文献记载现藏医主要使用火绒草属（*Leontopodium*）植物；也有观点认为《蓝琉璃》记载的“扎哇”主要来源于香青属（*Anaphalis*）植物，包括西藏香青 *Anaphalis tibetica* Kitam.、江孜香青 *A. desertii* Drumm.、旋叶香青 *A. contorta* (D. Don) Hook. f.、黄腺香青 *A. aureo-punctata* Lingelsh et Borza 等，而火绒草属植物则似为《晶珠本草》记载的“山生者”（扎果）。据文献记载，毛香火绒草 *Leontopodium stracheyi* (Hook. f.) C. B. Clarke ex Hemsl. 为“扎托”的基原之一。（参见“香芸火绒草”“火绒草”“铃铃香青”等条）

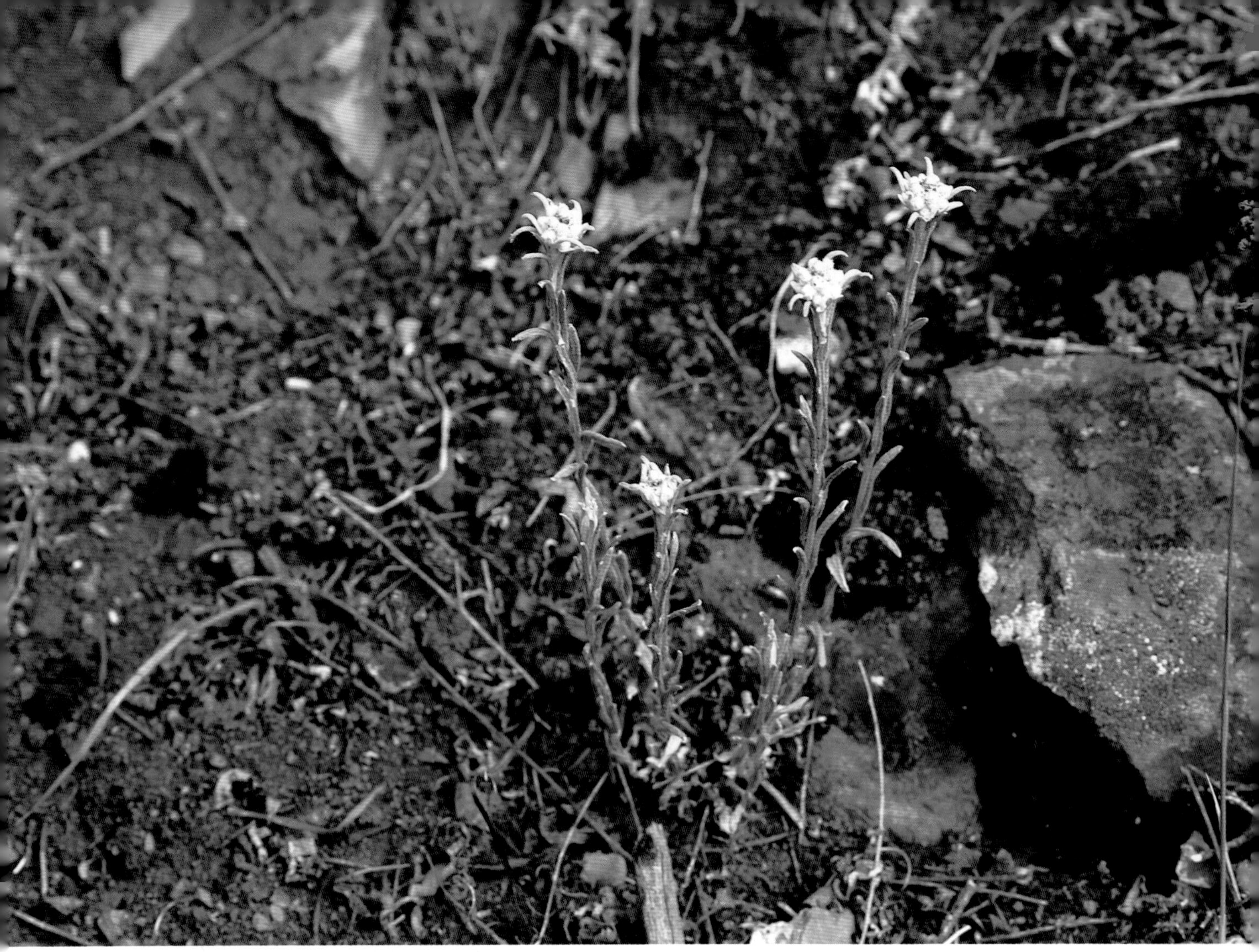

坚杆火绒草

Leontopodium franchetii Beauv.

菊科（Compositae） 火绒草属（*Leontopodium*）

形态

多年生草本。根茎粗壮，近横走，有多数密集簇生的花茎和不育幼茎，无莲座状叶丛。茎直立，高 15 ~ 50cm，不分枝，或砍断的不育茎有分枝，挺直，下部木质，宿存，被黄色、具短柄的密腺毛，上部稍有蛛丝状毛，全部有密生的叶，下部叶在花期凋落。叶直立或稍开展，线形，长 1 ~ 3cm，稀 3.5cm，宽 0.1 ~ 0.3cm，边缘极反卷，使叶呈针形，先端尖，有明显的尖头，基部等宽或有小耳，被浅色、黏质、具短柄的密腺毛，下面被较疏的腺毛，除叶脉和叶基外，还被密压的白色绵毛；上部叶渐小。苞叶多数，线形，先端稍钝或近圆形，边缘稍反卷，长 5 ~ 10mm，宽 1 ~ 2mm，上面较下面被更厚的白色茸毛，较花序稍长或长 2 倍，开展成密集的、稀稍分散的直径 1.5 ~ 4cm 的苞叶群；头状花序直径 3 ~ 5mm，10 ~ 30 或更多，密集或稍分散；总苞长约 3mm，被疏绵毛，总苞片 2 ~ 3 层，浅褐色或深褐色，先端尖，无毛，多少露出毛茸之上；小花异形，有少数雌花，或雌雄同株；花冠长 2 ~ 3mm，浅黄色，雄花花冠狭漏斗状，雌花花冠丝状；冠毛白色，基部细，

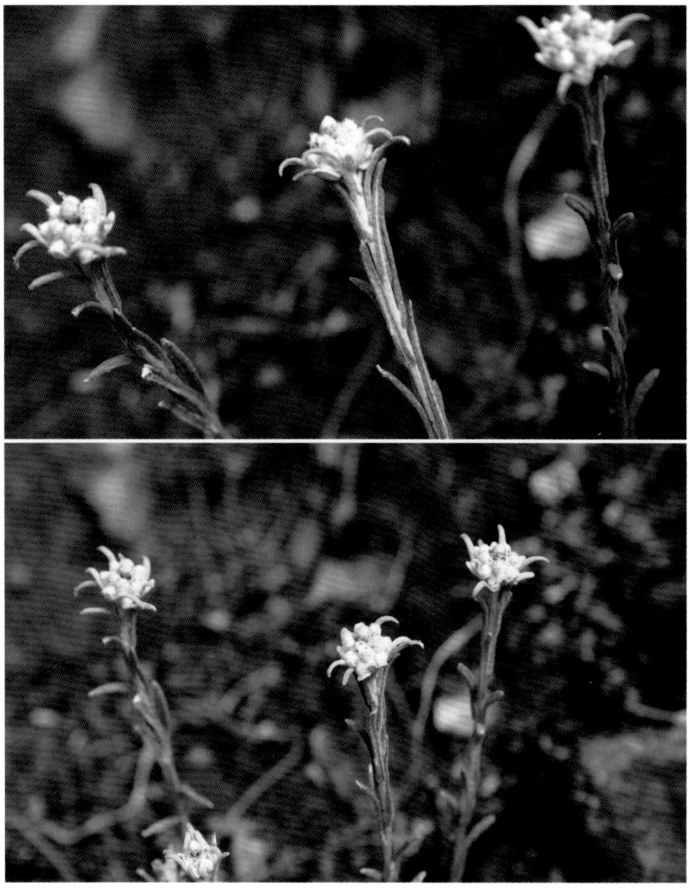

有锯齿，雄花冠毛上部呈棒锤状膨大，有钝锯齿，雌花冠毛极细，有疏齿；不育的子房无毛，瘦果有短粗毛。花期 7 ~ 9 月。

分布

分布于我国四川西部（康定、道孚等）及西南部（稻城）、云南西北部（香格里拉、德钦等）、西藏东部（察雅）。

生境

生长于海拔 3000 ~ 5000m 的高山干燥草地、石砾坡地、河滩湿地，常成为优势种。

药材名

扎托巴（ཐྲ་ཐོག་པ།），扎托（ཐྲ་ཐོག）。

药用部位

全草或地上部分。

功能与主治

清热，解毒，止血。用于流行性感冒，瘟病时疫，矿物药中毒，疔疮，肉瘤，出血。

用量与用法

3g。内服煎汤，或入丸、散剂。

附注

《蓝琉璃》中记载有“ཐྲ་བའི་ཐོག་གུ”[扎哇托巴，略称为“ཐྲ་བ།”（扎哇）]，言其为治疗石类药物中毒之药物。《晶珠本草》记载为“ཐྲ་ཐོག”[扎托，又称“ཐྲ་ཐོག་པ།”（扎托巴），后者为“扎哇托巴”的略称]，言其分为山生[山野生，“ཐྲ་རྒོད།”（扎果）]、甸生[坝区生，“ཐྲ་གཡུང་།”（扎永）]、小者[“ཐྲ་ཆུང་།”（扎琼）]3 种，但对各品种形态的记载极为简略。关于“扎哇”的基原，现代文献记载现藏医主要使用的为火绒草属（*Leontopodium*）植物，但多未严格区分山生、甸生、小者，其中，坚杆火绒草 *L. franchetii* Beauv. 为常用的基原之一；也有观点认为《蓝琉璃》记载的“扎哇”主要为香青属（*Anaphalis*）植物，包括西藏香青 *A. tibetica* Kitam. 等多种，而火绒草属植物则似为《晶珠本草》所载的“山生”者（扎果）的基原。不同文献中记载的“扎哇”或“扎托巴”的基原还常与另一药材“གཎྜ་བྷ་དྲ།”（甘达巴扎）的基原有交叉。（参见“香芸火绒草”“毛香火绒草”“戟叶火绒草”“铃铃香青”等条）

戟叶火绒草

Leontopodium dedekensii (Bur. et Franch.) Beauv.

菊科（Compositae） 火绒草属（*Leontopodium*）

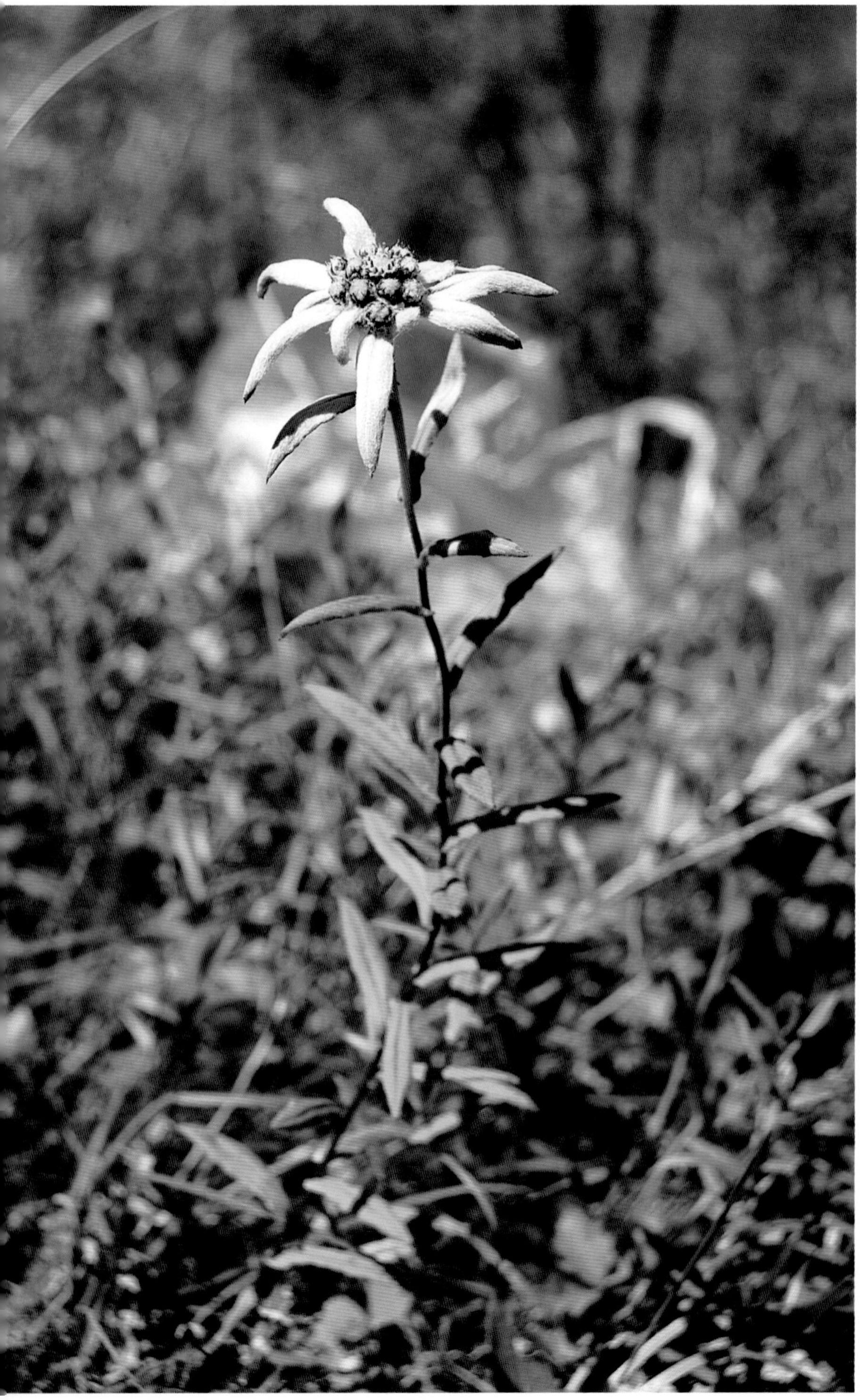

形态

多年生草本。根茎分枝短缩，有数至十数簇生的花茎和少数与花茎同形的不育茎，无莲座状叶丛。茎直立或有膝曲的基部，高 10 ~ 80cm，稍细弱，常稍弯曲，草质，或有时下部木质且有分枝，全部被蛛丝状密毛或灰白色绵毛，下部叶密集，上部叶疏散，顶部有时无叶而节间长达 18cm；腋芽常在花后生长成叶密集的分枝。叶宽或狭线形，长 10 ~ 40mm 或更长，宽 1.3 ~ 6.5mm，基部叶常较宽大，下部叶直立，上部叶多少开展或平展，基部较宽，心形或箭形，抱茎，边缘波状，平或反卷，先端圆形或稍尖，有明显的尖头；上面被灰色绵状或绢状毛，下面被白色茸毛，小枝的叶较短，被密茸毛。苞叶多数，与茎上部叶多少等长，常较宽，较花序长 2 ~ 4 倍，披针形或线形，先端圆或稍尖，基部渐狭，两面被白色或灰白色密茸毛，开展成密集或稍疏散的、直径 2 ~ 7cm 的星状苞叶群，或有长花序梗而成数个分苞叶群。头状花序直径 4 ~ 5mm，5 ~ 30 密集，少有单生；总苞长 3 ~ 4mm，被白色长柔毛状密茸毛，总苞片约 3 层，先端无毛，干膜质，渐尖或近圆形，远超出毛茸之上；小花异形，有少数雌花，或雌雄异株；花冠长约 3mm，雄花花冠漏斗状，雌花花冠丝状；冠毛白色，基部稍黄色，雄花冠毛上部多少粗厚，有短毛状密齿或细锯齿，雌花冠毛丝状，有细齿或密锯齿；不育的子房和瘦果有乳头状突起或短粗毛。花期 6 ~ 7 月。

分布

分布于我国西藏东部，甘肃南部、西部，四川北部、西部、南西部，云南北部、西部、西北部、西南部，贵州，湖南西部，陕西南部。缅甸北部也有分布。

生境

生长于海拔 1400 ~ 3500m 的高山和亚高山针叶林、干燥灌丛、草地中，常大片生长。

药材名

扎托（སྤྲ་ཐོག），扎托巴（སྤྲ་ཐོག་པ），扎果（སྤྲ་རྒོད），扎哇、杂哇（སྤྲ་བ），甘达巴扎、坎达巴扎（གཉྫ་ཧྲ་ད）。

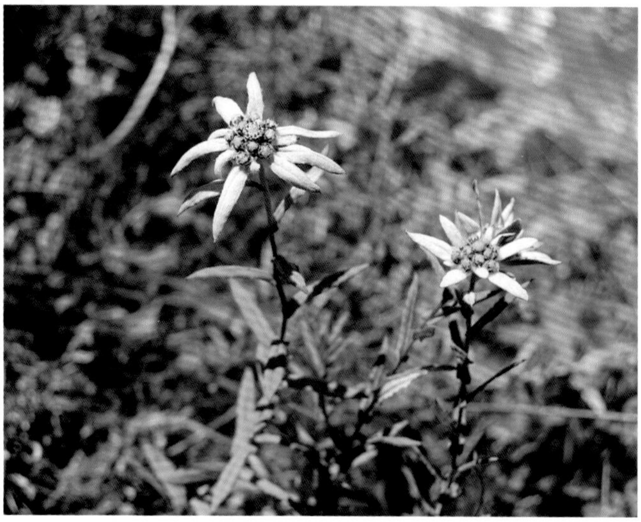

药用部位

全草或地上部分。

功能与主治

清热，解毒，止血。用于流行性感冒，瘟病时疫，矿物药中毒，疔疮，肉瘤，出血。

用量与用法

3g。内服煎汤，或入丸、散剂。

附 注

《蓝琉璃》中新增了“སྤྲ་བའི་ཐོག་གུ”[扎哇托巴，略称“སྤྲ་བ”（扎哇）]，言其为治疗石类药物中毒之药物；《晶珠本草》名“སྤྲ་ཐོག”[扎托，又称“སྤྲ་ཐོག་པ”（扎托巴），后者为“扎吉托苟”的异名]，言其分为山生[山野生，“སྤྲ་རྒོད”（扎果）]、甸生[坝区生，“སྤྲ་གཡུང”（扎永）]、小者[“སྤྲ་ཆུང”（扎琼）]3种。关于“扎哇”的基原，现代文献记载藏医主要使用的为火绒草属（*Leontopodium*）植物，其中，戟叶火绒草 *L. dedekensii* (Bur. et Franch.) Beauv.（分枝火绒草）为常用的种类之一；也有观点认为《蓝琉璃》记载的“扎哇”主要为香青属（*Anaphalis*）植物，而火绒草属植物则与《晶珠本草》记载的“山生”者（扎果）相似。同时，不同文献中记载的“扎哇”或“扎托巴”的基原也常与《蓝琉璃》和《晶珠本草》中另条记载的“གཉྫ་ཧྲ་ད”（甘达巴扎）的基原有交叉。甘肃天祝藏族自治县藏医院就将戟叶火绒草 *L. dedekensii* (Bur. et Franch.) Beauv. 称为“坎达巴扎”。（参见“毛香火绒草”“香芸火绒草”“铃铃香青”等条）

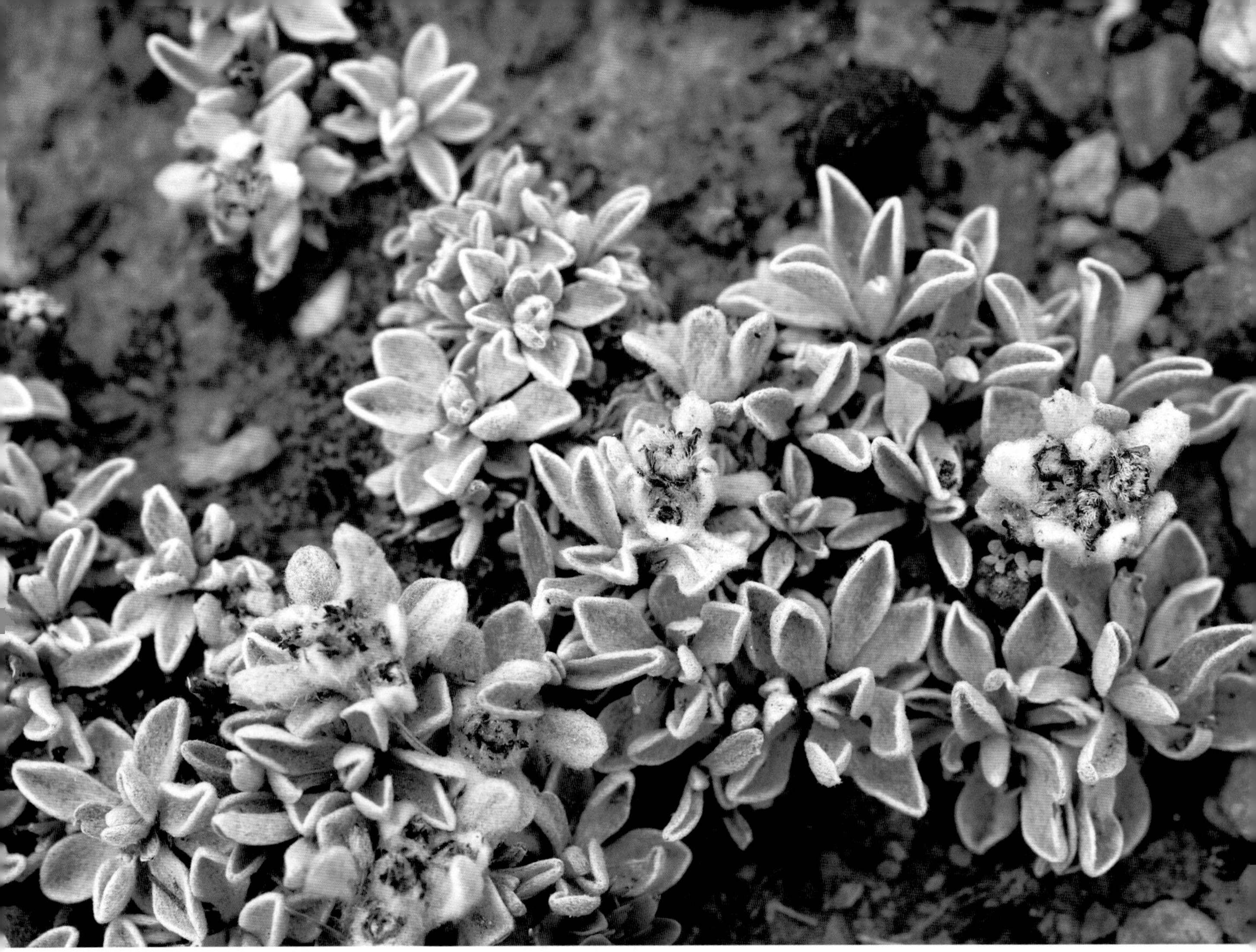

矮火绒草

Leontopodium nanum (Hook. f. et Thoms.) Hand.-Mazz.

菊科（Compositae） 火绒草属（*Leontopodium*）

形态

多年生草本。垫状丛生，或根茎分枝细或稍粗壮，木质，被密集或疏散的褐色鳞片状枯叶鞘，有顶生的莲座状叶丛，疏散丛生或散生。无花茎或花茎短至长达 18cm，直立，细弱或稍粗壮，草质，不分枝，被白色棉状厚茸毛，全部有密集或疏生的叶，节间短，至上部长达 3cm。基部叶在花期生存并为枯叶残片和鞘所围裹；茎部叶较莲座状叶稍长大，直立或稍开展，匙形或线状匙形，长 7 ~ 25mm，宽 2 ~ 6mm，先端圆形或钝，有隐没于毛茸中的短尖头，下部渐狭成短窄的鞘部，边缘平，质稍厚，两面被白色或上面被灰白色长柔毛状密茸毛；苞叶少数，与茎上部叶同形，但较短小，与花序同长，稀较短或较花序长 1.5 倍，直立，不开展成星状苞叶群。头状花序直径 6 ~ 13mm，单生或 3 个密集，稀多至 7 个；总苞长 4 ~ 5.5mm，被灰白色绵毛，总苞片 4 ~ 5 层，披针形，先端无毛，尖或渐尖，或稍钝，深褐色或褐色，超出毛茸之上；小花异形，但通常雌雄异株；花冠长 4 ~ 6mm，雄花花冠狭漏斗状，有小裂片，雌花花冠细丝状，花后增长；冠毛亮白色，雄花冠毛细，有短毛或长锯齿，或上部粗厚，雌花冠毛细，或上部稍厚，光滑或有微齿，花后增长，远较花冠为长，长可达 10mm。不育的子房和瘦果无毛或多少有短粗毛。花期 5 ~ 6 月，果期 5 ~ 7 月。

分布

分布于我国西藏（西北部、南部、东北部及昌都地区）、四川西部和西北部（马尔康、理塘、巴塘、道孚）、青海（柴达木盆地、河源地区）、甘肃（西北部、西部、中部）、新疆（昆仑山一带、塔什库尔干）、陕西西部（陇县）。印度北部也有分布。

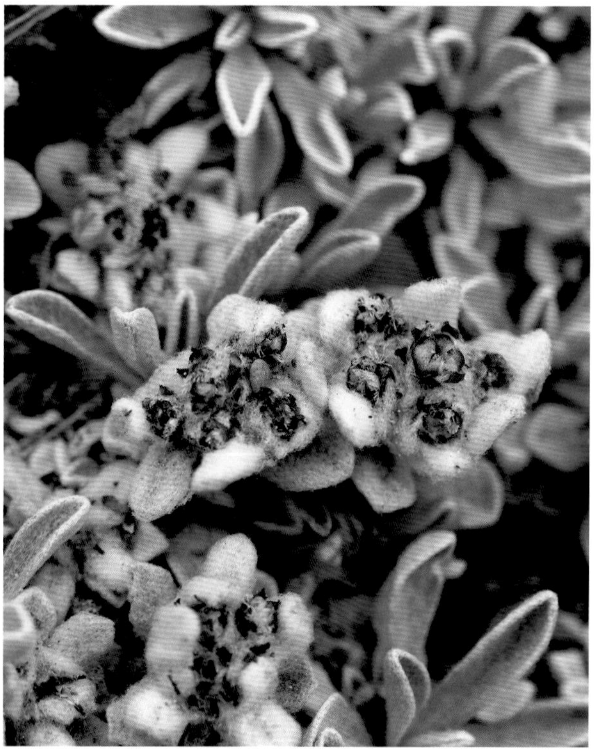

生境

生长于海拔 1600 ~ 5500m 的低山和高山湿润草地、泥滩地、石砾坡地。

药材名

扎琼（བྲ་ཆུང་།），扎托巴（བྲ་ཐོག་པ།）。

药用部位

全草。

功能与主治

清热，凉血，止咳，利尿。用于热性传染病，肺炎，肾炎，尿血。

用量与用法

3g。内服煎汤，或入丸、散剂。

附 注

《蓝琉璃》在“药物补述”中记载了“བྲ་བའི་ཐོག་གུ”（扎哇托巴）[略称为“བྲ་བ།”（扎哇）]，为解“石类药物”（矿物药）中毒之药物；《四部医典系列挂图全集》第三十一图中有“扎哇托巴”（101 号图）附图，其汉译本译注名为“小艾叶”，其图为 5 个花茎丛生的小草本，头状花序较大，似火绒草或香青类植物，而非“艾”类植物。《晶珠本草》记载为“བྲ་ཐོག”（扎托）[“བྲ་ཐོག་པ།”（扎托巴），“扎哇托巴”的略称]，言其分为山生 [“བྲ་རྒོད།”（扎果）]、甸生 [“བྲ་གཡུང་།”（扎永）]、小 [“བྲ་ཆུང་།”（扎琼）]3 种，但对各种的形态记载均极为简略。现代文献记载的“扎哇”或“扎托巴”的基原主要涉及火绒草属（*Leontopodium*）和香青属（*Anaphalis*）的多种植物，在不同文献中这些基原物种与《蓝琉璃》等记载的另一药物“གནྡྷ་བྷ་དྲ།”（甘达巴扎）的基原常相交叉。各文献对“扎托巴”和“扎哇”及《晶珠本草》记载的 3 类“扎托巴”的品种的基原有不同观点。文献记载，矮火绒草 *L. nanum* (Hook. f. et Thoms.) Hand.-Mazz. 为“扎托巴”或其小者“བྲ་ཆུང་།”（扎琼）的基原之一。（参见“美头火绒草”“铃铃香青”等条）

长叶火绒草

Leontopodium longifolium Ling

菊科（Compositae） 火绒草属（*Leontopodium*）

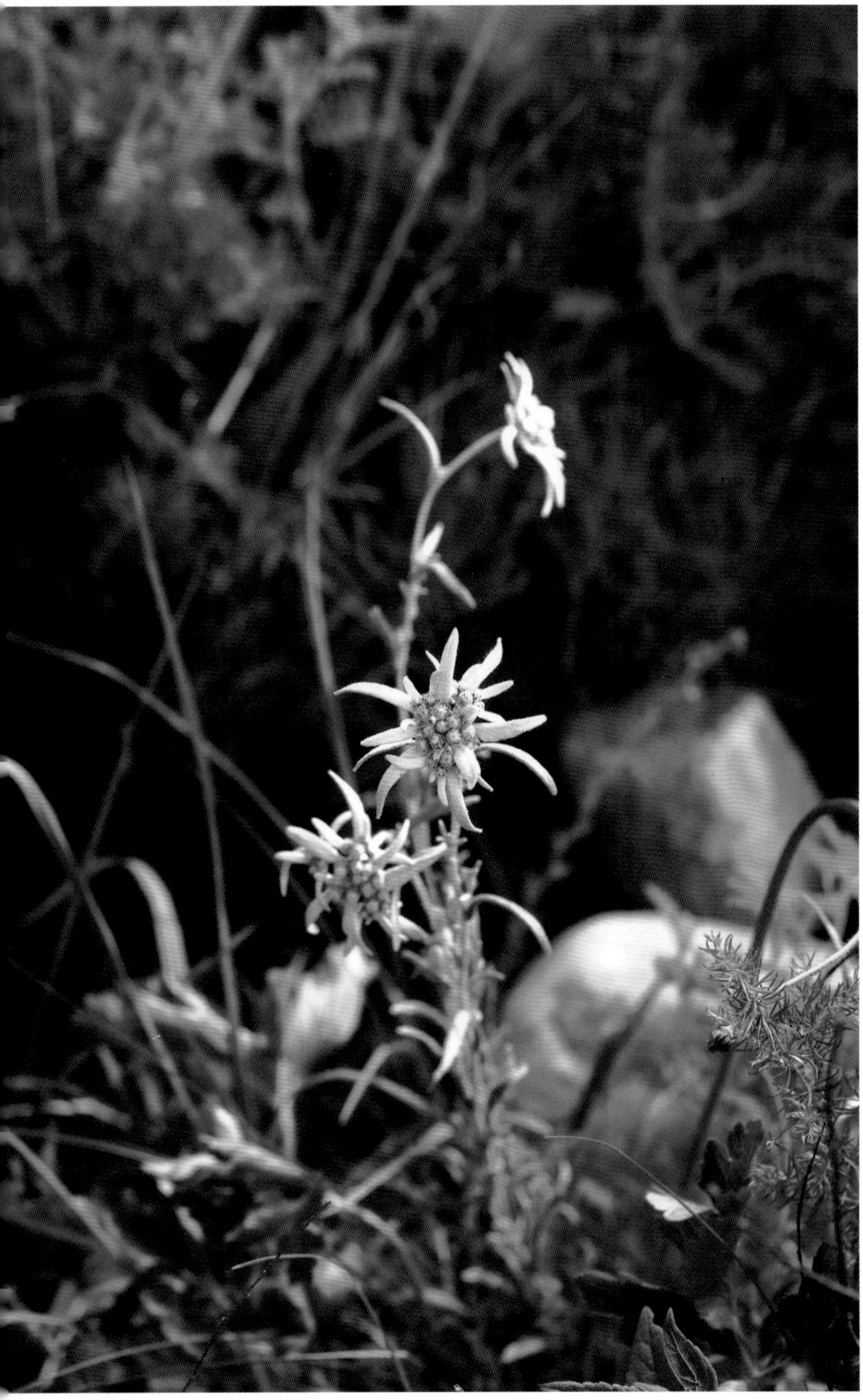

形态

多年生草本。根茎分枝短，有顶生的莲座状叶丛，或分枝长，平卧，有叶鞘和多数近丛生的花茎，或分枝细长（达 30cm），呈匍枝状，有短节间和细根、散生的莲座状叶丛。花茎直立，或斜升，高 2 ~ 45cm，不分枝，纤细或粗壮，草质，被白色或银色疏柔毛或密茸毛，全部有密或疏生的叶，节间短或达 3cm，上部节间有时较长。基部叶或莲座状叶常狭长匙形，渐狭成宽柄状，近基部又扩大成紫红色无毛的长叶鞘；茎中部叶直立，部分基部叶线形、宽线形或舌状线形，长 2 ~ 13cm，宽 1.5 ~ 9mm，基部等宽或下半部稍狭窄，先端急尖或近圆形，有隐没于毛茸中的小尖头，两面被同样的、或下面被较密的白色或银色疏柔毛或密茸毛，上面脱毛或无毛；中脉在叶下面凸起，有时另有 2 条基出细脉。苞叶多数，较茎上部叶短，但较宽，卵圆状披针形或线状披针形，基部急狭，上面或两面被白色长柔毛状茸毛，较花序长 1.5 ~ 3 倍，开展成直径 2 ~ 6cm 的苞叶群，或有长序梗而成直径达 9cm 的复苞叶群。头状花序直径 6 ~ 9mm，3 ~ 30 个密集。总苞长约 5mm，被长柔毛；总苞片约 3 层，椭圆状披针形，先端无毛，有时啮蚀状，露出茸毛之上。小花雄雌异株，少有异形花。花冠长约 4mm；雄花花冠管状漏斗形，有三角形深裂片；雌花花冠丝状管形，有披针形裂片。冠毛白色，较花冠稍长，基部有细锯齿；雄花冠毛向上端渐粗厚，有齿；雌花冠毛较细，上部全缘。瘦果无毛或有乳头状突起，或有短粗毛。花期 7 ~ 8 月。

分布

分布于我国西藏西部、北部和东部（类乌齐），青海东部，四川西部，甘肃南部、西部和西北部，陕西中部，山西中部，河北北部，内蒙古南部和东部。

生境

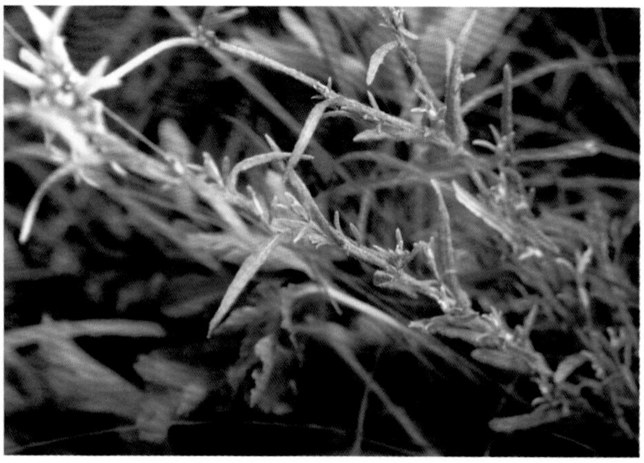

生长于海拔 1500 ~ 4800m 的高山和亚高山的湿润草地、洼地、灌丛、岩石上。

药材名

扎托（བྲག་ཐོག），扎托巴（བྲག་ཐོག་པ།），扎果（བྲག་སྒོད།），扎永（བྲག་གཡུང་།）。

药用部位

全草。

功能与主治

清热凉血，止咳，利尿。用于热性传染病，肺炎，肾炎，尿血。

附注

《蓝琉璃》在“药物补述”中记载了“བྲག་བའི་ཐོག་བུ”[扎吉托苟，略称为“བྲག་བ”（扎哇）]，言其为解石类药物中毒之药物。《晶珠本草》记载其名为“བྲག་ཐོག”（扎托，“扎吉托苟”的略称），言其分为山生或山野生[“བྲག་སྒོད།”（扎果）]、甸生或坝区生[“བྲག་གཡུང་།”（扎永）]、小[“བྲག་ཆུང་།”（扎琼）]的 3 种，但对其形态记载极为简略。现代文献记载的“བྲག་བ”（扎哇）类的基原主要为火绒草属（*Leontopodium*）和香青属（*Anaphalis*）植物，但不同文献对其下的各品种的基原有不同观点，或未严格区分其下的山生、甸生、小的不同种类而统称“扎哇”。有观点认为，“扎哇”主要为火绒草属植物，常用的有火绒草 *L. leontopodioides* (Willd.) Beauv.、戟叶火绒草 *L. dedekensii* (Bur. et Franch.) Beauv.（分枝火绒草）、香芸火绒草 *L. haplophylloides* Hand.-Mazz.、坚杆火绒草 *L. franchetii* Beauv. 等；也有观点认为《蓝琉璃》记载的“扎哇”主要为香青属植物，而火绒草属植物则似为《晶珠本草》记载的“山生者”（扎果）。据不同文献记载，长叶火绒草 *L. longifolium* Ling 为“扎托”或其山生者（扎果），或其甸生者（扎永）的基原之一。（参见“毛香火绒草”“戟叶火绒草”“坚杆火绒草”“铃铃香青”“香芸火绒草”条）

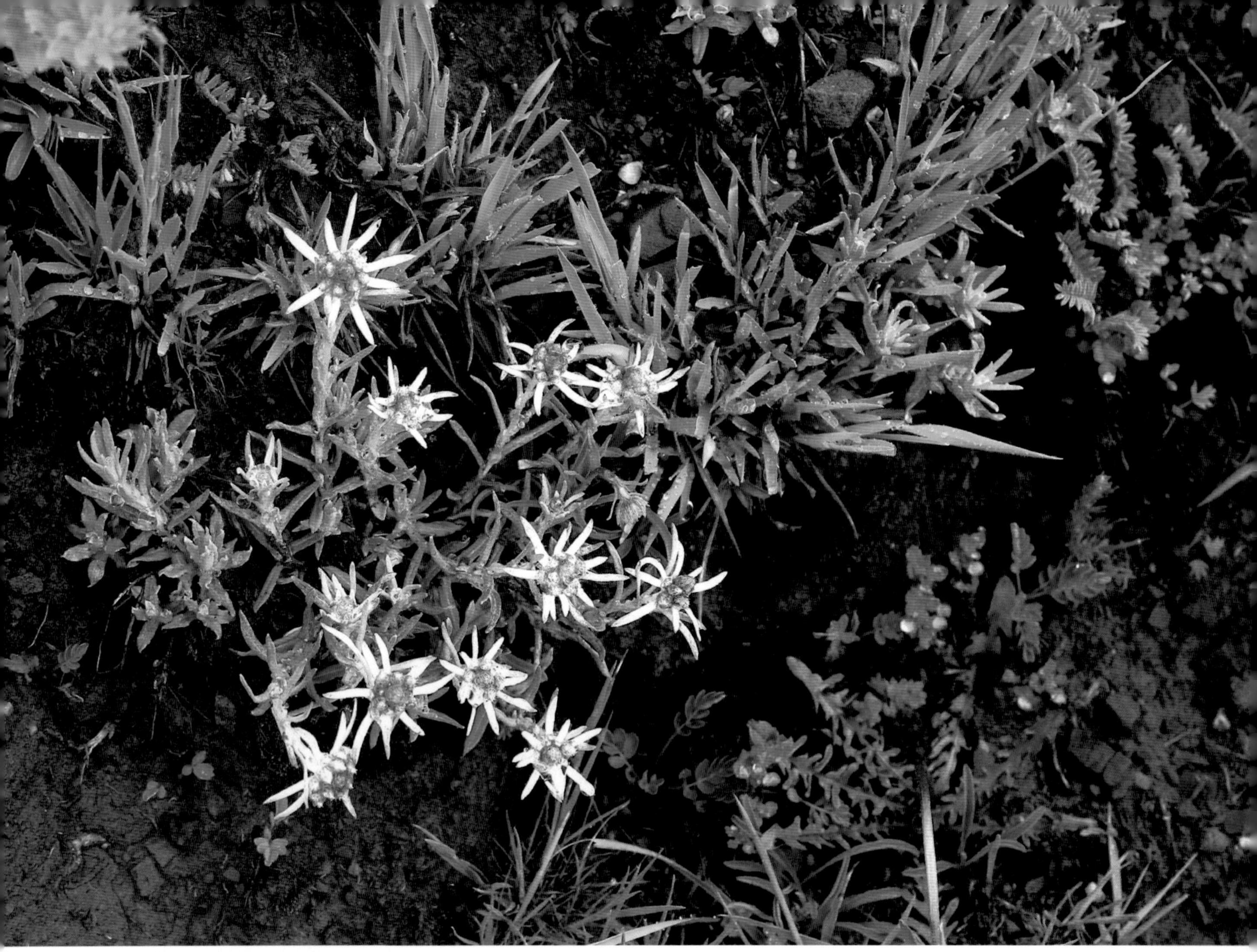

银叶火绒草

Leontopodium souliei Beauv.

菊科（Compositae）　火绒草属（*Leontopodium*）

形态

多年生草本。根茎细，横走，有1或少数簇生的花茎和少数不育的莲座状叶丛；根出条细长，匍枝状，长达6cm，平卧，无细根，有不久枯萎的叶和顶生的叶丛。茎从膝曲的基部直立，高6 ~ 25cm，纤细，草质，后稍坚挺，不分枝，稀上部有花序枝，被白色蛛丝状长柔毛，下部有较密的叶。莲座状叶上面常脱毛，基部渐狭成短狭的鞘部；茎部叶直立，常附贴于茎上或稍开展，狭线形或舌状线形，长10 ~ 40mm，宽1 ~ 3mm，稀4mm，茎下部叶基部等宽，无柄，茎上部叶基部稍扩大，半抱茎，先端尖，有短小尖头，叶质，两面被同样的或茎下部叶上面被较疏薄的银白色绢状茸毛，茎上部叶基部还被长柔毛；苞叶多数，较茎上部叶稍短，稍尖，基部不扩大，两面被银白色长柔毛或白色茸毛，或下面毛茸较薄，较花序长2 ~ 3倍，密集，开展成直径约2cm的苞叶群，或有长达3mm的花序梗而开展成直径达5cm的复苞叶群。头状花序直径5 ~ 7mm，少数密集，或达20；总苞长3.5 ~ 4mm，有长柔毛状密茸毛，总苞片约3层，先端无毛，褐色，宽尖，稍露出毛茸上；小花异形，雄花或雌花较少，或雌雄异株；花冠长 3 ~ 4mm，雄花花冠狭漏斗状，有卵圆形裂片，雌花花冠丝状；冠毛白色，较花冠稍长，下部有细齿，雄花冠毛上部多少棒状粗厚，有锯齿，雌花冠毛细；不育的子房常无毛。瘦果被短粗毛或无毛。花期 7 ~ 8 月，果期 9 月。

分布

分布于我国青海东部（祁连、同仁）、四川西部和西北部及南部（松潘、马尔康、康定、木里等）、甘肃西部（夏河）、云南西北部（香格里拉、德钦）。

生境

生长于海拔 3100 ~ 4000m 的高山、亚高山林地、灌丛、湿润草地、沼泽地。

药材名

扎托（སྤྲ་ཐོག），扎托巴（སྤྲ་ཐོག་པ）。

药用部位

全草或地上部分。

功能与主治

清热，解毒，止血。用于流行性感冒，瘟病时疫，矿物药中毒，疔疮，肉瘤，出血。

用量与用法

3g。内服煎汤，或入丸、散剂。

附注

《蓝琉璃》在“药物补述”中记载有“སྤྲ་བའི་ཐོག་གུ”[“扎吉托苟”，略称为“སྤྲ་བ”（扎哇）]，言其为治疗石类药物中毒之药物；《晶珠本草》名其为“སྤྲ་ཐོག”[扎托，又称“སྤྲ་ཐོག་པ”（扎托巴），两者均为“扎吉托苟”的略称]，言其分为山生者[山野生，“སྤྲ་སྒོད”（扎果）]、甸生者[坝区生，“སྤྲ་གཡུང་”（扎永）]、小者[“སྤྲ་ཆུང་”（扎琼）]的 3 种，但对其形态的记载均极为简略。现代文献记载现藏医主要以火绒草属（*Leontopodium*）植物作“扎托”使用，其中，银叶火绒草 *L. souliei* Beauv. 为其基原之一。但也有观点认为，《蓝琉璃》记载的“扎哇”的基原主要为香青属（*Anaphalis*）植物，而火绒草属植物则似为《晶珠本草》记载的“扎果”（山生者）。（参见“香芸火绒草”“铃铃香青”等条）

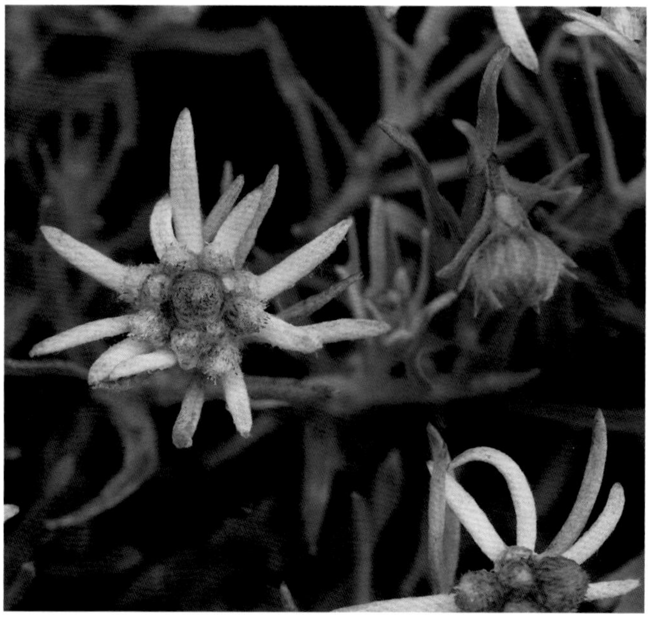

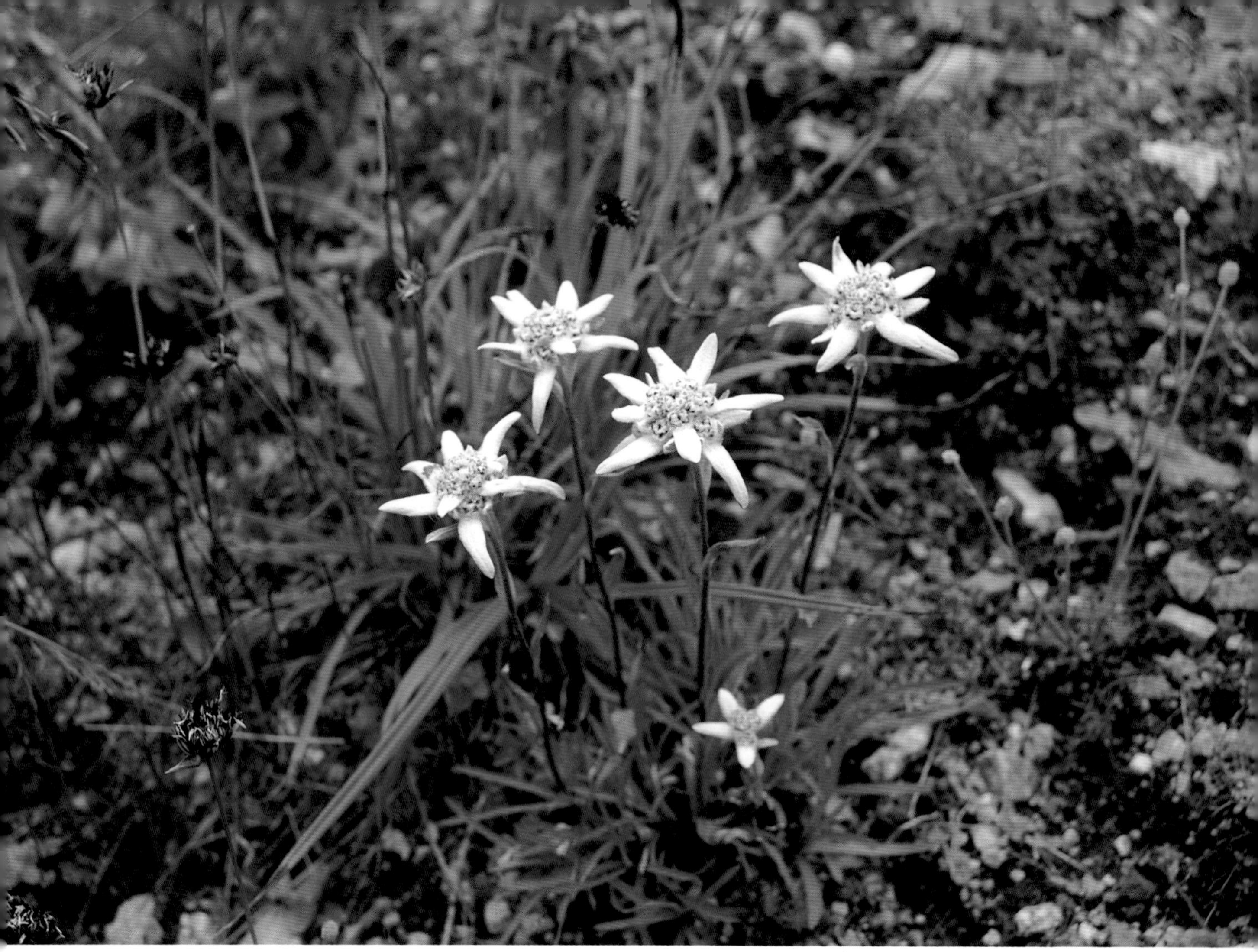

美头火绒草

Leontopodium calocephalum (Franch.) Beauv.

菊科（Compositae） 火绒草属（*Leontopodium*）

形态

多年生草本。根茎稍细，横走，颈部粗厚，不育茎被密集的叶鞘，有顶生的叶丛，与1至数个花茎簇生。茎从膝曲的基部直立，不分枝，高10 ~ 50cm，粗壮或挺直，被蛛丝状毛或上部被白色绵状茸毛，下部后近无毛，全部或除上部外有叶，节间通常长2 ~ 4cm或上部长达10cm。基部叶在花期枯萎宿存；叶直立或稍开展，下部叶与不育茎的叶披针形、长披针形或线状披针形，长2 ~ 15（ ~ 20）cm，宽0.2 ~ 1.2cm，先端尖，有粗短或稍长的尖头，渐狭成长叶柄并在基部成褐色宽松而长的鞘部；中部或上部叶渐短，卵圆状披针形，基部常较宽大，楔形或圆形，抱茎，无柄，全部叶草质，边缘有时稍反折，上面无毛，或有蛛丝状毛或灰色绢状毛，或在上部叶的基部多少被长柔毛或茸毛，下面被白色或边缘被银灰色的薄或厚密的茸毛；中脉细，和2与叶缘几平行的侧脉在下面稍高起，近无毛；苞叶多数，与茎上部叶等长或较长，从鞘状宽大的基部向上渐狭，尖三角形，先端渐细尖，上面被多少白色或干燥后黄色或黄褐色的厚茸毛，先端常绿色或脱毛，下面被白色、银灰色茸毛或有时绿色，较花序长 2 ～ 5 倍，开展成密集的，或有时成分散的直径 4 ～ 12cm 的苞叶群。头状花序 5 ～ 20，稀 25，多少密集，直径 5 ～ 12mm；总苞长 4 ～ 6mm，被白色柔毛；总苞片约 4 层，先端无毛，深褐色或黑色，宽阔，先端尖或圆形，露出毛茸之上；小花异形，有 1 或少数雄花和雌花，或雌雄异株；花冠长 3 ～ 4mm；雄花花冠狭漏斗状管形，有卵圆形裂片；雌花花冠丝状；冠毛白色，基部稍黄色；雄花冠毛全部粗厚，上部稍呈棒槌状，有钝齿；雌花冠毛较细，下部有细齿；不育的子房无毛或稍有短粗毛。瘦果被短粗毛。花期 7 ～ 9 月，果期 9 ～ 10 月。

分布

分布于我国青海（门源）、甘肃西部至西南部（夏河、岷县等）、四川北部至西南部（茂县、理县、黑水、松潘、小金、道孚、康定、峨边、峨眉山等）、云南西北部至北部（丽江、德钦、鹤庆、香格里拉、维西等）。

生境

生长于海拔 2800 ～ 4500m 的高山和亚高山草甸、石砾坡地、湖岸、沼泽地、灌丛、冷杉林和其他针叶林林下及林缘。

药材名

扎托巴（སྤྲ་ཐོག་པ།），扎托（སྤྲ་ཐོག），扎哇嘎保、巴娃呷波（སྤྲ་བ་དཀར་པོ།）。

药用部位

全草或地上部分。

功能与主治

清热，解毒，止血。用于流行性感冒，瘟病时疫，矿物药中毒，砒霜中毒，疔疮，肉瘤，出血。

用量与用法

3g。内服煎汤，或入丸、散剂。

附注

《蓝琉璃》中新增加记载了“སྤྲ་བའི་ཐོག་གུ”（扎吉托苟）[略称为“སྤྲ་བ།”（扎哇）]，言其为解石类药物中毒之药物；《四部医典系列挂图全集》第三十一图中有“སྤྲ་བའི་ཐོག་གུ”（扎吉托苟）的附图（101 号图）。《晶珠本草》记载其名为“སྤྲ་ཐོག”（扎托）[“སྤྲ་ཐོག་པ།”（扎托巴），“扎吉托苟”的略称]，言其分为山生或山野生[“སྤྲ་རི་ད།”（扎果）]、甸生或坝区生[“སྤྲ་གཡུང་།”（扎永）]、小[“སྤྲ་ཆུང་།”（扎琼）] 3 种，但对各种的形态记载极为简略。现代文献记载的“扎哇”或“扎托巴”的基原主要涉及火绒草属（*Leontopodium*）和香青属（*Anaphalis*）的多种植物，且常与《蓝琉璃》等记载的另一药物“གཟེ་ཧྲད་བ།”（甘达巴扎）的基原交叉。有观点认为“扎托巴”主要为火绒草属植物；也有观点认为《蓝琉璃》记载的“扎哇”主要为香青属（*Anaphalis*）植物，而火绒草属植物则似为《晶珠本草》记载的“山生者”（扎果）的基原。据文献记载，美头火绒草 *L. calocephalum* (Franch.) Beauv. 为“扎托巴”的基原之一，四川阿坝藏医又称之为“སྤྲ་བ་དཀར་པོ།”（扎哇嘎保）。（参见“火绒草”“香芸火绒草”“戟叶火绒草”“铃铃香青”等条）

珠光香青

Anaphalis margaritacea (L.) Benth. et Hook. f.

菊科（Compositae） 香青属（*Anaphalis*）

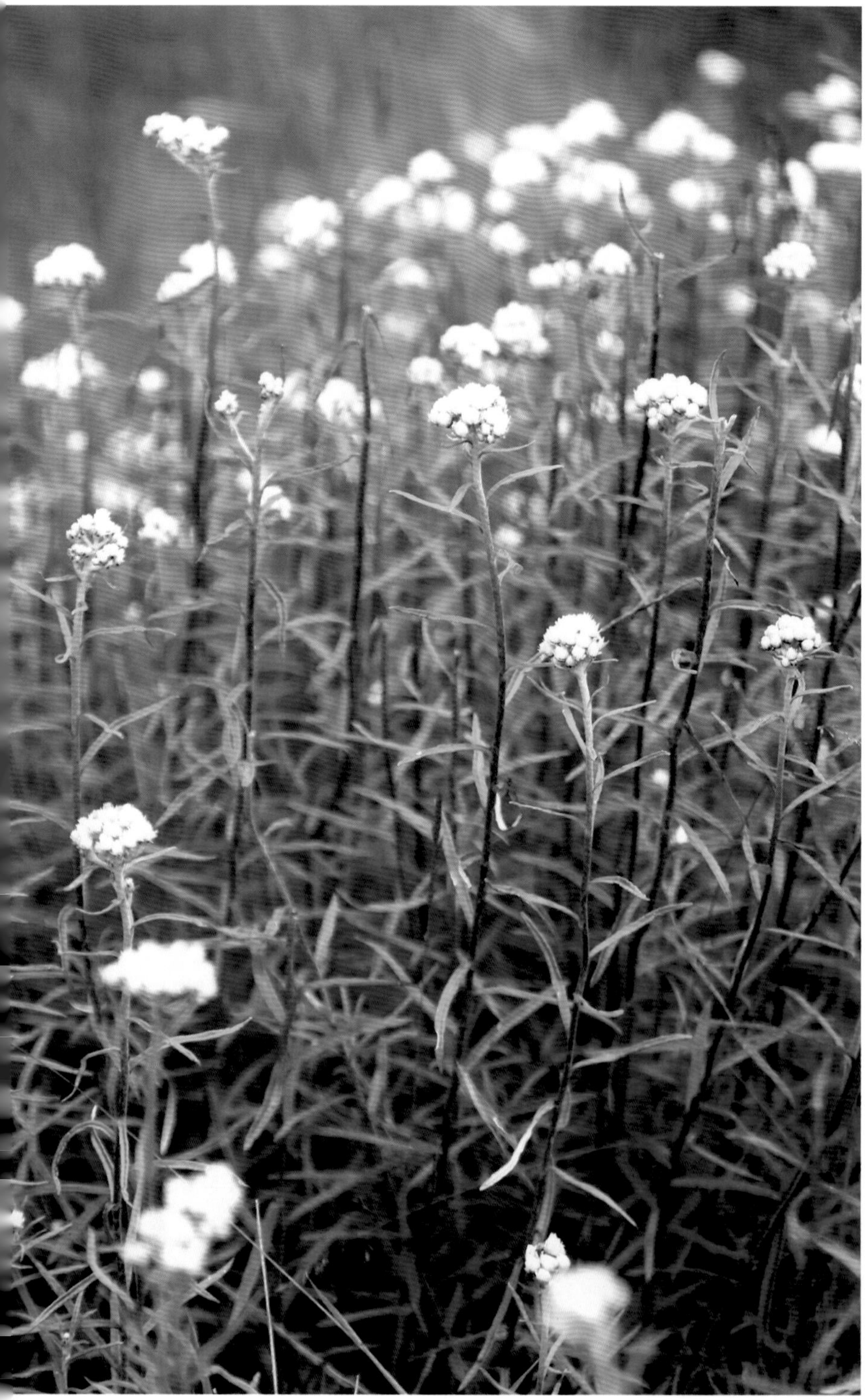

形态

根茎横走或斜升，木质，有具褐色鳞片的短匍枝。茎直立或斜升，单生或少数丛生，高 30 ~ 60cm，有时稀达 100cm，常粗壮，不分枝，稀在断茎或健株上有分枝，被灰白色绵毛，下部木质。下部叶在花期常枯萎，先端钝；中部叶开展，线状披针形，长 5 ~ 9cm，宽 0.3 ~ 0.8cm，基部稍狭，半抱茎，不下延，边缘稍反卷，先端渐尖，有长尖头；全部叶稍革质，上面被蛛丝状毛，后常脱毛，下面被灰白色或浅褐色厚绵毛，有在下面凸起的中脉，常有近边缘的 2 侧脉。头状花序多数，在茎和枝端排列成复伞房状，稀较少而排列成伞房状；花序梗长 4 ~ 17mm；总苞宽钟状或半球状，长 6 ~ 8mm，直径 8 ~ 13mm；总苞片 5 ~ 7 层，多少开展，基部多少呈褐色，上部为白色，外层长达总苞全长的 1/3，卵圆形，被绵毛，内层卵圆形至长椭圆形，长 5mm，宽 2.5mm，在雄株宽达

3mm，先端圆形或稍尖，最内层线状倒披针形，宽 0.5mm，有长达全长 3/4 的爪部；花托蜂窝状；雌株头状花序外围有多层雌花，中央有 3 ~ 20 雄花；雄株头状花序全部为雄花或外围有极少的雌花；花冠长 3 ~ 5mm；冠毛较花冠稍长，在雌花上为细丝状，在雄花上部较粗厚，有细锯齿。瘦果长椭圆形，长 0.7mm，有小腺点。花果期 8 ~ 11 月。

分布

分布于我国四川、云南、西藏、甘肃南部、陕西南部、青海东部（大通、互助）、湖北西部、湖南南部、广西北部。印度、日本、北美洲等也有分布；在欧洲有驯化种，常栽培供观赏。

生境

生长于海拔 300 ~ 3400m 的亚高山或低山草地、石砾地、山沟、路旁。

药材名

甘达巴扎、甘达八渣、干得巴渣、甘旦巴扎、嘎纳八渣（གནྡྷ་ཝ་ཏ），甘达巴扎嘎保（གནྡྷ་ཝ་ཏ་དཀར་པོ），扎哇（སྤྲ་བ）。

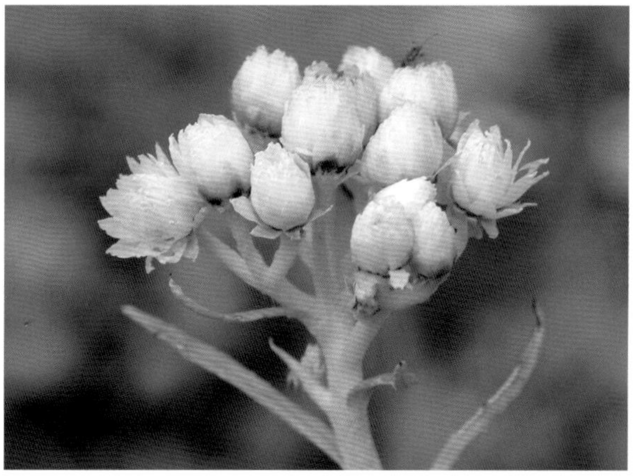

药用部位

地上部分或花序。

功能与主治

祛风湿，消痞瘤。用于"培根"病，痞瘤，风湿病，水肿。

用量与用法

6 ~ 15g。内服研末，或入丸、散剂。

附 注

《蓝琉璃》和《晶珠本草》均分别记载有"གནྡྷ་ཝ་ཏ"（甘达巴扎）和"སྤྲ་བ"[扎哇、"སྤྲ་ཐོག་པ"（扎托巴），二者均为"སྤྲ་བའི་ཐོག་གུ"（扎吉托药）的略称]，其中"甘达巴扎"按花色（花序总苞颜色）又分为白者["གནྡྷ་ཝ་ཏ་དཀར་པོ"（甘达巴扎嘎保）]、黄者["གནྡྷ་ཝ་ཏ་སེར་པོ"（甘达巴扎赛保）]2 类；言"甘达巴扎"为治痞肿、浮肿、痛风、肾病、感冒、中毒病（或治痞肿与"培根"病）之药物，"扎哇"（或"扎托巴"）为解石类药物毒（或治疫疠、石类合成毒）之药物。《四部医典系列挂图全集》在第三十一图中分别有 2 幅"甘达巴扎"（59、60 号图）和 1 幅"扎吉托药"（101 号图）的附图。现代文献记载的"甘达巴扎"和"扎哇"（或"扎托巴"）的基原主要涉及香青属（*Anaphalis*）、鼠麴草属（*Gnaphalium*）和火绒草属（*Leontopodium*）的多种植物，且不同文献记载的 2 种药物的基原种类也有交叉。《部标藏药》《青海藏标》以"乳白香青 /གནྡྷ་ཝ་ཏ/ 甘旦巴扎（甘达巴扎）"之名收载了乳白香青 *A. lactea* Maxim. 的花序。据文献记载，珠光香青 *A. margaritacea* (L.) Benth. et Hook. f.（棕叶香青）为"甘达巴扎"的花白色类或"扎哇"的基原之一。（参见"铃铃香青""秋鼠麴草""黄腺香青"等条）

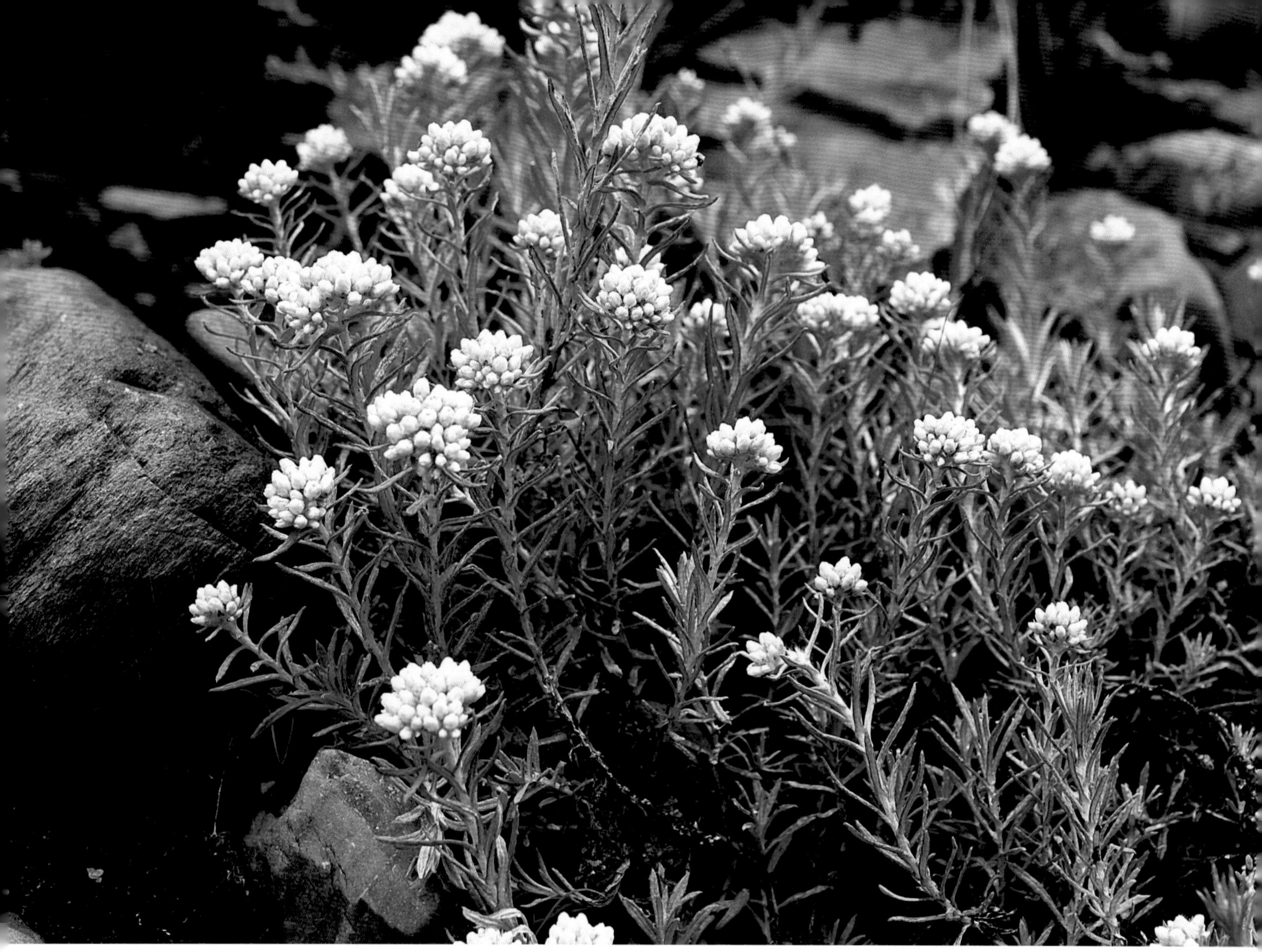

旋叶香青

Anaphalis contorta (D. Don) Hook. f.

菊科（Compositae） 香青属（*Anaphalis*）

形态

根茎木质，有单生或丛生的根出条及花茎。茎直立或斜升，高 15 ~ 80cm，稍细，下部木质，多分枝，被白色密绵毛，下部有时脱毛或有被绵毛的腋芽，全部有密集的叶。下部叶在花期枯落，叶开展或平展，线形，长 1.5 ~ 6cm，宽 0.4 ~ 0.5cm，向茎中或上部渐大，基部常宽达而有抱茎的小耳，先端渐尖，有细尖头，边缘反卷；顶部叶较细短；全部叶上面被蛛丝状毛或无毛，下面被白色密绵毛；中脉在下面稍凸起，侧脉不明显。根出条有长圆状披针形或倒披针形的叶，被较长的绵毛。头状花序极多，无梗或有长达 3mm 的花序梗，在茎和枝端密集成复伞房状。总苞钟状，长 5 ~ 6mm，直径 4 ~ 6mm；总苞片 5 ~ 6 层，外层浅黄褐色或带紫红色，被长绵毛，卵圆形，长 2.5mm，内层倒卵状长圆形，先端圆形，长达 4mm，在雌株为白色，宽约 1.2mm，在雄株为乳白色稀稍红色，宽达 1.5mm；最内层匙形，有长达 2/3 的爪部。花托蜂窝状。雌株头状花序外围有多层雌花，中央有 1 ~ 4 雄花；雄株头状花序全部有雄花。花冠长 2.3 ~ 3mm；冠毛约与花冠等长，雄花冠毛上部较粗。瘦果长圆形，具小腺体。花果期 8 ~ 10 月。

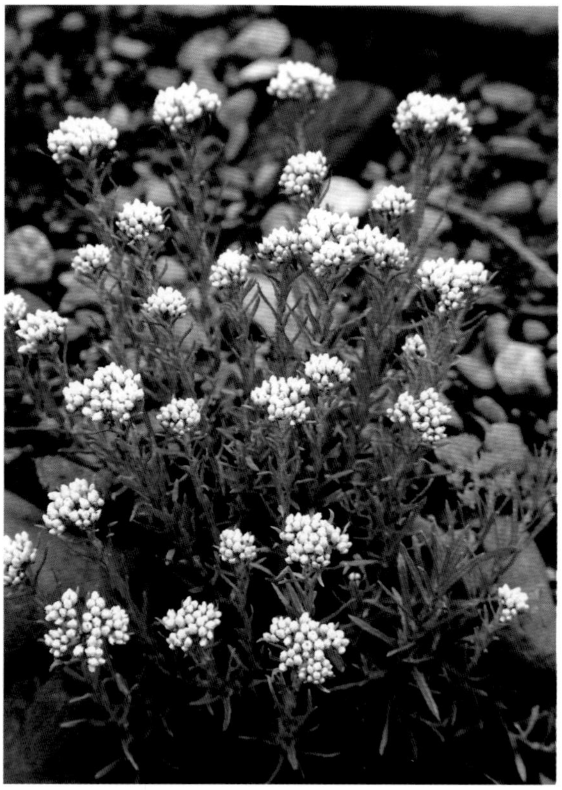

分布

分布于我国云南西北部、西藏南部及东南部、四川西部（茂县）。印度也有分布。

生境

生长于海拔 1100 ~ 4600m 的山坡灌丛、草地。

药材名

扎哇（སྤྲ་བ།），甘达巴扎、甘达八渣、干得巴渣、甘旦巴扎、嘎纳八渣（གན྄་ཏ་བ།），扎用（སྤྲ་གཡུང་།），扎用鲁拍玛（སྤྲ་གཡུང་ལུག་བལ་མ།）。

药用部位

地上部分。

功能与主治

清瘟，解毒，止血。用于时疫，疔痈，出血，肉瘤。

附　注

《蓝琉璃》在“药物补述”中分别记载有“གན྄་ཏ་བ།”（甘达巴扎）和“སྤྲ་བའི་ཐོག་གུ”［扎吉托苟，略称“སྤྲ་བ།”（扎哇）］，言前者为治痞肿、浮肿、痛风、肾病、感冒、中毒之药物，按花色分为黄色和淡白色 2 种，后者为解石类药物中毒之药物。《晶珠本草》在“旱生草类药物”中也分别记载有“སྤྲ་ཐོག”（扎托）和“གན྄་ཏ་བ།”（甘达巴扎），言“扎托”分为山生或山野生［“སྤྲ་རྒོད།”（扎果）］、甸生或坝区生［“སྤྲ་གཡུང་།”（扎用）］和小［“སྤྲ་ཆུང་།”（扎琼）］的 3 种，“甘达巴扎”“以根来分分为白、黄两种”。现代文献记载的“甘达巴扎”和“扎哇（扎托巴）”的基原主要涉及香青属（*Anaphalis*）、鼠麴草属（*Gnaphalium*）和火绒草属（*Leontopodium*）的多种植物，但不同文献对于“甘达巴扎”“扎哇（扎托巴）”的基原有不同观点，且二者的基原也有交叉。据文献记载，旋叶香青 *A. contorta* (D. Don) Hook. f. 为“扎哇”或“甘达巴扎”的基原之一，也有文献认为该种系“扎哇”的甸生者（扎用）的基原。《部标藏药》《青海藏标》以“乳白香青 /གན྄་ཏ་བ།/ 甘旦巴扎”之名收载了乳白香青 *A. lactea* Maxim. 的花序；《青海藏标》在该条下注“二色香青 *A. bicolor* (Franch.) Diels 和鼠麴草 *Gnaphalium affine* D. Don 的花也可作本品入药”，并称其为“གན྄་ཏ་དཀར་པོ”（甘达巴扎赛保）；《西藏藏标》以“གན྄་ཏ་བ།/ 干得巴渣 / 鼠麴草”之名收载了鼠麴草 *G. affine* D. Don。（参见“铃铃香青”“秋鼠麴草”“乳白香青”“珠光香青”条）

灰叶香青

Anaphalis spodiophylla Ling et Y. L. Chen

菊科（Compositae）　香青属（*Anaphalis*）

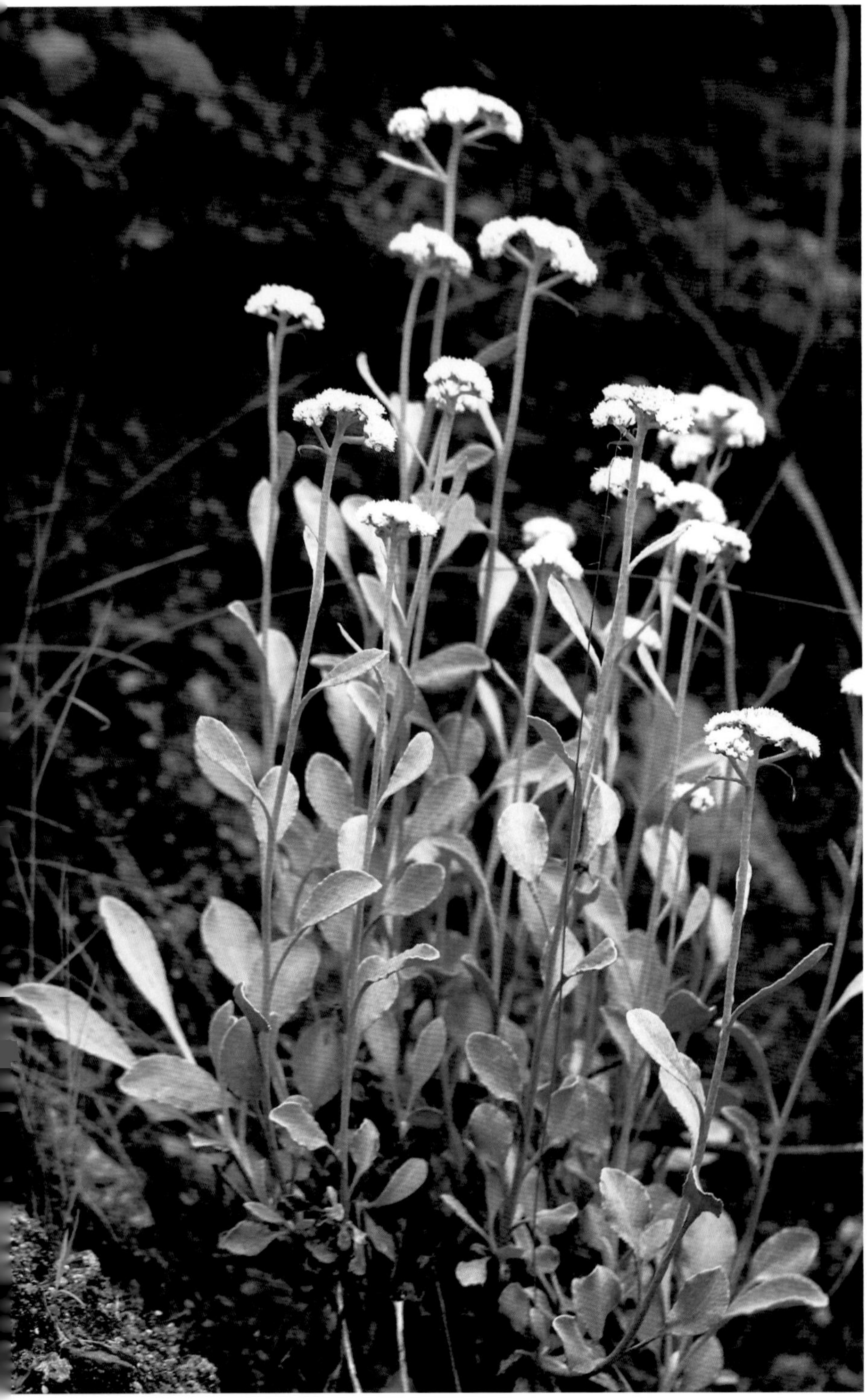

形态

根茎长。茎直立，高20 ~ 45cm，下部粗壮而木质，基部常分枝或下部叶腋有细枝，上部常有长花枝，被灰白色密绵毛，叶在下部密集而上部疏生。基生叶倒卵形，长约1.5cm，宽1cm，基部急狭成短柄；下部叶在花期常枯萎；中部叶倒卵形、披针状匙形或长圆形，长3 ~ 7cm，宽0.8 ~ 2cm，下部渐狭成具宽翅的柄，或近等宽而基部急狭，半抱茎，或稍沿茎下延成短翅，边缘平，先端钝或圆形，稀急尖；上部叶苞状，披针状线形或线形，细尖；全部叶质稍厚，两面被灰白色蛛丝状绵毛并杂有具头状短柄的腺毛，中脉在两面凸起，有明显的离基三出脉或另有近边缘的1对细脉。头状花序极多，在茎和枝端密集成复伞房状；花序梗长达3mm；总苞狭钟状，长4 ~ 5mm，宽4mm，总苞片约5层，外层卵圆形，长2.5mm，浅褐色，被蛛丝状毛，内层长圆状舌形，长4mm，宽1 ~ 1.3mm，白色或污白色，先端圆形，最内层狭长圆形，长 3.5mm，有长达全长 2/3 的爪部；花托有缝状突起，雌株头状花序有多层雌花，中央有 1 ~ 2 雄花；花冠长 2.5 ~ 3mm；冠毛较花冠稍长。瘦果长圆形，长 0.8mm，被乳头状突起。花果期 8 月。

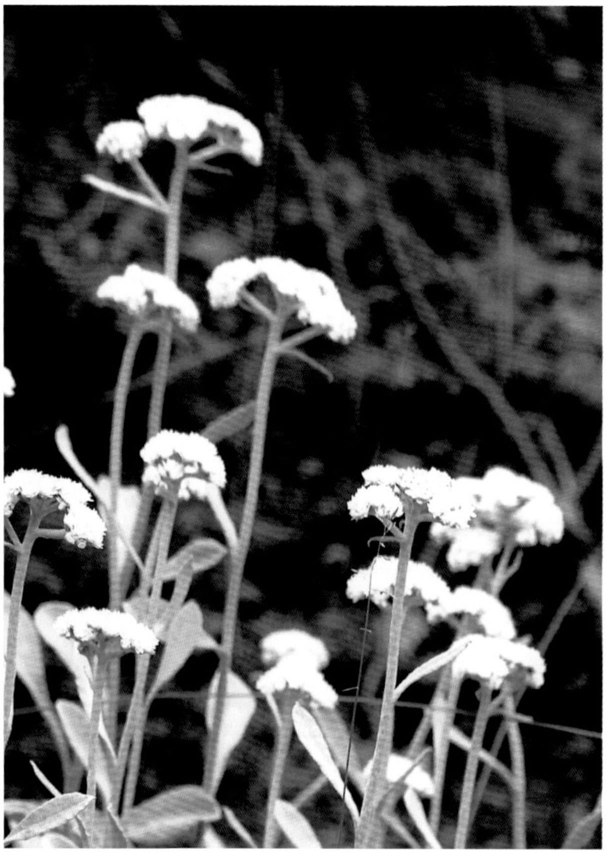

分布

分布于我国西藏东部及南部（林芝）。

生境

生长于海拔约 3000m 的山野路旁向阳地。

药材名

扎哇（སྦྲ་བ།）。

药用部位

地上部分。

功能与主治

清瘟，解毒，止血。用于时疫，疔痈，出血，肉瘤。

用量与用法

6 ~ 15g。内服研末，或入丸、散剂。也作灸料。

附 注

《蓝琉璃》中新增了“སྦྲ་བའི་ཐོག་སྒྱ”[扎吉托药，略称“སྦྲ་བ།”（扎哇）]，言其为治疗石类药物中毒之药物。《四部医典系列挂图全集》第三十一图中有“扎吉托药”的附图（101 号图）。《晶珠本草》记载“སྦྲ་ཐོག”[扎托，又称“སྦྲ་ཐོག་པ།”（扎托巴），两者均为“སྦྲ་བའི་ཐོག་སྒྱ”（扎吉托药）的略称]为治疫疠、石类合成毒之药物，言其分为山生（山野生）、甸生（坝区生）和小者 3 种。现代文献记载的“扎哇”或“扎托”的基原主要涉及香青属（*Anaphalis*）和火绒草属（*Leontopodium*）植物，且常与《蓝琉璃》和《晶珠本草》中另条记载的“གནྡྷ་བྲ།”（甘达巴扎）的基原有交叉。有观点认为“扎托巴”系火绒草属植物；也有观点认为《蓝琉璃》之“扎哇”应以香青属多种植物为正品，其中灰叶香青 *A. spodiophylla* Ling et Y. L. Chen 为西藏工布江达藏医习用的“扎哇”的基原之一，而《晶珠本草》之“扎托巴”可能系火绒草属植物。（参见“铃铃香青”“乳白香青”“珠光香青”“香芸火绒草”等条）

黄腺香青

Anaphalis aureo-punctata Lingelsh et Borza

菊科（Compositae）　香青属（*Anaphalis*）

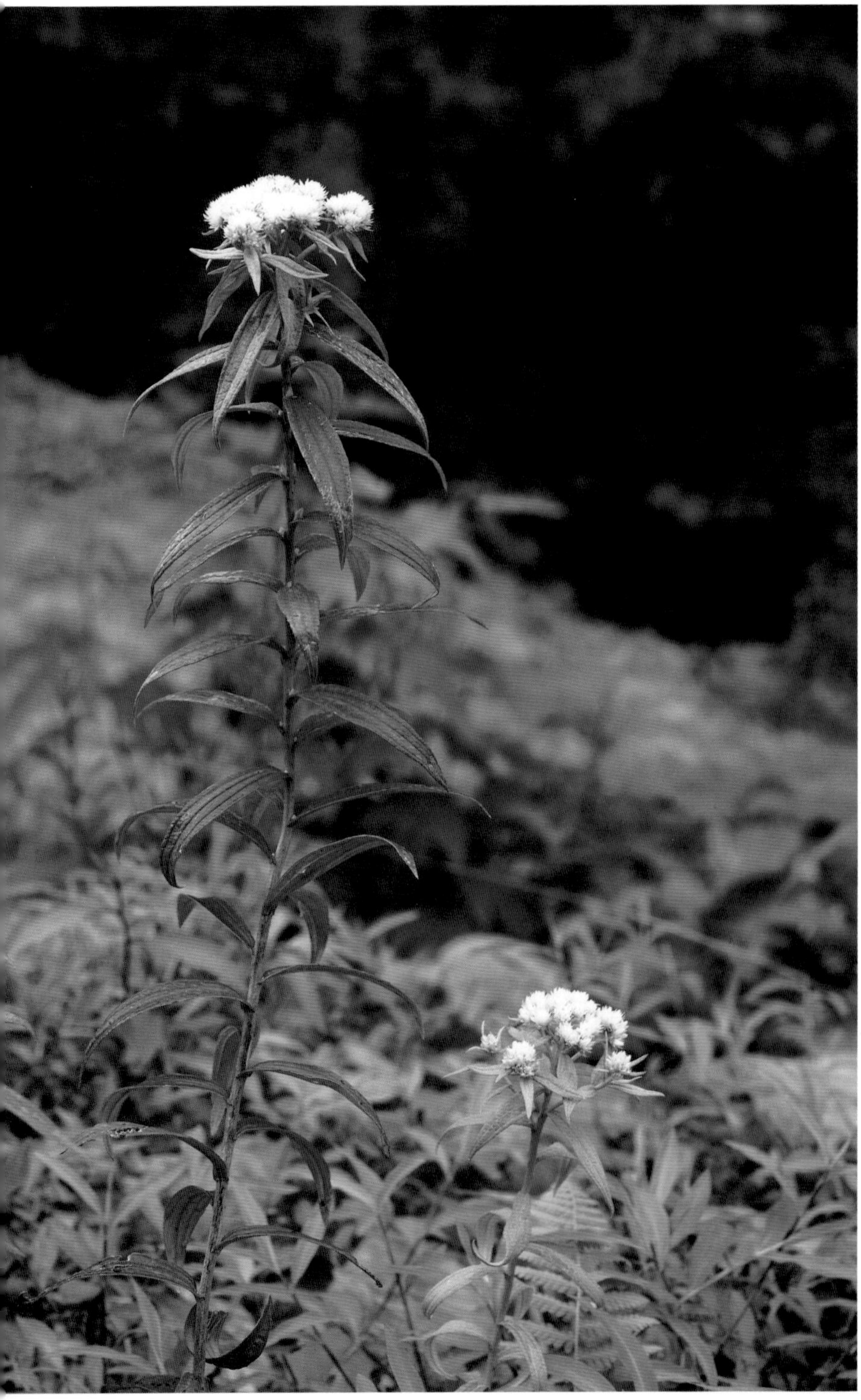

形态

根茎细或稍粗壮，有长达12cm或稀达20cm的匍枝。茎直立或斜升，高20 ~ 50cm，细或粗壮，不分枝，稀在花后有直立的花枝，草质或基部稍木质，被白色或灰白色蛛丝状绵毛，或下部多少脱毛，下部有密集、上部有渐疏的叶，莲座状叶宽匙状椭圆形，下部渐狭成长柄，常被密绵毛；下部叶在花期枯萎，匙形或披针状椭圆形，有具翅的柄，长5 ~ 16cm，宽1 ~ 6cm；中部叶稍小，多少开展，基部渐狭，沿茎下延成宽或狭的翅，边缘平，先端急尖，稀渐尖，有短或长尖头；上部叶小，披针状线形；全部叶上面被具柄腺毛及易脱落的蛛丝状毛，下面被白色或灰白色蛛丝状毛及腺毛，或多少脱毛，有离基三或五出脉，侧脉明显且长达叶端或在近叶端消失，或有单脉。头状花序多数或极多数，密集成复伞房状；花序梗纤细；总苞钟状或狭钟状，长5 ~ 6mm，直径约 5mm；总苞片 5 层，外层浅褐色或深褐色，卵圆形，长约 2mm，被绵毛，内层白色或黄白色，长约 5mm，在雄株先端宽圆形，宽达 2.5mm，在雌株先端钝或稍尖，宽约 1.5mm，最内层较短狭，匙形或长圆形，有长达全长 2/3 的爪部；花托有缝状突起；雌株头状花序有多数雌花，中央有 3 ~ 4 雄花；雄株头状花序全部有雄花或外围有 3 ~ 4 雌花；花冠长 3 ~ 3.5mm；冠毛较花冠稍长，雄花冠毛上部宽扁，有微齿。瘦果长达 1mm，被微毛。花期 7 ~ 9 月，果期 9 ~ 10 月。

分布

分布于我国西北部、北部、西部、中部、西南部各省区。

生境

生长于山坡、草地、林缘、灌丛、路边。

药材名

甘达巴扎、甘达八渣、干得巴渣、甘旦巴扎、嘎纳八渣（གནྡྷ་བྷ་ད།），甘达巴扎嘎保（གནྡྷ་བྷ་ད་དཀར་པོ།），扎哇（སྤྲ་བ།）。

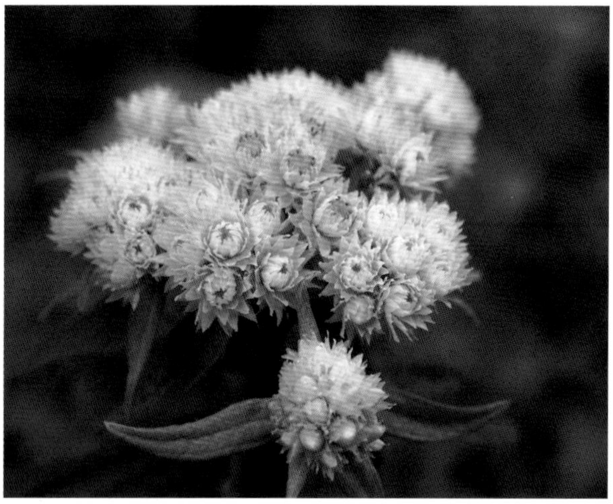

药用部位

地上部分。

功能与主治

祛风湿，消痞瘤。用于“培根”病，痞瘤，风湿病，水肿。

用量与用法

6 ~ 15g。内服研末，或入丸、散剂。

附注

《蓝琉璃》和《晶珠本草》中分别记载有“གནྡྷ་བྷ་ད།”（甘达巴扎）和“སྤྲ་བ།”[扎哇，或名“སྤྲ་ཐོག་པ།”（扎托巴），均为“སྤྲ་བའི་ཐོག་གུ”（扎吉托苟）的略称]，其中“甘达巴扎”按花色（花序总苞色）又分为白者[“གནྡྷ་བྷ་ད་དཀར་པོ།”（甘达巴扎嘎保）]、黄者[“གནྡྷ་བྷ་ད་སེར་པོ།”（甘达巴扎赛保）]2 类；“甘达巴扎”为治痞肿、浮肿、痛风、肾病、感冒、中毒病（或治痞肿与“培根”病）之药物，“扎哇”（或“扎托巴”）为解石类药物中毒之药物（或治疫疠、石类合成毒之药物）。现代文献记载的“甘达巴扎”和“扎哇”（扎托巴）的基原主要涉及香青属（*Anaphalis*）、鼠麴草属（*Gnaphalium*）和火绒草属（*Leontopodium*）的多种植物，且两药物的基原种类也有交叉。据文献记载，黄腺香青 *A. aureo-punctata* Lingelsh et Borza 为“甘达巴扎”的“花白色”类（甘达巴扎嘎保）或“扎哇”的基原之一。《部标藏药》《青海藏标》《西藏藏标》等以“གནྡྷ་བྷ་ད།/ 甘旦巴扎（甘达巴扎）”之名收藏了乳白香青 *A. lactea* Maxim.、鼠麴草 *G. affine* D. Don，言以花序或地上部分入药。（参见“铃铃香青”“秋鼠麴草”“珠光香青”条）

乳白香青

Anaphalis lactea Maxim.

菊科（Compositae） 香青属（*Anaphalis*）

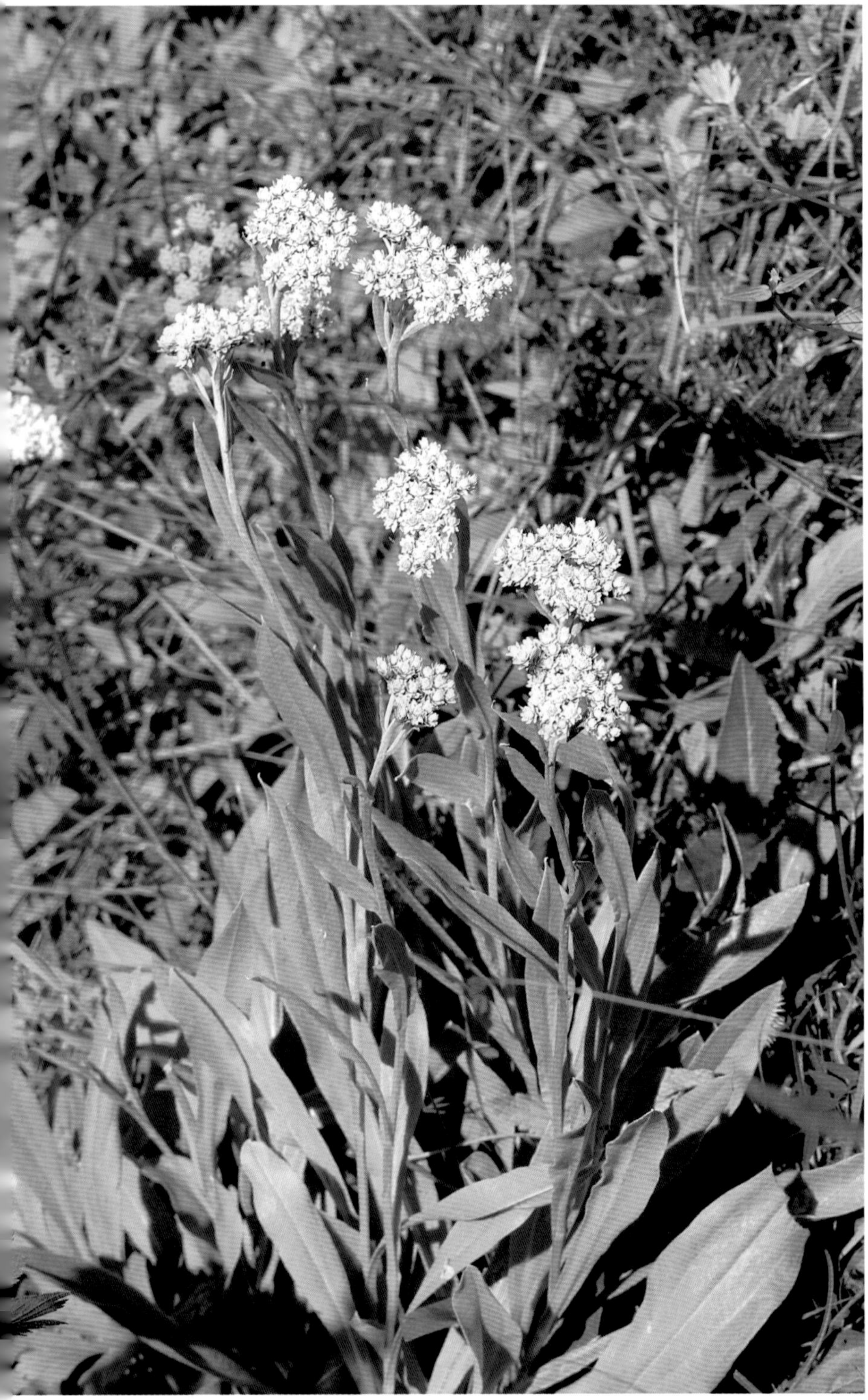

形态

根茎粗壮，灌木状，多分枝，直立或斜升，上端被枯叶残片，有顶生的莲座状叶丛或花茎。茎直立，高10～40cm，稍粗壮，不分枝，草质，被白色或灰白色绵毛，下部有较密的叶。莲座状叶披针状或匙状长圆形，长6～13cm，宽0.5～2cm，下部渐狭成具翅而基部鞘状的长柄；茎下部叶常较莲座状叶稍小，边缘平，先端尖或急尖，有或无小尖头；中部及上部叶直立或依附于茎上，长椭圆形、线状披针形或线形，长2～10cm，宽0.8～1.3cm，基部稍狭，沿茎下延成狭翅，先端渐尖，有枯焦状长尖头；全部叶被白色或灰白色密绵毛，有离基三出脉或1脉。头状花序多数，在茎端和枝端密集成复伞房状，花序梗长2～4mm。总苞钟状，长（5～）6（～7）mm，直径5～7mm；总苞片4～5层，外层卵圆形，长约3mm，浅或深褐色，被蛛丝状毛，内层卵状长圆形，长约6mm，宽2～2.5mm，乳白色，先端圆形，最内层狭长圆形，长 5mm，有长约全长 2/3 的爪部；花托有缝状短毛；雌株头状花序有多层雌花，中央有 2 ~ 3 雄花；雄株头状花序全部为雄花；花冠长 3 ~ 4mm；冠毛较花冠稍长；雄花冠毛上部宽扁，有锯齿。瘦果圆柱形，长约 1mm，近无毛。花果期 7 ~ 9 月。

分布

分布于我国甘肃南部（夏河、榆中、肃南、天祝）、青海东部（大通、祁连、门源、泽库）、四川西北部（松潘）。

生境

生长于海拔 2000 ~ 3400m 的亚高山及低山草地、针叶林下。

药材名

甘达巴扎、甘达八渣、干得巴渣、甘旦巴扎、嘎纳八渣（གནྡྷ་བྷ་དྲ།），甘达巴扎嘎保（གནྡྷ་བྷ་དྲ་དཀར་པོ།），扎哇（བྲ་བ།）。

药用部位

地上部分或花序。

功能与主治

祛风湿，消痞瘤。用于“培根”病，痞瘤，风湿病，水肿。

用量与用法

6 ~ 15g。内服研末，或入丸、散剂。

附　注

《蓝琉璃》在“药物补述”中分别记载有“གནྡྷ་བྷ་དྲ།”（甘达巴扎）和“བྲ་བ།”（扎哇）；《四部医典系列挂图全集》第三十一图中有 2 幅“甘达巴扎”（59、60 号图）和 1 幅“བྲ་བའི་ཐོག་ཀྱུ”（扎吉托苟）附图（101 号图）。《晶珠本草》在“旱生草类药物”中也记载有“བྲ་ཐོག”[扎托，也称“བྲ་ཐོག་པ།”（扎托巴）] 和“གནྡྷ་བྷ་དྲ།”（甘达巴扎），言“扎哇”（或扎托巴）为解石类药物中毒之药物，“甘达巴扎”为治痞肿、浮肿、痛风、肾病、感冒、中毒病（或治痞肿与“培根”病）之药物。“བྲ་བ།”（扎哇）、“བྲ་ཐོག”（扎托）及“བྲ་ཐོག་པ།”（扎托巴）均为“བྲ་བའི་ཐོག་ཀྱུ”（扎吉托苟）的略称。《蓝琉璃》言“甘达巴扎”因花色不同而分为 2 种（黄色、淡白色）；《晶珠本草》则言“扎托”分为山生（山野生）、甸生（坝区生）和小者 3 种，“甘达巴扎”以根来分，分为白、黄 2 种”。现代文献记载的“甘达巴扎”和“扎哇”（扎托巴）的基原主要涉及香青属（*Anaphalis*）、鼠麹草属（*Gnaphalium*）和火绒草属（*Leontopodium*）的多种植物，且两者的基原种类也有交叉。据文献记载，乳白香青 *A. lactea* Maxim. 为藏医最常用的“甘达巴扎”或“扎哇”的基原之一。《部标藏药》《青海藏标》在“乳白香青 /གནྡྷ་བྷ་དྲ།/ 甘旦巴扎”条下均收载了该种，规定以花序入药；青海民间习称“哇日多罗”；《西藏藏标》则以“གནྡྷ་བྷ་དྲ།/ 干得巴渣 / 鼠麹草”之名收载了鼠麹草 *Gnaphalium affine* D. Don，规定以地上部分入药。（参见“铃铃香青”“珠光香青”“黄腺香青”“鼠麹草”等条）

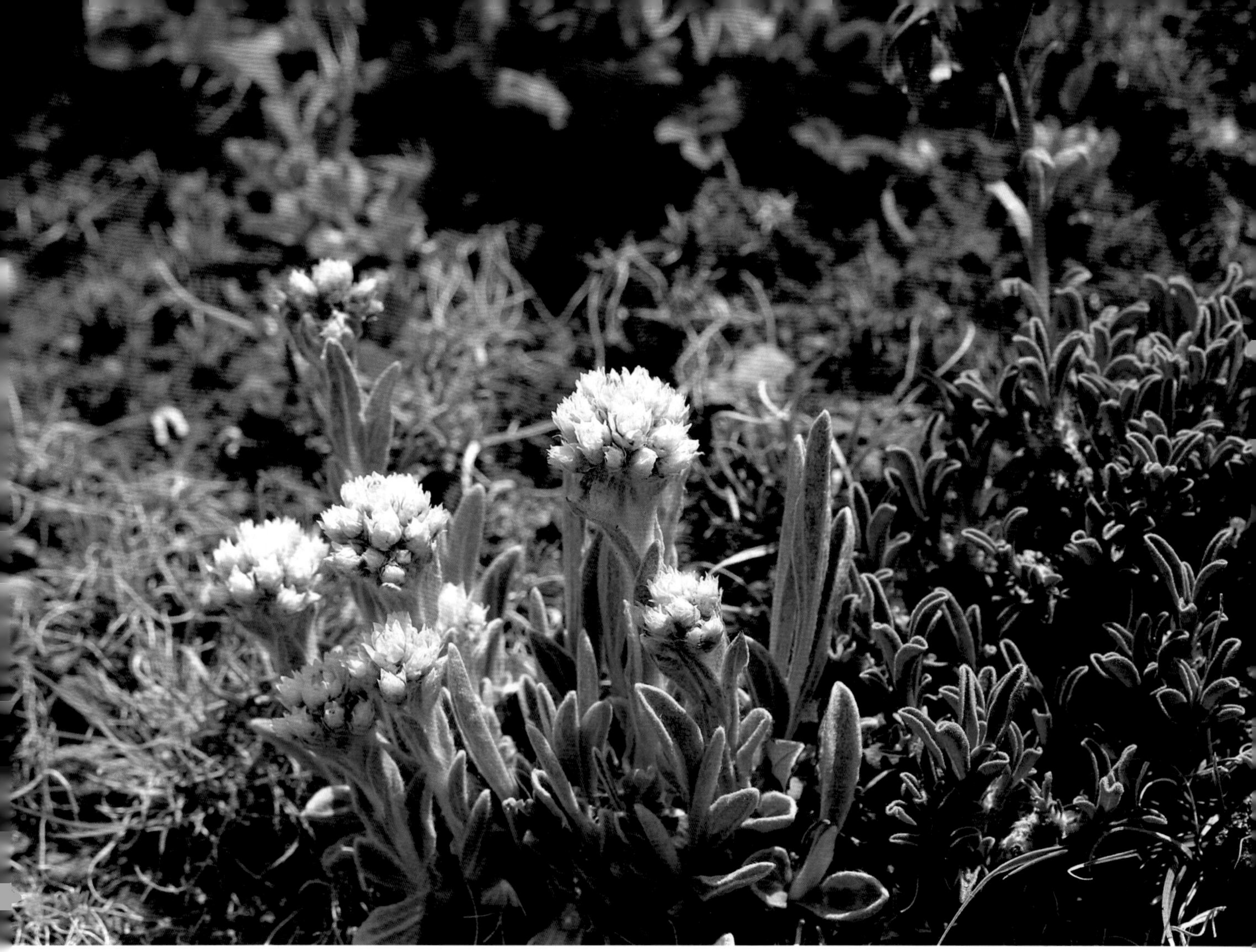

木根香青

Anaphalis xylorhiza Sch.-Bip. ex Hook. f.

菊科（Compositae） 香青属（*Anaphalis*）

形态

根茎粗壮，灌木状，多分枝，上部被鳞覆的枯叶残片，有顶生的莲座状叶丛和花茎，常密集成垫状。茎直立或斜升，高 3 ~ 7cm，有时达 17cm，草质，纤细，不分枝，被白色或灰色蛛丝状毛或薄绵毛，有密生的叶。莲座状叶与茎下部叶长圆状或线状匙形，长 0.5 ~ 3cm，宽 0.3 ~ 0.7cm，下部渐狭成宽翅状长柄，先端圆形，边缘平；上部叶渐小，直立或依附于茎上或花序上，倒披针状或线状长圆形，先端钝，有小尖头，或渐尖，有枯焦状膜质长尖头；基部稍沿茎下延成短狭的翅；全部叶两面被白色或灰褐色疏绵毛，基部和上面除边缘外常脱毛且显露出头状短腺毛，有明显的三出脉，中脉在两面、侧脉在下面凸起，或上部叶单脉。头状花序 5 至 10 余个密集成复伞房状；花序梗短。总苞宽钟状或倒锥状，长 5 ~ 6mm，宽 6mm；总苞片约 5 层，开展，外层卵圆形或卵状椭圆形，长约 3mm，被绵毛；内层线状长圆形，长 4mm，有长达全长 3/4 的爪部。花托有膜片状毛。雌株头状花序有多层雌花，中央有 3 ~ 4 雄花；雄株头状花序全部有雄花。花冠长约 3.5mm。

冠毛较花冠稍长；雄花冠毛上部稍扁粗，有微锯齿。瘦果长圆状倒卵形，长约 1.5mm，被微毛。花期 7 ~ 9 月，果期 8 ~ 10 月。

分布

分布于我国西藏南部（拉萨、定结、南木林、江孜、帕里）和东部（察雅）。尼泊尔、不丹及喜马拉雅其他地区也有分布。

生境

生长于海拔 3800 ~ 4000m 的高山草地、草原、苔藓中。

药材名

甘达巴扎、甘达八渣、干得巴渣、甘旦巴扎、嘎纳八渣（གནྡྷ་བ་དྲ།）。

药用部位

地上部分或花序。

功能与主治

祛风湿，消痞瘤。用于“培根”病，痞瘤，风湿病，水肿。

用量与用法

6 ~ 15g。内服研末，或入丸、散剂。

附注

《晶珠本草》在“旱生草类药物”中记载有“གནྡྷ་བ་དྲ།”（甘达巴扎），言其为治痞瘤与“培根”病之药物。《蓝琉璃》言“甘达巴扎”因花色不同而分为 2 种（花黄色、淡白色），《晶珠本草》言其“以根来分，分为白、黄两种”。现代文献记载的“甘达巴扎”的基原包括香青属（*Anaphalis*）和鼠麴草属（*Gnaphalium*）的多种植物，前者的花序总苞白色，为白者[“གནྡྷ་བ་དྲ་དཀར་པོ།”（甘达巴扎嘎保）]，后者的总苞黄色，为黄者[“གནྡྷ་བ་དྲ་སེར་པོ།”（甘达巴扎赛保）]，通常不细分白、黄，故对《晶珠本草》以根来分白、黄的说法尚存疑。据文献记载，木根香青 *A. xylorhiza* Sch.-Bip. ex Hook. f. 为“甘达巴扎”的基原之一；此外，乳白香青 *A. lactea* Maxim. 等 10 余种植物也作“甘达巴扎”使用。《部标藏药》《青海藏标》以“乳白香青 /གནྡྷ་བ་དྲ།/ 甘旦巴扎”之名收载了乳白香青 *A. lactea* Maxim. 的花序，并言“二色香青 *A. bicolor* (Franch.) Diels 和鼠麴草 *Gnaphalium affine* D. Don 的花也可作本品入药”；《西藏藏标》即以“གནྡྷ་བ་དྲ།/ 干得巴渣 / 鼠麴草”之名收载了鼠麴草 *Gnaphalium affine* D. Don。文献记载秋鼠麴草 *G. hypoleucum* DC. 等也可作为“甘达巴扎”的基原。（参见“铃铃香青”“乳白香青”“秋鼠麴草”等条）

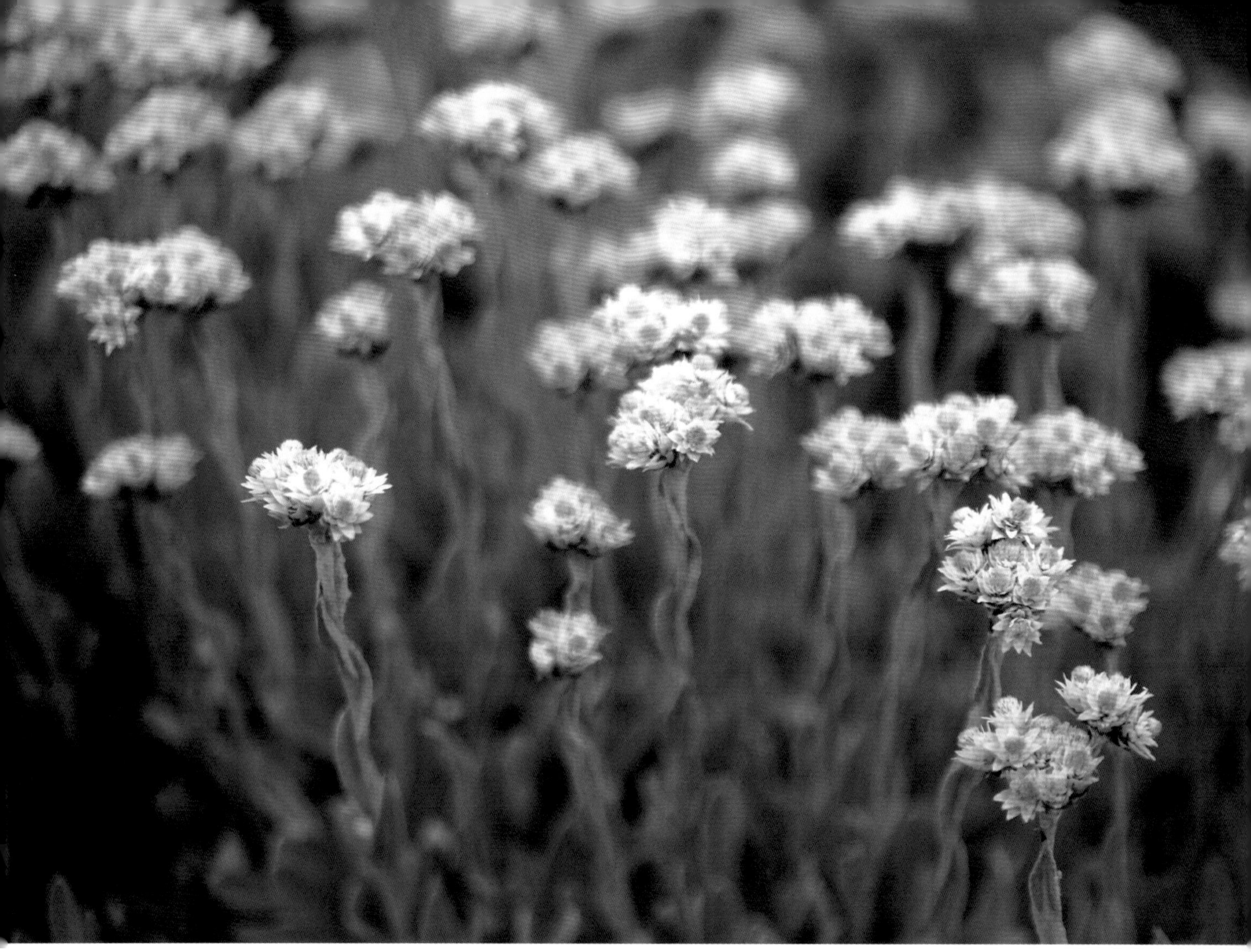

淡黄香青

Anaphalis flavescens Hand.-Mazz.

菊科（Compositae） 香青属（*Anaphalis*）

形态

根茎稍长，木质。匍枝细长，有膜质鳞片状叶及顶生的莲座状叶丛。茎从膝曲的基部直立或斜升，高 10 ~ 22cm，细，被灰白色蛛丝状绵毛，稀被白色厚绵毛，下部叶较密。莲座状叶倒披针状长圆形，长 1.5 ~ 5cm，宽 0.5 ~ 1cm，下部渐狭成长柄，先端尖或稍钝；基部叶在花期枯萎；下部及中部叶长圆状披针形或披针形，长 2.5 ~ 5cm，宽 0.5 ~ 0.8cm，直立或依附于茎上，边缘平，基部沿茎下延成狭翅，先端尖，具褐色枯焦状长尖头；上部叶较小，狭披针形，长 1 ~ 1.5cm；全部叶背面被灰白色或黄白色蛛丝状绵毛或白色厚绵毛，有多少明显的离基三出脉。头状花序 6 ~ 16 密集成伞房状或复伞房状；花序梗长 3 ~ 5mm；总苞宽钟状，长 8 ~ 10mm，宽约 10mm，总苞片 4 ~ 5 层，稍开展，外层椭圆形，黄褐色，长约 6mm，基部被密绵毛，内层披针形，长达 10mm，宽 3 ~ 4mm，先端尖，上部淡黄色或白色，有光泽，最内层线状披针形，长 6 ~ 8mm，有长达全长 1/3 ~ 1/2 的爪部；花托有缝状短毛；雌株头状花序有多层雌花，中央有 3 ~ 12 雄花，雄株头状花序有多层雄花，外层有 10 ～ 25 雌花；花冠长 4.5 ～ 5.5mm；冠毛较花冠稍长，雄花冠毛上部稍粗厚，有锯齿。瘦果长圆形，长 1.5 ～ 1.8mm，密被乳头状突起。花期 8 ～ 9 月，果期 9 ～ 10 月。

分布

分布于我国青海（玛多、兴海等）、甘肃、陕西、四川西部、西藏东部和南部。

生境

生长于海拔约 4000m 的草地、灌丛、林缘。

药材名

甘达巴扎、甘达八渣、干得巴渣、甘旦巴扎、嘎纳八渣（གནྡྷ་བྷ་ད།），扎哇（སྤྲ་བ།），扎托巴（སྤྲ་ཐོག་པ།）。

药用部位

地上部分。

功能与主治

祛风湿，消痞瘤。用于风湿病，水肿，“培根”病，痞瘤。

用量与用法

6 ～ 15g。内服研末，或入丸、散剂。

附注

《蓝琉璃》和《晶珠本草》中分别记载有“གནྡྷ་བྷ་ད།”（甘达巴扎）和“སྤྲ་བ།”[扎哇，又称“སྤྲ་ཐོག་པ།”（扎托巴），两者均为“སྤྲ་བའི་ཐོག་གུ”（扎吉托苟）的略称]，前者为治痞肿、浮肿、痛风、肾病、感冒、中毒症（或治痞肿、“培根”病）之药物，后者为治疗石类药物中毒之药物。《四部医典系列挂图全集》第三十一图中有 2 幅“甘达巴扎”（59、60 号图）和 1 幅“扎吉托苟”的附图（101 号图）。现代文献记载的“甘达巴扎”和“扎哇”（扎托巴）的基原主要涉及菊科香青属（*Anaphalis*）、鼠麴草属（*Gnaphalium*）和火绒草属（*Leontopodium*）的多种植物，且两者的基原也存在交叉。文献记载，淡黄香青 *A. flavescens* Hand.-Mazz. 为“甘达巴扎”或“扎哇”（扎托巴）的基原之一。《部标藏药》《青海藏标》以“乳白香青 /གནྡྷ་བྷ་ད།/ 甘旦巴扎（甘达巴扎）”之名收载了乳白香青 *A. lactea* Maxim.；《西藏藏标》则在“གནྡྷ་བྷ་ད།/ 干得巴渣 / 鼠麴草”条下收载了鼠麴草 *G. affine* D. Don。（参见“铃铃香青”“秋鼠麴草”“珠光香青”“黄腺香青”等条）

铃铃香青

Anaphalis hancockii Maxim.

菊科（Compositae）　香青属（*Anaphalis*）

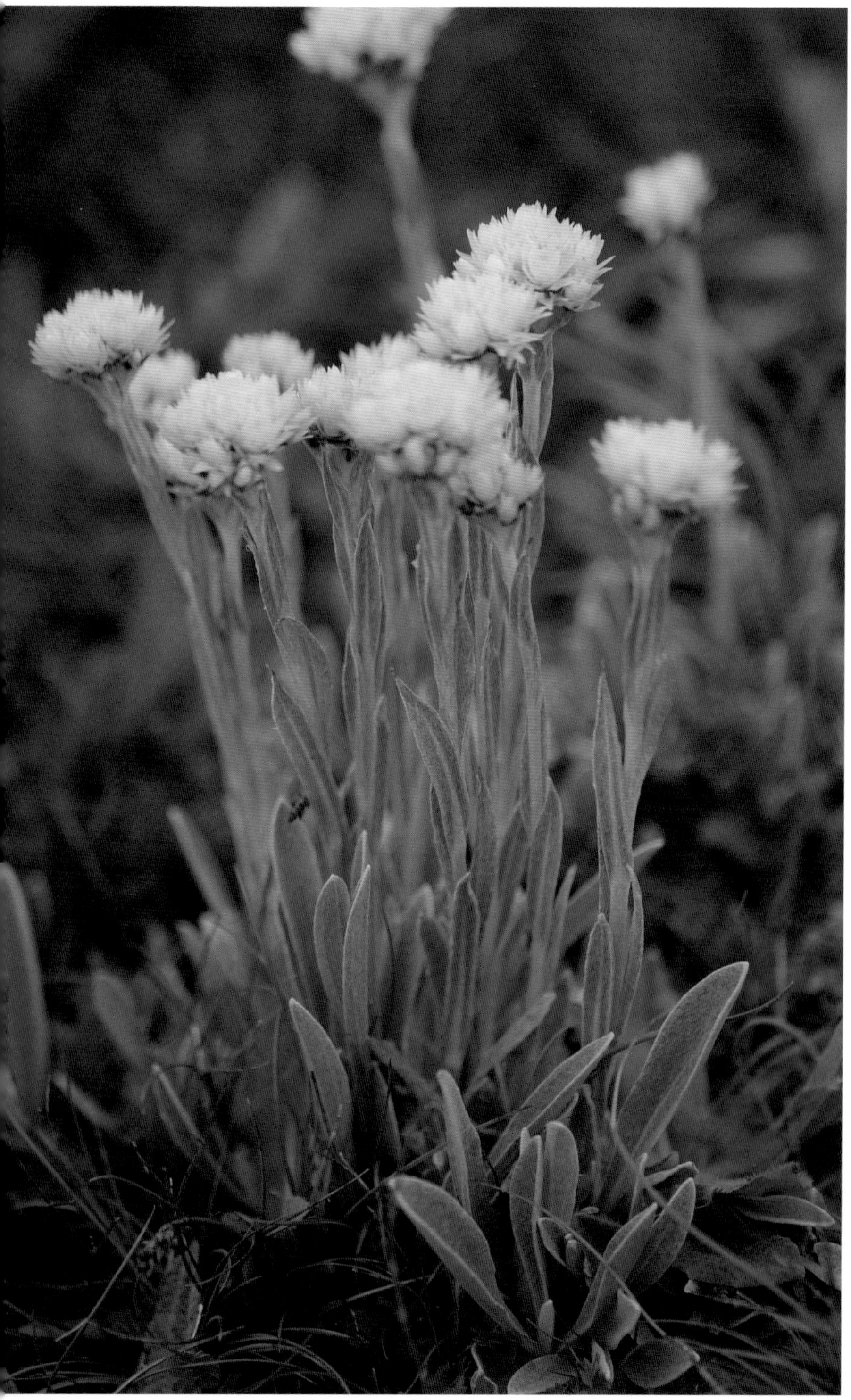

形态

根茎细长，稍木质，匍枝有膜质鳞片状叶和顶生的莲座状叶丛。茎从膝曲的基部直立，高 5 ~ 35cm，稍细，被蛛丝状毛及具柄头状腺毛，上部被蛛丝状密绵毛，常有稍疏的叶。莲座状叶与茎下部叶匙状或线状长圆形，长 2 ~ 10cm，宽 0.5 ~ 1.5cm，基部渐狭成具翅的柄或无柄，先端圆形或急尖；中部及上部叶直立，常贴附于茎上，线形或线状披针形，稀线状长圆形而多少开展，边缘平，先端有膜质枯焦状长尖头；全部叶薄质，两面被蛛丝状毛及头状具柄腺毛，边缘被灰白色蛛丝状长毛，有明显的离基三出脉或另有 2 不明显的侧脉。头状花序 9 ~ 15，在茎端密集成复伞房状；花序梗长 1 ~ 3mm；总苞宽钟状，长 8 ~ 9mm，稀 11mm，宽 8 ~ 10mm；总苞片 4 ~ 5 层，稍开展；外层卵圆形，长 5 ~ 6mm，红褐色或黑褐色；内层长圆状披针形，长 8 ~ 10mm，宽 3 ~ 4mm，先端尖，上部白色；最内层线形，有长为全长 1/3 ~ 1/2 的爪部；花序托有缝状毛；雌株头状花序有多层雌花，中央有 1 ~ 6 雄花；雄株头状花序全部为雄花；花冠长 4.5 ~ 5mm；冠毛较花冠稍长，雄花冠毛上部较粗扁，有锯齿。瘦果长圆形，长约 1.5mm，被密乳头状突起。花期 6 ~ 8 月，果期 8 ~ 9 月。

分布

分布于我国青海东部（大通、海源）、甘肃西部及西南部（夏河、岷县、临潭、清源）、四川西部及西北部（德格、小金）、西藏东部（嘉黎、鲁朗）、陕西南部、山西西部、河北西部及北部。

生境

生长于海拔 2000 ~ 3700m 的亚高山山顶、山坡草地。

药材名

甘达巴扎、甘达八渣、干得巴渣、甘旦巴扎、嘎纳八渣（གནྡྷ་བྷ་དྲ།），扎用（སྤྲ་གཡུང་།），扎用鲁拍玛（སྤྲ་གཡུང་ལུག་བལ་མ།）。

药用部位

地上部分或花序或全草。

功能与主治

祛风湿，消痞瘤。用于“培根”病，痞瘤，风湿病，水肿。

用量与用法

6 ~ 15g。内服研末，或入丸、散剂。

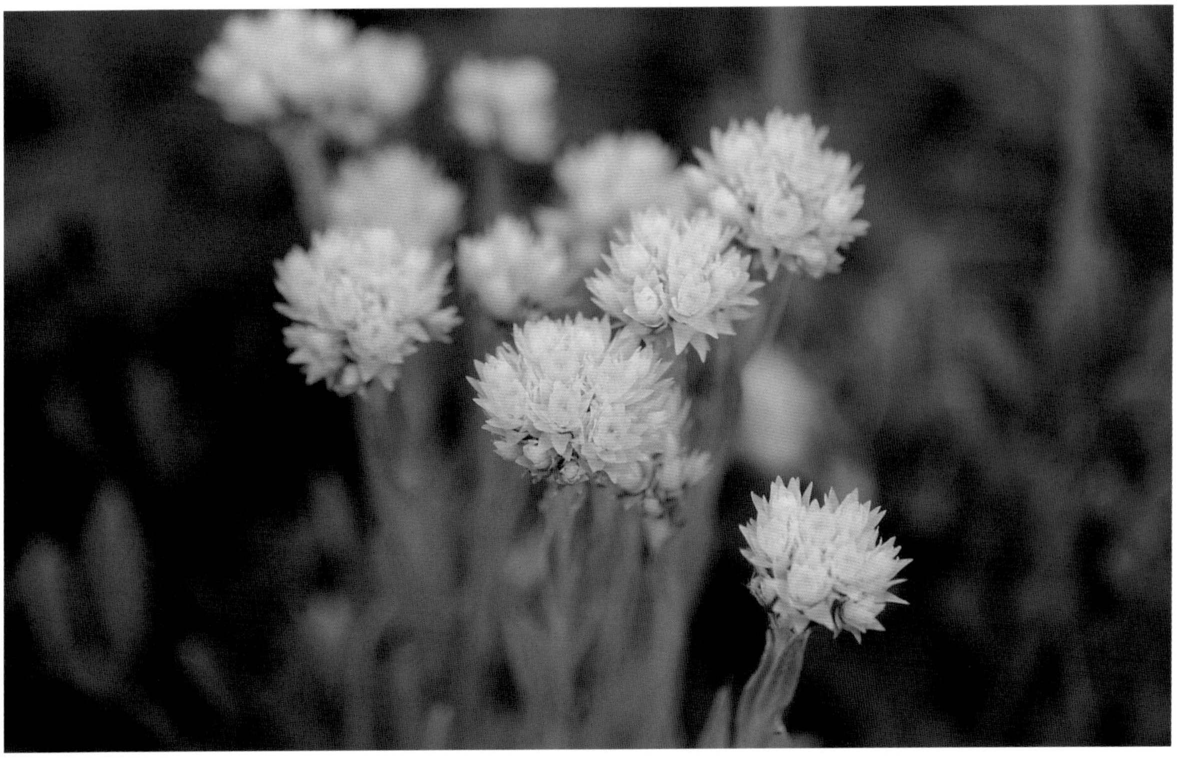

附注

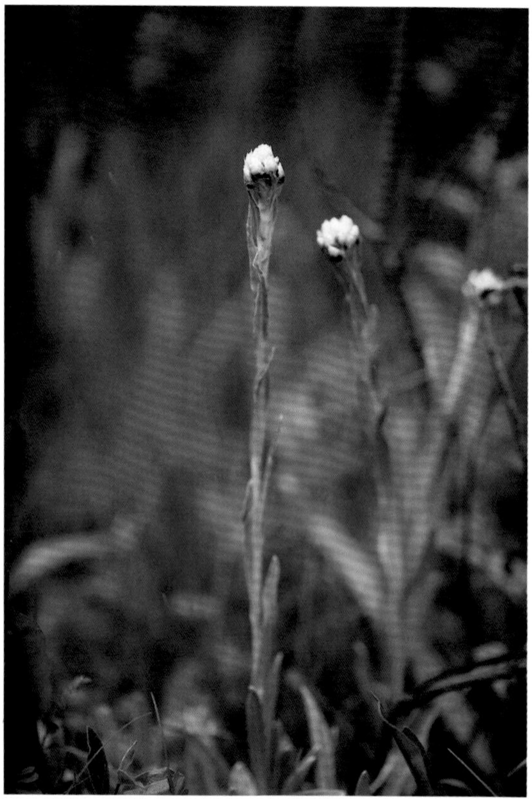

《蓝琉璃》中分别新增加记载了“གནྡྷ་ཧ་བ”（甘达巴扎）和“སྤྲ་བ”（扎哇）[“སྤྲ་བའི་ཐོག་ཀྱ”（扎哇托巴）的略称]，言前者为治痞肿、浮肿、痛风、肾病、感冒、中毒症之药物，后者为解石类药物中毒之药物；《四部医典系列挂图全集》在第三十一图中分别有2幅“甘达巴扎”{59、60号图，汉译本译注为“鼠麹草”[“གནྡྷ་པ་ཏྲ་ཏི་བཟང་པ་སེར་པོ”（甘达巴扎赤桑哇赛保）]和“另一种鼠麹草”[“གནྡྷ་ཧ་བ”（甘达巴扎）]和1幅“扎哇托巴”（101号图，汉译本译注名为“小艾叶”）附图。《晶珠本草》在“旱生草类药物”中也分别记载有“སྤྲ་ཐོག”（扎托）[“སྤྲ་ཐོག་པ”（扎托巴），均系“སྤྲ་བའི་ཐོག་ཀྱ”的略称）]和“གནྡྷ་ཧ་བ”（甘达巴扎），言前者为治疫疠、石类合成毒之药物，后者为治痞瘤与“培根”病之药物。《蓝琉璃》言“甘达巴扎”因花色不同而分为2种（黄色、淡白色）；《晶珠本草》则言“扎托”分为山生者（山野生）、甸生者（坝区生）和小者3种，“甘达巴扎”“以根来分分为白、黄两种”。现代文献记载的“甘达巴扎”和“扎哇（扎托巴）”类的基原主要涉及香青属（*Anaphalis*）、鼠麹草属（*Gnaphalium*）和火绒草属（*Leontopodium*）的多种植物，且两类的基原种类也各有交叉。关于“扎哇”或“扎托巴”的基原，有观点认为“扎托巴”系火绒草属植物，常用的有火绒草 *Leontopodium leontopodioides* (Willd.) Beauv.、戟叶火绒草 *L. dedekensii* (Bur. et Franch.) Beauv.（分枝火绒草）、香芸火绒草 *L. haplophylloides* Hand.-Mazz.、坚杆火绒草 *L. franchetii* Beauv. 等；也有观点认为《蓝琉璃》之“扎哇”应以香青属植物为正品（主要有西藏香青 *Anaphalis tibetica* Kitam. 等），而《晶珠本草》之“扎托巴”可能系火绒草属植物。关于“甘达巴扎”的基原，有观点认为，香青属植物的花序总苞为白色，为白者[“གནྡྷ་ཧ་ད་དཀར་པོ”（甘达巴扎嘎保）]，鼠麹草属植物的总苞多为黄色，为黄者[“གནྡྷ་ཧ་ད་སེར་པོ”（甘达巴扎赛保）]，但若以《晶珠本草》所言“以根区分白、黄”则均不相符；也有观点认为，应按《蓝琉璃》记载以花色区分黄、白二者，黄者（甘达巴扎赛保）应为鼠麹草属植物，如拉萨鼠麹草 *Gnaphalium flavescens* Kitam.、鼠麹草 *G. affine* D. Don、秋鼠麹草 *G. hypoleucum* DC.、细叶鼠麹草 *G. japonicum* Thunb.，白者（甘达巴扎嘎保）则似火绒草属植物，但少见以火绒草属植物作“甘达巴扎”使用的记载。据文献记载，铃铃香青 *A. hancockii* Maxim. 为“甘达巴扎”（花白色品种）或“扎托”的基原之一，《藏药晶镜本草》称其为“སྤྲ་གཡུང་ལུག་པལ་མ”（扎用鲁拍玛），甘肃甘南藏医称其为“སྤྲ་གཡུང”（扎用），均将其作为“匍生”类。此外，文献记载各地作“甘达巴扎”“扎哇”或“扎托巴”使用的物种还有乳白香青 *A. lactea* Maxim.（甘达巴扎、甘达巴扎嘎保、扎哇）、淡黄香青 *A. flavescens* Hand.-Mazz.（甘达巴扎、扎哇、扎托巴）、二色香青 *A. bicolor* (Franch.) Diels（甘达巴扎、甘达巴扎嘎保、扎哇）、尼泊尔香青 *A. nepalensis* (Spreng.) Hand.-Mazz.[甘达巴扎、扎哇、“སྤྲ་གཡུང་ཆུང་བ།”（扎用琼巴），即匍生类]、四川香青 *A. szechuanensis* Ling et Y. L. Chen（甘达巴扎、扎哇）、黄腺香青 *A. aureo-punctata* Lingelsh et Borza（甘达巴扎、扎哇）、粘毛香青 *A. bulleyana* (J. F. Jeffr.) Chang（甘达巴扎）、棕叶香青 *A. margaritacea* (L.) Benth. et Hook. f.（珠光香青。甘达巴扎、扎哇）、木根香青 *A. xylorhiza* Sch.-Bip. ex Hook. f.[“སྤྲ་རྒོད་རྒྱ་སྐྱེ།”（扎果加居），即山生类]、西藏香青 *A. tibetica* Kitam. [扎哇、“སྤྲ་རྒོད་ཆུང་བ།”（扎果琼巴）]、宽翅香青 *A. latialata* Ling et Y. L. Chen（甘达巴扎、扎哇）、鼠麴草 *G. affine* D. Don（甘达巴扎）、秋鼠麴草 *G. hypoleucum* DC.（甘达巴扎、甘达巴扎赛保）、旋叶香青 *A. contorta* (D. Don) Hook. f.（扎哇）等。《部标藏药》《青海藏标》以“乳白香青 / གནྡྷ་བྷ་/ 甘旦巴扎”之名收载了乳白香青 *A. lactea* Maxim. 的花序，《青海藏标》在该条附注“二色香青 *A. bicolor* (Franch.) Diels 和鼠麴草 *G. affine* D. Don 的花也可作本品入药”，又称“གནྡྷ་བྷ་ད་སེར་པོ།”（甘达巴扎赛保）；《西藏藏标》以“གནྡྷ་བྷ་/ 干得巴渣 / 鼠麴草”之名收载了鼠麴草 *G. affine* D. Don。（参见“秋鼠麴草”“乳白香青”“珠光香青”“黄腺香青”“淡黄香青”“旋叶香青”等条）

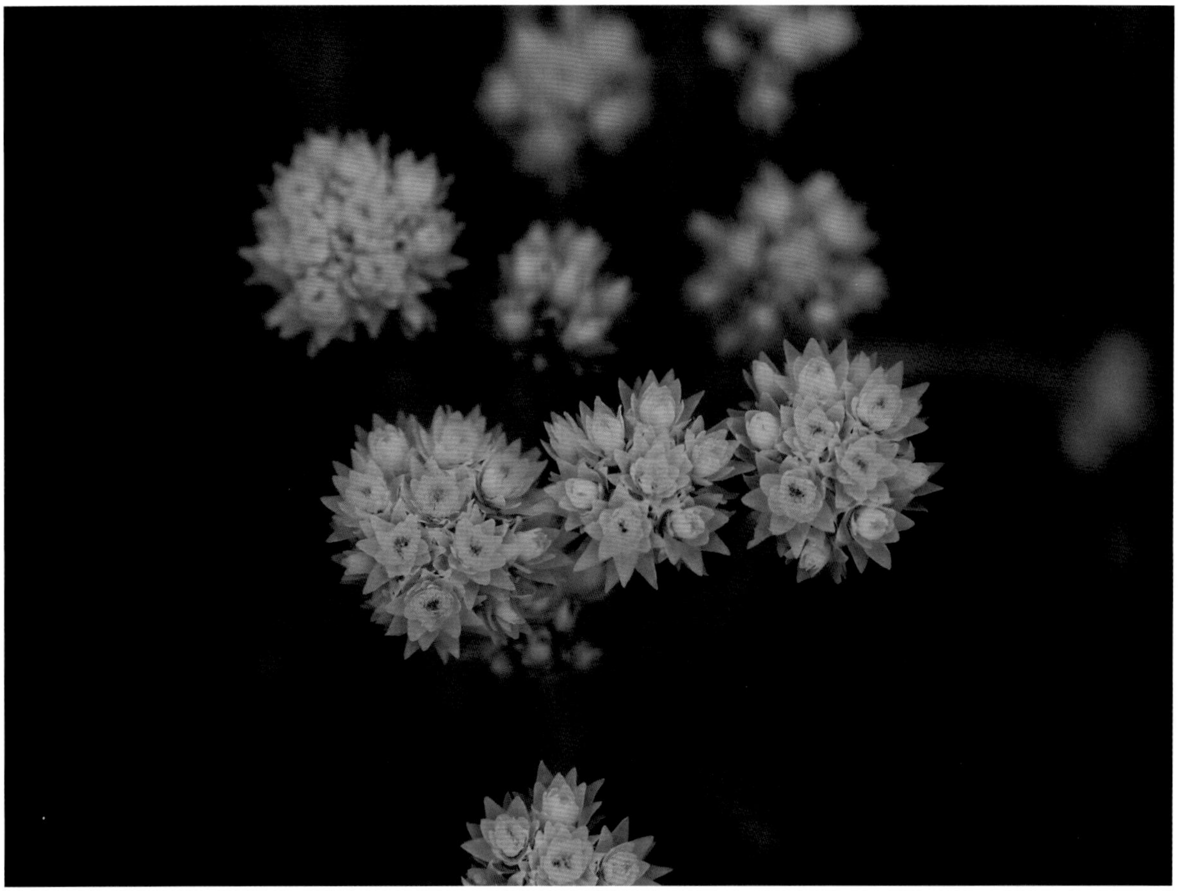

伞房尼泊尔香青

Anaphalis nepalensis (Spreng.) Hand.-Mazz. var. *corymbosa* (Franch.) Hand.-Mazz.

菊科（Compositae） 香青属（*Anaphalis*）

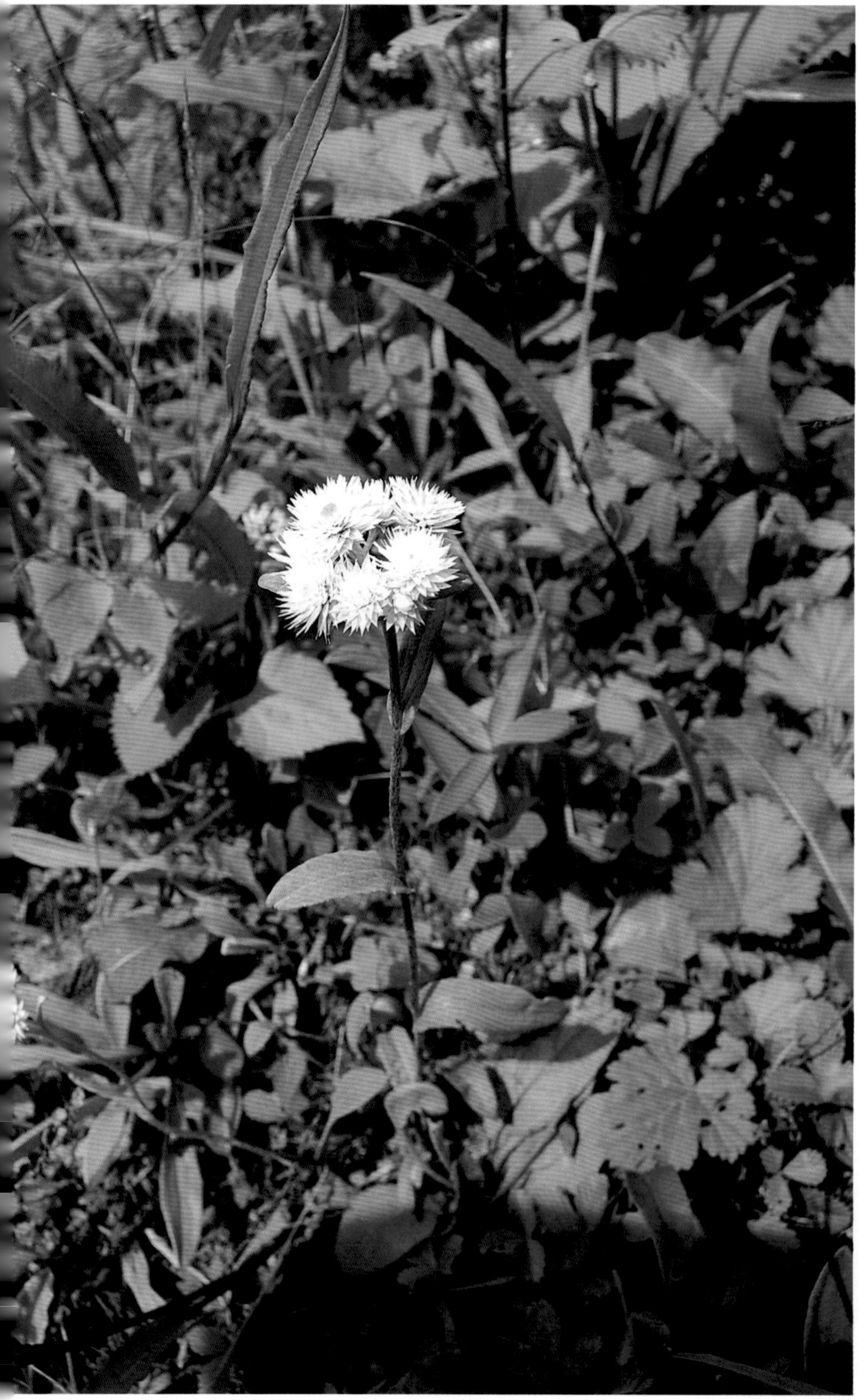

形态

多年生草本，根茎细或稍粗壮，有长达 20（～ 40）cm 的匍匐枝；匍枝有倒卵形或匙形、长 1 ～ 2cm 的叶和顶生的莲座状叶丛。茎较粗壮，直立或斜升，高 30 ～ 45cm，被白色密绵毛，有密或疏生的叶。下部叶在花期常枯萎，与莲座状叶同形，匙形、倒披针形或长圆状披针形，长达 10cm，宽 0.5 ～ 2cm，基部渐狭成长柄，边缘平，先端圆形或急尖；中部叶长圆形或倒披针形，常较狭，基部稍抱茎，不下延，先端钝或尖，有细长尖头；上部叶渐狭小；或茎短而无中上部叶；全部叶两面或下面被白色绵毛且杂有具柄腺毛，有 1 脉或离基三出脉。头状花序 8 ～ 15，排列成疏伞房状；花序梗长 1 ～ 3cm 或总花序梗更长；总苞多少球状，长 8 ～ 12mm，宽 15 ～ 20mm，较花盘长；总苞片 8 ～ 9 层，在花期放射状开展，外层卵圆状披针形，长 3.5 ～ 5mm，除先端外深褐色；内层披针形，长 7 ～ 10mm，宽 2.5 ~ 3mm，白色，基部深褐色；最内层线状披针形，长 5 ~ 8mm，有长约全长 1/3 的爪部；花托蜂窝状；雌株头状花序外围有多层雌花，中央有 3 ~ 6 雄花；雄株头状花序全部为雄花，或外围有 1 ~ 3 雌花；雄花花冠长 3mm，雌花花冠长约 4mm；冠毛长约 4mm，在雄花上部稍粗厚，有锯齿。瘦果圆柱形，长 1mm，被微毛。花期 6 ~ 9 月，果期 8 ~ 10 月。

分布

分布于我国四川（康定、金川、宝兴、松潘、峨边、雷波等）、云南西部及西北部（丽江、德钦、贡山、大理地区、香格里拉）、西藏（朗县）。

生境

生长于海拔 2500 ~ 4100m 的亚高山和高山草地、灌丛、松林下、河滩地。

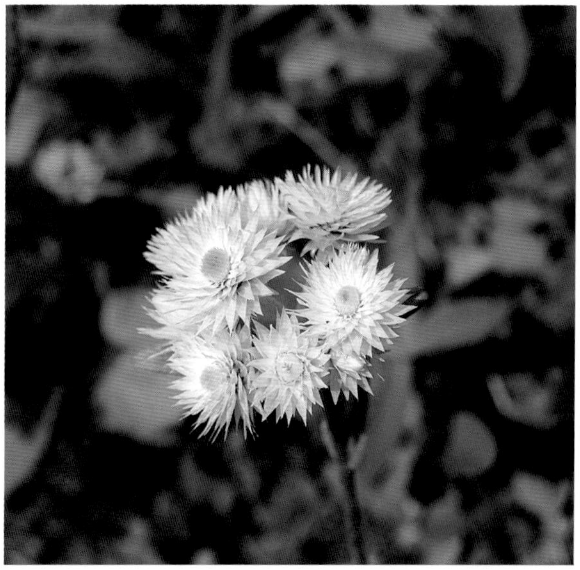

药材名

扎哇（ཟྲ་བ）。

药用部位

地上部分。

功能与主治

清瘟，解毒，止血。用于时疫，疔痈，出血，肉瘤。

用量与用法

6 ~ 15g。内服研末，或入丸、散剂。也作灸料。

附 注

《蓝琉璃》中新增加记载了“ཟྲ་བའི་ཐོག་བུ”（扎哇托巴）[略称为“ཟྲ་བ”（扎哇）]，为解石类药物中毒之药物。《四部医典系列挂图全集》在第三十一图中有“扎哇托巴”附图（101 号图）。《晶珠本草》记载为“ཟྲ་ཐོག”（扎托）[“ཟྲ་ཐོག་པ”（扎托巴），“扎哇托巴”的略称]，言其为治疫疠、石类合成毒之药物，分为山生（山野生）、甸生（坝区生）和小者 3 种。现代文献记载的“扎哇”或“扎托”的基原主要涉及香青属（*Anaphalis*）和火绒草属（*Leontopodium*）植物，且常与《蓝琉璃》和《晶珠本草》另条记载的“གན་ཏྲ་བ”（甘达巴扎）的基原相交叉。有观点认为“扎托巴”系火绒草属植物；也有观点认为《蓝琉璃》之“扎哇”应以香青属植物为正品，主要有西藏香青 *A. tibetica* Kitam. 等，伞房尼泊尔香青 *A. nepalensis* (Spreng.) Hand.-Mazz. var. *corymbosa* (Franch.) Hand.-Mazz. 为其基原之一，而《晶珠本草》之“扎托巴”可能系火绒草属植物。（参见“铃铃香青”“乳白香青”“珠光香青”“香芸火绒草”条）

鼠麴草

Gnaphalium affine D. Don

菊科（Compositae）　鼠麴草属（*Gnaphalium*）

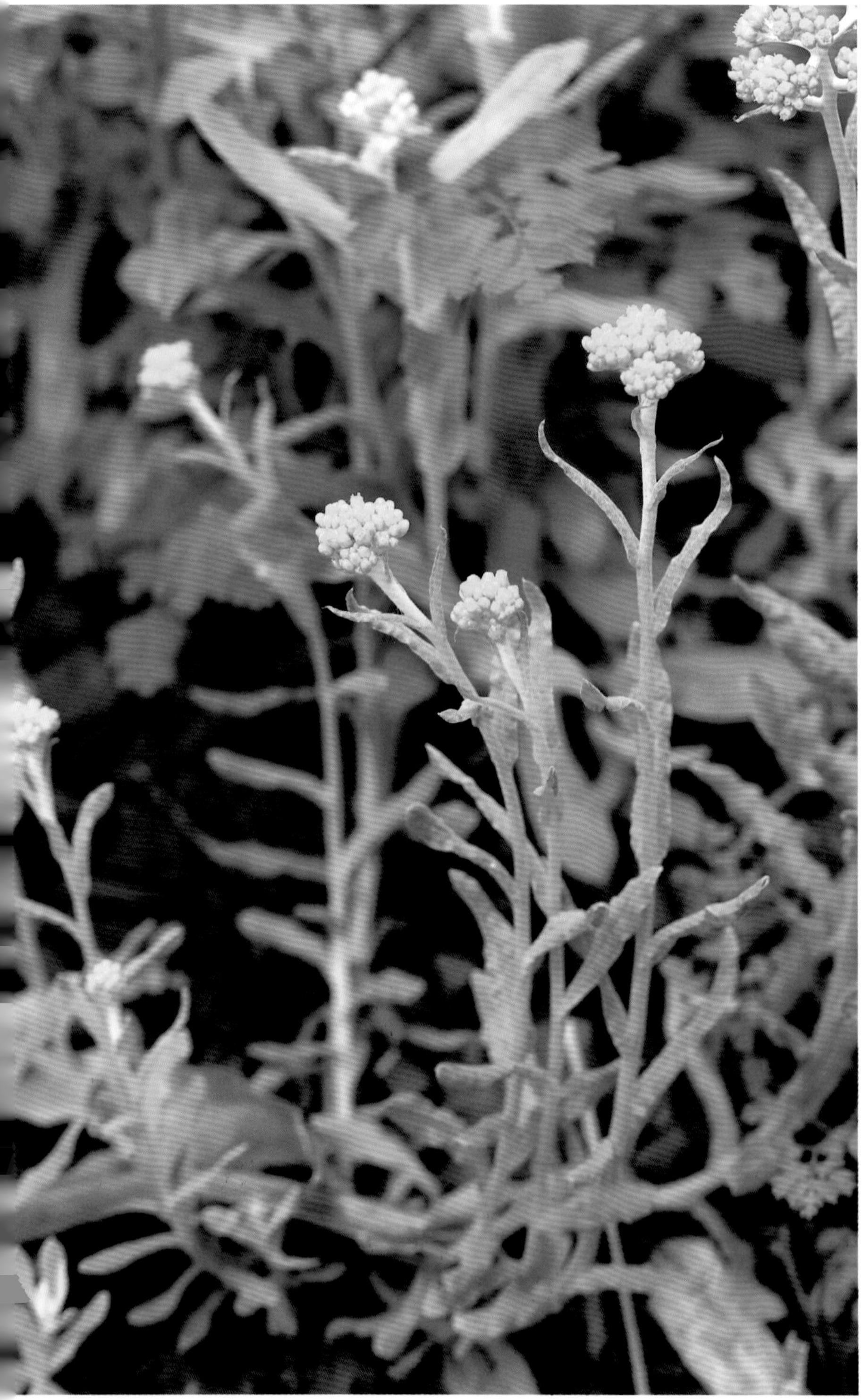

形态

一年生草本。茎直立或基部发出的枝下部斜升，高10～40cm或更高，基部直径约3mm，上部不分枝，有沟纹，被白色厚绵毛，节间长8～20mm，上部节间罕有达5cm。叶无柄，匙状倒披针形或倒卵状匙形，长5～7cm，宽11～14mm，上部叶长15～20mm，宽2～5mm，基部渐狭，稍下延，先端圆，具刺尖头，两面被白色绵毛，上面常较薄，叶脉1，在下面不明显。头状花序较多或较少数，直径2～3mm，近无柄，在枝顶密集成伞房花序，花黄色至淡黄色；总苞钟形，直径2～3mm；总苞片2～3层，金黄色或柠檬黄色，膜质，有光泽，外层倒卵形或匙状倒卵形，背面基部被绵毛，先端圆，基部渐狭，长约2mm，内层长匙形，背面通常无毛，先端钝，长2.5～3mm；花托中央稍凹入，无毛。雌花多数，花冠细管状，长约2mm，花冠先端扩大，3齿裂，裂片无毛。

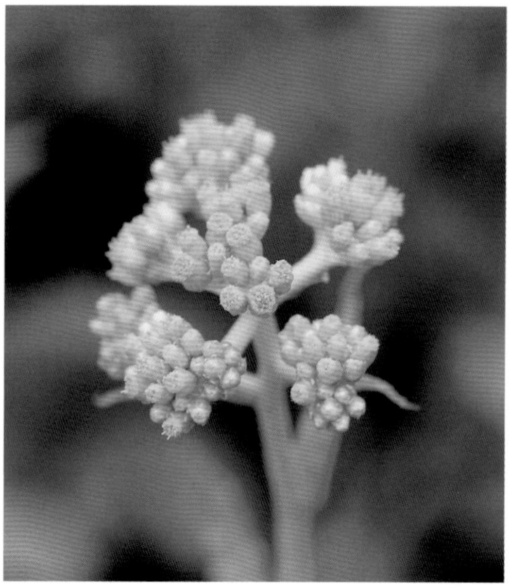

两性花较少，管状，长约 3mm，向上渐扩大，檐部 5 浅裂，裂片三角状渐尖，无毛。瘦果倒卵形或倒卵状圆柱形，长约 0.5mm，有乳头状突起；冠毛粗糙，污白色，易脱落，长约 1.5mm，基部联合成 2 束。花期 1 ~ 4 月，果期 8 ~ 11 月。

分布

分布于我国台湾及华东、华南、华中、西北、西南各省区。日本、朝鲜、菲律宾、印度尼西亚、印度及中南半岛其他地区也有分布。

生境

生长于低海拔干地或湿润草地，常见于稻田。

药材名

甘达巴扎、甘达八渣、干得巴渣、甘旦巴扎、嘎纳八渣（གཙྲ་ཤ་ད།）。

药用部位

地上部分或花序。

功能与主治

祛风湿，消痞瘤。用于“培根”病，痞瘤，风湿病，水肿。

用量与用法

3g。内服研末，或入丸、散剂。

附注

《晶珠本草》在“旱生草类药物”中记载有“གཙྲ་ཤ་ད།”（甘达巴扎），言其为治痞瘤与“培根”病之药物。《蓝琉璃》言其因花色不同而分黄 [“གཙྲ་ཤ་ད་སེར་པོ།”（甘达巴扎赛保）]、白 [“གཙྲ་ཤ་ད་དཀར་པོ།”（甘达巴扎嘎保）]2 种；《晶珠本草》言其“以根来分，分为白、黄两种”。现代文献记载的“甘达巴扎”的基原包括香青属（*Anaphalis*）和鼠麹草属（*Gnaphalium*）的多种植物，前者花序总苞白色，为白者的基原，后者的总苞黄色，为黄者的基原。《部标藏药》《青海藏标》以“乳白香青 /གཙྲ་ཤ་ད།/ 甘旦巴扎”之名收载了乳白香青 *A. lactea* Maxim.，《青海藏标》在该条的附注中说明二色香青 *A. bicolor* (Franch.) Diels 和鼠麹草 *G. affine* D. Don 的花序也作药用。《西藏藏标》在“གཙྲ་ཤ་ད།/ 干得巴渣 / 鼠麹草”条下则收载了鼠麹草 *G. affine* D. Don，以地上部分入药；文献记载作“甘达巴扎”基原的还有秋鼠麹草 *G. hypoleucum* DC.、细叶鼠麹草 *G. japonicum* Thunb.。（参见“秋鼠麹草”“铃铃香青”条）

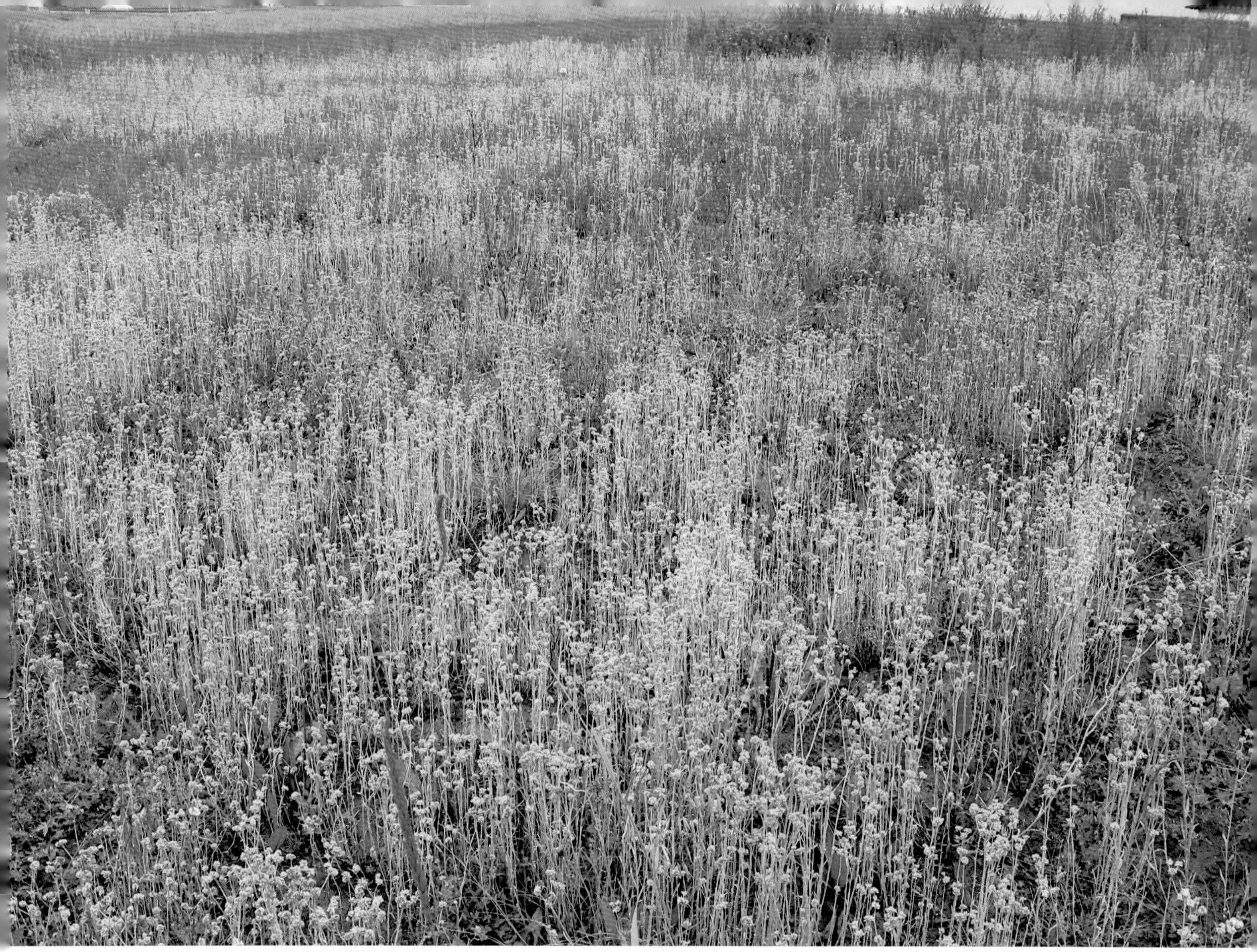

秋鼠麴草

Gnaphalium hypoleucum DC.

菊科（Compositae） 鼠麴草属（*Gnaphalium*）

形态

粗壮草本。茎直立，高可达 70cm，基部直径约 5mm，基部通常木质，上部有斜升的分枝，有沟纹，被白色厚绵毛或于花期基部脱落变稀疏，节间短，长 6 ~ 10mm，上部的节间通常长不及 5mm。下部叶线形，无柄，长约 8cm，宽约 3mm，基部略狭，稍抱茎，先端渐尖，上面有腺毛，或有时沿中脉被疏蛛丝状毛，下面厚，被白色绵毛，叶脉 1，上面明显，下面不明显；中部和上部叶较小。头状花序多数，直径约 4mm，无梗或有短梗，在枝端密集成伞房花序；花黄色；总苞球形，直径约 4mm，长 4 ~ 5mm；总苞片 4 层，全部金黄色或黄色，有光泽，膜质或上半部膜质，外层倒卵形，长 3 ~ 5mm，先端圆或钝，基部渐狭，背面被白色绵毛，内层线形，长 4 ~ 5mm，先端尖或锐尖，背面通常无毛。雌花多数，花冠丝状，长约 3mm，先端 3 齿裂，无毛；两性花较少，花冠管状，长约 4mm，两端向中部渐狭，檐部 5 浅裂，裂片卵状渐尖，无毛。瘦果卵形或卵状圆柱形，先端平截，无毛，长约 0.4mm；冠毛绢毛状，粗糙，污黄色，易脱落，长 3 ~ 4mm，基部分离。花期 8 ~ 12 月。

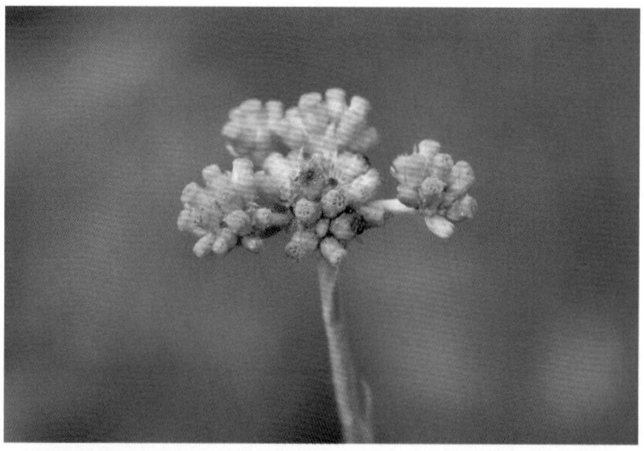

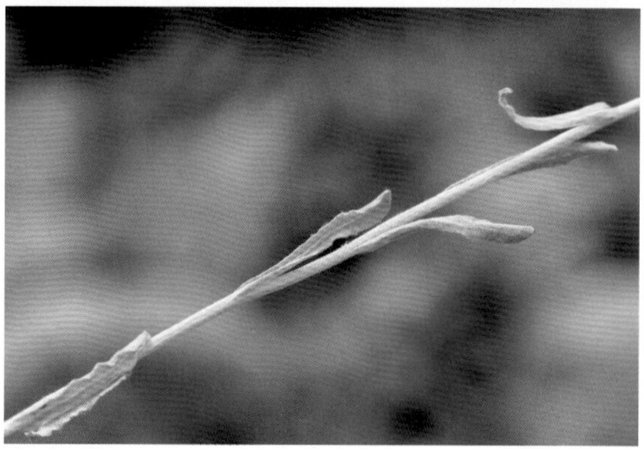

分布

分布于我国华东、华南、华中、西北、西南地区。日本、朝鲜、菲律宾、印度尼西亚、印度及中南半岛其他地区也有分布。

生境

生长于海拔 200 ~ 800m 的空旷沙土地、山地路旁、山坡。

药材名

甘达巴扎、甘达八渣、干得巴渣、甘旦巴扎、嘎纳八渣（གནྡྷ་བྷ་ད།），甘旦巴扎色保（གནྡྷ་བྷ་ད་སེར་པོ།）。

药用部位

地上部分或花序。

功能与主治

祛风湿，消痞瘤。用于“培根”病，痞瘤，风湿病，水肿。

用量与用法

6 ~ 15g。内服研末，或入丸、散剂。

附 注

《晶珠本草》在“旱生草类药物”中记载有“གནྡྷ་བྷ་ད།”（甘达巴扎），言其为治痞瘤与“培根”病之药物。《蓝琉璃》言其因花色不同而分黄[“གནྡྷ་བྷ་ད་སེར་པ།”（甘达巴扎赛保白）]、白[“གནྡྷ་བྷ་ད་དཀར་པོ།”（甘达巴扎嘎保）]2 种；《四部医典系列挂图全集》第三十一图中有注其“佳品黄色”的附图（50 号图），汉译本译注名为“鼠曲草”。现代文献记载的“甘达巴扎”的基原包括香青属（*Anaphalis*）和鼠麴草属（*Gnaphalium*）的多种植物，前者花序总苞白色，为白者，后者总苞黄色，为黄者。《中国藏药植物资源考订》认为《四部医典系列挂图全集》附图应为拉萨鼠麴草 *G. flavescens* Kitam. 或秋鼠麴草 *G. hypoleucum* DC.。《部标藏药》《青海藏标》以“乳白香青 /གནྡྷ་བྷ་ད།/ 甘旦巴扎”之名收载了乳白香青 *A. lactea* Maxim.、二色香青 *A. bicolor* (Franch.) Diels 的花序。文献记载秋鼠麴草 *G. hypoleucum* DC. 为“嘎纳八渣”的基原之一，《藏药晶镜本草》记载该种为黄色者“གནྡྷ་བྷ་ད་སེར་པོ།”（甘旦巴扎色保）的基原；与此同样使用的种类还有鼠麴草 *G. affine* D. Don、细叶鼠麴草 *G. japonicum* Thunb.。（参见“鼠麴草”“铃铃香青”条）

土木香

Inula helenium L.

菊科（Compositae） 旋覆花属（*Inula*）

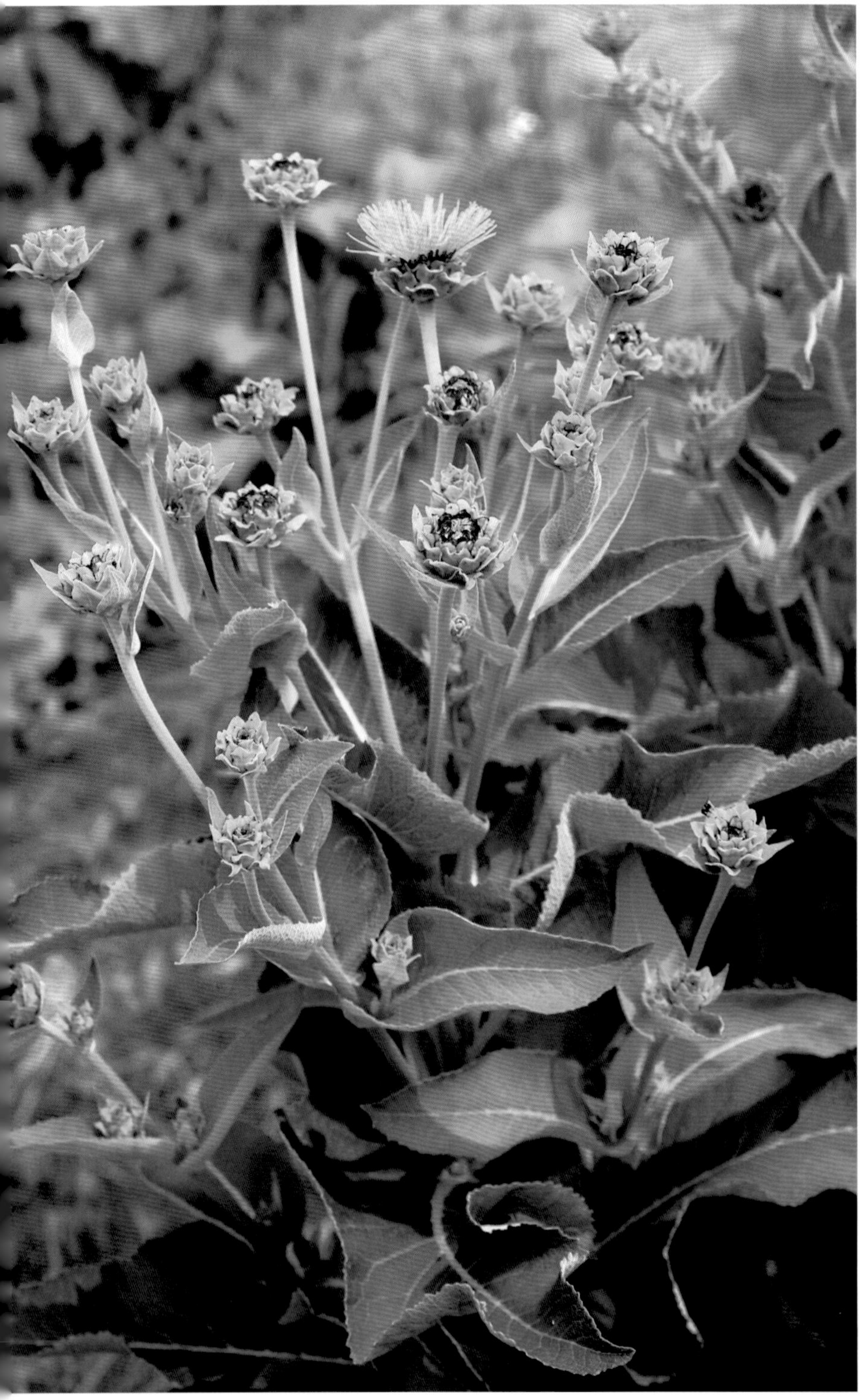

形态

多年生草本。根茎块状，有分枝。茎直立，高 60 ~ 150cm 或达 250cm，粗壮，直径达 1cm，不分枝或上部有分枝，被开展的长毛，下部有较疏的叶；节间长 4 ~ 15cm，基部叶和下部叶在花期常生存，基部渐狭成具翅长达 20cm 的柄，连同柄长 30 ~ 60cm，宽 10 ~ 25cm；叶片椭圆状披针形，边缘有不规则的齿或重齿，先端尖，上面被基部疣状的糙毛，下面被黄绿色密茸毛；中脉和近 20 对的侧脉在下面稍高起，网脉明显；中部叶卵圆状披针形或长圆形，长 15 ~ 35cm，宽 5 ~ 18cm，基部心形，半抱茎；上部叶较小，披针形。头状花序少数，直径 6 ~ 8cm，排列成伞房状花序；花序梗长 6 ~ 12cm，为多数苞叶所围裹；总苞 5 ~ 6 层，外层草质，宽卵圆形，先端钝，常反折，被茸毛，宽 6 ~ 9mm，内层长圆形，先端扩大成卵圆状三角形，干膜质，背面有疏毛，有缘毛，较外层长 3 倍，最内层线形，先端稍扩大或狭尖；舌状花黄色，舌片线形，长 2 ~ 3cm，宽 2 ~ 2.5mm，先端有 3 ~ 4 浅裂片；管状花长 9 ~ 10mm，有披针形裂片；冠毛污白色，长 8 ~ 10mm，有极多数具细齿的毛。瘦果四面或五面形，有棱和细沟，无毛，长 3 ~ 4mm。花期 6 ~ 9 月。

分布

分布于我国新疆。欧洲、蒙古北部、北美洲也有分布。

生境

生长于山坡草地。我国多地有栽培。

药材名

玛奴（མ་ནུ།），玛奴巴扎（མ་ནུ་པ་ཏྲ།）。

药用部位

根。

功能与主治

健脾和胃，调气解郁，止痛，安胎。用于“查龙”病引起的胸胁热痛，脘腹胀痛，呕吐泻痢，胸胁挫伤，岔气作痛，胎动不安等。

用量与用法

3 ~ 9g。多入丸、散剂。

附注

在植物分类学上，总状土木香 *I. racemosa* Hook. f. 和土木香 *I. helenium* L. 的分类尚存在争议，有学者认为 2 种为同物异名，现《中国植物志》将 2 种独立收载。《晶珠本草》记载“མ་ནུ།”（玛奴）是总称（木香类），其种类很多，虽有各种名称，但非按其种类所分。土木香 *I. helenium* L. 为“玛奴”的基原之一，药材又被习称为“藏木香”。1985 ~ 1995 年版《中国药典》将上述 2 种均作为藏族习用药材，以“土木香（藏木香）”之名收载；2000 年版《中国药典》以“土木香”（中药材）之名收载了上述 2 种；2005 ~ 2015 年版《中国药典》在正文中将土木香 *I. helenium* L. 作“土木香”（中药材），而在附录中以“藏木香”之名收载了总状土木香 *I. racemosa* Hook. f.。据调查，现甘肃循化、内蒙克什克腾旗栽培的均为土木香 *I. helenium* L.，西藏拉萨、山南及四川白玉栽培有总状土木香 *I. racemosa* Hook. f.。（参见“总状土木香”“川木香”条）

总状土木香

Inula racemosa Hook. f.

菊科（Compositae） 旋覆花属（*Inula*）

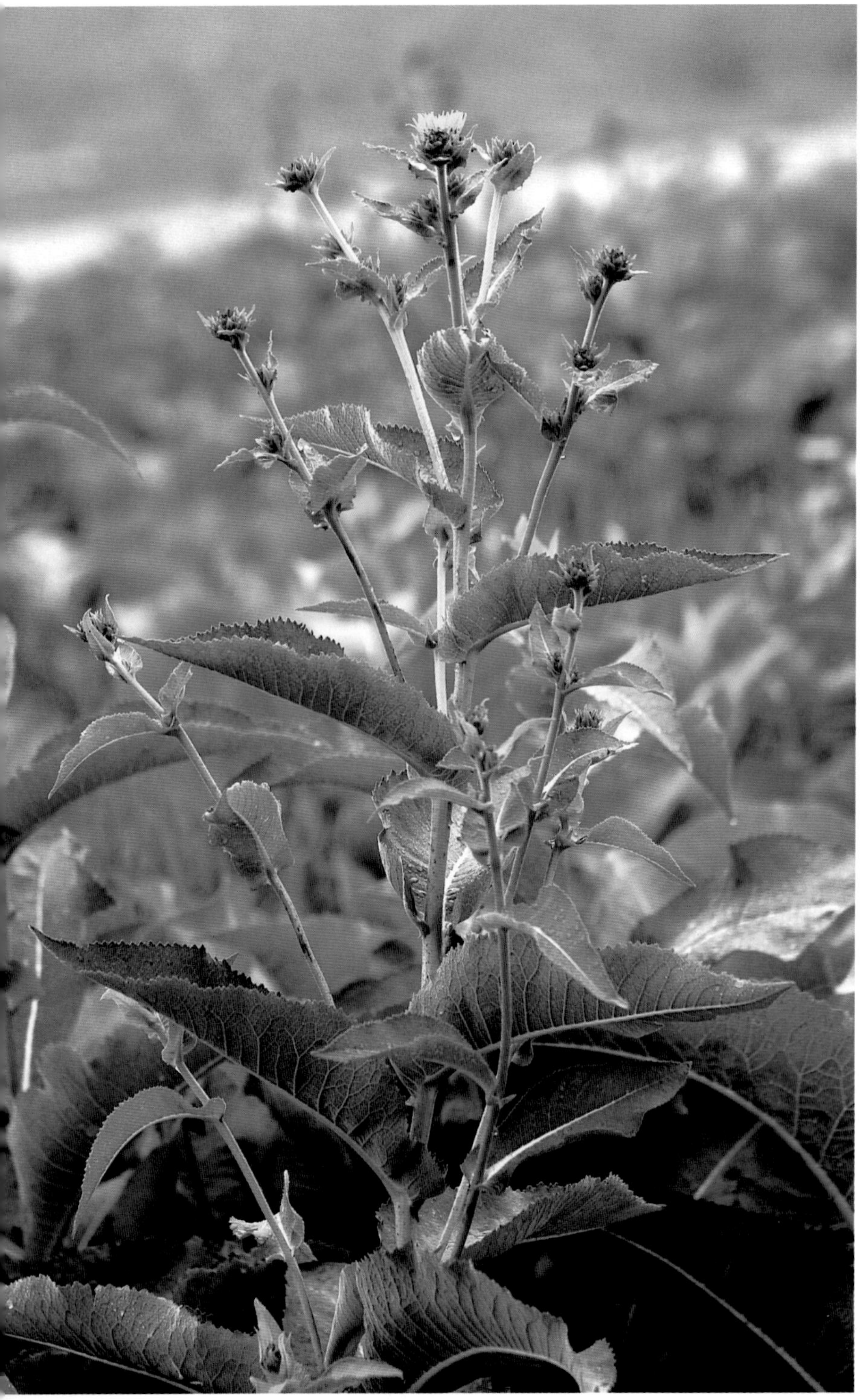

形态

多年生草本。根茎块状。茎高 60 ~ 200cm，基部木质，直径达 14mm，常有长分枝，稀不分枝，下部常稍脱毛，上部被长密毛；节间长 4 ~ 20cm。基部叶和下部叶椭圆状披针形，有具翅的长柄，长 20 ~ 50cm，宽 10 ~ 20cm；边缘有不规则的齿或重齿，先端尖，上面被基部疣状的糙毛，下面被黄绿色密茸毛，中脉粗壮，与 15 ~ 20 对侧脉在下面凸起；中部叶长圆形或卵圆状披针形，基部宽或心形，半抱茎；上部叶较小。头状花序少数或较多数，直径 5 ~ 8cm，无或有长 0.5 ~ 4cm 的花序梗，排列成总状花序；总苞长 0.8 ~ 2.2cm，宽 2.5 ~ 3cm；总苞片 5 ~ 6 层，外层叶质，宽卵圆形，先端常钝，反折，被茸毛，宽达 7mm；内层长圆形，先端扩大成卵圆状三角形，干膜质，背面有疏毛，有缘毛，较外层长约 2 倍；最内层干膜质，线形，先端稍扩大成狭尖；舌状花的舌片线形，

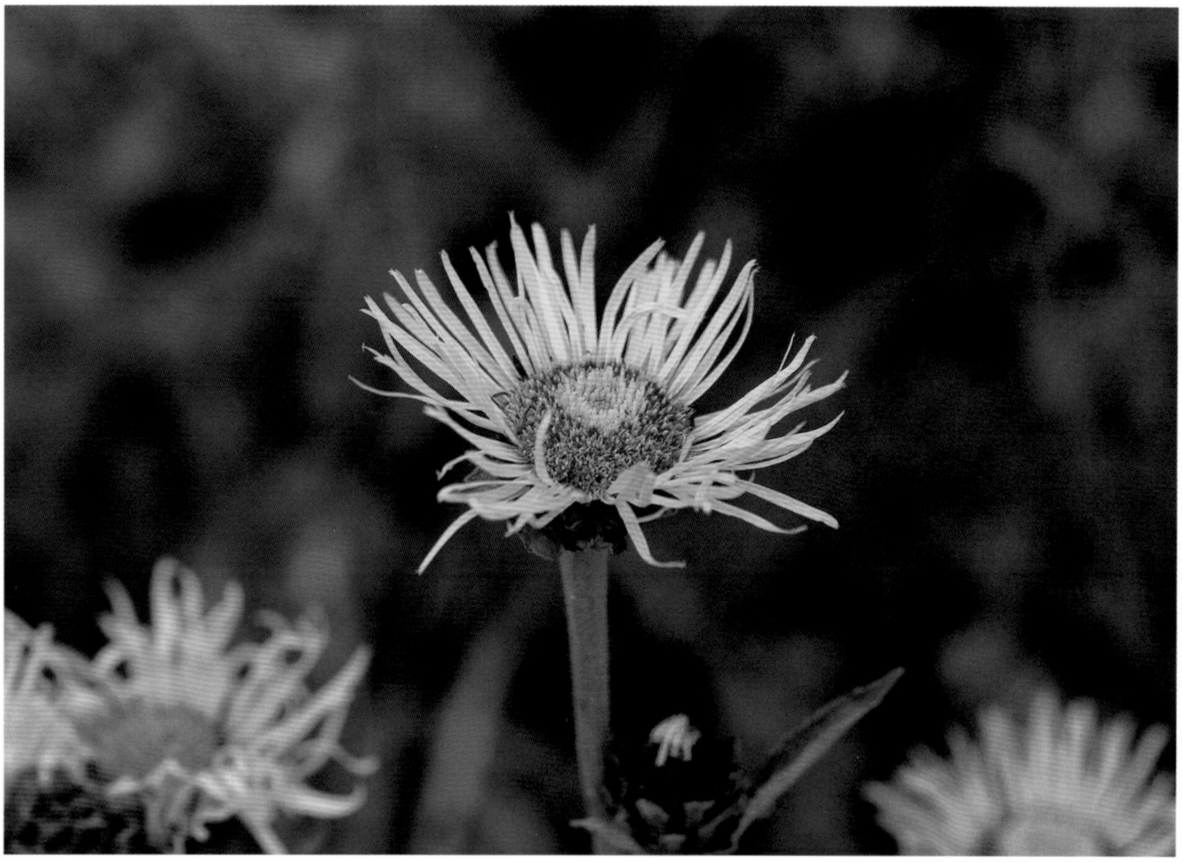

长约 2.5cm，宽 1.5 ~ 2mm，先端有 3 齿；管状花长 9 ~ 9.5mm；冠毛污白色，有 40 ~ 50 具微齿的毛。瘦果四面体或五面体形，有棱和细沟，无毛，长 3 ~ 4mm。花果期 8 ~ 9 月。

分布

分布于我国新疆（伊宁、阜康、昭苏、布尔津、托里）；四川、湖北（巴东）、陕西（洋县）、甘肃（榆中）、西藏（拉萨）等地常有栽培。印度等也有分布。

生境

生长于海拔 700 ~ 1500m 的水边荒地、河滩、湿润草地。

药材名

玛奴（མ་ནུ།），玛奴巴扎（མ་ནུ་པ་ཏྲ།），毕嘎木拉、布嘎木拉（པུཥྐར་མཱུ་ལ།）。

药用部位

根。

功能与主治

健脾和胃，调气解郁，止痛，安胎。用于“查隆”病引起的胸胁热痛，脘腹胀痛，呕吐泻痢，胸胁挫伤，岔气作痛，胎动不安等。

用量与用法

3 ~ 9g。多入丸、散剂。

附注

在植物分类学上，总状土木香 *I. racemosa* Hook. f. 和土木香 *I. helenium* L. 的分类存在争议，有学者认为2种为同物异名，现《中国植物志》将2种均作为独立种记载。《度母本草》中记载有“མ་ནུ།”（玛奴），《晶珠本草》记载其种类很多，“玛奴”是总称，虽有各种名称，但非其种类之分。现多将“玛奴”类药材习称为“藏木香”，关于其基原，1977年版《中国药典》将其作为“藏族习用药材”，以“藏木香”（玛奴）之名收载了总状青木香 *I. racemosa* Hook. f.（总状土木香）；1985 ~ 1995年版《中国药典》将上述2种均作为“藏族习用药材”，以“土木香（藏木香）”之名收载；2000年版《中国药典》以“土木香”（中药材）之名收载了该2种；2005 ~ 2020年版《中国药典》在正文中以“土木香”（中药材）之名收载了土木香 *I. helenium* L.，而在附录中以“藏木香”之名收载了总状土木香 *I. racemosa* Hook. f.。《部标藏药》和《青海藏标》均在附录中以“藏木香 /མ་ནུ།/ 玛奴”之名收载了上述2种；《藏标》以“藏木香 /མ་ནུ།/ 玛奴”之名收载了总状青木香 *I. racemosa* Hook. f.（总状土木香）。藏医临床常将“玛奴”熬膏入药，称其为“མ་ནུ་ཁནྡ།”（玛奴砍扎）。据《中国植物志》记载，土木香 *I. helenium* L. 和总状土木香 *I. racemosa* Hook. f. 在我国仅分布于新疆，西藏、甘肃、四川、湖北等地栽培有总状土木香 *I. racemosa* Hook. f.，可能系从印度引入。但据调查，现甘肃循化、内蒙古克什克腾旗栽培的均为土木香 *I. helenium* L.，西藏拉萨、山南及四川白玉栽培的为总状土木香 *I. racemosa* Hook. f.。

《晶珠本草》还记载有“པུཥྐ་ར་མཱུ་ལ།”（毕嘎木拉）和“རུ་རྟ།”（如达），《晶珠本草》汉译重译本认为“མ་ནུ་པ་ཏྲ།”（玛奴巴扎）和“པུཥྐ་ར་མཱུ་ལ།”（毕嘎木拉）均为总状土木香 *I. racemosa* Hook. f.，“རུ་རྟ།”（如达）为菊科植物川木香 *Vladimiria souliei* (Franch.) Ling [*Dolomiaea souliei* (Franch.) Shih]。但其他文献多认为“毕嘎木拉”应为川木香 *V. souliei* (Franch.) Ling，“如达”为云木香 *Saussurea costus* (Falc.) Lipsch.（木香 *Aucklandia lappa* Decne.）。（参见“土木香”“川木香”“云木香”条）

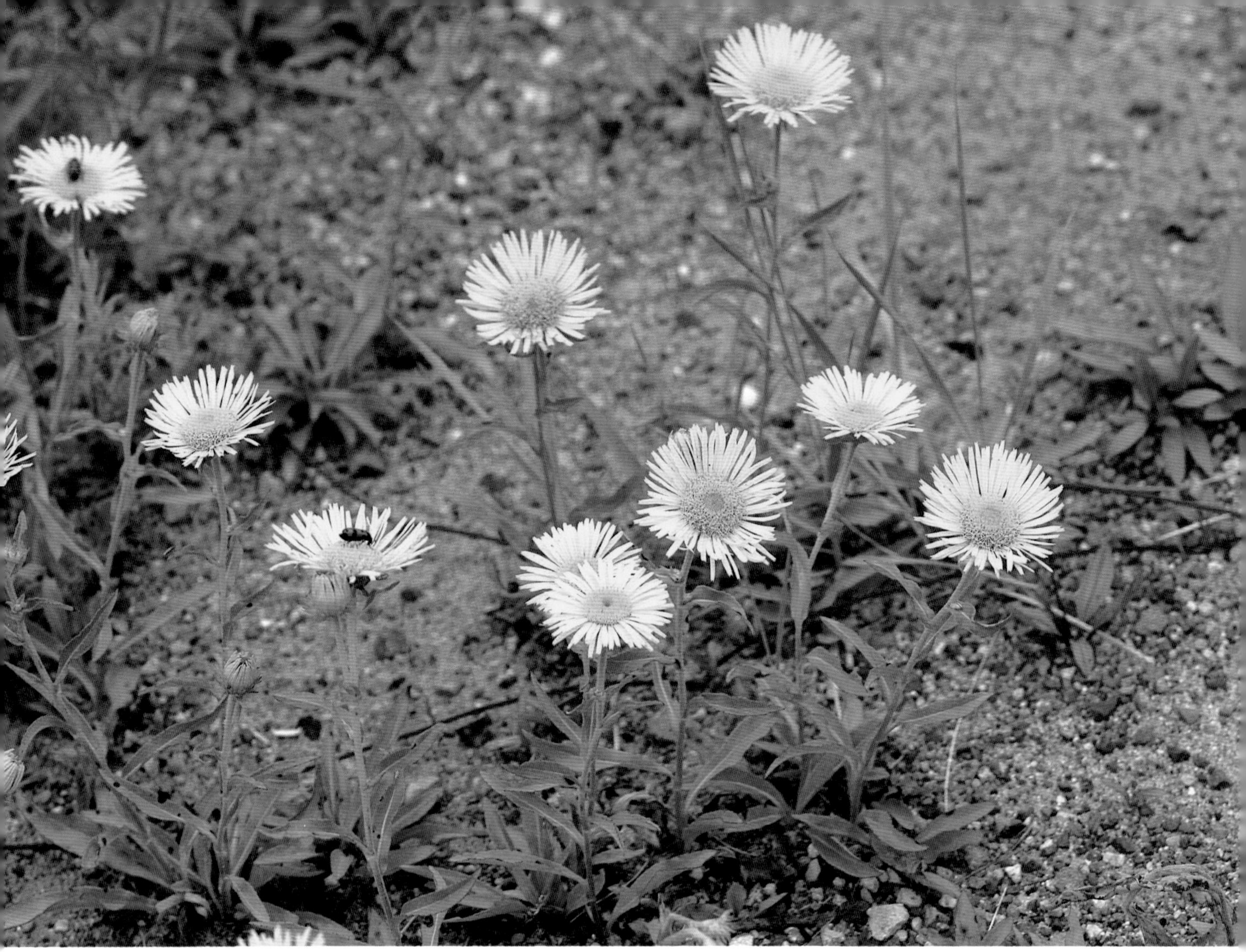

旋覆花

Inula japonica Thunb.

菊科（Compositae）　旋覆花属（*Inula*）

形态

多年生草本。根茎短，横走或斜升，有多少粗壮的须根。茎单生，有时 2 ~ 3 簇生，直立，高 30 ~ 70cm，有时基部具不定根，基部直径 3 ~ 10mm，有细沟，被长伏毛，或下部有时脱毛，上部有上升或开展的分枝，全部有叶；节间长 2 ~ 4cm。茎基部叶常较小，在花期枯萎；茎中部叶长圆形、长圆状披针形或披针形，长 4 ~ 13cm，宽 1.5 ~ 3.5cm，稀 4cm，基部多少狭窄，常有圆形半抱茎的小耳，无柄，先端稍尖或渐尖，边缘有小尖头状疏齿或全缘，上面有疏毛或近无毛，下面有疏伏毛和腺点；中脉和侧脉有较密的长毛；茎上部叶渐狭小，线状披针形。头状花序直径 3 ~ 4cm，多数或少数排列成疏散的伞房花序；花序梗细长。总苞半球形，直径 13 ~ 17mm，长 7 ~ 8mm；总苞片约 6 层，线状披针形，近等长，但最外层常叶质而较长；外层基部革质，上部叶质，背面有伏毛或近无毛，有缘毛；内层除绿色中脉外干膜质，渐尖，有腺点和缘毛。舌状花黄色，较总苞长 2 ~ 2.5 倍；舌片线形，长 10 ~ 13mm；管状花花冠长约 5mm，有三角状披针形裂片；

冠毛 1 层，白色，有 20 或更多微糙毛，与管状花近等长。瘦果长 1 ~ 1.2mm，圆柱形，有 10 沟，先端截形，被疏短毛。花期 6 ~ 10 月，果期 9 ~ 11 月。

分布

分布于我国四川、贵州、福建、广东及华北、华中、东北地区。蒙古、朝鲜、日本等也有分布。

生境

生长于海拔 150 ~ 2400m 的山坡路旁、湿润草地、河岸、田埂。

药材名

阿皮夏、阿西（ཨ་བྲག）。

药用部位

地上部分。

功能与主治

舒筋活络，止痛。用于肌肉神经痛。

附　注

《晶珠本草》记载“མེ་ཏོག་ལུག་མིག”（美多漏梅）为治毒症、疫热症之药物，言其分为黄、蓝、黑 3 种，其中 1 种生长在石山、草坡，花黄色，名为“阿夏合”，又分大、小 2 种。《晶珠本草》另条记载“ཨ་བྲག”（阿皮夏）为治头破伤、干黄水之药物，言其分为上、下 2 品。《晶珠本草》汉译重译本认为“阿夏合”的基原即“鞑箭菊”，也系“阿皮夏”的基原之一。现代文献及有关标准中收载的“མེ་ཏོག་ལུག་མིག”（美多路梅）的基原包括萎软紫菀 *Aster flaccidus* Bge. 等多种菊科紫菀属（*Aster*）植物。“阿皮夏”的上品为菊科植物川西小黄菊 *Pyrethrum tatsienense* (Bur. et Franch.) Ling ex Shih（打箭菊），多被称为“ཨ་བྲག་གཟེར་འཇོམས”（阿夏塞尔郡）。据文献记载，旋覆花 *I. japonica* Thunb. 为“ཨ་བྲག”（阿西）的基原之一，同样作“阿西”使用的还有锈毛旋覆花 *I. hookeri* C. B. Clarke、显脉旋覆花 *I. nervosa* Wall.，但其功能、主治与川西小黄菊 *Pyrethrum tatsienense* (Bur. et Franch.) Ling ex Shih 不同。据《中国藏药植物资源考订》记载，藏医不用旋覆花 *I. japonica* Thunb.，《西藏常用中草药》记载旋覆花 *I. japonica* Thunb. 的附图应为菊科植物毛连菜 *Picris hieracioides* L.。蒙医以旋覆花 *I. japonica* Thunb. 和欧亚旋覆花 *I. britanica* L. 作“阿夏塞尔郡”的基原，此二者可能系因川西小黄菊 *Pyrethrum tatsienense* (Bur. et Franch.) Ling ex Shih 在内蒙古地区无分布而使用的代用品。（参见“萎软紫菀”“川西小黄菊”条）

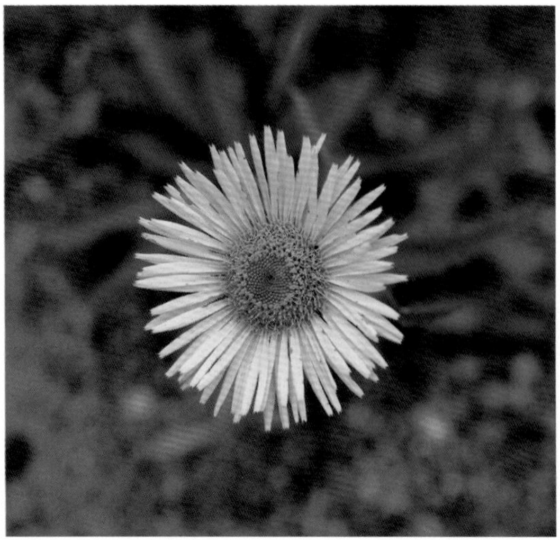

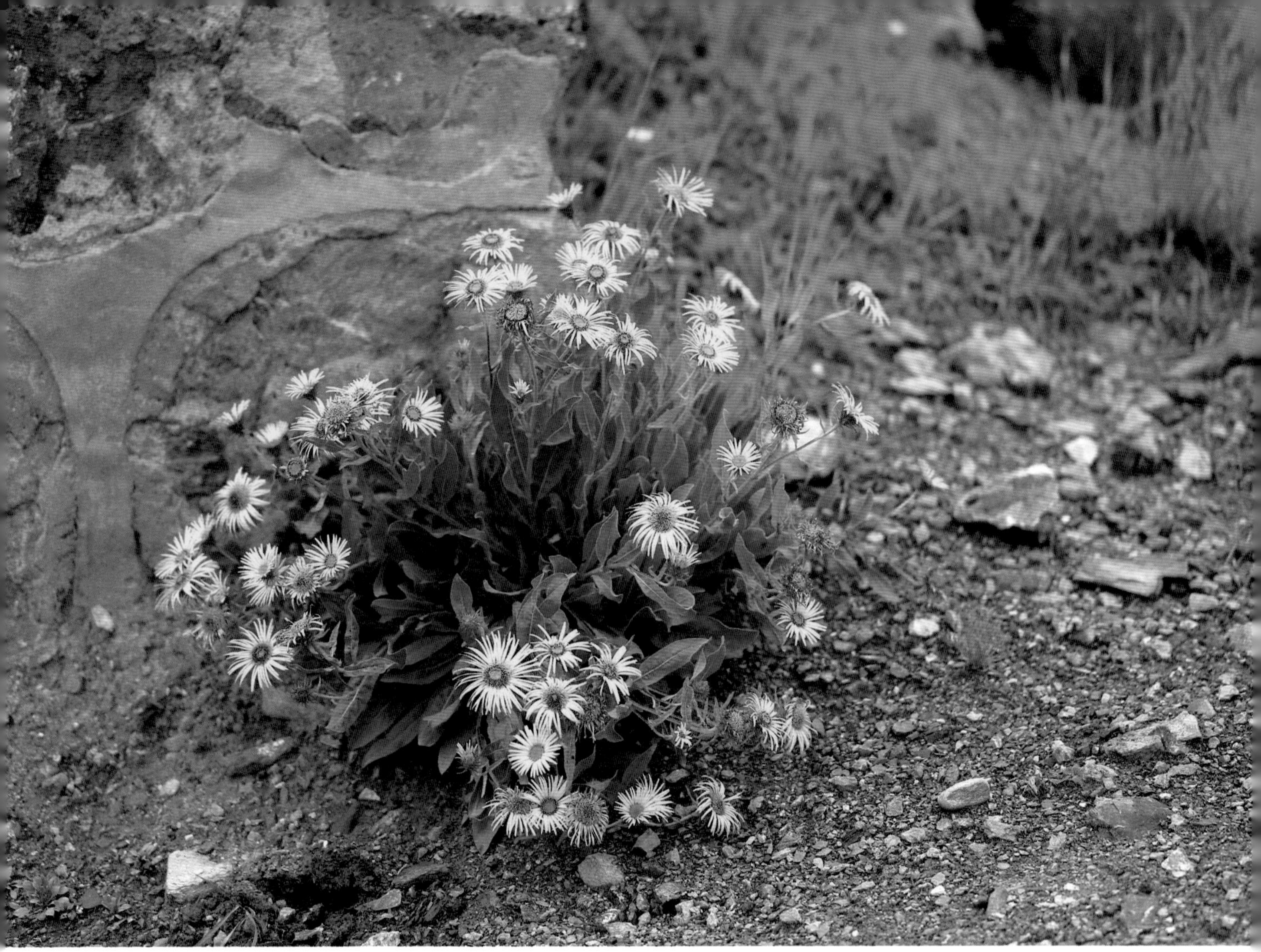

臭蚤草

Pulicaria insignis Drumm. ex Dunn

菊科（Compositae） 蚤草属（*Pulicaria*）

形态

多年生草本。根茎长，粗壮，多分枝，直径 5 ～ 8mm，上端有密集的分枝和被白色密毛的芽，为枯萎残存的叶柄和叶片所围裹。茎直立或斜升，高 5 ～ 25cm，粗壮，直径 2 ～ 3.5mm，不分枝或有 2 ～ 3 花序枝，被密集开展的长粗毛，基部被稠密的绢状长茸毛；节间长约 1cm，上部达 3cm。基生叶倒披针形，下部渐狭成长柄；茎生叶长圆形或卵圆状长圆形，先端钝或稍尖，全缘，基部等宽，无柄，半抱茎，长 4 ～ 8cm，宽 1.2 ～ 2cm，质厚，两面被毡状长贴毛，边缘和叶脉有密生的长达 2mm 的粗毛；中脉在下面稍凸起，侧脉 4 ～ 5 对，不明显。头状花序在舌状花开展时直径 4 ～ 6cm，在茎端单生，有时另有 1 ～ 2 侧生的头状花序生于短柄上；总苞宽钟状，高 1.2 ～ 1.5（～ 2）cm，直径 2 ～ 2.5cm，总苞片多层，线状披针形或线形，上端渐细尖，外层草质，外面全部和内面上部密生长粗毛，内层上部草质，被较疏的毛，边缘膜质，最内层除中脉外膜质，稍有毛和缘毛；舌状花黄色，外面有毛，舌片狭长，长 1 ～ 1.5（～ 2）cm，宽达 1.5mm，先端有 3 齿，花柱分枝长，线形，稍扁，先端钝；两性花花冠无毛，长约 7mm，管状，上部 2/3 渐扩大，有卵圆状披针形裂片，花药长约 4mm，先端尖披针形，基部有长尾，花柱分枝先端较钝；冠毛白色；外层有 5 膜片，膜片狭长披针形，长 1 ~ 1.3mm，渐尖，内层有 5 羽状毛，向上端较粗厚，约与管状花花冠等长。瘦果近圆柱形，有棱，先端截形，基部稍狭，被浅褐色绢毛，长 2.5 ~ 3.5mm。花期 7 ~ 9 月。

分布

我国特有种。分布于西藏（日喀则、拉萨及察日坝地区）。

生境

生长于海拔 4000 ~ 4310m 的山脊岩石上、石砾坡地、草丛中。

药材名

芒间、明见、明间（མིང་ཅན།），芒间色保、明间赛保、芒涧色尔保、明涧色博（མིང་ཅན་སེར་པོ།），明间那保（མིང་ཅན་ནག་པོ།）。

药用部位

花序。

功能与主治

清热，消炎，消肿。用于喉蛾，疔毒，感染性炎症与肿胀，血热。

用量与用法

3 ~ 4g。

附注

《蓝琉璃》在“药物补述”中增加记载了“མིང་ཅན།”（明间），言其有黄 [“མིང་ཅན་སེར་པོ།”（明间赛保）]、黑 [“མིང་ཅན་ནག་པོ།”（明间那保）] 及黑的副品 3 种；《四部医典系列挂图全集》第三十一图中分别有黄者（67 号图）和黑者（69 号图）的附图（汉译本译注名为“虱草花”和“垂头菊”）；《晶珠本草》言“明间”分为黄、黑、蓝 [“མིང་ཅན་སྔོན་པོ།”（明间温保），次品]3 种。现代文献记载的“明间”类的基原涉及菊科植物臭蚤草 *P. insignis* Drumm. ex Dunn 和垂头菊属（*Cremanthodium*）、紫菀属（*Aster*）、天名精属（*Carpesium*）以及牻牛儿苗科植物熏倒牛 *Biebersteinia heterostemon* Maxim. 等多种植物，但各地习用种类不同。臭蚤草 *P. insignis* Drumm. ex Dunn 为西藏藏医使用的黄者（明间赛保）的正品基原，其形态也与《四部医典系列挂图全集》所附“明间赛保”的形态一致，但因《蓝琉璃》和《晶珠本草》等在记载“黄明间”和“黑明间”形态时有交叉，也有部分现代文献记载该种为“明间那保”。《藏药晶镜本草》（1995 年版）曾将臭蚤草 *P. insignis* Drumm. ex Dunn 记载为“明间那保”，2018 年版则将其修订为“明间”。青海等地藏医使用的“明间赛保”的基原为条叶垂头菊 *Cremanthodium lineare* Maxim. 等同属植物，西藏藏医则将该属植物作“明间那保”使用。《部标藏药》等收载的“མིང་ཅན་སེར་པོ/ 芒间色保”的基原为条叶垂头菊 *Cremanthodium lineare* Maxim. 和矮垂头菊 *Cremanthodium humile* Maxim.。（参见“条叶垂头菊”“矮垂头菊”“熏倒牛”等条）

烟管头草

Carpesium cernuum L.

菊科（Compositae） 天名精属（*Carpesium*）

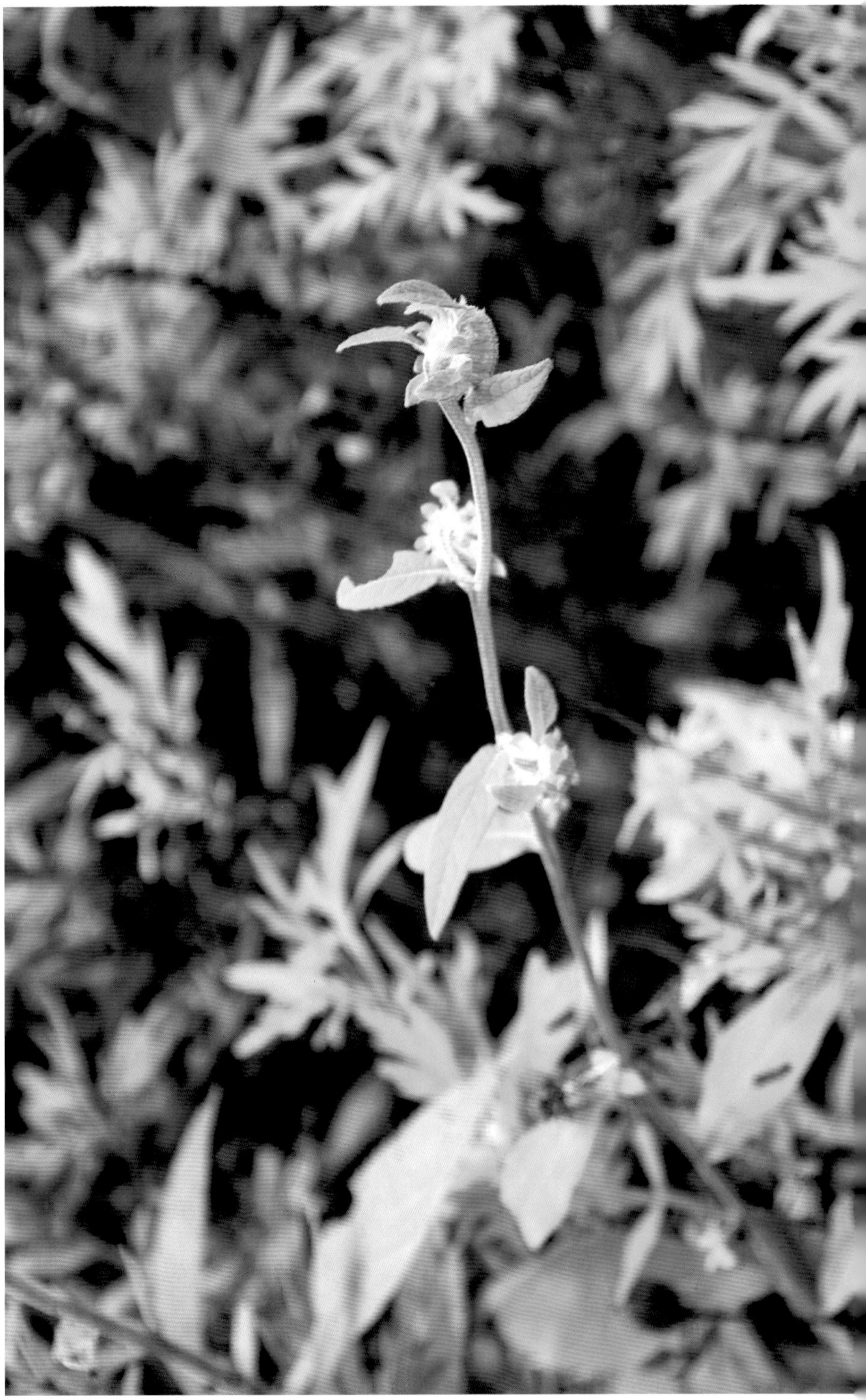

形态

多年生草本。茎高 0.5 ~ 1m，下部密被白色长柔毛及卷曲的短柔毛，基部及叶腋尤密，常呈绵毛状，上部被疏柔毛，后渐脱落稀疏，有明显的纵条纹，多分枝。基生叶于开花前凋萎，稀宿存；茎下部叶较大，具长柄，柄长约为叶片的 2/3 或近等长，下部具狭翅，向叶基部渐宽，叶片长椭圆形或匙状长椭圆形，长 6 ~ 12cm，宽 4 ~ 6cm，先端锐尖或钝，基部长渐狭下延，上面绿色，被稍密的倒伏柔毛，下面淡绿色，被白色长柔毛，沿叶脉较密，在中肋及叶柄上常密集成绒毛状，两面均有腺点，边缘具稍不规整的具胼胝尖的锯齿，中部叶椭圆形至长椭圆形，长 8 ~ 11cm，宽 3 ~ 4cm，先端渐尖或锐尖，基部楔形，具短柄，上部叶渐小，椭圆形至椭圆状披针形，近全缘。头状花序单生于茎端及枝端，开花时下垂；苞叶多枚，大小不等，其中 2 ~ 3 较大，椭圆状披针形，长 2 ~ 5cm，两端渐狭，具短柄，密被柔毛及腺点，其余较小，条状披针形或条状匙形，稍长于总苞。总苞壳斗状，直径 1 ~ 2cm，长 7 ~ 8mm；苞片 4 层，外层苞片叶状，披针形，与内层苞片等长或稍长于内层苞片，草质或基部干膜质，密被长柔毛，先端钝，通常反折，中层及内层苞片干膜质，狭矩圆形至条形，先端钝，有不规整的微齿。雌花狭筒状，长约 1.5mm，中部较宽，两端稍收缩，两性花筒状，向上增宽，冠檐 5 齿裂。瘦果长 4 ~ 4.5mm。

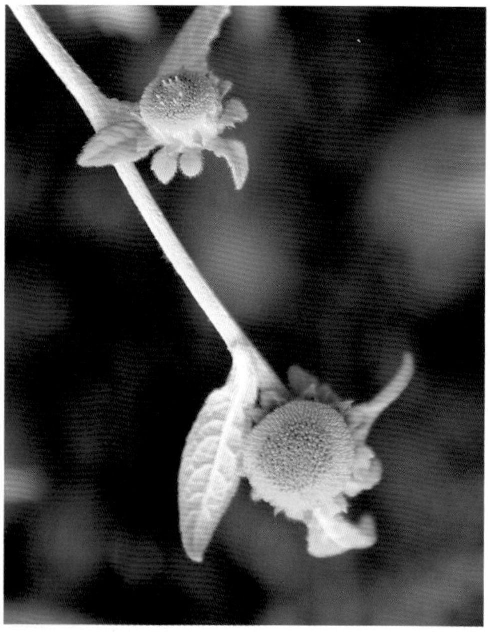

分布

分布于我国东北、华北、华中、华东、华南、西南地区及陕西、甘肃等。欧洲至朝鲜、日本也有分布。

生境

生长于海拔 3000m 以下的路边、山坡、荒地、沟边。

药材名

羌露明坚、羌露明间（བྱང་ལུགས་མིང་ཅན།），明间那保、明见那保（མིང་ཅན་ནག་པོ།）。

药用部位

全草或头状花序。

功能与主治

消肿，止痛。用于咽喉炎，疮痈，炭疽。

用量与用法

9 ~ 12g。

附　注

《蓝琉璃》新增记载了“མིང་ཅན།”（芒间、明见、明间）为消炎止痛之药物，言其有黄[“མིང་ཅན་སེར་པོ།”（明间赛保、芒间色保）]、黑[“མིང་ཅན་ནག་པོ།”（明间那保）]及黑的副品 3 种；《晶珠本草》则将其分为黄、黑、蓝（次品）3 类。现代文献记载的“明间”类的基原涉及菊科蚤草属（*Pulicaria*）、垂头菊属（*Cremanthodium*）、紫菀属（*Aster*）、天名精属（*Carpesium*）及牻牛儿苗科植物熏倒牛 *Biebersteinia heterostemon* Maxim. 等多科多属多种植物，各地对品种的划分及习用的种类不尽相同。据文献记载，烟管头草 *Carpesium cernuum* L. 为“明间”的其原之一，被称为“བྱང་ལུགས་མིང་ཅན།”（羌露明间），意为北派藏医使用的“明间”，但在四川若尔盖又称其为“མིང་ཅན་ནག་པོ།”（明间那保）。同样作“明间”使用的还有高原天名精 *Carpesium lipskyi* Winkl.、尼泊尔天名精 *Carpesium nepalense* Less. 等。（参见“条叶垂头菊”“臭蚤草”“熏倒牛”“高原天名精”条）

高原天名精

Carpesium lipskyi Winkl.（高山金挖耳）

菊科（Compositae） 天名精属（*Carpesium*）

形态

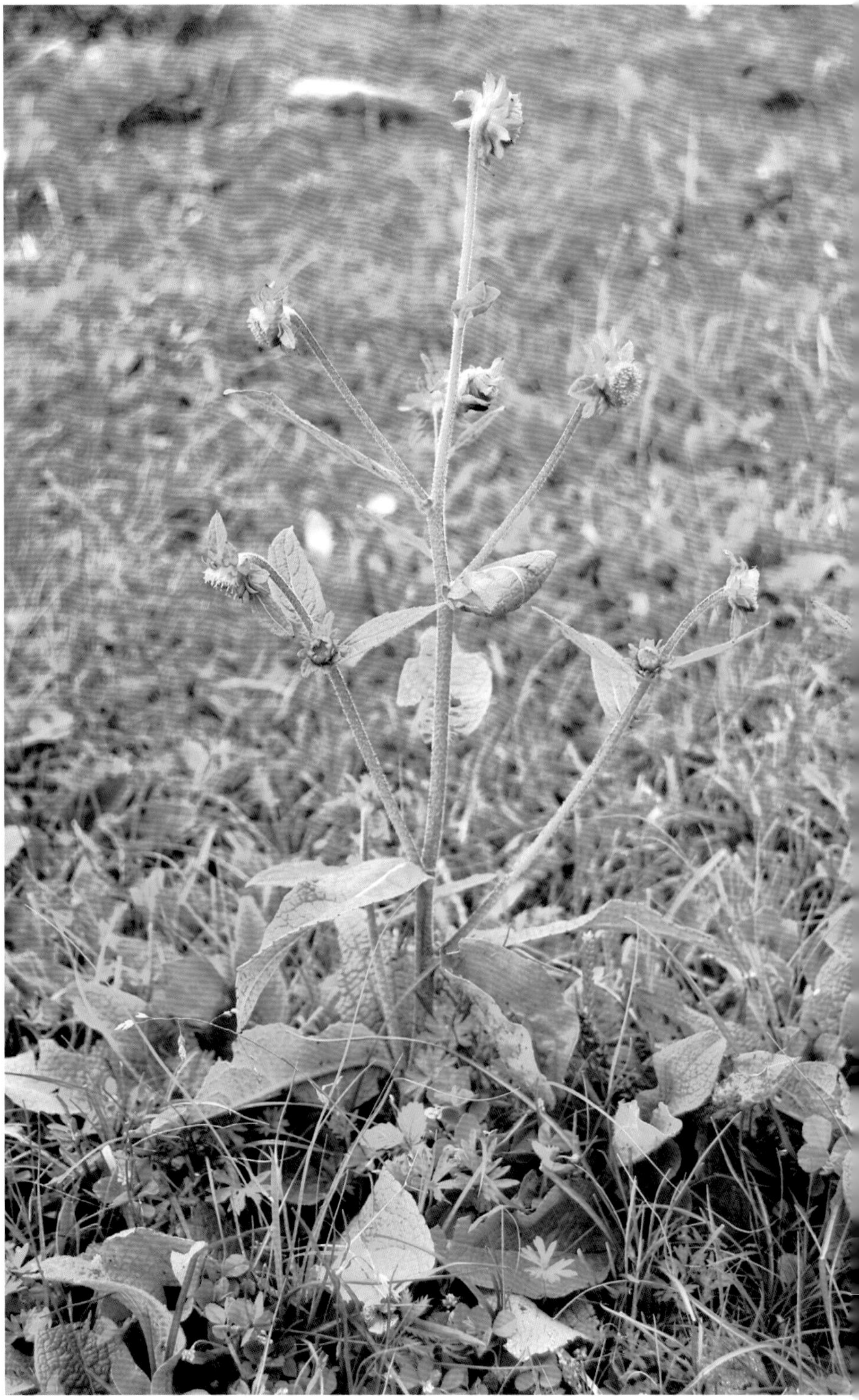

多年生草本。根茎粗短，横生，根颈常有褐色残存的老叶柄。茎直立，高 35 ~ 70cm，与叶柄及叶片中肋均常带紫色，具纵条纹，初被较密的长柔毛，后渐稀疏，基部直径 2.5 ~ 4mm，上部分枝。基生叶于开花前凋萎或有时宿存；茎下部叶较大，具长 1.5 ~ 6cm 的柄，叶片椭圆形或匙状椭圆形，长 7 ~ 15cm，宽 3 ~ 7cm，先端钝或锐尖，基部长渐狭，下延至叶柄，近全缘，仅有腺体状凸出的胼胝或具小齿，上面绿色，被基部膨大的倒伏柔毛，常脱落稀疏而留下膨大的基部，下面淡绿色，被白色疏长柔毛，沿中肋及叶柄较密，略呈绒毛状，两面均有腺点；茎上部叶椭圆形至椭圆状披针形，先端渐尖，基部阔楔形，无柄，上部及枝上叶小，披针形。头状花序单生于茎、枝端或腋生而具较长的花序梗，开花时下垂；苞叶 5 ~ 7，披针形，近等大，长 8 ~ 16mm，宽 2 ~ 3mm，反折，被疏长柔毛，沿中脉较密，侧脉不明显；总苞盘状，直径 1 ~ 1.5cm；苞片 4 层，外层与苞叶相似，披针形，长约 7mm，上半部草质，下半部干膜质，背面被柔毛，常反折，中层干膜质，披针形，先端渐尖，最内层条状披针形，先端有不规整的小齿；两性花长 3 ~ 3.5mm，筒部细窄，被白色柔毛，冠檐扩大开张，呈漏斗状，5 齿裂，裂深约 1.5mm，雌花狭漏斗状，长约 2.5mm，冠檐 5 齿裂。瘦果长 3.5 ~ 4mm。

分布

分布于我国甘肃、青海东部、四川西部、云南西北部。

生境

生长于海拔 2000 ~ 4300m 的林缘、山坡灌丛、河滩湿润草地。

药材名

羌露明坚、羌露明间（བྱང་ལུགས་མིང་ཅན།），贡布美朵露米（ཀོང་པོའི་མེ་ཏོག་ལུག་མིག），明间赛保、芒间色保（མིང་ཅན་སེར་པོ།）。

药用部位

全草或果实。

功能与主治

全草：清热，解毒，止痛；用于咽喉肿痛，胃痛，疮疖红肿，虫蛇咬伤。果实：杀虫，驱虫；用于蛔虫病，蛲虫病，绦虫病，虫积腹痛。

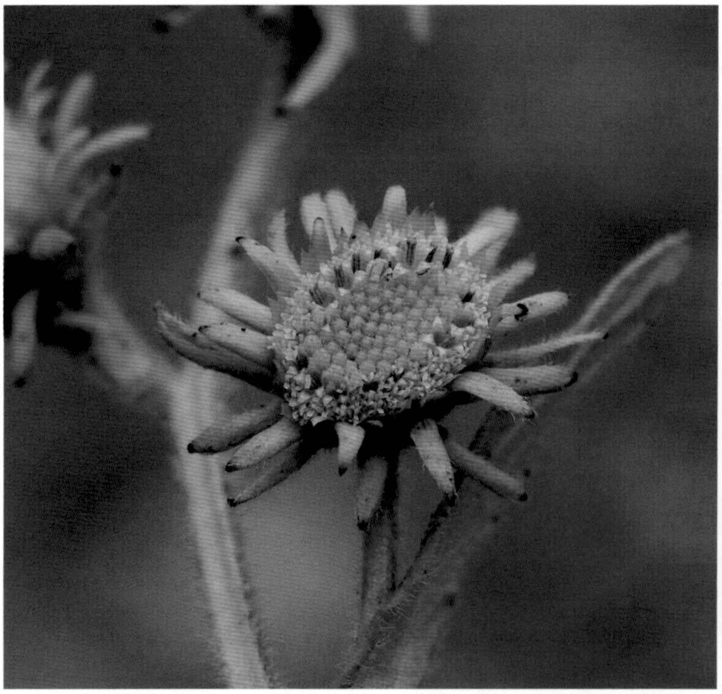
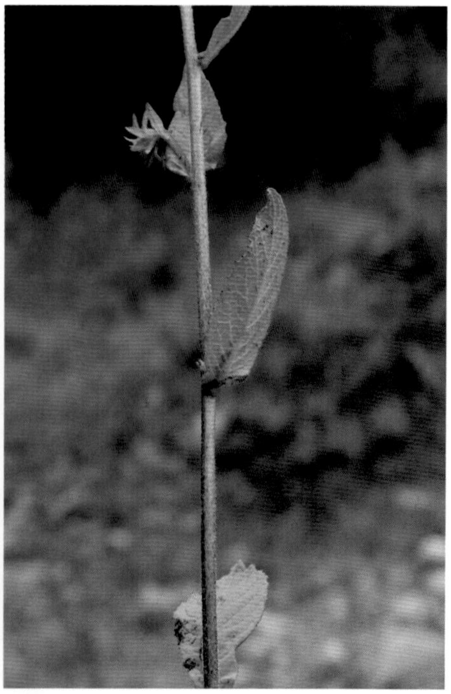

附 注

《晶珠本草》记载“མིང་ཅན།”（芒间、明见、明间，习称“垂头菊类”）分为黄［“མིང་ཅན་སེར་པོ།”（明间赛保、芒间色保）］、黑［“མིང་ཅན་ནག་པོ།”（明间那保）］、蓝［“མིང་ཅན་སྔོན་པོ།”（明间温保），质次品］3类。现代文献记载的“明间”类的基原涉及菊科蚤草属（*Pulicaria*）、垂头菊属（*Cremanthodium*）、紫菀属（*Aster*）、天名精属（*Carpesium*）植物及牻牛儿苗科植物熏倒牛 *Biebersteinia heterostemon* Maxim. 等多科多属多种植物，各地习用的种类及对品种的划分不尽相同。《部标藏药》《藏标》以“垂头菊 /མིང་ཅན་སེར་པོ།/ 芒间色保（芒涧色尔保）”之名收载了条叶垂头菊 *Cremanthodium lineare* Maxim. 和矮垂头菊 *Cremanthodium humile* Maxim.；《青海藏标》以“熏倒牛 /མིང་ཅན་ནག་པོ།/ 芒间那保”之名收载了牻牛儿苗科植物熏倒牛 *B. heterostemon* Maxim.。西藏藏医习用臭蚤草 *Pulicaria insignis* Drumm. ex Dunn 作“黄明间”（明间赛保）的正品，高原天名精 *Carpesium lipskyi* Winkl. 具有与臭蚤草 *P. insignis* Drumm. ex Dunn 相似的特异臭气，又被称作“བྱང་ལུགས་མིང་ཅན།”（羌露明间），意为北派藏医使用的“明间”。据文献记载，青海藏医习用垂头菊属植物作“明间赛保”，但市场调查显示，青海西宁药材市场也有以高原天名精 *Carpesium lipskyi* Winkl. 的头状花序作“垂头菊”销售的情况，可能与该种的花序在开花时下垂，与垂头菊属植物相似有关。（参见“臭蚤草”“条叶垂头菊”“熏倒牛”条）

《四部医典》《蓝琉璃》《晶珠本草》等记载有“མེ་ཏོག་ལུག་མིག”（美多漏梅），言其为治毒症、疫热症之药物。《晶珠本草》记载“美多漏梅”种类很多，引《如意宝树》之记载言其有大、小2类，或分为黄、蓝、黑3类。现代文献记载的藏医所用“美多漏梅”的基原包括菊科紫菀属和飞蓬属（*Erigeron*）的10余种植物，这些植物的形态彼此相似，与《四部医典系列挂图全集》的多种“紫菀”附图及紫菀属、飞蓬属植物的形态均较为相符。据文献记载，高原天名精 *Carpesium lipskyi* Winkl. 又称“ཀོང་པོའི་མེ་ཏོག་ལུག་མིག”（贡布美朵露米），意为工布地区（主要位于现西藏工布江达）习用的“露米”。（参见“萎软紫菀”条）

也有文献记载高原天名精 *Carpesium lipskyi* Winkl. 为青海藏族民间和云南迪庆藏医使用的药材，与其同样药用的还有尼泊尔天名精 *Carpesium nepalense* Less.、天名精 *Carpesium abrotanoides* L.、矮天名精 *Carpesium humile* Winkl.、烟管头草 *Carpesium cernuum* L.。（参见“烟管头草”条）

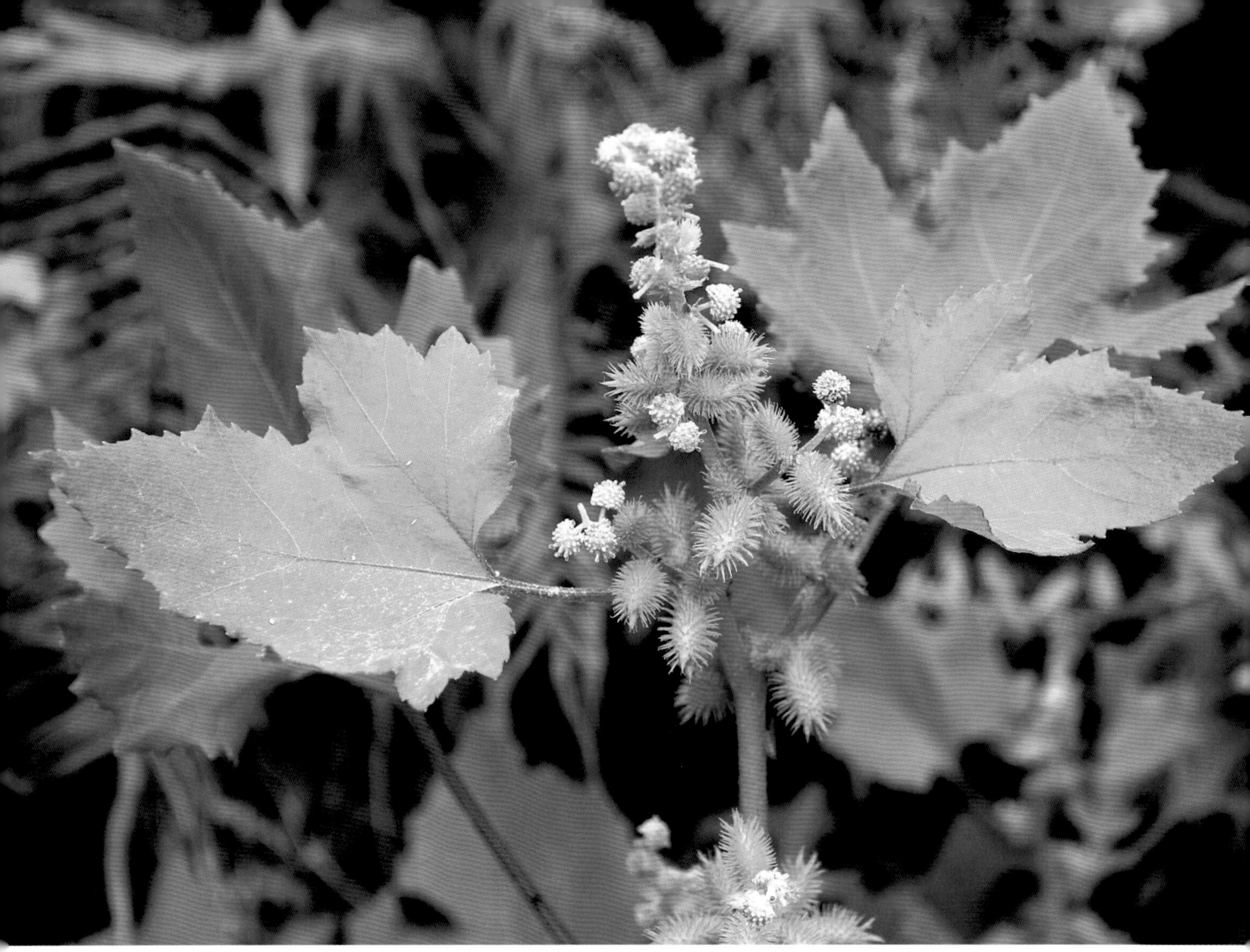

苍耳

Xanthium sibiricum Patrin ex Widder

菊科（Compositae）　苍耳属（*Xanthium*）

形态

一年生草本，高 20 ~ 90cm。根纺锤状，分枝或不分枝。茎直立，不分枝或少有分枝，下部圆柱形，直径 4 ~ 10mm，上部有纵沟，被灰白色糙伏毛。叶三角状卵形或心形，长 4 ~ 9cm，宽 5 ~ 10cm，近全缘，或 3 ~ 5 不明显浅裂，先端尖或钝，基部稍心形或截形，与叶柄连接处呈相等的楔形，边缘有不规则的粗锯齿，基出脉 3，侧脉弧形，直达叶缘，脉上密被糙伏毛，上面绿色，下面苍白色，被糙伏毛；叶柄长 3 ~ 11cm。雄性头状花序球形，直径 4 ~ 6mm，有或无花序梗；总苞片长圆状披针形，长 1 ~ 1.5mm，被短柔毛；花托柱状，托片倒披针形，长约 2mm，先端尖，有微毛，有多数雄花；花冠钟形，管部上端有 5 宽裂片；花药长圆状线形。雌性头状花序椭圆形；外层总苞片小，披针形，长约 3mm，被短柔毛，内层总苞片结合成囊状，宽卵形或椭圆形，绿色、淡黄绿色或有时带红褐色，在瘦果成熟时变坚硬，连喙部长 12 ~ 15mm，宽 4 ~ 7mm，外面有疏生的钩状刺，刺极细而直，基部微增粗或几不增粗，长 1 ~ 1.5mm，基部被柔毛，常有腺点，或全部无毛；喙坚硬，锥形，上端略呈镰状，长 1.5 ~ 2.5mm，常不等长，少有结合而成 1 喙。瘦果 2，倒卵形。花期 7 ~ 8 月，果期 9 ~ 10 月。

分布

分布于我国东北、华北、华东、华南、西北、西南各地。伊朗、印度、朝鲜、日本等也有分布。

生境

生长于平原、丘陵、低山、荒野路边、田边。

药材名

齐才、齐才尔（ཙི་ཚེར།），齐才卡布（ཙི་ཚེར་ཚབ།）。

药用部位

全草。

功能与主治

清热解毒，除风，平胃气，利尿。用于时疫感冒，肾炎，尿闭症。

用量与用法

3 ~ 4g。内服煎汤，或入丸、散剂。

附　注

《四部医典》《鲜明注释》《晶珠本草》等中均收载有“ཙི་ཚེར།”（齐才），言其为治疫毒症、肾热症之药物。《四部医典系列挂图全集》第二十九图中有“齐才”的附图，图示植物呈分枝较多、平卧或斜升至直立的灌木状，其汉译本译注为“苍耳子”。《晶珠本草》将“齐才”归于“树木类药物”的“树枝类药物”中，并引《图鉴》之记载“生于干旱的沙地等处。叶小，黑色，肥厚。果穗能粘附着衣裤，刺齿状竖生”。现各地藏医均将苍耳 *X. sibiricum* Patrin ex Widder 作“齐才”使用，其形态特征和生境与古籍记载相符。苍耳为草本植物，但可能因为植株常较粗壮，且茎枝较坚硬，故《晶珠本草》将其归入“树枝类药物”中。据文献记载，也有藏医以菊科植物狼杷草 *Bidens tripartita* L.、柳叶鬼针草 *B. cernua* L. 等多种同属植物作“齐才”代用品使用，称之为“ཙི་ཚེར་དམན་པ།”（齐才曼巴），这些植物的瘦果先端的芒刺带倒刺毛，能粘衣，与古籍记载有相似之处，但其生境显然不符。也有观点认为，《四部医典系列挂图全集》的附图似为藜科植物驼绒藜 *Ceratoides latens* (J. F. Gmel.) Reveal et Holmgren，苍耳 *X. sibiricum* Patrin ex Widder、鬼针草 *B. pilosa* L. 等均为其代用品，宜称之为“ཙི་ཚེར་ཚབ།”（齐才卡布，“齐才类似品”之意）。（参见“狼杷草”“柳叶鬼针草”“婆婆针”条）

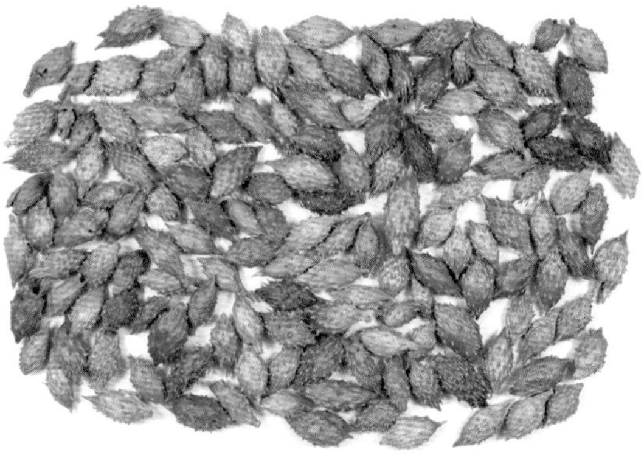

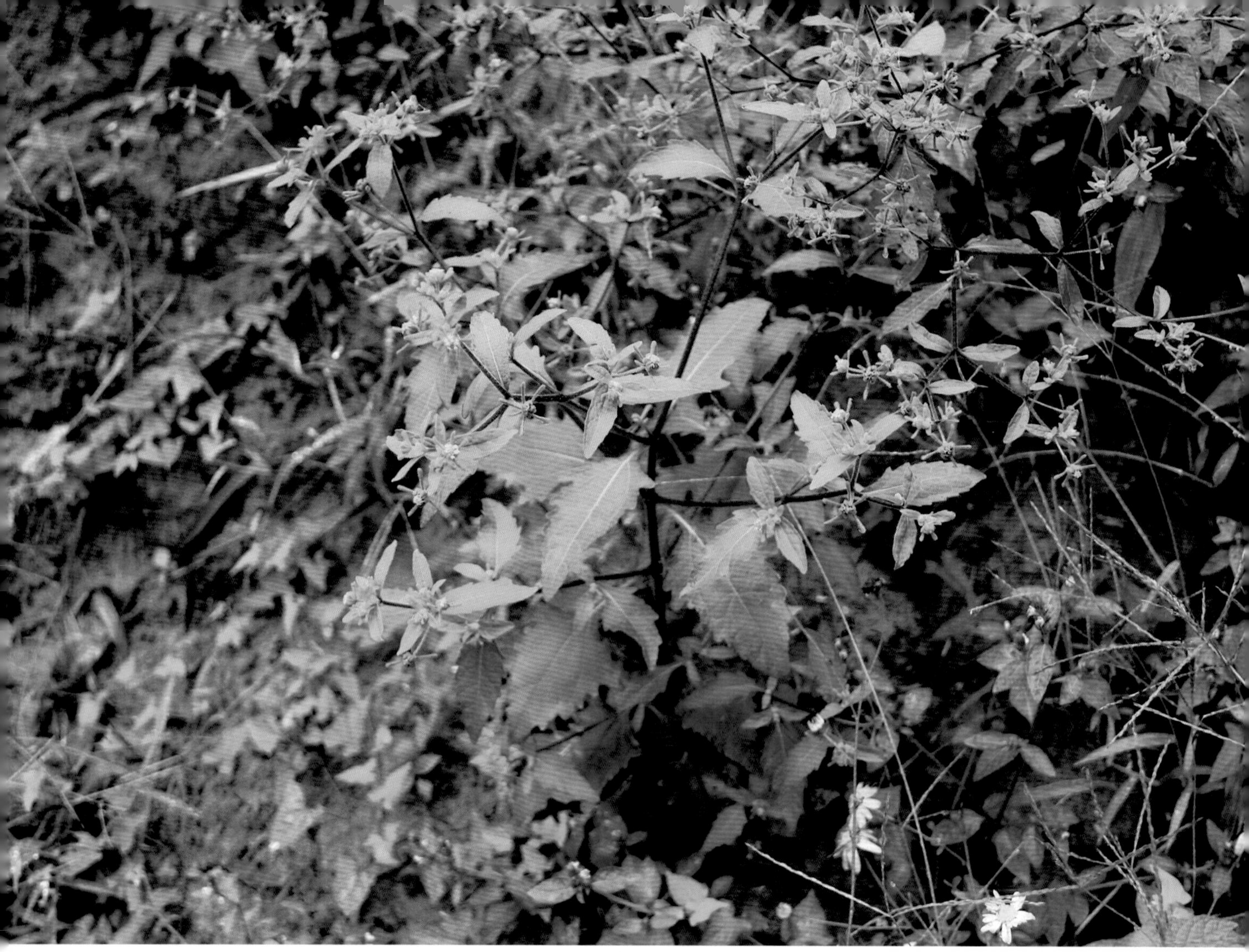

豨莶

Siegesbeckia orientalis L.

菊科（Compositae） 豨莶属（*Siegesbeckia*）

形态

一年生草本。茎直立，高 30 ~ 100cm，分枝斜升，上部的分枝常呈复二歧状；全部分枝被灰白色短柔毛。基部叶花期枯萎；中部叶三角状卵圆形或卵状披针形，长 4 ~ 10cm，宽 1.8 ~ 6.5cm，基部阔楔形，下延成具翼的柄，先端渐尖，边缘有规则的浅裂或粗齿，纸质，上面绿色，下面淡绿色，具腺点，两面被毛，三出基脉，侧脉及网脉明显；上部叶渐小，卵状长圆形，边缘浅波状，或全缘，近无柄。头状花序直径 15 ~ 20mm，多数聚生于枝端，排列成具叶的圆锥花序；花梗长 1.5 ~ 4cm，密生短柔毛；总苞阔钟状；总苞片 2 层，叶质，背面被紫褐色头状具柄的腺毛；外层苞片 5 ~ 6，线状匙形或匙形，开展，长 8 ~ 11mm，宽约 1.2mm；内层苞片卵状长圆形或卵圆形，长约 5mm，宽 1.5 ~ 2.2mm；外层托片长圆形，内弯，内层托片倒卵状长圆形；花黄色；雌花花冠的管部长 0.7mm；两性管状花上部钟状，上端有 4 ~ 5 卵圆形裂片。瘦果倒卵圆形，有 4 棱，先端有灰褐色环状突起，长 3 ~ 3.5mm，宽 1 ~ 1.5mm。花期 4 ~ 9 月，果期 6 ~ 11 月。

分布

分布于我国云南、四川、甘肃、西藏东部、贵州、陕西、江西、湖南、安徽、浙江、江苏、广东、广西、台湾。朝鲜、日本、欧洲、东南亚地区及北美洲等热带、亚热带、温带地区广布。

生境

生长于海拔 110 ~ 3200m 的山野、荒草地、灌丛、林缘、林下、耕地旁。

药材名

稀见草（ཞི་ཙན་ཚའོ）。

药用部位

地上部分。

功能与主治

解毒，镇痛，祛风除湿。用于风湿性关节炎，类风湿关节炎，神经衰弱，高血压，四肢麻痹。

用量与用法

3 ~ 6g。

附 注

藏医药用豨莶 *S. orientalis* L. 见于《西藏常用中草药》的记载，“ཞི་ཙན་ཚའོ”系汉名“豨莶草”的藏文音译名。《新修晶珠本草》记载，腺梗豨莶 *S. pubescens* Makino 也同样药用。

《四部医典》中记载有“ཟ་བོ”（莎布）；《蓝琉璃》在“药物补述”中记载有“ཟ་འབྲུམ”（萨珠），言其叶为提升胃阳、祛“隆”病、治宿热症之药物，其籽为消化蔬菜之药物。《晶珠本草》记载有“萨珠”和“ཟ་ཕྱི་ཨ་ཡ”（萨齐阿亚），言“萨珠”有清热祛寒的功能，“萨齐阿亚”为治恶性水肿之药物。《蓝琉璃》和《晶珠本草》言“萨珠”有山生（强烈蜇人）、河谷生（蜇人）和不蜇人（萨齐阿亚）3 类。现代文献记载的上述各类药物的基原涉及荨麻科荨麻属（*Urtica*）、水麻属（*Debregeasia*）、苎麻属（*Boehmeria*）、墙草属（*Parietaria*）及菊科豨莶属（*Siegesbeckia*）等多种植物，但不同文献对各品种的基原有不同观点，《部标藏药》《西藏藏标》等收载的“洒布”或“萨真”的基原均为荨麻属植物。据文献记载，腺梗豨莶 *S. pubescens* Makino 为“不蜇人”者 [萨齐阿亚，“ཟའི་ཕྱི་མོ”（萨齐母）] 的基原之一，但其形态与《晶珠本草》的记载不符，也未见有关该药治水肿功效的记载或报道，应系类似品 [“ཟའི་ཕྱི་མོའི་ཚབ”（萨齐母卡布）]。也有文献记载“萨齐阿亚”的基原应为唇形科植物藿香 *Agastache rugosa* (Fisch. et Mey.) O. Ktze.。（参见“高原荨麻”“西藏荨麻”“藿香”条）

柳叶鬼针草

Bidens cernua L.

菊科（Compositae）　　鬼针草属（*Bidens*）

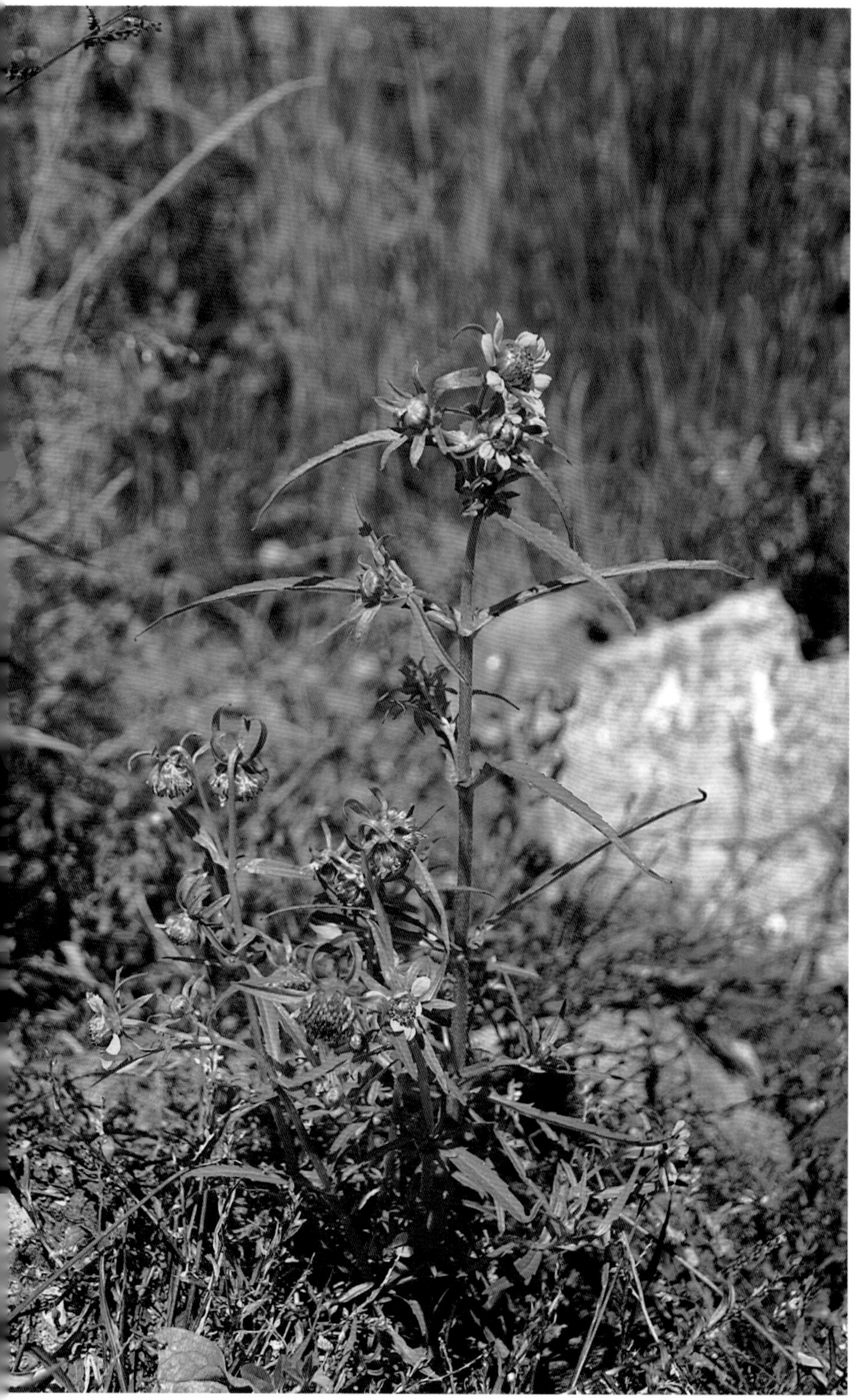

形态

一年生草本，高 10 ~ 90cm。生于岸上的有明显的主茎，中上部分枝，节间较长；生于水中的常自基部分枝，节间短，主茎不明显。茎直立，近圆柱形，麦秆色或带紫色，无毛或嫩枝上有疏毛。叶对生，极少轮生，通常无柄，不分裂，披针形至条状披针形，长 3 ~ 14（~ 22）cm，宽 5 ~ 30mm，先端渐尖，中部以下渐狭，基部半抱茎状，边缘具疏锯齿，两面稍粗糙，无毛。头状花序单生于茎、枝端，连同总苞苞片直径达 4cm（不包括总苞片及舌状花，直径仅 1 ~ 2cm），高 6 ~ 12mm，开花时下垂，有较长的花序梗；总苞盘状，外层苞片 5 ~ 8，条状披针形，长 1.5 ~ 3cm，叶状，内层苞片膜质，长椭圆形或倒卵形，开花时长 6 ~ 8mm，先端锐尖或钝，背面有黑色条纹，具黄色薄膜质边缘，无毛；托片条状披针形，约与瘦果等长，膜质，透明，先端带黄色，背面有数条褐色纵条纹；舌状花中性，舌片黄色，卵状椭圆形，长 8 ~ 12mm，宽 3 ~ 5mm，先端锐尖或有 2 ~ 3 小齿，盘花两性，筒状，长约 3mm，花冠管细窄，长约 1.5mm，冠檐扩大成壶状，先端 5 齿裂。瘦果狭楔形，长 5 ~ 6.5mm，具 4 棱，棱上有倒刺毛，先端芒刺 4，长 2 ~ 3mm，有倒刺毛。

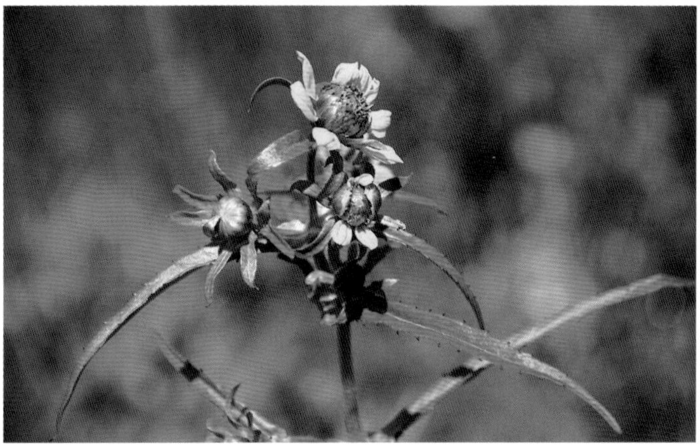

分布

分布于我国东北、华北地区及四川、云南、西藏等。广布于北美洲、欧洲及亚洲。

生境

生长于海拔可达 3800m 的草甸、沼泽边缘，或沉生于水中。

药材名

齐才曼巴、切才曼巴（ཙི་ཚེར་དམན་པ།），齐才卡布（ཙི་ཚེར་ཚབ།、ཙིས་ཚེར།）。

药用部位

全草。

功能与主治

清热解毒，活血散瘀。用于感冒，咽炎，扁桃体炎，肝炎，肠炎，肾炎，痢疾，跌打瘀痛。

用量与用法

3 ~ 4g。

附　注

《四部医典》《鲜明注释》《晶珠本草》等中均收载有“ཙི་ཚེར།”[“ཙིས་ཚེར།”（齐才）]，言其为治疫毒症、肾热症之药物。《晶珠本草》引《图鉴》之记载言“齐才生于干旱的沙地等处。叶小，黑色，肥厚。果穗能粘附着衣裤，刺齿状竖生”。现代文献记载，各地藏医多以菊科植物苍耳 *Xanthium sibiricum* Patrin ex Widder 作“齐才”的基原；也有以柳叶鬼针草 *B. cernua* L. 作为“齐才”的代用品，称之为“ཙི་ཚེར་དམན་པ།”（齐才曼巴，“曼巴”即代用品之意），此外，同属植物狼杷草 *B. tripartita* L.、婆婆针 *B. bipinnata* L.、鬼针草 *B. pilosa* L.（盲肠草）、小花鬼针草 *B. parviflora* Willd. 也作“齐才”使用。这些种类的瘦果先端具有带倒刺毛的芒刺，能粘衣，与古籍记载有相似之处，但其生境显然与古籍记载不符。也有观点认为，《四部医典系列挂图全集》的“齐才”附图为灌木，似为藜科植物驼绒藜 *Ceratoides latens* (J. F. Gmel.) Reveal et Holmgren，苍耳、鬼针草等均为代用品，宜称为“ཙི་ཚེར་ཚབ།”（齐才卡布）。（参见“苍耳”“狼杷草”“婆婆针”条）

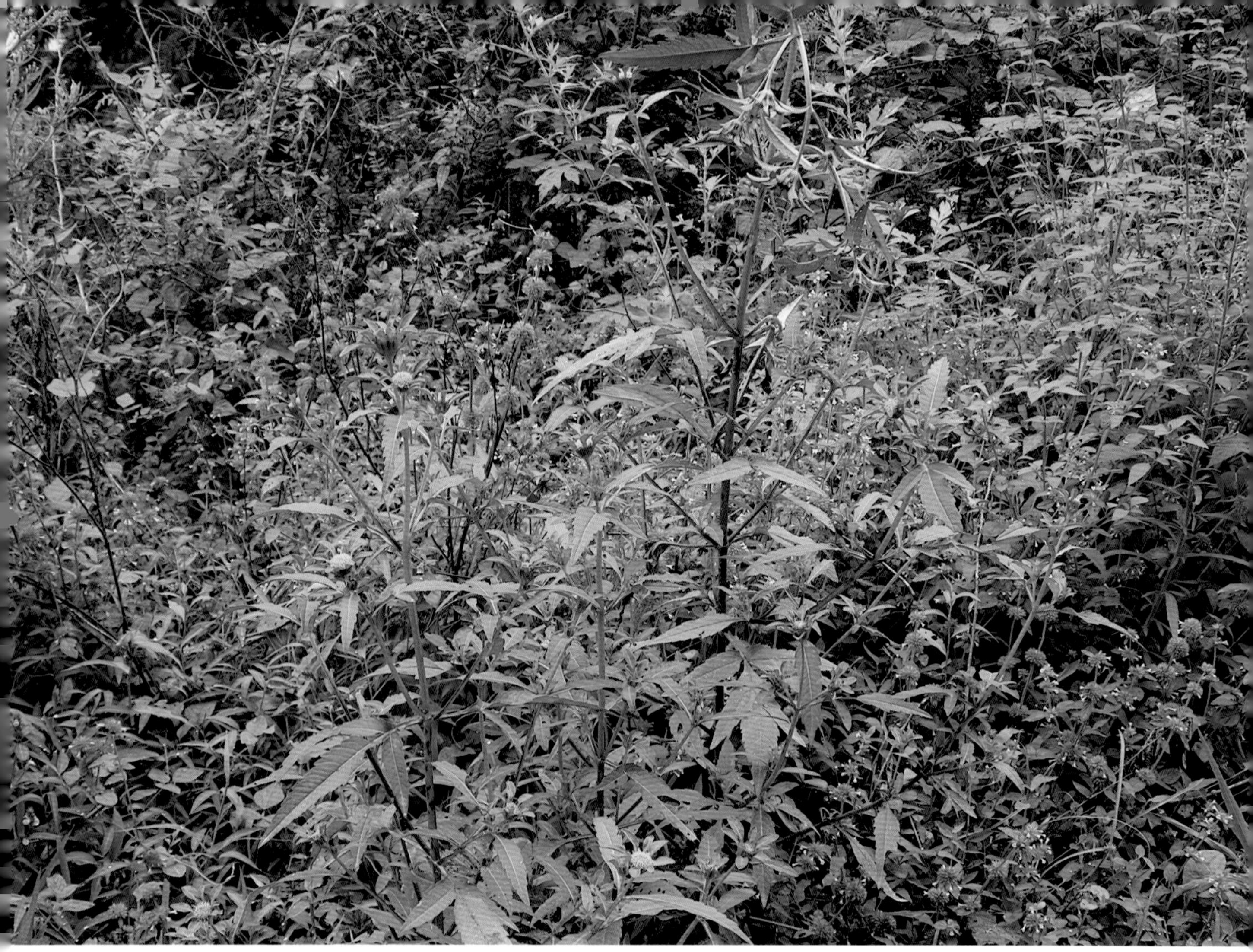

狼杷草

Bidens tripartita L.

菊科（Compositae） 鬼针草属（*Bidens*）

形态

一年生草本。茎高 20 ~ 150cm，圆柱状或具钝棱而稍呈四方形，基部直径 2 ~ 7mm，无毛，绿色或带紫色，上部分枝或有时自基部分枝。叶对生，下部叶较小，不分裂，边缘具锯齿，通常于花期枯萎；中部叶具柄，柄长 0.8 ~ 2.5cm，有狭翅，叶片无毛或下面有极稀疏的小硬毛，长 4 ~ 13cm，长椭圆状披针形，不分裂（极少）或近基部浅裂成 1 对小裂片，通常 3 ~ 5 深裂，裂深几达中肋，两侧裂片披针形至狭披针形，长 3 ~ 7cm，宽 8 ~ 12mm，顶生裂片较大，披针形或长椭圆状披针形，长 5 ~ 11cm，宽 1.5 ~ 3cm，两端渐狭，与侧生裂片边缘均具疏锯齿；上部叶较小，披针形，3 裂或不分裂。头状花序单生茎端及枝端，直径 1 ~ 3cm，高 1 ~ 1.5cm，具较长的花序梗；总苞盘状，外层苞片 5 ~ 9，条形或匙状倒披针形，长 1 ~ 3.5cm，先端钝，具缘毛，叶状，内层苞片长椭圆形或卵状披针形，长 6 ~ 9mm，膜质，褐色，有纵条纹，具透明或淡黄色的边缘；托片条状披针形，约与瘦果等长，背面有褐色条纹，边缘透明。无舌状花，全为筒状两性花，花冠长 4 ~ 5mm，冠檐 4 裂；花药基部钝，先端有椭圆形附器，花丝上部增宽。瘦果扁，楔形或倒卵状楔形，长 6 ~ 11mm，宽 2 ~ 3mm，边缘有倒刺毛，先端芒刺通常 2，极少 3 ~ 4，长 2 ~ 4mm，两侧有倒刺毛。

分布

分布于我国东北、华北、华东、华中、西南地区以及陕西、甘肃、新疆等省区。亚洲其他地区及欧洲、非洲北部广泛分布。

生境

生长于路边荒野、水边湿地。

药材名

齐才曼巴、切才曼巴（ཐྱི་ཚེར་དམན་པ།），齐才卡布（ཐྱི་ཚེར་ཚབ།）。

药用部位

全草。

功能与主治

清热解毒，活血散瘀。用于感冒，咽炎，扁桃体炎，肝炎，肠炎，肾炎，痢疾，跌打瘀痛。

用量与用法

3 ~ 4g。内服煎汤，或入丸、散剂。

附注

《四部医典》《鲜明注释》《晶珠本草》等均收载有治疫毒症、肾热症之药物"ཐྱི་ཚེར།"（齐才）。现代文献记载各地藏医多以菊科植物苍耳 *Xanthium sibiricum* Patrin ex Widder 为"齐才"的正品；也有观点认为狼杷草 *B. tripartita* L. 为"齐才"的代用品，称"ཐྱི་ཚེར་དམན་པ།"（齐才曼巴），该种的果实具刺，能粘衣，与《晶珠本草》记载的"果穗能粘附着衣裤"的特点也有相似之处，但其他特征及生境与古籍记载并不相符。此外，据文献记载，婆婆针 *B. bipinnata* L.、小花鬼针草 *B. parviflora* Willd.、柳叶鬼针草 *B. cernua* L. 等也作"齐才"使用。也有观点认为，《四部医典系列挂图全集》的"齐才"附图形态为灌木，似为藜科植物驼绒藜 *Ceratoides latens* (J. F. Gmel.) Reveal et Holmgren，苍耳、鬼针草等均为代用品，宜称"ཐྱི་ཚེར་ཚབ།"（齐才卡布，类似品之意）。（参见"苍耳""柳叶鬼针草""婆婆针"条）

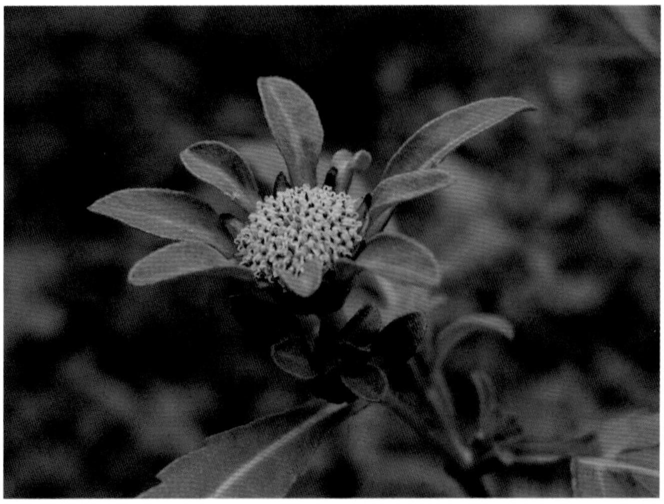

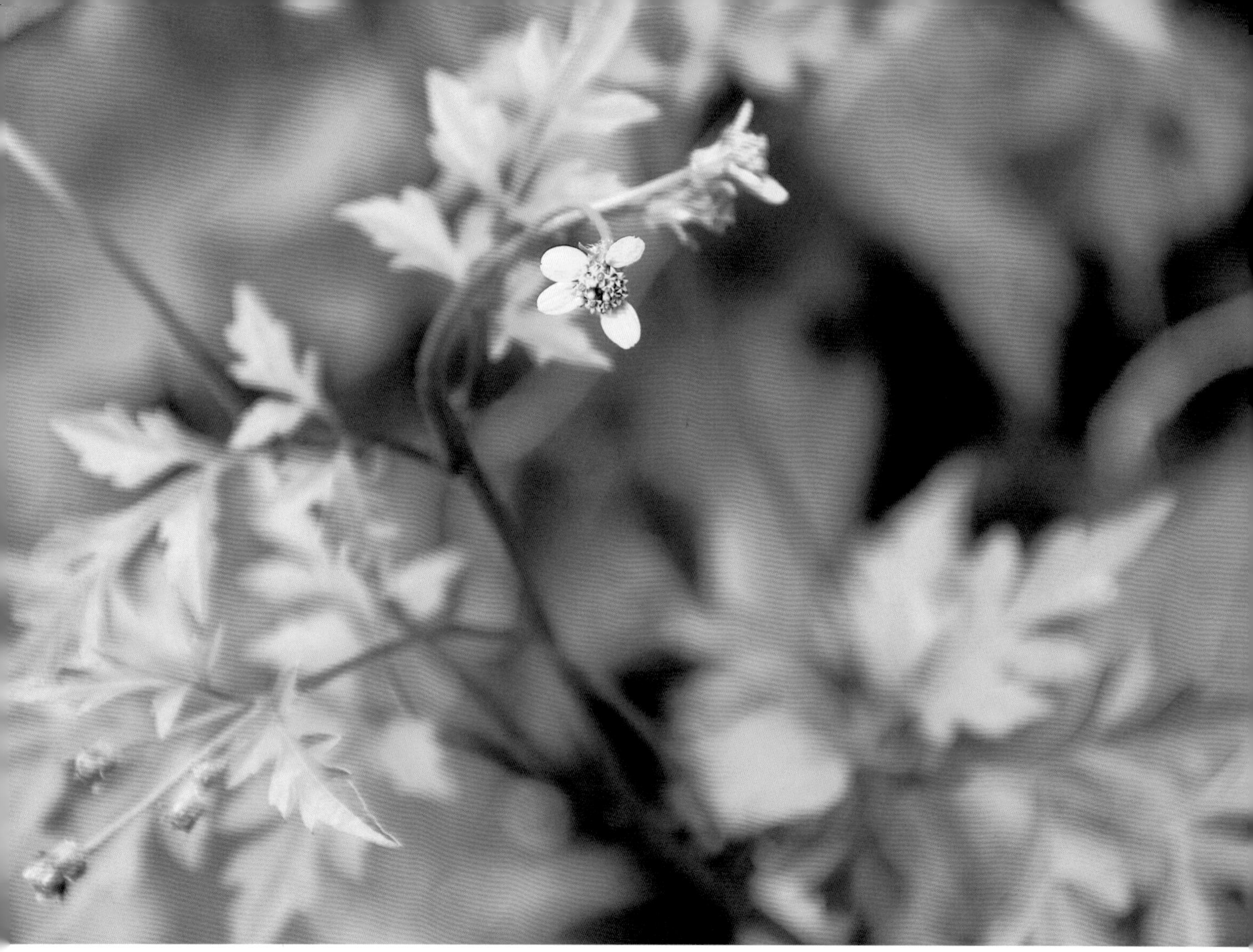

婆婆针

Bidens bipinnata L.

菊科（Compositae） 鬼针草属（*Bidens*）

形态

一年生草本。茎直立，高 30 ~ 120cm，下部略具 4 棱，无毛或上部被稀疏柔毛，基部直径 2 ~ 7cm。叶对生，具柄，柄长 2 ~ 6cm，背面微凸或扁平，腹面沟槽，槽内及边缘具疏柔毛，叶片长 5 ~ 14cm，2 回羽状分裂，第 1 次分裂深达中肋，裂片再次羽状分裂，小裂片三角状或菱状披针形，具 1 ~ 2 对缺刻或深裂，顶生裂片狭，先端渐尖，边缘有稀疏不规整的粗齿，两面均被疏柔毛。头状花序直径 6 ~ 10mm；花序梗长 1 ~ 5cm（果时长 2 ~ 10cm）。总苞杯形，基部有柔毛，外层苞片 5 ~ 7，条形，开花时长 2.5mm，果时长达 5mm，草质，先端钝，被稍密的短柔毛，内层苞片膜质，椭圆形，长 3.5 ~ 4mm，花后伸长为狭披针形，果时长 6 ~ 8mm，背面褐色，被短柔毛，具黄色边缘；托片狭披针形，长约 5mm，果时长可达 12mm。舌状花通常 1 ~ 3，不育，舌片黄色，椭圆形或倒卵状披针形，长 4 ~ 5mm，宽 2.5 ~ 3.2mm，先端全缘或具 2 ~ 3 齿，盘花筒状，黄色，长约 4.5mm，冠檐 5 齿裂。瘦果条形，略扁，具 3 ~ 4 棱，长 12 ~ 18mm，宽约 1mm，具瘤状突起及小刚毛，先端芒刺 3 ~ 4，很少 2，长 3 ~ 4mm，具倒刺毛。

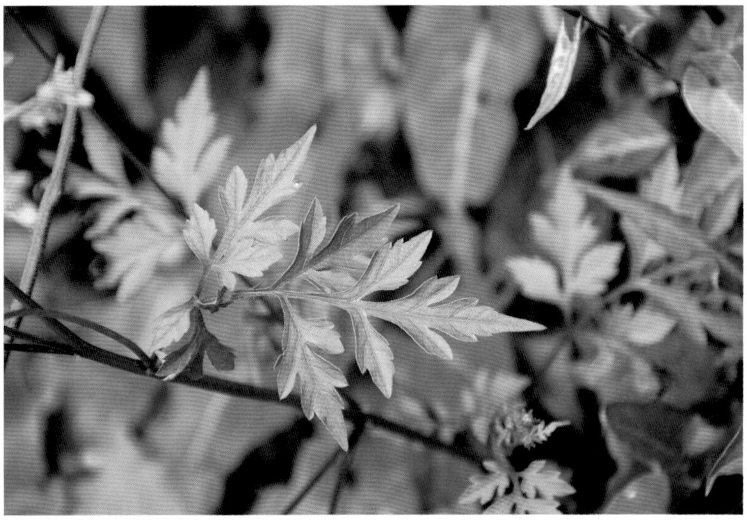

分布

分布于我国东北、华北、华中、华东、华南、西南及四川、云南、陕西、甘肃等。美洲、欧洲、亚洲其他地区、非洲东部也有分布。

生境

生长于海拔 3800m 以下的灌丛、林缘、路旁、农田。

药材名

齐才曼巴、切才曼巴（ཛི་ཚེར་དམན་པ།），齐才卡布（ཛི་ཚེར་ཚབ།）。

药用部位

全草。

功能与主治

清热解毒，活血散瘀。用于感冒，咽炎，扁桃体炎，肝炎，肠炎，肾炎，痢疾，跌打瘀痛。

用量与用法

3 ~ 4g。

附 注

《四部医典》《鲜明注释》《晶珠本草》等中均记载有“ཛི་ཚེར།”[“ཛིས་ཚེར།”（齐才）]，言其为治疫毒症、肾热症之药物。《四部医典系列挂图全集》第二十九图中有“齐才”的附图（21 号图），附图所示植物为分枝较多、平卧或斜升至直立的灌木状植物，其汉译本译注为“苍耳子”。现代文献记载，现各地藏医多以菊科植物苍耳 *Xanthium sibiricum* Patrin ex Widder 作“齐才”的基原，部分地区以婆婆针 *B. bipinnata* L. 及其同属多种植物作代用品，称其为“ཛི་ཚེར་དམན་པ།”（齐才曼巴，“曼巴”即代用品之义），其瘦果先端具有带倒刺毛的芒刺，能粘衣，这与《晶珠本草》的“齐才的果穗能粘附着衣裤”之特点有相似之处，但其生境显然不符。也有观点认为，《四部医典系列挂图全集》附图中的植物似藜科植物驼绒藜 *Ceratoides latens* (J. F. Gmel.) Reveal et Holmgren，苍耳、鬼针草等均为代用品，宜称“ཛི་ཚེར་ཚབ།”（齐才卡布）。（参见“苍耳”“狼杷草”“柳叶鬼针草”条）

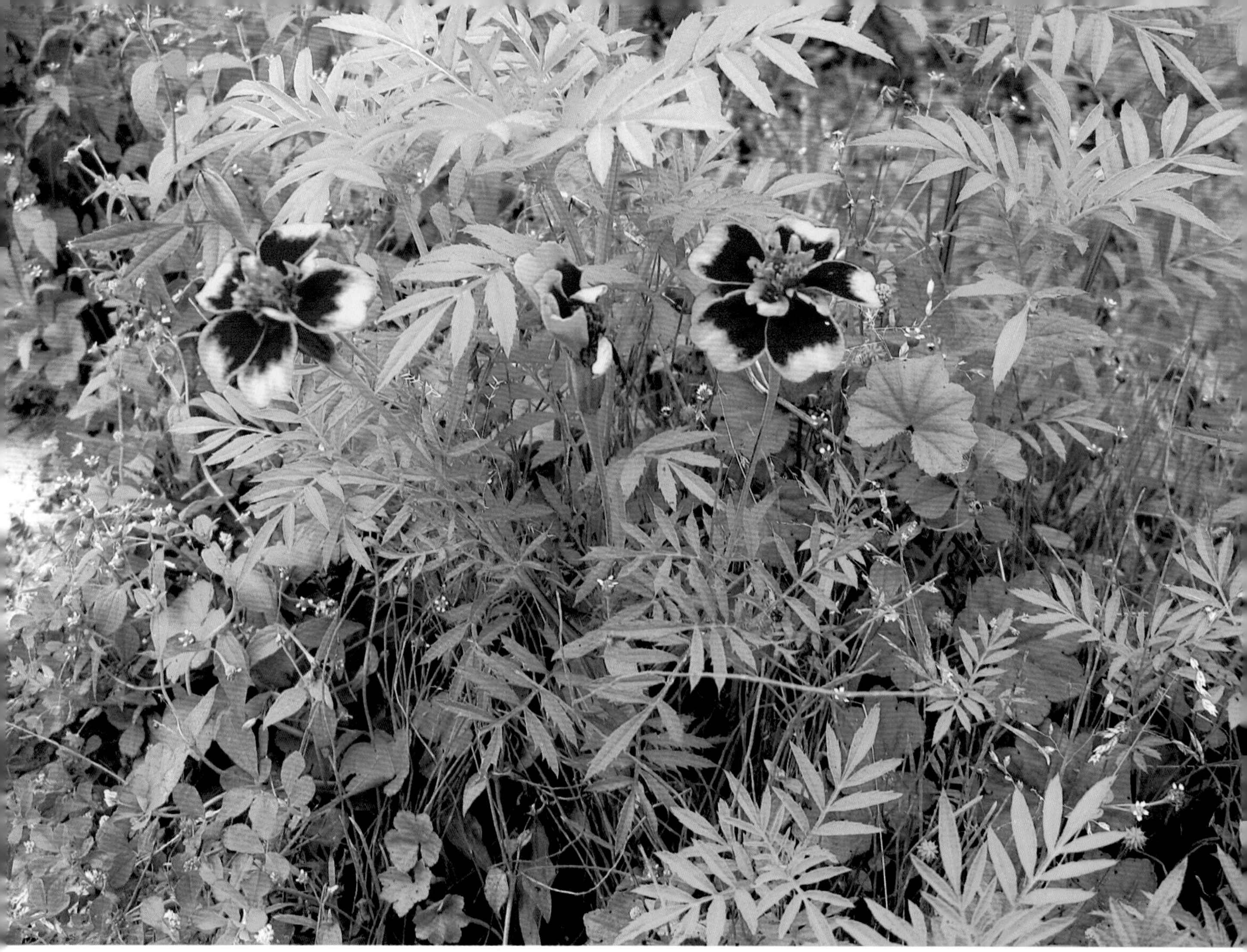

孔雀草

Tagetes patula L.（小万寿菊）

菊科（Compositae）　万寿菊属（*Tagetes*）

形态

一年生草本，高 30 ~ 100cm，茎直立，通常近基部分枝，分枝斜开展。叶羽状分裂，长 2 ~ 9cm，宽 1.5 ~ 3cm，裂片线状披针形，边缘有锯齿，齿端常有长细芒，基部通常有 1 腺体。头状花序单生，直径 3.5 ~ 4cm，花序梗长 5 ~ 6.5cm，先端稍增粗；总苞长椭圆形，长 1.5cm，宽 0.7cm，上端具锐齿，有腺点；舌状花金黄色或橙色，带有红色斑；舌片近圆形，长 8 ~ 10mm，宽 6 ~ 7mm，先端微凹；管状花花冠黄色，长 10 ~ 14mm，与冠毛等长，具 5 齿裂。瘦果线形，基部缩小，长 8 ~ 12mm，黑色，被短柔毛；冠毛鳞片状，其中 1 ~ 2 长芒状，2 ~ 3 短而钝。花期 7 ~ 9 月。

分布

原产于墨西哥。我国有引种，在云南中部及西北部、四川中部和西南部、贵州西部已有归化。

生境

各地庭院作为园艺植物栽培。

药材名

美朵来干孜、美朵里干孜（མེ་ཏོག་ལེ་བརྒན་རྩེ།）。

药用部位

花。

功能与主治

续脉，益疮排脓。用于肺脓，疮瘤，筋脉病。

附 注

《蓝琉璃》在“药物补述”中增加记载了“མེ་ཏོག་ལེ་བརྒན་རྩེ།”（美朵来干孜），言其为续脉、益疮之药物；《四部医典系列挂图全集》第三十一图中有其附图（93 号图），汉译本译注为“万寿菊”。《晶珠本草》记载其名为“ལེ་བརྒན།”（来干），归于“旱生草类”的“叶类药物”中，言其形态为“茎细，叶和叶柄从茎上横生，花如‘巴保麦朵’（金盏花或尼泊尔红花），花瓣八片，内紫红色，外紫色，花蕊黄色，茎中空”，与《蓝琉璃》的记载相似，并言西红花（鸢尾科植物番红花 *Crocus sativus* L. 的花柱头）和本品均别称“ལེ་བརྒན་རྩེ།”（来干孜），两者为同名异物，不能混淆。现代文献记载“美朵来干孜”或“来干”的基原为万寿菊 *Tagetes erecta* L. 或小万寿菊 *T. patula* L.（孔雀草），与《蓝琉璃》《晶珠本草》记载的形态和《四部医典系列挂图全集》的附图也较为相符。《藏药晶镜本草》也将菊科植物金盏花 *Calendula officinalis* L. 作“ལེ་བརྒན་ཅུང་བ།”（来干琼哇）的基原，认为系与万寿菊 *T. erecta* L. 同类的药物。（参见“万寿菊”“金盏花”条）

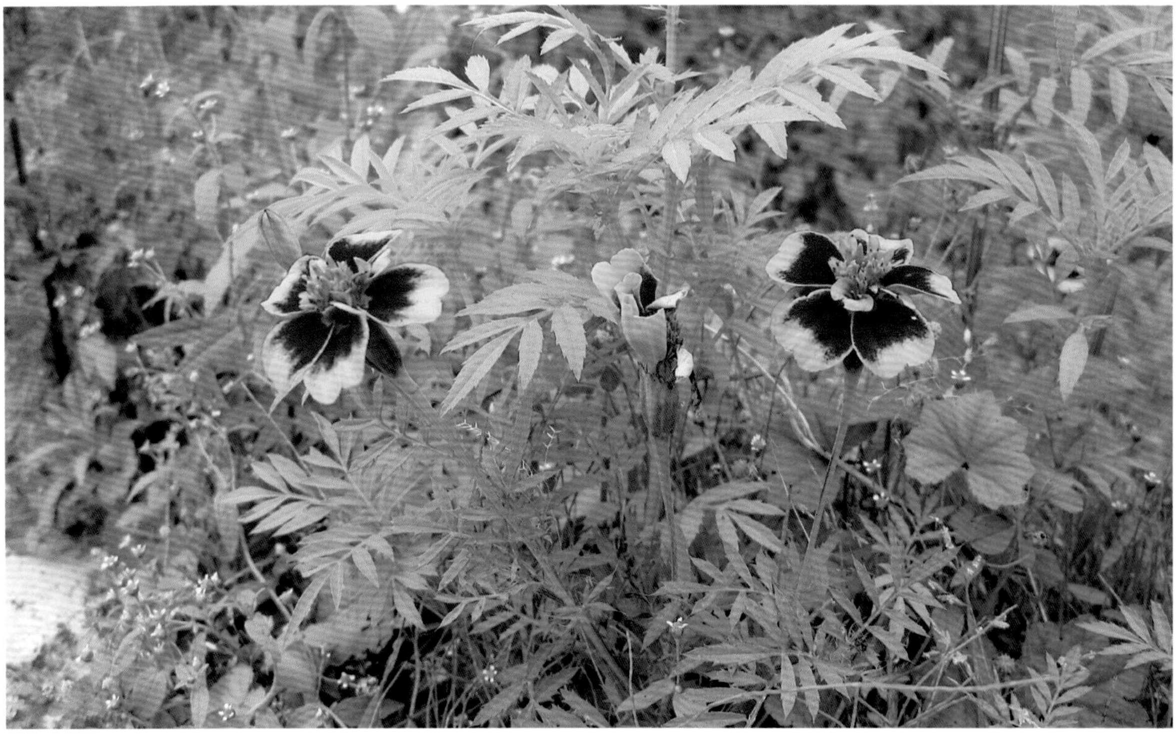

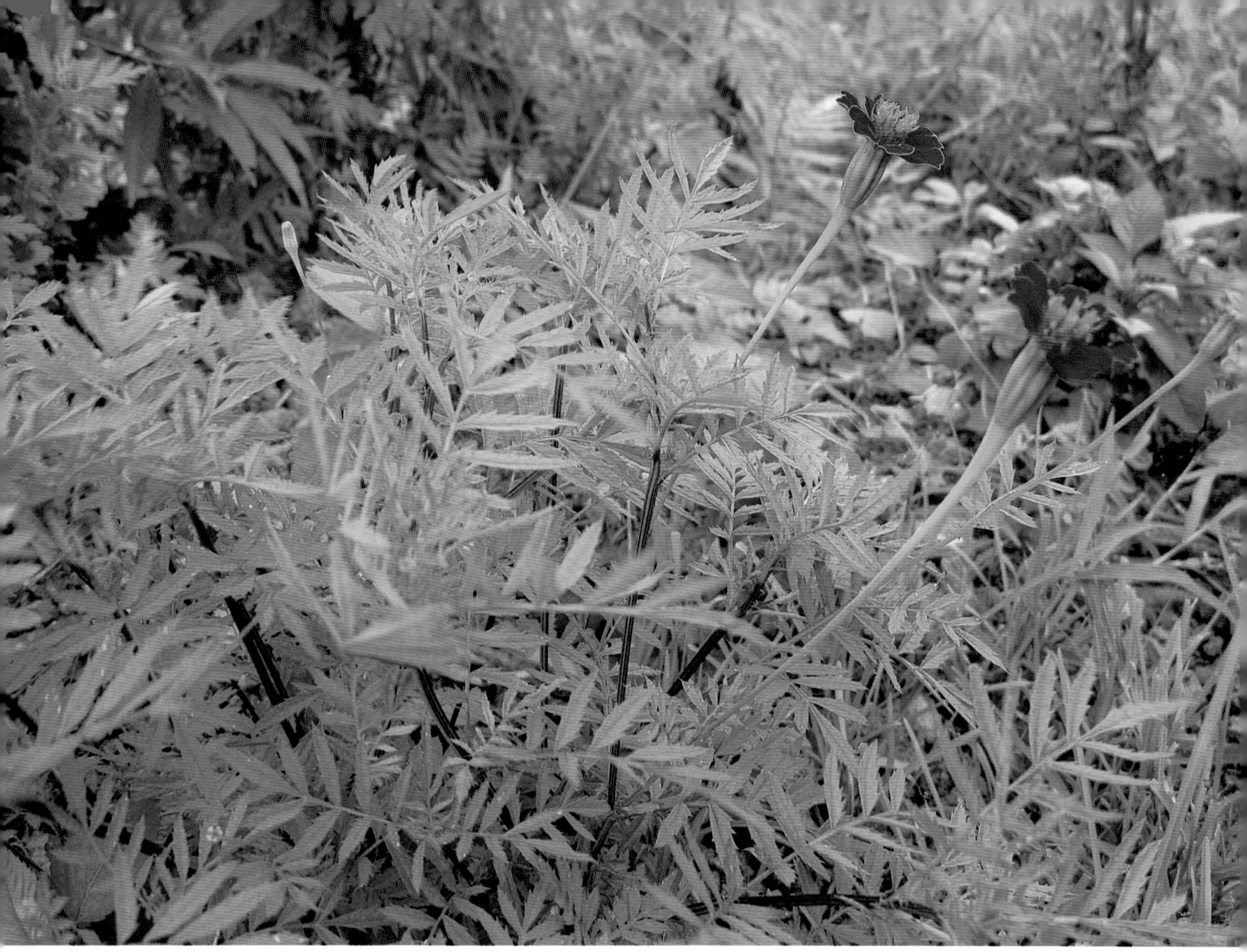

万寿菊

Tagetes erecta L.

菊科（Compositae） 万寿菊属（*Tagetes*）

形态

一年生草本，高50 ~ 150cm。茎直立，粗壮，具纵细条棱，分枝向上平展。叶羽状分裂，长5 ~ 10cm，宽4 ~ 8cm，裂片长椭圆形或披针形，边缘有锐锯齿，上部叶裂片的齿端有长细芒；沿叶缘有少数腺体。头状花序单生，直径5 ~ 8cm，花序梗先端呈棍棒状膨大；总苞长1.8 ~ 2cm，宽1 ~ 1.5cm，杯状，先端具齿尖；舌状花黄色或暗橙色；长2.9cm，舌片倒卵形，长1.4cm，宽1.2cm，基部收缩成长爪，先端微弯缺；管状花花冠黄色，长约9mm，先端具5齿裂。瘦果线形，基部缩小，黑色或褐色，长8 ~ 11mm，被短微毛；冠毛有1 ~ 2长芒和2 ~ 3短而钝的鳞片。花期7 ~ 9月。

分布

原产于墨西哥。我国有引种，在广东、云南南部及东南部已有归化。

生境

作为园艺植物栽培于各地庭院。

药材名

来干、里干（ལི་བཀན།）。

药用部位

花。

功能与主治

续脉，益疮排脓。用于肺脓肿，疮瘤，筋脉病。

附 注

《蓝琉璃》在“药物补述”中记载有“མེ་ཏོག་ལི་བཀན་ཙེ།”（美朵来干孜），言其为续脉、益疮之药物。《四部医典系列挂图全集》第三十一图中有该药物的附图（93号图），汉译本译注为“万寿菊”。《晶珠本草》记载有“ལི་བཀན།”（来干），言其形态为“茎细，叶和叶柄从茎上横生，花如‘巴保麦朵’（金盏花或尼泊尔红花），花瓣八片，内紫红色，外紫色，花蕊黄色，茎中空”，并言西红花（鸢尾科植物番红花 *Crocus sativus* L. 的花柱头）和本品（来干）均被称为“ལི་བཀན་ཙེ།”（来干孜），两者为同名异物，不可混淆。现代文献记载的“美朵来干孜”或“来干”的基原为万寿菊 *T. erecta* L. 或小万寿菊 *T. patula* L.（孔雀草），该2种的形态与《蓝琉璃》和《晶珠本草》记载的形态及《四部医典系列挂图全集》附图也较为相符。也有观点认为，孔雀草 *T. patula* L. 的形态与《四部医典系列挂图全集》中“美朵来干孜”的分枝花序及舌片花数目更为接近。《藏药晶镜本草》将万寿菊 *T. erecta* L. 作“来干”的基原，并认为菊科植物金盏花 *Calendula officinalis* L. 为同类药物，统称为“ལི་བཀན་ཆུང་བ།”（来干琼哇）。（参见“孔雀草”“金盏花”条）

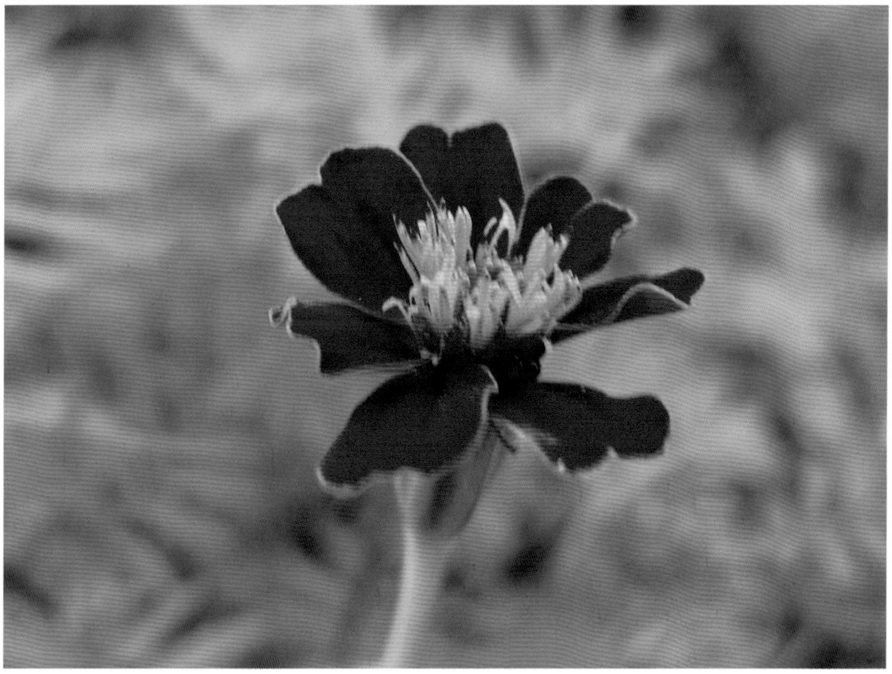

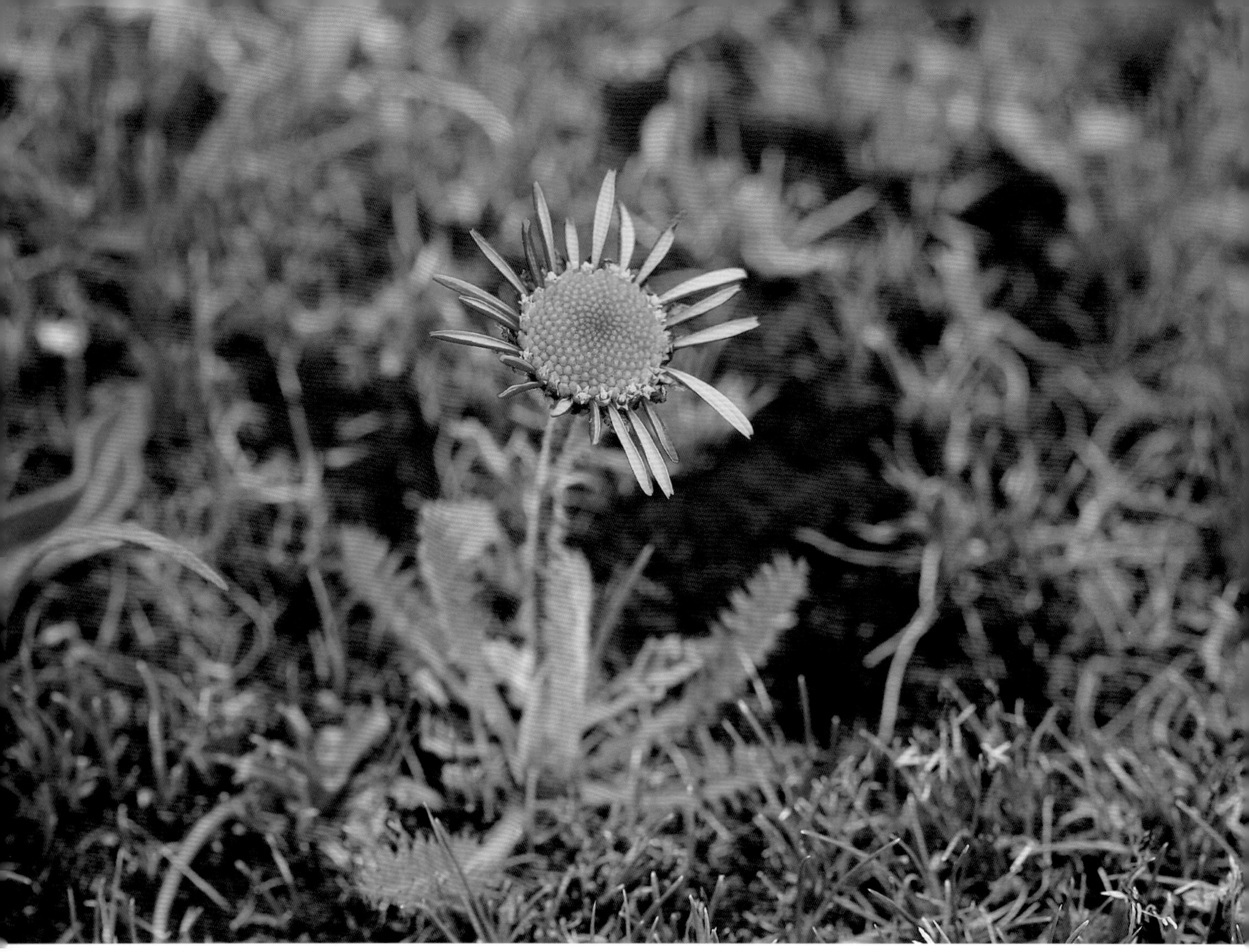

川西小黄菊

Pyrethrum tatsienense (Bur. et Franch.) Ling ex Shih

菊科（Compositae）　　匹菊属（*Pyrethrum*）

形态

多年生草本，高 7 ~ 25cm。茎单生或少数茎成簇生，不分枝，有弯曲的长单毛，上部及接头状花序处的毛稠密。基生叶椭圆形或长椭圆形，长 1.5 ~ 7cm，宽 1 ~ 2.5cm，2 回羽状分裂，一二回全部全裂，1 回侧裂片 5 ~ 15 对，2 回侧裂片为掌状或掌式羽状分裂，末回侧裂片线形，宽 0.5 ~ 0.8mm，叶柄长 1 ~ 3cm；茎生叶少数，直立贴茎，与基生叶同形并等样分裂，无柄；全部叶绿色，有稀疏的长单毛或近无毛。头状花序单生茎顶；总苞直径 1 ~ 2cm，总苞片约 4 层，外层线状披针形，长约 6mm，中内层长披针形至宽线形，长 7 ~ 8mm，外层基部和中外层中脉有稀疏长单毛，或全部苞片灰色、被稠密弯曲的长单毛，全部苞片边缘黑褐色或褐色膜质；舌状花橘黄色或微带橘红色，舌片线形或宽线形，长达 2cm，先端 3 齿裂。瘦果长约 3mm，具 5 ~ 8 椭圆形凸起的纵肋；冠状冠毛长 0.1mm，分裂至基部。花果期 7 ~ 9 月。

分布

分布于我国西藏（林芝、嘉黎等）、四川西部及西北部、云南西北部、青海西南部。

生境

生长于海拔 3500 ～ 5200m 的高山草甸、灌丛、山坡砾石地。

药材名

阿皮夏、阿夏合、阿西、阿恰（ཨ་བྲུག），阿夏塞尔郡、阿夏塞儿卷、阿夏塞卷、阿恰塞俊、阿加塞窘（ཨ་བྲུག་གཟེར་འཇོམས།），阿恰塞保（ཨ་བྲུག་གསེར་པོ།），塞尔郡美朵（གཟེར་འཇོམས་མེ་ཏོག），塞仁交、塞尔郡（གཟེར་འཇོམས།），阿恰苦空、阿夏合苦空、阿夏合苟日苟木（ཨ་བྲུག་གུར་གུམ།）。

药用部位

带花梗的花序。

功能与主治

散瘀，止痛，敛黄水。用于黄水病，脑震荡，瘟疫病，太阳穴痛，跌打损伤，瘟热疮疡。

用量与用法

3 ～ 9g。内服研末，或入丸、散剂。

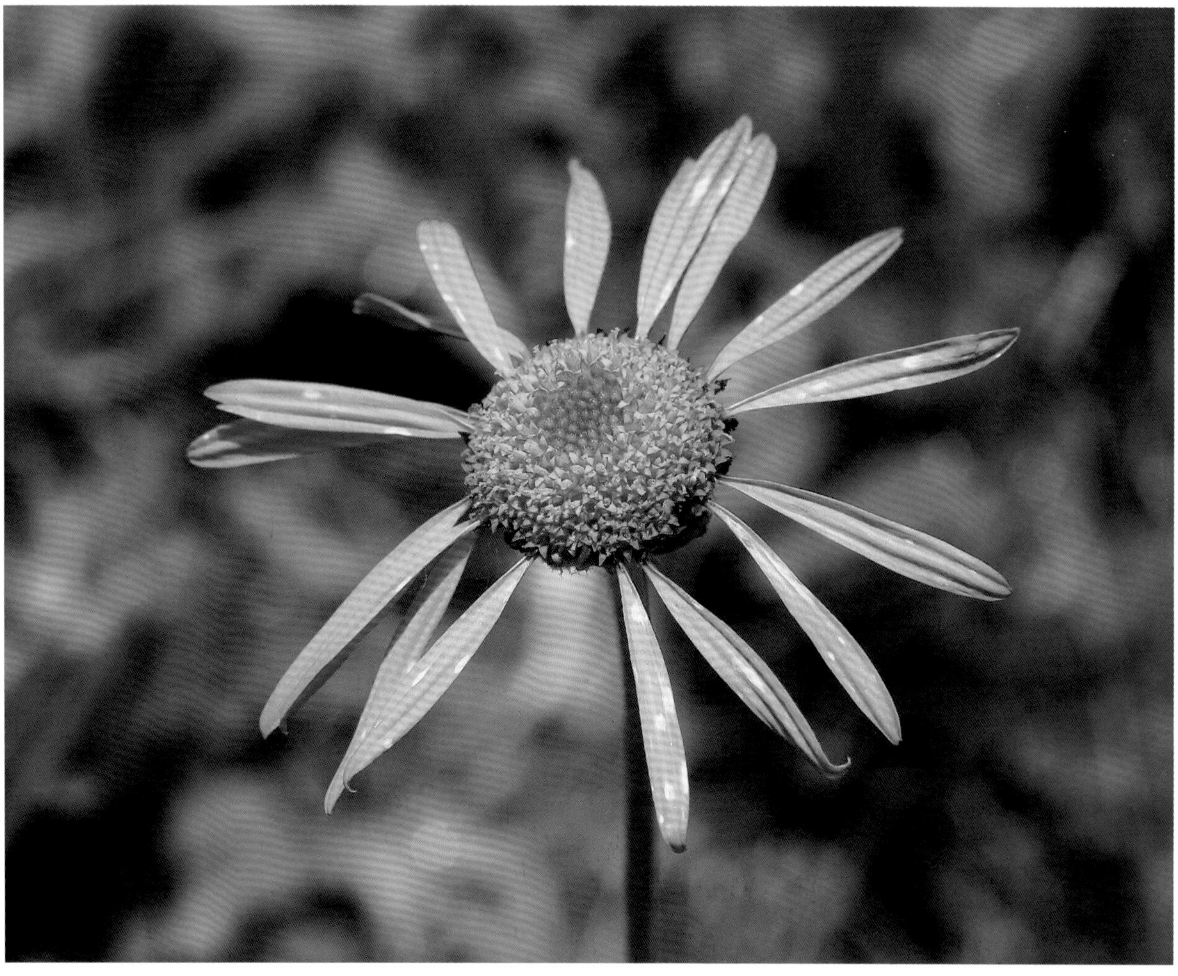

附 注

《月王药诊》中即记载有“ཨ་བྱག”（阿皮夏），《四部医典》《蓝琉璃》和《晶珠本草》等均用此名，言其为治黄水病和头骨裂之药物；《四部医典系列挂图全集》第二十八图中的附图（38号图）名为“ཨ་བྱག་གཟེར་འཇོམས།”（阿夏塞尔郡），汉译本译注名为“鞑新菊”；《晶珠本草》始言“阿皮夏”有上品[“ཨ་བྱག་རྒོད་པ།”（阿恰贵巴）]、下品[“ཨ་བྱག་གཡུང་བ།”（阿恰永哇）]之分。据现代文献记载和实地调查，现各地藏医均以川西小黄菊 *P. tatsienense* (Bur. et Franch.) Ling ex Shih（粗糙鞑新菊 *Chrysanthemum tatsienense* Bur. et Franch.，打箭菊）作“阿皮夏”上品使用，多称之为“阿夏塞尔郡”，又称之为“གཟེར་འཇོམས་མེ་ཏོག”（塞尔郡美朵），其形态与上述古籍的记载及《四部医典系列挂图全集》的附图相符，《部标藏药》等收载的“打箭菊/ཨ་བྱག་གཟེར་འཇོམས།/阿夏塞尔郡”的基原也为该种，川西小黄菊无舌变种 *P. tatsienense* (Bur. et Franch.) Ling ex Shih var. *tanacetopsis* (W. W. Smith) Ling et Shih（无舌川西小黄菊）也作“阿皮夏”使用。关于“阿皮夏”的下品“阿恰永哇”的基原，现代文献多记载为千里光属（*Senecio*）植物红舌千里光 *S. rufus* Hand.-Mazz. [橙舌狗舌草 *Tephroseris rufa* (Hand.-Mazz.) B. Nord.]、狗舌草 *S. kirilowii* Turcz. ex DC.[狗舌草 *T. kirilowii* (Turcz. ex DC.) Holub]、拉萨千里光 *S. lhasaensis* Ling ex C. Jeffrey et Y. L. Chen;《藏药晶镜本草》即以橙舌狗舌草 *T. rufa* (Hand.-Mazz.) B. Nord. 作“阿恰永哇”。也有文献记载“ཨ་བྱག”（阿西）的基原为菊科植物旋覆花 *Inula japonica* Thunb.。（参见“橙舌狗舌草”条）

《晶珠本草》记载“阿夏合”又名“ཨ་བྱག་གུར་གུམ།”（阿夏合苟日苟木），《四部医典》《晶珠本草》等中记载“གུར་གུམ།”（苟日苟木、苦空）为治肝病、敛脉之药物。现藏医均以鸢尾科植物番红花 *Crocus sativus* L. 作“苦空”的正品，以菊科植物红花 *Carthamus tinctorius* L. 为代用品。《蓝琉璃》等中记载的“西藏庭院常种植的‘下品（西藏红花）’”则为菊科植物金盏花 *Calendula officinalis* L.。也有文献记载，川西小黄菊 *P. tatsienense* (Bur. et Franch.) Ling ex Shih 为“ཨ་བྱག་གུར་གུམ།”（阿夏合苦空）的基原，似为“苦空”的类同品。（参见“番红花”“红花”“金盏花”条）

川西小黄菊无舌变种

Pyrethrum tatsienense (Bur. et Franch.) Ling ex Shih var. *tanacetopsis* (W. W. Smith) Ling et Shih

菊科（Compositae） 匹菊属（*Pyrethrum*）

形态

多年生草本，高 7 ~ 25cm。茎单生或少数茎成簇生，不分枝，有弯曲的长单毛，上部及接头状花序处的毛稠密。基生叶椭圆形或长椭圆形，长 1.5 ~ 7cm，宽 1 ~ 2.5cm，2 回羽状分裂。1 ~ 2 回全裂，1 回侧裂片 5 ~ 15 对，2 回侧裂片为掌状或掌式羽状分裂，末回侧裂片线形，宽 0.5 ~ 0.8mm，叶柄长 1 ~ 3cm；茎生叶少数，直立贴茎，与基生叶同形并等样分裂，无柄；全部叶绿色，有稀疏的长单毛或几无毛。头状花序单生茎顶；总苞直径 1 ~ 2cm，总苞片约 4 层，外层线状披针形，长约 6mm，中内层长披针形至宽线形，长 7 ~ 8mm，外层基部和中外层中脉有稀疏长单毛，或全部苞片灰色，被稠密弯曲的长单毛，全部苞片边缘黑褐色或褐色膜质；头状花序无舌状花。冠状冠毛长 0.1mm，分裂至基部。

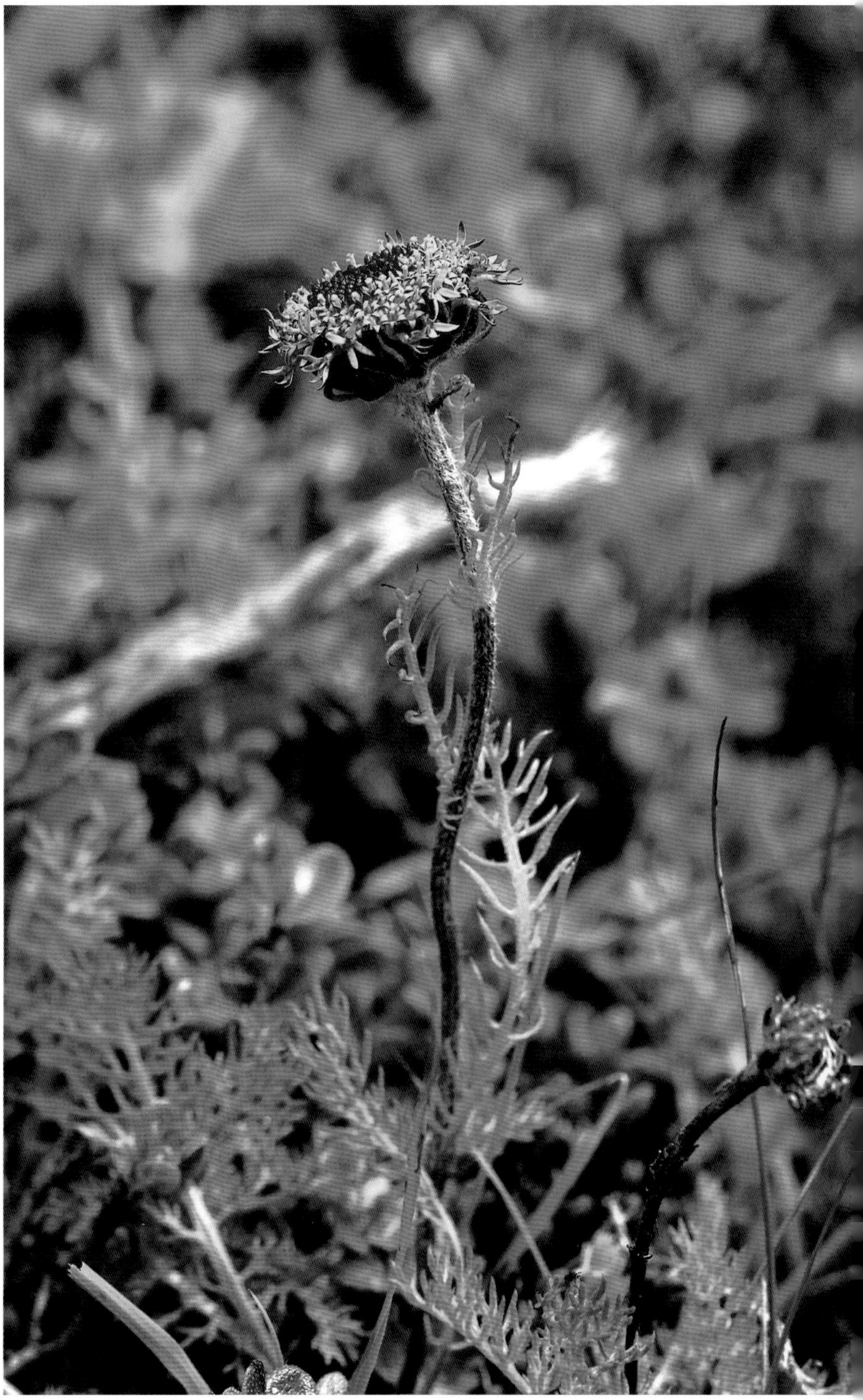

花果期 7 ~ 10 月。

分布

分布于我国云南西北部、西藏东南部。

生境

生长于海拔 3500 ~ 5000m 的高山草甸、草甸灌丛中。

药材名

阿夏塞尔郡、阿夏塞儿卷、阿恰塞俊（ཨ་བྲག་གཟེར་འཇོམས།），阿皮夏、阿西（ཨ་བྲག）。

药用部位

带花梗的花序。

功能与主治

散瘀，止痛，敛黄水。用于黄水病，脑震荡，瘟疫，太阳穴痛，跌打损伤，瘟热疮疡。

用量与用法

3 ~ 9g。内服研末，或入丸、散剂。

附 注

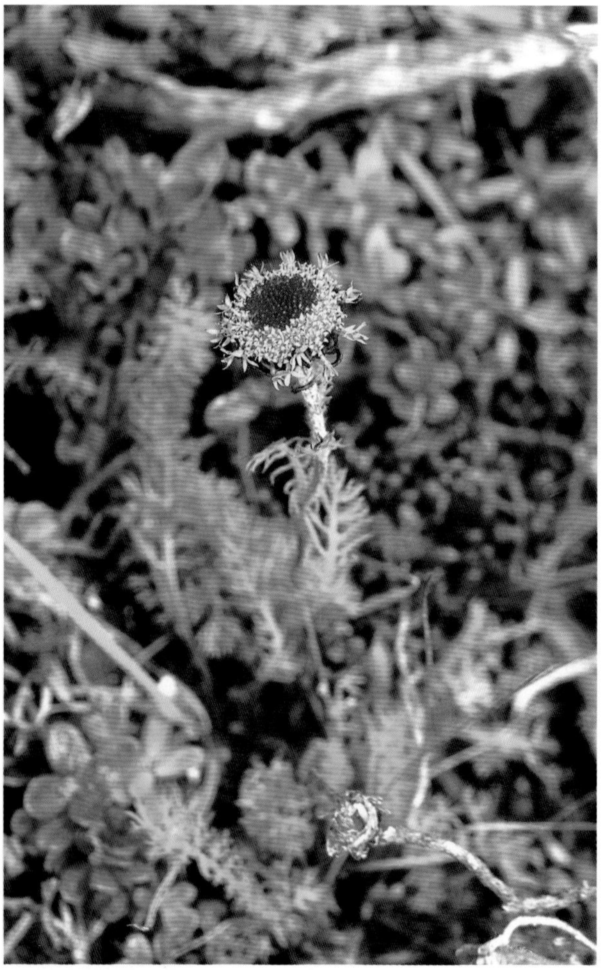

《晶珠本草》记载“མེ་ཏོག་ལུག་མིག”（美多漏梅）为治毒症、疫热症之药物，言其分为黄、蓝、黑3种，其中一种生长在石山、草坡，花黄色，名为“阿夏合”，分大、小2种（或上、下2品）；又另条记载了“ཨ་བྲག”（阿皮夏），言其为治头破伤并能干黄水之药物。据现代文献记载和实地调查发现，各地藏医均以川西小黄菊 *P. tatsienense* (Bur. et Franch.) Ling ex Shih（粗糙魁新菊 *Chrysanthemum tatsienense* Bur. et Franch.，打箭菊）为“阿皮夏”上品，又称其为“ཨ་བྲག་གཟེར་འཇོམས།”（阿夏塞尔郡），《部标藏药》等收载的“打箭菊/ཨ་བྲག་གཟེར་འཇོམས།/阿夏塞尔郡”的基原也为该种。据文献记载，川西小黄菊无舌变种 *P. tatsienense* (Bur. et Franch.) Ling ex Shih var. *tanacetopsis* (W. W. Simth) Ling et Shih 也作“阿皮夏”使用。（参见“萎软紫菀”“灰枝紫菀”“川西小黄菊”条）

垫状女蒿

Hippolytia kennedyi (Dunn) Ling

菊科（Compositae） 女蒿属（*Hippolytia*）

形态

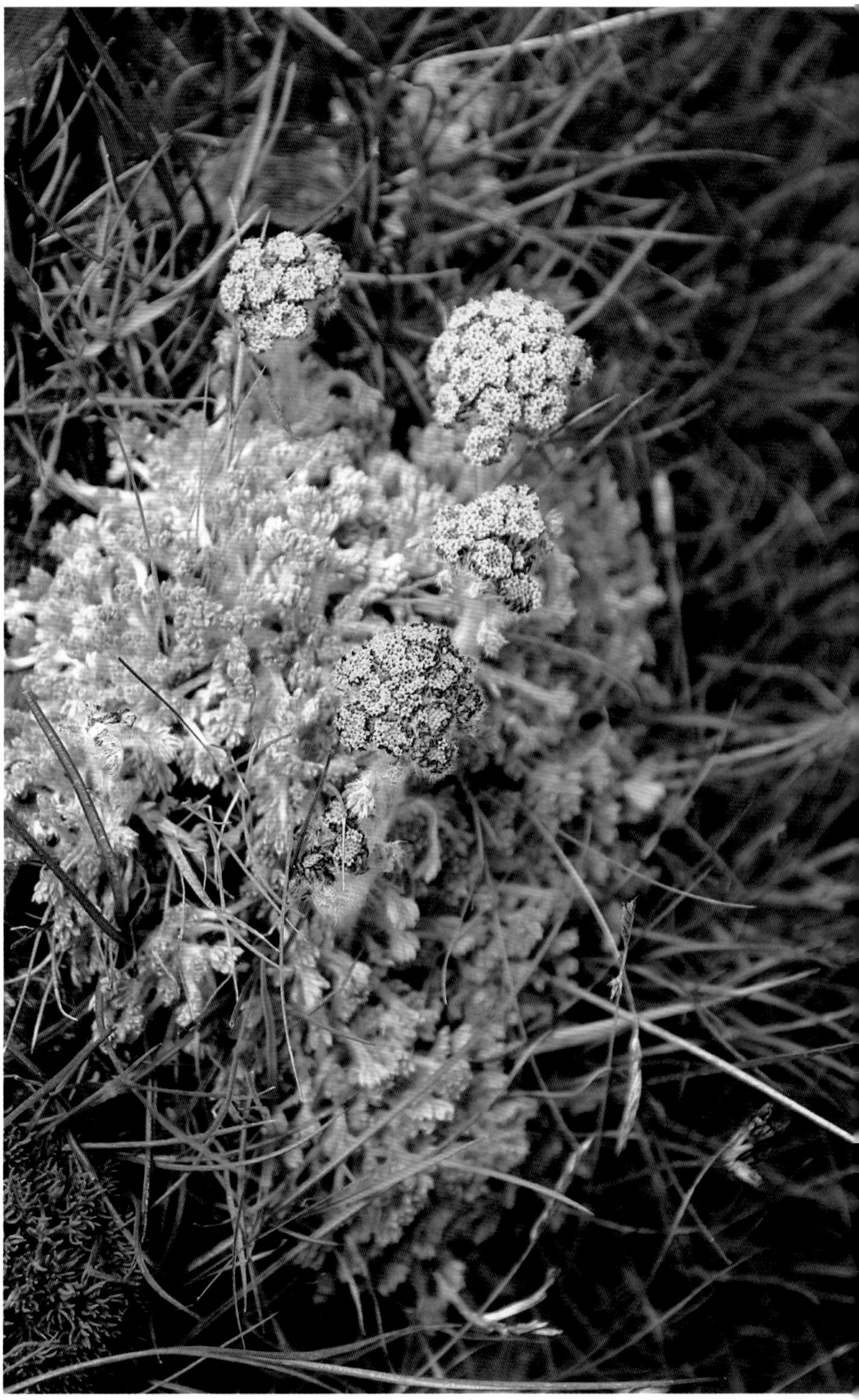

垫状植物。根粗长，直伸。茎多次分枝，有密而厚的枯叶残片。末次分枝全长被密厚长绵毛或长柔毛的叶；或稠密的叶与顶生的伞房花序共成半球形的花叶复合体（全株7～8），或在末次分枝的先端抽出长1～2.5cm的花茎，而花茎被稠密的长绵毛。花叶复合体及末次分枝上的叶圆形或扇形，长2～4mm，宽3～6mm，2回三出掌状全裂，末回裂片宽0.3～0.5mm，花茎上的叶与花叶复合体及末次分枝上的叶同形并等样分裂；全部叶两面灰白色，被稠密长柔毛或绵毛，叶柄长0.5～1.2cm。头状花序多数在茎顶排成直径为2～2.5cm的紧密的伞房花序，或花叶复合体紧密形成直径达10cm的团伞花序；花梗长约4mm，被稠密长柔毛；总苞楔状，直径约7mm；总苞片3层，外层披针形，长4mm，中层长椭圆形，长3.5mm，内层倒披针形，长约3mm；全部苞片外面被长柔毛，内层的毛稀，边缘棕黑色或黑褐色膜质，而整体为草质；两性花花冠长 3 ~ 5mm。瘦果长 1.5mm，脉棱 5。花果期 8 ~ 9 月。

分布

分布于我国西藏中南部（拉萨、加查、朗县）。

生境

生长于海拔 4700 ~ 5200m 的高山荒漠、石砾地。

药材名

芝曼（མཆིན་སྨན།）。

药用部位

全草。

功能与主治

用于咽喉炎。

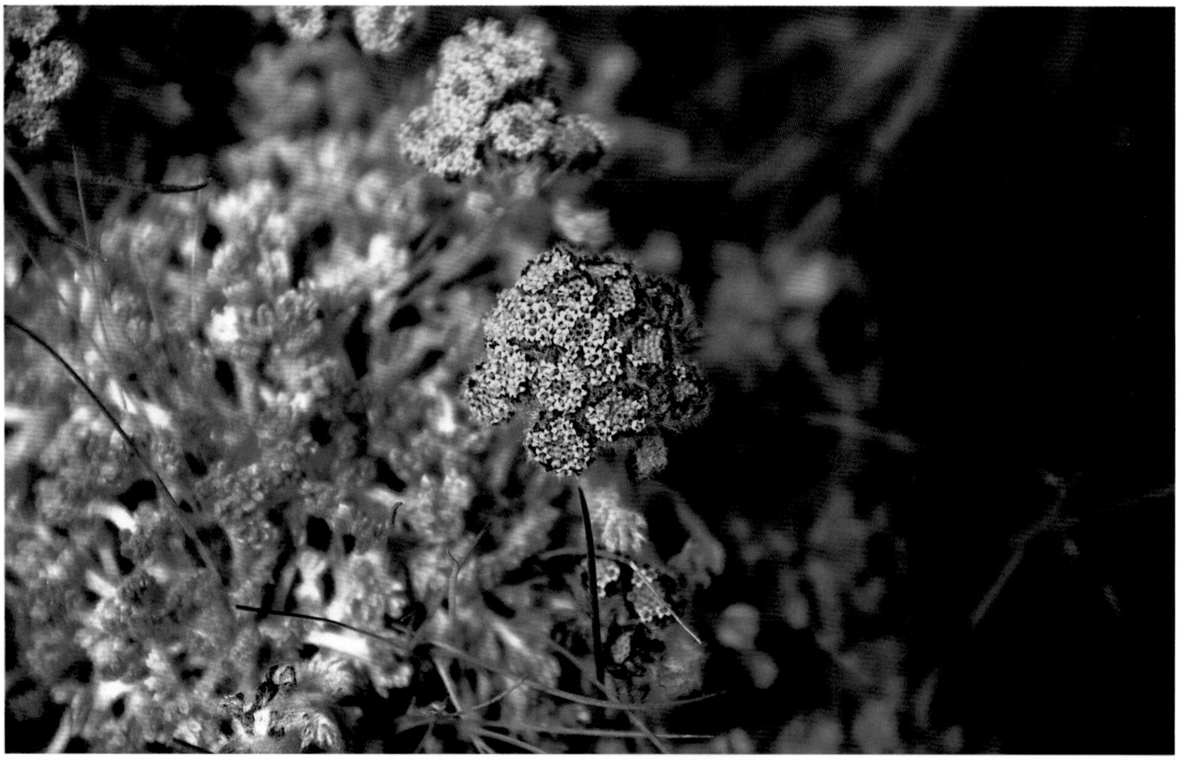

附注

本种的药用记载见于《西藏植物志》“藏药，民间用全草”。

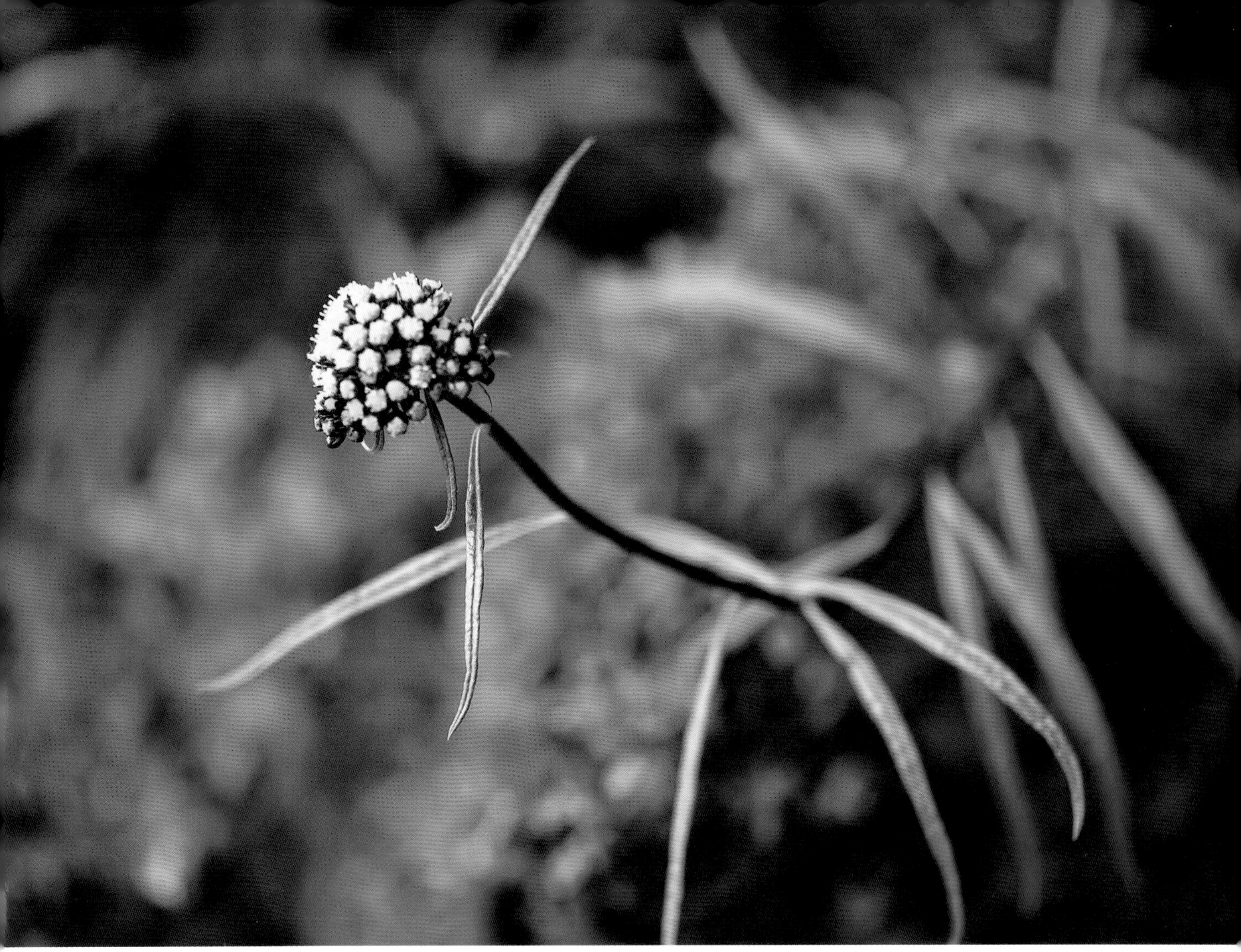

柳叶亚菊

Ajania salicifolia (Mattf.) Poljak.

菊科（Compositae） 亚菊属（*Ajania*）

形态

小半灌木，高 30 ～ 60cm。有长 20 ～ 30cm 的当年花枝和先端有密集的莲座状叶丛的不育短枝。花枝紫红色，被绢毛，上部及花序枝上的毛稠密。叶线形、狭线形或披针形，全缘，长 5 ～ 10cm，宽 3 ～ 10mm，上部叶渐小。全部叶两面异色，上面绿色，无毛，下面白色，被密厚的绢毛。头状花序多数在枝端排成密集的伞房花序。总苞钟状，直径 4 ～ 6mm。总苞 4 层，外层卵形，长 2mm，中内层卵形、卵状椭圆形至线状披针形，长 3 ～ 4mm，仅外层外面被稀绢毛。全部苞片边缘棕褐色宽膜质。边缘雌花约 6 个，花冠细管状，长 2mm，先端 3 尖齿裂。两性花花冠长 3.5mm。瘦果长 1.8mm。花果期 6 ～ 9 月。

分布

分布于我国甘肃东部、陕西西南部、四川西北部（茂县）、青海东部。

生境

生长于海拔 2600 ~ 4600m 的山坡。

药材名

普尔芒嘎保（ཕུར་མོང་དཀར་པོ།），肯穷赛果（མཁན་ཆུང་གསེར་མགོ།）。

药用部位

叶、花。

功能与主治

杀虫，干黄水，愈疮疡。用于虫病，咽喉病，溃疡病，炭疽病。

附　注

《蓝琉璃》在“药物补述”中记载有“ཕུར་མོང་།”（普尔芒），言其为止痛、杀虫、敛黄水之药物。“普尔芒”为来源于蒿属（*Artemisia*）植物的多种药材的总称。《蓝琉璃》《晶珠本草》均言“普尔芒”分为黑［“ཕུར་མོང་ནག་པོ།”（普尔芒那保），略称“ཕུར་ནག”（普那）］、白［“ཕུར་མོང་དཀར་པོ།”（普尔芒嘎保），略称“ཕུར་དཀར།”（普嘎尔）］、紫［“ཕུར་མོང་སྨུག་པོ།”（普尔芒木保、普尔芒莫保）］3 类。《四部医典系列挂图全集》第三十一图中有相应的 3 幅附图（24 ~ 26 号图），其汉译本译注名分别为“白艾蒿”“黑艾蒿”和“紫艾蒿”，该 3 幅图所示植物形态相似，均为主根粗壮的草本植物，多枝丛生，叶细裂，似为蒿属植物。现代文献记载的“普尔芒”类的基原包括蒿属和亚菊属（*Ajania*）的多种植物，但不同文献对不同品种的基原有不同观点，且不同品种的基原也有交叉。据文献记载，柳叶亚菊 *Ajania salicifolia* (Mattf.) Poljak. 为甘肃天祝藏医习用的白者（普尔芒嘎保）的基原之一，西藏盐井地方则习将铺散亚菊 *Ajania khartensis* (Dunn) Shih 作“普尔芒嘎保”使用。《青海藏标》以“牛尾蒿 /ཕུར་མོང་ནག་པོ།/ 普日芒那保”之名收载了牛尾蒿 *Artemisia subdigitata* Mattf.（*Artemisia dubia* Wall. ex Bess.），并在附注中说明毛莲蒿 *Artemisia vestita* Wall. ex DC. 为“普日芒嘎保”；而《西藏藏标》则以“ཕུར་ནག/ 普那 / 结血蒿”之名收载了毛莲蒿 *Artemisia vestita* Wall. ex DC.。（参见“牛尾蒿”“粘毛蒿”“铺散亚菊”“毛莲蒿”条）

《四部医典》《蓝琉璃》《晶珠本草》中另条记载有止血、消散四肢肿胀之药物“མཁན་པ།”（坎巴）。《晶珠本草》言其分为灰、白、红、黑 4 种，各种的功效有所不同，“坎巴”为其总称。现代文献记载的藏医所用“坎巴”类的基原较复杂，涉及菊科蒿属和亚菊属的多种植物，各地所用“坎巴”的基原及其品种划分不尽相同。据文献记载，甘肃习将柳叶亚菊 *Ajania salicifolia* (Mattf.) Poljak. 作“白坎巴”［“མཁན་དཀར།”（坎嘎尔），系“མཁན་པ་དཀར་པོ།”（坎巴嘎布）的略称］使用，又称其为“མཁན་ཆུང་གསེར་མགོ།”［肯穷赛果，系“མཁན་དཀར།”（坎嘎尔）的异名］。（参见“大籽蒿”条）

细裂亚菊

Ajania przewalskii Poljak.

菊科（Compositae） 亚菊属（*Ajania*）

形态

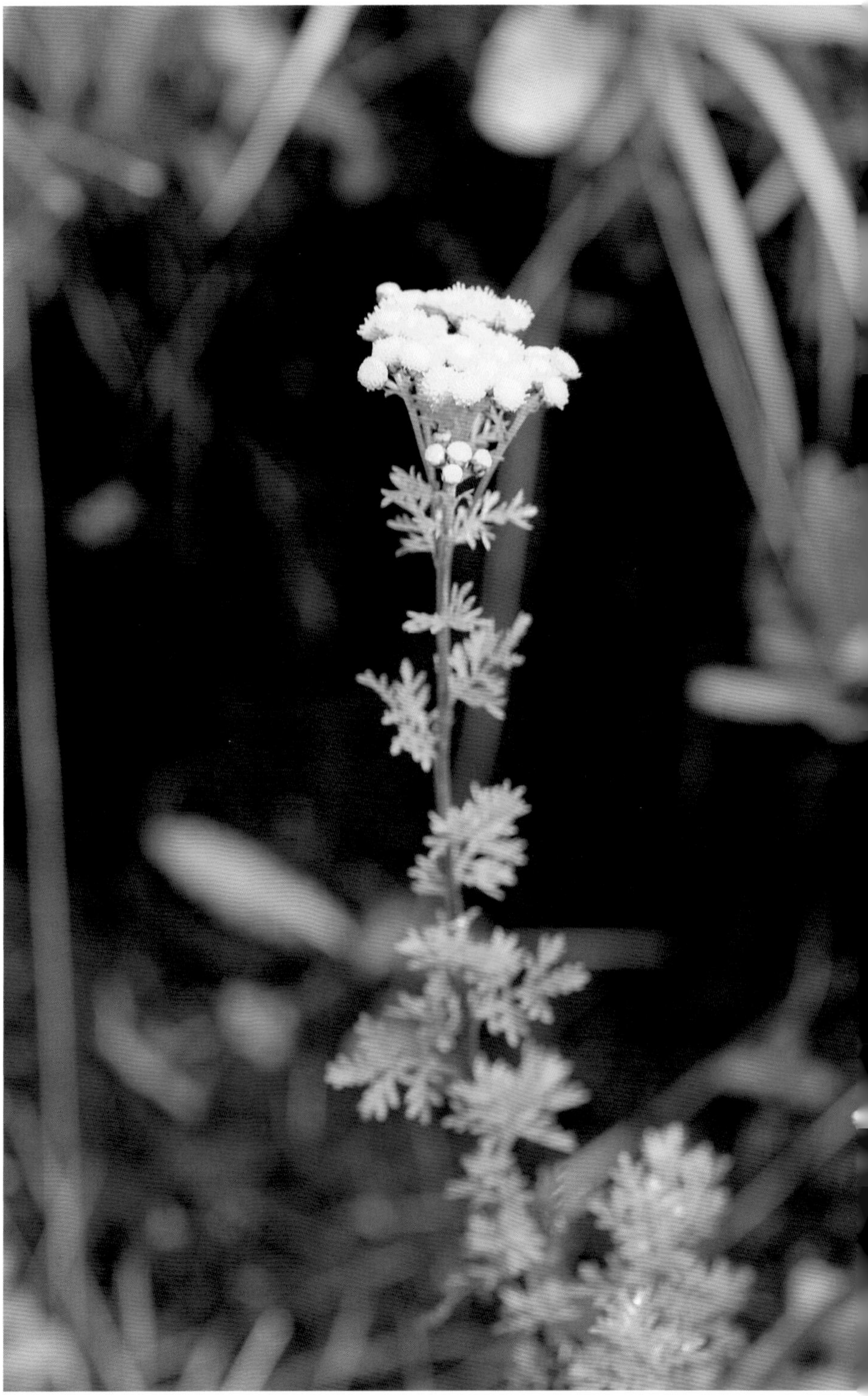

多年生草本，高 35 ~ 80cm。有地下短匍茎，匍茎生褐色卵形的鳞苞。茎直立，通常红紫色，仅茎顶有伞房状短花序分枝，很少有较长的花序分枝，全茎被白色短柔毛，上部的毛较稠密。叶 2 回羽状分裂，叶宽卵形、卵形，长 2 ~ 5cm，宽 1.5 ~ 4cm。1、2 回全裂，1 回侧裂片 2 ~ 4 对，排列紧密，裂距长 2 ~ 5mm，末回裂片线状披针形或长椭圆形，宽 0.5 ~ 3mm；接花序下部的叶渐小；全部叶有长近 1cm 的叶柄，有时可达 2cm，两面异色，上面绿色，无毛或有稀疏短柔毛，下面灰白色，被稠密短柔毛。头状花序小，多数在茎枝先端排列成大型复伞房花序、圆锥伞房花序或伞房花序；总苞钟状，直径 2.5 ~ 3mm；总苞片 4 层，外层卵形或披针形，长 1.5mm，外面被微毛；中、内层椭圆形至倒披针形或披针形，长 2.5mm，无毛；全部苞片边缘褐色，膜质；雌花 4 ~ 7，花冠细管状，先端 3 裂；

中央两性花细管状；全部花冠外面有腺点。瘦果长 0.8mm。花果期 7 ～ 9 月。

分布

分布于我国四川、青海、甘肃东部、宁夏（贺兰山一带）。

生境

生长于海拔 2800 ～ 4500m 的草原、山坡林缘、岩石上。

药材名

肯穷赛果（མཁན་ཆུང་གསེར་མགོ）。

药用部位

全草。

功能与主治

清肺热。用于肺炎，咳嗽，感冒。

用量与用法

3 ～ 6g。内服煎汤，或入丸、散剂。

附　注

《四部医典》中记载有清肺热之药物“མཁན་པ་ཨ་གྲོང་།”[“འཁན་པ་ཨ་གྲོང་།”（坎巴阿仲）]。《蓝琉璃》言“ཨ་གྲོང་།”（阿仲）分为 4 类。《晶珠本草》则言“阿仲”分为白阿仲 [或草阿仲，“ཨ་གྲོང་དཀར་པོ།”（阿仲嘎保，或称“杂阿仲”）]、蒿阿仲 [“མཁན་ཨ་གྲོང་།”（坎阿仲）]、木阿仲 [“ཕུར་དཀར།”（普嘎尔）]3 种。《新修晶珠本草》记载“阿仲”是石竹科无心菜属（*Arenaria*）多种植物的总称，但不同文献记载的“阿仲”类的基原涉及无心菜属及菊科、毛茛科、虎耳草科、报春花科等的多属多种植物，且不同文献对“阿仲”的品种划分及其基原的记载也不尽一致，有文献记载细裂亚菊 *Ajania przewalskii* Poljak. 为“མཁན་ཆུང་གསེར་མགོ”（肯穷赛果，即“蒿阿仲”，为“坎阿仲”“坎嘎尔”的异名）的基原之一。据《中国藏药植物资源考订》记载，在西藏阿里地区和其他地区使用的“坎阿仲”（肯穷赛果）的基原包括多种亚菊属（*Ajania*）植物，各地使用的种类与当地分布的种类有关，包括多花亚菊 *Ajania myriantha* (Franch.) Ling. ex Shih、细叶亚菊 *Ajania tenuifolia* (Jacq.) Tzvel.、铺散亚菊 *Ajania khartensis* (Dunn) Shih、黄花亚菊 *Ajania nubigena* (Wall.) Shih、川甘亚菊 *Ajania potaninii* (Krasch.) Poljak.、柳叶亚菊 *Ajania salicifolia* (Mattf.) Poljak. 等。（参见“甘肃雪灵芝”“铺散亚菊”“大籽蒿”条）

细叶亚菊

Ajania tenuifolia (Jacq.) Tzvel.

菊科（Compositae） 亚菊属（*Ajania*）

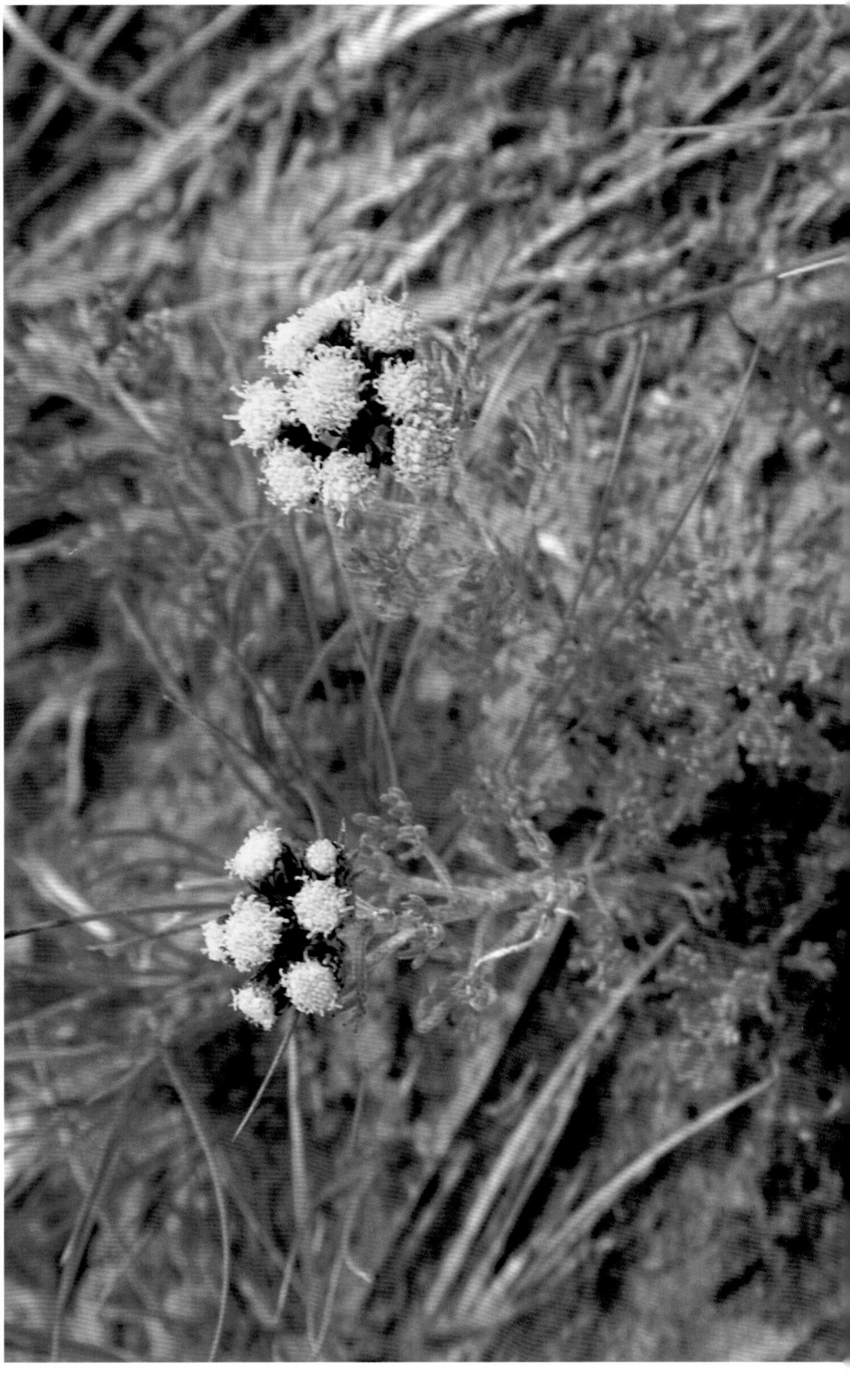

形态

多年生草本，高 9 ~ 20cm。根茎短，发出多数的地下匍茎和地上茎。匍茎上生稀疏的宽卵形、浅褐色的苞鳞。茎自基部分枝，分枝弧形斜升或斜升；茎枝被短柔毛，上部及花序梗上的毛稠密。叶 2 回羽状分裂，半圆形、三角状卵形或扇形，长、宽均为 1 ~ 2cm，通常宽大于长；1 回侧裂片 2 ~ 3 对，末回裂片长椭圆形或倒披针形，宽 0.5 ~ 2mm，先端钝或圆，自中部向下或向上叶渐小；全部叶两面同色、几同色或稍异色，上面淡绿色，被稀疏的长柔毛，稍白色或灰白色而被较多的毛，下面白色或灰白色，被稠密的顺向贴伏的长柔毛；叶柄长 0.4 ~ 0.8cm。头状花序少数在茎顶排成直径为 2 ~ 3cm 的伞房花序；总苞钟状，直径约 4mm，总苞片 4 层，外层披针形，长 2.5mm，中、内层椭圆形至倒披针形，长 3 ~ 4mm，仅外层被稀疏的短柔毛，其余无毛，全部苞片先端钝，边缘宽膜质，膜质

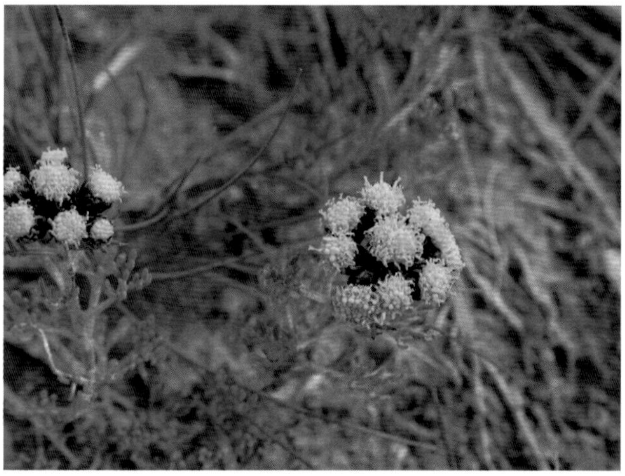

内缘棕褐色，膜质外缘无色透明；边缘雌花 7 ~ 11，细管状，花冠长 2mm，先端具 2 ~ 3 齿裂；两性花冠状，长 3 ~ 4mm；全部花冠有腺点。花果期 6 ~ 10 月。

分布

分布于我国甘肃中部、四川西北部、西藏东部、青海。印度西北部也有分布。

生境

生长于海拔 2000 ~ 4580m 的山坡草地。

药材名

普尔芒嘎保、普芒嘎布（ཕུར་མོང་དཀར་པོ།），坎巴嘎保（མཁན་པ་དཀར་པོ།、འཁན་པ་དཀར་པོ།），坎阿仲（མཁན་ཨ་གྲོང་།、མཁན་ཨ་ཚོང་།、འཁན་ཨ་གྲོང་།），肯穷赛果（མཁན་ཆུང་གསེར་མགོ），坎嘎尔（འཁན་དཀར།）。

药用部位

地上部分。

功能与主治

杀虫，干黄水，愈疮疡。用于虫病，咽喉病，溃疡病，炭疽病。

用量与用法

6 ~ 9g。内服煎汤，或入丸、散剂，或熬膏使用。

附　注

“ཕུར་མོང་།”（普尔芒）为主要来源于菊科蒿属植物的多种药物的总称。《晶珠本草》引《图鉴》之记载，言“普尔芒”分为黑［“ཕུར་མོང་ནག་པོ།”（普尔芒那保、普日芒那保）］、白［“ཕུར་མོང་དཀར་པོ།”（普尔芒嘎保）］、紫［“ཕུར་མོང་སྨུག་པོ།”（普尔芒木保、普尔芒莫保）］3 种。现代文献记载的“普尔芒”类的基原涉及蒿属（*Artemisia*）和亚菊属（*Ajania*）植物，但不同文献中记载的“普尔芒”各品种的基原不尽一致，且不同品种的基原也有交叉。《青海藏标》以“牛尾蒿 /ཕུར་མོང་ནག་པོ།/ 普日芒那保”之名收载了牛尾蒿 *Artemisia subdigitata* Mattf.（*Artemisia dubia* Wall. ex Bess.），并在该条下附注中说明毛莲蒿 *Artemisia vestita* Wall. ex Bess.（结血蒿）为“普日芒嘎保”的基原。据文献记载，细叶亚菊 *Ajania tenuifolia* (Jacq.) Tzvel. 为白者（普尔芒嘎保）的基原之一。《晶珠本草》另记载有“འཁན་པ།”（坎巴，分为灰、白、红、黑 4 种）和“ཨ་གྲོང་།”（阿仲，分为白阿仲、蒿阿仲、木阿仲 3 种），《晶珠本草》汉译重译本认为，细叶亚菊 *Ajania tenuifolia* (Jacq.) Tzvel. 为“白坎巴”［“འཁན་དཀར།”（坎嘎尔），也称“མཁན་ཨ་ཚོང་།”（坎阿仲）］和“蒿阿仲”［“མཁན་ཨ་གྲོང་།”（坎阿仲）］的基原之一。（参见“毛莲蒿”“铺散亚菊”“甘肃雪灵芝”条）

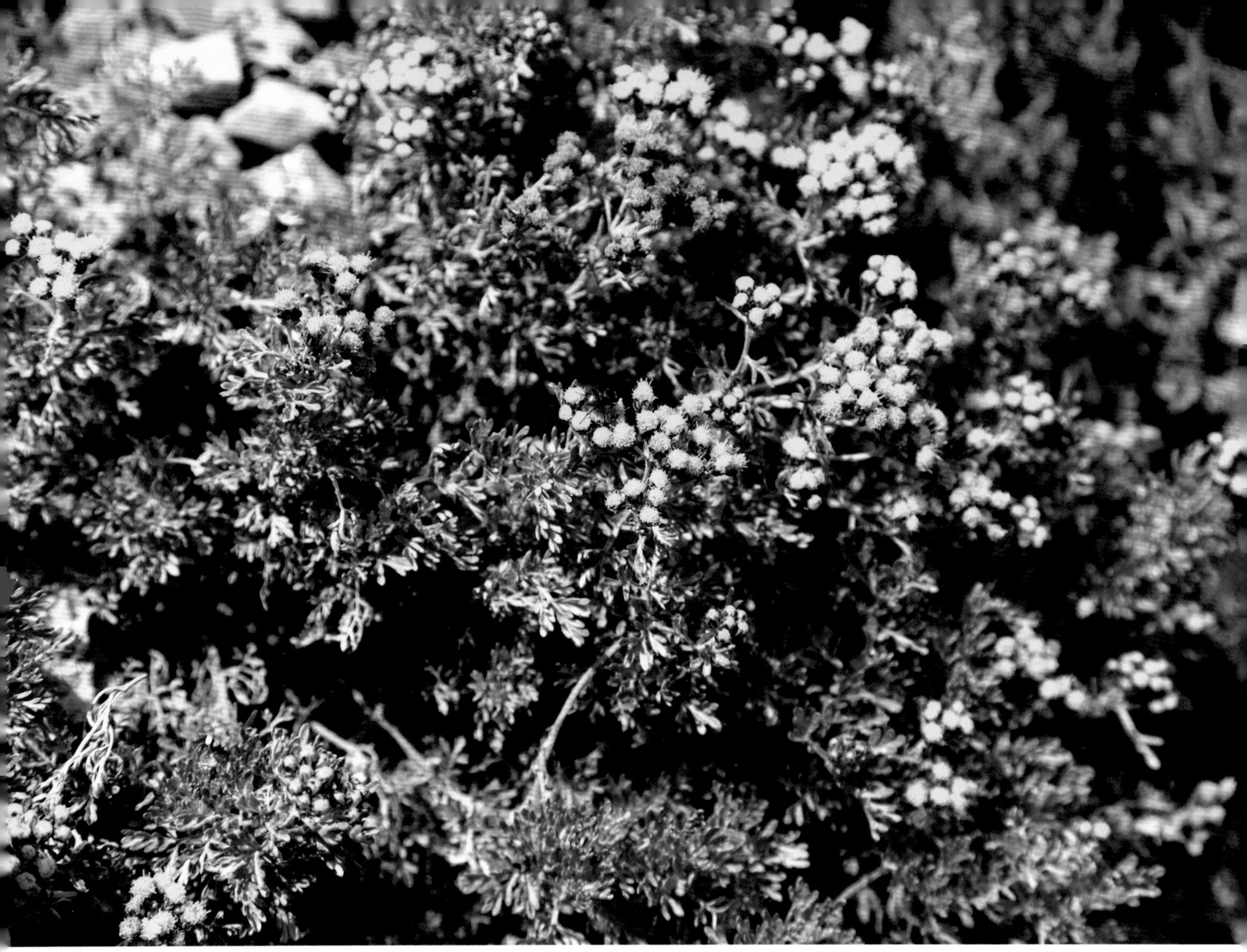

铺散亚菊

Ajania khartensis (Dunn) Shih

菊科（Compositae）　亚菊属（*Ajania*）

形态

多年生铺散草本，须根系，高 10 ～ 20cm。花茎和不育茎多数，被稠密或稀疏的顺向贴伏的长柔毛或细柔毛。叶全形圆形、半圆形、扇形或宽楔形，长 0.8 ～ 1.5cm，宽 1 ～ 1.8cm，或更小，长 2 ～ 3mm，宽 3.5 ～ 5mm，二回掌状或几掌状 3 ～ 5 全裂。末回裂片椭圆形。接花序下部的叶和下部或基部的叶通常 3 裂。全部叶有长达 5mm 的叶柄，两面同色或几同色，灰白色，被密厚或稠密的顺向贴伏的短柔毛或细柔毛。头状花序稍大，少数（3 ～ 5）或多数（达 15）在茎顶排成直径 2 ～ 4cm 的伞房花序，少有植株带单生头状花序的。总苞宽钟状，直径 6 ～ 10mm。总苞片 4 层，外层披针形或线状披针形，长 3 ～ 4mm，中内层宽披针形、长椭圆形至倒披针形，长 4 ～ 5mm。全部苞片先端钝或稍圆，外面被稠密或稀疏的短柔毛或细柔毛，边缘棕褐色、黑褐色或暗灰褐色宽膜质。边缘雌花 6 ～ 8，细管状或近细管状，先端 3 ～ 4 钝裂或深裂齿。瘦果长 1.2mm。花果期 7 ～ 9 月。

分布

分布于我国甘肃东部、青海西南部至西南部（曲麻莱）、四川西部、云南西北部、宁夏（贺兰山地区）及喜马拉雅山和冈底斯山脉。印度北部等也有分布。

生境

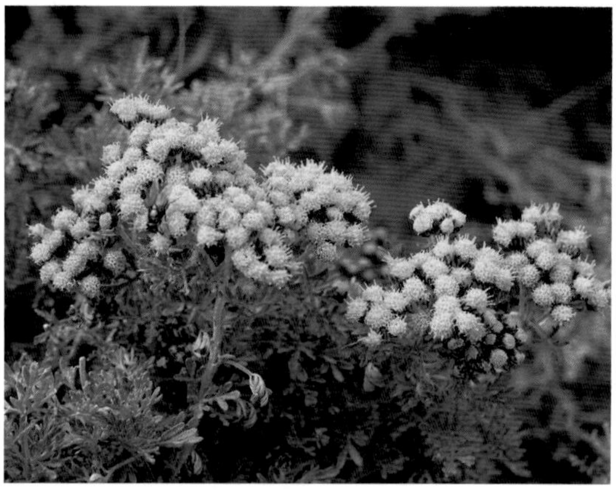

生长于海拔 2500 ~ 5300m 的山坡、多砾滩地、河漫滩、荒漠草原。

药材名

普尔芒嘎保、普芒嘎布（ཕུར་མོང་དཀར་པོ།），肯穷赛果（མཁན་ཆུང་གསེར་མགོ），坎阿仲（མཁན་ཨ་གྲོང་།、མཁན་ཨ་ཁྲོང་།）。

药用部位

地上部分。

功能与主治

普尔芒嘎保：杀虫，干黄水，愈疮疡。用于虫病，咽喉病，溃疡病，炭疽病。

坎阿仲：清肺热。用于肺炎，咳嗽，感冒。

用量与用法

普尔芒嘎保：6 ~ 9g。内服煎汤，或入丸、散剂，也熬膏使用。

坎阿仲：3 ~ 6g。内服煎汤，或入丸、散剂。

附　注

《蓝琉璃》在“药物补述”中记载了“ཕུར་མོང་།”（普尔芒），言其为杀虫、收敛溃疡、除邪之药物。《蓝琉璃》《晶珠本草》均言“普尔芒”分为黑 [“ཕུར་མོང་ནག་པོ།”（普尔芒那保）]、白 [“ཕུར་མོང་དཀར་པོ།”（普尔芒嘎保）]、紫 [“ཕུར་མོང་སྨུག་པོ།”（普尔芒木保、普尔芒莫保）]3 种。“普尔芒”为主要来源于菊科蒿属（*Artemisia*）植物的多个药材品种的总称。现代文献记载的“普尔芒”类的基原主要涉及菊科蒿属和亚菊属（*Ajania*）多种植物，但各文献对各品种的基原有不同观点，不同文献记载的各品种的基原也有交叉。据文献记载，铺散亚菊 *Ajania khartensis* (Dunn) Shih 为白者（普尔芒嘎保）的基原之一，系云南盐井地方习用品，西藏多以毛莲蒿 *Artemisia vestita* Wall. ex DC.（又称“结血蒿”）作“普尔芒嘎保”使用。各地作“普尔芒嘎保”使用的还有亚菊属（*Ajania*）的细叶亚菊 *Ajania tenuifolia* (Jacq.) Tzvel.、灌木亚菊 *Ajania fruticulosa* (Ledeb.) Poljak.、分枝亚菊 *Ajania ramosa* (Chang) Shih 和蒿属植物狭裂白蒿 *Artemisia kanashiroi* Kitam. 等。另外，《晶珠本草》中记载有“ཨ་གྲོང་།”（阿仲），言其分为白阿仲（阿仲嘎保）、蒿阿仲（坎阿仲）、木阿仲（兴阿仲、普嘎）3 种，《晶珠本草》重译汉译本认为“蒿阿仲 [“མཁན་ཨ་ཁྲོང་།、མཁན་ཨ་གྲོང་།”（坎阿仲）] 为铺散亚菊 *Ajania khartensis* (Dunn) Shih，又称其为“མཁན་ཆུང་གསེར་མགོ”（肯穷赛果）。（参见“毛莲蒿”“甘肃雪灵芝”“灌木亚菊”条）

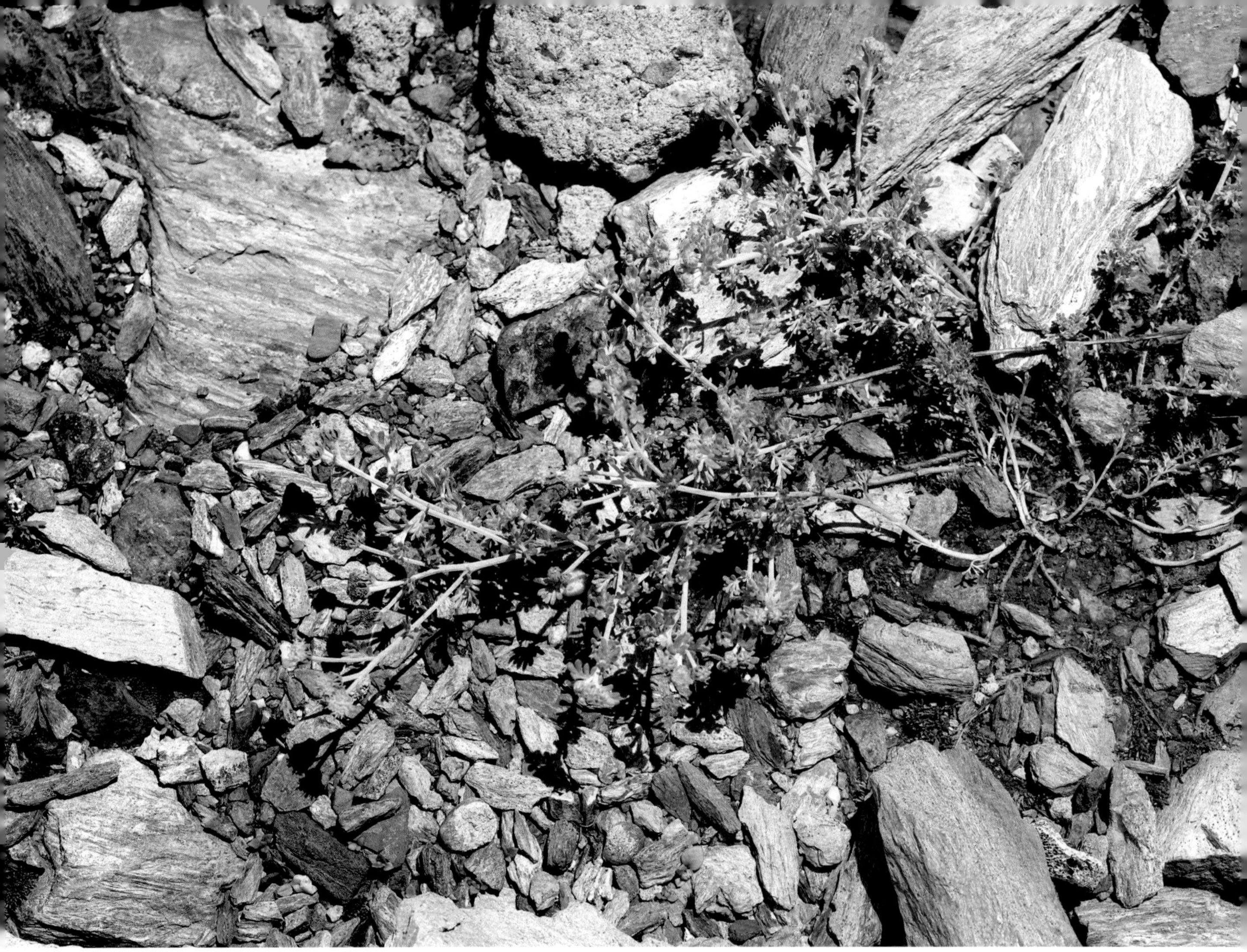

西藏亚菊

Ajania tibetica (Hook. f. et Thoms. ex C. B. Clarke) Tzvel.（藏艾菊）

菊科（Compositae）　亚菊属（*Ajania*）

形态

小半灌木，高 4 ~ 20cm。老枝黑褐色，由不定芽中发出短或稍长的花枝和不育枝及莲座状叶丛；花枝被较密的短绢毛。叶椭圆形、倒披针形，长 1 ~ 2cm，宽 0.7 ~ 1.5cm，2 回羽状分裂，1 回为全裂或几全裂，1 回侧裂片 2 对，2 回为浅裂或深裂，2 回裂片 2 ~ 4，通常集中在 1 回裂片的先端，末回裂片长椭圆形，接花序下部的叶羽裂；全部叶两面均灰白色，或上面几灰绿色，被稠密短绒毛。头状花序少数在枝端排列成直径为 1 ~ 2cm 的伞房花序，少有植株带单生头状花序；总苞钟状，直径 4 ~ 6mm；总苞片 4 层，外层三角状卵形或披针形，长 3mm，中、内层椭圆形或披针状椭圆形，长 4 ~ 5mm，全部苞片先端钝或圆，边缘棕褐色，膜质，中、外层被稀疏短绢毛；边缘雌花细管状，约 3 花，长 2.5mm，先端具 2 ~ 4 尖齿。瘦果长 2.2mm。花果期 8 ~ 9 月。

分布

分布于我国西藏（措勤）、四川西南部（稻城）。印度北部等也有分布。

生境

生长于海拔 3900 ~ 4700m 的山坡、荒漠。

药材名

兴阿仲（ཞིང་ཨ་གྲོང་།）。

药用部位

地上部分。

功能与主治

清肺热。用于肺病。

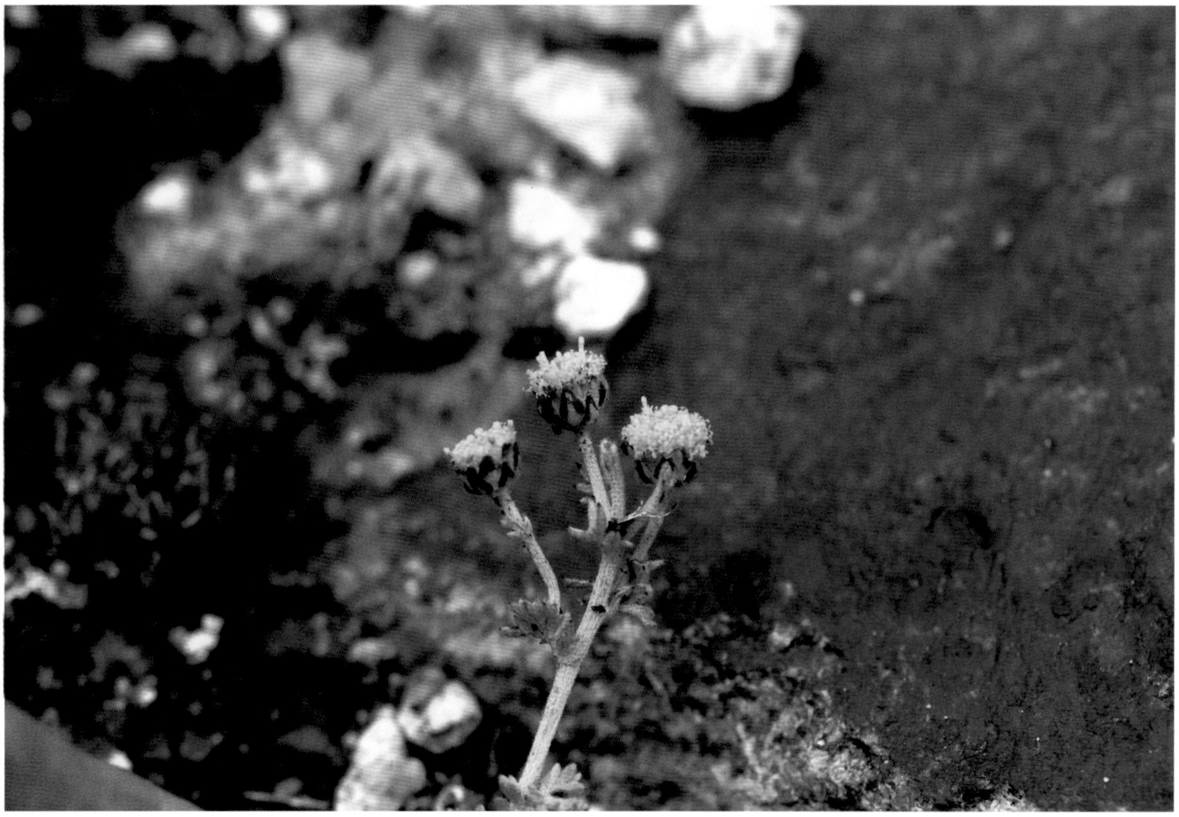

附注

《四部医典》中记载有“མཁན་པ་ཨ་གྲོང་།”[“འཁན་པ་ཨ་གྲོང་།”（坎巴阿仲）]，言其为清肺热之药物。《蓝琉璃》言“ཨ་གྲོང་།”（阿仲）分为“坎巴阿仲”“ཕུར་མོང་ཨ་གྲོང་།”（普尔芒阿仲）、“རྩ་ཨ་གྲོང་།”（杂阿仲）和“ཞིང་ཨ་གྲོང་།”（兴阿仲）4 类；《四部医典系列挂图全集》在第二十八图中有“兴阿仲”附图（57 号图，并注“阿里常用木本艾蒿”）。《晶珠本草》则言“阿仲”分为白阿仲[或草阿仲，“ཨ་གྲོང་དཀར་པོ།”（阿仲嘎保，或称“杂阿仲”）]、蒿阿仲[“མཁན་ཨ་གྲོང་།”（坎阿仲）]、木阿仲[“ཕུར་དཀར།”（普嘎尔）]3 种。《晶珠本草》另条记载“མཁན་པ།”[“འཁན་པ།”（坎巴）]为止血、消散四肢肿胀之药物，言其分为灰、白、红、黑 4 种；并言白者 [“འབན་དཀར།”（坎嘎尔）] 又名“མཁན་ཨ་གྲོང་།”（坎阿仲，意为“金头小蒿”），记载其有散肿、引吐肺病、益肾的功效。关于“阿仲”类的基原，《新修晶珠本草》记载“阿仲”是石竹科无心菜属（*Arenaria*）多种植物的总称，但不同文献记载的“阿仲”类的基原还包括菊科、毛茛科、虎耳草科及报春花科的多属多种植物，且文献对“阿仲”类的品种划分及其基原的记载也不尽一致。《蓝琉璃》和《晶珠本草》对“阿仲”之下的类型（品种）划分不尽一致，关于《蓝琉璃》记载的“ཤིང་ཨ་གྲོང་།”（兴阿仲，“ཤིང་།”即为木类之意）或《晶珠本草》记载的“木阿仲”[“ཕུར་དཀར།”（普嘎尔）] 的基原，现代文献中少有述及。《晶珠本草》汉译重译本记载“木阿仲”（普嘎尔）“为无花的‘ཕུར་མོང་དཀར་པོ།’（普尔芒嘎保），白色，叶如艾叶”，认为其基原系唇形科植物小香薷 *Micromeria barosma* (W. W. Smith) Hand.-Mazz.（披散半灌木）；《中国藏药植物资源考订》据《四部医典系列挂图全集》的“兴阿仲”附图中注“阿里常用木本艾蒿”，认为《蓝琉璃》记载的“兴阿仲”与《晶珠本草》记载的“འབན་དཀར།”（坎嘎尔）相近，二者可能系阿里地区分布的亚菊属（*Ajania*）植物中呈灌木状的种类灌木亚菊 *Ajania fruticulosa* (Ledeb.) Poljak.、西藏亚菊 *Ajania tibetica* (Hook. f. et Thoms. ex C. B. Clarke)，同时记载阿里地区以外其他藏族地区还使用其他多种亚菊属植物（包括灌木类和草本类）作“坎嘎尔”的同类品，言其将此同类品别称为“མཁན་ཆུང་གསེར་མགོ”（肯穷赛果，为“坎阿仲”和“坎嘎尔”的异名）。（参见“甘肃雪灵芝”“铺散亚菊”“细裂亚菊”“大籽蒿”条）

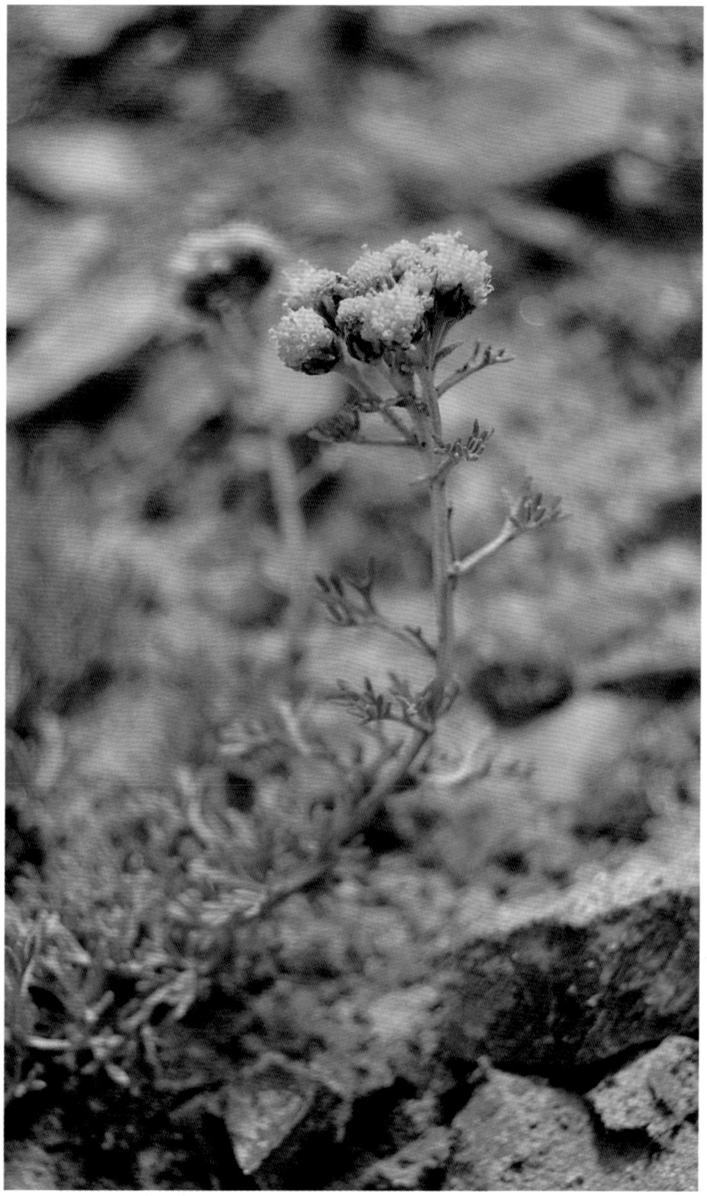

紫花亚菊

Ajania purpurea Shih

菊科（Compositae） 亚菊属（*Ajania*）

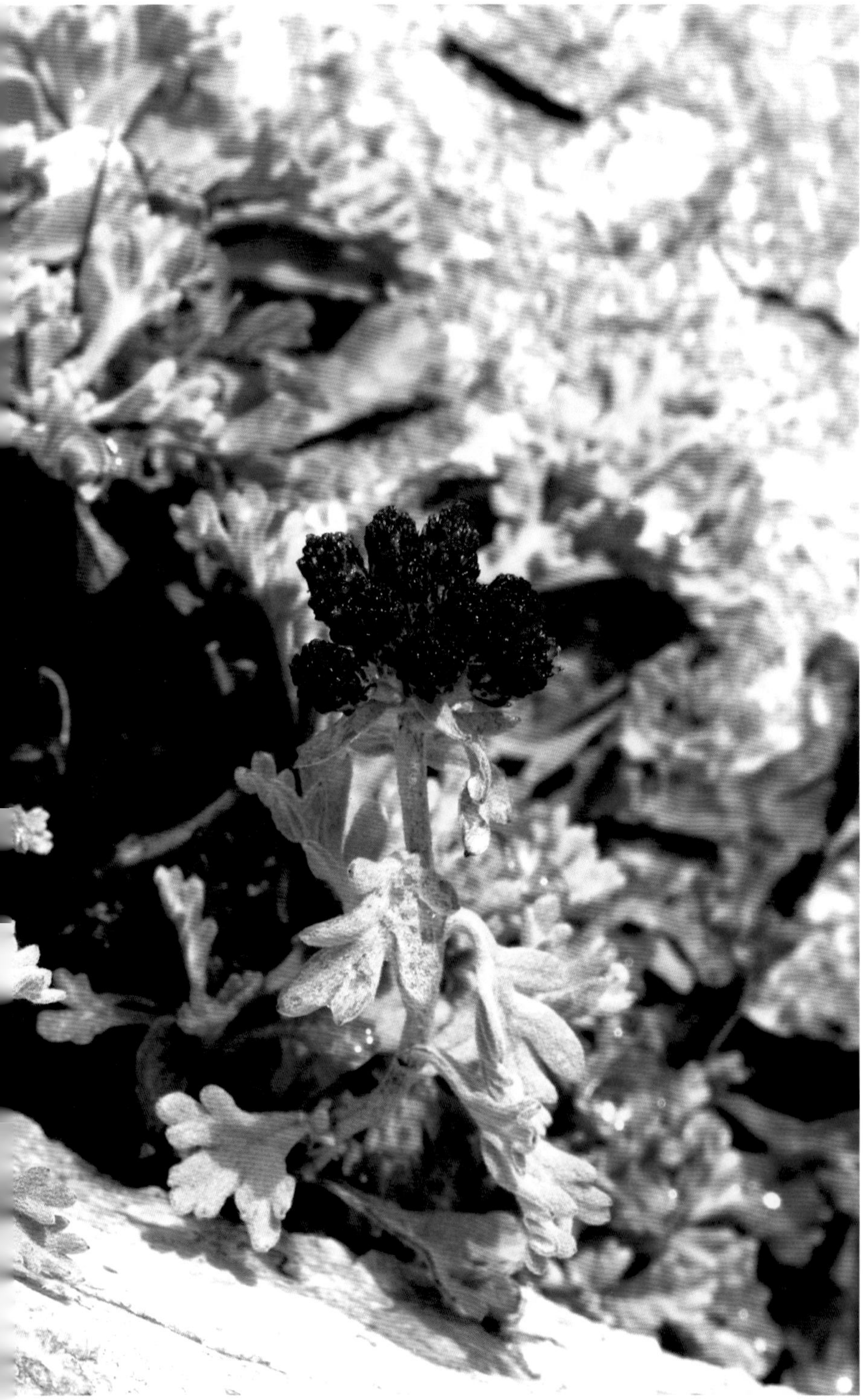

形态

小半灌木，高 4 ~ 25cm。主根长，直深。老枝浅黑色或淡褐色，由不定芽发出多数花枝和不育枝；当年生枝被稠密的短绒毛。叶椭圆形或偏斜椭圆形，长 1 ~ 2cm，宽 0.8 ~ 1.5cm，掌状 3 ~ 5 或掌式羽状 3 ~ 5 半裂或浅裂，下部裂片全缘，上部裂片或顶裂片通常具 3 齿，全部裂片或裂片边缘锯齿先端圆钝；有时叶呈 2 回掌式或掌式羽状分裂，枝条下部叶小，间或 3 裂；全部裂片或锯齿椭圆形或长椭圆形，宽 1.5 ~ 2mm；全部叶基部渐狭，有短柄，两面均为灰白色，被密厚或稍密短绒毛，有时上面稀毛。头状花序少数（5 ~ 10），在枝端排成直径为 1.5 ~ 2cm 的伞房花序，或花序梗极短缩而形成复头状花序式；总苞钟状，直径约 5mm，外层长卵形或椭圆状卵形，长 3.5mm，中、内层长椭圆形至倒披针形，长约 5mm；全部苞片外面被短绒毛，中、外层的毛稠密，边缘紫黑色膜质；边缘雌花约 6，花冠细管状，长 2mm，先端 3 ~ 4 齿裂；两性花花冠管状，先端 5 齿裂；全部花冠自中部以上紫红色。瘦果长 2.5mm。花果期 8 ~ 10 月。

分布

分布于我国西藏（冈底斯山一带）。

生境

生长于海拔 4800 ~ 5300m 的高山砾石堆、高山草甸、灌丛中。

药材名

坎甲阿仲（མཁན་པ་ཨ་གྲོང་།），坎阿仲（འཁན་ཨ་གྲོང་།）。

药用部位

全草。

功能与主治

退热，止咳。用于肺炎及其他肺病。

用量与用法

3 ~ 6g。内服煎汤，或入丸、散剂。

附注

《蓝琉璃》《鲜明注释》《晶珠本草》等中均记载有“ཨ་གྲོང་།”（阿仲），言其为治肺热症之药物。“阿仲”为多种药物的总称。关于“阿仲”的品种划分，《蓝琉璃》将其分为“མཁན་པ་ཨ་གྲོང་།”（坎甲阿仲）、“སྤུར་མོ་ཨ་གྲོང་།”（普尔芒阿仲）、“རྩ་ཨ་གྲོང་།”（杂阿仲）和“ཤིང་ཨ་གྲོང་།”（兴阿仲，或称“木阿仲”）等 4 种；《晶珠本草》记载“阿仲”分为白阿仲 [或草阿仲，“ཨ་གྲོང་དཀར་པོ།”（阿仲嘎保）或“杂阿仲”]、蒿阿仲 [“མཁན་ཨ་ཁྲོང་།”（坎甲阿仲）]、木阿仲 [“སྤུར་དཀར།”（普嘎尔）]3 种。现代文献记载的“阿仲”的品种（划分）及其基原不尽一致，涉及石竹科无心菜属（*Arenaria*）植物及毛茛科、菊科、虎耳草科的多属多种植物。《部标藏药》以“蚤缀 /རྩ་ཨ་གྲོང་།/ 杂阿仲”之名、《青海藏标》以“甘肃蚤缀 /ཨ་གྲོང་དཀར་པོ།/ 阿中嘎保”之名收载了石竹科植物甘肃蚤缀 *Arenaria kansuensis* Maxim.（甘肃雪灵芝）及卵瓣蚤缀 *Arenaria kansuensis* Maxim. var. *ovatipetala* Y. W. Tsui et L. H. Zhou（在《中国植物志》中，将卵瓣蚤缀 *Arenaria kansuensis* Maxim. var. *ovatipetala* Y. W. Tsui et L. H. Zhou 并入了甘肃雪灵芝 *Arenaria kansuensis* Maxim. 中）。《藏药晶镜本草》记载了 4 种“阿仲”类药物，其中，紫花亚菊 *Ajania purpurea* Shih 为“འཁན་ཨ་གྲོང་།”（坎阿仲）的基原之一。从该种的分布来看，可能系阿里地区习用的一种“阿仲”。文献记载的“坎阿仲”的基原还有铺散亚菊 *Ajania khartensis* (Dunn) Shih。（参见“甘肃雪灵芝”“铺散亚菊”条）

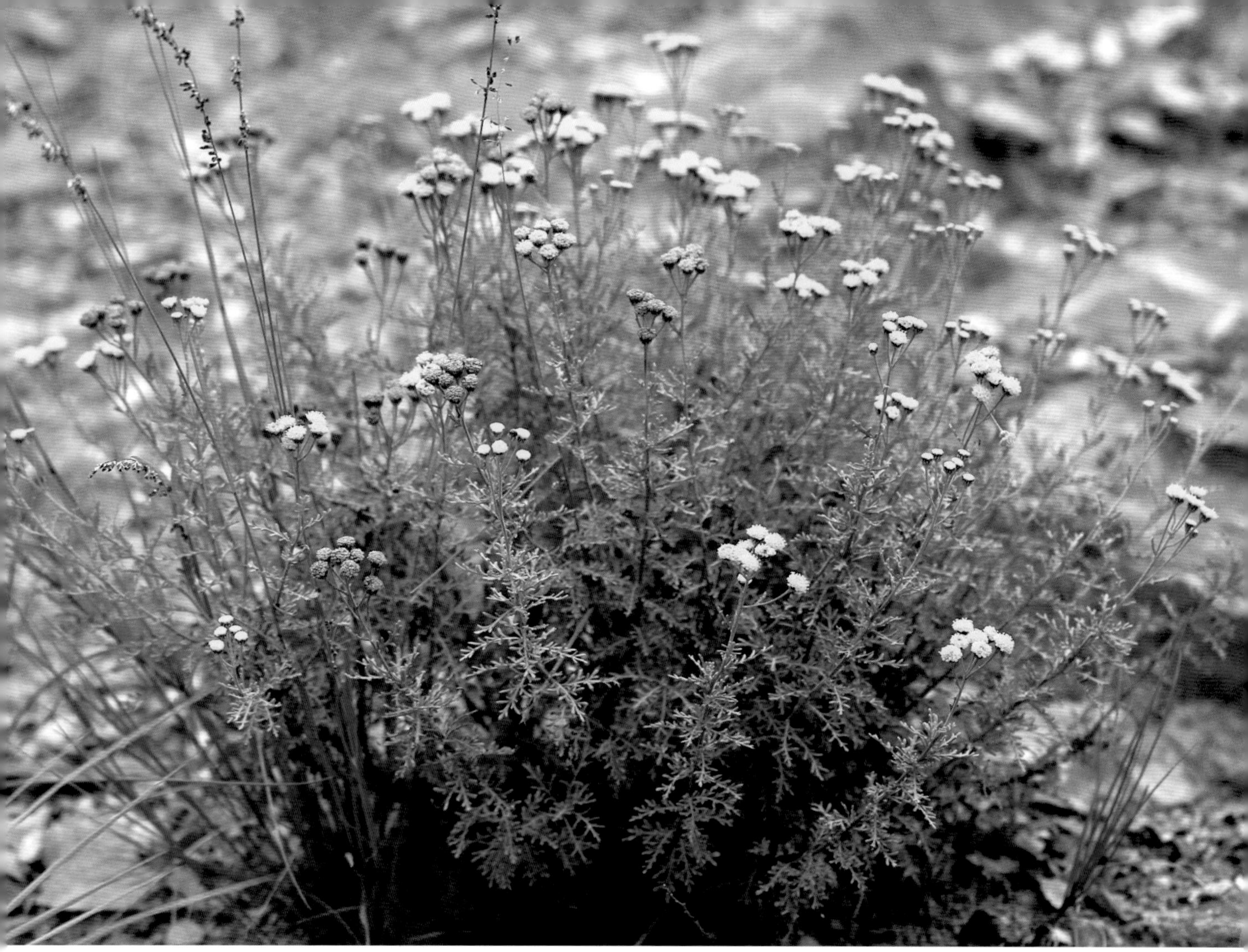

灌木亚菊

Ajania fruticulosa (Ledeb.) Poljak.

菊科（Compositae） 亚菊属（*Ajania*）

形态

小半灌木，高 8 ~ 40cm。老枝麦秆黄色，花枝灰白色或灰绿色，被稠密或稀疏的短柔毛，上部及花序和花梗上的毛较多或更密。中部茎生叶圆形、扁圆形、三角状卵形、肾形或宽卵形，长 0.5 ~ 3cm，宽 1 ~ 2.5cm，规则或不规则 2 回掌状或掌式羽状 3 ~ 5 分裂；1、2 回全部全裂；1 回侧裂片 1 对或不明显 2 对，通常三出，但变异范围在二至五出之间；中上部和中下部的叶掌状 3 ~ 4 全裂或有时掌状 5 裂，或全部茎生叶 3 裂；全部叶有长或短柄，末回裂片线状钻形、宽线形、倒披针形，宽 0.5 ~ 5mm，先端尖或圆或钝，两面同色或几同色，灰白色或淡绿色，被等量的顺向贴伏的短柔毛；叶耳无柄。头状花序小，少数或多数在枝端排成伞房花序或复伞房花序；总苞钟状，直径 3 ~ 4mm；总苞片 4 层，外层卵形或披针形，长 1mm，中、内层椭圆形，长 2 ~ 3mm；全部苞片边缘白色或带浅褐色膜质，先端圆或钝，仅外层基部或外层被短柔毛，其余无毛，麦秆黄色，有光泽；边缘雌花约 5，花冠长 2mm，细管状，先端具 3（~ 5）齿。瘦果长约 1mm。花果期 6 ~ 10 月。

分布

分布于我国内蒙古、陕西、甘肃、青海（贵德）、新疆、西藏。

生境

生长于海拔 550 ~ 4400m 的荒漠、荒漠草原。

药材名

普尔芒嘎保、普芒嘎布（ཕུར་མོང་དཀར་པོ།），普嘎尔（ཕུར་དཀར།），甘达巴扎、甘达八渣、干得巴渣、甘旦巴扎、嘎纳八渣（གནྡྷ་བྷ་དྲ།）。

药用部位

地上部分。

功能与主治

杀虫，干黄水，愈疮疡。用于虫病，咽喉病，溃疡病，炭疽病。

用量与用法

6 ~ 9g。内服煎汤，或入丸、散剂，也熬膏使用。

附 注

"ཕུར་མོང་།"（普尔芒）为主要来源于菊科蒿属植物的多种藏药材品种的总称，在古籍中通常被分为黑［"ཕུར་མོང་ནག་པོ།"（普尔芒那保）］、白［"ཕུར་མོང་དཀར་པོ།"（普尔芒嘎保）］、紫［"ཕུར་མོང་སྨུག་པོ།"（普尔芒木保、普尔芒莫保）］3 种。现代文献记载的"普尔芒"类的基原包括菊科蒿属（*Artemisia*）和亚菊属（*Ajania*）的多种植物，但不同文献对"普尔芒"不同品种的基原有不同观点，且不同品种的基原有交叉。据文献记载，灌木亚菊 *Ajania fruticulosa* (Ledeb.) Poljak. 为白者（普尔芒嘎保）的基原之一。（参见"铺散亚菊""毛莲蒿"条）

《蓝琉璃》《晶珠本草》记载有"ཨ་གྲོང་།"（阿仲），言其为治肺热症之药物；《晶珠本草》将"阿仲"分为草阿仲［或"རྩ་ཨ་གྲོང་།"（杂阿仲）］、蒿阿仲［"མཁན་ཨ་གྲོང་།、འཁན་ཨ་གྲོང་།"（坎阿仲）、"མཁན་པ་ཨ་གྲོང་།"（坎巴阿仲）］、木阿仲［"ཕུར་དཀར།"（普嘎尔）］3 类。现代文献记载的"阿仲"类的各品种的基原涉及石竹科无心菜属（*Arenaria*）及菊科、毛茛科、虎耳草科、报春花科等多科多属的多种植物。也有文献认为，灌木亚菊 *Ajania fruticulosa* (Ledeb.) Poljak. 系"木阿仲"的基原之一。（参见"甘肃雪灵芝"条）

《晶珠本草》另条记载"གནྡྷ་བྷ་དྲ།"（甘达巴扎）为治痞瘤与"培根"病之药物，言其"以根来分，分为白、黄两种"。现代文献记载的"甘达巴扎"的基原主要为菊科香青属（*Anaphalis*）和鼠麴草属（*Gnaphalium*）植物，《部标藏药》《青海藏标》以"乳白香青 /གནྡྷ་བྷ་དྲ/ 甘旦巴扎（甘达巴扎）"之名收载了乳白香青 *Anaphalis lactea* Maxim. 的花序。据文献记载，西藏局部地区也以灌木亚菊 *Ajania fruticulosa* (Ledeb.) Poljak. 作"甘达巴扎"使用，应为代用品。（参见"铃铃香青"条）

大籽蒿

Artemisia sieversiana Ehrhart ex Willd.

菊科（Compositae） 蒿属（*Artemisia*）

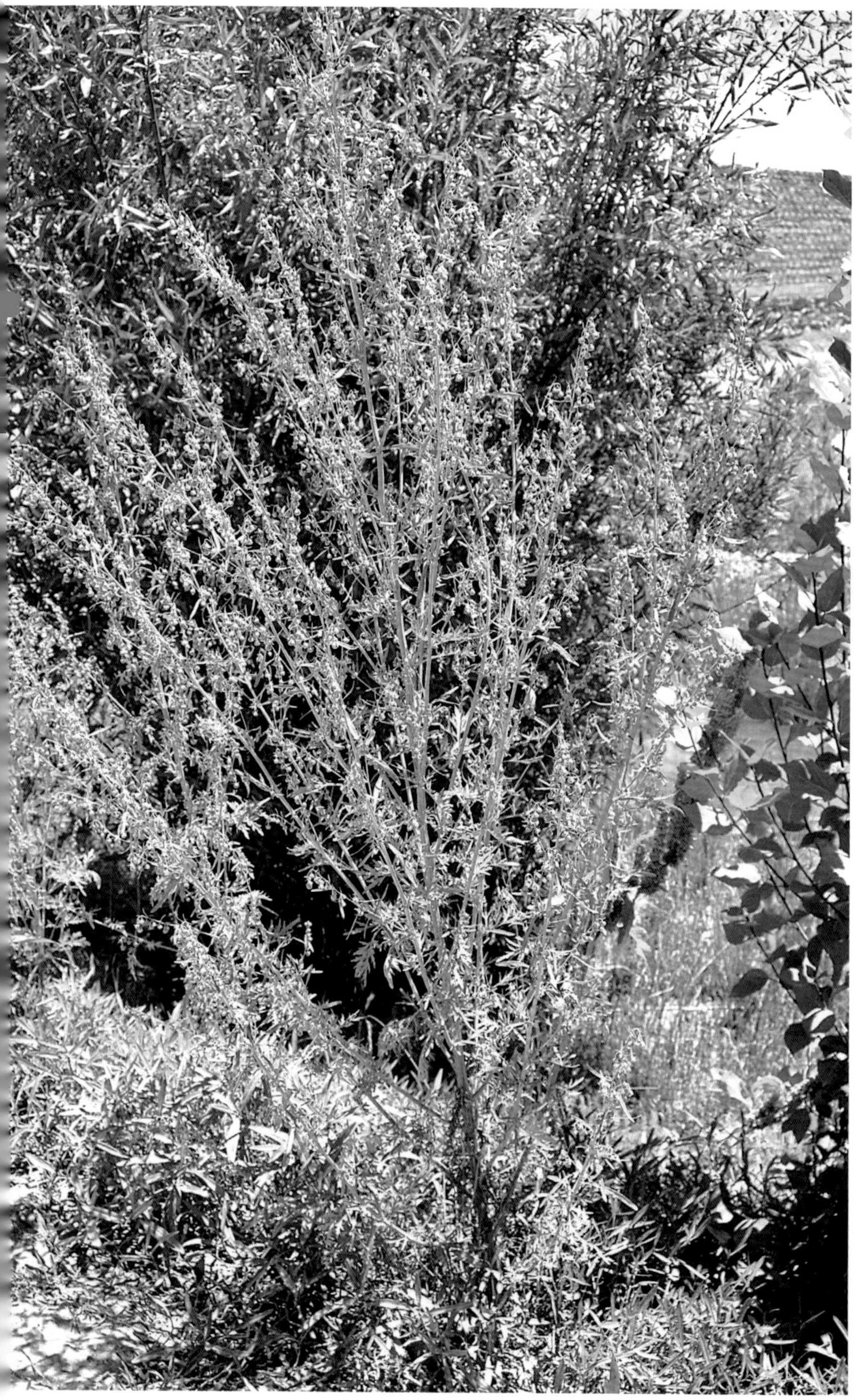

形态

一年生、二年生草本。主根单一，垂直，狭纺锤形。茎单生，直立，高 50 ~ 150cm，细，有时略粗，稀下部稍木质化，基部直径可达 2cm，纵棱明显，分枝多；茎、枝被灰白色微柔毛。中部、下部叶宽卵形或宽卵圆形，两面被微柔毛，长 4 ~ 8（~ 13）cm，宽 3 ~ 6（~ 15）cm，2 ~ 3 回羽状全裂，稀为深裂，每侧有裂片 2 ~ 3，裂片常再成不规则羽状全裂或深裂，基部侧裂片常有第 3 次分裂，小裂片线形或线状披针形，长 2 ~ 10mm，宽 1 ~ 1.5（~ 2）mm，有时小裂片边缘有缺齿，先端钝或渐尖，叶柄长（1 ~）2 ~ 4cm，基部有小型羽状分裂的假托叶；上部叶及苞片叶羽状全裂或不分裂，而呈椭圆状披针形或披针形，无柄。头状花序大，多数，半球形或近球形，直径（3 ~）4 ~ 6mm，具短梗，稀近无梗，基部常有线形小苞叶，在分枝上组成总状花序或复总状花序，在茎上组成开展或略狭窄的圆锥花序；总苞片 3 ～ 4 层，近等长，外层、中层总苞片长卵形或椭圆形，背面被灰白色微柔毛或近无毛，中肋绿色，边缘狭膜质，内层长椭圆形，膜质；花序托凸起，半球形，被白色托毛；雌花 2（～ 3）层，20 ～ 30，花冠狭圆锥状，檐部具（2 ～）3 ～ 4 裂齿，花柱线形，略伸出花冠外，先端二叉，叉端钝尖；两性花多层，80 ～ 120，花冠管状，花药披针形或线状披针形，上端附属物尖，长三角形，基部有短尖头，花柱与花冠等长，先端叉开，叉端截形，有睫毛。瘦果长圆形。花果期 6 ～ 10 月。

分布

分布于我国西藏、云南、贵州、四川、甘肃、青海、新疆、宁夏、陕西、山西、河北、内蒙古、辽宁、吉林、黑龙江等。朝鲜北部、日本、蒙古、阿富汗、巴基斯坦、印度北部等也有分布。

生境

生长于海拔 500 ～ 4200m 的路旁、荒地、河漫滩、草原、森林草原、干山坡、林缘。

药材名

坎甲、侃甲、堪加、肯甲（མཁན་སྐྱ།、འཁན་སྐྱ།），坎巴（མཁན་པ།、འཁན་པ།），坎巴嘎布（མཁན་པ་དཀར་པོ།），坎甲嘎布、堪加嘎布（མཁན་སྐྱ་དཀར་པོ།），肯穷赛果（མཁན་ཆུང་གསེར་མགོ།），坎琼（མཁན་ཆུང་།），坎玛（མཁན་དམར།），普尔芒嘎保（ཕུར་མོང་དཀར་པོ།）。

药用部位

全草。

功能与主治

清热解毒，散肿止血，利肾。用于四肢关节肿胀，痈疖，肉瘤，肺病，肾病，咯血，衄血。

用量与用法

6 ～ 9g。

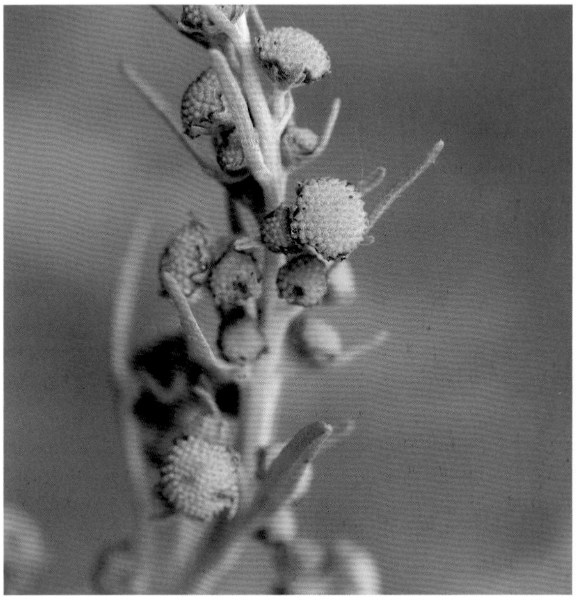

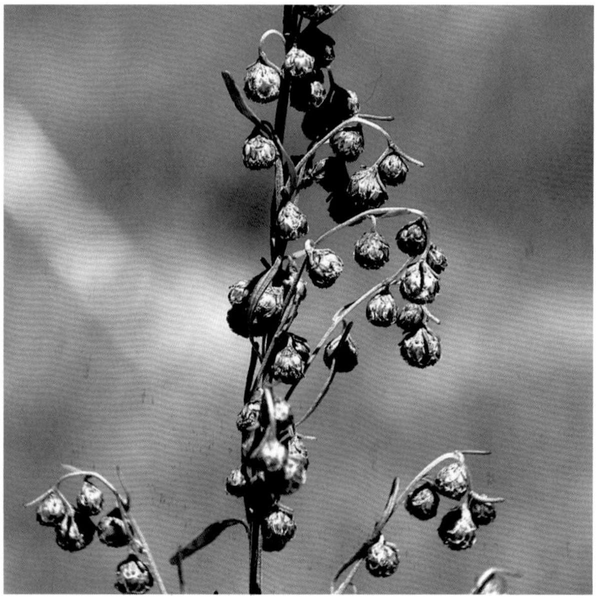

附 注

《四部医典》中记载有“མཁན་པ།”[“འཁན་པ།”（坎巴）]，言其为止血、消四肢肿胀之药物；《蓝琉璃》在“坎巴”条下记载有“མཁན་པ་ཨ་ཀྲོང་།”[“འཁན་པ་ཨ་ཀྲོང་།”（坎巴阿仲）]、“མཁན་དཀར།”[坎嘎尔，“མཁན་པ་དཀར་པོ།”（坎巴嘎布）的略称，即白坎巴]、“མཁན་དམར་རམ་སྨུག་པོ།”（坎玛尔然木保，即红或紫坎巴）、“མཁན་ཆུང་།”（坎琼，即小坎巴）4 类；《四部医典系列挂图全集》第二十九图中有与《蓝琉璃》所载 4 类“坎巴”相对应的附图（15 ~ 17、19 号图）。《晶珠本草》言“坎巴”分为灰[“མཁན་སྐྱ།”（坎甲）]、白[“འཁན་དཀར།”（坎嘎尔）]、红[“མཁན་དམར།”（坎玛），“འཁན་པ་དམར་པོ།”（坎巴玛保）的略称]、黑[“མཁན་ནག”（堪那），“འཁན་པ་ནག་པོ།”“མཁན་པ་ནག་པོ།”（坎巴那保）的略称]4 种，各种的功效有所不同，“坎巴”为总称。上述古籍对“坎巴”类药物的形态记载均较简略。关于“坎巴”类药材的基原，现代文献记载“ཨ་ཀྲོང་།”（阿仲）类（参见“甘肃雪灵芝”条）药材的基原涉及菊科、石竹科、唇形科、毛茛科、虎耳草科、报春花科的多属植物，其他 3 类药材的基原主要为菊科蒿属（*Artemisia*）和亚菊属（*Ajania*）植物，各地所用“坎巴”类药材的基原及对其品种划分也不尽相同。青藏高原分布的蒿属植物种类极多，仅据古代文献记载的形态难以考证其种类。《晶珠本草》汉译重译本认为灰坎巴（坎甲）为大籽蒿 *Artemisia sieversiana* Ehrhart ex Willd.，白坎巴（坎嘎尔）为细叶亚菊 *Ajania tenuifolia* (Jacq.) Tzvel.，红坎巴（坎玛）为艾（《晶珠本草》记载红坎巴的叶为紫色掌状，这与艾 *Artemisia argyi* Lévl. et Vant. 的形态不符，也未附拉丁学名），黑坎巴（堪那）为黄花蒿 *Artemisia annua* Linn.。也有文献记载，灰坎巴的基原还有川藏蒿 *Artemisia tainingensis* Hand.-Mazz.、褐苞蒿 *Artemisia phaeolepis* Krasch. 等数种蒿属植物，白坎巴的基原还有冷蒿 *Artemisia frigida* Willd.，红坎巴的基原为毛莲蒿 *Artemisia vestita* Wall. ex Bess.（结血蒿）、绒毛蒿 *Artemisia campbellii* Hook. f. et Thoms.、小球花蒿 *Artemisia moorcroftiana* Wall. ex DC.、细裂叶莲蒿 *Artemisia santolinifolia* Turcz. ex Bess.（细裂叶莲蒿 *Artemisia gmelinii* Web. ex Stechm.）、细叶亚菊 *Ajania tenuifolia* (Jacq.) Tzvel.、柳叶亚菊 *Ajania salicifolia* (Mattf.) Poljak. 等，黑坎巴的基原为白莲蒿 *Artemisia gmelinii* Web. ex Stechm.（细裂叶莲蒿）、伊朗蒿 *Artemisia persica* Boiss.。现藏医使用的“坎甲”或“坎嘎尔”主要为大籽蒿 *Artemisia sieversiana* Ehrhart ex Willd.（甘肃碌曲藏医又称其为“坎玛”，红坎巴）、冷蒿 *Artemisia frigida* Willd.。《部标藏药》以“大籽蒿 /མཁན་སྐྱ།/ 坎甲”之名收载了大籽蒿 *Artemisia sieversiana* Ehrhart ex Willd. 和冷蒿 *Artemisia frigida* Willd.，而《青海藏标》则分别以“大籽蒿 /མཁན་སྐྱ།/ 侃甲”和“冷蒿 /འཁན་དཀར།/ 侃嘎尔”之名收载了大籽蒿 *Artemisia sieversiana* Ehrhart ex Willd. 和冷蒿 *Artemisia frigida* Willd.，规定的二者的功能与主治不尽相同，并在“冷蒿”条下记载细叶亚菊 *Ajania tenuifolia* (Jacq.) Tzvel. 也可作“侃嘎尔”使用。（参见“黄花蒿”“细叶亚菊”“柳叶亚菊”“毛莲蒿”等条）

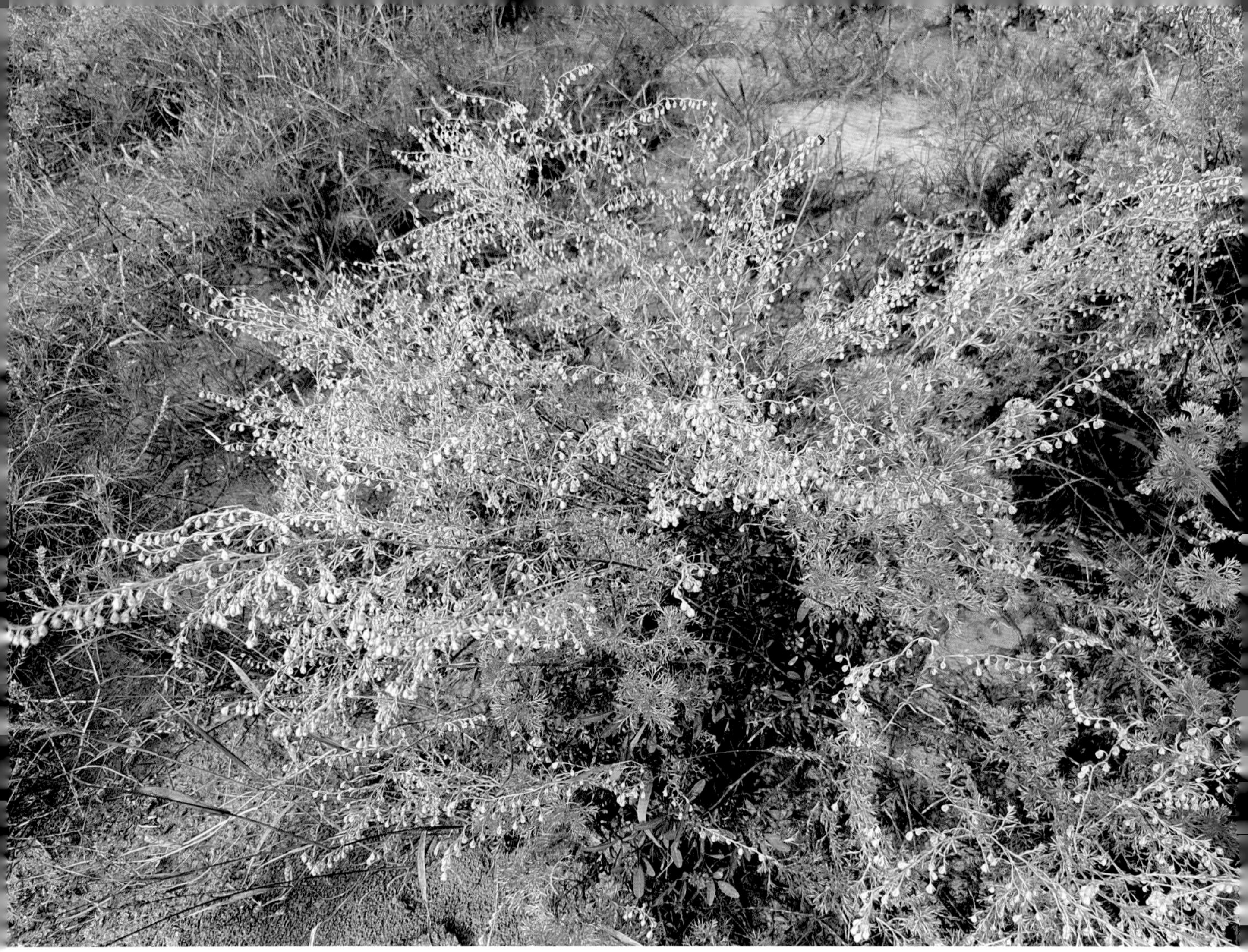

冷蒿

Artemisia frigida Willd.

菊科（Compositae） 蒿属（*Artemisia*）

形态

多年生草本，有时略呈半灌木状。主根细长或粗，木质化，侧根多；根茎粗短或略细，有多条营养枝，并密生营养叶。茎直立，数枚或多数常与营养枝共组成疏松或稍密集的小丛，稀单生，高30 ~ 60（~ 70）cm，稀10 ~ 20cm，基部多少木质化，上部分枝，枝短，斜向上，或不分枝；茎、枝、叶及总苞片背面密被淡黄色或灰白色、稍带绢质的短绒毛，后茎上毛稍脱落。茎下部叶与营养枝叶长圆形或倒卵状长圆形，长、宽均0.8 ~ 1.5cm，2（~ 3）回羽状全裂，每侧裂片（2 ~）3 ~ 4，小裂片线状披针形或披针形，叶柄长0.5 ~ 2cm；中部叶长圆形或倒卵状长圆形，长、宽均0.5 ~ 0.7cm，1 ~ 2回羽状全裂，每侧裂片3 ~ 4，中部与上半部侧裂片常再3 ~ 5全裂，下半部侧裂片不再分裂或有1 ~ 2小裂片，小裂片长椭圆状披针形、披针形或线状披针形，长2 ~ 3mm，宽0.5 ~ 1.5mm，先端锐尖，基部裂片半抱茎，并呈假托叶状，无柄；上部叶与苞片叶羽状全裂或3 ~ 5全裂，裂片长椭圆状披针形或线状披针形。头状花序半球形、球形或卵球形，直径（2 ~ ）2.5 ~ 3（ ~ 4）mm，在茎上排成总状花序或为狭窄的总状花序式的圆锥花序；总苞片 3 ~ 4 层，外层、中层总苞片卵形或长卵形，背面密被短绒毛，有绿色中肋，边缘膜质，内层总苞片长卵形或椭圆形，背面近无毛，半膜质或膜质；花序托有白色托毛；雌花 8 ~ 13，花冠狭管状，檐部具 2 ~ 3 裂齿，花柱伸出花冠外，上部二叉，叉枝长；两性花 20 ~ 30，花冠管状，花药线形，先端附属物尖，长三角形，基部圆钝，花柱与花冠近等长，先端二叉，叉短截形。瘦果长圆形或椭圆状倒卵形，上端圆，有时有不对称的膜质冠状边缘。花果期 7 ~ 10 月。

分布

分布于我国西藏、甘肃、青海、宁夏、陕西北部、山西北部、河北北部、内蒙古、辽宁西部、吉林、黑龙江西部。蒙古、土耳其、伊朗、加拿大、美国等也有分布。

生境

生长于海拔 1000 ~ 4000m 的森林、草原、荒漠草原、干旱与半干旱地区的山坡、路旁、沙丘、戈壁等。

药材名

坎甲（མཁན་སྐྱ།），侃嘎尔、坎嘎尔（འཁན་དཀར།）。

药用部位

地上部分。

功能与主治

坎甲：清热解毒，散肿止血，利肾。用于四肢关节肿胀，痈疖，肉瘤，肺病，肾病，咯血，衄血。

侃嘎尔：消肿，止血，利肾。用于痈疖，肺病，肾病。

用量与用法

干品 6 ~ 9g；鲜品 12 ~ 15g；浸膏 2 ~ 3g。

附　注

《晶珠本草》记载"མཁན་སྐྱ།"（坎甲）分为灰、白、红、黑 4 种，但对各品种的形态记载均较简略。现代文献记载藏医所用"坎甲"的基原均为蒿属（*Artemisia*）植物，但不同文献对其品种的划分及各品种基原的记载不一，各地藏医所用"坎甲"的基原也有所不同。青藏高原地区分布的蒿属植物种类极多，仅据古籍记载的简略形态难以考证其种类。文献记载，冷蒿 *A. frigida* Willd. 为"坎甲"或其白者 ["འཁན་དཀར།"（侃嘎尔）] 的基原之一。《部标藏药》以"大籽蒿 /མཁན་སྐྱ།/ 坎甲"之名收载了大籽蒿 *A. sieversiana* Ehrhart ex Willd. 和冷蒿 *A. frigida* Willd.，而《青海藏标》则以"大籽蒿 /མཁན་སྐྱ།/ 侃甲"和"冷蒿 /འཁན་དཀར།/ 侃嘎尔"之名分别收载了大籽蒿 *A. sieversiana* Ehrhart ex Willd. 和冷蒿 *A. frigida* Willd.，二者的功能与主治也不尽相同。（参见"大籽蒿"条）

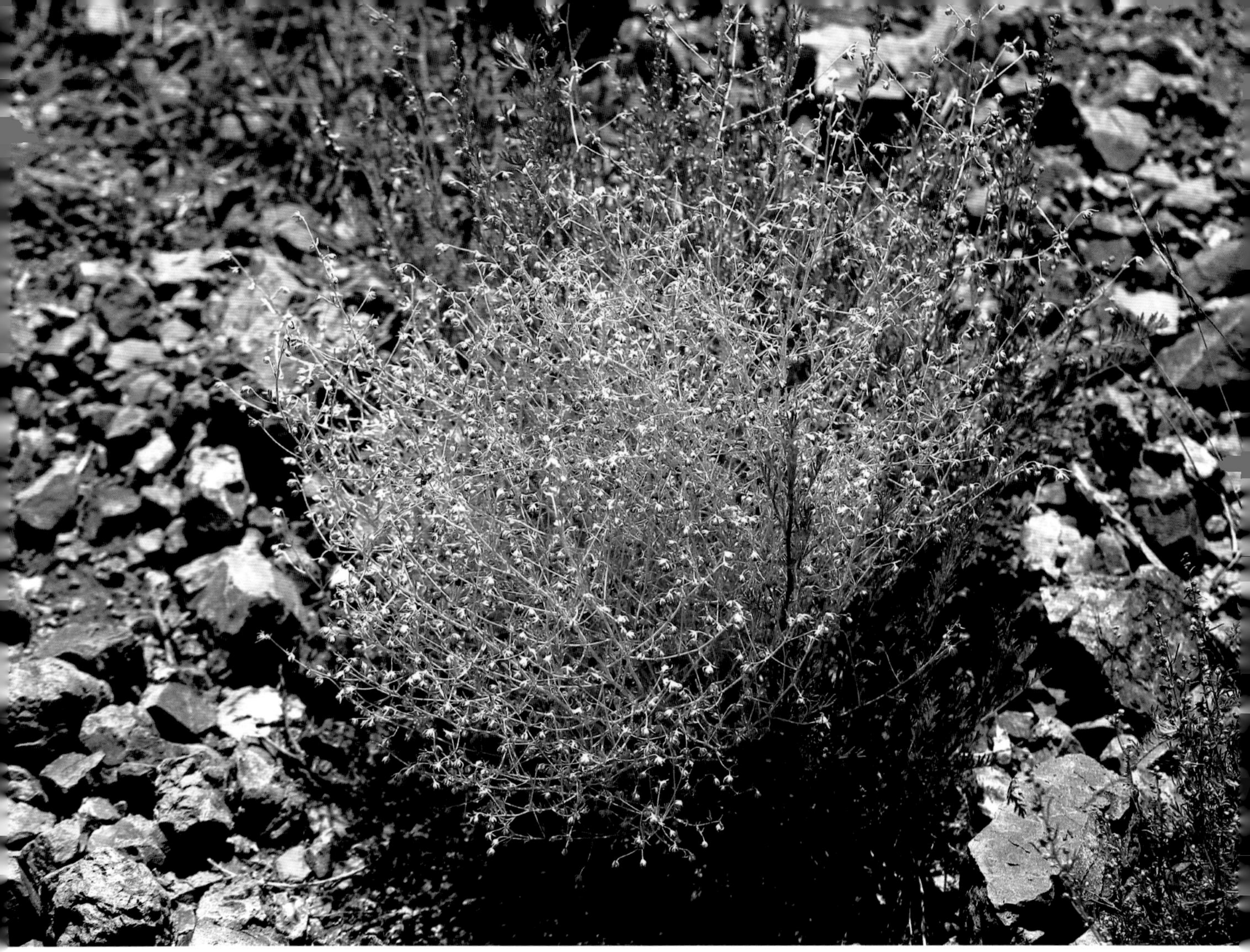

藏白蒿

Artemisia younghusbandii J. R. Drumm. ex Pamp.

菊科（Compositae）　蒿属（*Artemisia*）

形态

半灌木状草本。根木质，粗大。根茎粗，木质，直径达 2 ~ 5cm，上部常分化为若干部分，并具多数营养枝。茎多数，细，丛生，高 15 ~ 30cm，下部木质，上部半木质，分枝多而长，近平展或斜展。茎、枝、叶两面及总苞片背面密被灰白色或灰黄色绒毛。茎下部与中部叶宽卵形、卵形或近肾形，长 0.5 ~ 1cm，宽 0.5 ~ 0.8cm，1（~ 2）回羽状全裂，每侧裂片 2 ~ 3，不再分裂或具 1 ~ 2 小裂片，裂片或小裂片披针形或椭圆状披针形，长 1 ~ 2mm，宽 0.5 ~ 1mm，叶柄长 0.2 ~ 0.4cm，基部有假托叶；茎上部叶与苞片叶羽状全裂、3 裂或不分裂，裂片或不分裂的苞片披针形或椭圆状披针形。头状花序半球形或宽卵形，直径 2.5 ~ 4mm，有短梗或近无梗，斜展或下垂，在小枝端单生或数个集生，而在分枝上排成疏散的总状花序状，并在茎上组成开展的圆锥花序；总苞片 3 ~ 4 层，外层、中层总苞片长卵形，内层总苞片长卵形或椭圆形，边缘宽膜质；花序托凸起，圆锥形，有白色托毛；雌花 4 ~ 8，花冠狭圆锥状，檐部具 2 ~ 3 裂齿，花柱略伸出花冠，先端钝尖；两性花 8 ~ 14，花冠管状，檐部紫色，花药线形，先端附属物尖，长三角形，基部钝或有短尖头，花柱与花冠近等长，先端稍叉开，叉端截形。瘦果倒卵状椭圆形。花果期 7 ~ 10 月。

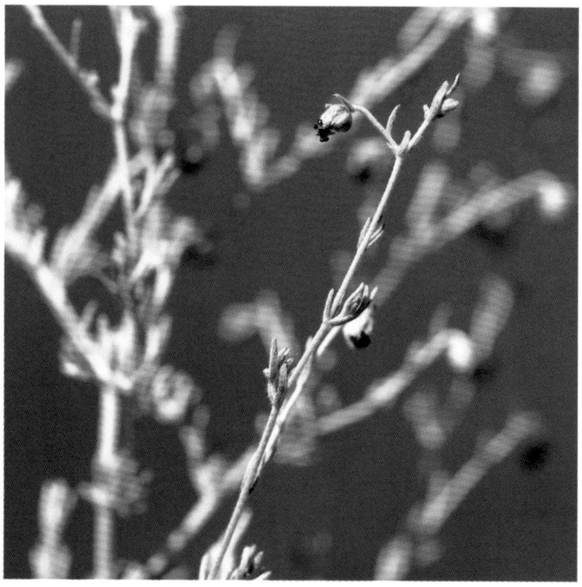

分布

我国西藏特有种。分布于西藏中部、西部（江孜）等。

生境

生长于海拔 4000 ~ 4650m 的河谷、滩地、阶地、山坡、路旁、砾质坡地、砾质草地。

药材名

肯穷赛果（མཁན་ཆུང་གསེར་མགོ）。

药用部位

地上部分。

功能与主治

杀虫，敛黄水，愈疮，利咽。用于黄水病，疮痈，炭疽，咽喉炎。

用量与用法

研粉敷黄水疮、脓疮患处。

附 注

《四部医典》中记载有“མཁན་པ།”[“འཁན་པ།”（坎巴）]，言其为止血、消四肢肿胀之药物。“坎巴”为一大类药物的总称，《蓝琉璃》记载其分为坎巴阿仲、白、红（或紫）、小 4 类，《晶珠本草》则将其分为灰、白、红、黑 4 类 [同时另条记载了“ཨ་གྲོང་།”（阿仲）类药物，言其分为草阿仲、蒿阿仲、木阿仲 3 类]，但两文献对 4 类药物形态的记载均较为简略。关于“坎巴”类药物的基原，现代文献多将《蓝琉璃》记载的“坎巴阿仲”（མཁན་པ་ཨ་གྲོང་།、འཁན་པ་ཨ་གྲོང་།）作为另一大类药物记载，而将其他 3 类作“坎巴”记载，两者的基原均较复杂，但不同文献中两者的基原也存在相互交叉。其中，“坎巴”的基原主要涉及菊科蒿属（*Artemisia*）和亚菊属（*Ajania*）植物。据不同的文献记载，藏白蒿 *Artemisia younghusbandii* J. R. Drumm. ex Pamp. 为《蓝琉璃》记载的小者 [“མཁན་ཆུང་།”（坎琼）]、《晶珠本草》记载的白者 [“མཁན་པ་དཀར་པོ།”（坎巴嘎保），略称“མཁན་དཀར།”（坎嘎尔）] 或“阿仲”类中的“蒿阿仲”[“མཁན་ཨ་གྲོང་།”（坎阿仲）] 的基原之一，其中，“坎嘎尔”又称“མཁན་ཆུང་གསེར་མགོ”（肯穷赛果，意为“金头小蒿”）。“阿仲”类药物的基原则主要为石竹科无心菜属（*Arenaria*）植物。（参见“大籽蒿”“甘肃雪灵芝”条）

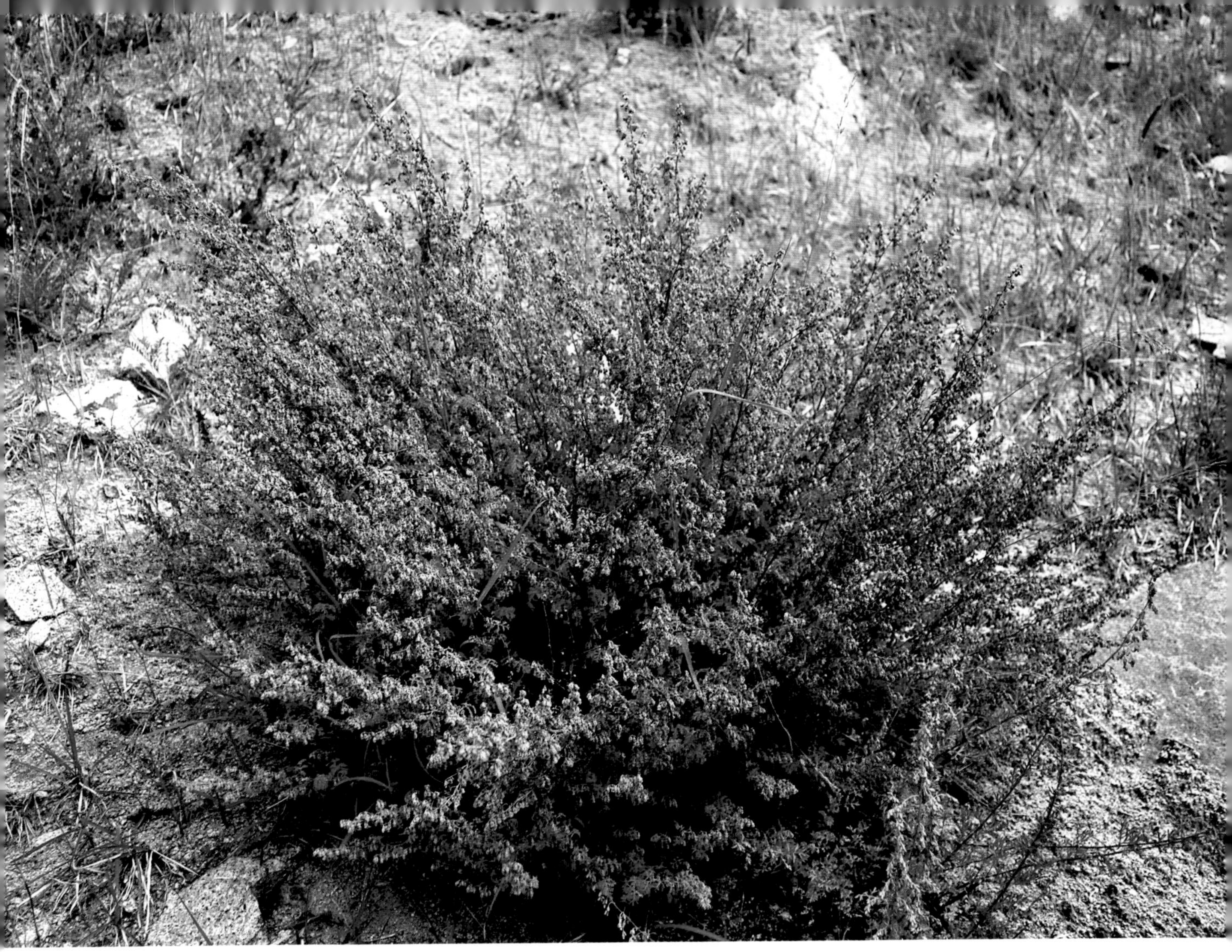

细裂叶莲蒿

Artemisia gmelinii Web. ex Stechm.（白莲蒿）

菊科（Compositae）　蒿属（*Artemisia*）

形态

半灌木状草本。主根稍粗，木质。根茎略粗，木质，直径 1 ~ 2cm，有多数多年生木质的营养枝。茎通常多数，丛生，高 10 ~ 40（~ 80）cm，下部木质，上部半木质，紫红色，自下部分枝，稀不分枝；茎、枝初时被灰白色绒毛，后渐稀疏或无毛。叶上面初时被灰白色短柔毛，后渐稀疏或近无毛，暗绿色，常有凹穴与白色腺点或凹皱纹，背面密被灰色或淡灰黄色蛛丝状柔毛；茎下部、中部叶与营养枝叶呈卵形或三角状卵形，长 2 ~ 4cm，宽 1 ~ 2cm，2 ~ 3 回栉齿状的羽状分裂，第 1 ~ 2 回为羽状全裂，每侧裂片 4 ~ 5，裂片间排列紧密，小裂片栉齿状短线形或短线状披针形，边缘通常具数枚小栉齿，栉齿长 1 ~ 2mm，宽 0.2 ~ 0.5mm，稀无小栉齿，叶柄长 0.8 ~ 1.3cm，基部有小型栉齿状分裂的假托叶；上部叶 1 ~ 2 回栉齿状的羽状分裂；苞片叶呈栉齿状羽状分裂或不分裂，而为披针形或披针状线形。头状花序近球形，直径 3 ~ 4（~ 6）mm，有短梗或近无梗，斜生或下垂，密集着生在茎端或在分枝端排成穗状花序或为穗状花序式的总状花序，并在茎上组成狭窄的总状花序式的圆锥花序；总苞片 3 ~ 4 层，外层总苞片椭圆形或椭圆状披针形，背面有灰白色短柔毛或近无毛，边缘狭膜质，中层总苞片卵形，无毛，边缘宽膜质，内层总苞片膜质，花序托凸起，半球形；雌花 10 ~ 12，花冠狭圆锥状，背面有腺点，花柱线形，略伸出花冠外，先端二叉；两性花 40 ~ 60，花冠管状，背面微有腺点，花药线形，上端附属物尖，长三角形，基部钝，花柱与花冠近等长，先端二叉，叉端截形，有睫毛。瘦果长圆形，果壁上有细纵纹。花果期 8 ~ 10 月。

分布

分布于我国内蒙古西部、宁夏、甘肃、青海、新疆、四川西部、西藏。蒙古等也有分布。

生境

生长于海拔 1500 ~ 4900m 的山坡、草原、半荒漠草原、草甸、灌丛、砾质阶地、滩地等。

药材名

桑孜哇（ཟངས་རྩི་བ།），坎巴那保、堪巴那博（འཁན་པ་ནག་པོ།、མཁན་པ་ནག་པོ།），坎那（མཁན་ནག），坎巴玛保（འཁན་པ་དམར་པོ།）。

药用部位

地上部分。

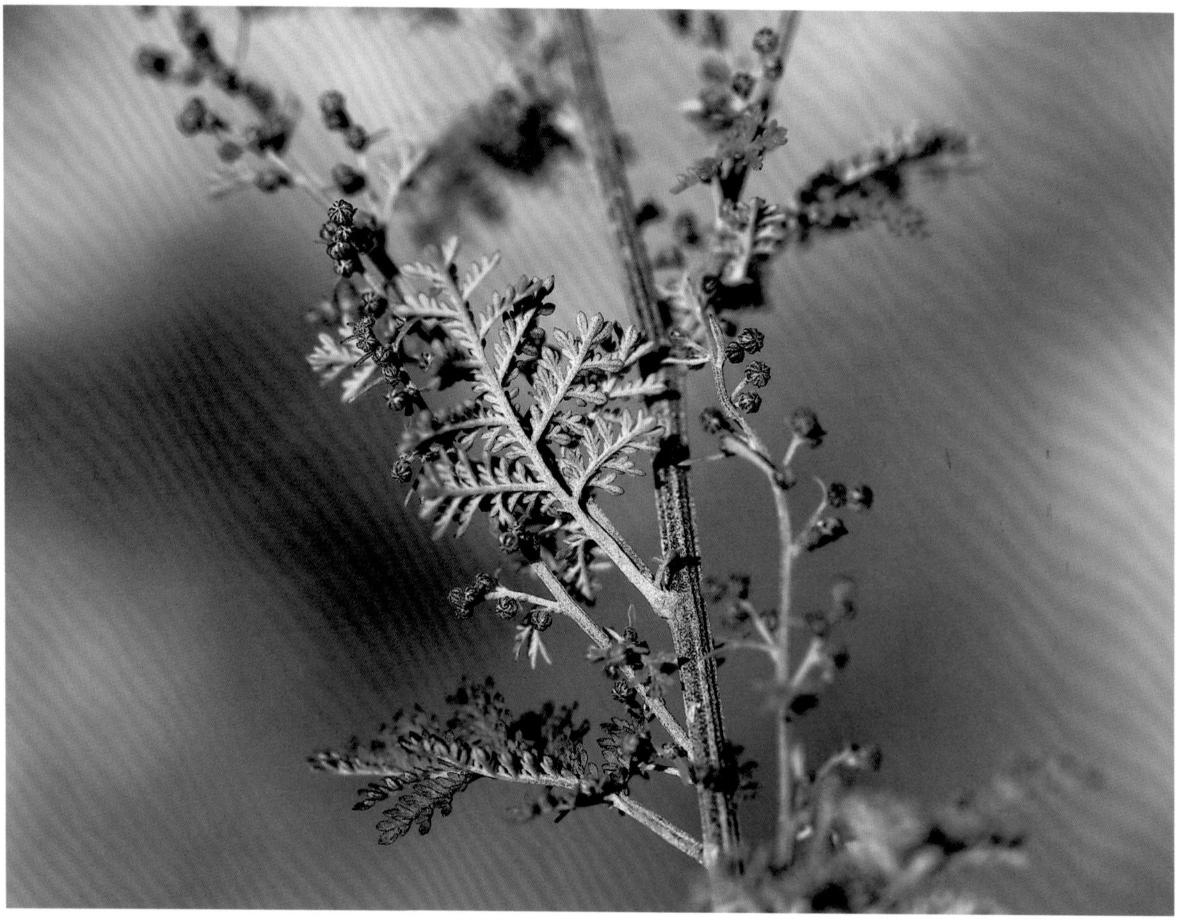

功能与主治

桑孜哇：利湿，祛风，解毒。用于风湿性关节炎，炭疽病，黄水病。

坎巴那保：清热，散肿，解毒。用于感冒发热，疟疾，炭疽病，疔疮。

用量与用法

6 ~ 9g。

附注

《四部医典》《蓝琉璃》等古籍中记载有“ཟངས་རྩི་བ།”（桑孜哇），言其为治“赤巴”病、肝炎、眼黄之药物；《晶珠本草》言“ཟངས་རྩི།”（桑孜）分为黑 [“ཟངས་རྩི་ནག་པོ།”（桑孜那保、桑子那布）]、白 [“ཟངས་རྩི་དཀར་པོ།”（桑子嘎布）]2 种；《四部医典系列挂图全集》第二十九图中有 3 幅“ཟངས་རྩི་བ།”（桑孜哇）的附图（54 ~ 56 号图），其汉译本译注名为“白猪秧秧”“黑猪秧秧”和“另一种猪秧秧”。《晶珠本草》汉译重译本认为黑者“桑孜那保”的基原为菊科植物臭蒿 *Artemisia hedinii* Ostenf. et Pauls.，白者“桑子嘎布”的基原为茜草科植物猪殃殃 *Galium aparine* L.。也有文献记载“ཟངས་རྩི་བ།”（桑孜哇）的基原为毛莲蒿 *Artemisia vestita* Wall. ex Bess. 和细裂叶莲蒿 *Artemisia gmelinii* Web. ex Stechm.（白莲蒿）。《四部医典》《蓝琉璃》《晶珠本草》等另条记载“མཁན་པ།” [“འཁན་པ།”（坎巴）] 为止血、消散四肢肿胀之药物，言其分为灰、白、红、黑 4 种，各种的功效有所不同。现代文献记载的“坎巴”类的基原主要涉及蒿属（*Artemisia*）和亚菊属（*Ajania*）多种植物，不同文献对“坎巴”的品种划分及其基原有不同的观点，各地所用的基原也极为复杂。据文献记载，细裂叶莲蒿 *Artemisia santolinifolia* Turcz. ex Bess. 或白莲蒿 *Artemisia gmelinii* Web. ex Stechm. 也为“坎巴”的黑者 [“འཁན་པ་ནག་པོ།”（坎巴那保）] 或红者 [“འཁན་པ་དམར་པོ།”（坎巴玛保）] 的基原之一（《中国植物志》中，细裂叶莲蒿的拉丁学名为 *Artemisia gmelinii* Web. ex Stechm.，*Artemisia santolinifolia* Turcz. ex Bess. 为其异名；白莲蒿的拉丁学名为 *Artemisia sacrorum* Ledeb.）。（参见“猪殃殃”“毛莲蒿”“大籽蒿”“黄花蒿”条）

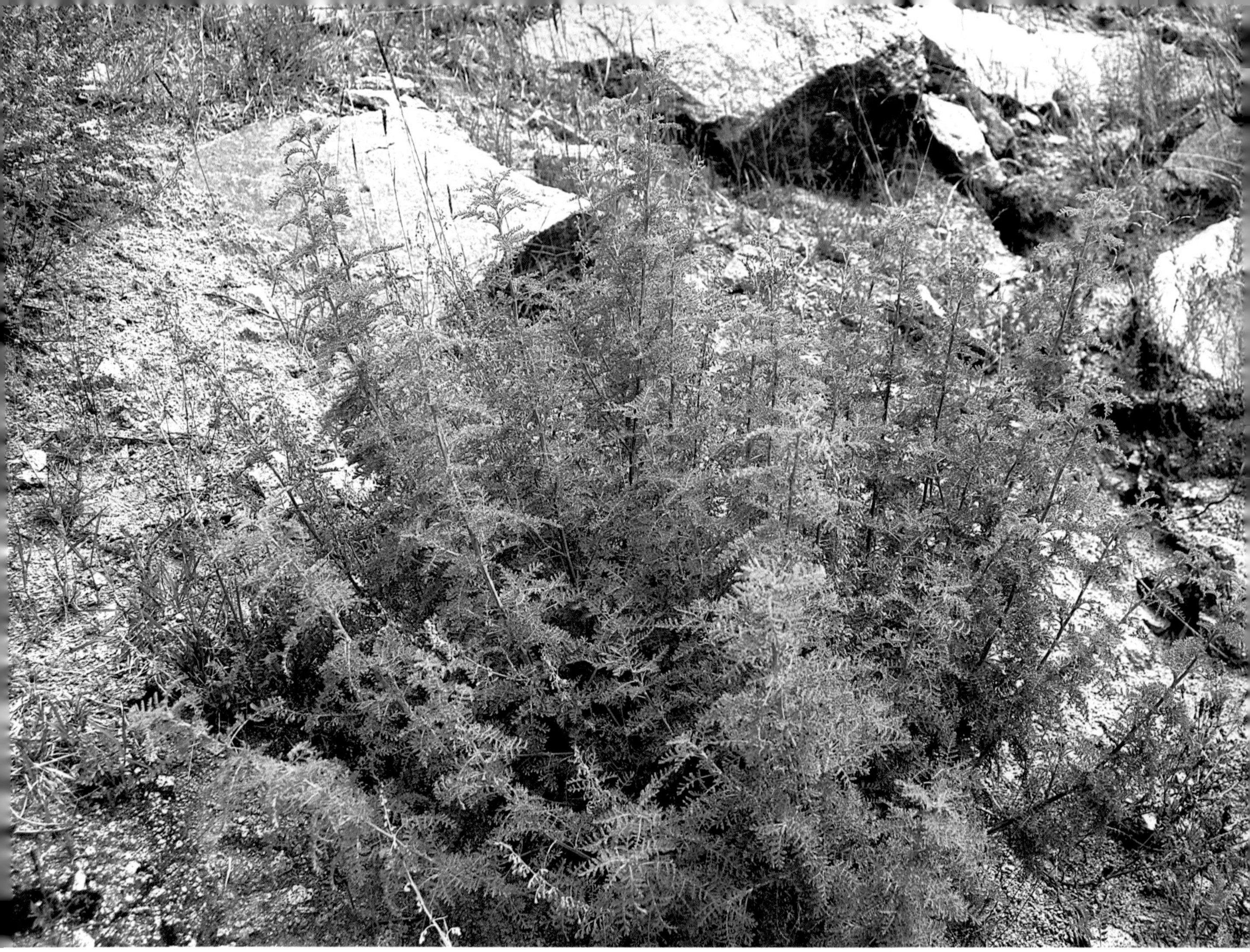

毛莲蒿

Artemisia vestita Wall. ex Bess.（结血蒿）

菊科（Compositae）　蒿属（*Artemisia*）

形态

半灌木状草本或小灌木状。植株有浓烈的香气，根木质，稍粗，侧根多；根茎粗短，木质，直径0.5 ~ 2cm，常有营养枝。茎直立，多数，丛生，稀单一，高50 ~ 120cm，下部木质，分枝多而长；茎、枝紫红色或红褐色，被蛛丝状微柔毛。叶面绿色或灰绿色，有小凹穴，两面被灰白色密绒毛或上面毛略少，下面毛密；茎下部与中部叶卵形、椭圆状卵形或近圆形，长（2 ~ ）3.5 ~ 7.5cm，宽（1.5 ~ ）2 ~ 4cm，2（ ~ 3）回栉齿状羽状分裂，第1回全裂或深裂，每侧有裂片4 ~ 6，裂片长椭圆形、披针形或楔形，第2回为深裂，小裂片小，边缘常具数枚栉齿状的深裂齿，裂齿细小，近椭圆形，长1 ~ 2mm，宽0.2 ~ 0.5mm，有时裂齿上有1 ~ 2小锯齿，先端有小尖头，中轴两侧有栉齿状小裂片，叶柄长0.8 ~ 2cm，基部常有小型、栉齿状的假托叶；上部叶小，栉齿状羽状深裂或浅裂；苞片叶分裂或不分裂，披针形，边缘有少量栉齿。头状花序多数，球形或半球形，直径2.5 ~ 3.5（ ~ 4）mm，有短梗或近无梗，下垂，基部有线形小苞叶，在茎的分枝上排成总状花序、复总状花序或近似于穗状花序，上述花序常在茎上组成开展或略为开展的圆锥花序；总苞片 3 ~ 4 层，内层、外层近等长，外层总苞片卵状披针形或长卵形，背面被灰白色短柔毛，中肋明显，绿色，边缘狭膜质，中层、内层总苞片卵形或宽卵形，中层总苞片背面微有短柔毛，边缘宽膜质，内层总苞片背面无毛，膜质；花序托小，凸起；雌花 6 ~ 10，花冠狭管状，檐部具 2 裂齿，花柱伸出花冠外，先端 2 叉，外弯；两性花 13 ~ 20，花冠管状，花药线形，上端附属物尖，长三角形，基部钝，花柱与花冠筒近等长，先端 2 叉，叉端截形。瘦果长圆形或倒卵状椭圆形。花果期 8 ~ 11 月。

分布

分布于我国甘肃、青海、四川西部、云南、西藏、新疆、贵州、湖北西部、广西西北部。印度、尼泊尔、巴基斯坦北部也有分布。

生境

生长于海拔 2000 ~ 4000m 的山坡、草地、灌丛、林缘。

药材名

普尔芒、普儿芒（ཕུར་མོང་།），普尔那、普那（ཕུར་ནག），普尔芒那保、普日芒那保（ཕུར་མོང་ནག་པོ།），普尔芒嘎保（ཕུར་མོང་དཀར་པོ།），桑孜哇（ཟངས་ཚི་པ།），坎巴玛保（མཁན་པ་དམར་པོ།），坎玛（མཁན་དམར།），坎巴木保（མཁན་པ་སྨུག་པོ།），坎优那（མཁན་ཡུ་ནག）。

药用部位

地上部分。

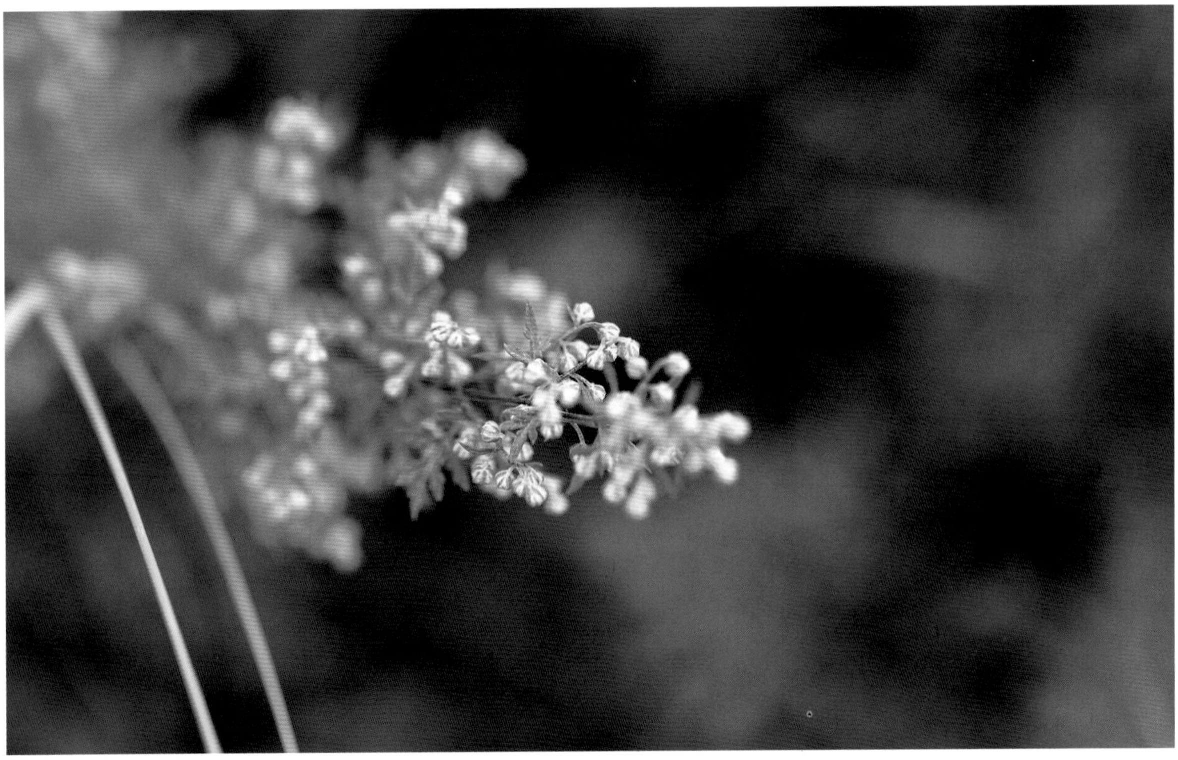

功能与主治

普尔芒：清热解毒，杀虫利湿。用于虫病，疫疽，皮肤病，咽喉疾病等。

桑孜哇：利湿，祛风，解毒。用于风湿性关节炎，炭疽病，黄水病。

坎巴玛保：消肿，止血。用于痈疖，寒性肿瘤。

用量与用法

6 ~ 9g。内服煎汤，或入丸、散剂。

附 注

《蓝琉璃》中始记载有“ཕུར་མོང་།”（普尔芒），言其为止痛、杀虫、敛黄水之药物。“普尔芒”是来源于蒿属（*Artemisia*）植物的多种药材的总称。《蓝琉璃》《晶珠本草》均言“普尔芒”分为黑[“ཕུར་མོང་ནག་པོ།”（普尔芒那保），略称“ཕུར་ནག”（普那）]、白[“ཕུར་མོང་དཀར་པོ།”（普尔芒嘎保）]、紫[“ཕུར་མོང་སྨུག་པོ།”（普尔芒木保、普尔芒莫保）] 3 类。现代文献记载的“普尔芒”的基原主要包括蒿属和亚菊属（*Ajania*）的多种植物，但不同文献对不同品种的基原有不同观点，且不同品种的基原也有交叉。据文献记载，毛莲蒿 *Artemisia vestita* Wall. ex Bess. 为白者（普尔芒嘎保）或黑者（普尔芒那保）的基原之一，又称“结血蒿”，《青海藏标》以“牛尾蒿 /ཕུར་མོང་ནག་པོ/ 普日芒那保”之名收载了牛尾蒿 *Artemisia subdigitata* Mattf.（*Artemisia dubia* Wall. ex Bess.），并在附注中说明，毛莲蒿 *Artemisia vestita* Wall. ex Bess. 为“普日芒嘎保”；而《西藏藏标》则以“ཕུར་ནག/ 普那 / 结血蒿”之名收载了毛莲蒿 *Artemisia vestita* Wall. ex Bess.。另有文献认为毛莲蒿 *Artemisia vestita* Wall. ex Bess. 为《晶珠本草》中记载的另一药物“ཟངས་ཚེ་བ།”（桑孜哇）的基原之一，其功能与主治和“普尔芒”不同。据文献记载，盐井地区习用铺散亚菊 *Ajania khartensis* (Dunn) Shih 作“普尔芒嘎保”使用；云南迪庆、盐井及四川乡城藏医还以马鞭草科植物小叶灰毛莸 *Caryopteris forrestii* Diels var. *minor* P'ei et S. L. Chen et C. Y. Wu、毛球莸 *Caryopteris trichosphaera* W. W. Sm. 作“普尔芒”类使用。（参见“牛尾蒿”“粘毛蒿”“毛球莸”“铺散亚菊”“柳叶亚菊”条）

《四部医典》《蓝琉璃》《晶珠本草》中还另条记载有“མཁན་པ།”（坎巴），言其为止血、消散四肢肿胀之药物。《晶珠本草》言其分为灰、白、红、黑 4 种，各种的功效有所不同，“坎巴”为总称。现代文献记载的藏医所用“坎巴”的基原涉及菊科蒿属（*Artemisia*）和亚菊属（*Ajania*）的多种植物，各地所用“坎巴”的基原种类及品种划分不尽相同。据文献记载，毛莲蒿 *Artemisia vestita* Wall. ex Bess. 也为“坎巴”类的基原之一，四川甘孜藏医又称之为“མཁན་ཡུ་ནག”（坎优那，黑者），甘肃天祝藏医称之为“མཁན་དམར།”（坎玛，红者），也有文献记载为“མཁན་པ་སྨུག་པོ།”（坎巴木保，紫者）。（参见“大籽蒿”“绒毛蒿”条）

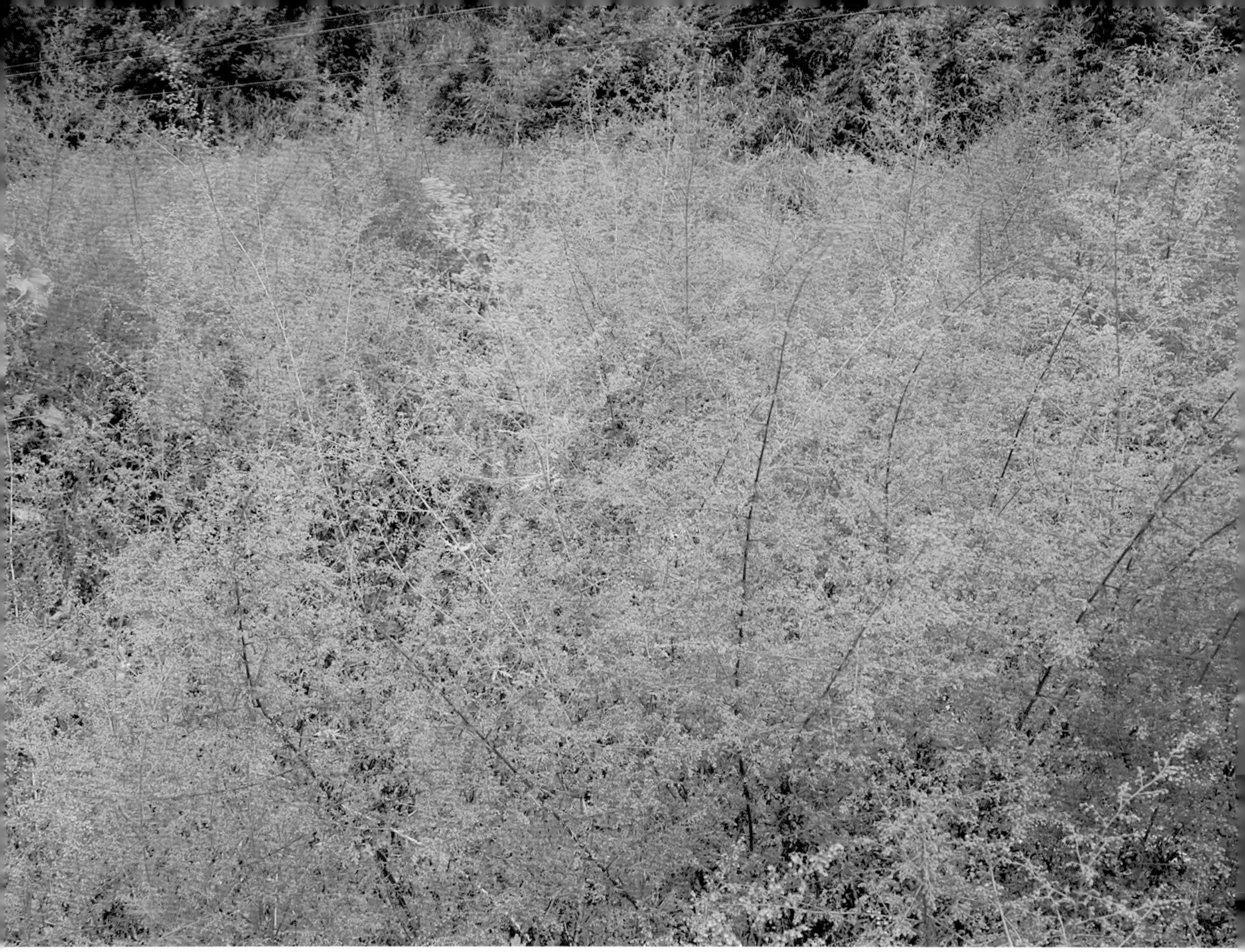

黄花蒿

Artemisia annua L.

菊科（Compositae） 蒿属（*Artemisia*）

形态

一年生草本，植株有浓烈的挥发性香气。根单生，垂直，狭纺锤形。茎单生，高 1 ~ 2m，基部直径可达 1cm，有纵棱，幼时绿色，后变褐色或红褐色，多分枝；茎、枝、叶两面及总苞片背面无毛，或初时背面有极稀疏短柔毛，后脱落无毛。叶纸质，绿色；茎下部叶宽卵形或三角状卵形，长 3 ~ 7cm，宽 2 ~ 6cm，绿色，两面具细小脱落性的白色腺点和细小凹点，3 ~ 4 回栉齿状羽状深裂，每侧有裂片 5 ~ 8（~ 10），裂片长椭圆状卵形，再次分裂，小裂片边缘具多枚栉齿状三角形或长三角形的深裂齿，裂齿长 1 ~ 2mm，宽 0.5 ~ 1mm，中肋明显，在叶面上稍隆起，中轴两侧有狭翅而无小栉齿，稀上部有数枚小栉齿，叶柄长 1 ~ 2cm，基部有半抱茎的假托叶；茎中部叶 2 ~ 3 回栉齿状羽状深裂，小裂片栉齿状三角形，稀为细短狭线形，具短柄；茎上部叶与苞片叶 1 ~ 2 回栉齿状羽状深裂，近无柄。头状花序球形，多数，直径 1.5 ~ 2.5mm，有短梗，下垂或倾斜，基部有线形的小苞叶，在分枝上排成总状或复总状花序，并在茎上组成开展、尖塔形的圆锥花序；总苞片 3 ~ 4 层，内层、外层近等长，外层总苞片长卵形或狭长椭圆形，中肋绿色，边缘膜质，中层、内层总苞片宽卵形或卵形，花序托凸起，半球形；花深黄色，雌花 10 ~ 18，花冠狭管状，檐部具 2（~ 3）裂齿，外面有腺点，花柱线形，伸出花冠外，先端二叉，叉端钝尖；两性花 10 ~ 30，结实或中央少数花不结实，花冠管状，花药线形，上端附属物尖，长三角形，基部具短尖头，花柱与花冠近等长，先端二叉，叉端截形，有短睫毛。瘦果小，椭圆状卵形，略扁。花果期 8 ~ 11 月。

分布

我国各地广布。世界各地广布。

生境

生长于海拔 3650m 以下的各种生境中。在新垦裸地常形成单一群落。

药材名

坎巴（མཁན་པ།、འཁན་པ།），堪那、堪巴那博（མཁན་ནག），坎琼（མཁན་ཆུང་།），摇嫫琼哇、约嫫琼哇（ཡོག་མོ་ཆུང་བ།）。

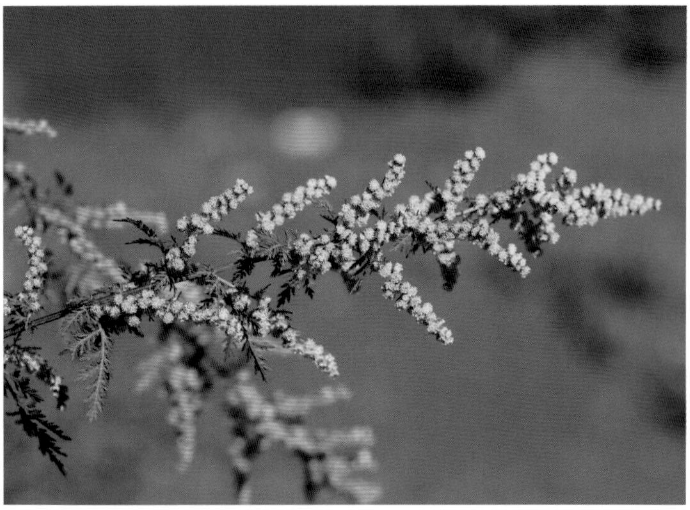

药用部位

全草。

功能与主治

清热，散肿，解毒。用于感冒发热，疟疾，炭疽病，疔疮。

用量与用法

6 ~ 9g。

附 注

《四部医典》《蓝琉璃》《晶珠本草》等中记载有“མཁན་པ།”[“འཁན་པ།”（坎巴）]，言其为止血、消散四肢肿胀之药物。《蓝琉璃》言“坎巴”分为 4 类；《四部医典系列挂图全集》在第二十九图中配有相应的 4 幅附图（55 ~ 58 号图）；《晶珠本草》也将“坎巴”分为灰、白、红、黑 4 种，但与《蓝琉璃》之划分有所不同，对各类的形态记载也均较为简略。现代文献记载的藏医所用“坎巴”的基原主要涉及菊科蒿属（*Artemisia*）和亚菊属（*Ajania*）的多种植物，各地所用“坎巴”（坎甲）的基原种类不尽相同，对品种的划分也不尽相同。青藏高原地区分布的蒿属植物种类极多，仅据古籍文献记载的形态难以考证其种类。据不同文献记载，黄花蒿 *Artemisia annua* L. 为“坎巴”“黑坎巴”（མཁན་ནག）及“坎琼”（མཁན་ཆུང་།）等的基原之一。现各地藏医使用的“坎巴”类的基原涉及大籽蒿 *Artemisia sieversiana* Ehrhart ex Willd.、冷蒿 *Artemisia frigida* Willd. 等数十种蒿属植物。（参见“大籽蒿”“细叶亚菊”条）

臭蒿

Artemisia hedinii Ostenf. et Pauls.

菊科（Compositae）　蒿属（*Artemisia*）

形态

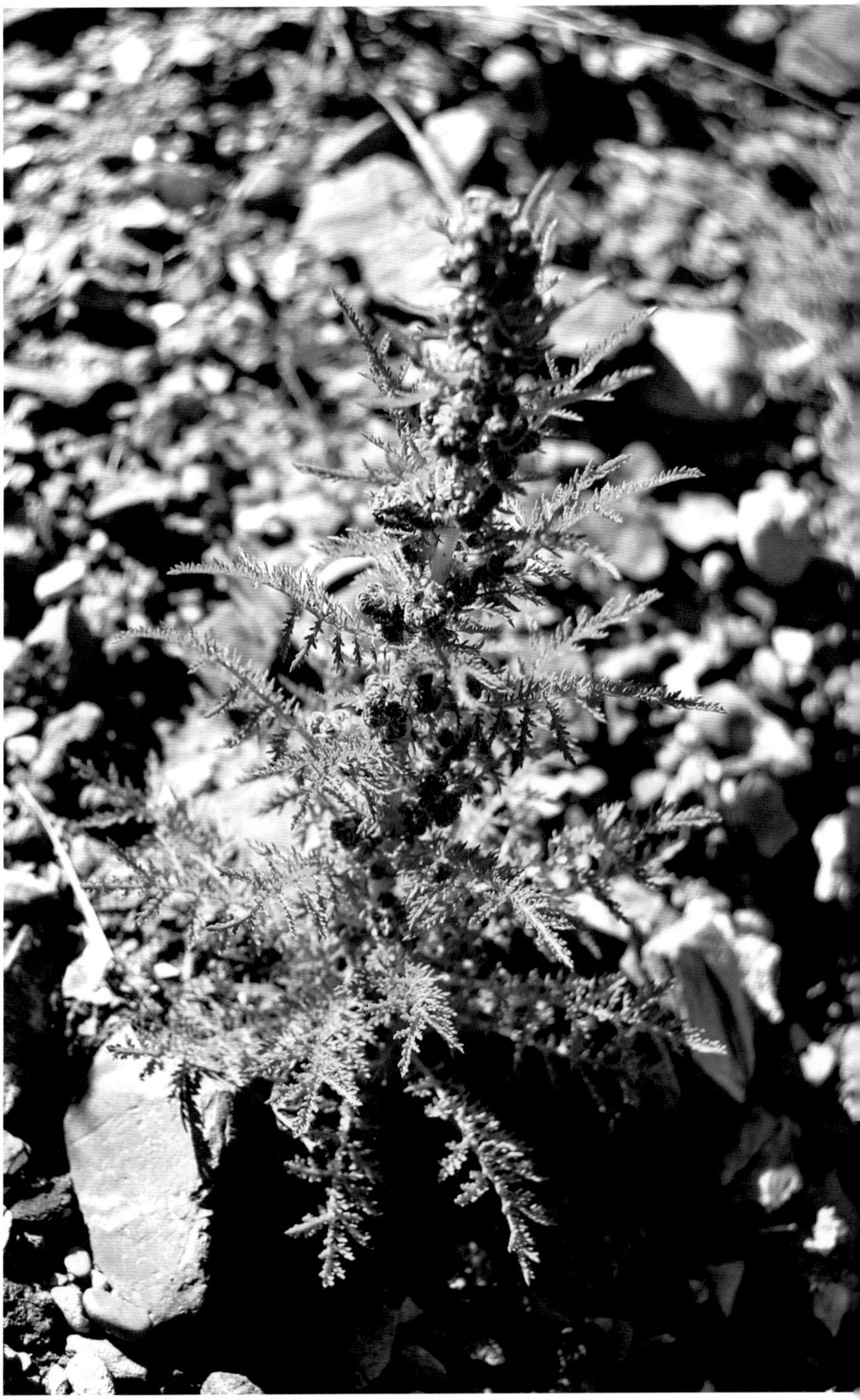

一年生草本，植株有浓烈臭味。根单一，垂直。茎单生，稀少数，高 15 ~ 60（~ 100）cm，细，有时稍粗，基部直径达 0.6cm，紫红色，具纵棱，不分枝或具着生头状花序的分枝，枝长 4 ~ 8cm；茎、枝无毛或疏被短腺毛状短柔毛。叶绿色，背面微被腺毛状短柔毛；基生叶多数，密集成莲座状，长椭圆形，长 10 ~ 14cm，宽 2 ~ 3.5cm，2 回栉齿状羽状分裂，每侧裂片 20 或更多，裂片长 1 ~ 1.5 cm，宽 0.5 ~ 1cm，再次羽状深裂或全裂，小裂片具多枚栉齿，栉齿细小，短披针形或长三角形，长 2 ~ 3mm，宽 0.2 ~ 1mm，齿尖细长，锐尖，叶柄短或近无；茎下部叶与中部叶长椭圆形，长 6 ~ 12cm，宽 2 ~ 4cm，2 回栉齿状羽状分裂，第 1 回全裂，每侧裂片 5 ~ 10，裂片长圆形或线状披针形，长 3 ~ 15mm，宽 2 ~ 4mm，每裂片具多枚小裂片，小裂片两侧密被细小锐尖的栉齿，中轴与叶柄两侧均有少数栉齿，中肋白色，略隆起，下部叶叶柄长 4 ~ 5cm，中部叶叶柄长 1 ~ 2cm，基部稍平展，半抱茎，并有小型栉齿状分裂的假托叶；上部叶与苞片叶渐小，1 回栉齿状羽状分裂。头状花序半球形或近球形，直径 3 ~ 4（ ~ 5）mm，在茎端及短的花序分枝上排成密穗状花序，并在茎上组成密集、狭窄的圆锥花序；总苞片 3 层，内、外层近等长，外层总苞片椭圆形或披针形，背面无毛或微有腺毛状短柔毛，边缘紫褐色或深褐色，膜质，中、内层总苞片椭圆形或卵形，近膜质或膜质，无毛；花序托凸起，半球形；雌花 3 ~ 8，花冠狭圆锥状或狭管状，檐部具 2 ~ 3 裂齿，花柱短，微伸出花冠，先端稍叉开，叉端钝尖；两性花 15 ~ 30，花冠管状，檐部紫红色，外面有腺点。瘦果长圆状倒卵形，纵纹稍明显。花果期 7 ~ 10 月。

分布

分布于我国内蒙古西南部、甘肃、青海、四川西部、云南西部、西藏、新疆南部等。印度、巴基斯坦、尼泊尔等也有分布。

生境

青海、西藏、四川等地多分布于海拔 2000 ~ 4800（ ~ 5000）m 的地区，其他地区从低海拔到高海拔均有分布，生长于湖边草地、河滩、砾质坡地、田边、路旁、林缘等。

药材名

桑孜哇（ཟངས་རྩི་བ།），桑子那布、桑子那保、桑孜那保、桑孜纳博、桑资纳保（ཟངས་རྩི་ནག་པོ།）。

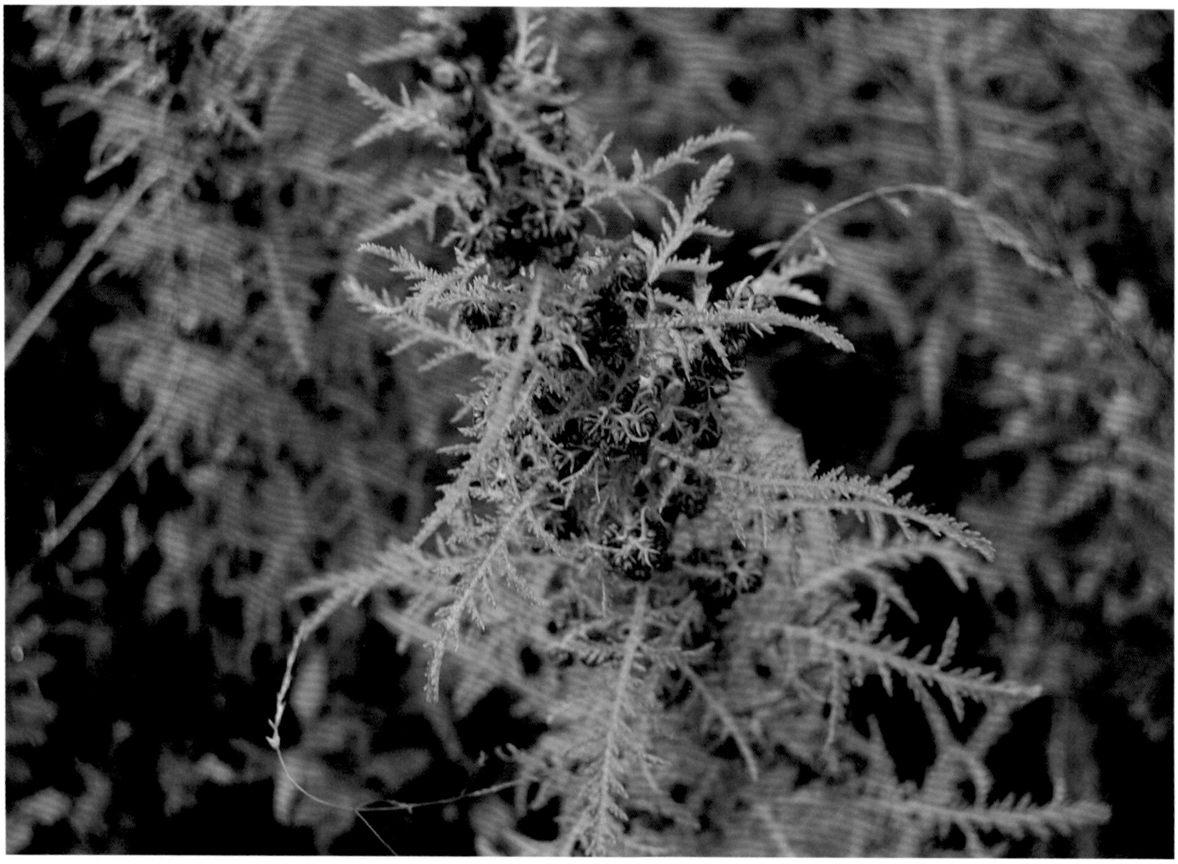

药用部位

地上部分。

功能与主治

清热凉血，退黄，消炎。用于“赤巴”病，急性黄疸性肝炎，胆囊炎。

用量与用法

2 ~ 3g。内服研末。外用研末，或水调涂患处。

附 注

《四部医典》中记载有“བཟང་ཚི་བ།”（桑孜哇），言其为治疗“赤巴”病、肝炎、黄疸之药物。《四部医典系列挂图全集》中有 3 幅附图，汉译本分别译注为“白猪秧秧”（54 号图）、“黑猪秧秧”（55 号图）和“另一种白猪秧秧”（56 号图），其中，“白猪秧秧”形态为多叶轮生，与茜草科拉拉藤属（*Galium*）植物相似，另两者形态为茎直立或多分枝、叶羽状分裂的草本，似为菊科蒿属（*Artemisia*）植物。《晶珠本草》记载为“བཟང་ཚི།”（桑孜），言其分为黑 [“བཟང་ཚི་ནག་པོ།”（桑孜那保）]、白 [“བཟང་ཚི་དཀར་པོ།”（桑子嘎布、桑仔嘎保）]2 种。现代文献记载黑者（桑孜那保）的基原为臭蒿 *A. hedinii* Ostenf. et Pauls.，白者（桑仔嘎保）的基原为茜草科植物猪殃殃 *G. aparine* Linn.（原拉拉藤）、红花拉拉藤 *G. baldensiforme* Hand.-Mazz.（玉龙拉拉藤）、北方拉拉藤 *G. boreale* Linn.、蓬子菜 *G. verum* Linn. 等。《部标藏药》等以“臭蒿 /བཟང་ཚི་ནག་པོ།/ 桑子那布（桑孜纳保、桑孜那保）”之名收载了臭蒿 *A. hedinii* Ostenf. et Pauls.；《藏标》以“猪殃殃 /བཟང་ཚི་དཀར་པོ།/ 桑仔嘎保”之名另条收载了猪殃殃 *G. aparine* Linn. var. *tenerum* (Gren. et Godr.) Rchb.，记载其功能与主治为“清热解毒，利尿消肿，散瘀块，干脓。用于水肿，热淋，瘀块，痢疾，跌打损伤，痈肿疔疮，虫蛇咬伤，癌肿，白血病”，与黑者（桑孜那保）不同。（参见“猪殃殃”“北方拉拉藤”“蓬子菜”条）

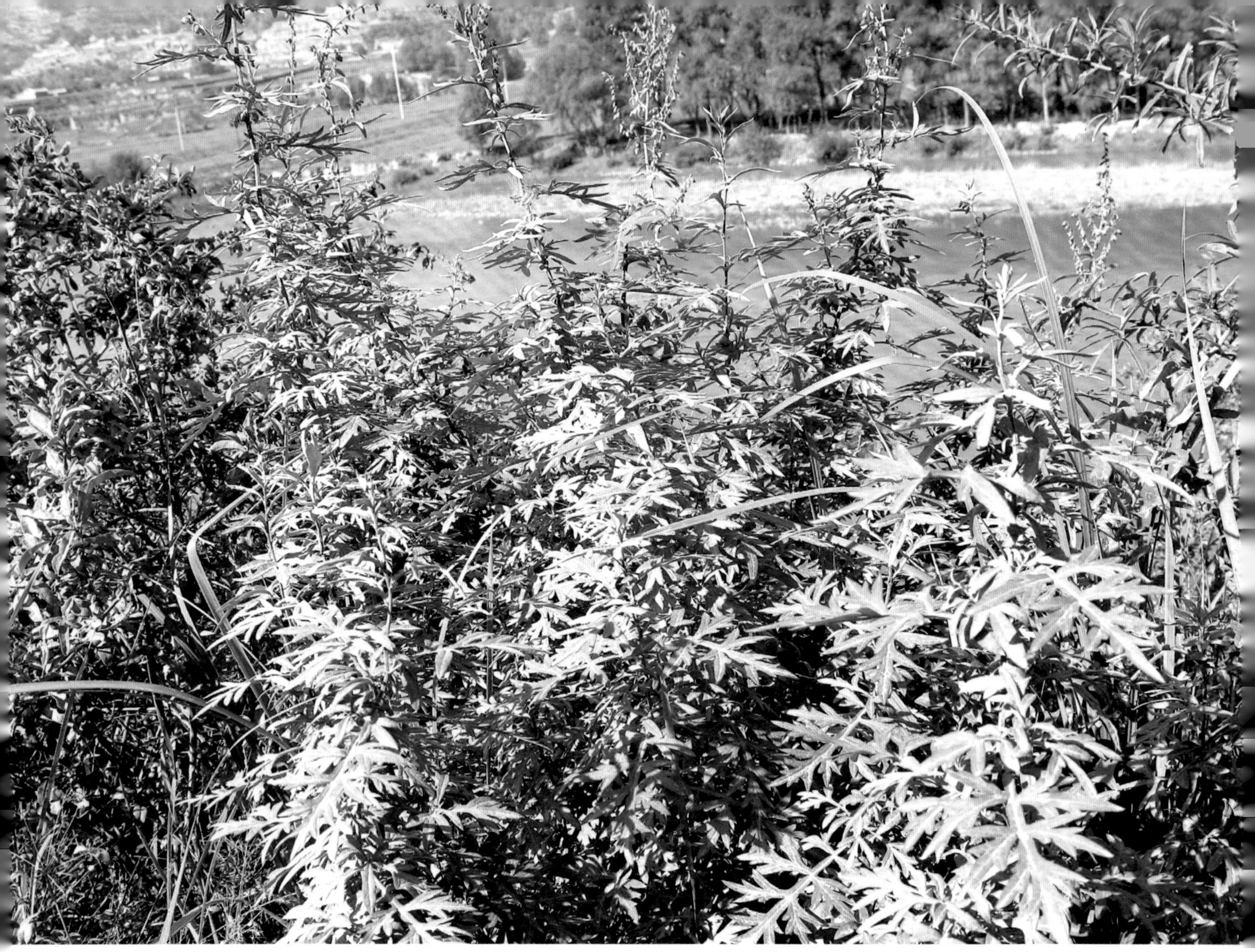

野艾蒿

Artemisia lavandulaefolia DC.

菊科（Compositae）　蒿属（*Artemisia*）

形态

多年生草本，有时为半灌木状，植株有香气。主根稍明显，侧根多；根茎稍粗，直径 4 ~ 6mm，常匍地，有细而短的营养枝。茎少数，成小丛，稀少单生，高 50 ~ 120cm，具纵棱，分枝多，长 5 ~ 10cm，斜向上伸展；茎、枝被灰白色蛛丝状短柔毛。叶纸质，上面绿色，具密集白色腺点及小凹点，初时疏被灰白色蛛丝状柔毛，后毛稀疏或近无毛，背面除中脉外密被灰白色密绵毛；基生叶与茎下部叶宽卵形或近圆形，长 8 ~ 13cm，宽 7 ~ 8cm，2 回羽状全裂或第 1 回全裂，第 2 回深裂，具长柄，花期叶萎谢；茎中部叶卵形、长圆形或近圆形，长 6 ~ 8cm，宽 5 ~ 7cm，（1 ~ ）2 回羽状全裂或第 2 回为深裂，每侧有裂片 2 ~ 3，裂片椭圆形或长卵形，长 3 ~ 5（ ~ 7）cm，宽 5 ~ 7（ ~ 9）mm，每裂片具 2 ~ 3 线状披针形或披针形的小裂片或深裂齿，长 3 ~ 7mm，宽 2 ~ 3（ ~ 5）mm，先端尖，边缘反卷，叶柄长 1 ~ 2（ ~ 3）cm，基部有小型羽状分裂的假托叶；茎上部叶羽状全裂，具短柄或近无柄；苞片叶 3 全裂或不分裂，裂片或不分裂的苞片叶为线状披针形或披针形，先端尖，边缘反卷。头状花序极多数，椭圆形或长圆形，直径 2 ~ 2.5mm，有短梗或近无梗，具小苞叶，在分枝的上半部排成密穗状或复穗状花序，并在茎上组成狭长或中等开展、稀为开展的圆锥花序，花后头状花序多下倾；总苞片 3 ~ 4 层，外层总苞片略小，卵形或狭卵形，背面密被灰白色或灰黄色蛛丝状柔毛，边缘狭膜质，中层总苞片长卵形，背面疏被蛛丝状柔毛，边缘宽膜质，内层总苞片长圆形或椭圆形，半膜质，背面近无毛，花序托小，凸起；雌花 4 ~ 9，花冠狭管状，檐部具 2 裂齿，紫红色，花柱线形，伸出花冠外，先端二叉，叉端尖；两性花 10 ~ 20，花冠管状，檐部紫红色；花药线形，先端附属物尖，长三角形，基部具短尖头，花柱与花冠等长或略长于花冠，先端二叉，叉端扁，扇形。瘦果长卵形或倒卵形。花果期 8 ~ 10 月。

分布

分布于我国黑龙江、吉林、辽宁、内蒙古、河北、山西、陕西、甘肃、山东、江苏、安徽、江西、河南、湖北、湖南、广东北部、广西北部、四川、贵州、云南等。日本、朝鲜、蒙古等也有分布。

生境

多生长于低或中海拔地区的路旁、林缘、山坡、草地、山谷、灌丛及河湖滨草地等。

药材名

普尔芒、普儿芒、普日芒（ཕུར་མོང་།），普芒那保、普尔芒那保、普日芒那保（ཕུར་མོང་ནག་པོ།）。

药用部位

地上部分。

功能与主治

清热解毒，杀虫利湿。用于虫病，疫病，疫疽，皮肤病，咽喉疾病等。

用量与用法

6 ~ 9g。

附注

“ཕུར་མོང་།”（普尔芒）为藏医药用的来源于蒿属（*Artemisia*）植物的多个药材品种的总称。《晶珠本草》引《图鉴》之记载，将“普尔芒”分为黑 [“ཕུར་མོང་ནག་པོ།”（普尔芒那保）]、白 [“ཕུར་མོང་དཀར་པོ།”（普尔芒嘎保）]、紫 [“ཕུར་མོང་སྨུག་པོ།”（普尔芒木保、普尔芒莫保）]3 种。现代文献记载的“普尔芒”的基原均为蒿属植物，但对其不同品种的基原有不同观点。野艾蒿 *A. lavandulaefolia* DC. 为黑者（普尔芒那保）的基原之一。《部标藏药》《青海藏标》以“牛尾蒿 /ཕུར་མོང་ནག་པོ།/ 普日芒那保”之名收载了牛尾蒿 *A. subdigitata* Mattf.，《青海藏标》在该条下“附注”中言野艾蒿 *A. lavandulaefolia* DC. 也为其基原之一。（参见“牛尾蒿”“粘毛蒿”“毛莲蒿”条）

灰苞蒿

Artemisia roxburghiana Bess.

菊科（Compositae） 蒿属（*Artemisia*）

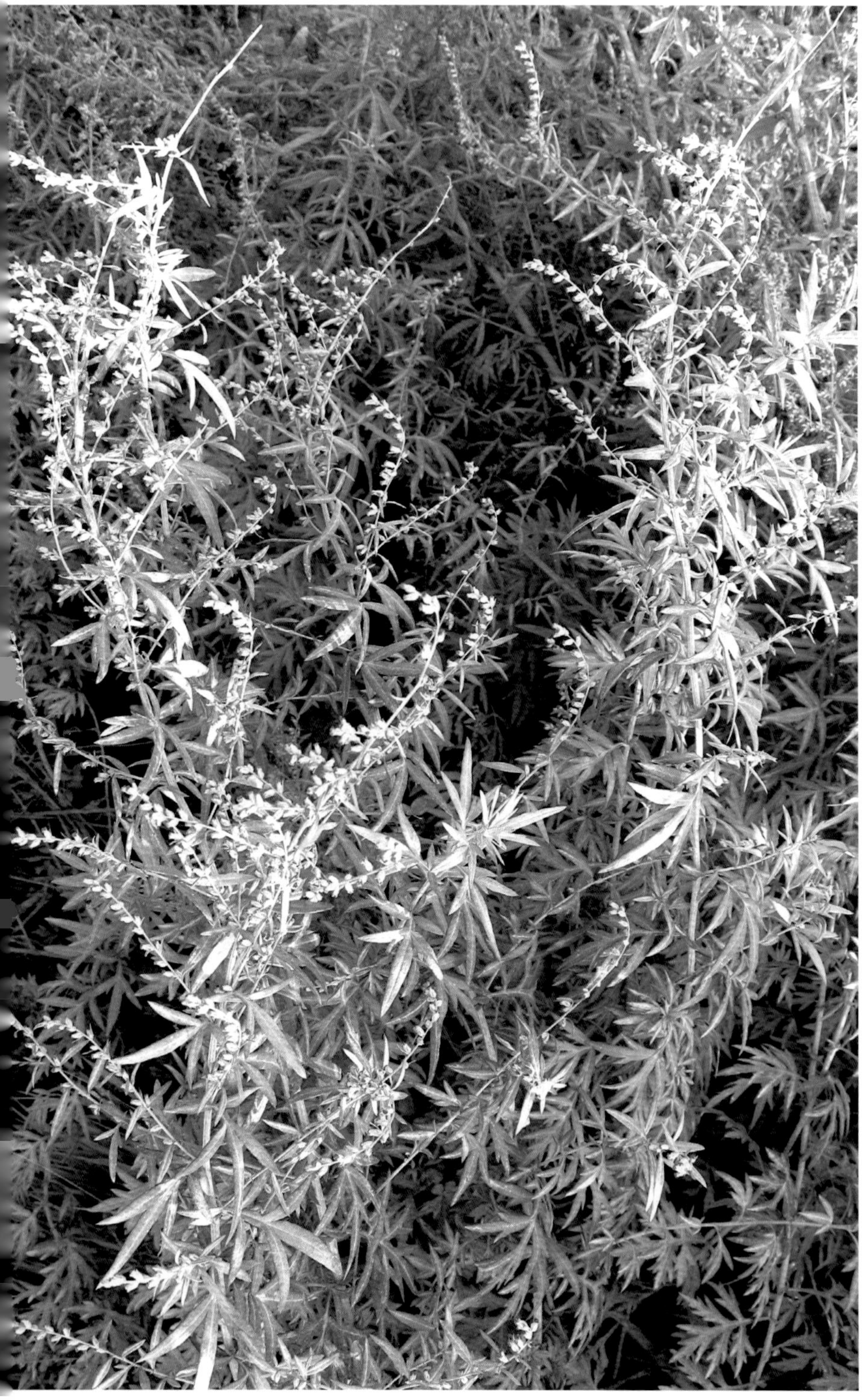

形态

半灌木状草本。主根明显，侧根多；根茎短，垂直或斜向上，直径 4 ~ 6mm，具少数营养枝。茎少数或单生，直立，高 50 ~ 120cm，紫红色或深褐色，具纵棱，分枝多，枝长 10 ~ 35cm；茎、枝被灰白色蛛丝状薄柔毛。叶厚纸质或纸质，上面深绿色，初时微有短柔毛，后脱落，背面密被灰白色蛛丝状绒毛；下部叶卵形或长卵形，2 回羽状深裂或全裂，具长柄，花期叶凋谢；中部叶卵形、长卵形或长圆形，长 6 ~ 10cm，宽 4 ~ 6cm，2 回羽状全裂，每侧裂片（2 ~）3 或间有 4，裂片椭圆形或长卵形，两侧中部裂片常再次羽状全裂或深裂，每侧具 1 ~ 3 披针形、线状披针形的小裂片或深裂齿，小裂片长 0.5 ~ 1.5cm，宽 2 ~ 2.5mm，先端锐尖，边缘稍反卷或不反卷，中轴具狭翅，叶基部渐狭成柄，叶柄长 1.5 ~ 2cm，基部有小型半抱茎的假托叶；上部叶卵形，1（~ 2）回羽状全裂，裂片边缘偶有浅裂齿，具短柄或近无柄；苞片叶 3 ~ 5 全裂或不分裂，裂片或不分裂之苞片叶为线状披针形或披针形，无柄，基部常有小型假托叶。头状花序多数，卵形、宽卵形或近半球形，稀为长圆形，直径 2 ~ 3mm，无梗或有短梗，下倾，基部常有小苞叶，在分枝或分枝的小枝上疏松排列，或数枚集生并排成穗状或穗状花序状的总状花序，而在茎上组成开展的圆锥花序；总苞片 3 ~ 4 层，外层总苞片略短小，狭卵形或椭圆形，背面被灰白色蛛丝状短绒毛，边缘膜质，中层总苞片长圆形或倒卵状长圆形，背面被灰白色蛛丝状短绒毛或毛略少，边缘宽膜质，内层总苞片长圆状倒卵形，背面毛少或近无毛，边缘半膜质；雌花 5 ~ 7，花冠狭管状，檐部紫色，具 2 裂齿，背面微有小腺点，花柱伸出花冠外，先端二叉，叉端尖；两性花 10 ~ 20，花冠管状或高脚杯状，檐部反卷，紫色或黄色，花药线形，先端附属物尖，长三角形，基部圆钝，花柱与花冠近等长，先端二叉，叉端截形，并有睫毛。瘦果小，倒卵形或长圆形。花果期 8 ~ 10 月。

分布

分布于我国陕西南部、甘肃南部、青海、湖北西部、四川西部、贵州、云南、西藏。阿富汗、印度北部、尼泊尔及泰国等也有分布。

生境

生长于海拔 700 ~ 3900m 的荒地、干河谷、阶地、路旁、草地等。

药材名

普尔芒木保、普尔芒莫保（ཕུར་མོང་སྨུག་པོ།），坎嘎尔、侃嘎尔（མཁན་དཀར།），擦尔榜、察尔榜、察尔旺、察榜、察翁（ཚར་བོང་།）。

药用部位

地上部分。

功能与主治

普尔芒木保：清热解毒，杀虫利湿。用于虫病，疫病，疫疽，皮肤病，咽喉疾病等。

坎嘎尔：消肿，止血，利肾。用于痈疖，肺病，肾病。

擦尔榜：清热解毒，消肿。用于咽喉炎，肺热症，热病引起的肿胀。

用量与用法

6 ~ 9g。

附注

“普尔芒”（ཕུར་ནག）为来源于蒿属植物的多个药材品种的总称。《晶珠本草》引《图鉴》之记载，言“普尔芒”分为黑［“ཕུར་མོང་ནག་པོ།”（普尔芒那保）］、白［“ཕུར་མོང་དཀར་པོ།”（普尔芒嘎保）］、紫［“ཕུར་མོང་སྨུག་པོ།”（普尔芒木保）］3 种。现代文献记载的“普尔芒”类药物的基原较为复杂，不同文献对各品种的基原有不同观点，且各地习用的种类也不尽相同。据文献记载，灰苞蒿 *A. roxburghiana* Bess. 为紫者（普尔芒莫保）的基原之一。《部标藏药》《青海藏标》以“牛尾蒿 /

ཕུར་མོང་ནག་པོ།/ 普尔芒那保（普日芒那保）”之名收载了牛尾蒿 *A. subdigitata* Mattf.；《青海藏标》在该条下附注中记载灰苞蒿 *A. roxburghiana* Bess. 为“普日芒莫保”的基原之一。（参见“毛莲蒿”“粘毛蒿”条）

《四部医典》《蓝琉璃》《晶珠本草》等另记载有止血、消四肢肿胀之药物“མཁན་པ།”（坎巴）。《晶珠本草》记载“坎巴”分为灰 [“མཁན་སྐྱ།”（坎甲）]、白 [“འཁན་དཀར།、མཁན་དཀར།”（侃嘎尔、坎嘎尔）、“མཁན་པ་དཀར་པོ།”（坎巴嘎保）]、红 [“འཁན་པ་དམར་པོ།”（坎巴玛保）]、黑 [“མཁན་པ་ནག་པོ།”（坎巴那保）] 4 种，言各种的功效有所不同，“坎巴”为其总称。现代文献记载的“坎巴”类的基原极为复杂，主要涉及菊科蒿属（*Artemisia*）和亚菊属（*Ajania*）植物。也有观点认为，灰苞蒿 *A. roxburghiana* Bess. 为白坎巴（坎嘎尔）的基原之一。（参见“大籽蒿”“冷蒿”条）

《四部医典》等另记载有治喉热及肺病之药物“ཚར་བོང་།”（擦尔榜）；《蓝琉璃》言“察尔榜”分黑、白、灰（灰紫）及正品、副品数种；《晶珠本草》记载其分为白 [“ཚར་བོང་དཀར་པོ།”（察尔榜嘎保）]、紫 [“ཚར་བོང་སྨུག་པོ།”（察尔榜木保）]、黑 [“ཚར་བོང་ནག་པོ།”（察尔榜那保）]3 类。现代文献记载的“擦尔榜”的基原为多种蒿属植物，不同文献或按古籍记载将“擦尔榜”划分为不同品种，或不区分品种而统称“擦尔榜”。据文献记载，各地习用的“擦尔榜”类的基原有藏北艾 *A. vulgaris* L. var. *xizangensis* Ling et Y. R. Ling、猪毛蒿 *A. scoparia* Waldst. et Kit.、沙蒿 *A. desertorum* Spreng.、错那蒿 *A. conaensis* Ling et Y. R. Ling 等。四川阿坝藏医也以灰苞蒿 *A. roxburghiana* Bess. 作“察尔榜”使用。《西藏藏标》以“ཚར་བོང་།/ 察榜 / 猪毛蒿”之名收载了“猪毛蒿 *Artemisia scoparia* Waldst. et Kit. 及其同属多种植物”的根；《青海藏标》以“猪毛蒿 /ཚར་བོང་དཀར་པོ།/ 察旺嘎保”之名收载了猪毛蒿 *A. scoparia* Waldst. et Kit. 的地上部分。（参见“猪毛蒿”“沙蒿”条）

川藏蒿

Artemisia tainingensis Hand.-Mazz.

菊科（Compositae） 蒿属（*Artemisia*）

形态

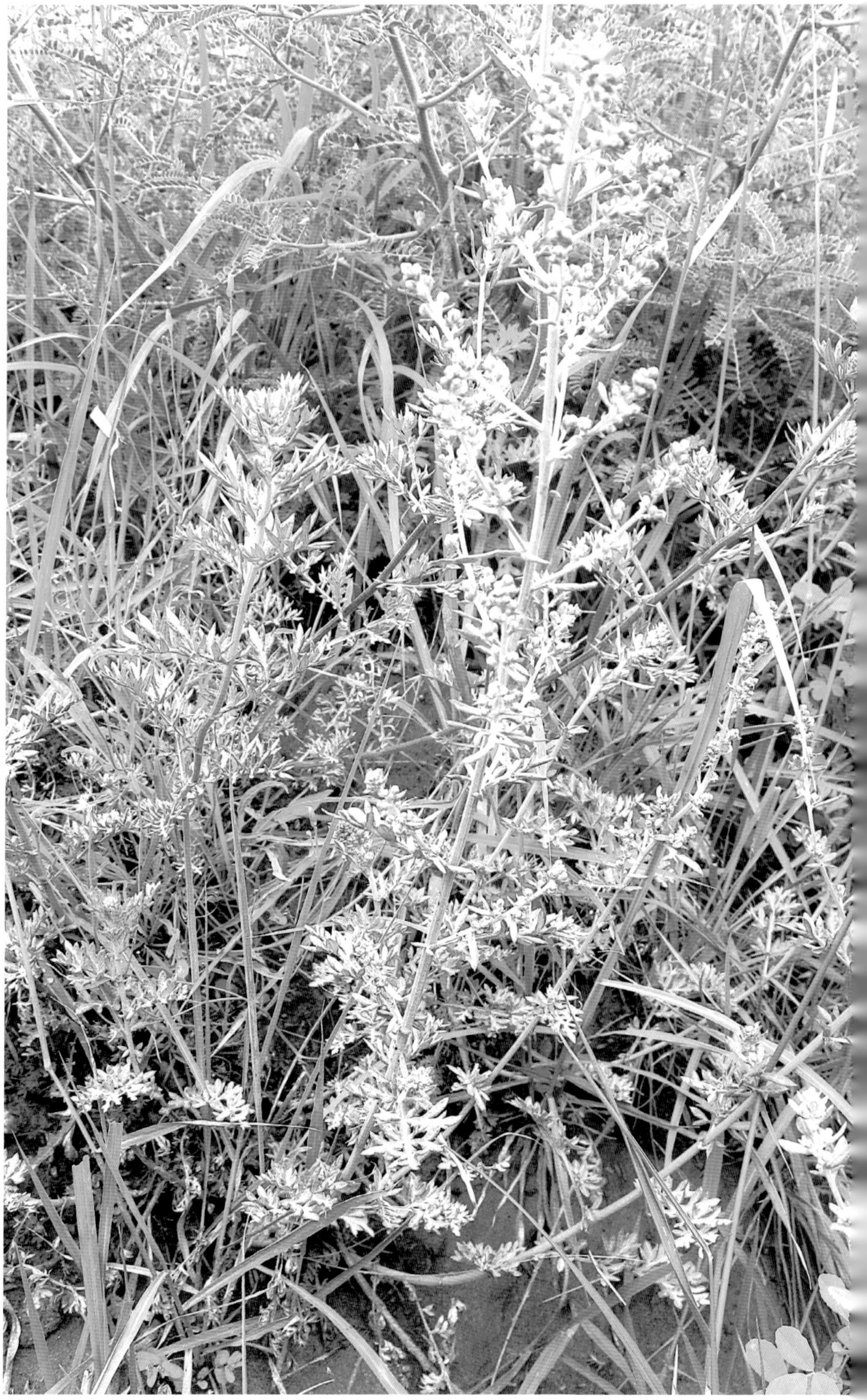

多年生草本。根细；根茎细短，直径 3 ~ 5mm。茎单生或少数，直立，高 15 ~ 30cm，上部分枝，短；茎、枝被白色丝状绒毛。叶纸质，两面被白色绒毛；茎下部与中部叶椭圆形，长 1.5 ~ 3.5cm，宽 1.2 ~ 1.8cm，2 回羽状全裂，每侧具裂片 4 ~ 5（~ 6），裂片椭圆形或椭圆状卵形，长 1 ~ 1.5cm，宽 0.5 ~ 1cm，再次羽状全裂或深裂，裂片每侧具 1 ~ 3 小裂片或小裂齿，小裂片或小裂齿长椭圆形或椭圆状披针形，长（2 ~）5 ~ 8mm，宽 0.5 ~ 1.3mm，边缘不反卷或微反卷，中轴有狭翅，叶柄长 1 ~ 2cm；茎上部叶与苞片叶小，卵形，1 ~ 2 回羽状全裂或深裂，无叶柄，基部裂片半抱茎。头状花序钟形或卵钟形，直径 3 ~ 4（~ 4.5）mm，无梗或近无梗，具小苞叶，单侧下倾，在茎端及短分枝上单生或 2 ~ 3 集生，并在茎上组成穗状或穗状花序式的狭窄的圆锥花序；总苞片 3 ~ 4 层，内、外层总苞片近等长或外层总苞片略小，中、外层总苞片卵形或长卵形，背面棕褐色，被白色绒毛，内层总苞片倒卵状长圆形；雌花 13 ~ 16，花冠狭管状，檐部具 2 裂齿，花柱伸出花冠外，先端二叉，叉端尖；两性花 20 ~ 24，花冠管状，花药线形，先端附属物尖，长三角形，基部圆钝，花柱与花冠近等长，先端二叉，叉端截形并有睫毛。瘦果倒卵形。花果期 7 ~ 10 月。

分布

分布于我国西藏东部、四川西部、云南西北部。

生境

生长于海拔 3700 ~ 4000m 的砾质山坡上。

药材名

坎加、坎甲、侃甲（མཁན་སྐྱ།），坎玛（མཁན་དམར།），坎阿中（མཁན་ཨ་གྲོང་།）。

药用部位

全草。

功能与主治

清热解毒，利肺。用于四肢关节肿胀，痈疖，肉瘤，流行性感冒，肺炎，发热，“隆”病，咯血，衄血。

用量与用法

6 ~ 9g。

附注

《晶珠本草》记载“མཁན་སྐྱ།”（坎甲）分为灰 [“མཁན་སྐྱ།”（坎加）]、白 [“མཁན་པ་དཀར་པོ།”（坎巴嘎布）]、红 [“མཁན་པ་དམར་པོ།”（坎巴玛保）、“མཁན་དམར།”（坎玛）]、黑 [“མཁན་པ་ནག་པོ།”（坎巴那保）] 4 类。现代文献记载的“坎甲”的基原主要为蒿属（*Artemisia*）和亚菊属（*Ajania*）植物，但各地所用“坎甲”的品种划分及基原不一。青藏高原地区分布的蒿属植物种类极多，仅据古籍文献记载的形态，部分药物也难以考证其基原种类。《部标藏药》等标准中收载的“坎甲”的基原包括大籽蒿 *Artemisia sieversiana* Ehrhart ex Willd.、冷蒿 *Artemisia frigida* Willd.，两者也称“མཁན་པ་དཀར་པོ།”（坎巴嘎布，坎甲的白色品种）。据文献记载，川藏蒿 *Artemisia tainingensis* Hand.-Mazz. 为灰者（坎加）或红者（坎玛）的基原之一。（参见“大籽蒿”“冷蒿”条）

《四部医典》等中还记载有清肺热之药物“ཨ་གྲོང་།”（阿仲）。《晶珠本草》言“阿仲”分为草阿仲 [“ཨ་གྲོང་དཀར་པོ།”（阿仲嘎保），或称“རྩ་ཨ་གྲོང་།”（杂阿仲）]、蒿阿仲 [“མཁན་ཨ་གྲོང་།”“མཁན་ཨ་གྲོང་།”“འཁན་ཨ་གྲོང་།”（坎阿仲）]、木阿仲 [“ཕུར་དཀར།”（普嘎尔）]3 类。《新修晶珠本草》记载“阿仲”为石竹科无心菜属（*Arenaria*）多种植物的总称，但不同文献对“阿仲”的品种划分及其基原有不同观点，各品种的基原涉及石竹科无心菜属以及菊科、毛茛科、虎耳草科、报春花科的多属多种植物。有文献记载川藏蒿 *A. tainingensis* Hand.-Mazz. 也为“蒿阿仲”（坎阿仲）的基原之一。（参见“甘肃雪灵芝”条）

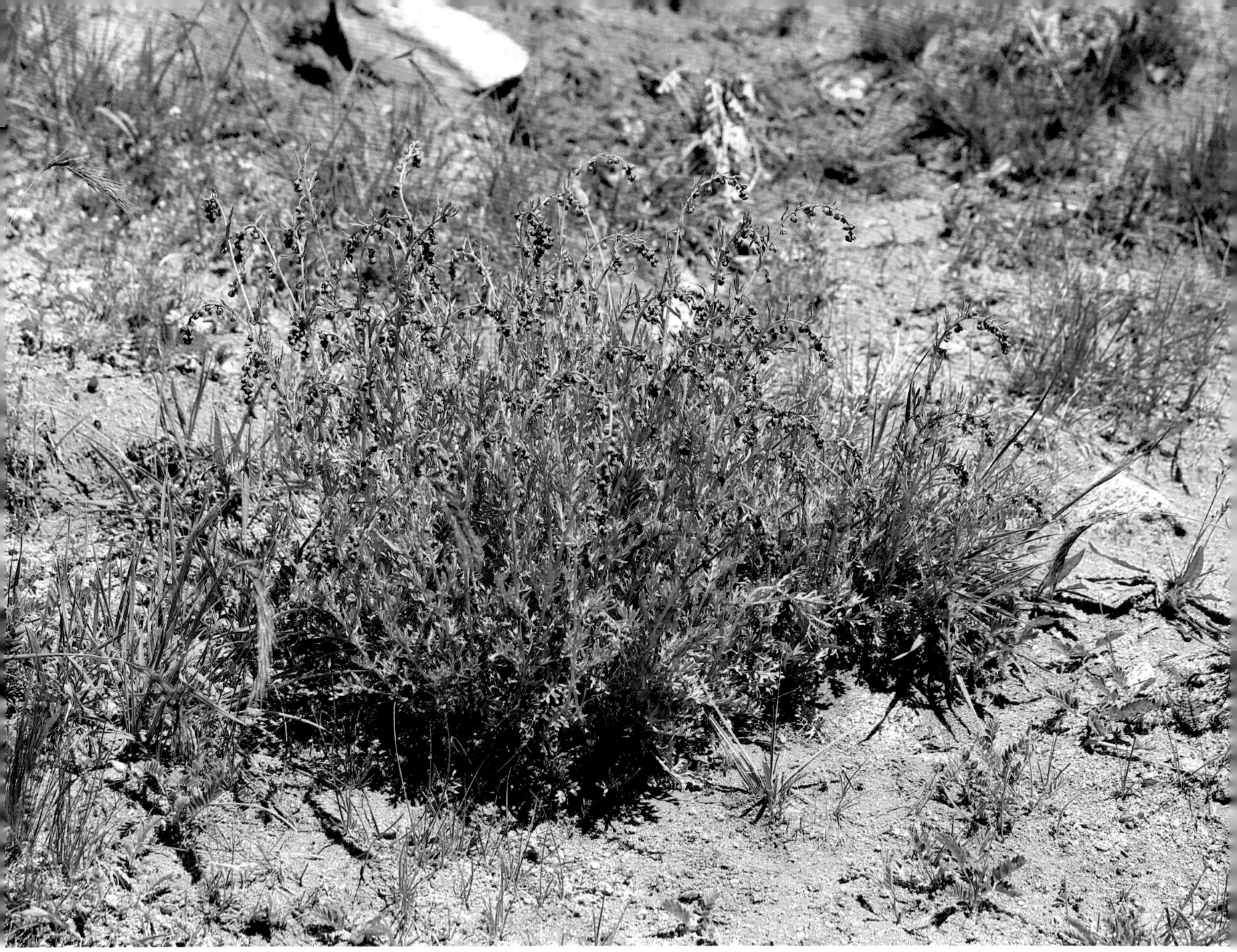

绒毛蒿

Artemisia campbellii Hook. f. et Thoms.

菊科（Compositae） 蒿属（*Artemisia*）

形态

半灌木状草本，植株有刺激性臭味。根细，侧根多，木质或半木质；根茎稍粗或细。茎通常多数，成丛，稀单生，高 20 ~ 35cm，有细纵棱，下部稍木质化，上部有少数分枝，枝长 3 ~ 5cm；茎、枝密被淡黄色或灰黄色细绒毛。叶厚纸质，两面密被灰白色或淡灰黄色绒毛或叶面毛少或脱落；基生叶与茎下部叶卵形，长 2.5 ~ 4cm，宽 1.5 ~ 2.5cm，2 ~ 3 回羽状全裂，每侧有裂片 3 ~ 5，裂片长 0.5 ~ 1.5cm，宽 0.3 ~ 0.5cm，每裂片再 3 深裂或羽状深裂，小裂片披针形或线状披针形，长 3 ~ 5mm，宽 0.5 ~ 1mm，先端尖，边缘稍反卷，叶柄长 0.5 ~ 1.5cm，基部略宽大，半抱茎，并有小型假托叶；中部叶与上部叶卵形，长 2 ~ 3cm，宽 1.5 ~ 2.5cm，1 ~ 2 回羽状深裂或全裂，每侧具裂片 3 ~ 4（~ 5），小裂片狭线形狭线状披针形，无柄，基部裂片半抱茎；苞片叶 3 ~ 5 全裂或不分裂，裂片或不分裂之苞片叶线形或狭线状披针形。头状花序半球形，直径 3 ~ 4（~ 5）mm，无梗，在分枝上每 3 ~ 5 密集着生成密穗状或复穗状花序，并在茎上组成狭窄的圆锥花序。总苞片 3 层，外层、中层总苞片狭卵形或卵形，背面密被短柔毛，边缘褐色，膜质，内层总苞片长卵形，半膜质，近无毛；雌花 8 ~ 10，花冠狭圆锥状或狭管状，檐部具 2 裂齿，花柱伸出花冠外，先端二叉，叉端尖；两性花 15 ~ 18，花冠管状，花药线形，先端附属物尖，长三角形，基部圆钝，花柱与花冠近等长，先端二叉，叉端截形。瘦果小，长圆形或倒卵形。花果期 7 ~ 11 月。

分布

分布于我国青海、四川西部、西藏东部（江达）。不丹、印度、巴基斯坦北部地区也有分布。

生境

生长于海拔 3800 ~ 4800m 的干旱山坡、灌丛中。

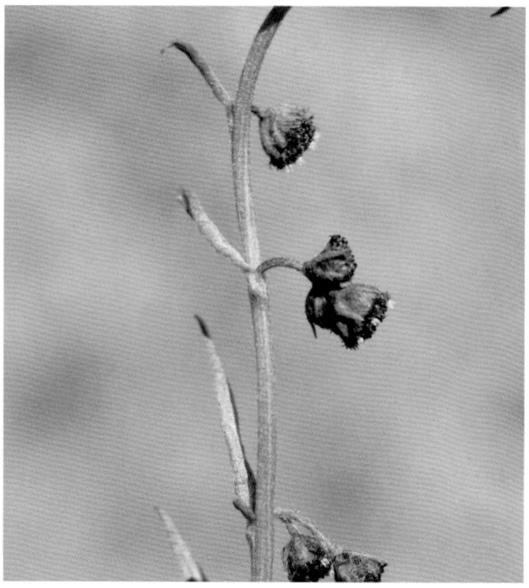

药材名

坎巴玛保（འཁན་པ་དམར་པོ།）。

药用部位

全草。

功能与主治

消肿，止血。用于痈疖，寒性肿瘤。

用量与用法

6 ~ 9g。内服煎汤，或入丸、散剂。

附注

《晶珠本草》中记载有“འཁན་པ།”[“མཁན་པ།”（坎巴）]，言其为止血、消散四肢肿胀之药物，分为灰、白、红、黑 4 种，各种的功效有所不同，“坎巴”为其总称。据现代文献记载，藏医所用“坎巴”类的基原涉及菊科蒿属（*Artemisia*）和亚菊属（*Ajania*）的多种植物，各地所用“坎巴”类的基原种类及品种划分也不尽相同，且各品种的基原也存在交叉。现藏医使用的灰坎巴[“མཁན་སྐྱ།”（坎甲）]或白坎巴[“འཁན་དཀར།”（侃嘎尔）、“འཁན་པ་དཀར་པོ།”（坎巴嘎布）]的基原主要为大籽蒿 *Artemisia sieversiana* Ehrhart ex Willd. 或冷蒿 *Artemisia frigida* Willd.。《部标藏药》以“大籽蒿 /མཁན་སྐྱ།/ 坎甲”之名收载了大籽蒿 *Artemisia sieversiana* Ehrhart ex Willd. 和冷蒿 *Artemisia frigida* Willd.，而《青海藏标》则以“大籽蒿 /མཁན་སྐྱ།/ 侃甲”和“冷蒿 /འཁན་དཀར།/ 侃嘎尔”之名分别收载了大籽蒿 *A. sieversiana* Ehrhart ex Willd. 和冷蒿 *A. frigida* Willd.，二者的功能与主治也不尽相同。文献记载，绒毛蒿 *Artemisia campbellii* Hook. f. et Thoms. 为红坎巴[“འཁན་པ་དམར་པོ།”（坎巴玛保）]的基原之一，同样作“坎巴玛保”基原的还有毛莲蒿 *Artemisia vestita* Wall. ex Bess.（结血蒿）、小球花蒿 *Artemisia moorcroftiana* Wall. ex DC.、细裂叶莲蒿 *Artemisia santolinifolia* Turcz. ex Bess.(细裂叶莲蒿 *Artemisia gmelinii* Web. ex Stechm.) 等。《晶珠本草》汉译重译本认为红坎巴（坎巴玛保）为艾（未附学名）。关于红坎巴的形态，《晶珠本草》仅记载“红色略灰白，叶紫色掌状”，青藏高原分布的蒿属植物种类繁多，仅据此也难以考证其种类。（参见“大籽蒿”“毛莲蒿”“冷蒿”条）

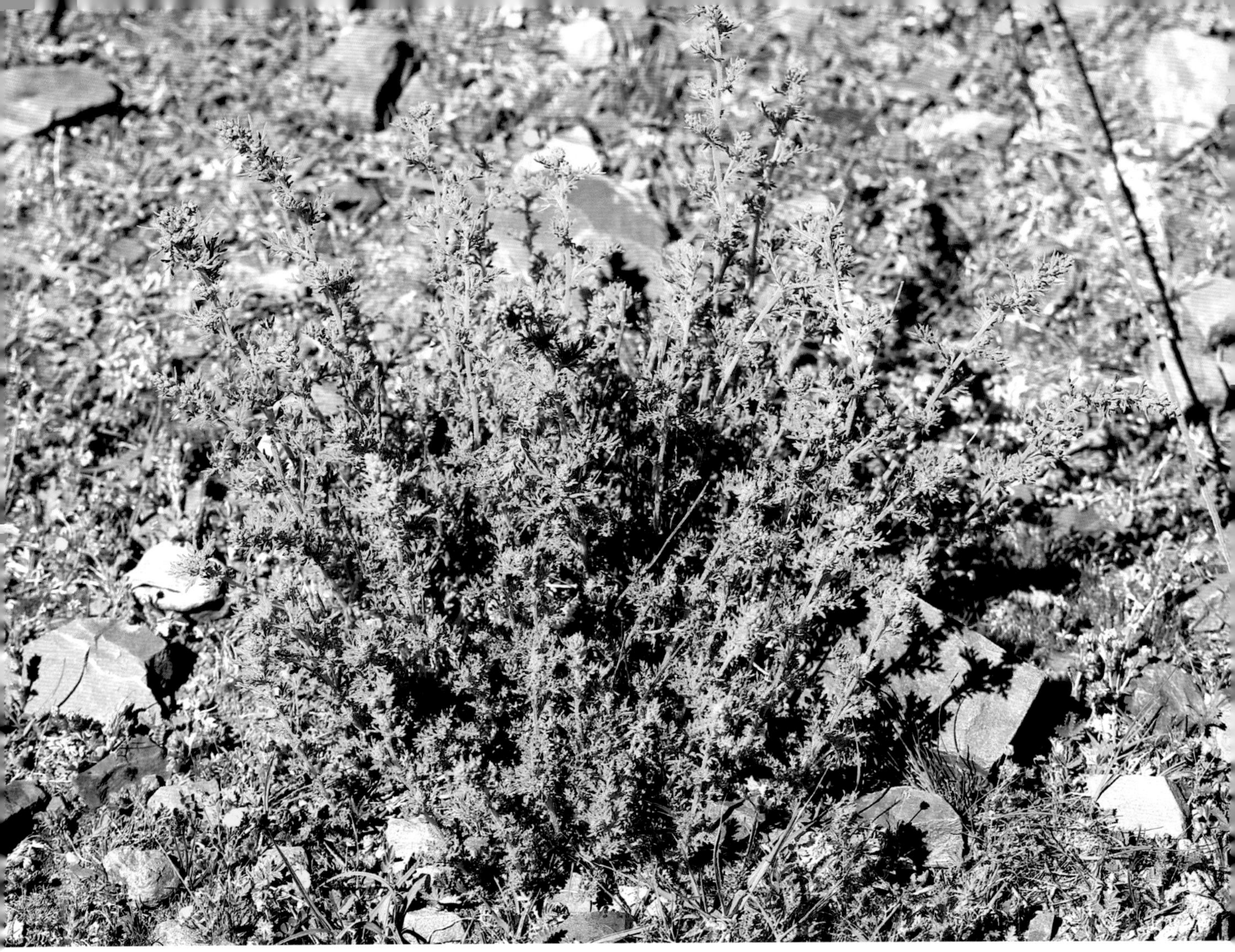

粘毛蒿

Artemisia mattfeldii Pamp.

菊科（Compositae）　　蒿属（*Artemisia*）

形态

多年生草本，植株有薄荷香味。主根明显，侧根数根；根茎稍粗，直径 3 ~ 6mm，半木质，斜向上。茎单生，高 35 ~ 50cm，具纵棱，密被黏质腺毛，上部有少数着生头状花序的分枝，枝长 1 ~ 4cm。叶纸质，上面深绿色，被腺毛，背面除脉外微有灰白色或灰黄色蛛丝状绒毛，脉上被腺毛；茎下部叶长圆状卵形或卵形，长 4 ~ 6cm，宽 3 ~ 4cm，（2 ~ ）3 回羽状全裂，每侧有裂片 5 ~ 6，再 2 回羽状全裂，末回小裂片小，披针形，叶柄长 4 ~ 6cm，两侧常有小裂片，基部有半抱茎的假托叶，花期叶常凋落；茎中部叶长圆形或长圆状卵形，长 3.5 ~ 5.5cm，宽 1.5 ~ 3cm，2（ ~ 3）回羽状全裂，每侧裂片 5 ~ 6，裂片卵形或长卵形，长 1.5 ~ 2.5cm，宽 1 ~ 1.5cm，再 1（ ~ 2）回羽状全裂，末回小裂片小，披针形或为细长裂齿，长 3 ~ 7 mm，宽 1 ~ 1.5mm，先端钝尖或锐尖，边略反卷，中轴有狭翅，叶柄长 2 ~ 3cm，基部有小型、半抱茎的假托叶；茎上部叶略小，近无柄，2 回羽状全裂；苞片叶 1 ~ 2 回羽状全裂。头状花序多数，长圆形或宽卵形，直径 3 ~ 4mm，无梗，有细小、披针形的小苞叶，在茎端及短分枝上密集排成穗状花序，并在茎上组成狭窄的圆锥花序；总苞片 3 ~ 4 层，外层总苞片略狭小，披针形或长卵形，中层总苞片长卵形，内、外层总苞片的背面微有短腺毛，先端具疏须毛，中肋绿色，边缘膜质，内层总苞片椭圆形，薄膜质；雌花 5 ~ 7，花冠狭管状，背面具腺点，檐部具 2 裂齿或无裂齿，花柱伸出花冠外，先端二叉，叉端钝尖；两性花 8 ~ 15，花冠管状，背面具腺点，檐部紫色，花药披针形，先端附属物尖，长三角形，基部有小尖头，花柱与花冠等长，先端二叉，叉端截形，并有睫毛。瘦果小，倒卵形或长圆形。花果期 7 ~ 10 月。

分布

分布于我国西藏东部、四川西部（松潘）、甘肃西南部、青海南部。

生境

生长于海拔 2600 ~ 4700m 的林缘、草地、荒坡、路旁。

药材名

普尔芒那布、普尔芒那保、普日芒那保（ཕུར་མོང་ནག་པོ།），普尔芒木保、普尔芒莫保、普日芒莫保（ཕུར་མོང་སྨུག་པོ།），坎玛（མཁན་དམར།）。

药用部位

地上部分。

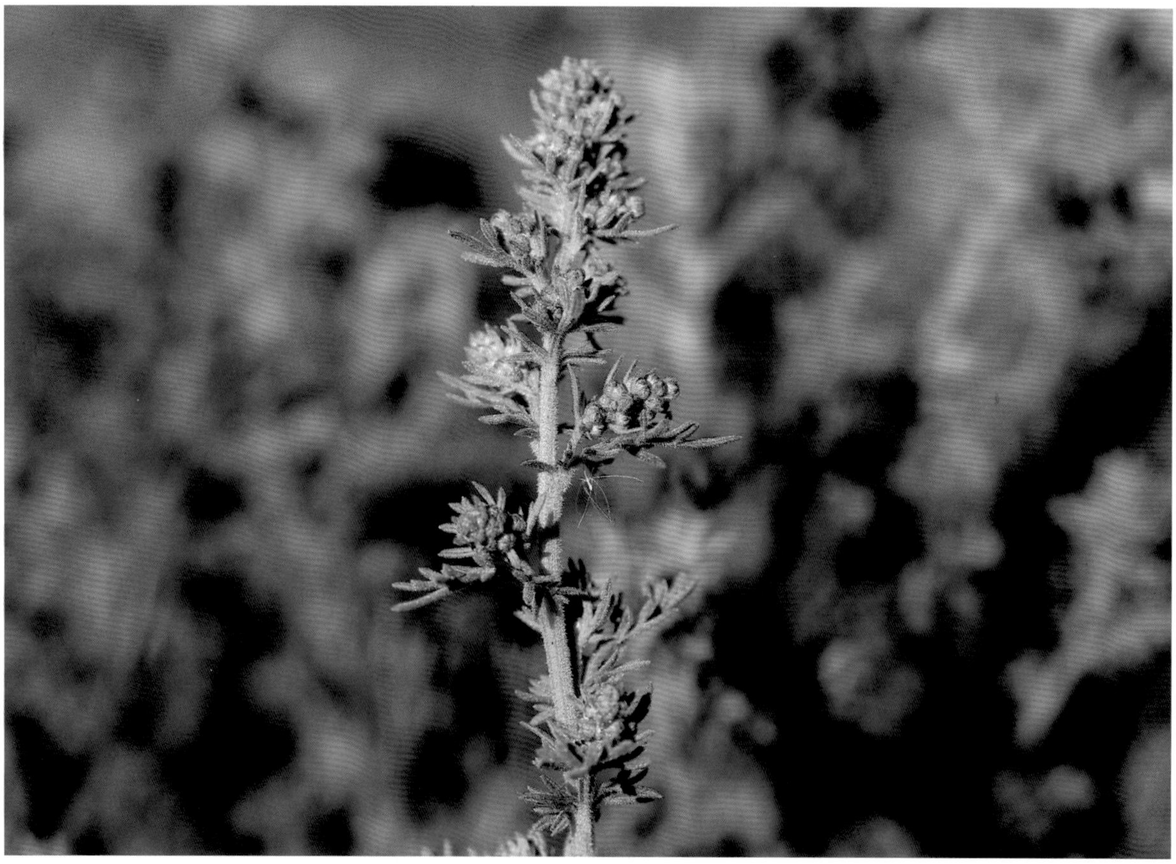

功能与主治

普尔芒那保：清热解毒，杀虫利湿。用于虫病，疫病，疫疽，皮肤病，咽喉疾病等。

坎玛：镇静止痛。用于霍乱，吐泻，绞肠痧。

用量与用法

6 ~ 9g。内服煎汤，或入丸、散剂。

附　注

“ཕུར་ནག”（普尔芒）为来源于蒿属（*Artemisia*）植物的多个药材品种的总称。《晶珠本草》引《图鉴》之记载，言“普尔芒”分为黑［“ཕུར་མོང་ནག་པོ།”（普尔芒那保）］、白［“ཕུར་མོང་དཀར་པོ།”（普尔芒嘎保）］、紫［“ཕུར་མོང་སྨུག་པོ།”（普尔芒木保）］3种。现代文献记载的“普尔芒”类的基原主要为菊科蒿属和亚菊属（*Ajania*）植物，但各文献对不同品种的基原有不同观点。不同文献记载的黑者“普尔芒那保”的基原有牛尾蒿 *Artemisia subdigitata* Mattf.、藏龙蒿 *Artemisia waltonii* J. R. Drumm. ex Pamp.、粘毛蒿 *Artemisia mattfeldii* Pamp.、蒙古蒿 *Artemisia mongolica* (Fisch. ex Bess.) Nakai、柳叶蒿 *Artemisia integrifolia* Linn.、野艾蒿 *Artemisia lavandulaefolia* DC. 等；白者“普尔芒嘎保”的基原有毛莲蒿 *Artemisia vestita* Wall. ex Bess.（结血蒿）、狭裂白蒿 *Artemisia kanashiroi* Kitam.，云南盐井藏医还习用铺散亚菊 *Ajania khartensis* (Dunn) Shih；紫者“普尔芒木保”的基原有粘毛蒿 *Artemisia mattfeldii* Pamp.、蒙古蒿 *Artemisia mongolica* (Fisch. ex Bess.) Nakai、灰苞蒿 *Artemisia roxburghiana* Bess. 等。《部标藏药》《青海藏标》以“牛尾蒿 /ཕུར་མོང་ནག་པོ/ 普尔芒那保（普日芒那保）之名收载了牛尾蒿 *Artemisia subdigitata* Mattf.，《青海藏标》在该条下“附注”中记载粘毛蒿 *Artemisia mattfeldii* Pamp. 为“普日芒莫保”的基原之一。（参见“牛尾蒿”“毛莲蒿”“铺散亚菊”条）

《四部医典》《蓝琉璃》《晶珠本草》等古籍中另条记载了“མཁན་པ།”［“འཁན་པ།”（坎巴）］，言其为止血、消四肢肿胀之药物。《晶珠本草》言“坎巴”分为灰［“མཁན་སྐྱ།”（坎甲）］、白［“འཁན་དཀར།”（侃嘎尔、坎嘎尔），“མཁན་པ་དཀར་པོ།”（坎巴嘎保）的略称］、红［“མཁན་དམར།”（坎玛），“འཁན་པ་དམར་པོ།”（坎巴玛保）的略称］、黑［“མཁན་ནག”（堪那），“འཁན་པ་ནག་པོ།”“མཁན་པ་ནག་པོ།”（坎巴那保）的略称］4种，各种的功效有所不同。现代文献记载的“坎巴”类的基原极为复杂，主要涉及蒿属和亚菊属的植物。也有观点认为，粘毛蒿 *Artemisia mattfeldii* Pamp. 为红坎巴［“མཁན་དམར།”（坎玛）］的基原之一。（参见“大籽蒿”条）

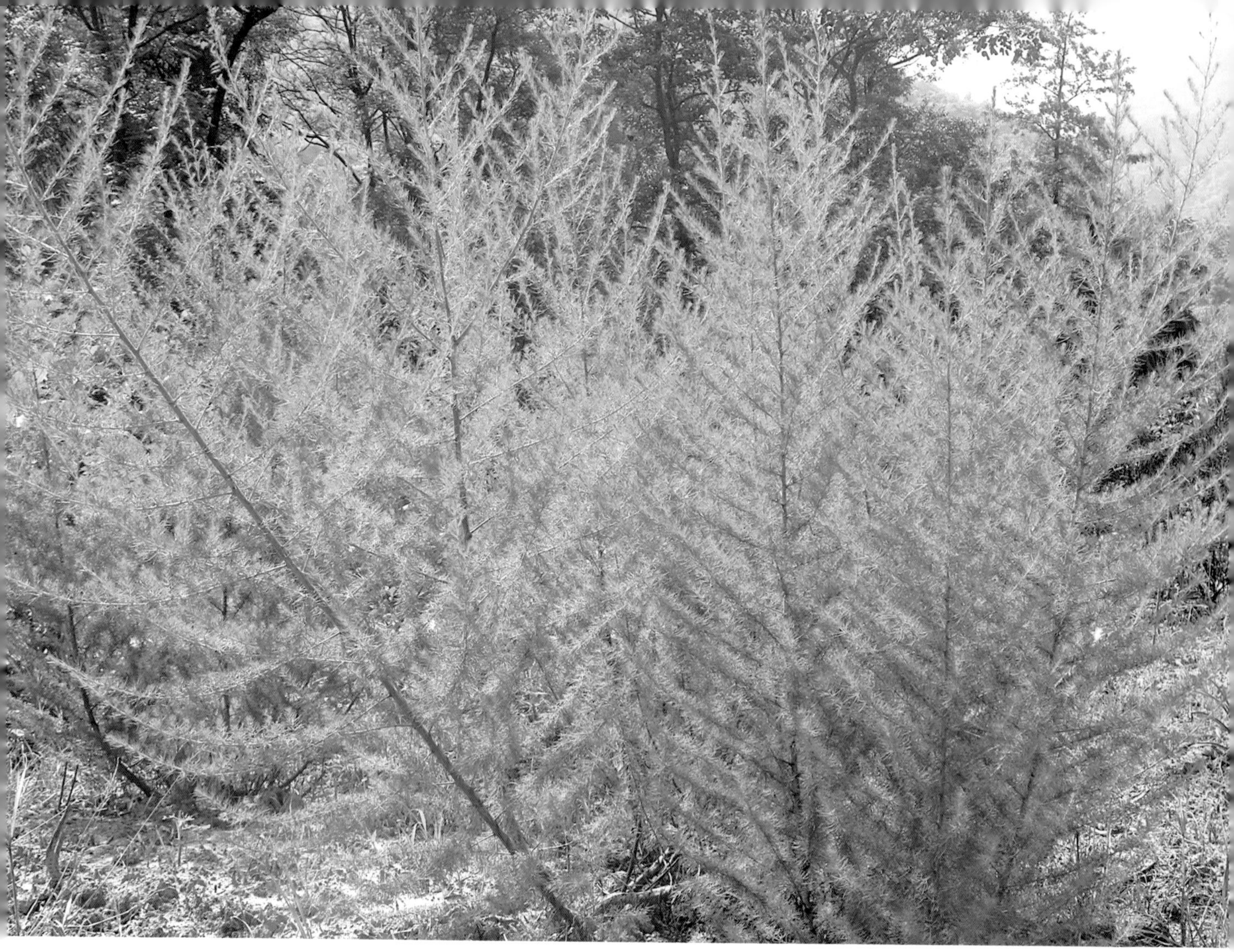

茵陈蒿

Artemisia capillaris Thunb.

菊科（Compositae） 蒿属（*Artemisia*）

形态

半灌木状草本，植株有浓烈香气。主根明显木质，垂直或斜向下伸长；根茎直径 5 ~ 8mm，直立，稀斜上展或横卧，常有细的营养枝。茎单生或少数，高 40 ~ 120cm 或更长，红褐色或褐色，有不明显的纵棱，基部木质，上部分枝多，向上斜伸展；茎、枝初时密生灰白色或灰黄色绢质柔毛，后渐稀疏或脱落无毛。营养枝先端有密集叶丛，基生叶密集着生，常呈莲座状；基生叶、茎下部叶与营养枝叶两面均被棕黄色或灰黄色绢质柔毛，后期茎下部叶被毛脱落，叶卵圆形或卵状椭圆形，长 2 ~ 4（~ 5）cm，宽 1.5 ~ 3.5cm，2（~ 3）回羽状全裂，每侧有裂片 2 ~ 3（~ 4），每裂片再 3 ~ 5 全裂，小裂片狭线形或狭线状披针形，通常细直，不弧曲，长 5 ~ 10mm，宽 0.5 ~ 1.5（~ 2）mm，叶柄长 3 ~ 7mm，花期上述叶均萎谢；茎中部叶宽卵形、近圆形或卵圆形，长 2 ~ 3cm，宽 1.5 ~ 2.5cm，（1 ~）2 回羽状全裂，小裂片狭线形或丝线形，通常细直、不弧曲，长 8 ~ 12mm，宽 0.3 ~ 1mm，近无毛，先端微尖，基部裂片常半抱茎，叶近无柄；茎上部叶与苞片叶羽状 3 或

5 全裂，基部裂片半抱茎。头状花序卵球形，稀近球形，多数，直径 1.5 ~ 2mm，有短梗及线形小苞叶，在分枝上端或小枝端偏向外侧生长，常排成复总状花序，并在茎上端组成大型、开展的圆锥花序；总苞片 3 ~ 4 层，外层总苞片草质，卵形或椭圆形，背面淡黄色，有绿色中肋，无毛，边缘膜质，中、内层总苞片椭圆形，近膜质或膜质；花序托小，凸起；雌花 6 ~ 10，花冠狭管状或狭圆锥状，檐部具 2（~ 3）裂齿，花柱细长，伸出花冠外，先端二叉，叉端尖锐；两性花 3 ~ 7，不育，花冠管状，花药线形，先端附属物尖，长三角形，基部圆钝，花柱短，上端棒状，2 裂，不叉开，退化子房极小。瘦果长圆形或长卵形。花果期 7 ~ 10 月。

分布

分布于我国辽宁、河北、山东、陕西、甘肃、四川、湖南、湖北、江西、河南、江苏、安徽、浙江、广东、广西、福建、台湾等。朝鲜、日本、菲律宾、越南、柬埔寨、马来西亚、印度尼西亚等也有分布。

生境

生长于低海拔地区的河岸、海岸附近的湿润沙地、路旁、低山坡。

药材名

摇嫫、要毛、腰毛（ཡོག་མོ།），察尔榜、察尔旺、察翁（ཚར་བོང་།）。

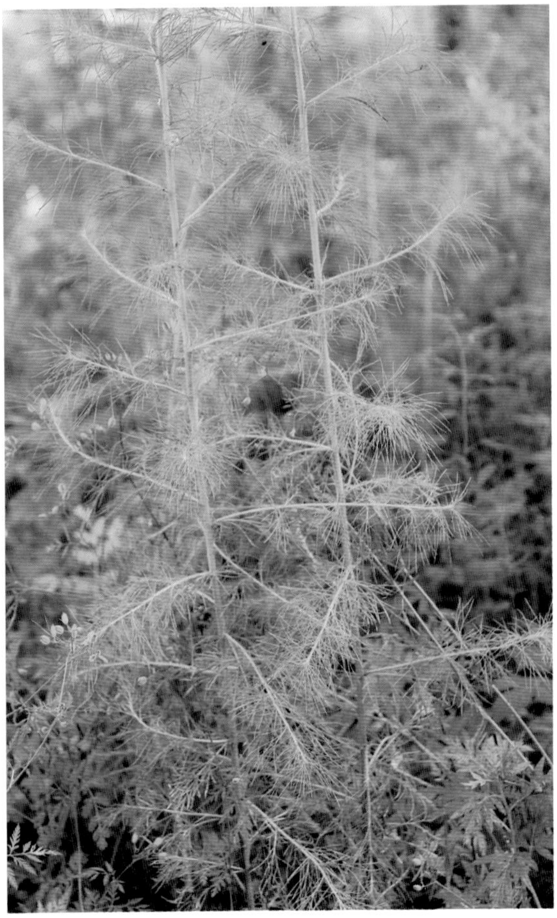

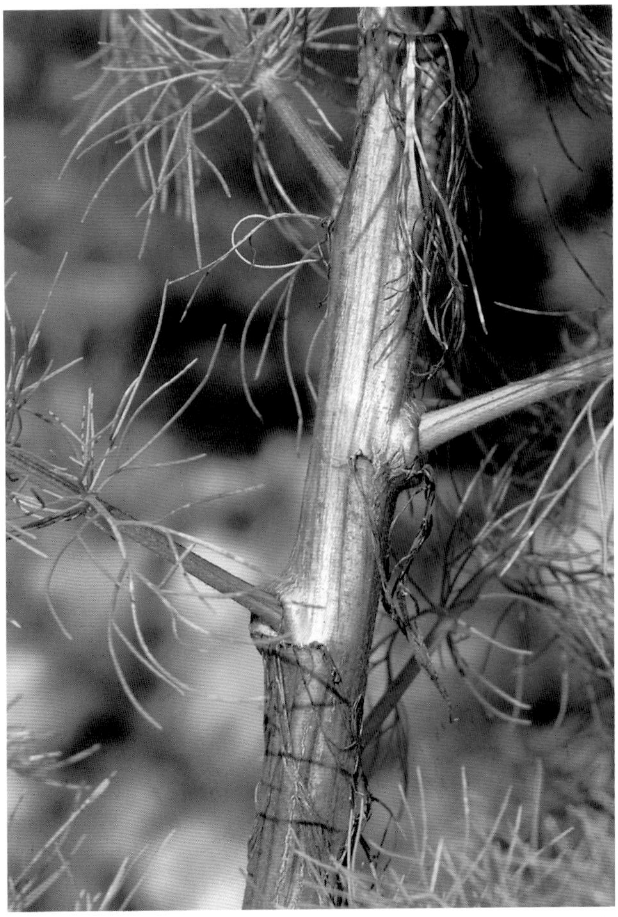

药用部位

幼嫩茎叶。

功能与主治

干脓水，愈伤口。用于久治不愈的创伤，炭疽，痈疮；烧灰用于陈旧性恶疮。

用量与用法

2 ~ 3g。内服煎汤，或入丸、散剂。外用适量，研粉撒或调敷。

附注

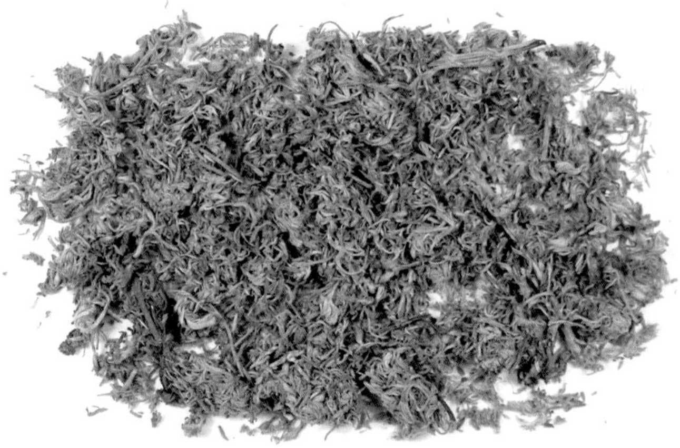

《蓝琉璃》在“药物补述”中记载了“ཡག་མ”（摇嫫），言其为治疮疖、干脓水之药物。《四部医典系列挂图全集》第三十一图中有“ཡག་མ”（摇嫫）的附图（28 号图），图中所示植物形态似为根粗壮、茎枝多数密集丛生成小型灌木状或灌木状植物，其汉译本译注名为“茵陈蒿”。《晶珠本草》记载“摇嫫”“分黑、白 2 种。白者茎长，叶白色，花黄白色，状如艾；黑者叶小，淡白色，圆形，花青黑色。二者皆为半草木状”。《四部医典》记载有“ཚར་བོང་”（察尔榜），言其为治喉热及肺病之药物。《蓝琉璃》言“察尔榜”分黑、白、紫（或灰紫）及正、副品数种；《四部医典系列挂图全集》第二十八图中有紫者、副品、白者 3 种的附图（58 ~ 60 号图）。《晶珠本草》记载“察尔榜”分为白 [“ཚར་བོང་དཀར་པོ”（察尔榜嘎保）]、紫 [“ཚར་བོང་སྨུག་པོ”（察尔榜木保）]、黑 [“ཚར་བོང་ནག་པོ”（察尔榜那保）]3 类。现代文献对“摇嫫”及“察尔榜”的基原有争议，“摇嫫”的基原涉及菊科蒿属（*Artemisia*）植物和唇形科植物，而“察尔榜”的基原则包括多种蒿属植物。文献记载茵陈蒿 *A. capillaris* Thunb. 为“摇嫫”或“察尔榜”的基原之一，《西藏藏标》以“ཡག་མ/ 摇嫫 / 茵陈蒿”之名收载了该种。此外，不同文献记载沙蒿 *A. desertorum* Spreng.（系“摇嫫”的黑者）、唇形科植物碎米桠 *Rabdosia rubescens* (Hemsl.) Hara 也被作为“摇嫫”使用。也有观点认为，据《四部医典系列挂图全集》的附图来看，“摇嫫”的正品应为日喀则蒿 *A. xigazeensis* Ling et Y. R. Ling，而沙蒿 *A. desertorum* Spreng. 应为“察尔榜”类药物的基原。（参见“沙蒿”条）

猪毛蒿

Artemisia scoparia Waldst. et Kit.

菊科（Compositae） 蒿属（*Artemisia*）

形态

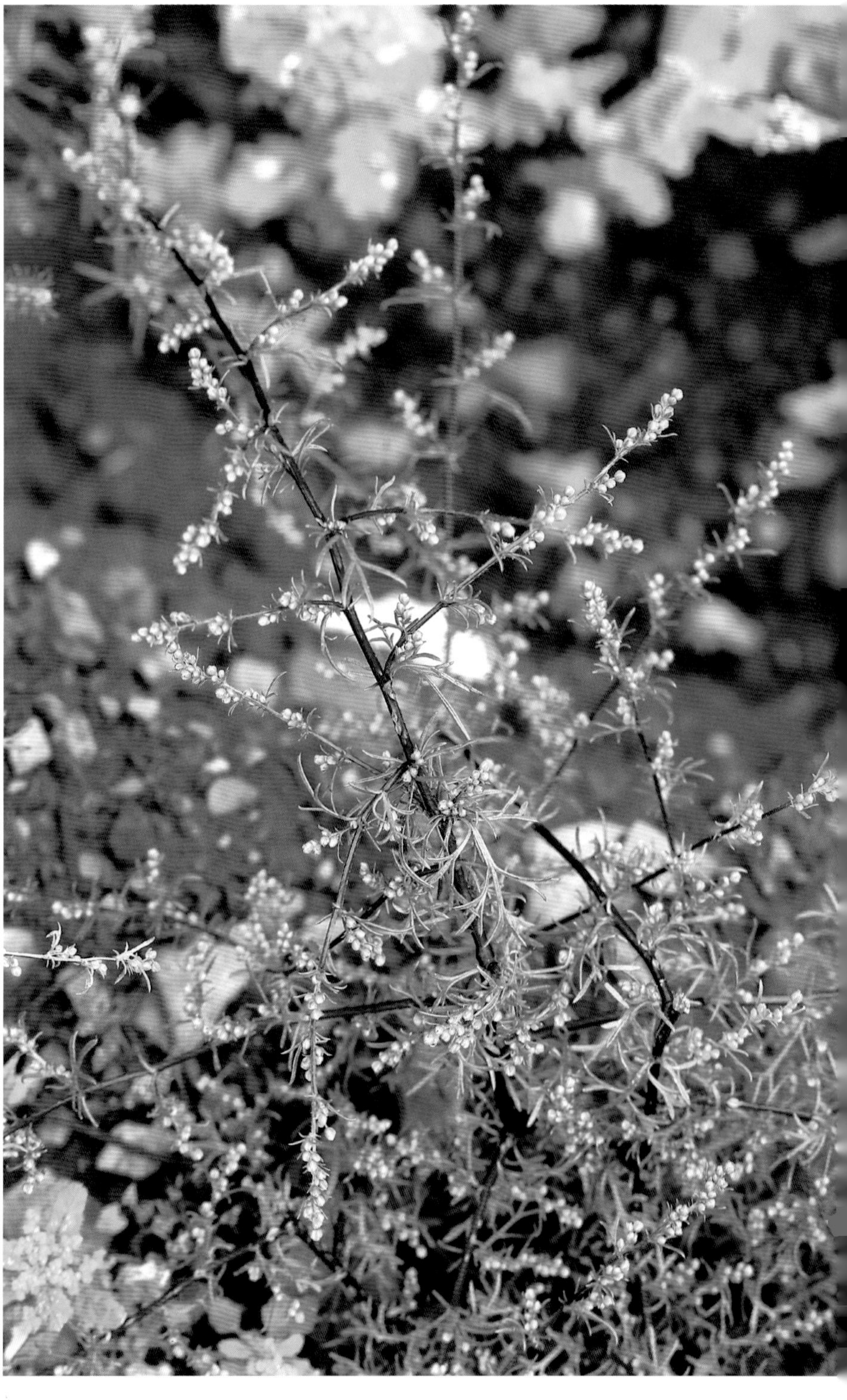

一年生至多年生草本，植株有浓香。茎单生，稀 2 ~ 3，高达 1.3m，中部以上分枝，茎、枝幼时被灰白色或灰黄色绢质柔毛。基生叶与营养枝叶两面被灰白色绢质柔毛，近圆形或长卵形，2 ~ 3 回羽状全裂，具长柄；茎下部叶初时两面密被灰白色或灰黄色绢质柔毛，长卵形或椭圆形，长 1.5 ~ 3.5cm，2 ~ 3 回羽状全裂，每侧裂片 3 ~ 4，裂片羽状全裂，每侧小裂片 1 ~ 2，小裂片线形，长 3 ~ 5mm，叶柄长 2 ~ 4cm；中部叶初时两面被柔毛，长圆形或长卵形，长 1 ~ 2cm，1 ~ 2 回羽状全裂，每侧裂片 2 ~ 3，不裂或 3 全裂，小裂片丝线形或毛发状，长 4 ~ 8mm；茎上部叶与分枝叶及苞片叶 3 ~ 5 全裂或不裂。头状花序近球形，稀卵圆形，直径 1 ~ 1.5（~ 2）mm，基部有线形小苞叶，排成复总状或复穗状花序，在茎上组成开展的圆锥花序；总苞片无毛；雌花 5 ~ 7；两性花 4 ~ 10。

瘦果倒卵圆形或长圆形。

分布

我国各地均有分布。朝鲜、日本、伊朗、土耳其、阿富汗、巴基斯坦、印度、欧洲东部和中部各国也有分布。

生境

在我国东部、南部省区生长于中、低海拔地区的山坡、旷野、路旁等；在西南部省区生长于海拔 3800（~ 4000）m 以下的地带，在半干旱或半湿润地区的山坡、林缘、路旁、草原、荒漠边缘地区等都有生长。

药材名

察尔榜、擦尔榜、察尔旺、察榜、察翁（ཚར་བོང་།），察尔榜嘎保、察旺嘎保（ཚར་བོང་དཀར་པོ།），察尔旺曼巴（ཚར་བོང་དམན་པ།），阿仲、阿中（ཨ་ཁྲོང་།）。

药用部位

地上部分、根。

功能与主治

清热解毒，消肿。用于咽喉炎，肺热症，热病引起的肿胀。

用量与用法

地上部分：6 ~ 9g。根：2 ~ 3g。

附 注

《四部医典》《晶珠本草》等中均记载有“ཚར་བོང་།”（擦尔榜），言其为清热消肿，治咽喉炎、热症和肺病之药物。《蓝琉璃》记载“ཚར་བོང་།”（擦尔榜）分为黑、白、灰 3 种；《晶珠本草》记载其分为白、紫、黑 3 类。现代文献记载的西藏和青海藏医所用“擦尔榜”的基原为多种蒿属（*Artemisia*）植物，《晶珠本草》（毛继祖重译本）认为白者 [“ཚར་བོང་དཀར་པོ།”（察尔榜嘎保）] 为沙蒿 *A. desertorum* Spreng.，紫者 [“ཚར་བོང་སྨུག་པོ།”（察尔榜木保）] 为山花蒿 *A. parviflora* Buch.-Ham. ex Roxb.，黑者 [“ཚར་བོང་ནག་པོ།”（察尔榜那保）] 为错那蒿 *A. conaensis* Ling et Y. R. Ling。也有文献认为，因蒿属植物种类较多，而古籍文献对其形态的描述较为简略，故难以确定其具体基原种类，猪毛蒿 *A. scoparia* Waldst. et Kit. 为使用较多的种类之一，或为《蓝琉璃》记载的副品“ཚར་བོང་དམན་པ།”（察尔旺曼巴）。《西藏藏标》以“ཚར་བོང་།/ 察榜 / 猪毛蒿”之名收载了“猪毛蒿 *Artemisia scoparia* Waldst. et Kit. 及其同属多种植物”，规定其以根入药；《青海藏标》以“猪毛蒿 /ཚར་བོང་དཀར་པོ།/ 察旺嘎保”之名收载了猪毛蒿 *A. scoparia* Waldst. et Kit.，规定其以地上部分入药。《晶珠本草》记载有“ཨ་ཁྲོང་།”（阿仲），将其分为“草茵陈”“蒿茵陈”“木茵陈”3 种，文献多认为“阿仲”为蚤缀类；也有文献认为“阿仲”系茵陈蒿类，猪毛蒿 *A. scoparia* Waldst. et Kit. 为“草茵陈”的基原之一。（参见“沙蒿”“甘肃雪灵芝”“灰苞蒿”条）

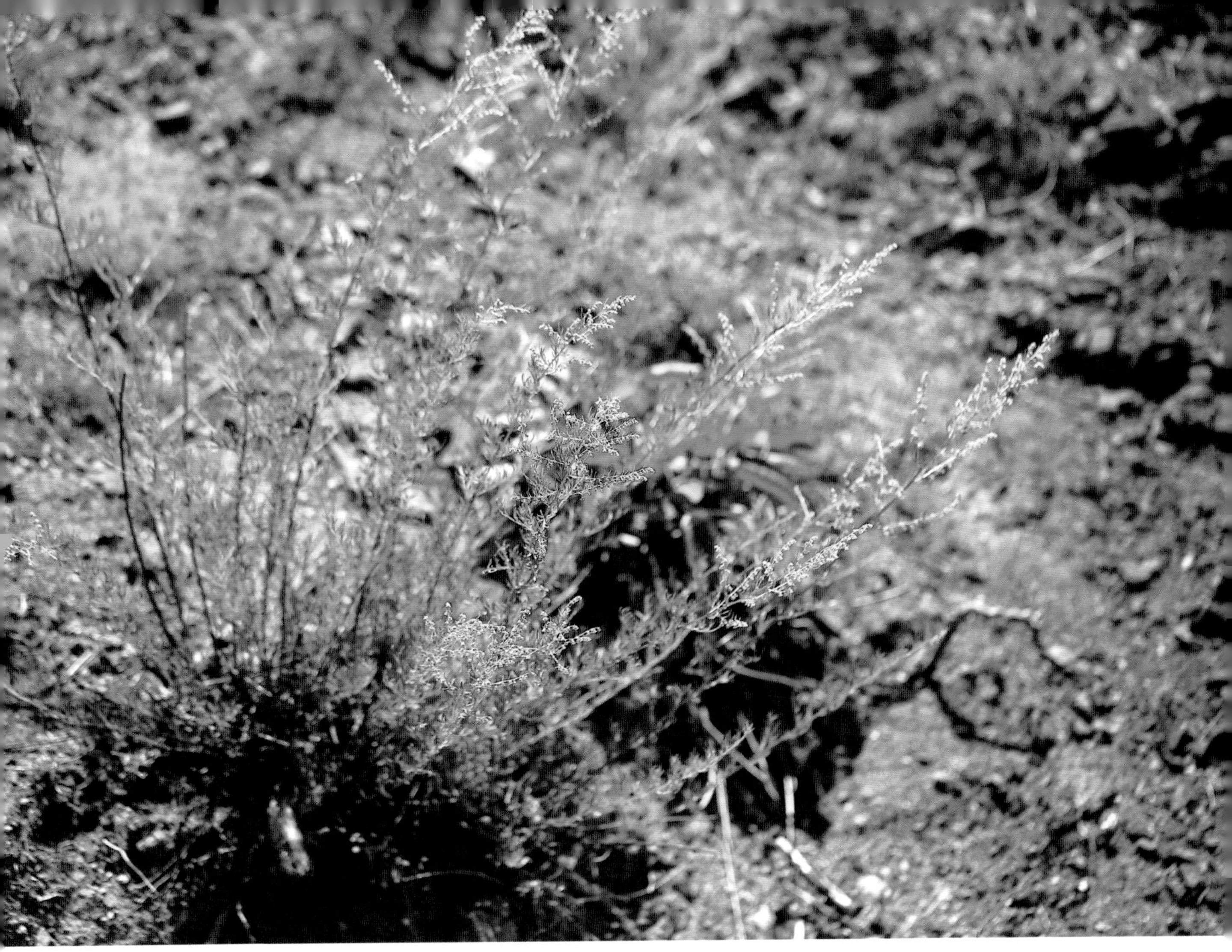

沙蒿

Artemisia desertorum Spreng.

菊科（Compositae） 蒿属（*Artemisia*）

形态

多年生草本。主根明显，木质或半木质，侧根少数；根茎稍粗，短，半木质，直径 4 ~ 10mm，有短的营养枝。茎单生或少数，高 30 ~ 70cm，具细纵棱；上部分枝，枝短或长，斜贴向茎端；茎、枝幼时被微柔毛，后渐脱落无毛。叶纸质，上面无毛，背面初时被薄绒毛，后无毛；茎下部叶与营养枝叶长圆形或长卵形，长 2 ~ 5cm，宽 1.5 ~ 4.5cm，2 回羽状全裂或深裂，每侧有裂片 2 ~ 3，裂片椭圆形或长圆形，长 1 ~ 1.5（~ 2）cm，宽 0.3 ~ 0.6cm，每裂片常再 3 ~ 5 深裂或浅裂，小裂片线形、线状披针形或长椭圆形，长 0.5 ~ 1.5cm，宽 1 ~ 1.5mm，叶柄长 1 ~ 3cm，除基生叶外，叶柄基部有线形、半抱茎的假托叶；中部叶略小，长卵形或长圆形，1 ~ 2 回羽状深裂，基部宽楔形，叶柄短，具小型、半抱茎的假托叶；上部叶 3 ~ 5 深裂，基部有小型的假托叶；苞片叶 3 深裂或不分裂，线状披针形或线形，基部假托叶小。头状花序多数，卵球形或近球形，直径 2.5 ~ 3mm，有短梗或近无梗，基部有小苞叶，在分枝上排成穗状花序式的总状花序或复总状花序，而在茎上组成狭长、扫帚形的圆锥花序；总苞片 3 ~ 4 层，外层总苞片略小，卵形，中层总苞片长卵形，外、中层总苞片背面深绿色或带紫色，初时微有薄毛，后脱落无毛，边缘白色，膜质，内层总苞片长卵形，半膜质，背面无毛；雌花 4 ~ 8，花冠狭圆锥状或狭管状，檐部具 2（~ 3）裂齿，花柱长，伸出花冠外，先端二叉，叉端长锐尖；两性花 5 ~ 10，不孕育，花冠管状，花药线形，先端附属物尖，长三角形，基部圆钝，花柱短，先端稍膨大，不叉开。瘦果倒卵形或长圆形。花果期 8 ~ 10 月。

分布

分布于我国黑龙江、吉林、辽宁、内蒙古、河北、山西、陕西、宁夏、甘肃、青海、新疆、四川、贵州、云南及西藏。朝鲜、日本、印度（北部）、巴基斯坦（北部）等也有分布。

生境

生长于海拔 3000 ~ 4000m 的草原、草甸、荒坡、砾质坡地、干河谷、河岸边、林缘、路旁等。

药材名

察尔榜、擦尔榜、察尔旺、察翁（ཚར་བོང་།），察尔榜嘎保（ཚར་བོང་དཀར་པོ།），摇嫫、要毛、腰毛（ཡོག་མོ།），摇嫫那保、尧毛那保、要毛那保（ཡོག་མོ་ནག་པོ།）。

药用部位

地上部分。

功能与主治

察尔榜：清热解毒，消肿。用于喉热，肺热，热病引起的肿胀。

尧毛那保：散肿，散毒。用于疮疖，干脓液，痈疖肿痛。

用量与用法

6 ~ 9g。

附　注

《四部医典》中记载有“ཚར་བོང་།”（擦尔榜），言其为治喉热及肺病之药物。《蓝琉璃》言“察尔榜”分黑、白、灰（灰紫）及正品、副品数种；《四部医典系列挂图全集》在第二十八图中有紫、副品、白 3 种的附图（58 ~ 60 号图）。《晶珠本草》记载“察尔榜”分为白“ཚར་བོང་དཀར་པོ།”（察尔榜嘎保）、紫“ཚར་བོང་སྨུག་པོ།”（察尔榜木保）、黑“ཚར་བོང་ནག་པོ།”（察尔榜那保）3 类。现代文献记载的“察尔榜”类的基原包括多种蒿属（*Artemisia*）植物，但不同文献记载的 3 类“察尔榜”的基原不尽一致。《中国藏药植物资源考订》考证认为，《蓝琉璃》及《四部医典系列挂图全集》记载的紫者“察尔榜木保”的正品可能为藏北艾 *A. vulgaris* L. var. *xizangensis* Ling et Y. R. Ling，副品似为猪毛蒿 *A. scoparia* Waldst. et Kit.，白者与察隅蒿 *A. zayuensis* Ling et Y. R. Ling 相似。《晶珠本草》汉译重译本认为，白者“察尔榜嘎保”为沙蒿 *A. desertorum* Spreng.，紫者“察尔榜木保”为山花蒿 *A. parviflora* Roxb.，黑者“察尔榜那保”为错那蒿 *A. conaensis* Ling et Y. R. Ling；也有文献记载西藏、青海藏医使用的“察尔榜”包括猪毛蒿 *A. scoparia* Waldst.et Kit.、错那蒿 *A. conaensis* Ling et Y. R. Ling、直茎蒿 *A. edgeworthii* Balakr. 等蒿属植物。《蓝琉璃》中另条记载有“ཡག་མོ”（摇嫫），言其为治热肿之药物；《四部医典系列挂图全集》第三十一图中有其附图，汉译本译注名为“茵陈蒿”；《晶珠本草》言“摇嫫”分黑［“ཡག་མོ་ནག་པོ”（摇嫫那保）］、白［“ཡག་མོ་དཀར་པོ”（摇嫫嘎保）］两类，为治疮疖、干脓水之药物。现代文献关于“摇嫫”的基原有不同观点，《晶珠本草》汉译重译本认为白者系唇形科植物碎米桠 *Rabdosia rubescens* (Hemsl.) Hara，黑者为沙蒿 *A. desertorum* Spreng.（据拉萨藏医院标本鉴定）；也有观点认为《蓝琉璃》记载的“摇嫫”应为日喀则蒿 *A. xigazeensis* Ling et Y. R. Ling 或藏岩蒿 *A. prattii* (Pamp.) Ling et Y. R. Ling。《青海藏标》以“沙蒿 /ཡག་མོ་ནག་པོ/ 尧毛那保”之名收载了沙蒿 *A. desertorum* Spreng.。（参见“猪毛蒿”“茵陈蒿”“灰苞蒿”条）

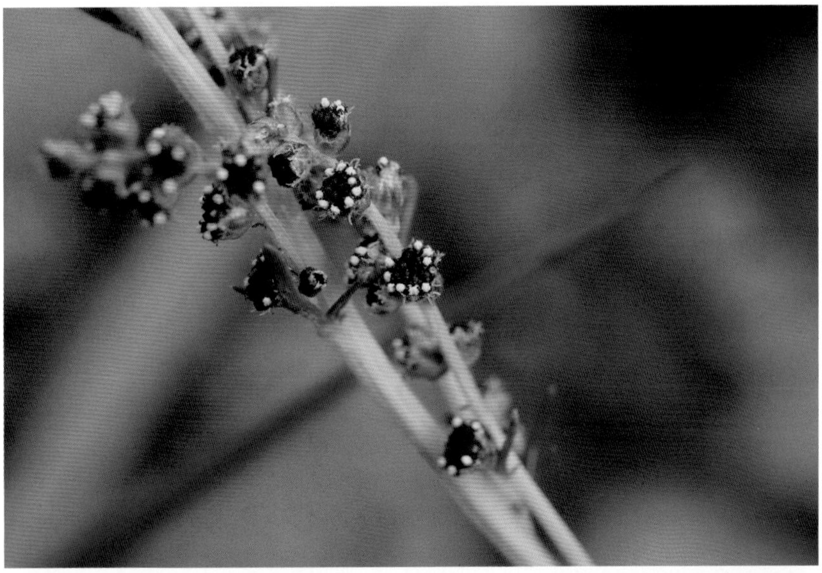

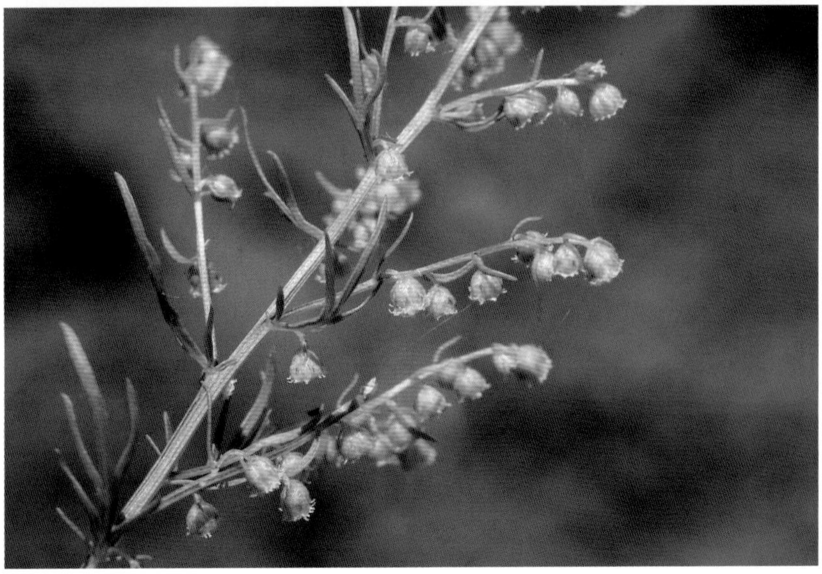

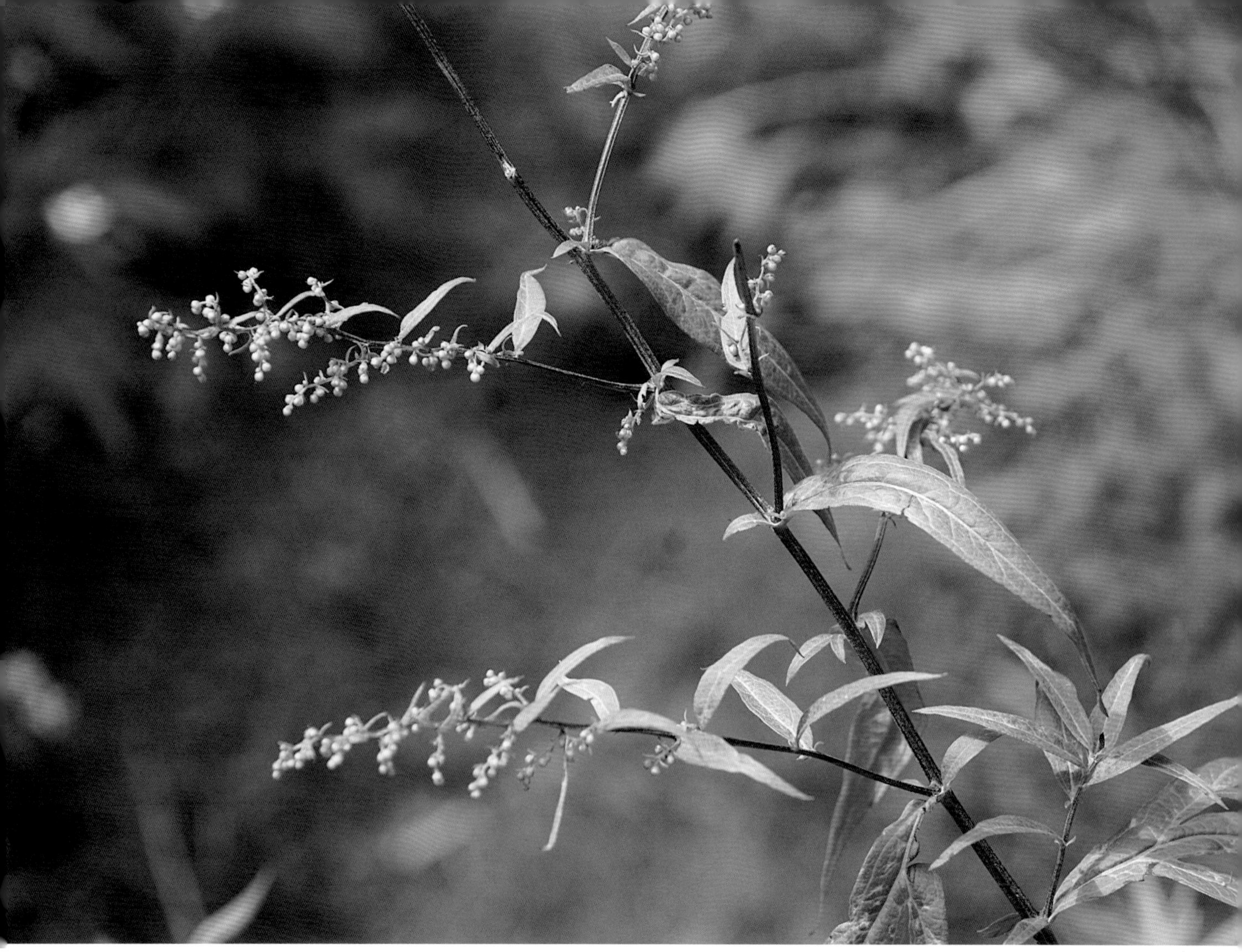

牛尾蒿

Artemisia dubia Wall. ex Bess.（*Artemisia subdigitata* Mattf.）

菊科（Compositae） 蒿属（*Artemisia*）

形态

半灌木状草本。主根木质，稍粗长，垂直，侧根多；根茎粗短，直径 0.5 ~ 2cm，有营养枝。茎多数或少数，丛生，直立或斜向上，高 80 ~ 120cm，基部木质，纵棱明显，紫褐色或绿褐色，分枝多，开展，枝长 15 ~ 35cm 或更长，常呈屈曲延伸；茎、枝幼时被短柔毛，后渐稀疏或无毛。叶厚纸质或纸质，叶面微有短柔毛，背面毛密，宿存；基生叶与茎下部叶大，卵形或长圆形，羽状 5 深裂，有时裂片上还有 1 ~ 2 小裂片，无柄，花期叶凋谢；中部叶卵形，长 5 ~ 12cm，宽 3 ~ 7cm，羽状 5 深裂，裂片椭圆状披针形、长圆状披针形或披针形，长 3 ~ 8cm，宽 5 ~ 12mm，先端尖，边缘无裂齿，基部渐狭，楔形，呈柄状，有小型、披针形或线形的假托叶；上部叶与苞片叶指状 3 深裂或不分裂，裂片或不分裂的苞片叶椭圆状披针形或披针形。头状花序多数，宽卵球形或球形，直径 1.5 ~ 2mm，有短梗或近无梗，基部有小苞叶，在分枝的小枝上排成穗状花序或穗状花序状的总状花序，而在分枝上排成总状花序，在茎上组成开展、具多级分枝的大型圆锥花序；总苞片

3 ~ 4 层，外层总苞片略短小，外层、中层总苞片卵形、长卵形，背面无毛，有绿色中肋，边膜质，内层总苞片半膜质；雌花 6 ~ 8，花冠狭小，略呈圆锥形，檐部具 2 裂齿，花柱显著伸出花冠外，先端二叉，叉端尖；两性花 2 ~ 10，不孕育，花冠管状，花药线形，先端附属物尖，长三角形，基部圆钝，花柱短，先端稍膨大，2 裂，不叉开。瘦果小，长圆形或倒卵形。花果期 8 ~ 10 月。

分布

分布于我国内蒙古、甘肃南部、四川西部、云南西部、西藏东部。印度北部、不丹、尼泊尔也有分布。

生境

生长于海拔可达 3500m 的干山坡、草原、疏林下、林缘。

药材名

普尔芒、普儿芒（ཕུར་མོང་།），普尔芒那保、普芒那布、普日芒那保（ཕུར་མོང་ནག་པོ།），普尔那、普那（ཕུར་ནག），普尔芒嘎保（ཕུར་མོང་དཀར་པོ།），普嘎阿仲（ཕུར་དཀར་ཨ་སྐྱོང་།）。

药用部位

地上部分。

功能与主治

普儿芒：清热解毒，利肺。用于肺热咳嗽，咽喉肿痛，肺部疾病，气管炎。

普尔芒那保：清热解毒，杀虫利湿。用于虫病，疫疽，皮肤病，咽喉疾病等。

用量与用法

3 ~ 9g。内服煎汤，或入丸、散剂。

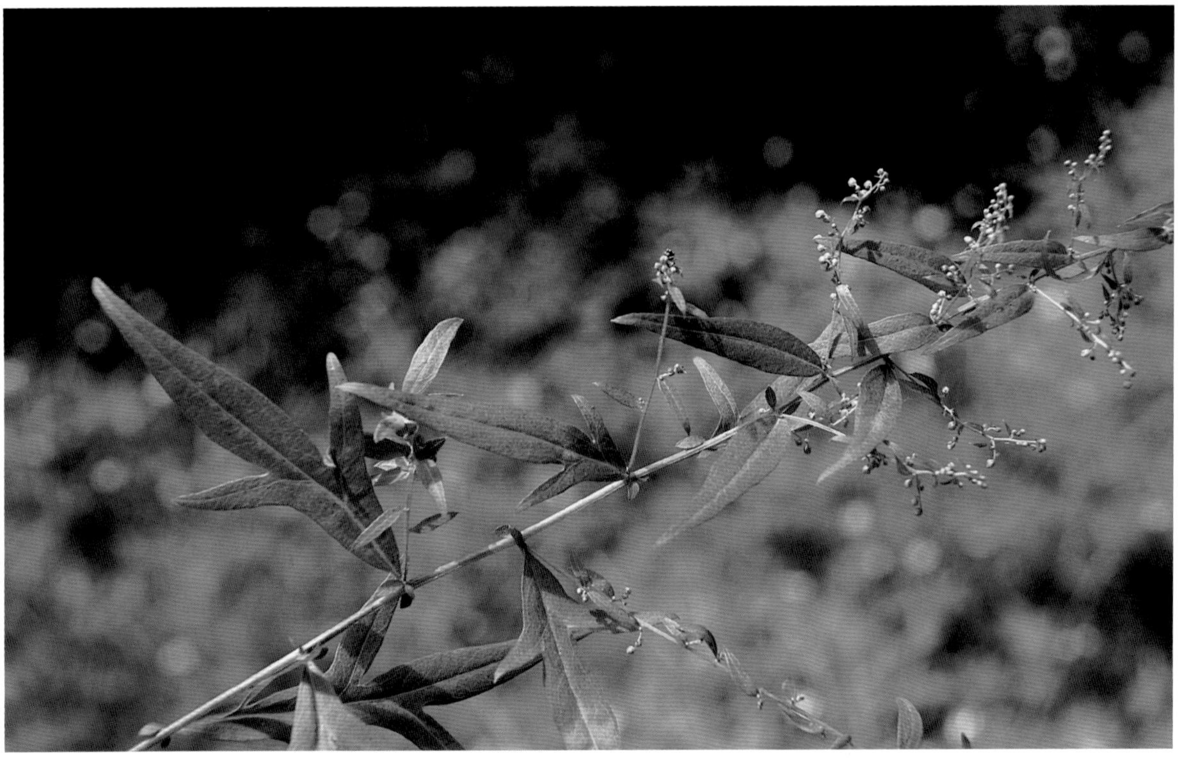

附 注

《蓝琉璃》在“药物补述”中记载有“ཕུར་མོང་།”（普尔芒），言其为止痛、杀虫、敛黄水之药物；《蓝琉璃》及《晶珠本草》均言其分为白[“ཕུར་མོང་དཀར་པོ།”（普尔芒嘎保），略称“ཕུར་དཀར།”（普嘎）]、黑[“ཕུར་མོང་ནག་པོ།”（普尔芒那保），略称“ཕུར་ནག”（普那）]、紫[“ཕུར་མོང་སྨུག་པོ།”（普尔芒木保）]3类；《四部医典系列挂图全集》在第三十一图中有3幅“普嘎尔”类附图（24～26号图），其汉译本分别译注为“白艾蒿”“黑艾蒿”和“紫艾蒿”。我国有蒿属（*Artemisia*）植物170余种，其中分布于青藏高原的即近110种（含种下等级）。据初步统计，藏医使用的该属植物有40种以上，涉及多类不同的药物，“普尔芒”为其中之一类。同时由于该属植物分类较为复杂，而古籍中记载的形态也往往较为简略，部分药材的基原仅据古籍记载难以准确考证，使得各地习用的种类较为复杂而不一致。现代文献记载的“普尔芒”的基原主要包括蒿属和亚菊属（*Ajania*）植物，但各文献对不同品种的基原有不同观点，且不同品种的基原有交叉，其中，黑者（普尔芒那保）的基原有牛尾蒿 *A. subdigitata* Mattf.（牛尾蒿 *Artemisia dubia* Wall. ex Bess.）、藏龙蒿 *A. waltonii* J. R. Drumm. ex Pamp.、粘毛蒿 *A. mattfeldii* Pamp.、蒙古蒿 *A. mongolica* (Fisch. ex Bess.) Nakai、结血蒿 *A. vestita* Wall. ex Bess.（毛莲蒿）等多种。《藏标》以“牛尾蒿/ཕུར་མོང་།/普儿芒”之名、《部标藏药》《青海藏标》以“牛尾蒿/ཕུར་མོང་ནག་པོ།/普日芒那保”之名收载了牛尾蒿 *A. subdigitata* Mattf.，而《西藏藏标》以“ཕུར་ནག/普那/结血蒿”之名收载了毛莲蒿 *A. vestita* Wall. ex Bess.。《中国藏药植物资源考订》认为，《四部医典系列挂图全集》所附“白艾蒿”[“ཕུར་དཀར་ཨ་གྲོང་།”（普嘎阿仲）]（24号图）可能系牛尾蒿 *A. dubia* Wall. ex Bess. 及其变种或藏龙蒿 *A. waltonii* J. R. Drumm. ex Pamp.，但也可能包括亚菊属植物。《晶珠本草》在“ཨ་གྲོང་།”（阿仲）条下记载“木阿仲即无花的普尔芒嘎保”，称其为“ཕུར་དཀར།”（普嘎），《晶珠本草》汉译重译本认为其系唇形科植物小香薷 *Micromeria barosma* (W. W. Smith) Hand.-Mazz.。（参见“白莲蒿”“粘毛蒿”“甘肃雪灵芝”条）

阔柄蟹甲草

Parasenecio latipes (Franch.) Y. L. Chen[*Cacalia latipes* (Franch.) Hand.-Mazz.]

菊科（Compositae）　　蟹甲草属（*Parasenecio*）

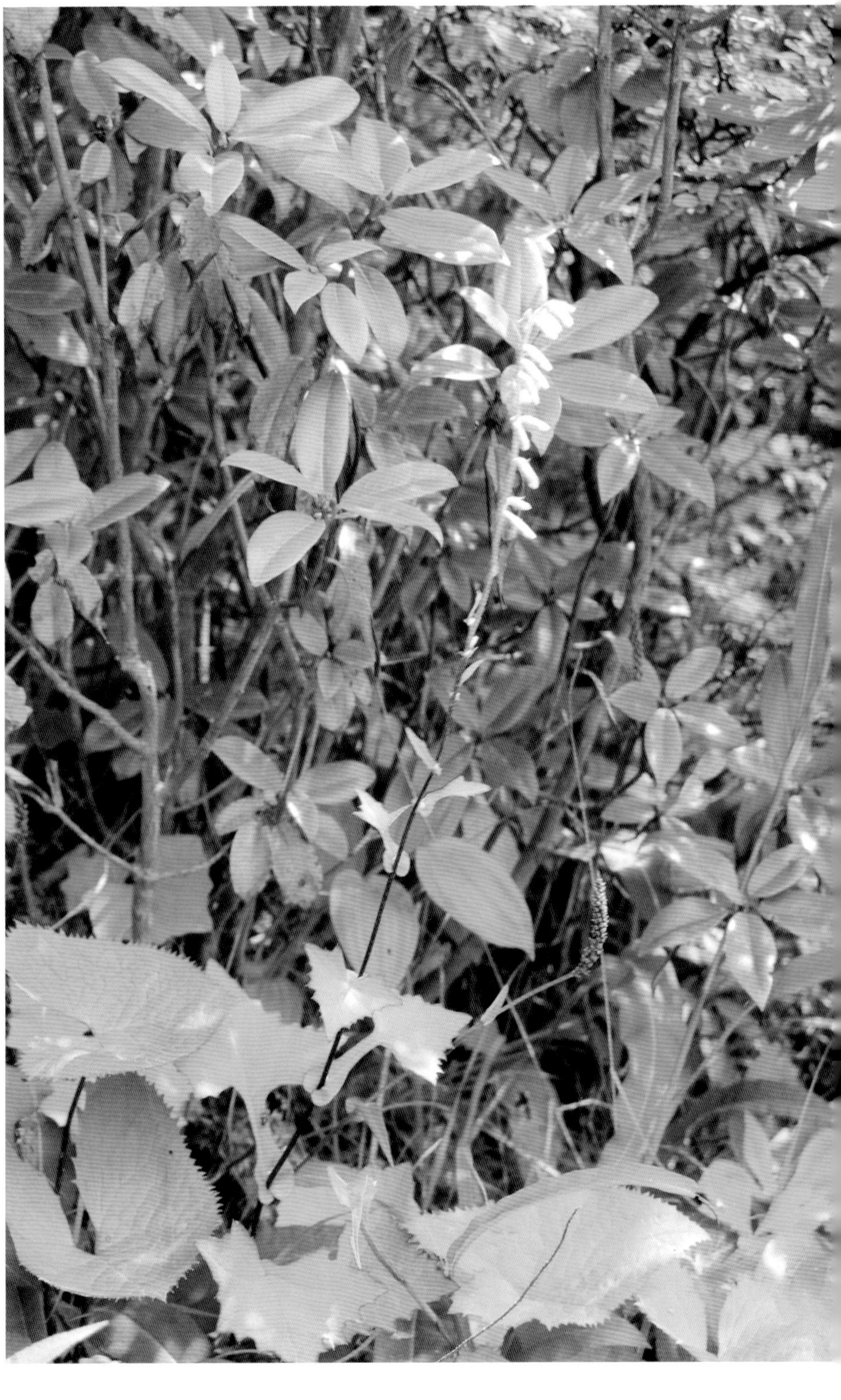

形态

多年生草本。根茎粗壮，直径达2cm，有多数被绒毛的须根。茎单生，高50 ~ 100cm，直立或下部弯曲，绿色或下部带紫色，有纵条纹，被疏短柔毛或近无毛，不分枝，或仅有花序枝。叶具柄，下部叶在花期常凋落，中部叶数片，叶片卵状三角形或宽三角形，硬纸质，长8 ~ 10cm，宽10 ~ 14cm，先端急尖或渐尖，基部截形或楔状下延成宽或较窄的翅，边缘有不规则的锯齿，齿端具小尖，上面绿色，被贴生短糙毛，下面淡绿色，被密或疏蛛丝状毛，或后多少脱落，稀仅沿叶脉被短柔毛；叶柄长3 ~ 5cm，基部扩大成抱茎的叶耳，上部叶渐小，三角形或三角状披针形，叶柄短，最上部叶披针形或线状披针形，近全缘或具1 ~ 2细齿。头状花序多数，在茎端或上部叶腋排列成总状或复总状花序，偏一侧着生，初时开展，花期下垂；花序梗长2 ~ 3mm，具1 ~ 3线形小苞片，被蛛丝

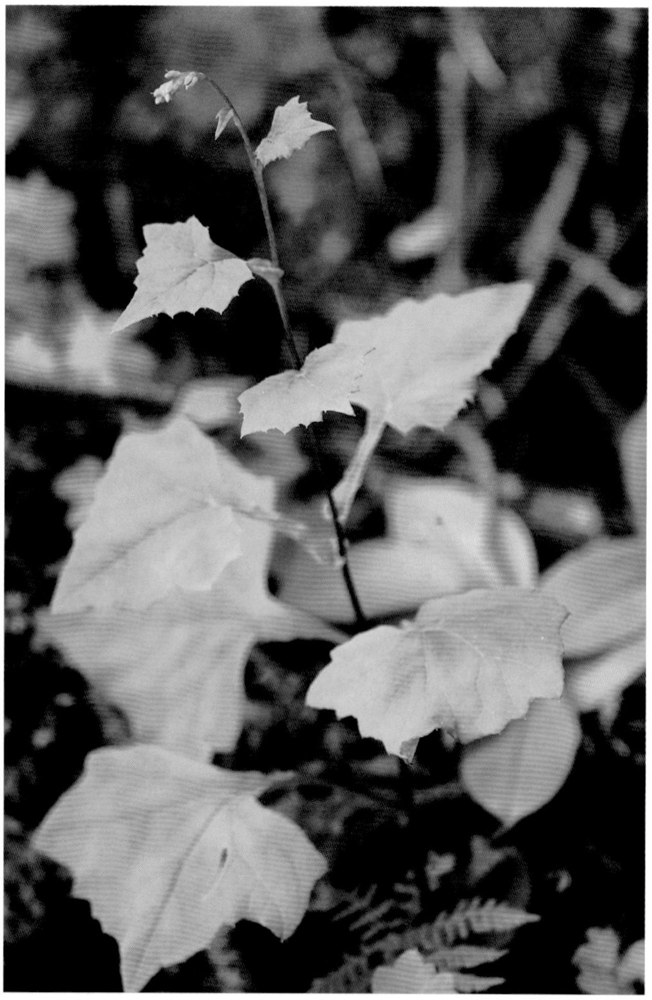

状毛或近无毛；总苞圆柱形，长 6 ~ 8（~ 10）mm，总苞片 5，长圆状披针形，先端钝或稍尖，被缘毛，边缘狭膜质，外面无毛。小花 5 ~ 6，花冠黄色，长 6 ~ 7mm，管部细，长约 3mm，檐部钟状，裂片卵状披针形，花药伸出花冠，基部具长尾；花柱分枝外弯，先端截形，被乳头状微毛。瘦果圆柱形，长约 4mm，无毛，具肋；冠毛白色，长约 6mm。花期 7 ~ 8 月，果期 9 月。

分布

分布于我国云南（丽江、洱源、香格里拉、德钦）、四川西部至西南部（康定、道孚、雅江、乡城、稻城、盐源、木里、甘孜、理县、得荣、巴塘、理塘）。

生境

生长于海拔 3200 ~ 4100m 的冷杉林下、林缘、灌丛中。

药材名

帕宗（ཕག་རྫོང་།）。

药用部位

全草或花。

功能与主治

祛风，镇静。用于肝火头晕，风热头痛，中风，惊痫，痹痛。

附 注

阔柄蟹甲草 *Parasenecio latipes* (Franch.) Y. L. Chen 为四川甘孜藏医习用药材，当地藏族称其为“ཕག་རྫོང་།”（帕宗），为地方俗名。四川《甘孜州藏药植物名录》记载阔柄蟹甲草的拉丁学名为 *Cacalia latipes* (Franch.) Hand.-Mazz.，《中国植物志》中将其作为 *Parasenecio latipes* (Franch.) Y. L. Chen 的异名。同样作药用的还有蛛毛蟹甲草 *P. roborowskii* (Maxim.) Y. L. Chen。（参见“蛛毛蟹甲草”条）

蛛毛蟹甲草

Parasenecio roborowskii (Maxim.) Y. L. Chen[*Cacalia roborowskii* (Maxim.) Ling]

菊科（Compositae） 蟹甲草属（*Parasenecio*）

形态

多年生草本。根茎粗壮，横走，有多数纤维状须根。茎单生，高 60 ~ 100cm，直立，不分枝，具纵条纹，通常被白色蛛丝状毛或后脱毛。叶具长柄，下部叶在花期枯萎，仅有残存的膜质鳞片状叶基；叶片薄膜纸质，卵状三角形、长三角形，长 3 ~ 8cm，宽 8 ~ 10cm，先端急尖或渐尖，基部截形或微心形，边缘有不规则的锯齿，齿端具小尖，上面绿色，被疏贴生短毛或近无毛，下面被白色或灰白色蛛丝状毛，基出 5 脉，侧脉向上叉状分枝，两面明显凸起；叶柄无翅，长 6 ~ 10cm，被疏蛛丝状毛；上部叶渐小，与中部叶同形，长卵形或长三角形，但叶柄短。头状花序多数，通常在茎端或上部叶叶腋排列成塔状疏圆锥状花序，偏向一侧着生，开展或下垂；花序梗长约 3mm，与花序轴一样均被蛛丝状毛和短柔毛，具 2 ~ 3 小苞片；小苞片线形或线状披针形，长 2mm；总苞圆柱形，长 8 ~ 13mm，宽

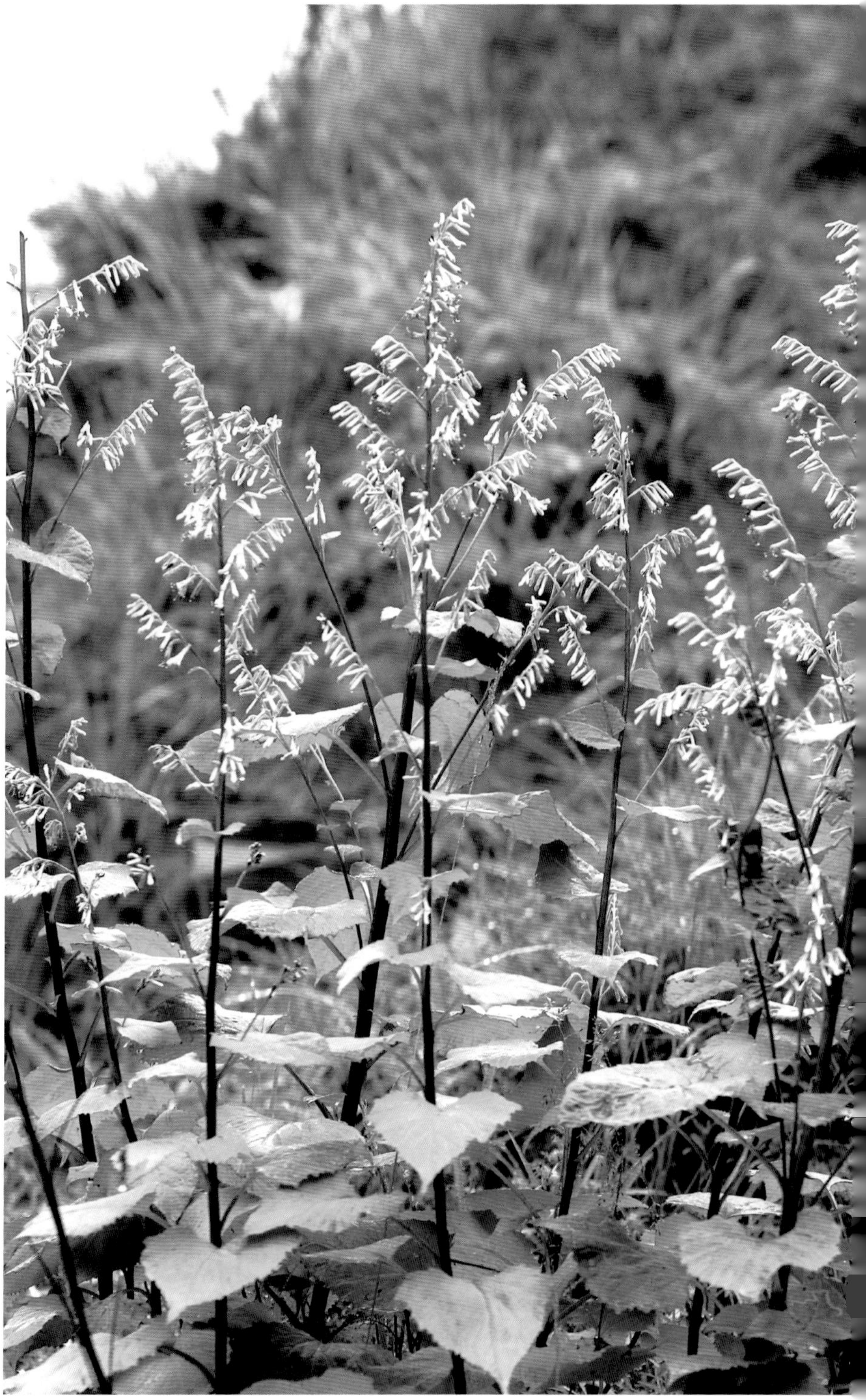

1 ~ 1.5mm；总苞片 3（~ 4），稀 2，黄绿色，线状长圆形，先端钝，有微毛，边缘窄膜质，外面无毛，具数条细脉；小花通常 3 ~ 4，稀 1 ~ 2，花冠白色，长 8 ~ 10mm，管部细，长约 3mm，檐部宽管状，裂片披针形；花药伸出花冠，基部具长尾；花柱分枝，细，外弯，先端截形，被较长的乳头状微毛。瘦果圆柱形，长 3 ~ 4mm，无毛，具肋；冠毛白色，长 7 ~ 8mm。花期 7 ~ 8 月，果期 9 ~ 10 月。

分布

分布于我国陕西、甘肃（兰州、岷县、泾源、夏河、洮河流域、隆德）、青海（西宁、互助、门源、乐都、玛沁、泽库、循化）、四川（康定、马尔康、天全、雅江、金川、小金、黑水、道孚、茂县、汶川、平武）、云南（巧家）。

生境

生长于海拔 1740 ~ 3400m 的山坡林下、林缘、灌丛、草地。

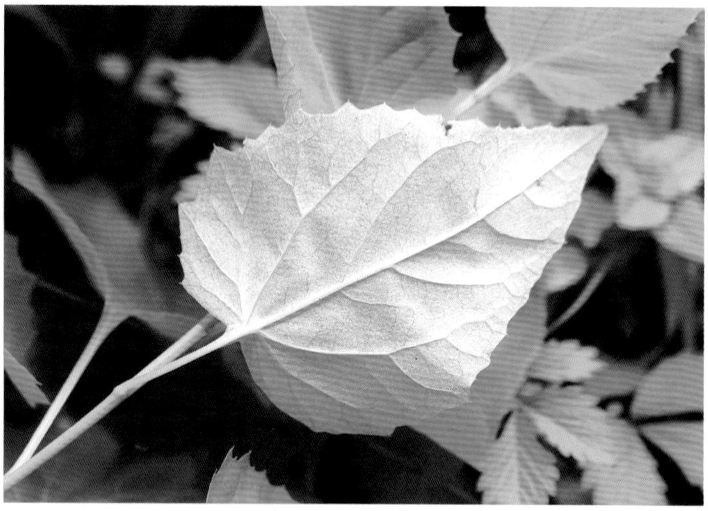

药材名

帕宗（པག་རྫོང་།）。

药用部位

全草或花。

功能与主治

祛风，镇静。用于肝火导致的头晕，风热头痛，中风，惊痫，痹痛。

附　注

蛛毛蟹甲草 *P. roborowskii* (Maxim.) Y. L. Chen 为四川甘孜藏医习用的药材，“པག་རྫོང་།”（帕宗）为当地藏族地方名。《甘孜州藏药植物名录》记载蛛毛蟹甲草的学名为 *C. roborowskii* (Maxim.) Ling，《中国植物志》中将其作为 *P. roborowskii* (Maxim.) Y. L. Chen 的异名。阔柄蟹甲草 *P. latipes* (Franch.) Y. L. Chen 也作“帕宗”的基原使用。（参见“阔柄蟹甲草”条）

橙舌狗舌草

Tephroseris rufa (Hand.-Mazz.) B. Nord.（红舌千里光 *Senecio rufus* Hand.-Mazz.）

菊科（Compositae） 狗舌草属（*Tephroseris*）

形态

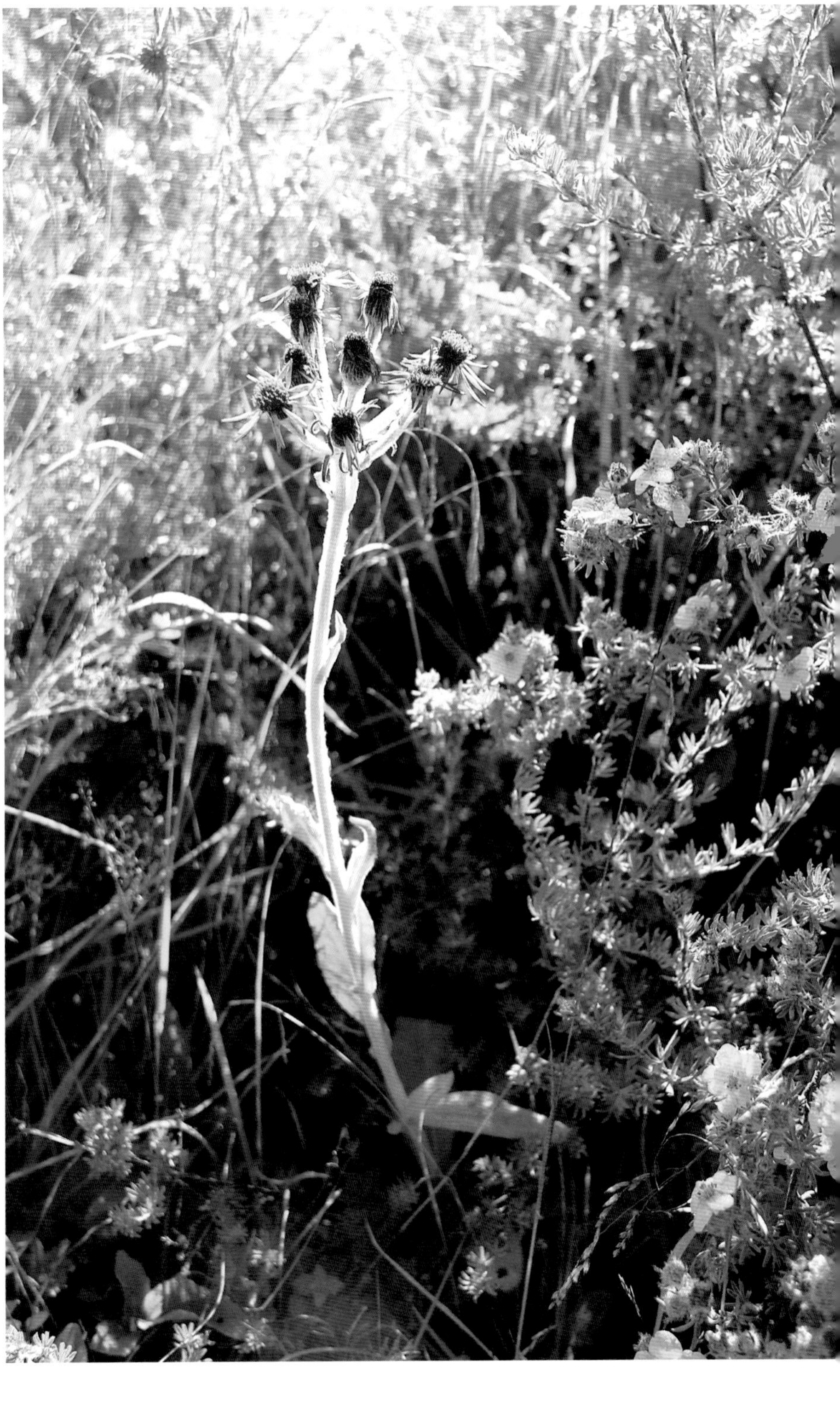

多年生草本。根茎缩短，直立或斜升，具多数纤维状根。茎单生，直立，高 9 ~ 60cm，不分枝，下部绿色或紫色，被白色绵状绒毛，或常多少脱毛。基生叶数个，莲座状，具短柄，在花期生存，卵形、椭圆形或倒披针形，长 2 ~ 10cm，宽 1.5 ~ 3cm，先端钝至圆形，基部楔状，渐狭成叶柄，全缘或具疏小尖齿，具羽状脉，纸质，两面初时被疏蛛丝状绒毛，后变无，叶柄长 0.5 ~ 3cm，具宽或狭翅，基部扩大；下部茎叶长圆形或长圆状匙形；中部茎叶无柄，长圆形或长圆状披针形，长 3 ~ 6cm，宽 0.5 ~ 1cm，先端钝，基部扩大且半抱茎，向上部渐小；上部茎叶线状披针形至线形，急尖，两面被疏蛛丝状毛，后脱毛至近无毛，杂有疏至密柔毛。头状花序辐射状，或稀盘状，2 ~ 20 排成密至疏顶生近伞形状伞房花序；花序梗长 1 ~ 4.5cm，被密至疏蛛丝状绒毛及柔毛，基部具线形苞片或无苞片；总苞钟状，长 6 ~ 7mm，宽 7 ~ 10mm，无外层苞片，总苞片 20 ~ 22，褐紫色或仅上端紫色，披针形至线状披针形，宽 1 ~ 1.5mm，先端渐尖，草质，外面被密至疏蛛丝状毛及褐色柔毛至变无毛；舌状花约 15，管部长 5mm，舌片橙黄色或橙红色，长圆形，长约 20mm，宽 2.5 ~ 3mm，先端具 3 细齿，具 4 脉；管状花多数，花管橙黄色至橙红色，或黄色而具橙黄色裂片，长 7 ~ 8mm，宽 3.5 ~ 4mm，檐部漏斗状，裂片卵状披针形，长 1.2mm，尖，具乳头状毛；花药长 2.5mm，基部钝，附片卵状披针形。瘦果圆柱形，长 3mm，无毛；冠毛稍红色，长 3.5 ~ 4mm。

分布

分布于我国青海（玉树，以及柴达木盆地、海源地区等）、西藏（索县、察隅、波密、鲁朗）、四川（阿坝、甘孜、冕宁等）、甘肃（天水、卓尼，以及洮河一带）。

生境

生长于海拔 2650 ~ 4000m 的高山草甸。

药材名

阿皮夏、阿西、阿恰（ཨ་བྱུག），阿恰永哇（ཨ་བྱུག་གཡུང་བ།），阿夏塞尔郡（ཨ་བྱུག་གཟེར་འཇོམས།），阿恰曼巴（ཨ་བྱུག་དམན་པ།），毕温巴杜拉（ནེ་སྡོན་པ་ཏོ་ལ།），塞保古椎（སེར་པོ་རྒྱ་དྲུས།）。

药用部位

带花梗的花序。

功能与主治

阿皮夏：散瘀，止痛，敛黄水。用于黄水病，脑震荡，瘟疫病，太阳穴痛，跌打损伤，瘟热疮疡。塞保古椎：清热解毒，清肝明目，去腐生肌，杀虫止痒。用于黄疸性肝炎，胃肠炎，痢疾，感冒，目赤肿痛，淋巴结，枪伤，刀伤，痔疮，疮疖肿毒。

用量与用法

3 ~ 9g。内服研末，或入丸、散剂。

附注

《月王药诊》《四部医典》《蓝琉璃》《晶珠本草》等中均记载有“ཨ་བྱུག”（阿皮夏），言其为治黄水病和头骨裂之药物；《晶珠本草》始言“阿皮夏”有上品 [“ཨ་བྱུག་ཀོད་པ།”（阿恰贵巴）]、下品 [“ཨ་བྱུག་གཡུང་བ།”（阿恰永哇）] 之分。据现代文献记载和实地调查显示，目前各地藏医均以川西小黄菊 *Pyrethrum tatsienense* (Bur. et Franch.) Ling ex Shih 为“阿皮夏”上品的基原，又称其为“ཨ་བྱུག་གཟེར་འཇོམས།”（阿夏塞尔郡），《部标藏药》等收载的“打箭菊 /ཨ་བྱུག་གཟེར་འཇོམས།/ 阿夏塞尔郡”的基原也为该种。关于下品“阿恰永哇”的基原，现代文献记载其包括千里光属（*Senecio*）或狗舌草属（*Tephroseris*）多种植物，橙舌狗舌草 *T. rufa* (Hand.-Mazz.) B. Nord.（红舌千里光 *Senecio rufus* Hand.-Mazz.）为其中之一，西藏东北部、四川、青海、甘肃藏医多习用，又称其为“ཨ་བྱུག་དམན་པ།”（阿

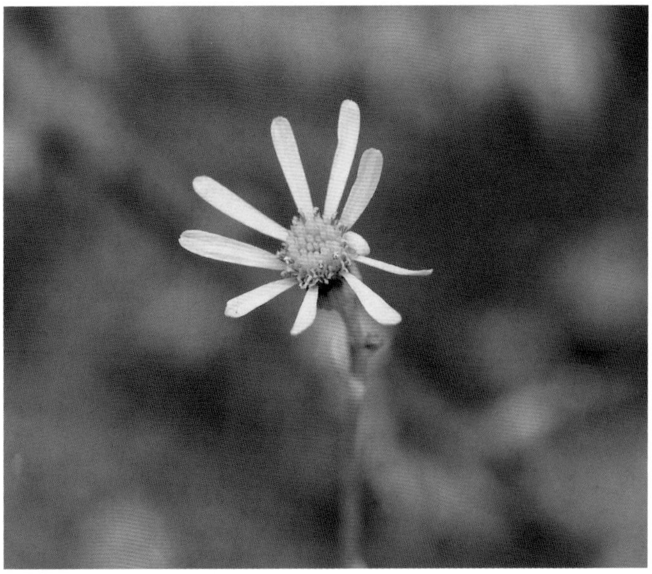

恰曼巴，“曼巴”为“下品”之意）。也有观点认为，《晶珠本草》记载下品“叶像蒲公英”，而橙舌狗舌草 *T. rufa* (Hand.-Mazz.) B. Nord. 的叶为全缘或具疏小尖齿，与蒲公英类大头羽裂的叶不同，应为类同品，下品的基原可能为拉萨千里光 *Senecio lhasaensis* Ling ex C. Jeffrey et Y. L. Chen。（参见“川西小黄菊”条）

《蓝琉璃》在“药物补述”中新增“པ་ཏོ་ལ།”（巴杜拉），言其为杀虫、开胃之药物。《四部医典系列挂图全集》第三十一图中有“巴杜拉”的附图（94号图）。据《蓝琉璃》及《晶珠本草》记载，“巴杜拉”的基原自古即有争议[前者汉译本记载为“鸦葱”，但未附拉丁学名；后者汉译重译本记载为“白及（鸦葱）*Bletilla striata* (Thunb. ex A. Murray) Rchb. f.”]。关于其形态，《蓝琉璃》记载其“叶状如宝剑，直生，茎长，撅断流乳状白液，花黄色”；《晶珠本草》引《药物识别》之记载“根状如大象的蹄背，叶扁平状如宝剑”，并补充言“叶剑状，根状如黄精，更像姜多块连生，分支和根毛多”。现代文献记载的“巴杜拉”的基原涉及菊科、兰科、鸢尾科、葫芦科等的多属多种植物，且不同文献有不同观点。《中国藏药植物资源考订》认为，《蓝琉璃》及《四部医典系列挂图全集》的附图应为橙舌狗舌草 *T. rufa* (Hand.-Mazz.) B. Nord.，可称为“བི་སྔོན་པ་ཏོ་ལ།”（毕温巴杜拉）；《药物识别》所记载的应为兰科植物白及 *Bletilla striata* (Thunb. ex A. Murray) Rchb. f.，可称为“སྨན་སས་པ་ཏོ་ལ།”（门奥巴杜拉）；而《晶珠本草》记载的“巴杜拉”系《蓝琉璃》记载的“巴杜拉”的同名异物品，其基原应为鸢尾科植物射干 *Belamcanda chinensis* (L.) DC.，可称为“ཤིས་ཁྲིང་པ་ཏོ་ལ།”（协诚巴杜拉）；《青藏高原药物图鉴》等记载的鸦葱 *Scorzonera austriaca* Willd. 等菊科植物及葫芦科植物波棱瓜 *Herpetospermum pedunculosum* (Ser.) C. B. Clarke 均为“巴杜拉”的代用品。（参见“白及”“射干”条）

《晶珠本草》另条记载有“ཀུ་དུས།”（古轴、古椎、格周），言其分为上品[“སེར་པོ་ཀུ་དུས།”（塞保古椎）、“ཀུ་དུས་སེར་བ།”（格周色哇、格周丝哇）]和下品[“སེར་པོ་ཀུ་དུས་དམན་པ།”（塞保古椎门巴）]。也有文献认为，红舌千里光 *Senecio rufus* Hand.-Mazz.[橙舌狗舌草 *T. rufa* (Hand.-Mazz.) B. Nord.]为“塞保古椎”的基原之一。（参见“迭裂黄堇”条）

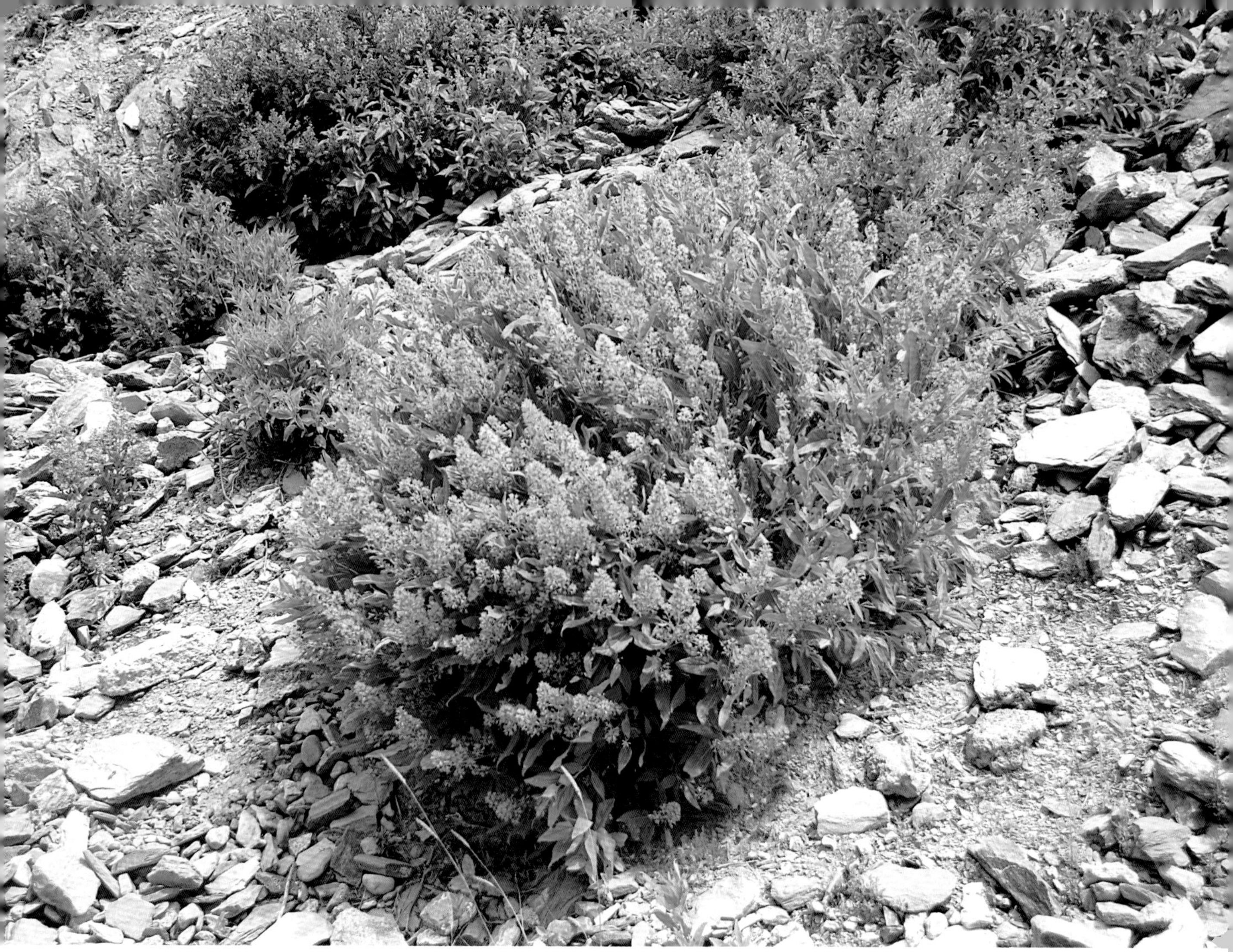

川西合耳菊

Synotis solidaginea (Hand.-Mazz.) C. Jeffrey et Y. L. Chen（川西千里光 *Senecio solidagineus* Hand.-Mazz.）

菊科（Compositae）　合耳菊属（*Synotis*）

形态

多年生草本，形成大簇。根茎木质，匍卧。茎直立或 2 ~ 3，直立，高 30 ~ 70cm，不分枝或上部少分枝，被密至疏蛛丝状毛，或多少脱毛，下部在花期无叶。叶较密集，具柄，卵状披针形、披针形或椭圆状长圆形，长 6 ~ 12cm，宽 2 ~ 4.5cm，先端尖或短渐尖，基部楔形至圆形，通常不等侧，边缘具规则密尖锯齿，或有时近重锯齿，纸质，两面初时被疏蛛丝状毛，后渐脱毛，羽状脉，侧脉（3 ~ ）4 ~ 5 对，弧状弯曲，明显斜升，叶脉在下面明显，叶柄长 0.5 ~ 2cm，被疏蛛丝状毛；上部叶较小，具短柄。头状花序具同形小花，盘状，极多数，排列成顶生及上部腋生、通常密而狭的塔状复圆锥聚伞花序，具短花序梗或近无梗；花序梗长 1 ~ 2mm，被密白色绒毛，具钻状小苞片；总苞狭圆柱形，长 3mm，宽 1 ~ 1.5mm，具外层苞片，苞片少数，鳞片状，极短，总苞片 4 ~ 5，宽长圆形，宽 1mm，先端钝或圆形，具短缘毛，近革质，边缘干膜质，绿色，

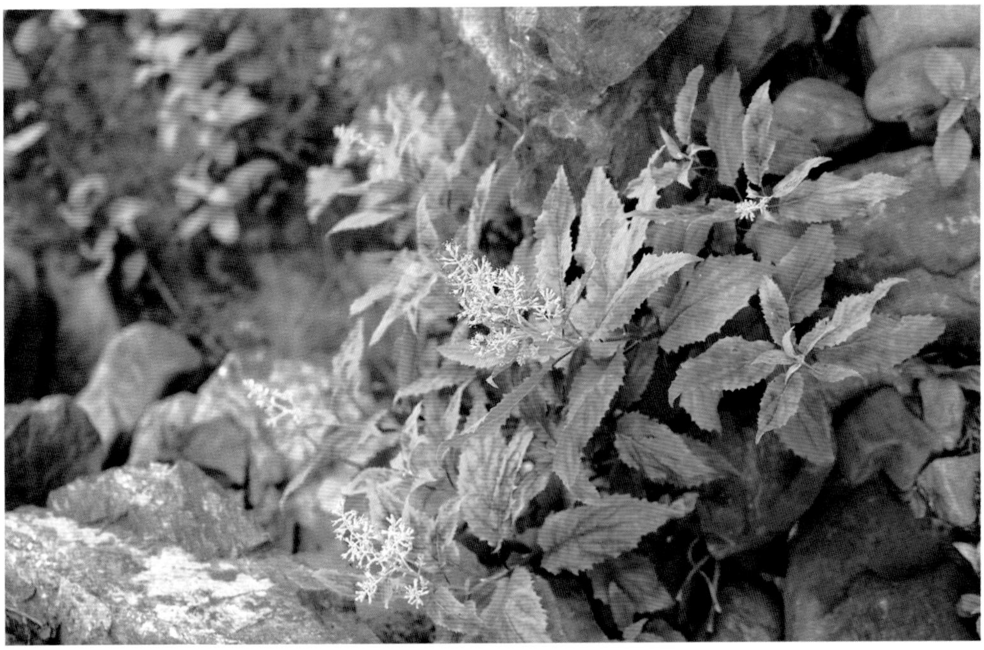

上端深色，外面被蛛丝状毛或脱毛；无舌状花；管状花 3，全部两性；花冠淡黄色或乳黄色，长 6mm，管部长 1.5mm，檐部漏斗状，裂片长圆状披针形，长 1.5mm，尖；花药长 2.5mm，尾部长约为颈部的 1/2，附片长圆状披针形，颈部伸长而狭，向基部略膨大；花柱分枝长 1.5mm，先端钝，边缘具短乳头状毛，中央的毛不明显。瘦果圆柱形，长 2.5mm，被柔毛；冠毛长 4.5 ~ 5mm，白色或淡禾秆色。花期 7 ~ 10 月。

分布

分布于我国西藏（拉萨、朗县、米林、波密、隆子、八宿、泽当）、四川（巴塘、道孚、茂县）、云南（德钦）。

生境

生长于海拔 2900 ~ 3900m 的开旷阳坡。

药材名

玉格象、叶格兴、玉勾相（ཡུ་གུ་ཤིང་།），玉格象嘎保、叶格兴嘎保、玉勾相嘎保、油苦兴嘎保、雨古星嘎布（ཡུ་གུ་ཤིང་དཀར་པོ།）。

药用部位

全草或地上部分。

功能与主治

清热解表，消炎止痛，愈创，干黄水。用于各种创伤，各类炎症（肝炎、胰腺炎、胆囊炎、脑膜炎等），高热不退，黄水病。

用量与用法

1.5 ~ 2g。内服熬膏；有毒。

附 注

《四部医典》中记载有“ཨ་གུ་ཤིང་དཀར་པོ།”（油苦兴嘎保）。《晶珠本草》记载“ཨ་གུ་ཤིང་།”（玉格象）分黑[“ཨ་གུ་ཤིང་ནག་པོ།”（玉格象那保）]、白[“ཨ་གུ་ཤིང་དཀར་པོ།”（玉格象嘎保）]2种。现代文献记载藏医所用“玉格象”的基原较为复杂，涉及菊科、唇形科、忍冬科等的多属多种植物；其中“玉格象嘎保”的基原包括千里光属（*Senecio*）多种植物，有观点认为川西合耳菊 *Synotis solidaginea* Hand.-Mazz.（川西尾药菊）即《四部医典系列挂图全集》中“玉格象嘎保”（第二十八图中30号图）的正品。《藏标》和《西藏藏标》在“ཨ་གུ་ཤིང་དཀར་པོ།”（玉格象嘎保、雨古星嘎保）条下分别收载了双花千里光 *Senecio dianthus* Franch.[红缨合耳菊 *Synotis erythropappa* (Bur. et Franch.) C. Jeffrey et Y. L. Chen]的全草、川西千里光 *Senecio solidagineus* Hand.-Mazz.[川西合耳菊 *Synotis solidaginea* (Hand.-Mazz.) C. Jeffrey et Y. L. Chen]的地上部分；《西藏藏标》又以“ཨ་གུ་ཤིང་ཁནྡ/雨古星砍扎/千里光膏”之名收载了该2种全草的煎膏[“ཁནྡ”（砍扎）为膏之意]。文献记载的“玉格象嘎保”的基原还涉及异叶千里光 *Senecio diversifolius* Wall. ex DC.（莱菔叶千里光 *Senecio raphanifolius* Wall. ex DC.）等。文献记载的黑者“玉格象那保”的基原主要包括菊科植物柳兰叶风毛菊 *Saussurea epilobioides* Maxim.（柳叶菜风毛菊）和忍冬科植物血莽草 *Sambucus adnata* Wall. ex DC.（血满草），其功能、主治与“玉格象嘎保”不同。（参见“红缨合耳菊”“菊状千里光”“莱菔叶千里光”“血满草”“接骨草”条）

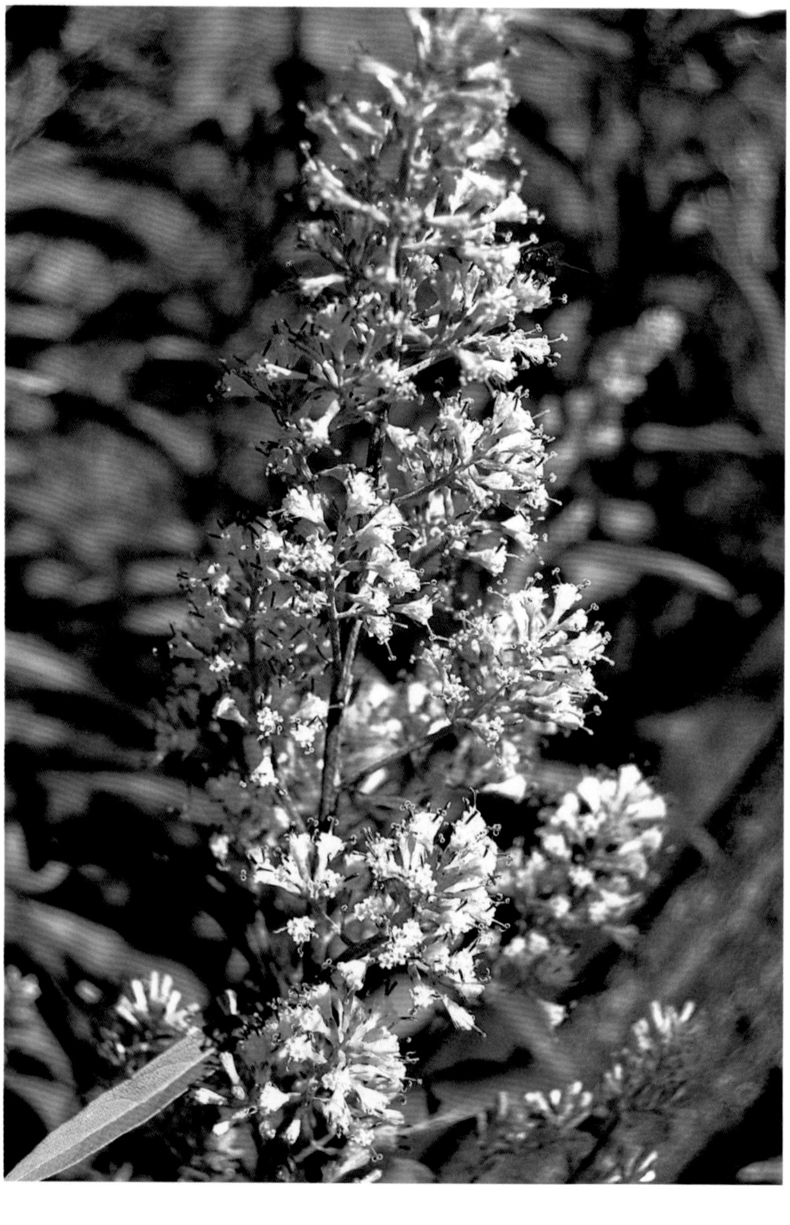

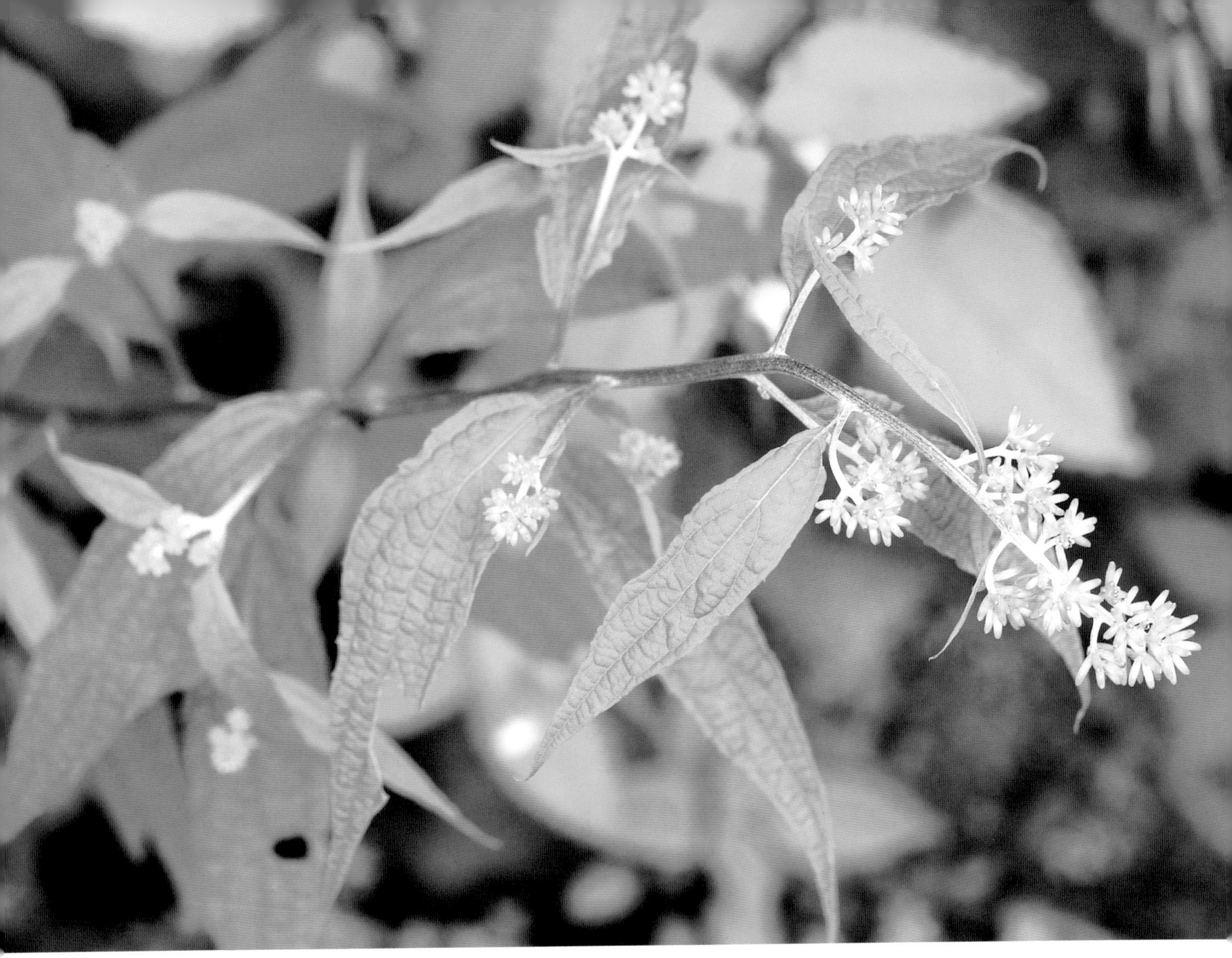

红缨合耳菊

Synotis erythropappa (Bur. et Franch.) C. Jeffrey et Y. L. Chen
（双花千里光 *Senecio dianthus* Franch.）

菊科（Compositae） 合耳菊属（*Synotis*）

形态

多年生草本。根茎木质，直立或斜升，具被绒毛的纤维状根。茎单生或数个，直立或稀横卧，高达 100cm，通常上部有花序枝，下部在花期无叶，被黄褐色柔毛、蛛丝状柔毛或近无毛。叶具长柄，卵形、卵状披针形或长圆状披针形，长 10 ~ 20cm，宽 2.5 ~ 7cm，先端渐尖或尾状渐尖，基部心形、近截形、圆形或楔形，边缘具规则的密至疏、不等长、浅至深锯齿或齿，纸质或薄纸质，上面被疏柔毛至无毛，下面特别沿脉被柔毛至近无毛，羽状脉，侧脉 3 ~ 5 对，弧状斜升，叶脉在下面明显；叶柄长 2 ~ 6cm，被疏柔毛或近无毛；上部及分枝上叶较小，狭披针形，具短柄。头状花序具同形小花，无舌状花，极多数在茎枝先端和上部叶叶腋排列成多数宽塔状复圆锥状聚伞花序，具短花序梗或近无梗；花序梗极短，通常具 1 线形苞片；总苞狭圆柱形，长 4 ~ 5mm，宽 1 ~ 1.5mm，具外层苞片；苞片 3 ~ 4，极小；总苞片 2 ~ 3（~ 4），线状长圆形，先端钝，被短柔毛，草质，边缘宽，干膜质，外面尤其在基部被白色绒毛或柔毛，或无毛；管状花 2 ~ 3（~ 4），两性；花冠淡黄色，长 7.5 ~ 8mm，管部长 2 ~ 3mm，檐部漏斗状，伸出总苞，裂片长圆状披针形，长 1.5 ~ 2mm，尖；花药长 3.5mm，花药尾部长约为颈部之半，附片卵状披针形，颈部粗，向基部膨大；花柱分枝长 1.5 ~ 2mm，边缘具较长的细乳头状毛，中央的毛不明显。瘦果圆柱形，长 3 ~ 3.5mm，被疏柔毛；冠毛污白色至淡红褐色，长 3 ~ 3.5mm。花期 7 ~ 10 月。

分布

分布于我国西藏东南部（察隅）、湖北西部（秭归）、四川（康定、茂县、甘洛、峨眉山一带、峨边、美姑、宝兴、天全、金川、巴塘、木里）、云南（大理、昆明、丽江、香格里拉、贡山）。

生境

生长于海拔 1500 ~ 3900m 的林缘、灌丛边、草坡。

药材名

玉格象（ཡུ་གུ་ཤིང་།），玉格象嘎保、叶格兴嘎保、油苦兴嘎保、玉勾相嘎保、雨古星嘎布（ཡུ་གུ་ཤིང་དཀར་པོ།）。

药用部位

全草。

功能与主治

药材：愈伤止痛，祛风止痒，清热解毒。用于伤口发炎、肿胀、疼痛，急、慢性结膜炎，皮炎，跌打损伤。

膏剂：清热解表，消炎止痛，愈创口，干黄水。用于各种创伤，各类炎症（肝炎、胰腺炎、胆囊炎、脑膜炎等），高热不退，黄水病。

用量与用法

2 ~ 5g。有毒，内服宜慎。

附 注

《四部医典》等古籍中记载有清热、解毒、疔疮之药物“ཡུ་གུ་ཤིང་།”（玉格象）；《蓝琉璃》《晶珠本草》均言“玉格象”分黑 [“ཡུ་གུ་ཤིང་ནག་པོ།”（玉格象那保）]、白 [“ཡུ་གུ་ཤིང་དཀར་པོ།”（玉格象嘎保）]2 种。现代文献记载的“玉格象那保”的基原包括菊科植物柳兰叶风毛菊 *Saussurea epilobioides* Maxim.（柳叶菜风毛菊）和忍冬科植物血莽草 *Sambucus adnata* Wall. ex DC.（血满草），“玉格象嘎保”的基原包括多种千里光属（*Senecio*）植物，且“玉格象那保”与“玉格象嘎保”的功能与主治不同。《藏标》《西藏藏标》收载的“ཡུ་གུ་ཤིང་དཀར་པོ/ 玉格象嘎保”分别为双花千里光 *Senecio dianthus* Franch. [红缨合耳菊 *Synotis erythropappa* (Bur. et Franch.) C. Jeffrey et Y. L. Chen] 的全草和川西千里光 *Senecio solidagineus* Hand.-Mazz.[川西合耳菊 *Synotis solidaginea* (Hand.-Mazz.) C. Jeffrey et Y. L. Chen] 的地上部分；《西藏藏标》以“ཡུ་གུ་ཤིང་ཁཎྜ/ 雨古星砍扎 / 千里光膏”之名收载了该 2 种植物全草的熬膏。

文献记载的“玉格象嘎保”的基原还有异叶千里光 *Senecio diversifolius* Wall. ex DC.（莱菔叶千里光 *Senecio raphanifolius* Wall. ex DC.）、垂头千里光 *Senecio saussureoides* Hand.-Mazz.（风毛菊状千里光）、菊叶千里光 *Senecio chrysanthemoides* DC.（菊状千里光 *Senecio laetus* Edgew.）等。（参见“菊状千里光”“柳叶菜风毛菊”“血满草”条）

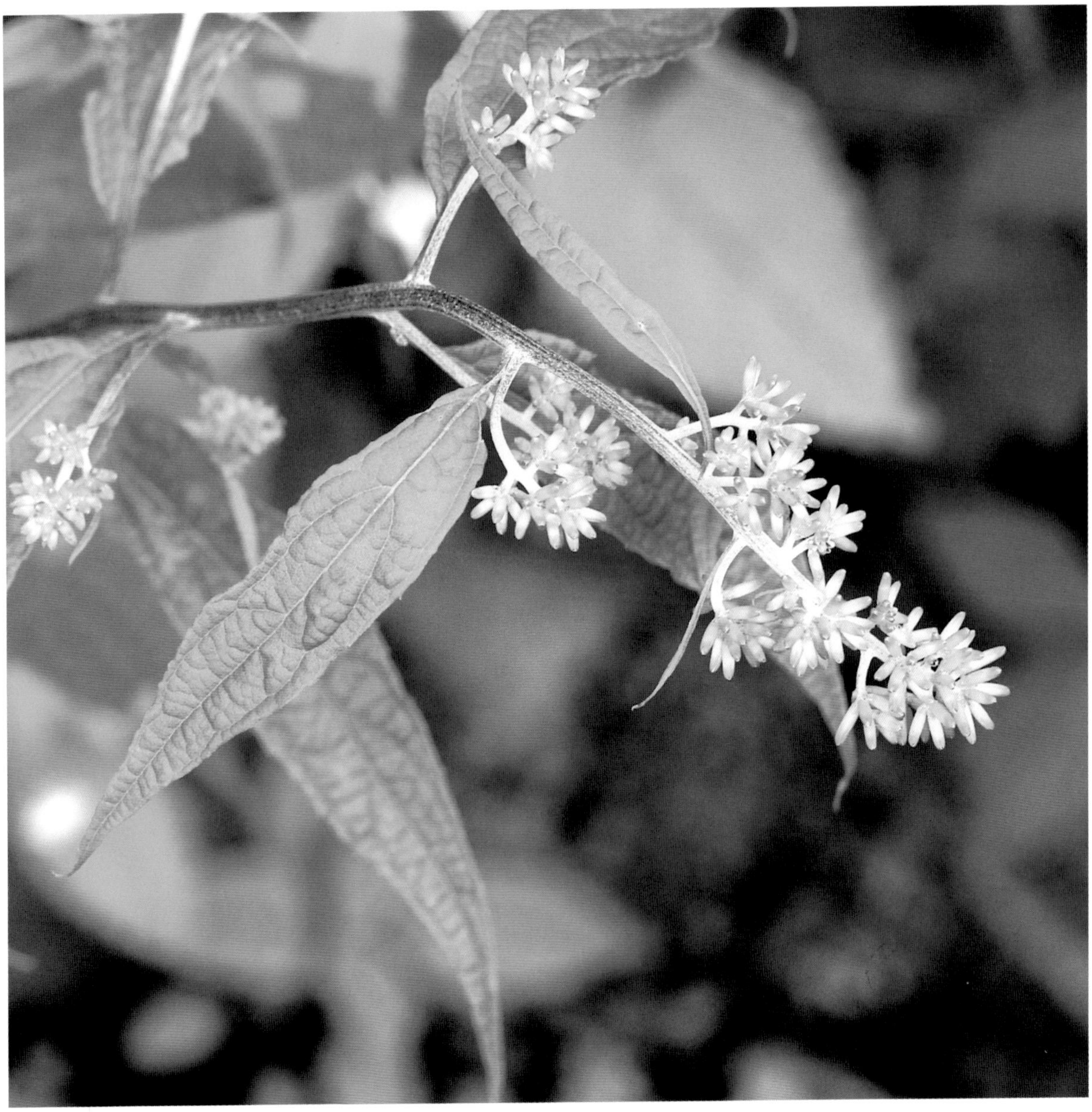

林荫千里光

Senecio nemorensis L.

菊科（Compositae） 千里光属（*Senecio*）

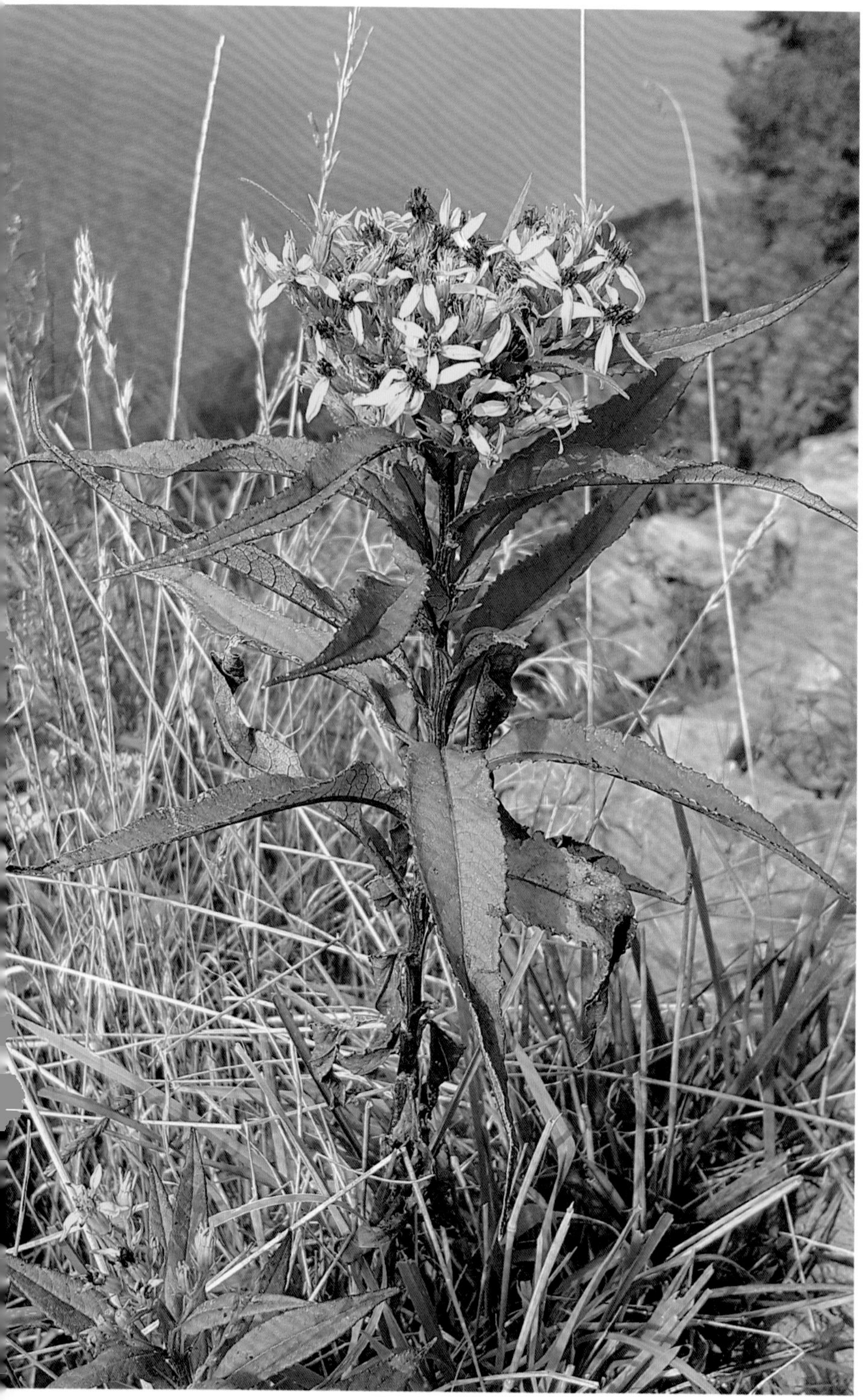

形态

多年生草本，根茎粗短，具多数被绒毛的纤维状根。茎单生或有时数个，直立，高达 1m，花序不分枝，被疏柔毛或近无毛。基生叶和下部茎生叶在花期凋落；中部茎生叶多数，近无柄，披针形或长圆状披针形，长 10 ~ 18cm，宽 2.5 ~ 4cm，先端渐尖或长渐尖，基部楔状渐狭或多少半抱茎，边缘具密锯齿，稀粗齿，纸质，两面被短柔毛或近无毛，羽状脉，侧脉 7 ~ 9 对；上部叶渐小，线状披针形至线形，无柄。头状花序有舌状花，多数，在茎端或枝端或上部叶腋排成复伞房花序；花序梗细，长 1.5 ~ 3mm，具 3 ~ 4 小苞片；小苞片线形，长 5 ~ 10mm，被疏柔毛；总苞近圆柱形，长 6 ~ 7mm，宽 4 ~ 5mm，具外层苞片；苞片 4 ~ 5，线形，短于总苞。总苞片 12 ~ 18，长圆形，长 6 ~ 7mm，宽 1 ~ 2mm，先端三角状渐尖，被褐色短柔毛，草质，边缘干膜质，外面被短柔毛；舌状花

（5 ~）8 ~ 10，管部长 5mm；舌片黄色，线状长圆形，长 11 ~ 13mm，宽 2.5 ~ 3mm，先端具 3 细齿，具 4 脉；管状花 15 ~ 16，花冠黄色，长 8 ~ 9mm，管部长 3.5 ~ 4mm，檐部漏斗状，裂片卵状三角形，长 1mm，尖，上端被乳头状毛；花药长约 3mm，基部具耳；附片卵状披针形；颈部略粗短，基部稍膨大；花柱分枝长 1.3mm，截形，被乳头状毛。瘦果圆柱状，长 4 ~ 5mm，无毛；冠毛白色，长 7 ~ 8mm。花期 6 ~ 12 月。

分布

分布于我国新疆、青海、甘肃、四川、陕西、贵州、湖北、江西、浙江、安徽、河南、福建、台湾、河北、山东、吉林等。日本、朝鲜、俄罗斯西伯利亚地区也有分布。

生境

生长于海拔 770 ~ 3000m 的林中开旷处、草地、溪边。

药材名

古轴曼巴（ཀྱུ་ཏྲུས་དམན་པ།）。

药用部位

全草。

功能与主治

用于热痢，眼肿，疮疔。

附 注

《四部医典》中记载有“ཀྱུ་ཏྲུས།”（古轴、古椎、格周），言其为愈伤、止痛之药物。《蓝琉璃》《晶珠本草》均记载“古轴”有优品［“སེར་པོ་ཀྱུ་ཏྲུས།”（塞保古椎）］与副品［“སེར་པོ་ཀྱུ་ཏྲུས་དམན་པ།”（塞保古椎门巴）、“ཀྱུ་ཏྲུས་དམན་པ།”（古轴曼巴）］2 类；《四部医典系列挂图全集》第二十九图中也有“古轴”的优品与副品附图，其汉译本分别译注为“千里光”（11 号图）和“次千里光”（12 号图），2 图所示均似菊科植物。现代文献记载的“古轴”的基原涉及龙胆科獐牙菜属（*Swertia*）和黄秦艽属（*Veratrilla*）、罂粟科紫堇属（*Corydalis*）、菊科千里光属（*Senecio*）等 10 余种植物，关于其上、下品的基原也有不同观点。《中国藏药植物资源考订》认为，千里光属植物应为《蓝琉璃》及《四部医典系列挂图全集》记载的“古轴”的副品，林荫千里光 *Senecio nemorensis* L. 为其基原之一。（参见“千里光”“迭裂黄堇”条）

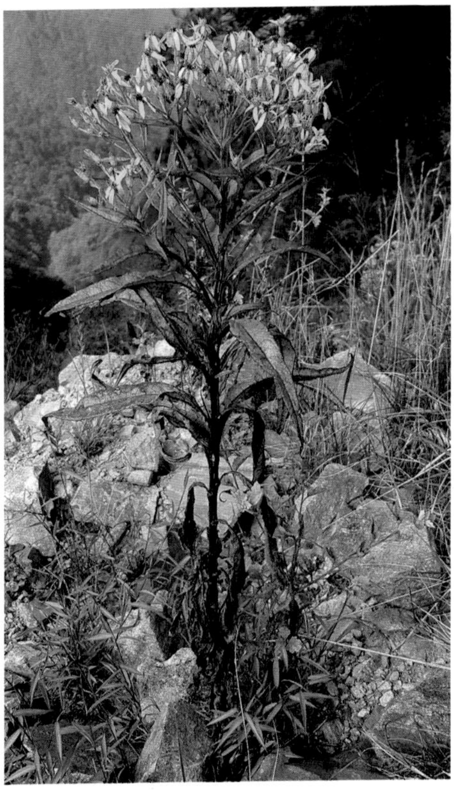

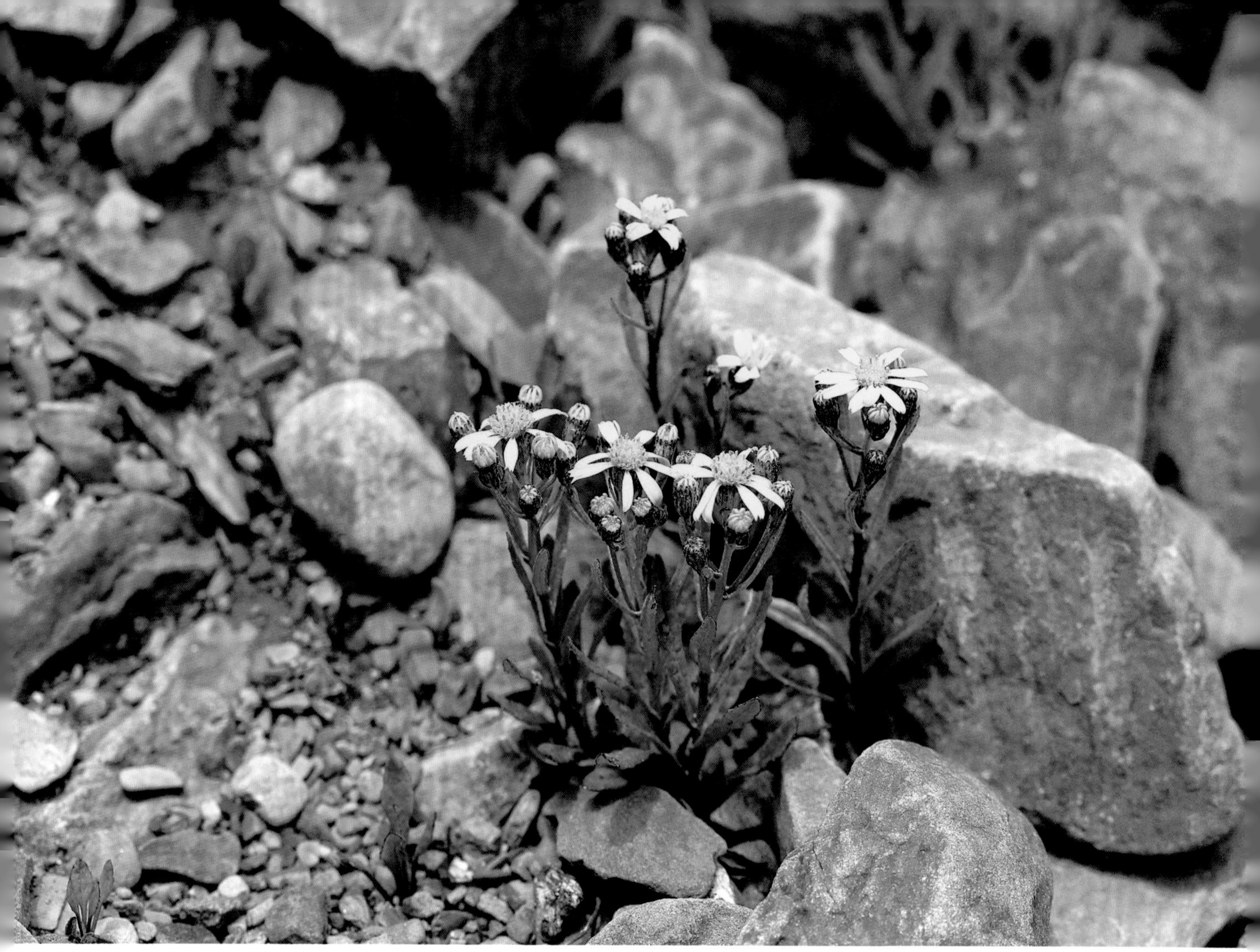

天山千里光

Senecio thianshanicus Regel et Schmalh.

菊科（Compositae） 千里光属（*Senecio*）

形态

矮小根茎草本。茎单生或数个簇生，上升或直立，高 5 ~ 20cm，不分枝或有时自基部分枝，幼时疏被蛛丝状毛，后或多或少脱毛。基生叶和下部叶在花期生存，具梗；叶片倒卵形或匙形，长 4 ~ 8cm，宽 0.8 ~ 1.5cm，先端钝至稍尖，基部狭成柄，近全缘，具浅齿或浅裂，上面绿色，近无毛或无毛，下面多少被蛛丝状柔毛，或多少脱毛；中部茎叶无柄，长圆形或长圆状线形，长 2.5 ~ 4cm，宽 0.5 ~ 1cm，先端钝，边缘具浅齿至羽状浅裂，或稀羽状深裂，基部半抱茎，羽状脉，侧脉不明显；上部叶较小，线形或线状披针形，全缘，两面无毛。头状花序具舌状花，2 ~ 10 排列成顶生疏伞房花序，稀单生；花序梗长 0.5 ~ 2.5cm，被蛛丝状毛，或多少无毛。小苞片线形或线状钻形，长 3 ~ 5mm，尖。总苞钟状，长 6 ~ 8mm，宽 3 ~ 6mm；具外层苞片；苞片 4 ~ 8，线形，长 3 ~ 5mm，渐尖，常紫色；总苞片约 13，线状长圆形，长 6 ~ 7mm，宽 1 ~ 1.5mm，渐尖，上端黑色，常流苏状，具缘毛或长柔毛，草质，具干膜质边缘，外面疏被蛛丝状毛至变无毛。舌状花约 10，管部长 3mm；舌片黄色，长圆状线形，长 5 ~ 6mm，宽 1.5 ~ 2mm，先端钝，具 3 细齿，具 4 脉；管状花 26 ~ 27；花冠黄色，长 6 ~ 7mm，管部长 3 ~ 3.5mm，檐部漏斗状；裂片长圆状披针形，长 1.2mm，尖，上端具乳头状毛；花药线形，长 2mm，基部具钝耳；附片卵状披针形，花药颈部柱状，向基部膨大。花柱分枝长 1mm，先端截形，具乳头状毛。瘦果圆柱形，长 3 ~ 3.5mm，无毛。冠毛白色或污白色，长 8mm。花期 7 ~ 9 月。

分布

分布于我国新疆、青海（西宁、称多、贵德、门源、玉树地区、柴达木盆地）、甘肃（天水）、内蒙古、四川、西藏（拉萨、昌都、山南、索县、工布江达）。俄罗斯、吉尔吉斯斯坦、缅甸北部也有分布。

生境

生长于海拔 2450 ~ 5000m 的草坡、山坡砾石地、开旷湿处、溪边、沼泽草甸。

药材名

嘎肖琼哇（སྣ་ཤོ་ཆུང་བ།），嘎琼赛尔高（སྣ་ཆུང་གསེར་མགོ），塞保古椎、赛渡格则（སེར་པོ་རྒྱ་དྲུས།），古轴曼巴（རྒྱ་དྲུས་དམན་པ།）。

药用部位

全草。

功能与主治

嘎肖琼哇：解毒。用于食肉中毒。

赛渡格则：用于目赤肿痛，咽喉肿痛，疮癀疔毒，肠炎腹痛，瘰疬，皮肤瘙痒，湿疹。

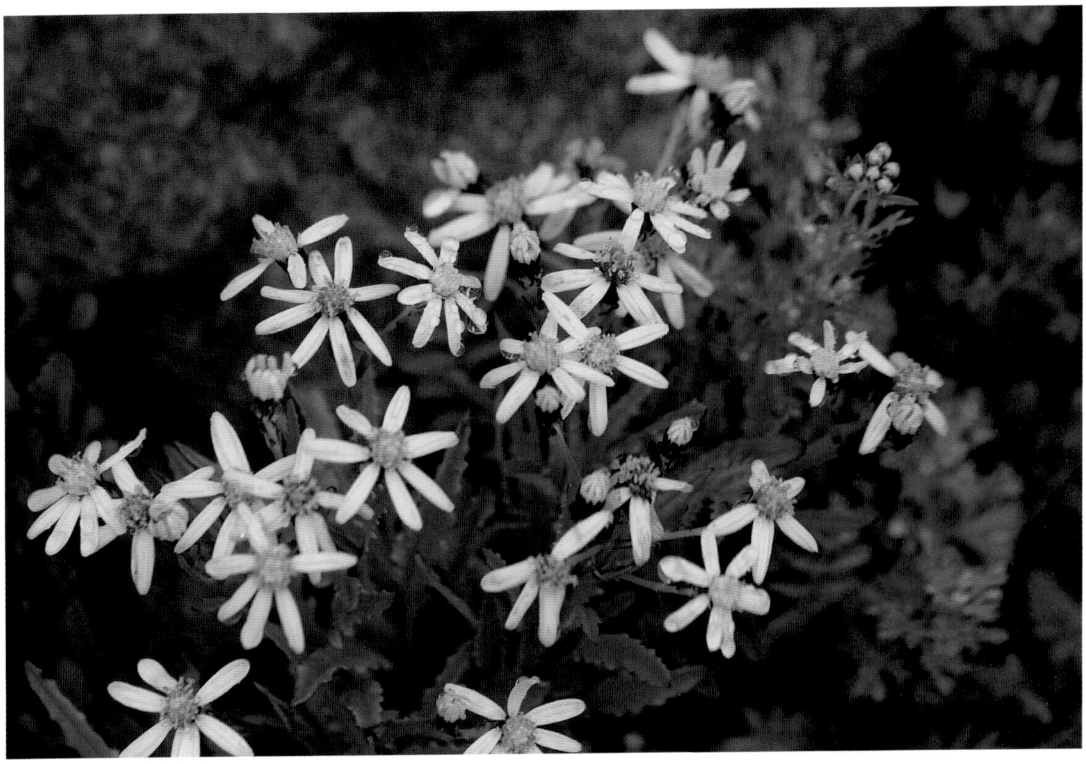

附 注

《蓝琉璃》在“药物补述”（即新补充的药物）中记载有“ཟྭོ་སྒ།”（莪嘎），言其为治胆腑病及止痛之药物，该书汉译本（2012）将“莪嘎”译为“舌叶垂头菊”（未附学名，《中国植物志》记载舌叶垂头菊的拉丁学名为 *Cremanthodium lingulatum* S. W. Liu）。《四部医典系列挂图全集》第三十一图中有“莪嘎”附图（79 号图），其汉译本译注名为“大花点头菊”，图中植物基生叶 8，叶缘有细齿，花葶 3，单头状花序（似蒲公英花序）。《晶珠本草》中记载有“ཀོ་མང་།”（肖芒），言其包括“日肖”“龙肖”“嘎肖”等多种，其中“སྒ་ཀོ།”（嘎肖）又分为大、小、长 3 种。现代文献记载的“嘎肖”的基原涉及垂头菊属（*Cremanthodium*）、橐吾属（*Ligularia*）、千里光属（*Senecio*）等属的多种植物，多数文献统称“嘎肖”而未细分大、小、长品种。《蓝琉璃》《晶珠本草》分别在“莪嘎”条下、“嘎肖”的“大者”条下引用了《图鉴》的相似记载，也认为两者应为同一药物。而关于“嘎肖”小者[“སྒ་ཀོ་ཆུང་བ།”（嘎肖琼哇），又名“སྒ་ཆུང་གསེར་མགོ།”（嘎琼赛尔高）]的基原，《晶珠本草》汉译重译本认为系天山千里光 *S. thianshanicus* Regel et Schmalh.,《藏药晶镜本草》也记载“嘎琼赛尔高”的基原为该种；而西藏昌都、甘肃天祝藏医则称其为“嘎肖琼哇”。也有文献认为“嘎肖琼哇”系矮垂头菊 *C. humile* Maxim. 和小垂头菊 *C. nanum* (Decne.) W. W. Smith。（参见“车前状垂头菊”“矮垂头菊”条）

《四部医典》中记载有“ཀྱ་དུས།”（古轴），言其为愈伤、止痛之药物。《蓝琉璃》言“古轴”有优品与副品两类；《四部医典系列挂图全集》第二十九图中也有“古轴”的优品与副品附图，其汉译本译注名分别为“千里光”（11 号图）和“次千里光”（12 号图），该 2 图所示植物均似菊科植物。《晶珠本草》记载“古轴”分为上品[“སེར་པོ་ཀྱ་དུས།”（塞保古椎），又名“ཀྱ་དུས་སེར་བ།”（格周丝哇）]和下品[“སེར་པོ་ཀྱ་དུས་དམན་པ།”（塞保古椎门巴）]。现代文献记载的“古轴”的基原涉及龙胆科獐牙菜属（*Swertia*）、黄秦艽属（*Veratrilla*）、罂粟科紫堇属（*Corydalis*）、菊科千里光属（*Senecio*）等的多种植物，关于其上品、下品的基原也有不同观点。有观点认为，《四部医典系列挂图全集》的副品[“ཀྱ་དུས་དམན་པ།”（古轴曼巴）]附图（12 号图）所示植物似为疏毛千里光 *S. kawaguchii* Kitam.（《中国植物志》将该学名作为天山千里光 *S. thianshanicus* Regel et Schmalh. 的异名），青海海西州藏医称其为“སེར་པོ་ཀྱ་དུས།”（赛渡格则）（《海西蒙古族藏族自治州中藏药材资源》）。（参见“千里光”“橙舌狗舌草”“迭裂黄堇”条）

菊状千里光

Senecio laetus Edgew.（菊叶千里光 *S. chrysanthemoides* DC.）

菊科（Compositae）　千里光属（*Senecio*）

形态

多年生根茎草本，具茎叶，稀近葶状。茎单生，直立，高40 ~ 80cm，不分枝或有花序枝，被疏蛛丝状毛，或变无毛。基生叶在花期生存或凋落；基生叶和最下部茎叶具柄，全形卵状椭圆形或卵状披针形至倒披针形，长8 ~ 10（~ 20）cm，宽3 ~ 7cm，先端钝，基部微心形至楔状狭，具齿，不分裂或大头羽状分裂，侧裂片1 ~ 4对，向叶基部小，纸质，上面无毛，下面被疏蛛丝状毛，或多少变无毛，羽状脉，侧脉8 ~ 9对；叶柄长达10cm，基部扩大；中部茎叶全形长圆形或倒披针状长圆形，长5 ~ 22cm，宽2 ~ 7cm，大头羽状浅裂或羽状浅裂，裂片多变异，顶生裂片由大至小呈卵形至长圆状披针形，具齿或细裂，侧裂片5 ~ 8对，长圆形至狭长圆状披针形，全缘或通常有不规则锯齿状齿或细裂，开展或稍上升，基部具耳；耳具齿或细裂，半抱茎；上部叶渐小，长圆状披针形或长圆状

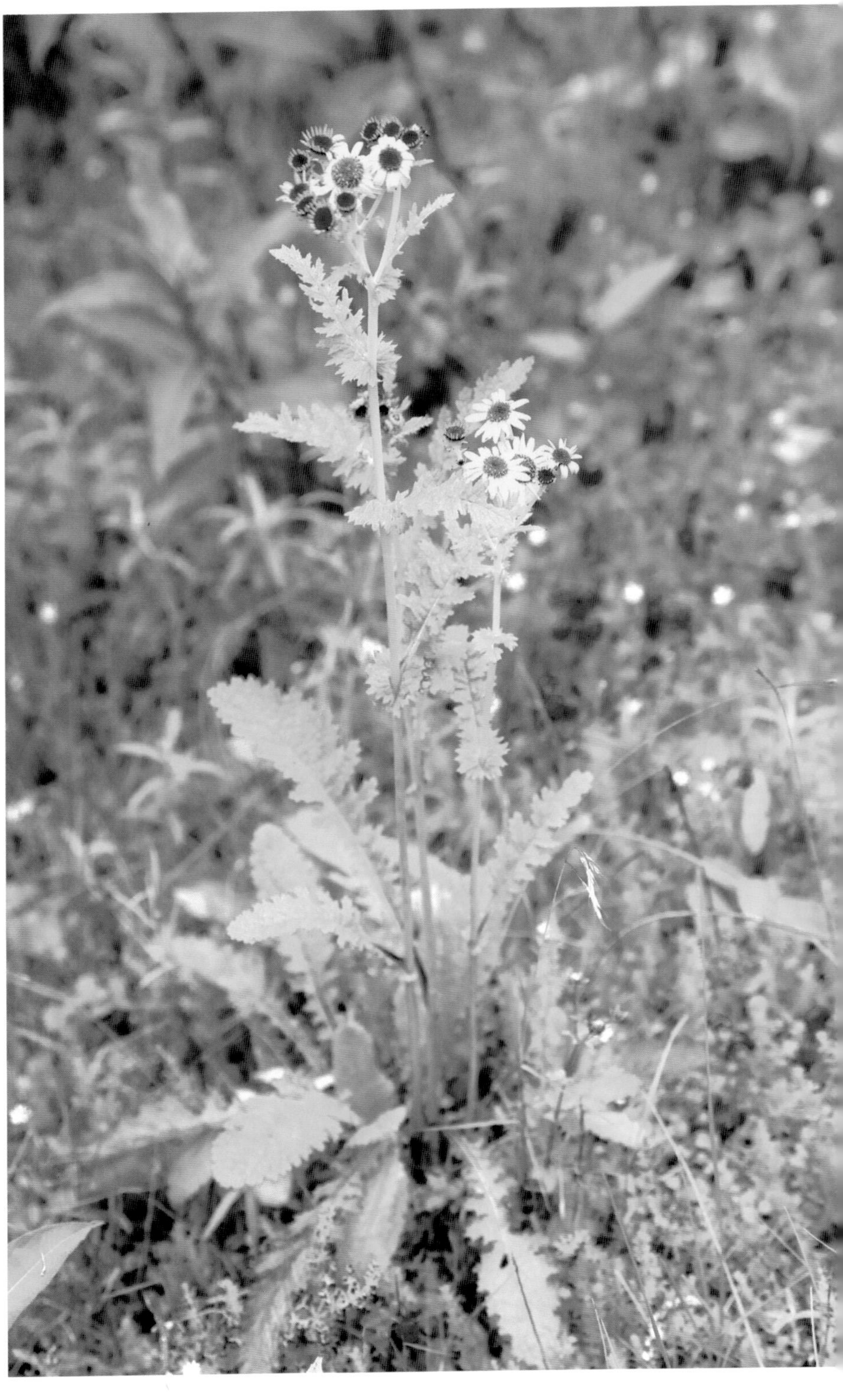

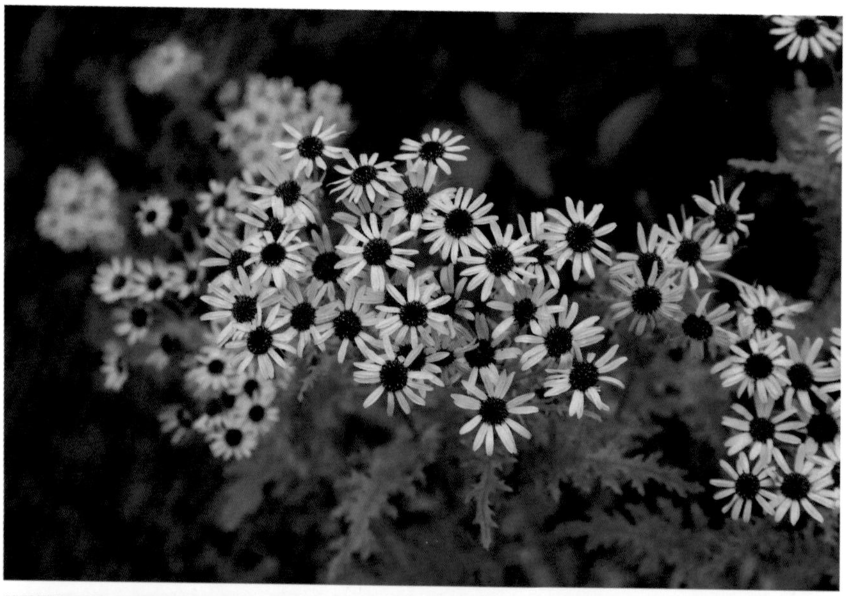

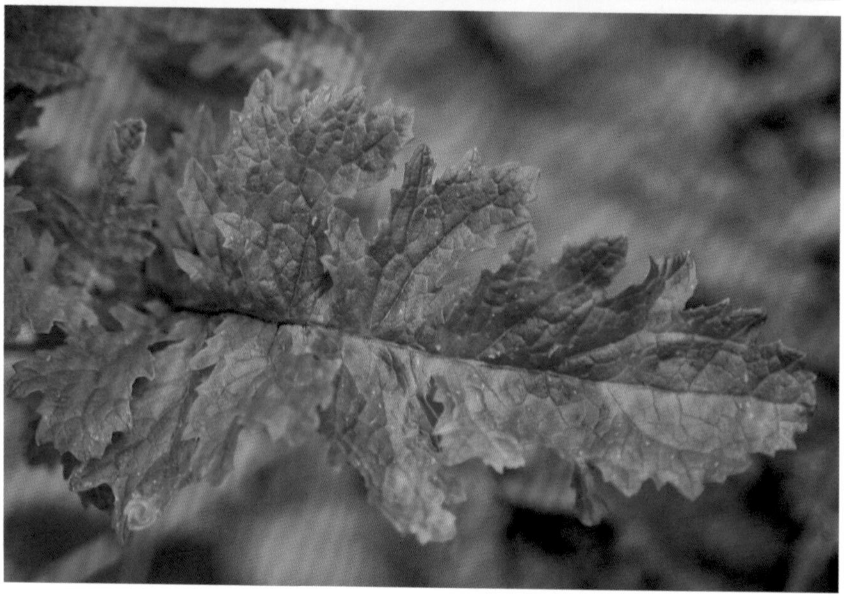

线形，边缘具粗羽状齿。头状花序有舌状花多数，排列成顶生伞房花序或复伞房花序；花序梗长 5 ~ 25mm，或多或少被蛛丝状绒毛或黄褐色短柔毛，或变无毛，有线形苞片和 2 ~ 3 线状钻形小苞片；总苞钟状，长 3 ~ 4mm，宽 3 ~ 4mm，具外层苞片；苞片 8 ~ 10，线状钻形，长 2 ~ 3mm；总苞片 10 ~ 13，长圆状披针形，渐尖，上端黑褐色，被柔毛，草质，边缘宽干膜质，向基部有黄褐色短柔毛；舌状花 10 ~ 13，管部长 2.5mm，舌片黄色，长圆形，长约 6.5mm，宽 2mm，钝，上端具 3 细齿，有 4 脉；管状花多数，花冠黄色，长 5 ~ 5.5mm，管部长 2.5mm，檐部漏斗状；裂片卵状三角形，长 0.8mm，尖；花药长 2mm，基部具钝耳；附片卵状披针形；花药颈部稍伸长，向基部稍膨大；花柱分枝长 1mm，先端截形，被乳头状毛。瘦果圆柱形，全部或管状花的瘦果被疏柔毛，有时舌状花或全部小花的瘦果无毛；冠毛长约 4mm，污白色，禾秆色或稀淡红色，冠毛在全部瘦果上存在，或有时舌状花的瘦果无冠毛；或脱落。花期 4 ~ 11 月。

分布

分布于我国西藏（林芝、聂拉木，以及珠穆朗玛峰北坡）、重庆（綦江）、贵州、湖北、湖南、云南（昆明、丽江、大理、腾冲、维西、澜沧、香格里拉、凤庆、思茅、巧家、蒙自、屏边，以及澜沧江—怒江分水岭一带）。巴基斯坦、印度、尼泊尔和不丹也有分布。

生境

生长于海拔 1100 ~ 3750m 的林下、林缘、开旷草地、田边、路旁。

药材名

玉勾相嘎保、叶格兴嘎保、玉格象嘎保（ཡུ་གུ་ཤིང་དཀར་པོ།）。

药用部位

全草。

功能与主治

清热解表，消炎止痛，愈创，干黄水。用于各种创伤，各类炎症（肝炎、胰腺炎、胆囊炎、脑膜炎等），高热不退，黄水病。

用量与用法

1.5 ~ 2g。有毒，内服宜慎。

附注

《四部医典》中记载有“ཡུ་གུ་ཤིང་།”（叶格兴），言其为清热毒、愈创之药物。《蓝琉璃》记载“叶格兴”分为白、黑 2 种；《四部医典系列挂图全集》第二十八图中白、黑 2 种的附图均为菊科植物。《晶珠本草》也记载“叶格兴”分为黑［“ཡུ་གུ་ཤིང་ནག་པོ”（玉格象那保）］、白［“ཡུ་གུ་ཤིང་དཀར་པོ”（玉格象嘎保）］2 种。现代文献记载的“玉格象嘎保”的基原包括有千里光属（*Senecio*）、合耳菊属（*Synotis*）的多种植物。《藏标》（双花千里光 /ཡུ་གུ་ཤིང་དཀར་པོ/ 玉格象嘎保）和《西藏藏标》（ཡུ་གུ་ཤིང་ཁནྡ/ 雨古星砍扎 / 千里光膏）中收载了双花千里光 *Senecio dianthus* Franch.［红缨合耳菊 *Synotis erythropappa* (Bur. et Franch.) C. Jeffrey et Y. L. Chen］、川西千里光 *Senecio solidagineus* Hand.-Mazz.［川西合耳菊 *Synotis solidaginea* (Hand.-Mazz.) C. Jeffrey et Y. L. Chen］。文献记载菊叶千里光 *Senecio chrysanthemoides* DC.（菊状千里光 *Senecio laetus* Edgew.）为其基原之一。有观点认为川西合耳菊 *Synotis solidaginea* (Hand.-Mazz.) C. Jeffrey et Y. L. Chen（川西尾药菊）即《四部医典系列挂图全集》所附“玉格象嘎保”（30 号图）的正品，菊叶千里光 *Senecio chrysanthemoides* DC. 应为类似品。（参见“红缨合耳菊”“莱菔叶千里光”“血满草”条）

莱菔叶千里光

Senecio raphanifolius Wall. ex DC.（异叶千里光 *Senecio diversifolius* Wall. ex DC.）

菊科（Compositae）　千里光属（*Senecio*）

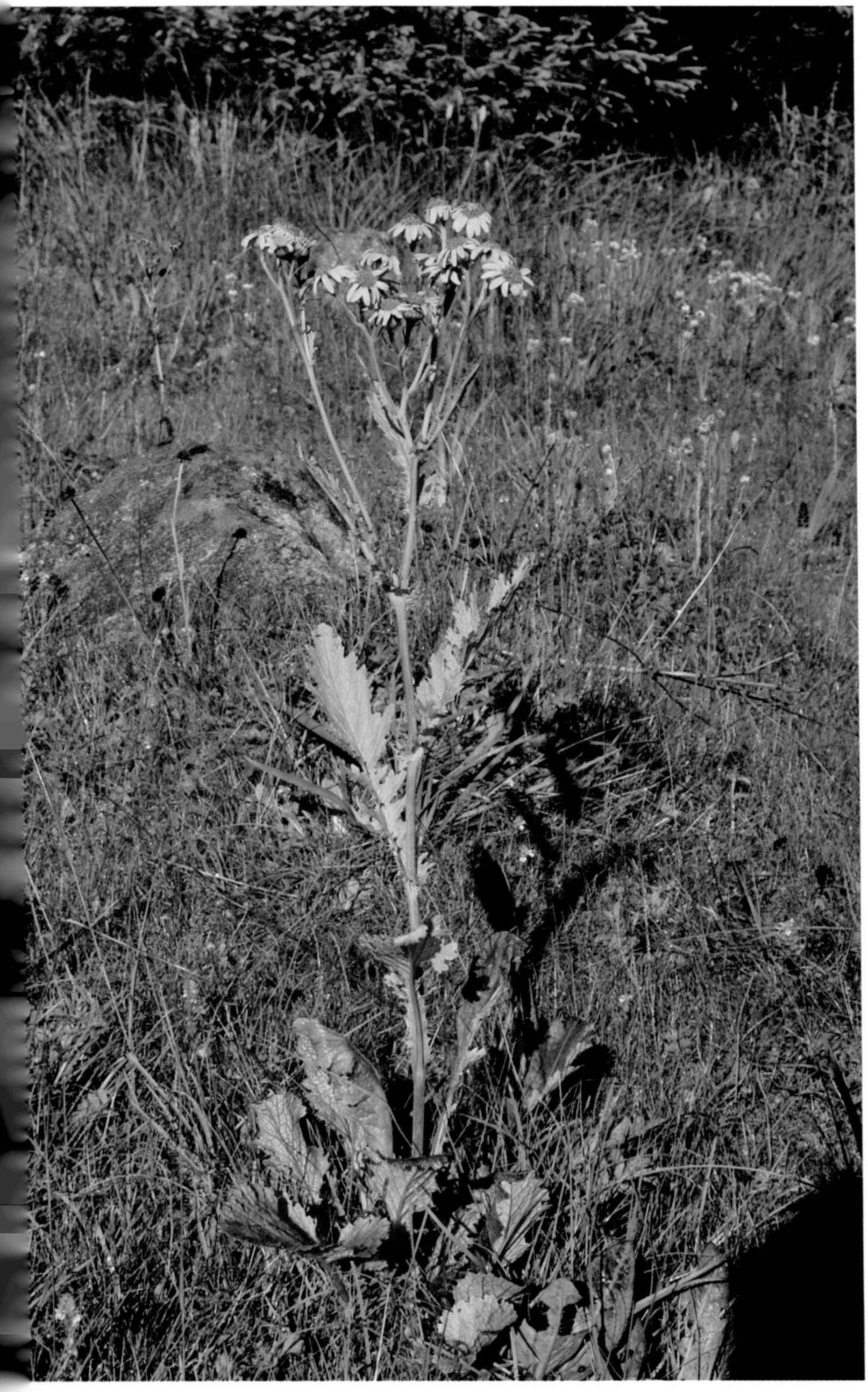

形态

多年生具茎叶草本。根茎粗，直径 10 ~ 15mm。茎单生或有时 2 ~ 3，直立，高 60 ~ 150cm，不分枝或具花序枝，被疏蛛丝状毛，或后变无毛。基生叶在花期有时生存，但通常枯萎或脱落；基生叶和最下部茎生叶倒披针形，长 15 ~ 30cm，宽 2 ~ 5cm，大头羽状浅裂，顶生裂片大，长圆形或椭圆状长圆形，具缺刻状齿或细裂，侧裂片较小，6 ~ 8 对，长圆状，具缺刻状齿，向叶基部缩小，纸质，上面无毛，下面疏被蛛丝状毛或无毛，叶柄长 5 ~ 8cm，基部扩大；中部茎生叶无柄，长圆形，长 10 ~ 15cm，宽 2.5 ~ 4cm，羽状浅裂或近羽状深裂，顶生裂片卵状长圆形或长圆形，略不明显，侧生裂片 5 ~ 8 对，开展或稍斜升，具尖齿或撕裂状细裂，基部具耳，叶耳有齿或撕裂，半抱茎；上部叶渐小，长圆形至长圆状披针形，具羽状齿或细裂。头状花序有舌状花多数，排列成顶生伞房花序或复伞房花序；花序梗稍粗，长 1 ~ 3cm，初时有疏蛛丝状毛，黄褐色短柔毛，后多少变无毛，通常有 2 ~ 3 线形小苞片。总苞宽钟状或半球形，长 5 ~ 7mm，宽 4 ~ 10mm，具外层苞片；苞片 8 ~ 10，线状钻形，长约 3mm；总苞片 12 ~ 16，长圆形，宽 1.5 ~ 2mm，渐尖，上端黑褐色，具柔毛，草质，具狭干膜质边缘，下部被黄褐色短柔毛，或多或少变无毛。舌状花 12 ~ 16，管部长 3mm；舌片黄色，长圆形，长约 8mm，宽 2 ~ 3mm，先端钝，具 3 细齿，具 4 脉。管状花多数；花冠黄色，长 5mm，管部长 2mm，檐部漏斗状；裂片长圆状披针形，长 1mm，尖，上端有乳头状毛；花药长 2mm，基部有钝耳，附片卵状披针形；花药颈部较长，向基部明显膨大；花柱分枝长 0.8mm，先端截形，有乳头状毛。瘦果圆柱形，长 3mm，无毛；冠毛长约 4.5mm，淡红色，管状花有冠毛，舌状花冠毛少数，迅速脱落或缺。花期 7 ~ 9 月。

分布

分布于我国西藏（林芝、拉萨、亚东、错那等）；尼泊尔、印度东北部、不丹、缅甸北部等也有分布。

生境

生长于海拔 2700 ~ 4400m 的山地林下、草甸、草坡、灌丛、河岸边。

药材名

叶格兴、叶格象、叶格相（ཡ་གྱ་ཤིང་།），叶格兴嘎保、玉勾相嘎保（ཡ་གྱ་ཤིང་དཀར་པོ།），古轴曼巴（རྒྱ་དྲུས་དམན་པ།）。

药用部位

地上部分或带根全草。

功能与主治

叶格兴嘎保：清热止痛，祛风止痒，解毒疗疮。用于伤口发炎，肿胀疼痛，皮炎，跌打损伤。

古轴曼巴：清热解毒，愈疮，生肌，续脉。用于时疫，肠痈，疮疡，脉病。

用量与用法

1.5 ~ 2g。内服煎汤，或入丸、散剂。外用适量，研粉撒或调敷。

附注

《晶珠本草》记载“ཡ་གྱ་ཤིང་།”（叶格兴）分为黑 [“ཡ་གྱ་ཤིང་ནག་པོ།”（叶格兴那保）]、白 [“ཡ་གྱ་ཤིང་དཀར་པོ།”（叶格兴嘎保）]2 种。现代文献记载藏医所用“叶格兴”的基原包括菊科千里光属（*Senecio*）、合耳菊属（*Synotis*）、风毛菊属（*Saussurea*）、忍冬科接骨木属（*Sambucus*）的多种植物，不同地区藏医使用的种类不同。其中，白者（叶格兴嘎保）的基原为千里光属的多种，《藏标》以“双花千里光 /ཡ་གྱ་ཤིང་དཀར་པོ།/ 玉格象嘎保”之名收载了双花千里光 *Senecio dianthus* Franch.[红缨合耳菊 *Synotis erythropappa* (Bur. et Franch.) C. Jeffrey et Y. L. Chen]。据文献记载，莱菔叶千里光 *Senecio raphanifolius* Wall. ex DC.（异叶千里光 *Senecio diversifolius* Wall. ex DC.）也为白者的基原之一。黑

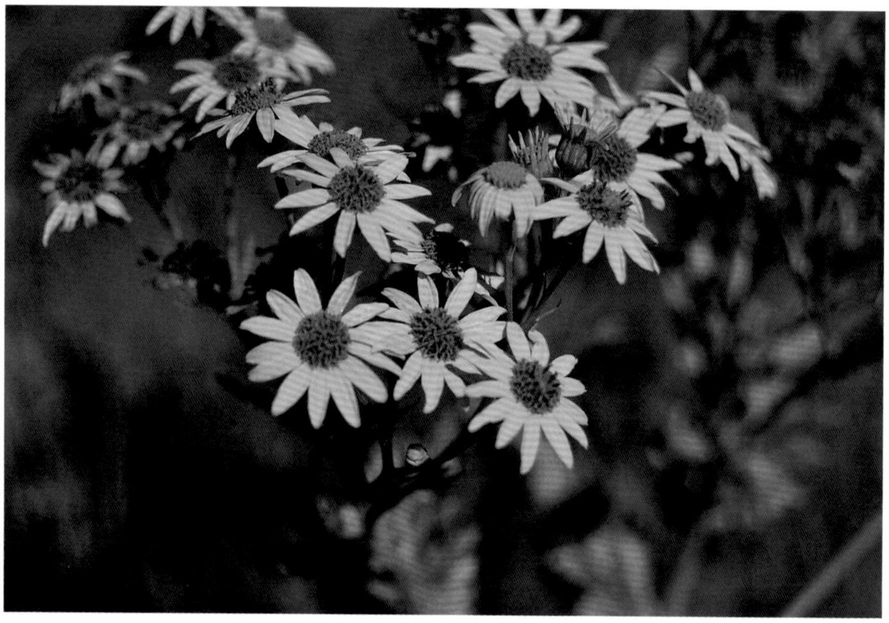

者（叶格兴那保）的基原为风毛菊属植物柳叶菜风毛菊 *Saussureae pilobioides* Maxim.、忍冬科植物血满草 *Sambucus adnata* Wall. ex DC.。（参见“千里光”“血满草”条）

《四部医典》记载有“ཀུ་དུས”（古轴、古椎、格周），言其为愈伤、止痛之药物。《蓝琉璃》记载“古轴”分为优品与副品两类；《四部医典系列挂图全集》第二十九图中也有“古轴”的优品与副品附图，其汉译本分别译注为“千里光”（11 号图）和“次千里光”（12 号图），2 图所示形态均似菊科植物。《晶珠本草》记载“古轴”分为上品［“སེར་པོ་ཀུ་དུས”（塞保古椎）、“ཀུ་དུས་སེར་པ”（格周色哇、格周丝哇）］和下品［“ཐུམ་བུ་ཀུ་དུས”（董布古椎）、“སེར་པོ་ཀུ་དུས་དམན་པ”（塞保古椎门巴）］。现代文献记载的“古轴”类的基原涉及龙胆科獐牙菜属（*Swertia*）、黄秦艽属（*Veratrilla*）、罂粟科紫堇属（*Corydalis*）、菊科千里光属（*Senecio*）等的 10 余种植物，不同文献关于其上、下品的基原也有不同观点。文献记载，莱菔叶千里光 *Senecio raphanifolius* Wall. ex DC. 为《蓝琉璃》记载的“古椎”的副品“古轴曼巴”的基原之一；而《晶珠本草》记载的副品与《蓝琉璃》记载的副品不同，其基原应为罂粟科紫堇属植物迭裂黄堇 *Corydalis dasyptera* Maixm.。（参见“千里光”“迭裂黄堇”“天山千里光”条）

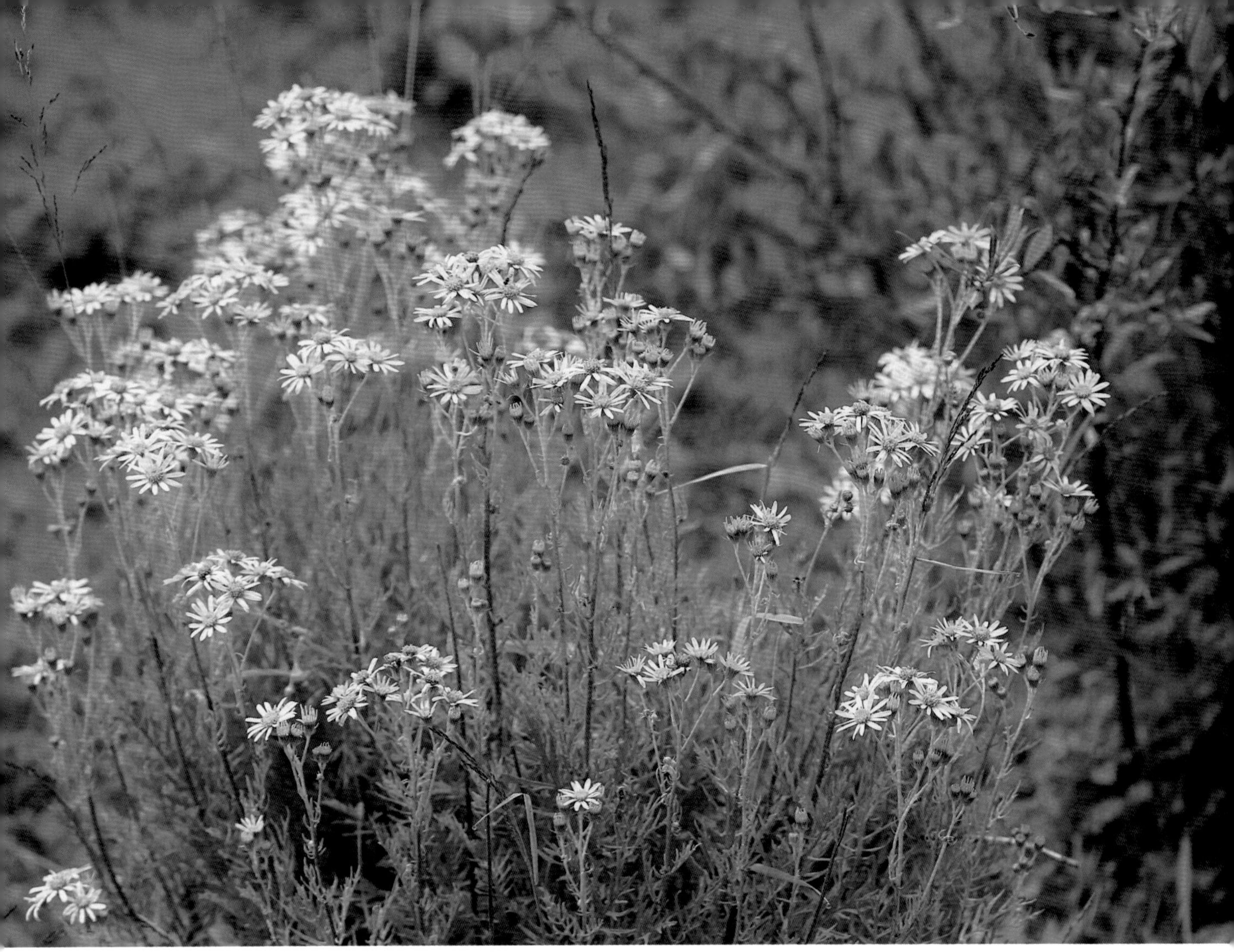

额河千里光

Senecio argunensis Turcz.

菊科（Compositae）　　千里光属（*Senecio*）

形态

多年生草本，根茎斜升，直径 7mm，具多数纤维状根。茎单生，直立，高 30 ~ 60（~ 80）cm，被蛛丝状柔毛，有时多少脱毛，上部有花序枝。基生叶和下部茎生叶在花期枯萎，通常凋落；中部茎生叶较密集，无柄，卵状长圆形至长圆形，长 6 ~ 10cm，宽 3 ~ 6cm，羽状全裂至羽状深裂，顶生裂片小而不明显，侧裂片约 6 对，狭披针形或线形，长 1 ~ 2.5cm，宽 0.1 ~ 0.5cm，先端钝至尖，边缘具 1 ~ 2 齿或狭细裂，或全缘，稍斜升，纸质，上面无毛，下面有疏蛛丝状毛，或多少脱毛，基部具狭耳或撕裂状耳；上部茎生叶渐小，先端较尖，羽状分裂。头状花序有舌状花，多数，排列成顶生复伞房花序；花序梗细，长 1 ~ 2.5cm，有疏至密蛛丝状毛，有苞片和数个线状钻形小苞片；总苞近钟状，长 5 ~ 6mm，宽 3 ~ 5mm，具外层苞片；苞片约 10，线形，长 3 ~ 5mm，总苞片约 13，长圆状披针形，宽 1 ~ 1.5mm，尖，上端具短髯毛，草质，边缘宽干膜质，绿色或有时变紫色，背面被疏蛛丝毛；舌状花 10 ~ 13，管部长 4mm；舌片黄色，长圆状线形，长 8 ~ 9mm，宽 2 ~ 3mm，先端钝，有 3 细齿，具 4 脉；管状花多数；花冠黄色，长 6mm，管部长 2 ~ 2.5mm，檐部漏斗状；裂片卵状长圆形，长 0.7mm，尖；花药线形，长 2mm，基部有明显稍尖的耳，附片卵状披针形，花药颈部较粗，向基部膨大；花柱分枝长 0.7mm，先端截形，有乳头状毛。瘦果圆柱形，长 2.5mm，无毛；冠毛长 5.5mm，淡白色。花期 8 ~ 10 月。

分布

分布于我国青海（门源）、甘肃、四川、陕西、山西、湖北、河北、内蒙古、吉林、辽宁、黑龙江。朝鲜、俄罗斯西伯利亚地区、蒙古等也有分布。

生境

生长于海拔 500 ~ 3300m 的草坡、山地草甸。

药材名

玉格象嘎保、叶格兴嘎保、油苦兴嘎保、玉勾相嘎保（ཡུ་གུ་ཤིང་དཀར་པོ།）。

药用部位

全草。

功能与主治

清热，解毒，疗疮。

用量与用法

1.5 ~ 2g。有毒，内服宜慎。

附注

《四部医典》《晶珠本草》等中记载有“ཡུ་གུ་ཤིང་།”（玉格象、叶格兴），言其为清热毒、愈创伤之药物。《蓝琉璃》《晶珠本草》均言“玉格象”分黑 [“ཡུ་གུ་ཤིང་ནག་པོ།”（玉格象那保）]、白 [“ཡུ་གུ་ཤིང་དཀར་པོ།”（玉格象嘎保）] 2 种。现代文献记载的藏医所用“玉格象嘎保”的基原包括多种千里光属（*Senecio*）植物，《藏标》（双花千里光 / ཡུ་གུ་ཤིང་དཀར་པོ།/ 玉格象嘎保）和《西藏藏标》（千里光膏 / 雨古星砍扎）中收载了双花千里光 *Senecio dianthus* Franch.[红缨合耳菊 *Synotis erythropappa* (Bur. et Franch.) C. Jeffrey et Y. L. Chen]、川西千里光 *Senecio solidagineus* Hand.-Mazz.[川西合耳菊 *Synotis solidaginea* (Hand.-Mazz.) C. Jeffrey et Y. L. Chen]。据文献记载，额河千里光 *Senecio argunensis* Turcz. 为川西、甘南、青海藏医使用的“玉勾相嘎保”的基原之一。（参见“红缨合耳菊”“血满草”条）

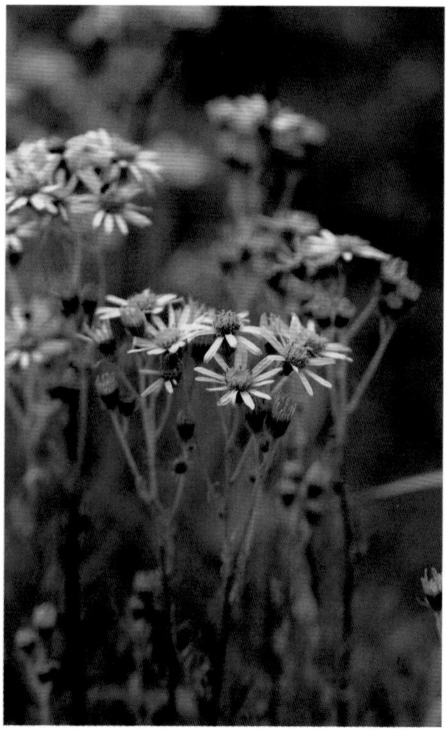

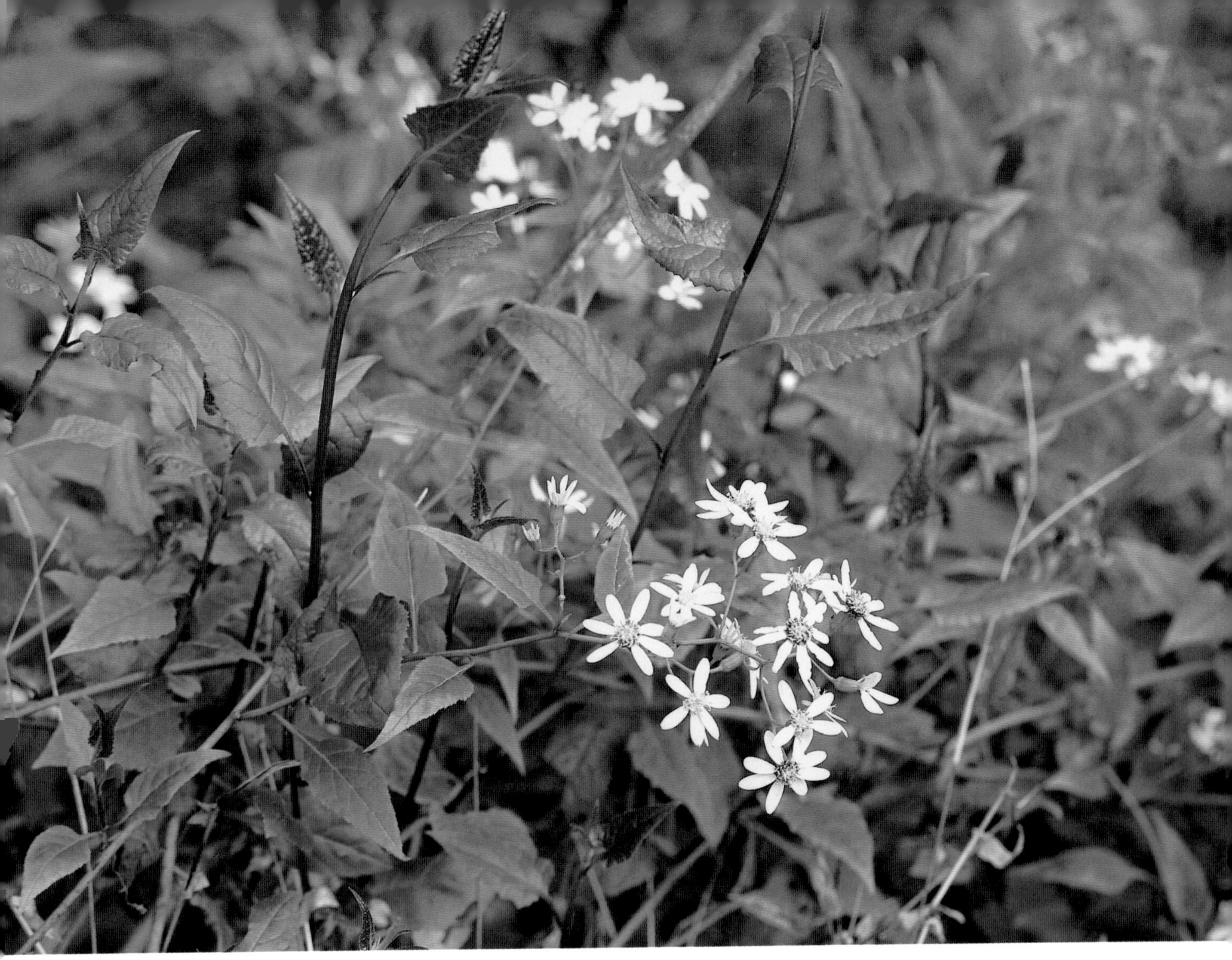

千里光

Senecio scandens Buch.-Ham. ex D. Don

菊科（Compositae） 千里光属（*Senecio*）

形态

多年生攀缘草本，根茎木质，粗，直径达 1.5cm。茎伸长，弯曲，长 2 ~ 5m，多分枝，被柔毛或无毛，老时变木质，皮淡色。叶具柄，叶片卵状披针形至长三角形，长 2.5 ~ 12cm，宽 2 ~ 4.5cm，先端渐尖，基部宽楔形、截形、戟形或稀心形，叶片不分裂，近全缘至具齿，基部无侧生小裂片，两面被短柔毛至无毛；羽状脉，侧脉 7 ~ 9 对，弧状，叶脉明显；叶柄长 0.5 ~ 1（~ 2）cm，具柔毛或近无毛，无耳或基部有小耳；上部叶变小，披针形或线状披针形，长渐尖。头状花序有舌状花，多数，在茎枝端排列成复聚伞圆锥花序；分枝和花序梗被密至疏短柔毛；花序梗长 1 ~ 2cm，具苞片，小苞片通常 1 ~ 10，线状钻形；总苞圆柱状钟形，长 5 ~ 8mm，宽 3 ~ 6mm，具外层苞片；苞片约 8，线状钻形，长 2 ~ 3mm。总苞片 12 ~ 13，线状披针形，渐尖，上端和上部边缘有缘毛状短柔毛，草质，边缘宽干膜质，背面有短柔毛或无毛，具 3 脉；舌状花 8 ~ 10，管部长 4.5mm；舌片黄色，长圆形，长 9 ~ 10mm，宽 2mm，钝，具 3 细齿，具 4 脉；管状花多数；

花冠黄色，长 7.5mm，管部长 3.5mm，檐部漏斗状；裂片卵状长圆形，尖，上端有乳头状毛；花药长 2.3mm，基部有钝耳；耳长约为花药颈部的 1/7；附片卵状披针形；花药颈部伸长，向基部略膨大；花柱分枝长 1.8mm，先端截形，有乳头状毛。瘦果圆柱形，长 3mm，被柔毛；冠毛白色，长 7.5mm。花期 8 月至翌年 4 月。

分布

分布于我国西藏、四川、贵州、云南、重庆、陕西、湖北、湖南、江西、浙江、安徽、福建、广东、广西、台湾等地。印度、尼泊尔、不丹、菲律宾、日本及中南半岛也有分布。

生境

生长于海拔 50 ～ 3200m 的森林、灌丛中，攀缘于灌木、岩石上或溪边。

药材名

塞保古椎、赛博古轴（སེར་པོ་རྒྱ་དྲུས།），古轴曼巴（རྒྱ་དྲུས་དམན་པ།），叶格兴嘎保、玉格象嘎保、玉格香嘎尔保（ཡུ་གུ་ཤིང་དཀར་པོ།）。

药用部位

全草。

功能与主治

塞保古椎：清热解毒，清肝明目，去腐生肌，杀虫止痒。用于黄疸性肝炎，肠胃炎，痢疾，感冒，目赤肿痛，淋巴结炎，枪伤，刀伤，痔疮，疮疖肿毒。

叶格兴嘎保：清热止痛，祛风止痒，解毒疗疮。用于伤口发炎，肿胀疼痛，皮炎，跌打损伤。

用量与用法

2 ～ 4g。内服研末，或入丸、散剂。

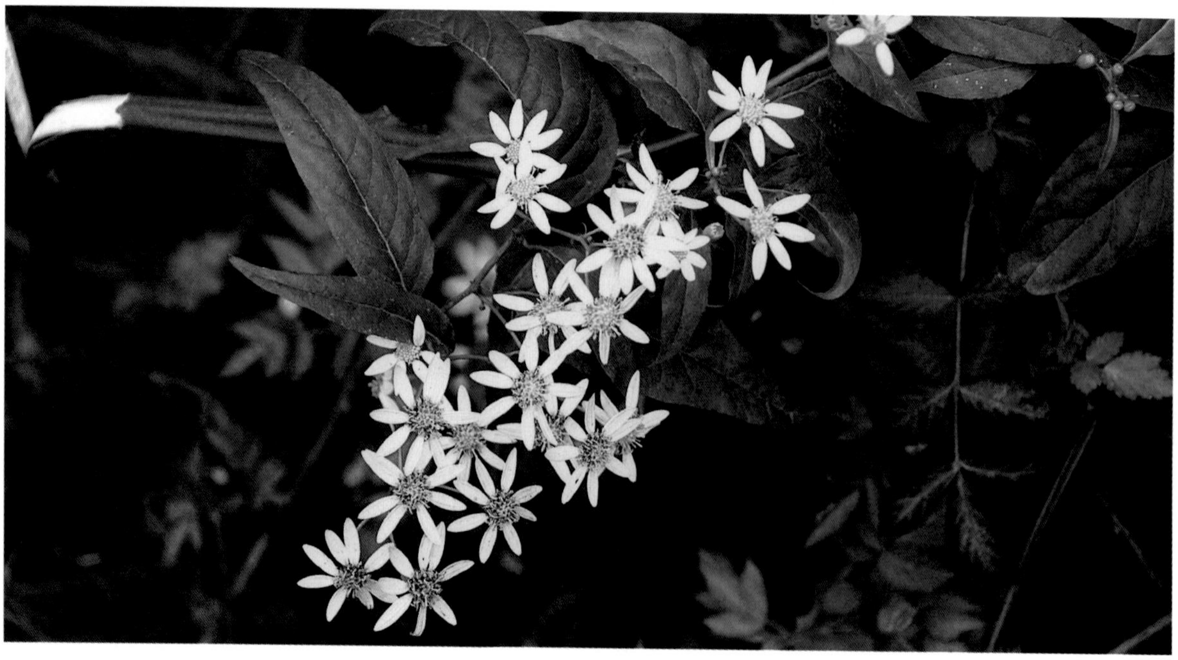

附 注

《四部医典》中记载有“ཀྱི་དྲུས།”（古轴、古椎、格周），言其为愈伤、止痛之药物。《蓝琉璃》记载“古轴”有优品与副品两类；《四部医典系列挂图全集》第二十九图中也有“古轴”的优品与副品附图，汉译本分别译作“千里光”（11 号图）和“次千里光”（12 号图），二者均似菊科植物。《晶珠本草》记载“古轴”分为上品 [“སེར་པོ་ཀྱི་དྲུས།”（塞保古椎）、“ཀྱི་དྲུས་སེར་པ།”（格周色哇、格周丝哇）] 和下品 [“ལྕམ་བུ་ཀྱི་དྲུས།”（董布古椎）、“སེར་པོ་ཀྱི་དྲུས་དམན་པ།”（塞保古椎门巴）]。现代文献记载的“古轴”类的基原涉及龙胆科獐牙菜属（*Swertia*）和黄秦艽属（*Veratrilla*）、罂粟科紫堇属（*Corydalis*）、菊科千里光属（*Senecio*）等的 10 余种植物，不同文献对于其上、下品的基原也有不同观点。据文献记载，千里光 *Senecio scandens* Buch.-Ham. ex. D. Don 为上品“塞保古椎”的基原之一，同样使用的还有红舌千里光 *Senecio rufus* Hand.-Mazz.[橙舌狗舌草 *Tephroseris rufa* (Hand.-Mazz.) B. Nord.]、攀援千里光 *Senecio araneosus* DC.[滕菊 *Cissampelopsis volubilis* (Bl.) Miq.]。《中国藏药植物资源考订》则认为，《四部医典系列挂图全集》的优品附图（11 号图）的花及花序、叶形态与千里光 *Senecio scandens* Buch.-Ham. ex. D. Don 相近，但附图的茎直立，而该种为攀缘植物，故仅为代用品；“副品”（12 号图）似为疏毛千里光 *Senecio kawaguchii* Kitam.（天山千里光 *Senecio thianshanicus* Regel et Schmalh.)或窄叶千里光 *Senecio drukensis* Marq. et Shaw(垂头千里光)，还包括林荫千里光 *Senecio nemorensis* L.、异羽千里光 *Senecio diversipinnus* Ling。《蓝琉璃》和《晶珠本草》记载的优品应为龙胆科植物黄花獐牙菜 *Swertia kingii* Hook. f.，而两书记载的副品不同，《晶珠本草》记载的副品应为罂粟科植物迭裂黄堇 *Corydalis dasyptera* Maxim.。（参见“迭裂黄堇”“华北獐牙菜”“橙舌狗舌草”“天山千里光”“林荫千里光”条）

《四部医典》《晶珠本草》等中记载有“ཡུ་གུ་ཤིང་།”（玉格象、叶格兴），言其为清热毒、愈创伤之药物。《蓝琉璃》《晶珠本草》均言“玉格象”分黑 [“ཡུ་གུ་ཤིང་ནག་པོ།”（玉格象那保）]、白 [“ཡུ་གུ་ཤིང་དཀར་པོ།”（玉格象嘎保）]2 种。现代文献记载藏医所用白者“玉格象嘎保”的基原包括双花千里光 *Senecio dianthus* Franch.[红缨合耳菊 *Synotis erythropappa* (Bur. et Franch.) C. Jeffrey et Y. L. Chen]、川西千里光 *Senecio solidagineus* Hand.-Mazz.[川西合耳菊 *Synotis solidaginea* (Hand.-Mazz.) C. Jeffrey et Y. L. Chen]、莱菔叶千里光 *Senecio raphanifolius* Wall. ex DC. 等多种合耳菊属（*Synotis*）和千里光属植物，其中，千里光 *Senecio scandens* Buch.-Ham. ex D. Don 为甘肃甘南藏医使用的“玉格香嘎尔保”；黑者“玉格象那保”的基原涉及菊科风毛菊属（*Saussurea*）和紫菀属（*Aster*）、忍冬科接骨木属（*Sambucus*）等的多种植物。（参见“接骨草”“莱菔叶千里光”“川西合耳菊”条）

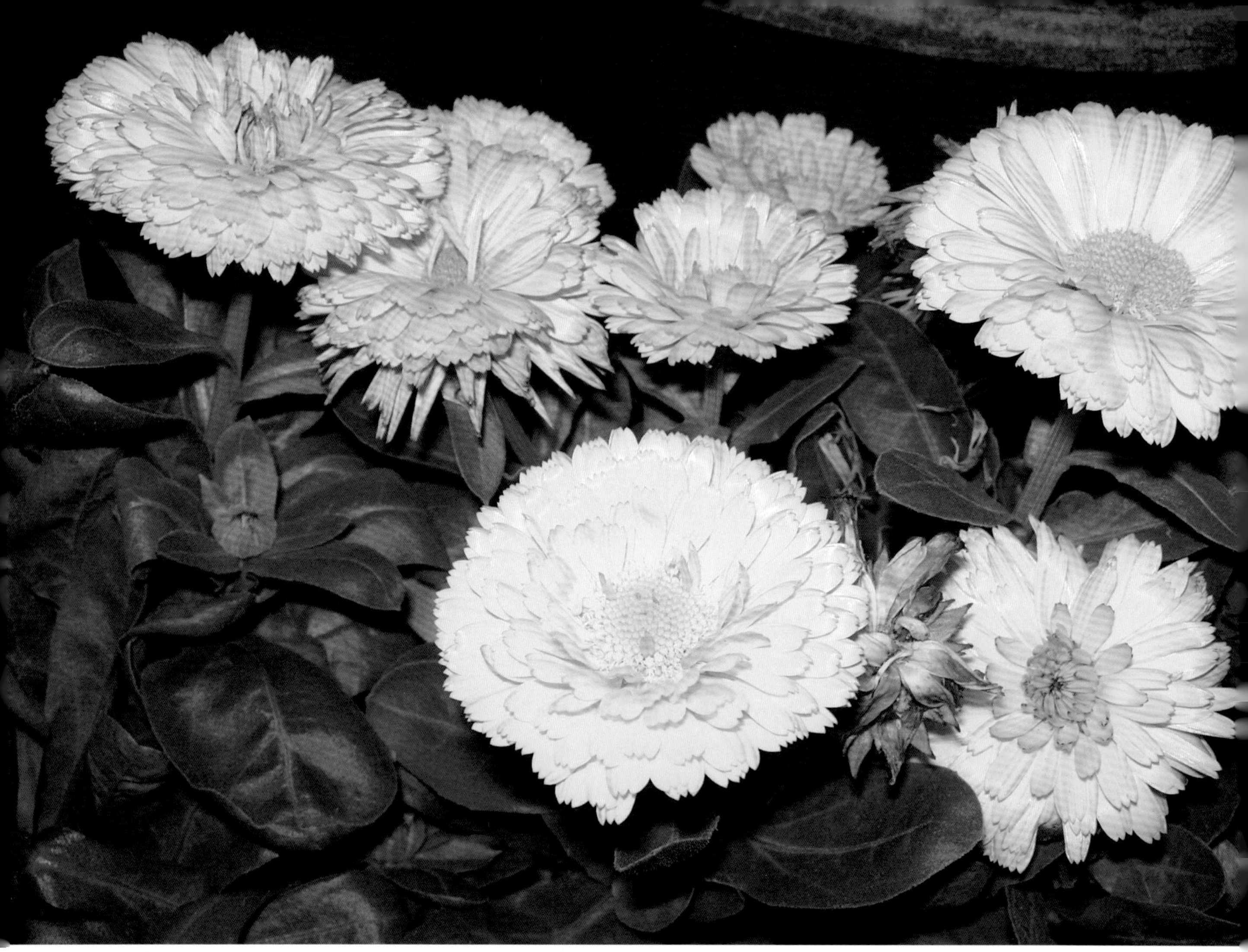

金盏花

Calendula officinalis L.

菊科（Compositae） 金盏花属（*Calendula*）

形态

一年生草本，高 20 ~ 75cm，通常自茎基部分枝，绿色或多少被腺状柔毛。基生叶长圆状倒卵形或匙形，长 15 ~ 20cm，全缘或具疏细齿，具柄，茎生叶长圆状披针形或长圆状倒卵形，无柄，长 5 ~ 15cm，宽 1 ~ 3cm，先端钝，稀急尖，边缘波状、具不明显的细齿，基部多少抱茎。头状花序单生茎枝端，直径 4 ~ 5cm，总苞片 1 ~ 2 层，披针形或长圆状披针形，外层稍长于内层，先端渐尖；小花黄色或橙黄色，长于总苞 2 倍，舌片宽达 4 ~ 5mm；管状花檐部具三角状披针形裂片。瘦果全部弯曲，淡黄色或褐色，外层的瘦果大半内弯，外面常具小针刺，先端具喙，两侧具翅，脊部具规则的横折皱。花期 4 ~ 9 月，果期 6 ~ 10 月。

分布

原产欧洲。我国各地作园林绿化、观赏花卉广泛栽培。世界各地多有栽培。

生境

栽培。

药材名

准莫苦空（བཙན་མོ་གུར་གུམ།），苦空美朵（གུར་གུམ་མེ་ཏོག），甲门、加曼（རྒྱ་མེན།），来干琼哇（ལེ་བརྒན་ཆུང་བ།）。

药用部位

花（花序）。

功能与主治

发汗利尿，泻下通淋。用于风寒感冒，咳喘，小便不利，上半身疼痛，血瘀肿痛。

用量与用法

5 ~ 10g。

附注

《四部医典》《蓝琉璃》《晶珠本草》等中均记载有“གུར་གུམ།”（苦空、苟日苟木），言其为治肝病、敛脉之药物。《晶珠本草》按产地将“苦空”分为特品、上品、中品、次中品、下品；但各古籍文献中对其下各品的基原、生境、形态等信息的记载很少。《四部医典系列挂图全集》第二十六图中有“བལ་པོ་གུར་གུམ།”（帕博苦空，36 号图，汉译本译注名为“尼泊尔红花”）和“བོད་གུར་གུམ།”（窝苦空，37 号图，汉译本译注名为“草红花”）的附图，两者均为菊科植物。现各地藏医均以鸢尾科植物番红花 *Crocus sativus* L. 为正品，称其为“ཁ་ཆེ་གུར་གུམ།”（卡奇苦空，也有文献统称“苦空”），以菊科植物红花 *Carthamus tinctorius* L. 为代用品，称其为“གུར་གུམ།”（苦空）。有文献认为《四部医典系列挂图全集》的“窝苦空”（草红花）及《晶珠本草》所言西藏庭院常种植的“下品（西藏红花）”的基原为金盏花 *Calendula officinalis* L.。据调查，目前藏医临床上红花 *Carthamus tinctorius* L. 的使用量远大于番红花 *Crocus sativus* L.，金盏花 *Calendula officinalis* L. 则在甘肃 [称“བཙན་མོ་གུར་གུམ།”（准莫苦空），意为“略次于苦空”]、四川甘孜 [称“གུར་གུམ་མེ་ཏོག ”（苦空美朵），意为“苦空的花”] 等地药用。（参见“番红花”“红花”条）

《晶珠本草》在“旱生草类药物”的“花类药物”中另条首次记载有治血紊乱、止上半身疼痛之药物“རྒྱ་མེན།”（甲门），言其“为园中栽培的多年生植物。根粗壮；花大，红色，根老时花红黄色”（“红黄色”指红色带有黄晕）。《认药》则记载“甲门”分为“花 5 瓣，红色带黄，老时烟黄色”的“བོད་རྒྱ་མེན།”（窝甲门，意为“西藏产的甲门”）和“花瓣较多，相连接成堆生长，花白、黄、红、红灰色”的“རྒྱ་མེན།”（甲门，意为“印度或汉地产的甲门”）2 种。现代文献记载的“甲门”多以来源于罂粟科植物野罂粟 *Papaver nudicaule* L. 或虞美人 *P. rhoeas* L. 者为正品，以来源于金盏花 *Calendula officinalis* L. 者为代用品，但甘肃甘南藏医亦称该种为“甲门”。（参见“野罂粟”“罂粟”“虞美人”条）

《蓝琉璃》在“药物补述”中记载有“མེ་ཏོག་ལེ་བརྒན་ཙི།”（美朵来干孜），言其为续脉、益疮之药物；《四部医典系列挂图全集》第三十一图中有其附图（93 号图），汉译本译注名为“万寿菊”；《晶珠本草》称“ལེ་བརྒན།”（来干）。现代文献记载的“美朵来干孜”或“来干”的基原为菊科植物万寿菊 *Tagetes erecta* L. 或小万寿菊 *T. patula* L.（孔雀草），两者与《蓝琉璃》和《晶珠本草》记载的形态和《四部医典系列挂图全集》的附图也较为相符。《藏药晶镜本草》记载“来干”的基原为万寿菊 *T. erecta* L.，并将金盏花 *Calendula officinalis* L. 作“ལེ་བརྒན་ཆུང་བ།”（来干琼哇）的基原，认为两者为同类药物。（参见“万寿菊”“孔雀草”条）

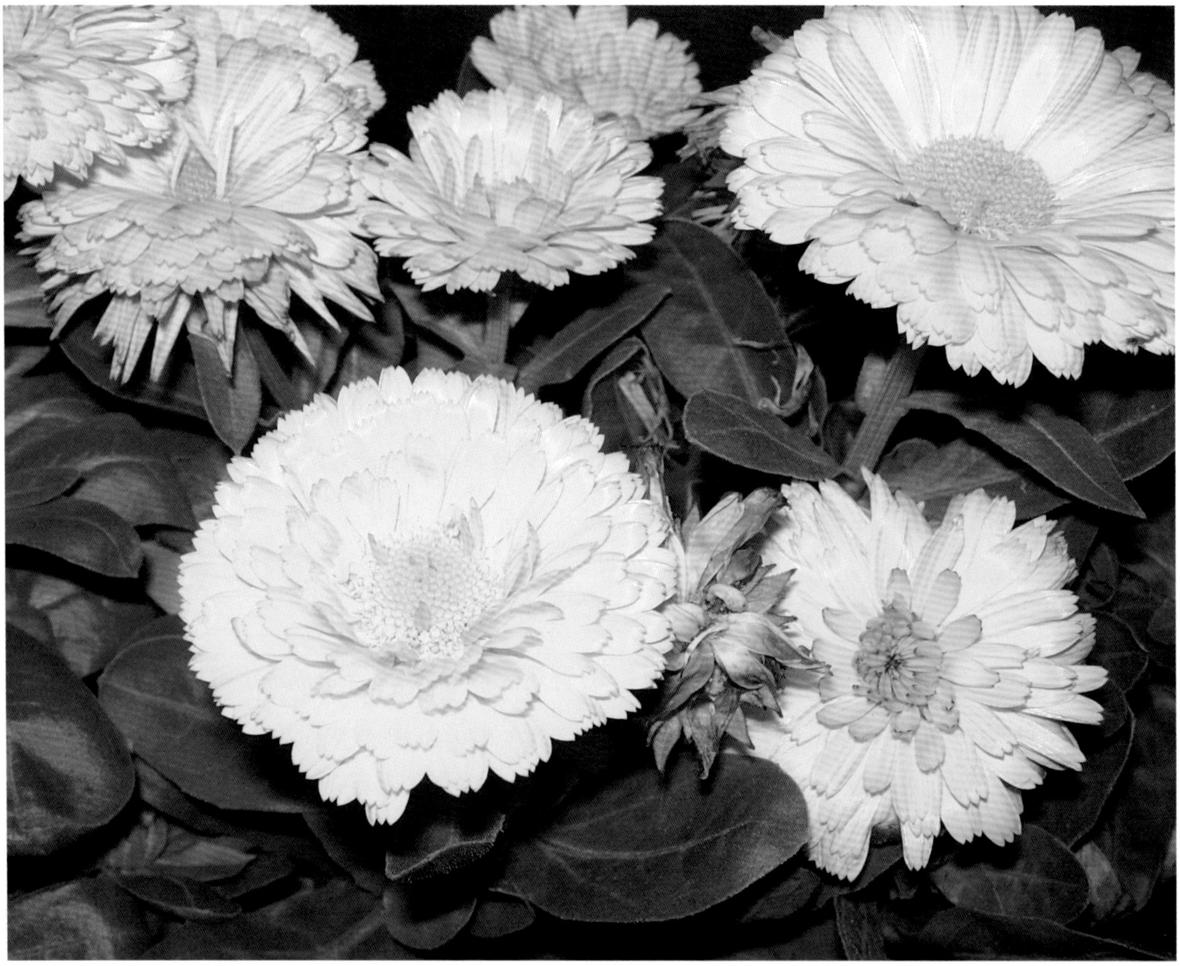

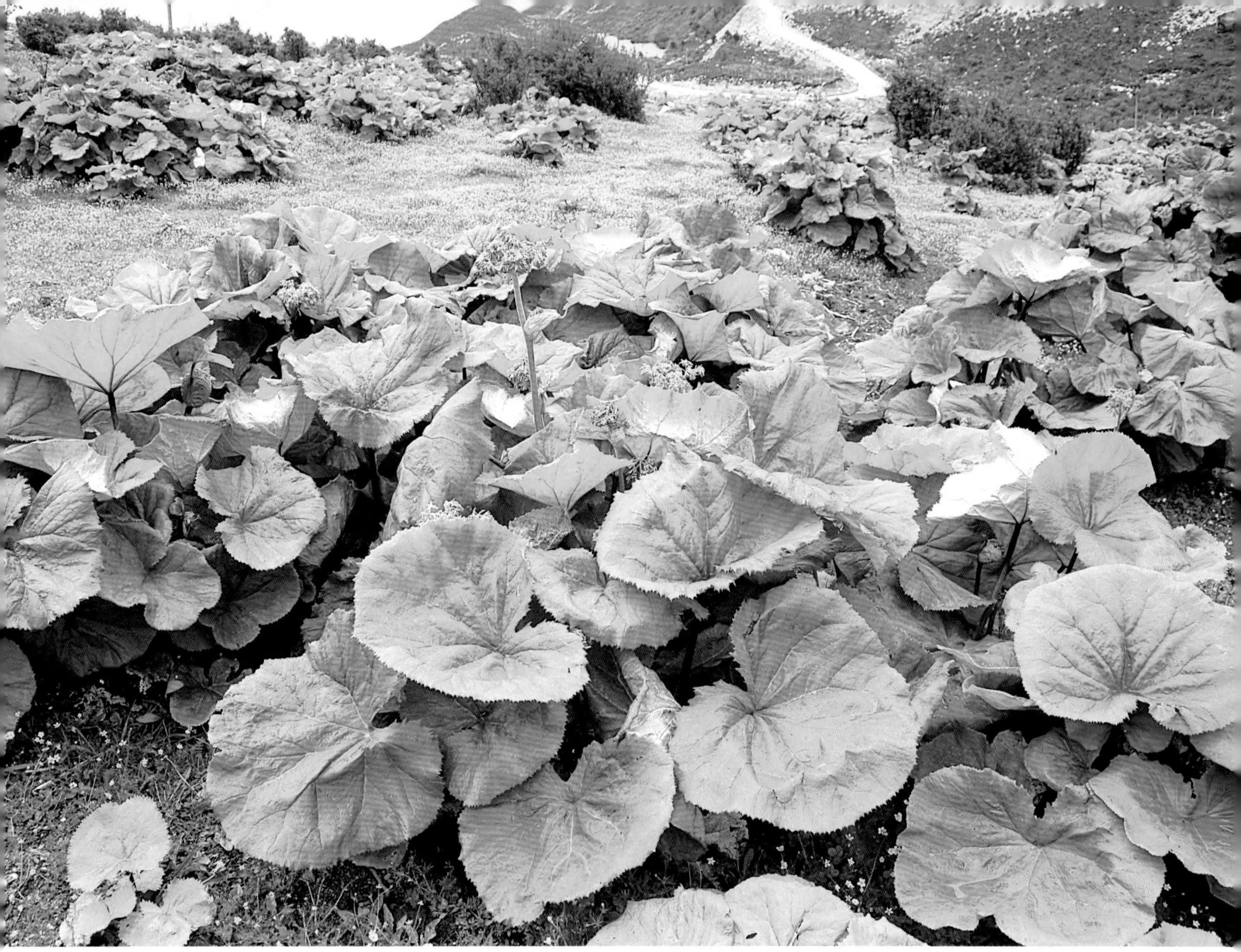

大黄橐吾

Ligularia duciformis (C. Winkl.) Hand.-Mazz.

菊科（Compositae） 橐吾属（*Ligularia*）

形态

多年生草本。根肉质，多数，簇生。茎直立，高达 170cm，光滑或上部被黄色有节短柔毛，具明显的条棱，基部直径达 1cm，被枯叶柄包围。丛生叶与茎下部叶具柄，叶柄长达 31cm，无翅，被有节短柔毛，基部具鞘，叶片肾形或心形，长 5 ~ 16cm，宽 7.5 ~ 50cm，先端圆形，边缘有不整齐的齿，齿端具软骨质小尖头，基部弯缺宽，长为叶片的 1/3，两侧裂片圆形，两面光滑，叶脉掌状，主脉 3 ~ 5，网脉凸起；茎中部叶叶柄长 4 ~ 9.5cm，被密的黄绿色有节短柔毛，基部具极为膨大的鞘，鞘长达 5cm，宽约 4cm，外面被与叶柄一样的毛，鞘口全缘，叶片肾形，长 4 ~ 10cm，宽 8 ~ 20cm，先端“凹”字形，边缘具小齿；茎最上部叶常仅有叶鞘。复伞房状聚伞花序长达 20cm，分枝开展，被短柔毛；苞片与小苞片极小，线状钻形；花序梗长达 1cm，被密的黄色有节短柔毛；头状花序多数，盘状；总苞狭筒形，长 8 ~ 13mm，宽 3 ~ 4mm，总苞片 5，2 层，长圆形，先端三角状急尖，被睫毛，背部光滑，内层具宽膜质边缘；小花全部管状，5 ~ 7，常 6，黄色，伸出总苞外，长 6 ~ 9mm，管部与檐部等长，冠毛白色，与花冠管部等长。瘦果圆柱形，长达 10mm，光滑，幼时有纵折皱。花果期 7 ~ 9 月。

分布

分布于我国云南西北部、四川西南部至北部、甘肃南部、湖北西部、宁夏。

生境

生长于海拔 1900 ~ 4100m 的河边、林下、草地。

药材名

曲肖（ཆུ་སྒོ），隆肖、龙肖、垄肖（ལུང་སྒོ），协诚曲肖（ཤེལ་ཕྲེང་ཆུ་སྒོ）。

药用部位

全草。

功能与主治

清热解毒。用于“隆”热病，脾热病，白喉，疫疠，疮疖，皮肤病。

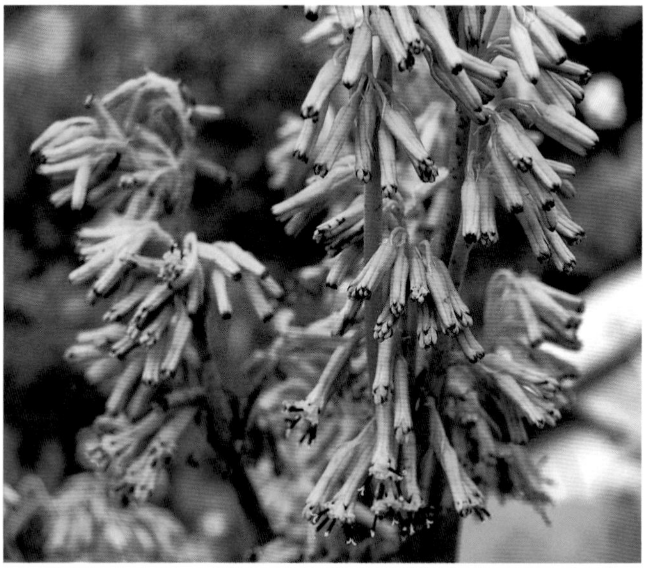

用量与用法

6 ~ 9g。

附 注

《四部医典》中记载有“ཆུ་སྒོ”（曲肖）；《四部医典系列挂图全集》第二十九图中有“曲肖”的附图（60 号图，其汉译本译注名为“水生羊蹄”）。《晶珠本草》记载“སྒོ་མང་”（肖芒）为一类药材的总称，言其分为“龙肖”（隆肖）、“甲肖”“曲肖”“日肖”“嘎肖”“陆肖”等 9 种，又言“曲肖”又分为大、小 2 种。现代文献记载的“肖芒”类的基原涉及蓼科、菊科、大戟科等多科多属的 20 余种植物，不同文献对“肖芒”各品种的基原也有不同观点，且有将不同科、属植物作同一药材基原的情况。文献记载大黄橐吾 *L. duciformis* (C. Winkl.) Hand.-Mazz. 为“曲肖”或“ལུང་སྒོ”（隆肖）的基原之一。《部标藏药》以“褐毛橐吾 /ལུང་སྒོ/ 隆肖”之名收载了褐毛橐吾 *L. achyrotricha* (Diels) Ling [*L. purdomii* (Turrill) Chittenden]、大黄橐吾 *L. duciformis* (C. Winkl.) Hand.-Mazz.。也有观点认为，“曲肖”的基原为蓼科植物紫茎酸模 *Rumex angulatus* Rech. f. 和水生酸模 *R. aquaticus* L.，该 2 种酸模属植物与《晶珠本草》对“曲肖”的补充记载较为接近，但与《蓝琉璃》的记载和《四部医典系列挂图全集》附图中的植物并不一致（也即《晶珠本草》记载的“曲肖”与《蓝琉璃》记载的“曲肖”可能并非同一物），故宜称其为“ཤེལ་ཕྲེང་ཆུ་སྒོ”（协诚曲肖，“《晶珠本草》记载的‘曲肖’”之意）。（参见“褐毛橐吾”“黄帚橐吾”“舟叶橐吾”“尼泊尔酸模”等条）

褐毛橐吾

Ligularia purdomii (Turrill) Chittenden

菊科（Compositae） 橐吾属（*Ligularia*）

形态

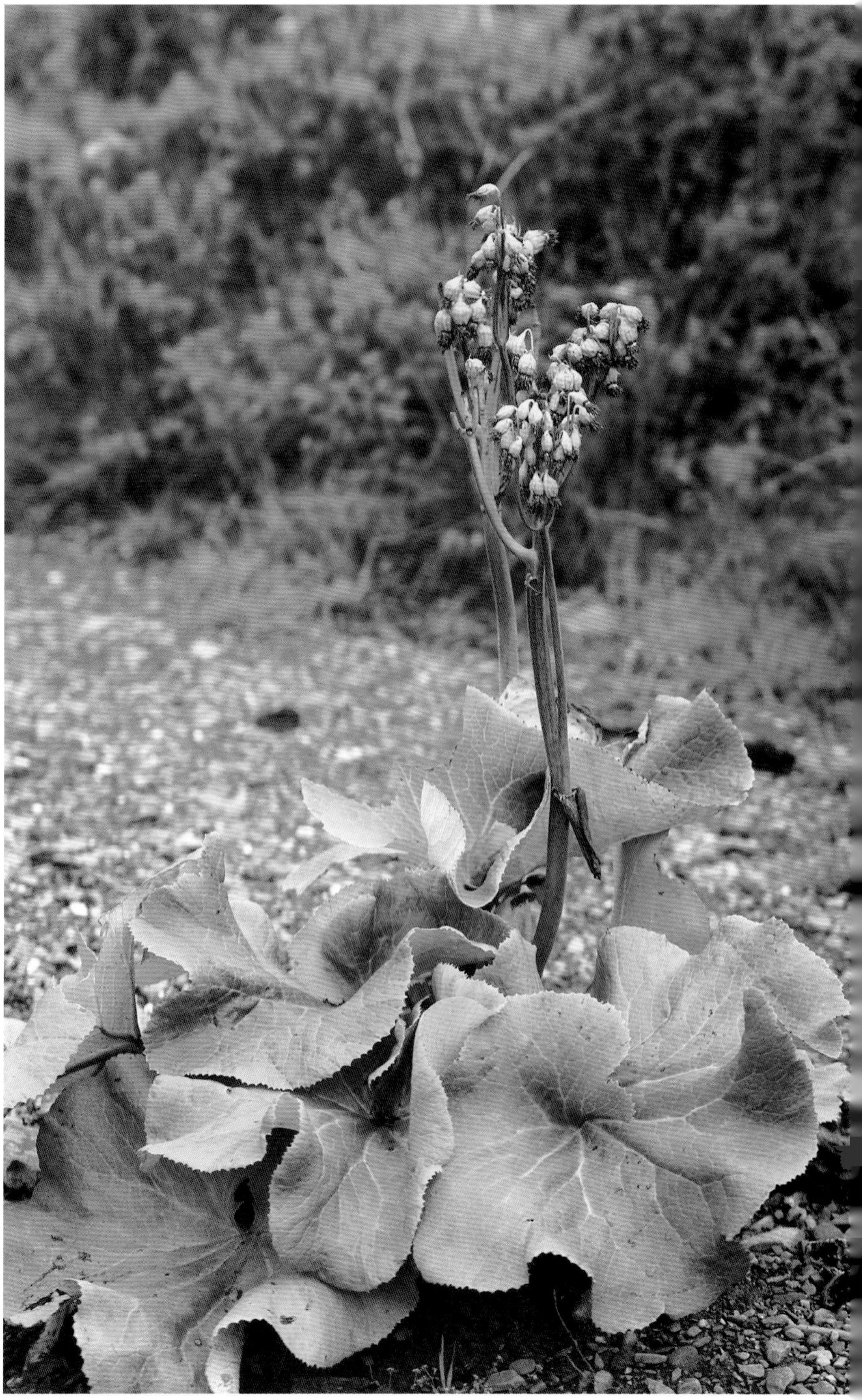

多年生高大草本。根肉质，条形，多数，簇生。茎直立，高达150cm，被褐色有节短柔毛，具多数细条棱，基部直径1～2cm，被密的枯叶柄包围，其直径可达5cm。丛生叶及茎基部叶具柄，柄长达50cm，紫红色，粗壮，直径达1cm，被褐色有节短毛，基部具长而窄的鞘，叶片肾形或圆肾形，直径14～50cm，或宽大于长，盾状着生，先端圆形或凹缺，边缘具整齐的浅齿，齿小，先端具软骨质小尖头，基部弯缺窄，长为叶片的1/3，两侧裂片圆形，近覆盖，叶质厚，上面绿色，光滑，下面被密的褐色短柔毛，叶脉掌状，主脉5～9，网脉细而明显；茎中部叶与下部叶同形，较小，宽达18cm，先端深凹，叶柄短，具极度膨大的叶鞘，鞘长7～10cm，直径达10cm，被密的褐色有节短柔毛；最上部叶仅有膨大的鞘。大型复伞房状聚伞花序长达50cm，具多数分枝，分枝密被褐色有节短毛，具 3 ～ 7 头状花序；苞片及小苞片线形，被密的褐色有节短毛；花序梗长达 3cm，被与分枝上一样的毛；头状花序多数，盘状，下垂，总苞钟状陀螺形，长 8 ～ 13mm，宽 6 ～ 16mm，总苞片 6 ～ 12，排列紧密，长圆形或披针形，先端急尖，黑褐色，背部被密的黄褐色有节短柔毛，稀近光滑，内层具褐色膜质边缘；小花多数，黄色，全部管状，长 7 ～ 9mm，管部长约 3mm，檐部宽约 2mm，冠毛长 3 ～ 4mm，幼时黄白色，老时褐色。瘦果圆柱形，长达 7mm，有细肋，光滑。花果期 7 ～ 9 月。

分布

分布于我国四川西北部、青海（久治）、甘肃西南部。

生境

生长于海拔 3650 ～ 4100m 的河边、沼泽浅水处。

药材名

龙肖、隆肖、垄肖（ཀླུང་ཤོ།）。

药用部位

全草。

功能与主治

清热解毒。用于“隆”热病，脾热病，白喉，疫疠，疮疖，皮肤病。

用量与用法

1 ～ 2g。内服研末，或入丸、散剂。外用研粉撒，或调敷。

附注

《四部医典》中记载有“ཤོ་མང་།”（肖芒），言其为治热疮之药物。《蓝琉璃》记载“ཤོ་མང་།”（肖芒）分为“རི་ཤོ”（日肖）、“ལུག་ཤོ”（陆肖）、“རྒྱ་ཤོ”（甲肖）、“ཀླུང་ཤོ”（龙肖）、“ཆུ་ཤོ”（曲肖）等多种（包括其新增的部分品种），并新增记载有“སྒམ་ག”（莪嘎）。《四部医典系列挂图全集》在第二十九图中有 2 幅“龙肖”附图（58、59 号图，汉译本译注名分别为“红花羊蹄”和“黄花羊蹄”）和 2 幅“日肖”附图（88 号图，汉译本译注名为“两种李息橐吾”）；在第三十一图中有“莪嘎”（79 号图）、“陆肖”（80 号图）、“甲肖”（81 号图）3 幅附图，汉译本译注名分别为“大花点头菊”“一种土大黄”和“铁苋菜”。《晶珠本草》将《蓝琉璃》新增的“莪嘎”并入“肖芒”类［名“སྒམ་ཤོ”（嘎肖），又分大、小、长 3 类］，并言“曲肖”有大、小 2 种，“龙肖”有花红色、花黄色 2 种，即“肖芒”共有 11 种［类，汉译重译本以“肖芒”替代“龙肖”］，记载以“ཤོ་མང་།”（肖芒）为其总称，言各种的功效也有所不同。现代文献记载的“肖芒”类药材的基原极为复杂，涉及蓼科、菊科、大戟科等多科多属的多种植物，不同文献关于“肖芒”之下各品种基原的观点不同，且存在不同科属植物作同一药材品种基原的情况。据文献记载，褐毛橐吾 *L. purdomii* (Turrill) Chittenden 为“龙肖”（ཀླུང་ཤོ།）的基原之一，《部标藏药》以“褐毛橐吾 /ཀླུང་ཤོ།/ 隆肖”之名收载的基原为褐毛

橐吾 *L. achyrotricha* (Diels) Ling [*L. purdomii* (Turrill) Chittenden]、大黄橐吾 *L. duciformis* (C. Winkl.) Hand.-Mazz.。此外，有文献记载作“龙肖”使用的还有箭叶橐吾 *L. sagitta* (Maxim.) Mattf.、东俄洛橐吾 *L. tongolensis* (Franch.) Hand.-Mazz.、舟叶橐吾 *L. cymbulifera* (W. W. Smith) Hand.-Mazz.、齿果酸模 *Rumex dentatus* L.、尼泊尔酸模 *R. nepalensis* Spreng.、酸模 *R. acetosa* L. 等。（参见“巴天酸模”“尼泊尔酸模”“舟叶橐吾”“东俄洛橐吾”等条）

《中国植物志》中，*L. achyrotricha* (Diels) Ling 的中文学名使用“刚毛橐吾”，褐毛橐吾的拉丁学名使用“*Ligularia purdomii* (Turrill) Chittenden”，同时指出 Hand.-Mazz. 于 1938 年发表的（Bot. Jahrb. 63：113）*L. achyrotricha* (Diels) Ling 应为褐毛橐吾 *L. purdomii* (Turrill) Chittenden。刚毛橐吾 *L. achyrotricha* (Diels) Ling 仅分布于陕西秦岭一带，而褐毛橐吾 *L. purdomii* (Turrill) Chittenden 分布于四川西北部、青海、甘肃西南部等。《藏药志》记载褐毛橐吾 *L. purdomii* (Turrill) Chittenden 为四川、青海藏医使用的“龙肖”的基原之一。从分布看，《部标藏药》收载的“褐毛橐吾 *Ligularia achyrotricha* (Diels) Ling”应为褐毛橐吾 *L. purdomii* (Turrill) Chittenden。

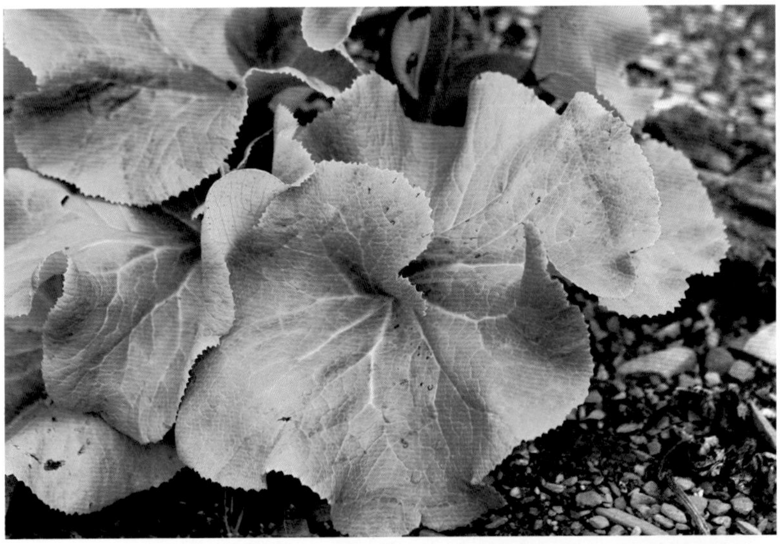

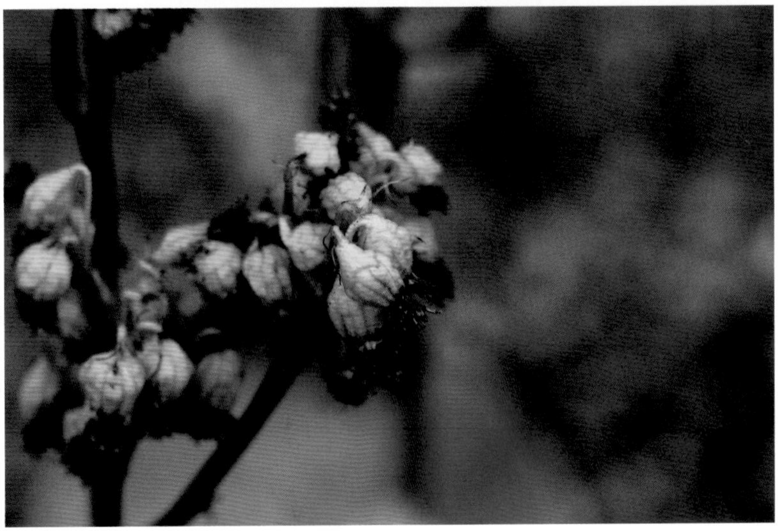

舟叶橐吾

Ligularia cymbulifera (W. W. Smith) Hand.-Mazz.

菊科（Compositae） 橐吾属（*Ligularia*）

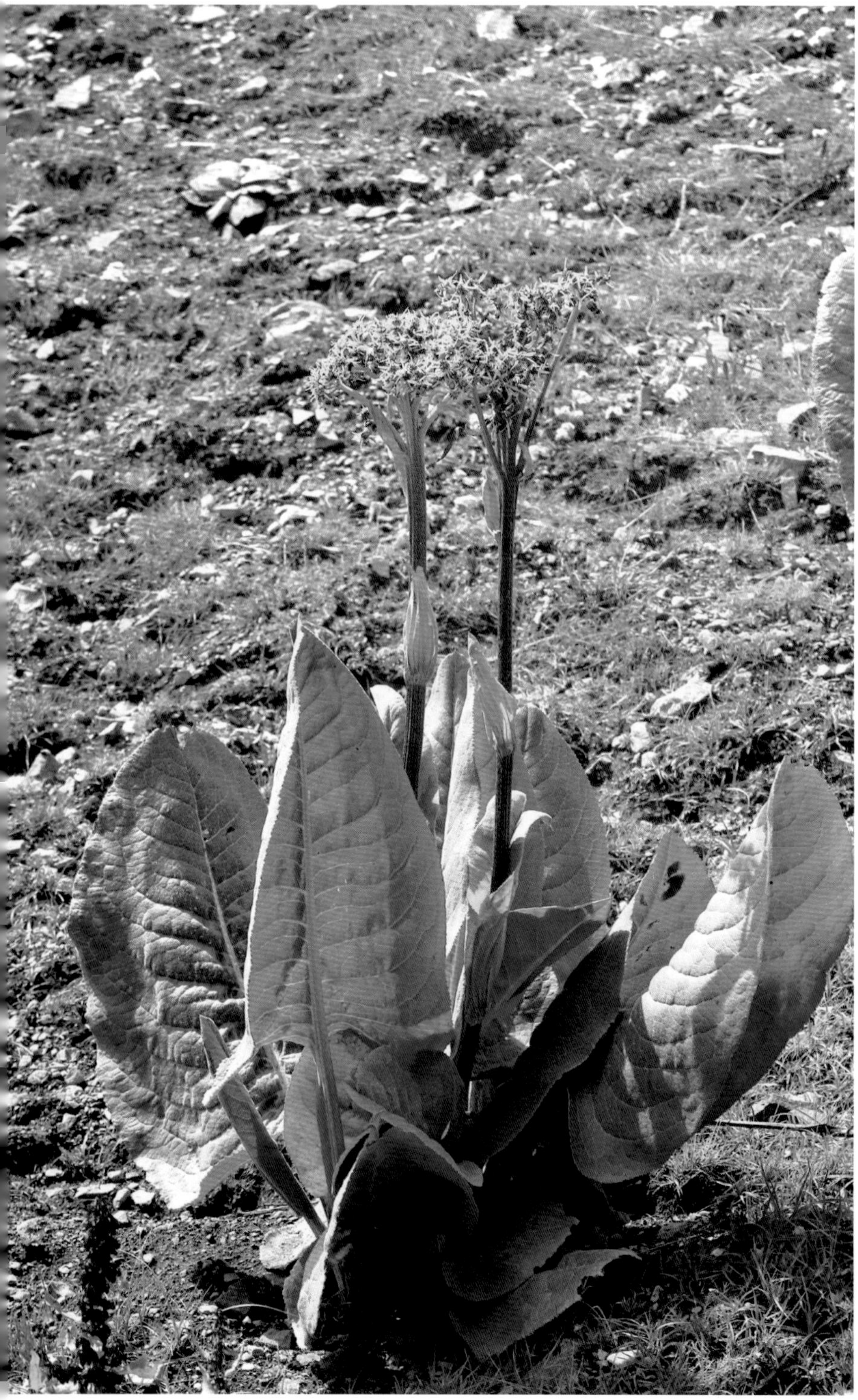

形态

多年生草本。根肉质，多数。茎直立，高 50 ~ 120cm，具多数明显的纵棱，被白色蛛丝状柔毛和有节短柔毛，基部直径达 2.5cm。丛生叶和茎下部叶具柄，柄长约 15cm，有翅，翅全缘，宽至 4cm，叶片椭圆形或卵状长圆形，稀为倒卵形，长 15 ~ 60cm，宽达 45cm，先端圆形，边缘有细锯齿，齿端具软骨质的小尖头，基部浅心形，叶脉羽状，主脉粗壮，两面被白色蛛丝状柔毛；茎中部叶无柄，舟形，鞘状抱茎，长达 20cm，两面被蛛丝状柔毛；最上部叶鞘状。大型复伞房状花序具多数分枝，长达 40cm，被白色蛛丝状柔毛和有节短柔毛；苞片和小苞片线形，较短；花序梗长 2 ~ 15（~ 22）mm；头状花序多数，辐射状，总苞钟形，长 8 ~ 10mm，口部宽达 10mm，总苞片 7 ~ 10，2 层，披针形或卵状披针形，先端急尖，边缘黑褐色膜质，背部被白色蛛丝状柔毛或近光滑；舌状花黄色，舌片线形，长 10 ~ 14mm，宽 1.5 ~ 2mm，管部长 4 ~ 5mm；管状花深黄色，多数，长 6 ~ 7mm，管部长约 2mm，冠毛淡黄色或白色，与花冠等长。瘦果狭长圆形，长约 5mm，黑灰色，光滑，有纵肋。花果期 7 ~ 9 月。

分布

分布于我国云南西北部（丽江等）、四川西南部至西北部。

生境

生长于海拔 3000 ~ 4800m 的荒地、林缘、草坡、高山灌丛、高山草甸、河边。

药材名

日肖（རི་ཤོ།），龙肖、垄肖（ལུང་ཤོ་、ཀླུང་ཤོ།），那肖、纳肖（ན་ཤོ།）。

药用部位

根、幼苗。

功能与主治

催吐，愈疮。用于“赤巴”病；外用于疮疡。

用量与用法

6 ~ 9g。内服煎汤，或入丸、散剂。

附 注

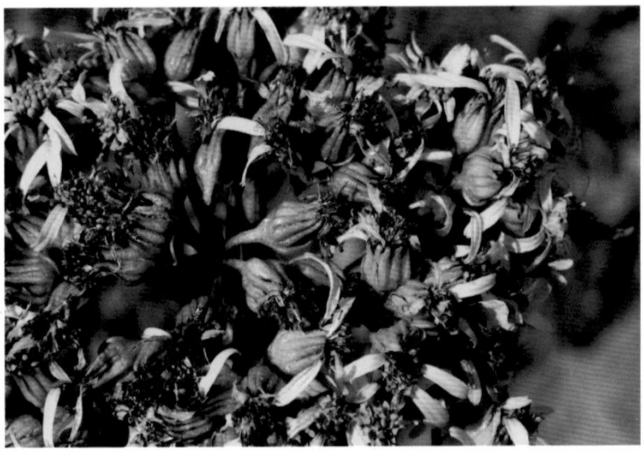

“རི་ཤོ།”（日肖）最早见于《四部医典》之记载，为治热疮之药物。《晶珠本草》记载有“ཤོ་མང་།”（肖芒），言其为一大类药材的总称，记载其包括龙肖、甲肖、曲肖、日肖、嘎肖、陆肖等共 11 种（含部分品种下再细分的品种），各种的功效存在差异。现代文献记载的“肖芒”类的基原涉及蓼科、菊科、大戟科等多科多属的 10 余种植物，不同文献关于“肖芒”下各品种的基原的观点不同，且存在不同科属植物作同一药材品种基原的情况。现藏医所用“日肖”主要来源于橐吾属（*Ligularia*）植物，但各地所用种类有差异，《部标藏药》以“黄帚橐吾 /རི་ཤོ།/ 日肖”之名收载了黄帚橐吾 *L. virgaurea* (Maxim.) Mattf.。据文献记载，舟叶橐吾 *L. cymbulifera* (W. W. Smith) Hand.-Mazz.（舷叶橐吾）为“རི་ཤོ།”（日肖）的基原之一，又称“ན་ཤོ།”（那肖，指生于沼泽地的“日肖”）；云南迪庆藏医则将该种作“ཀླུང་ཤོ།”（隆肖）的基原，作“隆肖”使用的还有东俄洛橐吾 *L. tongolensis* (Franch.) Hand.-Mazz.（四川甘孜藏医使用）、箭叶橐吾 *L. sagitta* (Maxim.) Mattf.、尼泊尔酸模 *Rumex nepalensis* Spreng.。（参见“黄帚橐吾”“箭叶橐吾”“褐毛橐吾”“尼泊尔酸模”等条）

东俄洛橐吾

Ligularia tongolensis (Franch.) Hand.-Mazz.

菊科（Compositae）　橐吾属（*Ligularia*）

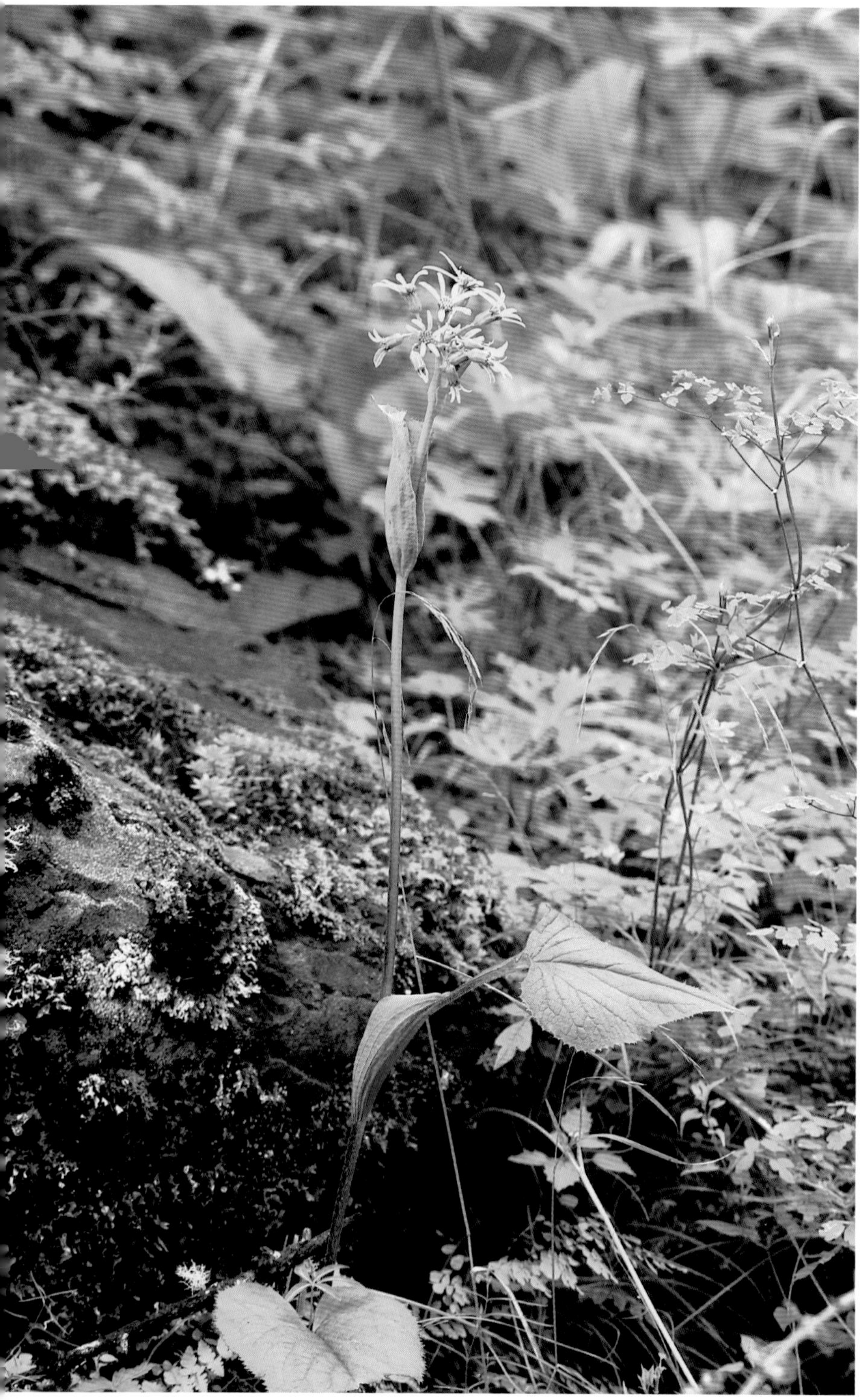

形态

多年生草本。根肉质，多数。茎直立，高 20 ~ 100cm，被蛛丝状柔毛，基部直径约 5mm，被枯叶柄纤维包围。丛生叶与茎下部叶具柄，柄长 6 ~ 25cm，被有节短柔毛，基部鞘状，叶片卵状心形或卵状长圆形，长 3 ~ 17cm，宽 2.5 ~ 12cm，先端钝，边缘具细齿，基部浅心形，稀近平截，两面被有节短柔毛，叶脉羽状；茎中、上部叶与下部叶同形，向上渐小，有短柄，鞘膨大，长达 10cm，被有节短柔毛。伞房状花序开展，长达 20cm，稀头状花序单生；苞片和小苞片线形，较短；花序梗长 1 ~ 7cm，被蛛丝状柔毛和有节短柔毛；头状花序 1 ~ 20，辐射状；总苞钟形，长 5 ~ 10mm，宽 5 ~ 6（~ 7）mm；总苞片 7 ~ 8，2 层，长圆形或披针形，宽至 3mm，先端急尖，背部光滑，内层边缘褐色宽膜质；舌状花 5 ~ 6，黄色，舌片长圆形，长 7 ~ 17mm，宽 1.5 ~ 2mm，管部长约 3mm；管状花多数，伸出总苞之外，长约 7mm，管部长约 3mm，冠毛淡褐色，与花冠等长。瘦果圆柱形，长约 5mm，光滑。花果期 7 ~ 8 月。

分布

分布于我国西藏东南部、云南西北部、四川西南部至西北部（康定等）。

生境

生长于海拔 2140 ~ 4000m 的山谷湿地、林缘、林下、灌丛、高山草甸。

药材名

龙肖、垄肖（ལྕང་ཤོ།、ལྕུང་ཤོ།），日肖（རི་ཤོ།），嘎肖（སྒ་ཤོ།）。

药用部位

根、幼苗（龙肖）。全草或花序、根（嘎肖）。

功能与主治

龙肖：催吐，愈疮。用于“赤巴”病；外用于疮疡。

嘎肖：清热解毒，利气止痛。用于“培根”病，食物中毒，胆病，各类疼痛；外用于痈疖肿毒，烧伤。

用量与用法

6 ~ 9g。内服煎汤，或入丸、散剂。

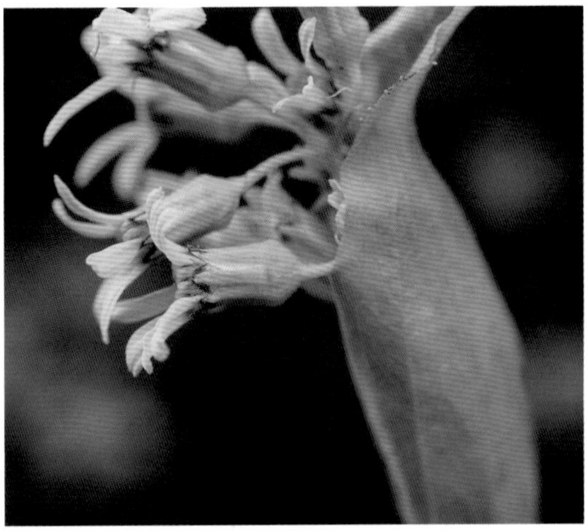

附注

“རི་ཤོ།”（日肖）最早见于《四部医典》之记载，为引吐“赤巴”病（热病）之药物；《四部医典系列挂图全集》在第二十九图中有 2 幅“日肖”附图（88 号图，包括 2 幅小图），汉译本译注名为“两种李息橐吾”。《晶珠本草》记载有“肖芒”（ཤོ་མང་།），言其为一大类药材的总称，包括龙肖、甲肖、曲肖、日肖、嘎肖、陆肖等共 9 种，总体具有清疮热的功能。现代文献记载的“肖芒”类的基原涉及蓼科、菊科、大戟科等的多科、多属的 10 余种植物，不同文献关于“肖芒”下各品种的基原的观点不同，且存在不同科属植物作同一药材品种的基原的情况。现藏医所用“日肖”主要为橐吾属（*Ligularia*）植物，但各地所用种类存在差异，《部标藏药》以“黄帚橐吾 རི་ཤོ།/ 日肖”之名收载了黄帚橐吾 *L. virgaurea* (Maxim.) Mattf.。据文献记载，东俄洛橐吾 *L. tongolensis* (Franch.) Hand.-Mazz. 为四川甘孜藏医所用的“龙肖”的基原，或为“嘎肖”的基原之一。《中国藏药植物资源考订》认为，据《四部医典系列挂图全集》的附图来看，“རི་ཤོ།”（日肖）应以藏橐吾 *L. rumicifolia* (Drumm.) S. W. Liu、东俄洛橐吾 *L. tongolensis* (Franch.) Hand.-Mazz. 为正品（即《晶珠本草》记载的生于山坡者），而将东俄洛橐吾 *L. tongolensis* (Franch.) Hand.-Mazz. 作“龙肖”应系地方习用。（参见“黄帚橐吾”“藏橐吾”“箭叶橐吾”“舟叶橐吾”“尼泊尔酸模”等条）

藏橐吾

Ligularia rumicifolia (Drumm.) S. W. Liu

菊科（Compositae） 橐吾属（*Ligularia*）

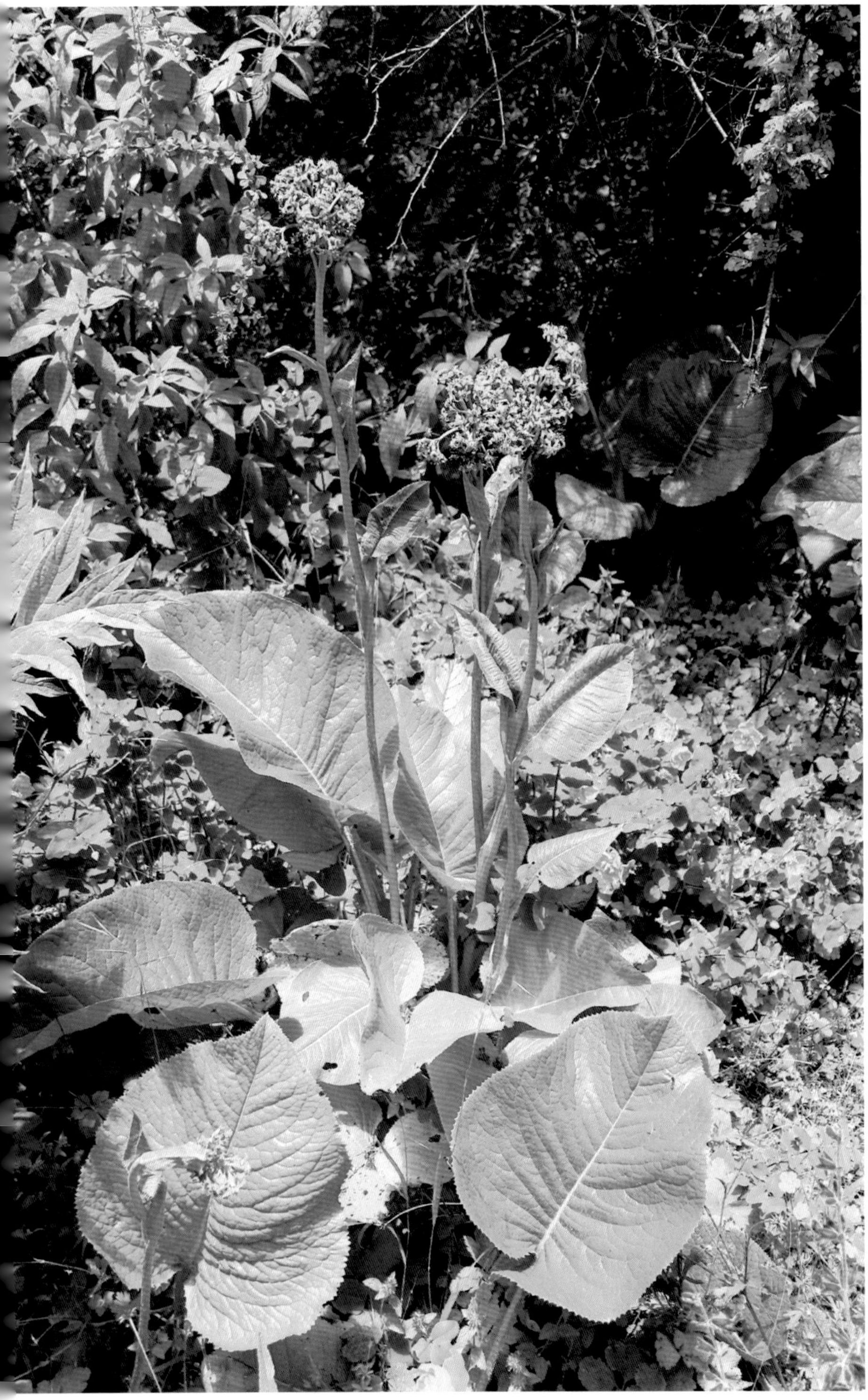

形态

多年生草本。根肉质，多数。茎直立，高 40 ~ 100cm，被白色绵毛，基部直径 3 ~ 8mm，被密棕色绵毛和褐色枯叶柄包围。丛生叶及茎下部叶具柄，柄长达 20cm，无翅或茎下部叶具狭翅，基部略膨大，叶片卵状长圆形，长 10 ~ 19cm，宽达 14.5cm，先端钝或圆形，边缘具细齿，齿端有软骨质小尖头，基部圆形或稍浅心形，幼时两面被白色绵毛，后上面脱毛，或两面均脱毛，干时近革质，叶脉羽状，侧脉及支脉网状，明显凸起，呈白色；茎中上部叶无柄，无鞘，叶片卵形或卵状披针形，长达 19cm，宽 6 ~ 10cm，先端钝或急尖，边缘有锯齿，基部耳状抱茎或稍窄、不抱茎；茎上部叶披针形或线状披针形，长达 6cm，近全缘，不抱茎。复伞房状花序或圆锥状伞房花序幼时密集，后开展，分枝长达 17cm，被白色绵毛；苞片和小苞片线形，较短；花序梗极短，或长达 3cm，被白色绵毛；头状花序多数，辐射状，总苞陀螺形或钟状陀螺形，长 5 ~ 9mm，口部宽达 10mm，总苞片 5 ~ 8，2 层，椭圆形或长圆形，先端急尖，黑褐色，背部绿色，光滑或幼时被白色短毛，内层具浅褐色宽膜质边缘；舌状花 3 ~ 7，黄色，舌片线状长圆形，长 10 ~ 16mm，宽 2 ~ 3mm，先端圆形，管部长 2 ~ 3mm；管状花多数，长 5.5 ~ 6.5mm，管部长 1 ~ 1.5mm，冠毛白色，与花冠等长。瘦果狭倒披针形，长 4 ~ 6mm，具肋，光滑。花果期 7 ~ 10 月。

分布

分布于我国西藏东南部（工布江达、拉萨）至东北部。

生境

生长于海拔 3700 ~ 4500m 的湖边草地、林下、灌丛、山坡。

药材名

日肖（རི་ཤོ）。

药用部位

地上幼嫩部分、根。

功能与主治

地上幼嫩部分：清热，解毒，干黄水，愈疮；用于“培根”“赤巴”合并症，中毒症，黄水病。根：祛风湿，愈疮。

用量与用法

6 ~ 9g。内服煎汤，或入丸、散剂。

附注

《四部医典》《蓝琉璃》等中记载有“རི་ཤོ”（日肖），言其为引吐“赤巴”病（热病）之药物。《四部医典系列挂图全集》在第二十九图中有 2 幅“日肖”附图（88 号图），汉译本译注为“两种李息橐吾”。《晶珠本草》将其归入“ཤོ་མང”（肖芒）类，言其分为“日肖”“龙肖”“曲肖”“嘎肖”等 9 种，“肖芒”系这些药物的总称。关于“日肖”，《晶珠本草》还言其有生于山坡（称“日肖”）和生于沼泽地（称“那肖”）2 种，两者除生境外，形态基本相同。现代文献记载的“肖芒”各品种的基原涉及蓼科酸模属（*Rumex*）、山蓼属（*Oxyria*）和菊科橐吾属（*Ligularia*）、垂头菊属（*Cremanthodium*）以及大戟科铁苋菜属（*Acalypha*）等的多种植物，部分药物的基原也包括不同属的物种。其中，“日肖”的基原有黄帚橐吾 *L. virgaurea* (Maxim.) Mattf.、藏橐吾 *L. rumicifolia* (Drumm.) S. W. Liu（酸模叶橐吾）、苍山橐吾 *L. tsangchanensis* (Franch.) Hand.-Mazz. 等。有观点认为，据《四部医典系列挂图全集》的附图来看，“日肖”应以藏橐吾 *L. rumicifolia* (Drumm.) S. W. Liu、东俄洛橐吾 *L. tongolensis* (Franch.) Hand.-Mazz. 为正品（即《晶珠本草》记载的生于山坡者），而“那肖”可能系褐毛橐吾 *L. purdomii* (Turrill) Chittenden、缘毛橐吾 *L. liatroides* (C. Winkl.) Hand.-Mazz.、橐吾 *L. sibirica* (L.) Cass.。（参见“黄帚橐吾”“苍山橐吾”“巴天酸模”条）

沼生橐吾

Ligularia lamarum (Diels) Chang

菊科（Compositae） 橐吾属（*Ligularia*）

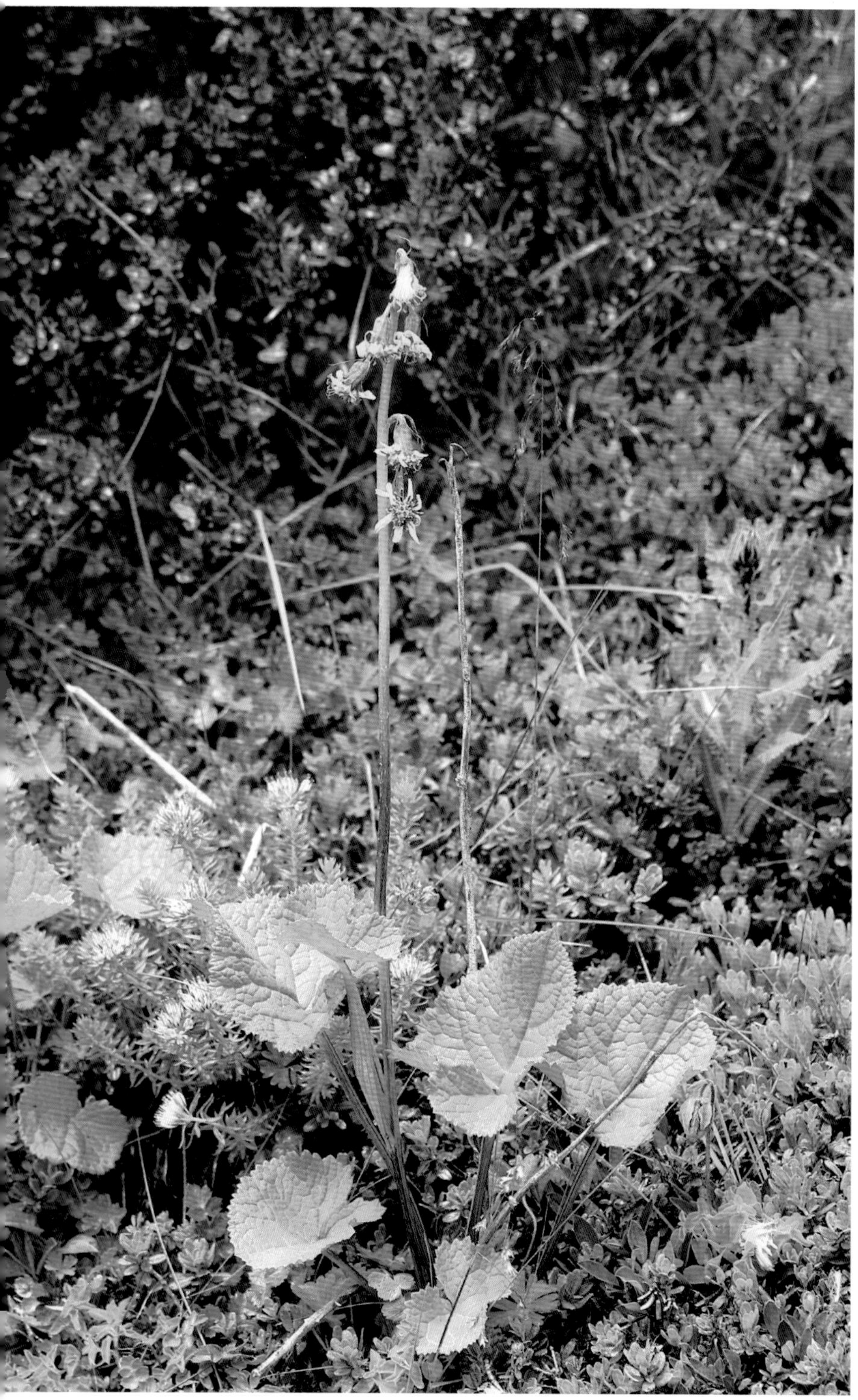

形态

多年生草本。根肉质，多数。茎直立，高 37 ～ 52cm，最上部及花序被有节短柔毛，下部光滑，基部直径 2 ～ 4mm，被厚密的枯叶柄纤维包围。丛生叶与茎基部叶具柄，柄长 8.5 ～ 29cm，光滑，基部鞘状，叶片三角状箭形或卵状心形，长 3 ～ 9cm，宽 2.2 ～ 12.5cm，先端急尖，边缘具齿，齿端具软骨质小尖头，齿间被有节短柔毛，基部弯缺，宽、长为叶片的 1/4 ～ 1/3，两侧裂片三角形，钝或急尖，两面光滑，叶脉掌状；茎中、上部叶具短柄，鞘膨大抱茎，叶片心形或卵状心形，较小。总状花序长 10 ～ 16cm，密集近穗状或疏离；苞片线形，长达 17mm；花序梗长 3 ～ 4（～ 8）mm，被褐色有节短柔毛；头状花序多数，辐射状；小苞片钻形；总苞钟状陀螺形，长 6 ～ 9mm，宽 3 ～ 5mm，总苞片 6 ～ 8，2 层，长圆形，先端急尖，背部近光滑，内层边缘膜质；舌状花 5 ～ 8，黄色，舌片长圆形，长 7 ~ 10mm，宽约 1.5mm，先端钝，管部长 3 ~ 4mm；管状花长 5 ~ 7mm，管部长 2 ~ 3mm，檐部宽钟形，宽约 2mm，冠毛淡黄色，稍短于花冠。瘦果（未成熟）光滑。花期 7 ~ 8 月。

分布

分布于我国西藏东南部、云南西北部、四川西部（德格）、甘肃西南部。缅甸东北部也有分布。

生境

生长于海拔 3300 ~ 4360m 的沼泽地、潮湿草地、灌丛、林下。

药材名

那肖、纳肖（ན་ཤོ།）。

药用部位

根。

功能与主治

清宿热，解毒，敛黄水，愈疮。用于久热，“培赤”合病，中毒症，黄水病，疮肿。

用量与用法

6 ~ 9g。

附注

《四部医典》《蓝琉璃》等中记载有“རི་ཤོ།”（日肖），言其为引吐“赤巴”病（热病）之药物；《四部医典系列挂图全集》在第二十九图中有 2 幅“日肖”附图（88 号图），汉译本译作“两种李息橐吾”。《晶珠本草》言“ཤོ་མང་།”（肖芒）为一大类药材的总称，其包括隆肖、甲肖、曲肖、日肖、嘎肖、陆肖等共 9 种，并言“日肖”有生于山坡者 [“རི་ཤོ།”（日肖）] 和生于沼泽地带者 [“ན་ཤོ།”（那肖）]2 种，两者仅生境不同，形态基本相同。现代文献记载，“肖芒”各品种的基原涉及蓼科酸模属（*Rumex*）、山蓼属（*Oxyria*），菊科橐吾属（*Ligularia*）、垂头菊属（*Cremanthodium*）及大戟科铁苋菜属（*Acalypha*）等的多种植物，不同文献对于“肖芒”各品种的基原也有不同观点，其中“日肖”的基原包括橐吾属和酸模属植物。《中国藏药植物资源考订》认为，据《四部医典系列挂图全集》的附图看，“日肖”应以藏橐吾 *L. rumicifolia* (Drumm.) S. W. Liu、东俄洛橐吾 *L. tongolensis* (Franch.) Hand.-Mazz. 为正品（即《晶珠本草》记载的生于山坡者），而“那肖”可能系褐毛橐吾 *L. purdomii* (Turrill) Chittenden、沼生橐吾 *L. lamarum* (Diels) Chang、缘毛橐吾 *L. liatroides* (C. Winkl.) Hand.-Mazz.、橐吾 *L. sibirica* (L.) Cass. 等生于湿地或沼泽地的种类。《中国植物志》记载沼生橐吾 *L. lamarum* (Diels) Chang 被四川藏医称为“日伙”（可能系“རི་ཤོ།”）。（参见“褐毛橐吾”“黄帚橐吾”“舟叶橐吾”“尼泊尔酸模”等条）

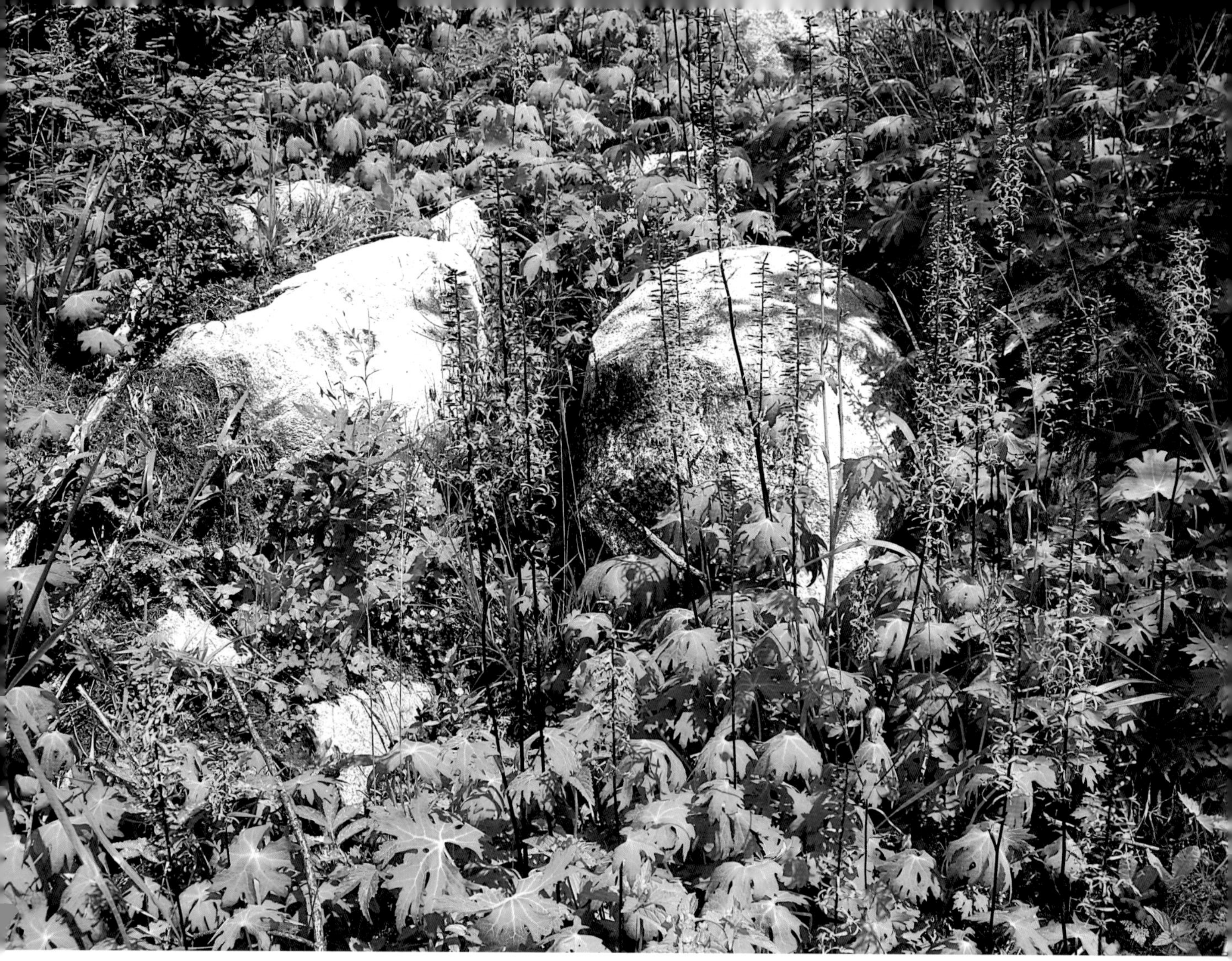

掌叶橐吾

Ligularia przewalskii (Maxim.) Diels

菊科（Compositae） 橐吾属（*Ligularia*）

形态

多年生草本。根肉质，细而多。茎直立，高 30 ~ 130cm，细瘦，基部直径 3 ~ 4mm，被长的枯叶柄纤维包围。丛生叶与茎下部叶具柄，柄细瘦，长达 50cm，光滑，基部具鞘，叶片卵形，掌状 4 ~ 7 裂，长 4.5 ~ 10cm，宽 8 ~ 18cm，裂片 3 ~ 7 深裂，中裂片 2 回 3 裂，小裂片边缘具条裂齿，两面光滑，稀被短毛，叶脉掌状；茎中、上部叶少而小，掌状分裂，常有膨大的鞘。总状花序长达 48cm；苞片线状钻形；花序梗纤细，长 3 ~ 4mm，光滑；头状花序多数，辐射状；小苞片常缺；总苞狭筒形，长 7 ~ 11mm，宽 2 ~ 3mm，总苞片 3 ~ 7，2 层，线状长圆形，宽约 2mm，先端钝圆，具褐色睫毛，背部光滑，边缘狭膜质；舌状花 2 ~ 3，黄色，舌片线状长圆形，长达 17mm，宽 2 ~ 3mm，先端钝，透明，管部长 6 ~ 7mm；管状花常 3，远出于总苞之上，长 10 ~ 12mm，管部与檐部等长，花柱细长，冠毛紫褐色，长约 4mm，短于管部。瘦果长圆形，长约 5mm，先端狭缩，具短喙。花果期 6 ~ 10 月。

分布

分布于我国四川、青海、甘肃、宁夏、陕西、山西、内蒙古。

生境

生长于海拔 1100 ~ 3700m 的河滩、山麓、林缘、林下、灌丛。

药材名

日肖（རི་ཤོག），曲肖（ཆུ་ཤོག）。

药用部位

嫩苗、根、叶。

功能与主治

日肖（嫩苗）：清宿热，解毒，托引，敛黄水，祛风，愈疮。用于久热中毒，黄水病，疮疡。

曲肖（根、叶）：催吐，愈疮。

用量与用法

6 ~ 9g。

附注

《四部医典》《蓝琉璃》等记载“ཤོག་མང་”（肖芒）为治热疮之药物，言其包括多种。《晶珠本草》记载“肖芒”为总称，言其包括“རི་ཤོག”（日肖）、“ཆུ་ཤོག”（曲肖）、“龙肖”“陆肖”“甲肖”及“嘎肖”（又分为大、小、长 3 种）等多种，各种的功效也有所差异。现代文献记载的“肖芒”各品种的基原涉及蓼科酸模属（*Rumex*）、山蓼属（*Oxyria*），菊科橐吾属（*Ligularia*）、垂头菊属（*Cremanthodium*）、千里光属（*Senecio*）及大戟科铁苋菜属（*Acalypha*）等多科多属多种植物，不同文献记载的“肖芒”各品种的基原也有差异，部分品种的基原也包括不同属的物种。掌叶橐吾 *L. przewalskii* (Maxim.) Diels 为甘肃天祝藏医使用的“རི་ཤོག”（日肖）的基原之一，而甘南藏医则以之作“ཆུ་ཤོག”（曲肖）使用。（参见“车前状垂头菊”“褐毛橐吾”“尼泊尔酸模”条）

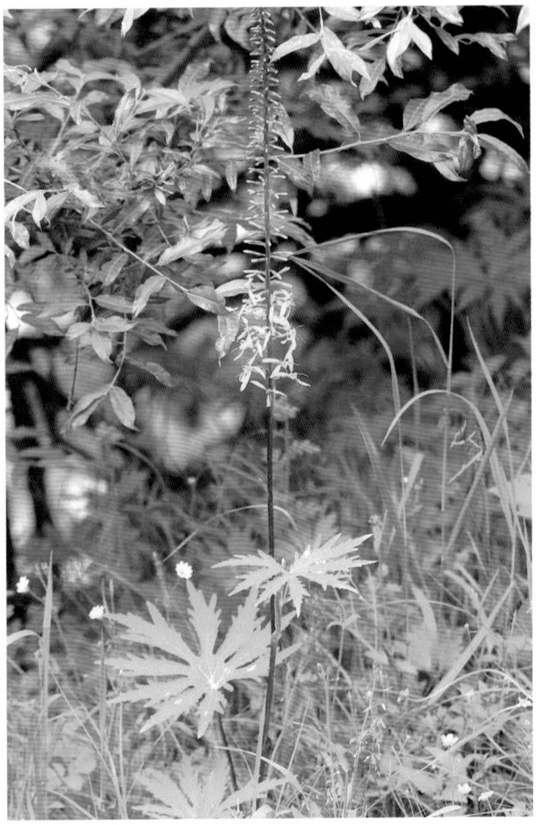

粗茎橐吾

Ligularia ghatsukupa Kitam.

菊科（Compositae）　橐吾属（*Ligularia*）

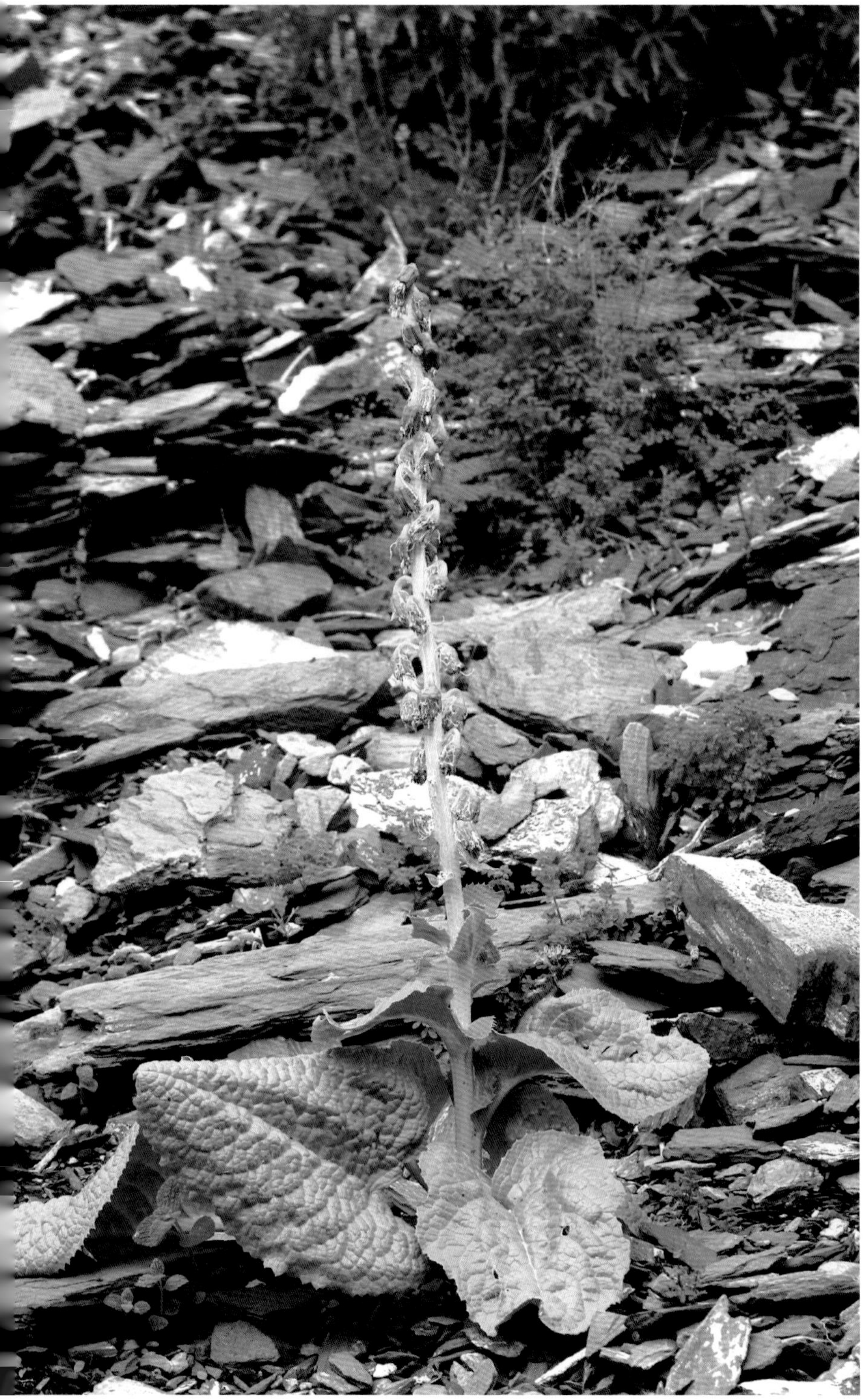

形态

多年生高大、粗壮草本。根肉质，粗而长。茎直立，高 15 ~ 120cm，上部密被白色蛛丝状柔毛，下部光滑，中空，具深棱槽，基部直径达 2.8cm。丛生叶与茎下部叶具柄，柄长 4 ~ 20cm，宽 1 ~ 3cm，基部半抱茎，叶片卵状长圆形至宽卵形，长 8 ~ 20cm，宽 4 ~ 20cm，先端圆形，边缘具不整齐的齿，基部平截或偏斜，两面幼时被蛛丝状柔毛，叶脉羽状，中脉粗，宽达 2cm，网脉凸起，明显；茎中部叶无柄或有短柄，半抱茎或耳状抱茎，叶片卵形或长圆形，长达 15cm，宽达 12cm；茎最上部叶小，无柄，卵状披针形。总状花序幼时密集，近穗状，后伸长，长达 40cm，被白色蛛丝状柔毛；苞片线状披针形，长达 2cm，先端尾状渐尖；花序梗向上渐短，下部者长达 8cm，先端弯曲；头状花序多数，辐射状；小苞片线形；总苞宽钟形或半球形，长 15 ~ 20mm，宽达 25mm，总苞片 8 ~ 13，2 层，长圆形或披针形，宽 3 ~ 8mm，先端急尖，光滑或被疏白色蛛丝状柔毛；舌状花 6 ~ 8，黄色，舌片卵状长圆形或椭圆形，长达 16mm，宽约 6mm，管部长约 4mm；管状花多数，长约 10mm，管部长约 3mm，冠毛白色，与花冠等长。瘦果长圆形，长 5 ~ 7mm，光滑。花果期 7 ~ 9 月。

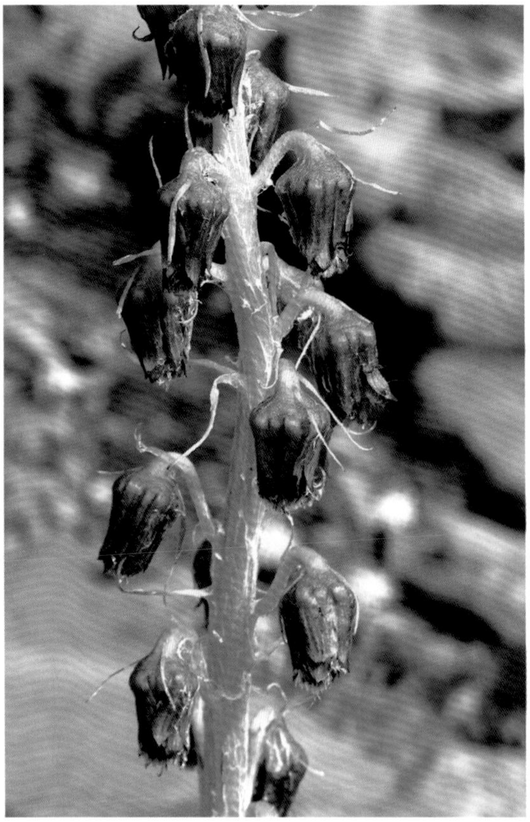

分布

分布于我国西藏中部和南部（贡噶、浪卡子等）。

生境

生长于海拔 4700 ~ 5000m 的湖边草地、高山流石滩。

药材名

龙肖美朵（ཀླུང་ཤོ་མེ་ཏོག）。

药用部位

根。

功能与主治

清宿热，解毒，敛黄水，愈疮。用于久热，“培赤”合病，中毒症，黄水病，疮肿。

用量与用法

6 ~ 9g。

附注

《四部医典》《蓝琉璃》等中记载有“ཤོ་མང་།”（肖芒）；《晶珠本草》记载“肖芒”为一类药材的总称，言其分为“龙肖”（隆肖）、“甲肖”“曲肖”“日肖”“嘎肖”（莪嘎）、“陆肖”等 9 种。现代文献记载的“肖芒”类的基原涉及蓼科、菊科、大戟科等多科多属多种植物，不同文献对各种“肖芒”的基原也有不同观点。文献记载，粗茎橐吾 *L. ghatsukupa* Kitam. 为西藏工布江达藏医习用的“ཀླུང་ཤོ།”（龙肖、隆肖）类的基原之一，称之为“ཀླུང་ཤོ་མེ་ཏོག”（龙肖美朵）。（参见“褐毛橐吾”“黄帚橐吾”“舟叶橐吾”“尼泊尔酸模”等条）

苍山橐吾

Ligularia tsangchanensis (Franch.) Hand.-Mazz.

菊科（Compositae）　橐吾属（*Ligularia*）

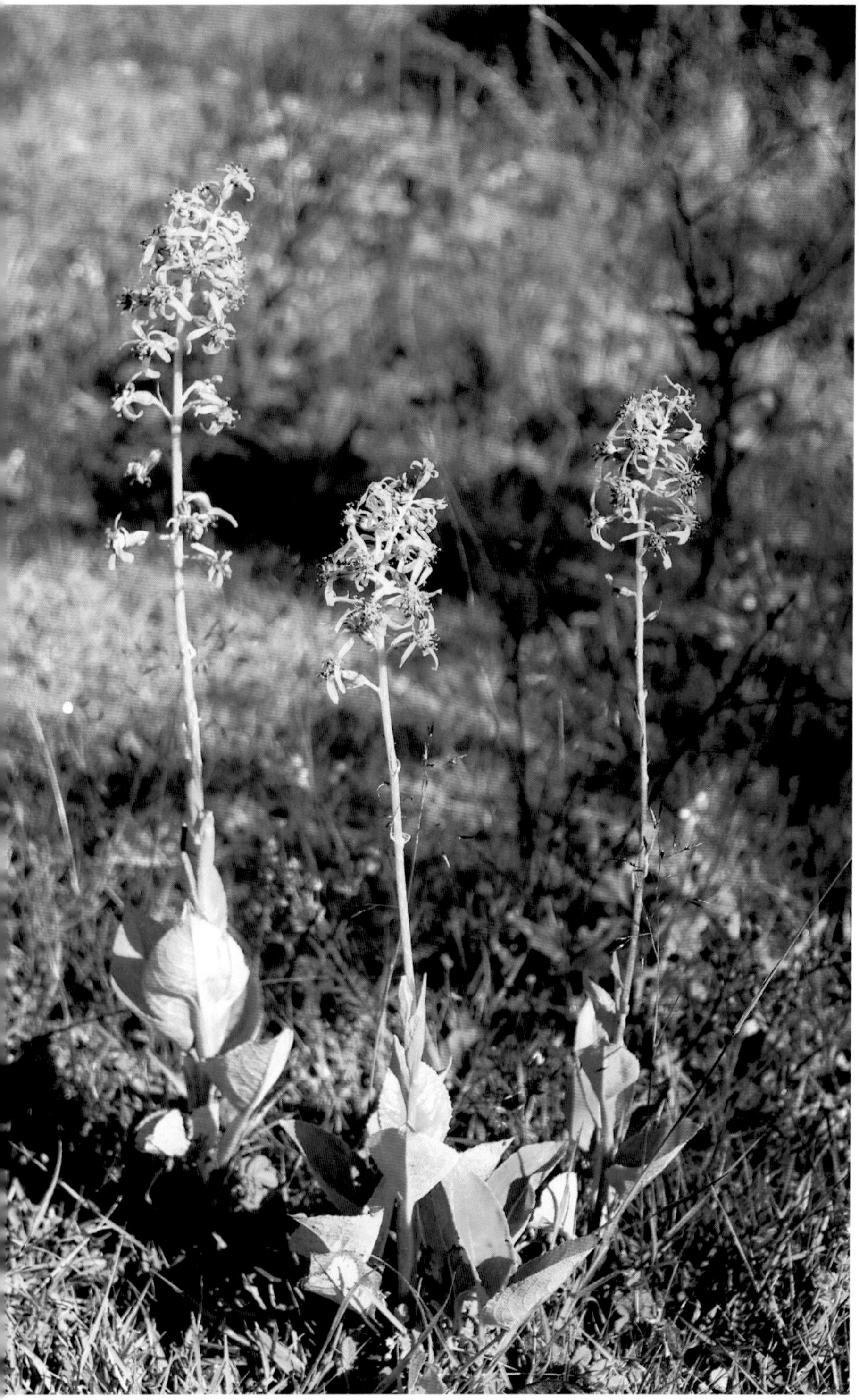

形态

多年生草本。根肉质，被毛。茎直立，高 15 ~ 120cm，上部及花序被白色蛛丝状柔毛和黄褐色有节的短柔毛，下部光滑，基部直径 3 ~ 8mm，被枯叶柄纤维包围。丛生叶和茎下部叶具柄，柄长 10 ~ 20cm，有翅，翅全缘或有齿，基部鞘状，叶片长圆状卵形或卵形，稀圆形，长 3.5 ~ 18cm，宽 3 ~ 14cm，先端急尖，常有短尖头，边缘有齿，基部平截或宽楔形，两面光滑，叶脉羽状；茎中上部叶无柄，长圆形，长 7 ~ 20cm，宽 3 ~ 9cm，基部半抱茎；最上部叶小，披针形。总状花序长 7 ~ 25cm，有时下部有分枝；苞片线状披针形至线形，长达 3cm，向上渐短；花序梗长 10 ~ 15mm；头状花序多数，辐射状；小苞片线形；总苞钟形，长 7 ~ 9mm，宽 4 ~ 7mm，总苞片 7 ~ 8，2 层，长圆形或披针形，先端三角形或渐尖，黑褐色，背部绿色，光滑，内层边缘膜质；舌状花黄色，舌片长圆形，长

8 ~ 12mm，管部长 3 ~ 4mm；管状花多数，长 6 ~ 7mm，管部长约 2.5mm，冠毛白色，与花冠等长或稍短。瘦果白色，长圆形，长 5 ~ 6mm，光滑。花果期 6 ~ 9 月。

分布

分布于我国西藏东南部（米林等）、云南西北部至东北部（大理等）、四川西南部。

生境

生长于海拔 2800 ~ 4100m 的草坡、灌丛、林下、高山草地。

药材名

日肖（རི་ཤོ），龙肖美朵色保（ལུང་ཤོ་མེ་ཏོག་སེར་པོ）。

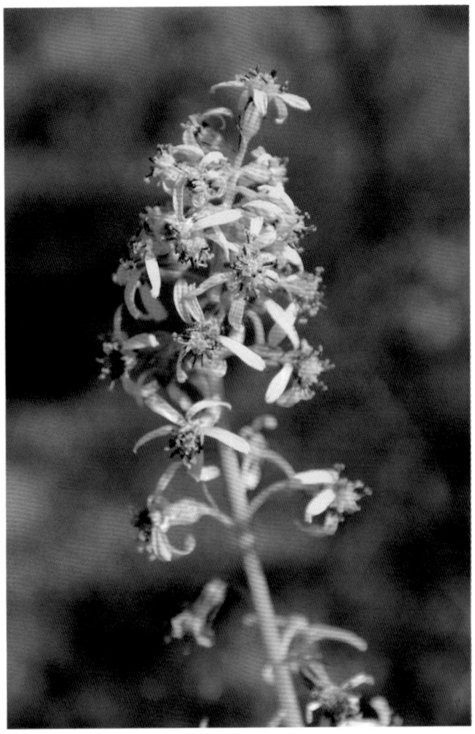

药用部位

全草或根及根茎。

功能与主治

清瘟热，敛黄水，祛风，解毒，愈疮。用于"培根""赤巴"合并症，胃"隆"病，陈旧疫疠，黄水病，疮疡，中毒症。

用量与用法

6 ~ 9g。内服煎汤，或入丸、散剂。

附注

"རི་ཤོ"（日肖）始载于《四部医典》，为引吐"赤巴"病（热病）之药物。《四部医典系列挂图全集》在第二十九图中有 2 幅"日肖"的附图（88 号图），汉译本译注为"两种李息橐吾"。《晶珠本草》记载"ཤོ་མང"（肖芒）为一类药材的总称，言其能清疮热，将其分为"龙肖""甲肖""曲肖""日肖""嘎肖""陆肖"等 9 种，并言"རི་ཤོ"（日肖）有生于山坡（称"日肖"）和生于沼泽地[称"ན་ཤོ"（那肖）]2 种，两者除生境外，形态基本相同。现代文献记载的"肖芒"类药物的基原涉及蓼科、菊科、大戟科等多科多属的 10 余种植物，不同文献关于"肖芒"之下各品种的基原的观点不同，且存在不同科属植物作同一药材使用的现象。现藏医所用的"日肖"主要为橐吾属（*Ligularia*）植物，但各地所用种类有差异，《部标藏药》以"黄帚橐吾 རི་ཤོ/ 日肖"之名收载了黄帚橐吾 *L. virgaurea* (Maxim.) Mattf.。据文献记载，苍山橐吾 *L. tsangchanensis* (Franch.) Hand.-Mazz. 为"日肖"的基原之一。也有观点认为，据《四部医典系列挂图全集》的附图来看，"日肖"应以藏橐吾 *L. rumicifolia* (Drumm.) S. W. Liu、东俄洛橐吾 *L. tongolensis* (Franch.) Hand.-Mazz. 为正品（即《晶珠本草》记载的生于山坡者），苍山橐吾 *L. tsangchanensis* (Franch.) Hand.-Mazz. 应为"龙肖"类，又称"龙肖美朵色保"。（参见"藏橐吾""黄帚橐吾"条）

箭叶橐吾

Ligularia sagitta (Maxim.) Mattf.

菊科（Compositae） 橐吾属（*Ligularia*）

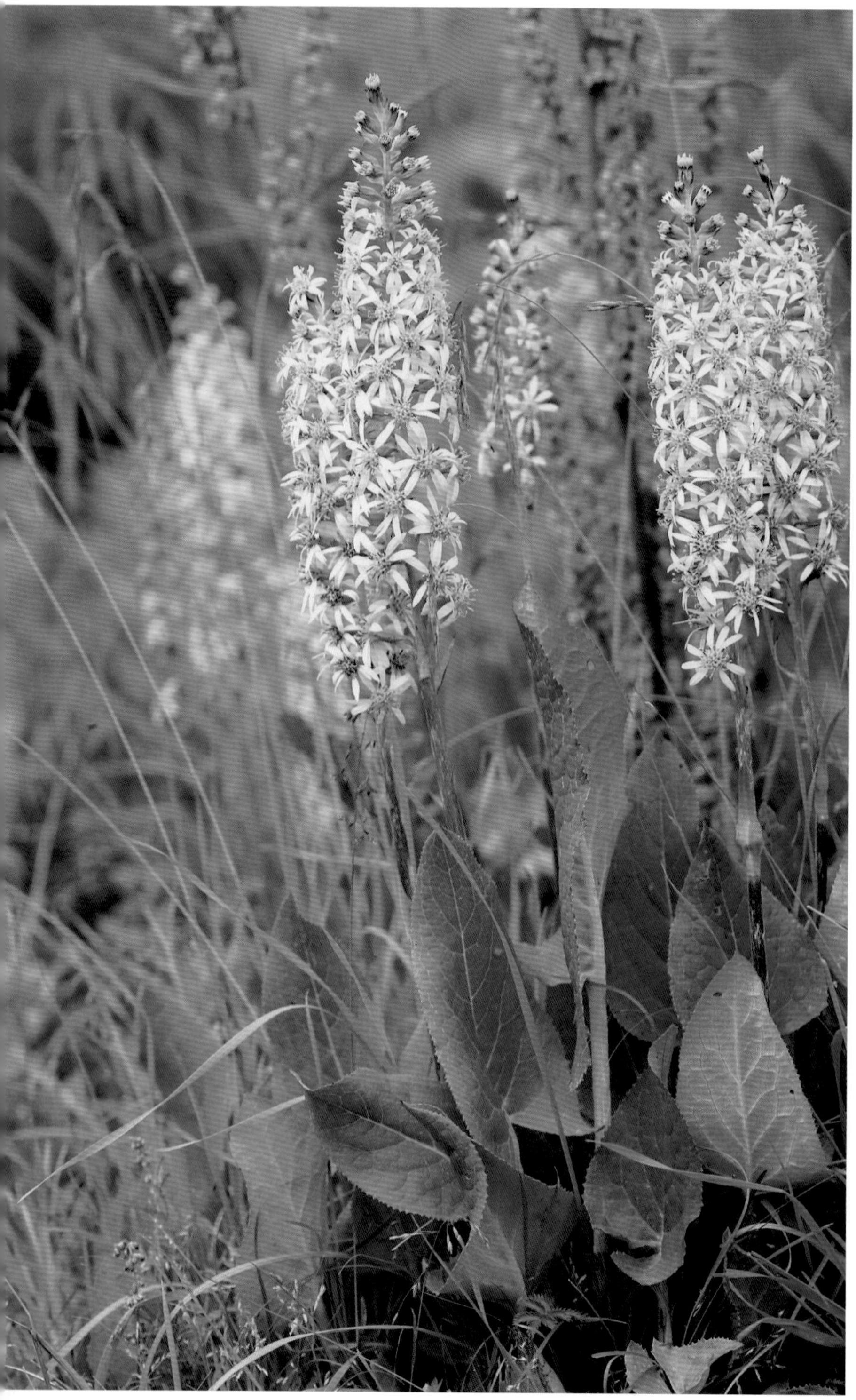

形态

多年生草本。根肉质，细而多。茎直立，高 25 ~ 70cm，光滑或上部及花序被白色蛛丝状毛，后脱毛，基部直径达 1cm，被枯叶柄纤维包围。丛生叶与茎下部叶具柄，柄长 4 ~ 18cm，具狭翅，翅全缘或有齿，被白色蛛丝状毛，基部鞘状，叶片箭形、戟形或长圆状箭形，长 2 ~ 20cm，基部宽 1.5 ~ 20cm，先端钝或急尖，边缘具小齿，基部弯缺宽，长为叶片的 1/4 ~ 1/3，两侧裂片开展或否，外缘常有大齿，上面光滑，下面有白色蛛丝状毛或脱毛，叶脉羽状；茎中部叶具短柄，鞘状抱茎，叶片箭形或卵形，较小；茎最上部叶披针形至狭披针形，苞叶状。总状花序长 6.5 ~ 40cm；苞片狭披针形或卵状披针形，长 6 ~ 15mm，宽至 7mm，稀较长而宽，长达 6.5cm，先端尾状渐尖；花序梗长 5 ~ 70mm；头状花序多数，辐射状；小苞片线形；总苞钟形或狭钟形，长 7 ~ 10mm，宽 4 ~ 8mm，总苞片 7 ~ 10，2 层，长圆形或披针形，先端急尖或渐尖，背部光滑，内层边缘膜质；舌状花 5 ~ 9，黄色，舌片长圆形，长 7 ~ 12mm，宽约 3mm，先端钝，管部长约 5mm；管状花多数，长 7 ~ 8mm，檐部伸出总苞外，管部长 3 ~ 4mm；冠毛白色，与花冠等长。瘦果长圆形，长 2.5 ~ 5mm，光滑。花果期 7 ~ 9 月。

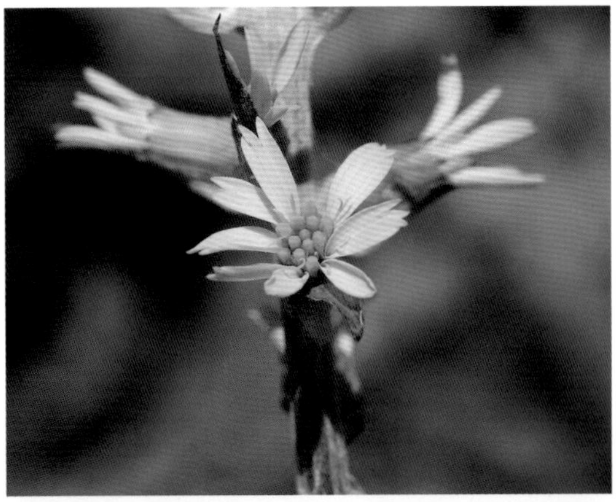

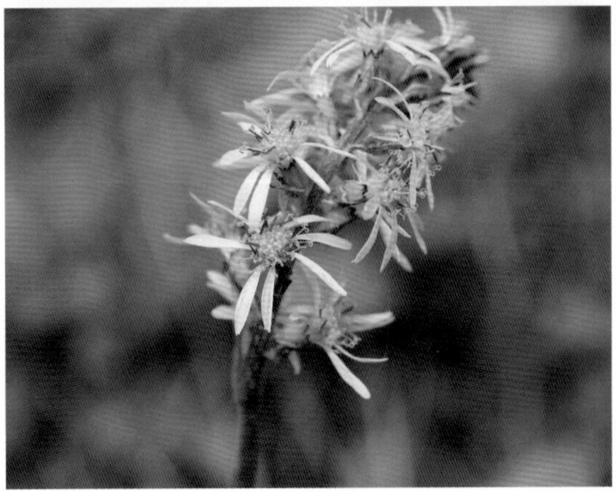

分布

分布于我国西藏、青海、甘肃、四川、宁夏、陕西、山西、河北、内蒙古。

生境

生长于海拔 1270 ~ 4000m 的水边、草坡、林缘、林下、灌丛中。

药材名

龙肖、隆肖、垄肖（ལྕང་ཤོ།）。

药用部位

根、叶。

功能与主治

催吐，愈疮。用于“赤巴”病；外用于疮疡。

用量与用法

1 ~ 2g。内服研末，或入丸、散剂。外用适量，研粉撒或调敷。

附　注

《四部医典》中记载有“ལྕང་ཤོ།”（龙肖）。《晶珠本草》记载“ཤོ་མང་།”（肖芒）为一类药材的总称，言其能清疮热，记载其分为龙肖、甲肖、曲肖、日肖、嘎肖、陆肖等 9 种（汉译重译本以“肖芒”替代“龙肖”）。现代文献记载的“肖芒”类药材的基原包括蓼科、菊科、大戟科等多科多属的 10 余种植物。不同文献对于“肖芒”之下各品种的基原的观点不同，且存在不同科属植物作同一药材基原的现象。据文献记载，箭叶橐吾 *L. sagitta* (Maxim.) Mattf. 为“龙肖”的基原之一，此外，作“龙肖”基原的还有褐毛橐吾 *L. purdomii* (Turrill) Chittenden、东俄洛橐吾 *L. tongolensis* (Franch.) Hand.-Mazz.、舟叶橐吾 *L. cymbulifera* (W. W. Smith) Hand.-Mazz. 以及蓼科植物尼泊尔酸模 *Rumex nepalensis* Spreng.、齿果酸模 *R. dentatus* L.、酸模 *R. acetosa* L.。《部标藏药》以“褐毛橐吾 /ལྕང་ཤོ།/ 隆肖”之名收载了褐毛橐吾 *L. achyrotricha* (Diels) Ling [*L. purdomii* (Turrill) Chittenden]、大黄橐吾 *L. duciformis* (C. Winkl.) Hand.-Mazz.。《青海藏标》在“褐毛橐吾 /ལྕང་ཤོ།/ 隆肖”条下附注说明青海藏医尚用箭叶橐吾 *L. sagitta* (Maxim.) Mattf.，有文献称其为“ལྕང་ཤོའི་རིགས་ཤོག”（隆肖惹肖）。（参见“巴天酸模”“尼泊尔酸模”“褐毛橐吾”“舟叶橐吾”“东俄洛橐吾”等条）

全缘橐吾

Ligularia mongolica (Turcz.) DC.

菊科（Compositae） 橐吾属（*Ligularia*）

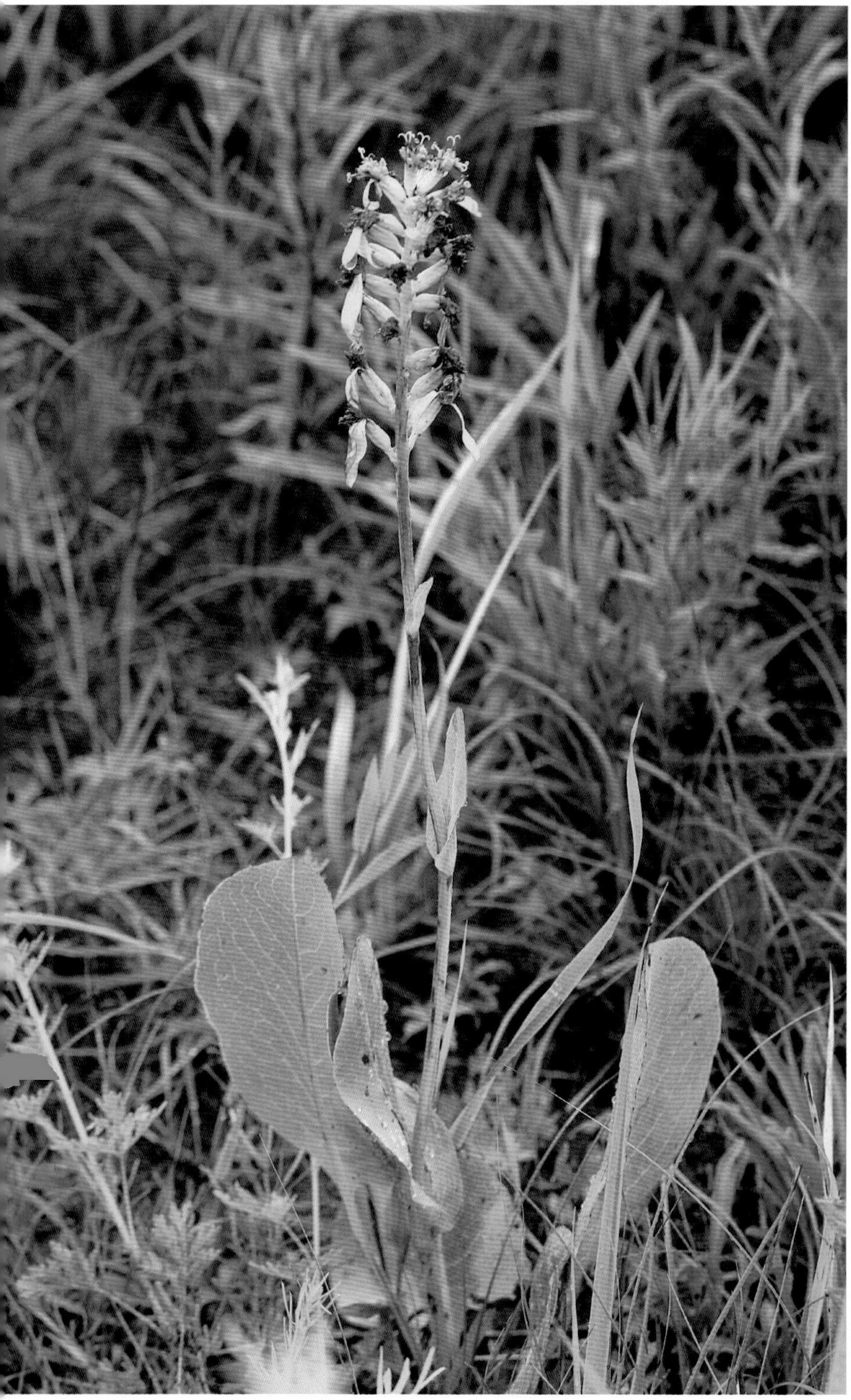

形态

多年生灰绿色或蓝绿色草本，全株光滑。根肉质，细长。茎直立，圆形，高 30 ~ 110cm，下部直径 2.5 ~ 5mm，基部被枯叶柄纤维包围。丛生叶与茎下部叶具柄，叶柄长达 35cm，截面半圆形，光滑，基部具狭鞘，叶片卵形、长圆形或椭圆形，长 6 ~ 25cm，宽 4 ~ 12cm，先端钝，全缘，基部楔形，下延，叶脉羽状；茎中上部叶无柄，长圆形或卵状披针形，稀为哑铃形，近直立，贴生，基部半抱茎。总状花序密集，近头状，长 2 ~ 4cm，或下部疏离，长达 16cm；苞片和小苞片线状钻形，长不逾 10mm；花序梗细，长 3 ~ 5mm；头状花序多数，辐射状；总苞狭钟形或筒形，长 8 ~ 10mm，宽 4 ~ 5mm，总苞片 5 ~ 6，2 层，长圆形，宽达 4mm，先端钝或急尖，内层边缘膜质；舌状花 1 ~ 4，黄色，舌片长圆形，长 10 ~ 12mm，宽达 6mm，先端钝圆，管部长约 6mm；管状花 5 ~ 10，长 8 ~ 10mm，管部长 4 ~ 5mm，檐部楔形，基部渐狭，冠毛红褐色，与花冠管部等长。瘦果圆柱形，褐色，长约 5mm，光滑。花果期 5 ~ 9 月。

分布

分布于我国华北及东北地区。蒙古等也有分布。

生境

生长于海拔 1500m 以下的沼泽草甸、山坡、林间、灌丛中。

药材名

嘎肖（སྒ་ཤོ།）。

药用部位

全草或花序、根。

功能与主治

清热解毒，利气止痛。用于"培根"病，食物中毒，胆病，一切疼痛；外用于痈疖肿毒，烧伤。

用量与用法

6 ~ 9g。内服煎汤，或入丸、散剂。

附注

"日肖"始载于《四部医典》。《晶珠本草》记载有"ཤོ་མང་།"（肖芒），言其为一大类药材的总称，具有清疮热的功能，包括龙肖、甲肖、曲肖、日肖、嘎肖、陆肖等共 9 种。现代文献记载的"肖芒"类的基原涉及蓼科、菊科、大戟科等多科多属的 10 余种植物，不同文献关于"肖芒"下各品种的基原有不同观点，且存在不同科属植物作同一药材品种基原的情况。据文献记载，全缘橐吾 *L. mongolica* (Turcz.) DC. 为"སྒ་ཤོ།"（嘎肖）的基原之一。此外，各文献记载作为"嘎肖"基原的还有东俄洛橐吾 *L. tongolensis* (Franch.) Hand.-Mazz. 及车前状垂头菊 *Cremanthodium ellisii* (Hook. f.) Kitam. 等多种垂头菊属（*Cremanthodium*）植物。但据《中国植物志》记载，全缘橐吾 *L. mongolica* (Turcz.) DC. 在青藏高原并无分布，故推测藏医药用的可能性不大。（参见"黄帚橐吾""东俄洛橐吾""车前状垂头菊""褐毛垂头菊"条）

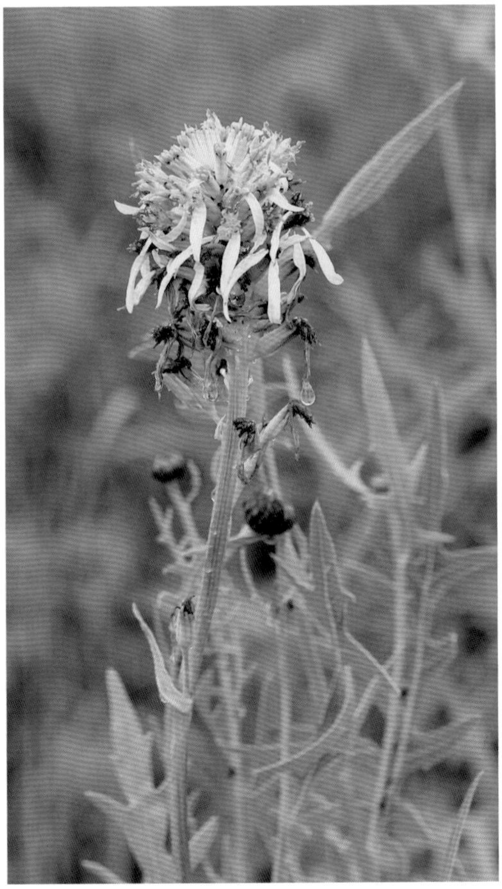

侧茎橐吾

Ligularia pleurocaulis (Franch.) Hand.-Mazz.（侧茎垂头菊）

菊科（Compositae）　橐吾属（*Ligularia*）

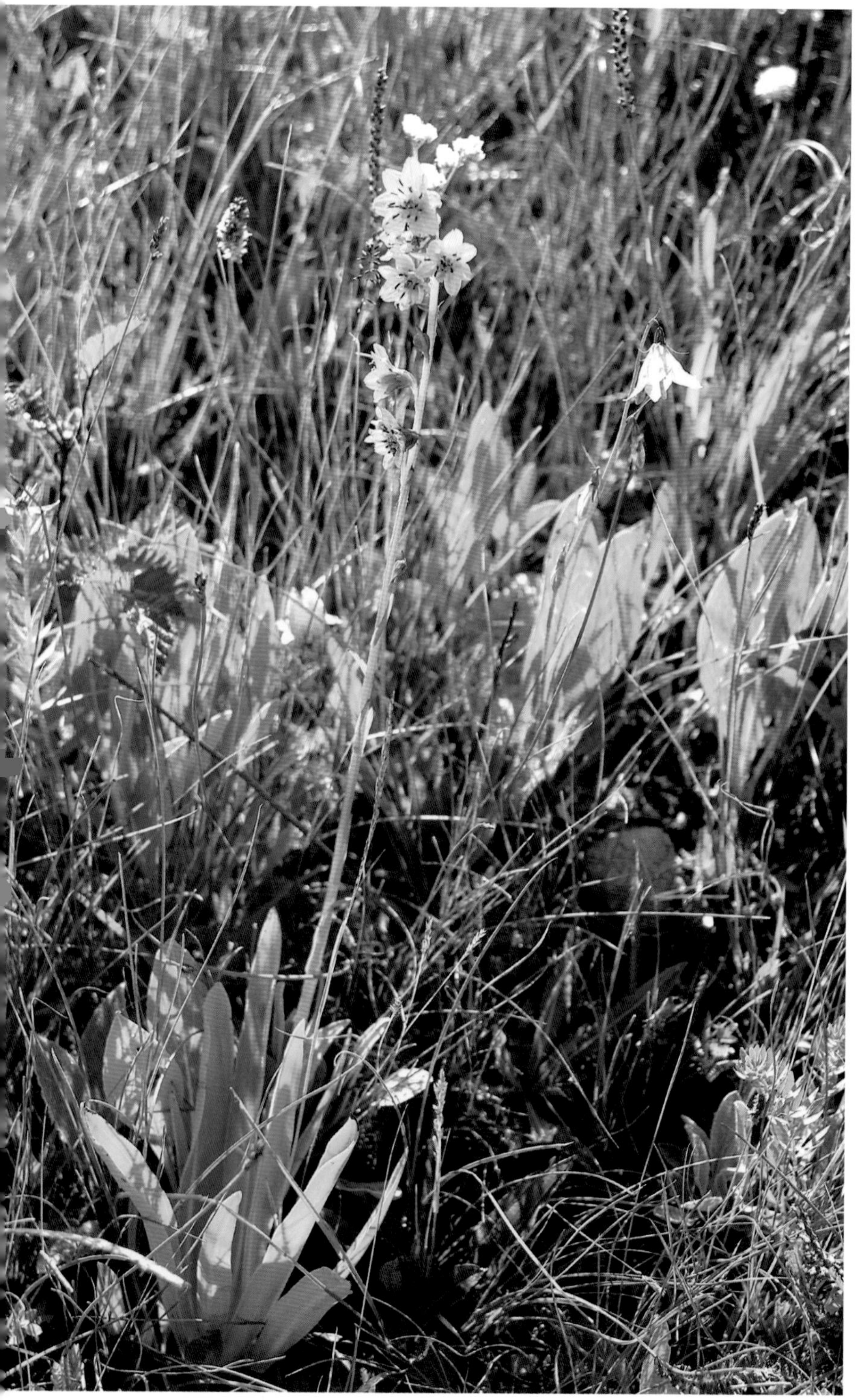

形态

多年生灰绿色草本。根肉质，近纺锤形。茎直立，高 25 ~ 100cm，上部及花序被白色蛛丝状毛，下部光滑，基部直径 4 ~ 10mm，被枯叶柄纤维包围。丛生叶与茎基部叶近无柄，叶鞘常紫红色，叶片线状长圆形至宽椭圆形，长 8 ~ 30cm，宽 1 ~ 7cm，先端急尖，全缘，基部渐狭，两面光滑，叶脉平行或羽状平行；茎生叶小，椭圆形至线形，无柄，基部半抱茎或否。圆锥状总状花序或总状花序长达 20cm，常疏离；苞片披针形至线形，有时长于花序梗，长达 8cm；花序梗长达 10.5cm，一般长 0.5 ~ 3cm；头状花序多数，辐射状，常偏向花序轴的一侧；小苞片线状钻形；总苞陀螺形，基部尖，长 5 ~ 14mm，宽 5 ~ 15（~ 20）mm，总苞片 7 ~ 9，2 层，卵形或披针形，宽 2 ~ 7mm，先端急尖，背部光滑，内层边缘膜质；舌状花黄色，舌片宽椭圆形或卵状长圆形，长 7 ~ 14mm，宽

3 ～ 6mm，先端急尖，管部长约 2mm；管状花多数，长 5 ～ 6mm，管部长约 1mm，冠毛白色，与花冠等长。瘦果倒披针形，长 3 ～ 5mm，具肋，光滑。花果期 7 ～ 11 月。

分布

分布于我国四川西南部至西北部（康定、理塘）、云南西北部。

生境

生长于海拔 3000 ～ 4700m 的山坡、溪边、灌丛、草甸。

药材名

明间那保、芒间那保（མིང་ཅན་ནག་པོ།），明间赛保（མིང་ཅན་སེར་པོ།），嘎肖琼哇（སྣ་ཤོ་ཆུང་བ།），巴哇色保（དཔའ་བོ་སེར་པོ།）。

药用部位

全草或花。

功能与主治

明间那保：消炎，止痛。用于炭疽，痈疮。

嘎肖琼哇：清热解毒，利气止痛。用于“培根”病，食物中毒，胆病，一切疼痛；外用于痈疖肿毒，烧伤。

用量与用法

6 ～ 9g。

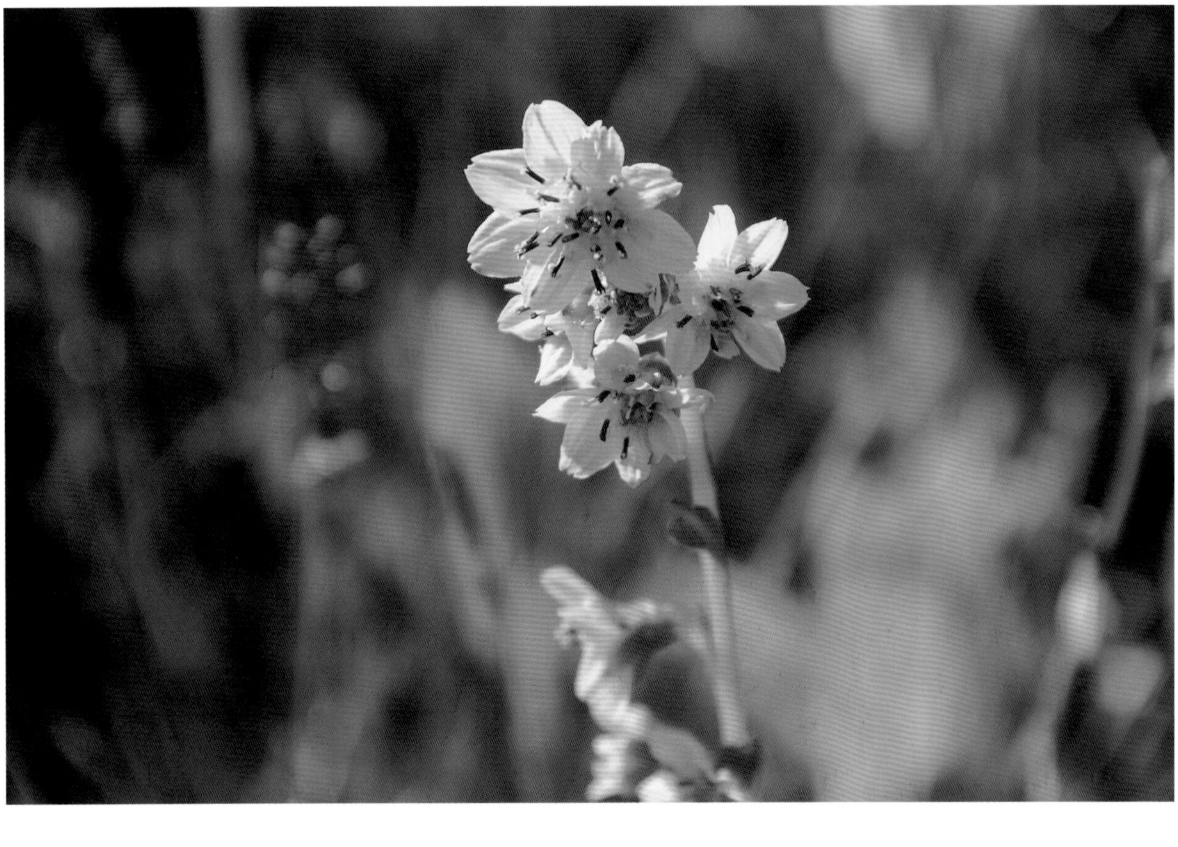

附 注

《蓝琉璃》中补充记载了"མིང་ཅན།"（明间），言其有黄［"མིང་ཅན་སེར་པོ།"（明间赛保）］、黑［"མིང་ཅན་ནག་པོ།"（明间那保）］及黑的副品 3 种。《四部医典系列挂图全集》第三十一图中有黄者、黑者及黑者副品的附图，汉译本译注名为"虱草花"（67 号图）、"垂头菊"（69 号图）和"次垂头菊"（70 号图）。《晶珠本草》言"明间"分为黄、黑、蓝［"མིང་ཅན་སྔོན་པོ།"（明间温保），为次品）]3 种。现代文献记载的"明间"类药材的基原涉及菊科植物臭蚤草 *Pulicaria insignis* Drumm. ex Dunn 和垂头菊属（*Cremanthodium*）、紫菀属（*Aster*）、天名精属（*Carpesium*）以及牻牛儿苗科植物熏倒牛 *Biebersteinia heterostemon* Maxim. 等多种植物，且各地习用种类不同。关于黑者（明间那保）的基原，西藏藏医通常用垂头菊属植物入药，青海藏医则用熏倒牛 *B. heterostemon* Maxim. 入药。据文献记载，侧茎垂头菊 *C. pleurocaule* (Franch.) Good 为黄者（明间赛保）的基原之一，而云南迪庆藏医将侧茎橐吾 *L. pleurocaulis* (Franch.) Hand.-Mazz. 作"明间那保"使用。《中国植物志》将 *C. pleurocaule* (Franch.) Good 作为侧茎橐吾 *L. pleurocaulis* (Franch.) Hand.-Mazz. 的异名。（参见"条叶垂头菊""臭蚤草""车前状垂头菊""熏倒牛"等条）

《四部医典》《蓝琉璃》等中记载有多种"ཤོ་མང་།"（肖芒），言其为治热疮之药物。《晶珠本草》记载"肖芒"为总称，言其包括"日肖""龙肖""曲肖""陆肖""甲肖"及"嘎肖"（"སྒ་ཤོ།"，又分为大、小、长 3 种）等多种，各品种的功效也有所不同。现代文献记载的"肖芒"各品种的基原涉及蓼科酸模属（*Rumex*）、山蓼属（*Oxyria*）和菊科橐吾属（*Ligularia*）、垂头菊属、千里光属（*Senecio*）及大戟科铁苋菜属（*Acalypha*）等多科多属多种植物，不同文献记载的"肖芒"各品种的基原也有差异，部分品种的基原还包括不同属的物种。侧茎橐吾 *L. pleurocaulis* (Franch.) Hand.-Mazz. 为甘肃甘南藏医使用的"嘎肖"［即《蓝琉璃》中记载的"སྒ་སྨ།"（莪嘎），为治胆腑病、止痛之药物］的小者［"སྒ་ཤོ་ཆུང་བ།"（嘎肖琼哇）］的基原之一，四川甘孜藏医又称其为"དཔའ་བོ་སེར་པོ།"（巴哇色保）。（参见"车前状垂头菊""褐毛橐吾""尼泊尔酸模"条）

黄帚橐吾

Ligularia virgaurea (Maxim.) Mattf.

菊科（Compositae） 橐吾属（*Ligularia*）

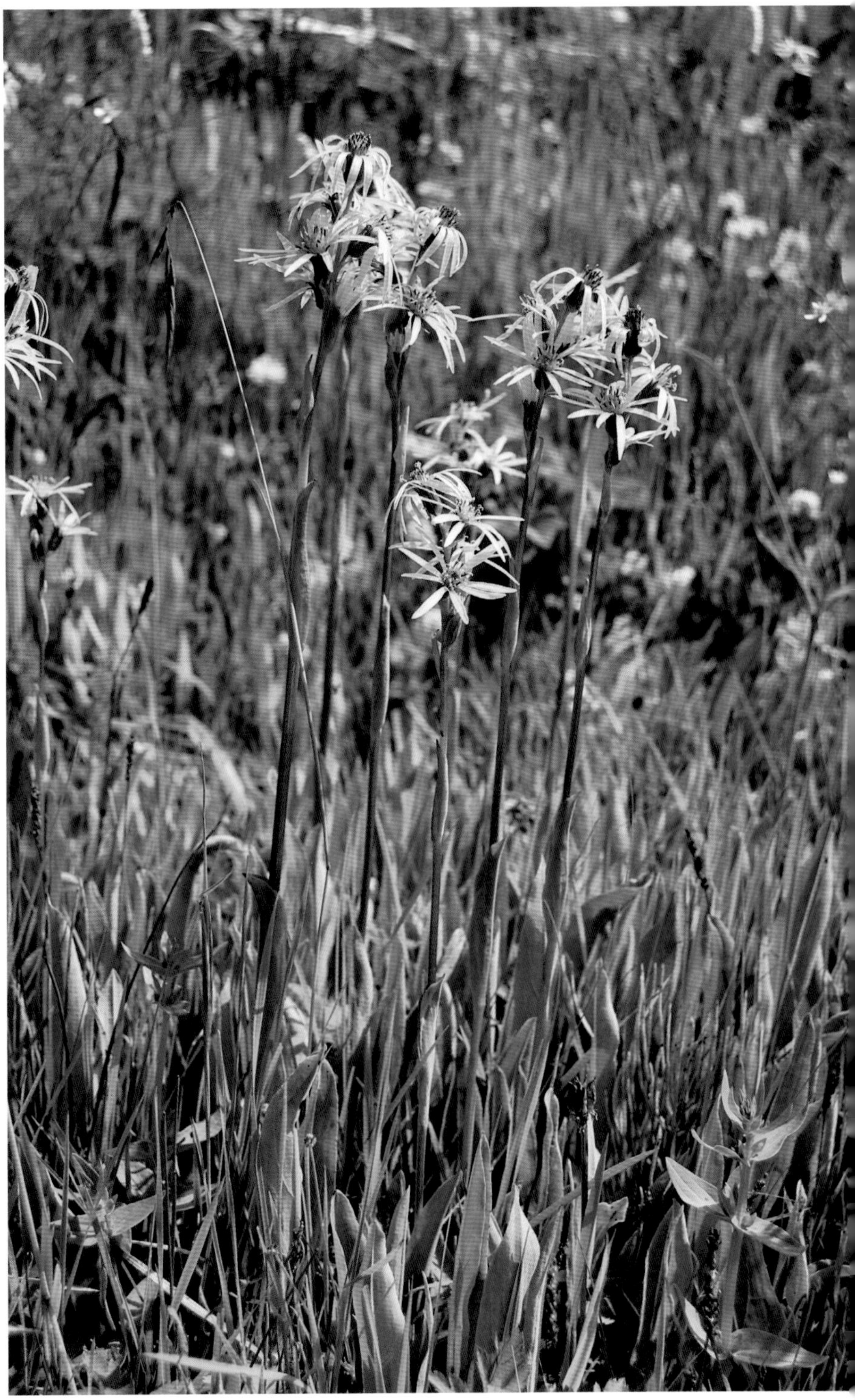

形态

多年生灰绿色草本。根肉质，多数，簇生。茎直立，高15～80cm，光滑，基部直径2～9mm，被厚密的褐色枯叶柄纤维包围。丛生叶和茎基部叶具柄，柄长达21.5cm，全部或上半部具翅，翅全缘或有齿，宽窄不等，光滑，基部具鞘，紫红色，叶片卵形、椭圆形或长圆状披针形，长3～15cm，宽1.3～11cm，先端钝或急尖，全缘至有齿，边缘有时略反卷，基部楔形，有时近平截，突然狭缩，下延成翅柄，两面光滑，叶脉羽状或有时近平行；茎生叶小，无柄，卵形、卵状披针形至线形，长于节间，稀上部者较短，先端急尖至渐尖，常筒状抱茎。总状花序长4.5～22cm，密集或上部密集，下部疏离；苞片线状披针形至线形，长达6cm，向上渐短；花序梗长3～10（～20）mm，被白色蛛丝状柔毛；头状花序辐射状，常多数，稀单生；小苞片丝状；总苞陀螺形或杯状，长 7 ~ 10mm，一般宽 6 ~ 9mm，稀在单生头状花序者较宽，总苞片 10 ~ 14，2 层，长圆形或狭披针形，宽 1.5 ~ 5mm，先端钝至渐尖而呈尾状，背部光滑或幼时有毛，具宽或窄的膜质边缘；舌状花 5 ~ 14，黄色，舌片线形，长 8 ~ 22mm，宽 1.5 ~ 2.5mm，先端急尖，管部长约 4mm；管状花多数，长 7 ~ 8mm，管部长约 3mm，檐部楔形，窄狭，冠毛白色，与花冠等长。瘦果长圆形，长约 5mm，光滑。花果期 7 ~ 9 月。

分布

分布于我国西藏东北部、云南西北部、四川、青海、甘肃。尼泊尔、不丹也有分布。

生境

生长于海拔 2600 ~ 4700m 的河滩、沼泽草甸、阴坡湿地、灌丛中。

药材名

日肖（རི་ཤོ།）。

药用部位

全草或根及根茎。

功能与主治

清瘟热，敛黄水，祛风，解毒，愈疮。用于“培根”“赤巴”合并症，胃“隆”病，陈旧疫疠，黄水病，疮疡，中毒症。

用量与用法

6 ~ 9g。内服煎汤，或入丸、散剂。

附 注

“རི་ཤོ།”（日肖）最早见于《四部医典》记载，为治热疮之药物。《晶珠本草》记载“ཤོ་མང་།”（肖芒）为一大类药材的总称，言其包括龙肖、甲肖、曲肖、日肖、嘎肖、陆肖等共 9 种。现代文献记载的“肖芒”类的基原包括蓼科酸模属（*Rumex*）和山蓼属（*Oxyria*）、菊科橐吾属（*Ligularia*）和垂头菊属（*Cremanthodium*）、大戟科铁苋菜属（*Acalypha*）等的多种植物，不同文献关于“肖芒”之下各品种的基原的观点不同，且存在不同科属植物作同一药材品种基原的情况。现藏医所用“日肖”主要为橐吾属植物，但各地所用种类存在差异，黄帚橐吾 *L. virgaurea* (Maxim.) Mattf. 为常用的基原之一，《部标藏药》以“黄帚橐吾 /རི་ཤོ/ 日肖”之名收载了该种的全草。不同文献记载，作“日肖”基原的还有苍山橐吾 *L. tsangchanensis* (Franch.) Hand.-Mazz.、酸模叶橐吾 *L. rumicifolia* (Drumm.) S. W. Liu（藏橐吾）等。（参见“藏橐吾”“苍山橐吾”条）

钟花垂头菊

Cremanthodium campanulatum (Franch.) Diels

菊科（Compositae） 垂头菊属（*Cremanthodium*）

形态

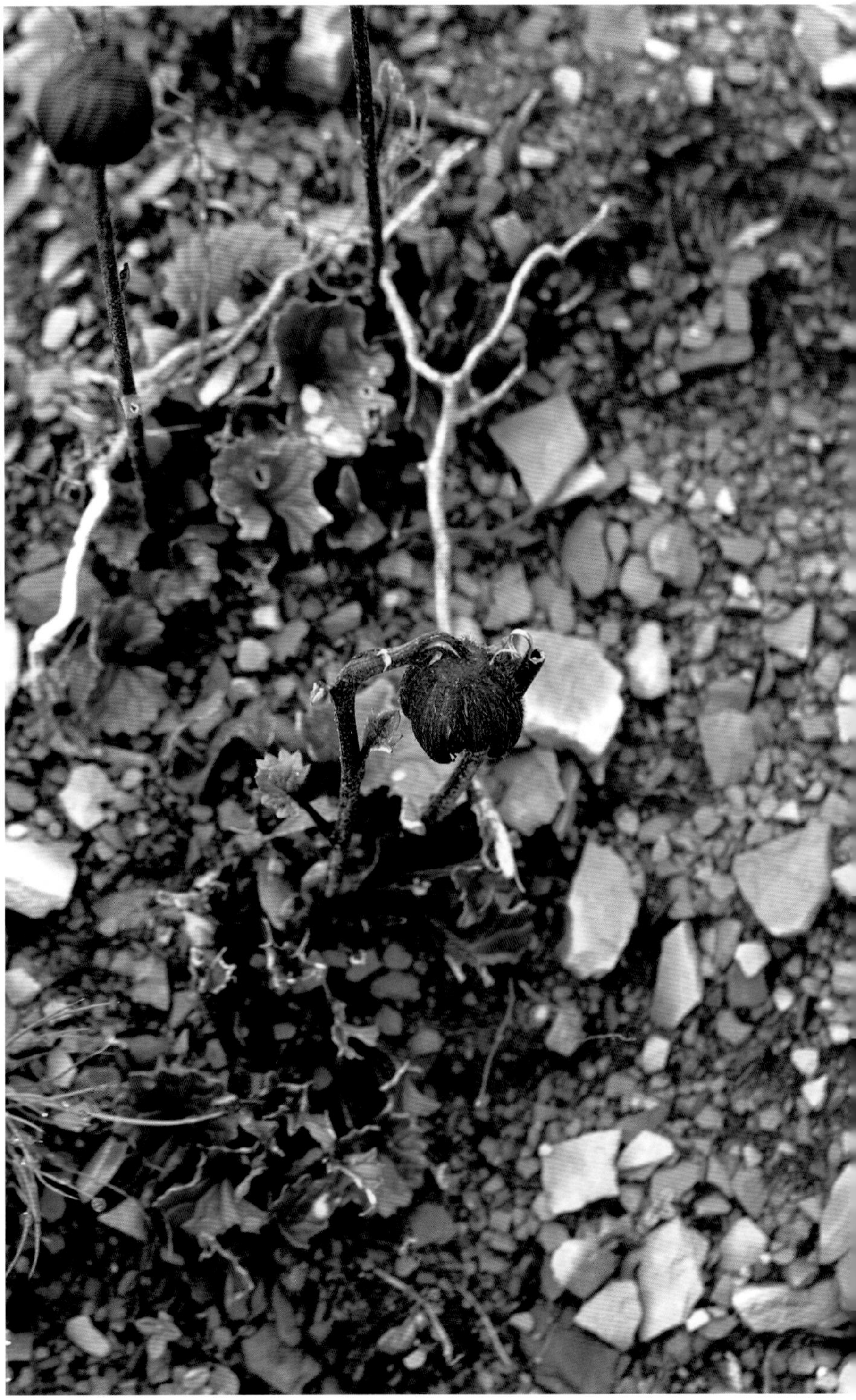

多年生草本。根肉质，多数。茎单生，稀2，直立，高10～30cm，紫红色，上部被紫色有节柔毛，下部光滑，基部直径2～3mm，不被枯叶柄纤维包围。丛生叶和茎基部叶具柄，柄长6～12cm，被紫色有节柔毛，基部鞘状，叶片肾形，长0.7～2.5cm，宽1～5cm，边缘具浅圆齿，齿端有骨质小尖头或浅裂，裂片7～12，齿间或裂片间有紫色有节柔毛，两面光滑，下面紫色，有时被有节柔毛，叶脉掌状，于两面均凸起，常呈白色；茎中部叶具短柄，柄基部呈鞘状，叶片肾形，较小；茎上部叶卵形或披针形，无鞘，边缘具尖齿。头状花序单生，盘状，下垂，总苞钟形，长1.5～2.8cm，宽1.5～4.5cm，总苞片10～14，2层，淡紫红色至紫红色，花瓣状，倒卵状长圆形或宽椭圆形，宽0.7～2cm，先端圆形，近全缘，有睫毛，稀为披针形，较窄，先端急尖，背部被黑紫色有节柔毛，或仅基部有毛，背部光滑，质薄，近膜质，有明显脉纹；小花多数，全部管状，连同瘦果长为总苞的 1/2 ~ 2/3，花冠紫红色，长 6 ~ 8mm，管部长约 2mm，花枝细长，远伸出花冠之外，分枝短，被黑紫色乳突，冠毛白色，与花冠等长。瘦果倒卵形，长 2 ~ 4mm，略扁平，先端平截，有浅的齿冠。花果期 5 ~ 9 月。

分布

分布于我国西藏东南部、云南西北部（丽江）、四川西南部至西部（理塘）。缅甸东部也有分布。

生境

生长于海拔 3200 ~ 4800m 的林中、林缘、灌丛、草坡、高山草甸、高山流石滩。

药材名

嘎肖（སྒ་ཤོ།），木穹典云、木琼单圆曼巴（སྨུག་ཆུང་མདན་ཡོན་དམན་པ།）。

药用部位

地上部分或花序。

功能与主治

嘎肖：清热，消肿，止痛。用于风湿引起的疼痛，感染性发热，血热，痈疽，疔疮，热性炭疽。
木穹典云：养骨，补骨，接骨。用于头伤，骨折。

用量与用法

9 ~ 12g。内服煎汤，或入丸、散剂。

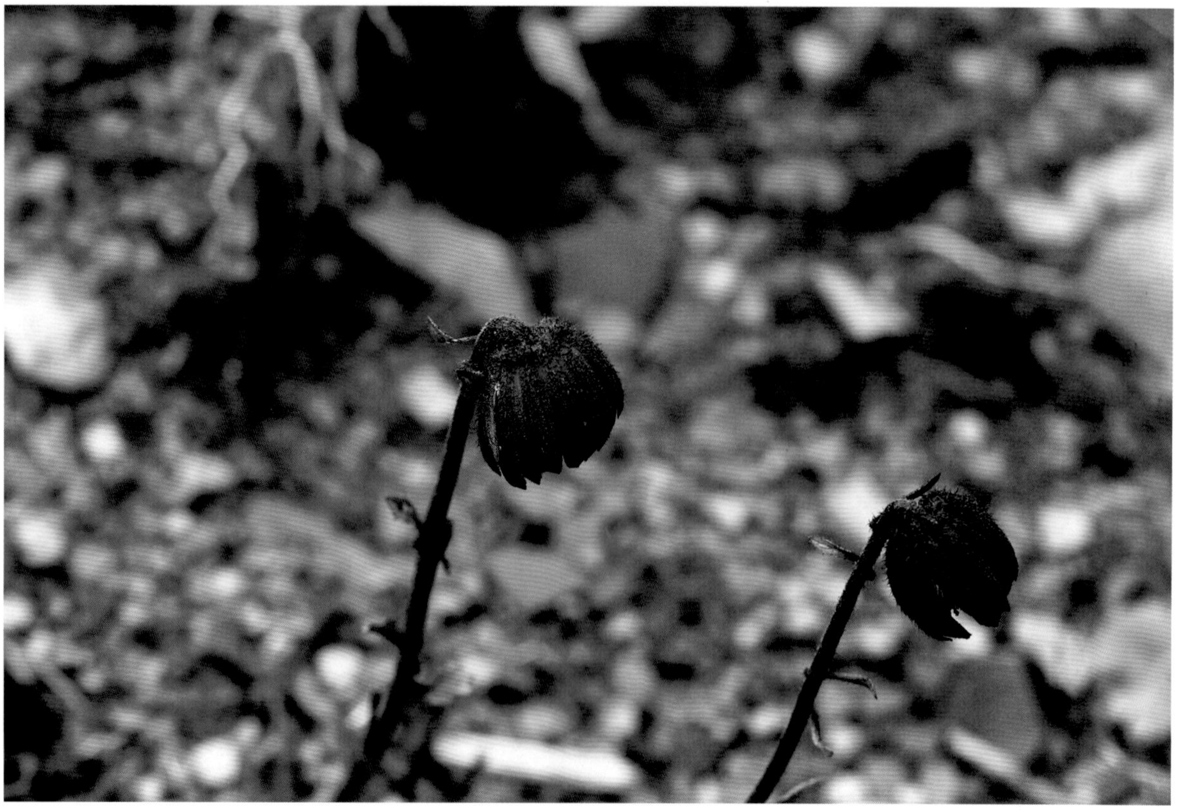

附注

《晶珠本草》记载有“ཤོ་མང་།”（肖芒），言其分为“日肖”“龙肖”“曲肖”“嘎肖”等9种，其中“སྒ་ཤོ”（嘎肖）又分为大、中、小3种，“肖芒”系这些药物的总称。现代文献记载的“肖芒”类的基原涉及蓼科、菊科、大戟科等多科多属的10余种植物，不同文献关于“肖芒”下各品种的基原的观点不同，且存在不同科属植物作同一药材品种基原的情况。文献记载的“嘎肖”的基原包括多种橐吾属（*Ligularia*）和垂头菊属（*Cremanthodium*）植物，钟花垂头菊 *C. campanulatum* (Franch.) Diels 为其基原之一。（参见“褐毛垂头菊”“东俄洛橐吾”条）

《晶珠本草》在“旱生草类药物”的“花类药物”和“根叶花果全草类药物”中分别记载有“ཚེར་སྔོན།”（刺尔恩）和“སྨུག་ཆུང་མདན་ཡོན།”（木穹典云），言其均为“养骨（或治骨裂）并抬升软骨”之药物。《四部医典》言“刺尔恩”类的花紫红色者被称为“སྨུག་ཆུང་མདན་ཡོན།”（木穹典云）。现代文献记载的“刺尔恩”的基原为多刺绿绒蒿 *Meconopsis horridula* Hook. f. et Thoms.、总状绿绒蒿 *M. racemosa* Maxim.，“木穹典云”的基原为单叶绿绒蒿 *M. simplicifolia* (D. Don) Walp.。据《迪庆藏药》记载，云南迪庆藏医以长叶绿绒蒿 *M. lancifolia* (Franch.) Franch. ex Prain 作“木穹典云”使用，并以钟花垂头菊 *C. campanulatum* (Franch.) Diels、紫茎垂头菊 *C. smithianum* (Hand.-Mazz.) Hand.-Mazz. 等作“木穹典云”的代用品使用，称其为“སྨུག་ཆུང་མདན་ཡོན་དམན་པ།”（木琼单圆曼巴，副品之意）。从文献记载的功效上看，“刺尔恩”类与“木穹典云”相同，但与“嘎肖”类不同。（参见“多刺绿绒蒿”“总状绿绒蒿”“长柱垂头菊”条）

长柱垂头菊

Cremanthodium rhodocephalum Diels

菊科（Compositae） 垂头菊属（（*Cremanthodium*）

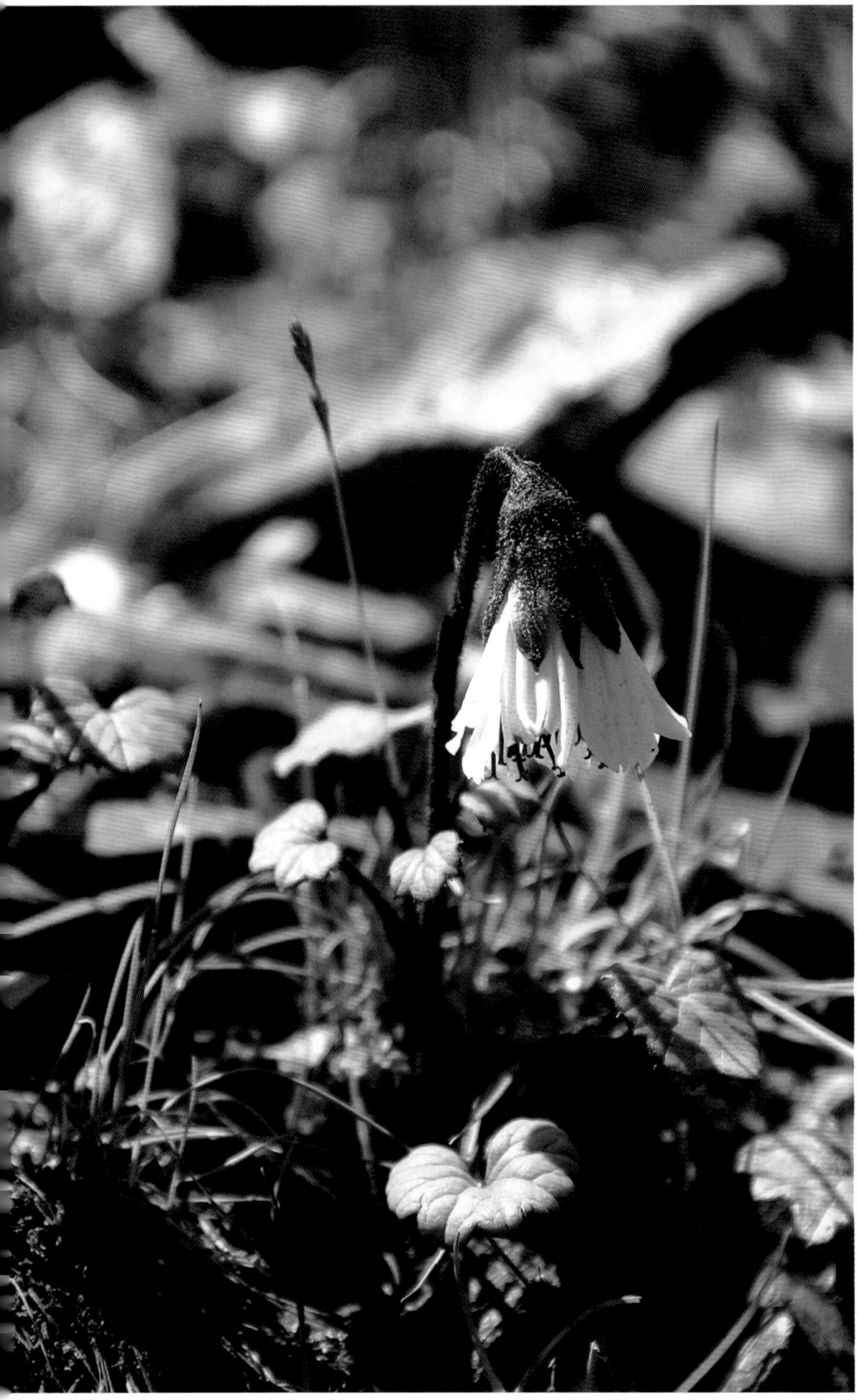

形态

多年生草本。根肉质，多数。地上部分的茎常直立，单生，高 8 ~ 33cm，被密的紫红色有节柔毛；地下部分的茎呈根茎状，有节，节上有不定根。无丛生叶丛。茎生叶集生于茎的中下部，具柄，叶柄长 2 ~ 12cm，被有节柔毛，基部无鞘，半抱茎，叶片圆肾形，长 0.7 ~ 4cm，宽 1 ~ 6cm，边缘具整齐的圆齿，齿端有骨质小尖头，上面光滑，绿色，下面紫红色，疏被白色有节柔毛，叶脉掌状，在两面均明显凸起，呈白色；茎中上部叶具短柄，无鞘，叶片圆肾形至线形，边缘具齿，或全缘。头状花序单生于茎顶，间或生于分枝先端，辐射状，下垂，总苞半球形，长 10 ~ 15mm，宽 1.5 ~ 3cm，总苞片 10 ~ 16，2 层，长圆状披针形，宽 3 ~ 5mm，先端急尖或渐尖，背部被密的紫红色有节长柔毛，内层总苞片具宽的白色膜质边缘；舌状花紫红色，舌片倒披针形，长 1.5 ~ 2.5cm，宽 5 ~ 8mm，先端平截或圆形，具 2 ~ 3 浅裂片，管部长约 5mm，花柱紫红色，细长，长达 3cm；管状花多数，紫红色，长 10 ~ 12mm，管部长约 1.5mm，檐部筒形，花柱紫红色，长 2 ~ 2.5cm，冠毛白色，略短于花冠。瘦果长圆形，长约 5mm，光滑。花果期 6 ~ 9 月。

分布

分布于我国西藏东南部、云南西北部（丽江）、四川西南部。

生境

生长于海拔 3000 ~ 4800m 的林缘、高山草甸、高山流石滩。

药材名

嘎肖（སྐ་ཤོ།），木穹典云、木琼单圆曼巴（སྨུག་ཆུང་མདངས་ཡོན་དམན་པ།），木琼单圆卡布（སྨུག་ཆུང་འདངས་ཡོན་ཚབ།）。

药用部位

全草或根及根茎。

功能与主治

嘎肖：消炎止痛。用于胆囊热，瘟疫症，头痛，“培根”病，外伤引起的炎症。

木穹典云：养骨，补骨，接骨。用于头伤，骨折。

用量与用法

3 ~ 6g。内服煎汤，或入丸、散剂。

附注

《晶珠本草》记载“ཤོ་མང་།”（肖芒）为一大类药材的总称，言其具有清疮热的功能，且包括龙肖、甲肖、曲肖、日肖、嘎肖（སྐ་ཤོ།）、陆肖等共 9 种。现代文献记载的“肖芒”类的基原包括蓼科、菊科、大戟科的 10 余种植物，不同文献关于“肖芒”下各品种的基原的观点不同，且存在不同科属植物作同一药材品种基原的情况。据文献记载，长柱垂头菊 *C. rhodocephalum* Diels 为“嘎肖”的基原之一，“嘎肖”的其他基原还有褐毛垂头菊 *C. brunneo-pilosum* S. W. Liu、全缘橐吾 *Ligularia mongolica* (Turcz.) DC. 等。（参见“巴天酸模”“褐毛垂头菊”“车前状垂头菊”“黄帚橐吾”条）

《晶珠本草》分别记载有“ཚེར་སྔོན།”（刺尔恩）和“སྨུག་ཆུང་མདངས་ཡོན།”（木穹典云），言其为“养骨并抬升软骨”之药物；《四部医典》云“ཚེར་སྔོན།”（刺尔恩）类的花紫红色者被称为“སྨུག་ཆུང་མདངས་ཡོན།”（木穹典云）。现代文献记载的“刺尔恩”的基原有罂粟科植物多刺绿绒蒿 *Meconopsis horridula* Hook. f. et Thoms.、总状绿绒蒿 *M. racemosa* Maxim. 等数种同属植物；“木穹典云”的基原以单叶绿绒蒿 *M. simplicifolia* (D. Don) Walp. 的形态与古籍记载最为相符。《迪庆藏药》记载迪庆藏医以长叶绿绒蒿 *M. lancifolia* (Franch.) Franch. ex Prain 作“木穹典云”使用，又以长柱垂头菊 *C. rhodocephalum* Diels（红头垂头菊）、钟花垂头菊 *C. campanulatum* (Franch.) Diels、紫茎垂头菊 *C. smithianum* (Hand.-Mazz.) Hand.-Mazz. 代“木穹典云”使用，称其为“སྨུག་ཆུང་མདངས་ཡོན་དམན་པ།”（木穹单圆曼巴，副品之意）。也有观点认为，以长柱垂头菊 *C. rhodocephalum* Diels 等代“木穹典云”使用应系误用。（参见“多刺绿绒蒿”“总状绿绒蒿”“长叶绿绒蒿”条）

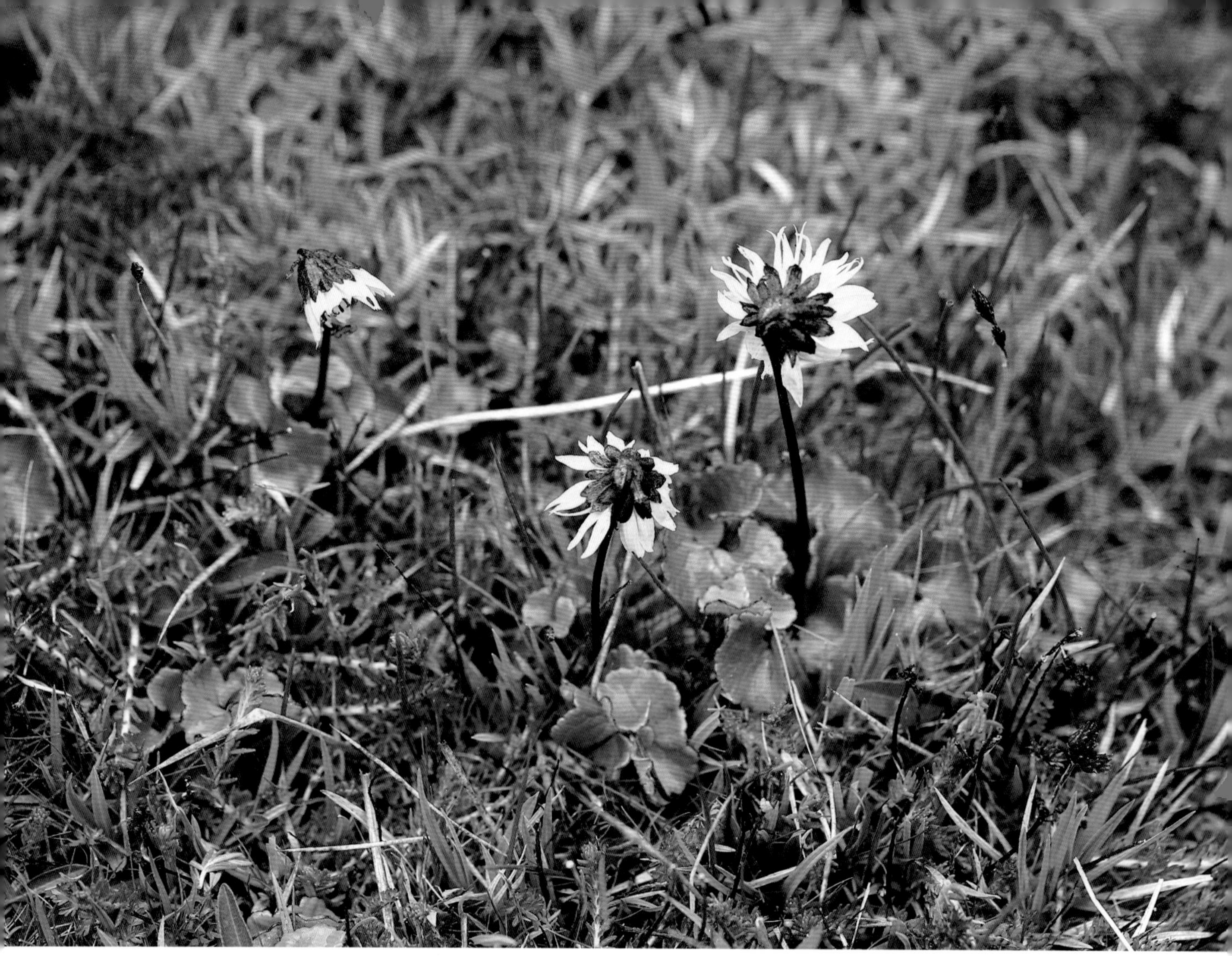

喜马拉雅垂头菊

Cremanthodium decaisnei C. B. Clarke

菊科（Compositae） 垂头菊属（*Cremanthodium*）

形态

多年生草本。根肉质，多数。茎单生，直立，高 6 ~ 25cm，上部密被褐色有节柔毛，下部光滑，基部直径 1.5 ~ 3.5mm，无枯叶柄纤维。丛生叶与茎基部叶具长柄，柄长 3 ~ 14cm，光滑，基部有窄鞘，叶片肾形或圆肾形，长 5 ~ 45mm，宽 9 ~ 50mm，先端圆形，边缘具浅的、不整齐的圆钝齿，齿端具骨质小尖头，稀浅裂，上面光滑，下面有密的褐色有节柔毛，叶脉掌状；茎中上部叶常 1 ~ 2，有柄或无柄，叶片小或减退而无叶片。头状花序单生，下垂，辐射状，总苞半球形，稀钟形，被密的褐色有节柔毛，或有时略退毛，长 7 ~ 15mm，宽 10 ~ 20mm，总苞片 8 ~ 12，2 层，外层狭披针形，内层长圆状披针形，具宽膜质的边缘，全部总苞片先端渐尖，有小尖头；舌状花黄色，舌片狭椭圆形或长圆形，长 1 ~ 2cm，宽 0.3 ~ 0.6cm，先端急尖，具 3 齿；管状花多数，长 5 ~ 7mm，管部长 1 ~ 2mm；冠毛白色，与花冠等长。瘦果长圆形，长 3 ~ 5mm，光滑。花果期 7 ~ 9 月。

分布

分布于我国西藏（类乌齐等）、云南西北部、四川西南部至西北部、青海西南部、甘肃西南部。尼泊尔、印度东部、不丹也有分布。

生境

生长于海拔 3500 ~ 5400m 的草地、高山草甸、高山流石滩。

药材名

陆肖、露肖、洛肖、罗肖（ལུག་ཤོ།），肖拉油日（ཤ་ལ་ཡུ་རིང་།），曲豆那博（ཆུ་དུག་ནག་པོ།）。

药用部位

全草。

功能与主治

陆肖：清热。用于痘疮。

曲豆那博：通经活络。用于中风，偏瘫。

附注

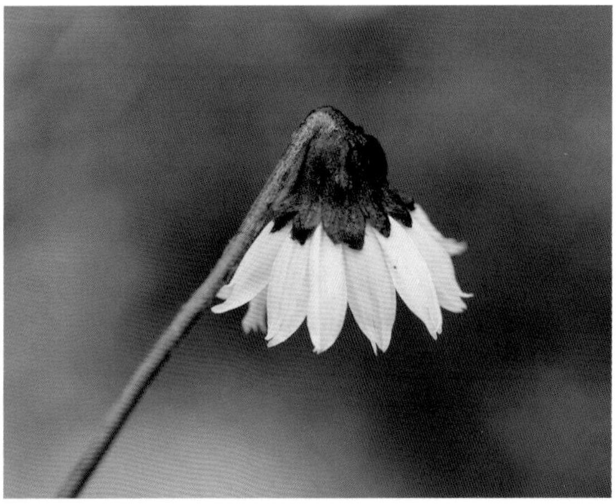

《晶珠本草》中记载有“ཤོ་མང་།”（肖芒），言其能清疮热，又言其分为龙肖、甲肖、曲肖、日肖、嘎肖（又分大、小、长 3 种）、陆肖等 9 种。“肖芒”为一大类药材的总称。现代文献记载的“肖芒”类的基原包括蓼科酸模属（*Rumex*）和山蓼属（*Oxyria*）、菊科橐吾属（*Ligularia*）和垂头菊属（*Cremanthodium*）、大戟科铁苋菜属（*Acalypha*）等的多种植物，不同文献关于“肖芒”之下各品种的基原的观点不同，且有不同科属植物作同一药材的基原的现象。不同文献记载的“ལུག་ཤོ།”（陆肖）的基原包括蓼科植物山蓼 *O. digyna* (L.) Hill、中华山蓼 *O. sinensis* Hemsl.、菊科植物喜马拉雅垂头菊 *C. decaisnei* C. B. Clarke（须弥垂头菊，青海、云南及甘肃甘南藏医习用）等多种植物。有观点认为，山蓼 *O. digyna* (L.) Hill 与《晶珠本草》记载的“陆肖”“生于草山、河滩松软地；叶厚，淡绿色，状如镞头插在地面，很少有茎；花黄色，花瓣四片，十字形”的生境和形态较为相符，应为“陆肖”的正品，而垂头菊属植物与上述记载的形态仅部分相似，应为代用品。也有观点认为喜马拉雅垂头菊 *C. decaisnei* C. B. Clarke 为“སྒ་ཤོ།”（嘎肖）的大者“ཤ་ལ་ཡུ་རིང་།”（肖拉油日）的基原之一，西藏类乌齐藏医习用之。另有文献记载喜马拉雅垂头菊 *C. decaisnei* C. B. Clarke 为“ཆུ་དུག་ནག་པོ།”（曲豆那博）的基原，此外，盘花垂头菊 *C. discoideum* Maxim. 也作“曲豆那博”使用。（参见“褐毛橐吾”“山蓼”条）

矮垂头菊

Cremanthodium humile Maxim.

菊科（Compositae）　垂头菊属（*Cremanthodium*）

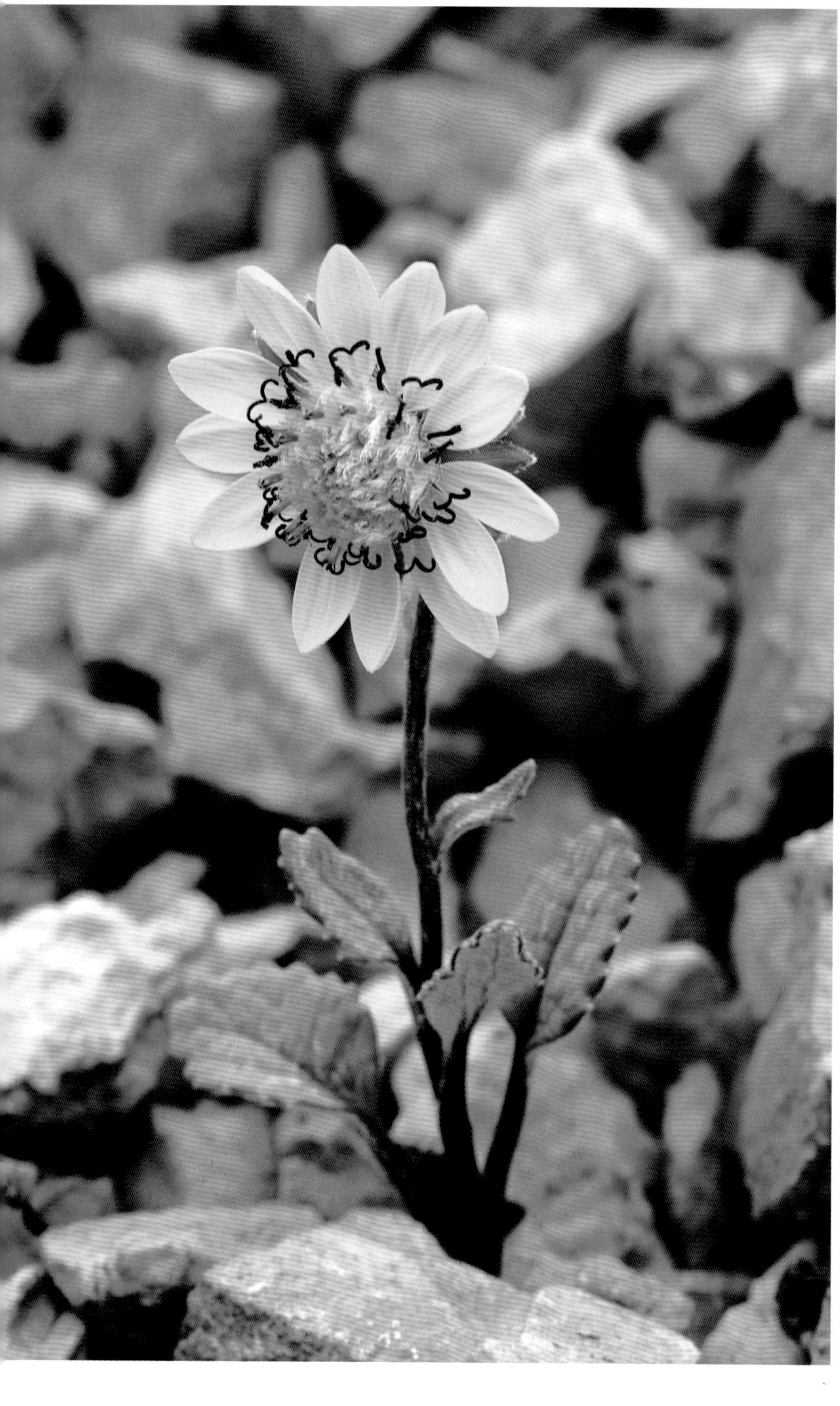

形态

多年生草本。根肉质，生于地下茎的节上，每节有肉质根 2 ~ 3。地上部分的茎直立，单生，高 5 ~ 20cm，上部被黑色和白色有节长柔毛，下部光滑，基部直径 2 ~ 3mm；地下部分的茎横生或斜生，根茎状，有节，节上被鳞片状叶及不定根，其长度与砾石层的深浅和生长的年龄呈正相关。无丛生叶丛。茎下部叶具柄，叶柄长 2 ~ 14cm，光滑，基部略呈鞘状，叶片卵形或卵状长圆形，有时近圆形，长 0.7 ~ 6cm，宽 1 ~ 4cm，先端钝或圆形，全缘或具浅齿，上面光滑，下面被密的白色柔毛，有明显的羽状叶脉；茎中上部叶无柄或有短柄，叶片卵形至线形，向上渐小，全缘或有齿，下面被密的白色柔毛。头状花序单生，下垂，辐射状，总苞半球形，长 0.7 ~ 1.3cm，宽 1 ~ 3cm，密被黑色和白色有节柔毛，总苞片 8 ~ 12，排列成 1 层，基部合生成浅杯状，分离部分线状披针形，宽 2 ~ 3mm，先端急尖或渐尖；舌状花黄色，舌状椭圆形，伸出总苞之外，长 1 ~ 2cm，宽 0.3 ~ 0.4cm，先端急尖，管部长约 3mm；管状花黄色，多数，长 7 ~ 9mm，管部长约 3mm，檐部狭楔形，冠毛白色，与花冠等长。瘦果长圆形，长 3 ~ 4mm，光滑。花果期 7 ~ 11 月。

分布

分布于我国西藏东部、云南西北部、四川西南部至西北部、青海（班玛、大通等）、甘肃（玛曲等）。

生境

生长于海拔 3500 ~ 5300m 的高山流石滩。

药材名

芒间色保、芒涧色尔保、明涧色博、明间赛保（མིང་ཅན་སེར་པོ།），芒间那保、明间那保（མིང་ཅན་ནག་པོ།），嘎肖（སྒ་ཤོ།），嘎肖琼哇（སྒ་ཤོ་ཆུང་བ།）。

药用部位

地上部分或花序。

功能与主治

清热，消肿，止痛。用于风湿引起的疼痛，感染性发热（荷花病），血热，痈疽，疔疮，热性炭疽。

用量与用法

9 ~ 12g。内服煎汤，或入丸、散剂。

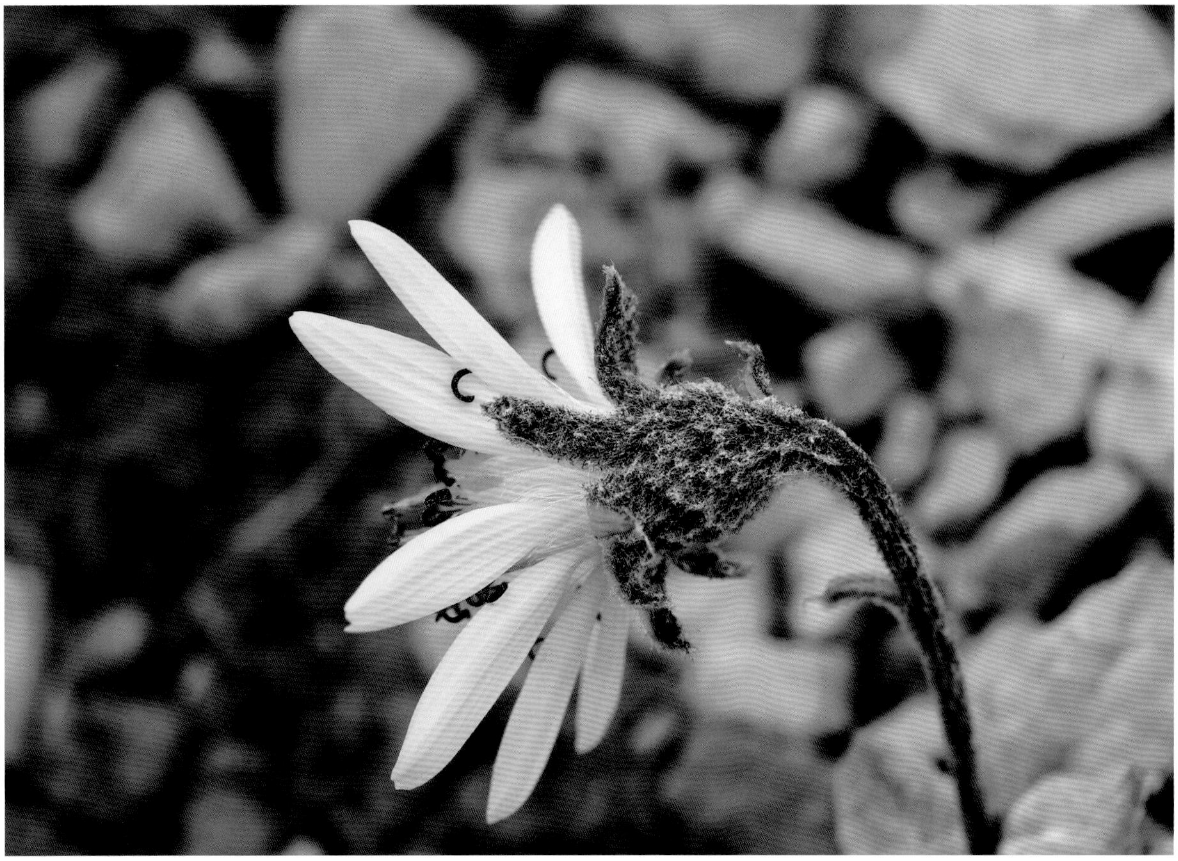

附　注

《晶珠本草》记载“མིང་ཅན།”（明间、明见、芒间、芒涧）有黑［“མིང་ཅན་ནག་པོ།”（明间那保）］、黄［“མིང་ཅན་སེར་པོ།”（芒间色保）］、蓝［“མིང་ཅན་སྔོན་པོ།”（明间温保，质次品）］3类。矮垂头菊 *Cremanthodium humile* Maxim. 为青海等地藏医使用的“黄明间”（芒间色保）的基原之一，而西藏藏医则以该种作“黑明间”（明间那保）使用。不同文献记载的“明间”的基原还有多种垂头菊属（*Cremanthodium*）植物及菊科植物臭蚤草 *Pulicaria insignis* Drumm. ex Dunn、牻牛儿苗科植物熏倒牛 *Biebersteinia heterostemon* Maxim.。《部标藏药》和《藏标》以“垂头菊 /མིང་ཅན་སེར་པོ།/ 芒间色保（芒涧色尔保）”之名收载了条叶垂头菊 *Cremanthodium lineare* Maxim. 和矮垂头菊 *Cremanthodium humile* Maxim.。据对青海市售“垂头菊”药材样品的鉴定，还存在以菊科植物高原天名精 *Carpesium lipskyi* Winkl. 作为“垂头菊”的情况。（参见“条叶垂头菊”“臭蚤草”“熏倒牛”“车前状垂头菊”“高原天名精”“侧茎橐吾”等条）

《晶珠本草》另记载有“ཤོ་མང་།”（肖芒），言其包括“日肖”“龙肖”“曲肖”“嘎肖”（又分为大、小、长3种）等多种，“肖芒”系这些药物的总称。现代文献记载的“嘎肖”的基原涉及菊科垂头菊属、橐吾属（*Ligularia*）、千里光属（*Senecio*）等的多种植物，多统称为“སྣ་ཤོ།”（嘎肖）而不区分大、小、长品种。关于“嘎肖”的小者［“སྣ་ཤོ་ཆུང་བ།”（嘎肖琼哇）］的基原，《晶珠本草》引《图鉴》之记载“生长在河滩，叶、茎青色，花黄色，状如红花［“གུར་གུམ།”（苦空）］”，并补充言“生长在河滩，单茎，叶厚而细，花黄色，状如旋复花［“ཨ་བྱག”（阿恰）］”，汉译重译本认为其基原系天山千里光 *S. thianshanicus* Regel et Schmalh.。《中国藏药植物资源考订》认为，《图鉴》所言的“状如红花”当系指“གུར་གུམ།”（苦空）中“西藏园中种植的金盏花”（即菊科植物金盏花 *Calendula officinalis* L.，参见“金盏花”条），《晶珠本草》所言“状如旋复花”系指“阿恰”中的“ཨ་བྱག་གཞིར་འཛོམས།”［阿恰塞俊，即菊科植物川西小黄菊 *Pyrethrum tatsienense* (Bur. et Franch.) Ling ex Shih，参见“川西小黄菊”条］，金盏花 *Calendula officinalis* L. 和川西小黄菊 *P. tatsienense* (Bur. et Franch.) Ling ex Shih 均为单头状花序，而天山千里光 *S. thianshanicus* Regel et Schmalh. 为2～10头状花序排列成顶生疏伞房花序，故“嘎肖琼哇”的基原可能系矮垂头菊 *Cremanthodium humile* Maxim. 和小垂头菊 *Cremanthodium nanum* (Decne.) W. W. Smith。文献记载的与矮垂头菊 *Cremanthodium humile* Maxim. 同样作“嘎肖”使用的还有褐毛垂头菊 *Cremanthodium brunneo-pilosum* S. W. Liu、钟花垂头菊 *Cremanthodium campanulatum* (Franch.) Diels 等多种垂头菊属及橐吾属植物。（参见“车前状垂头菊”“褐毛垂头菊”“东俄洛橐吾”“钟花垂头菊”等条）

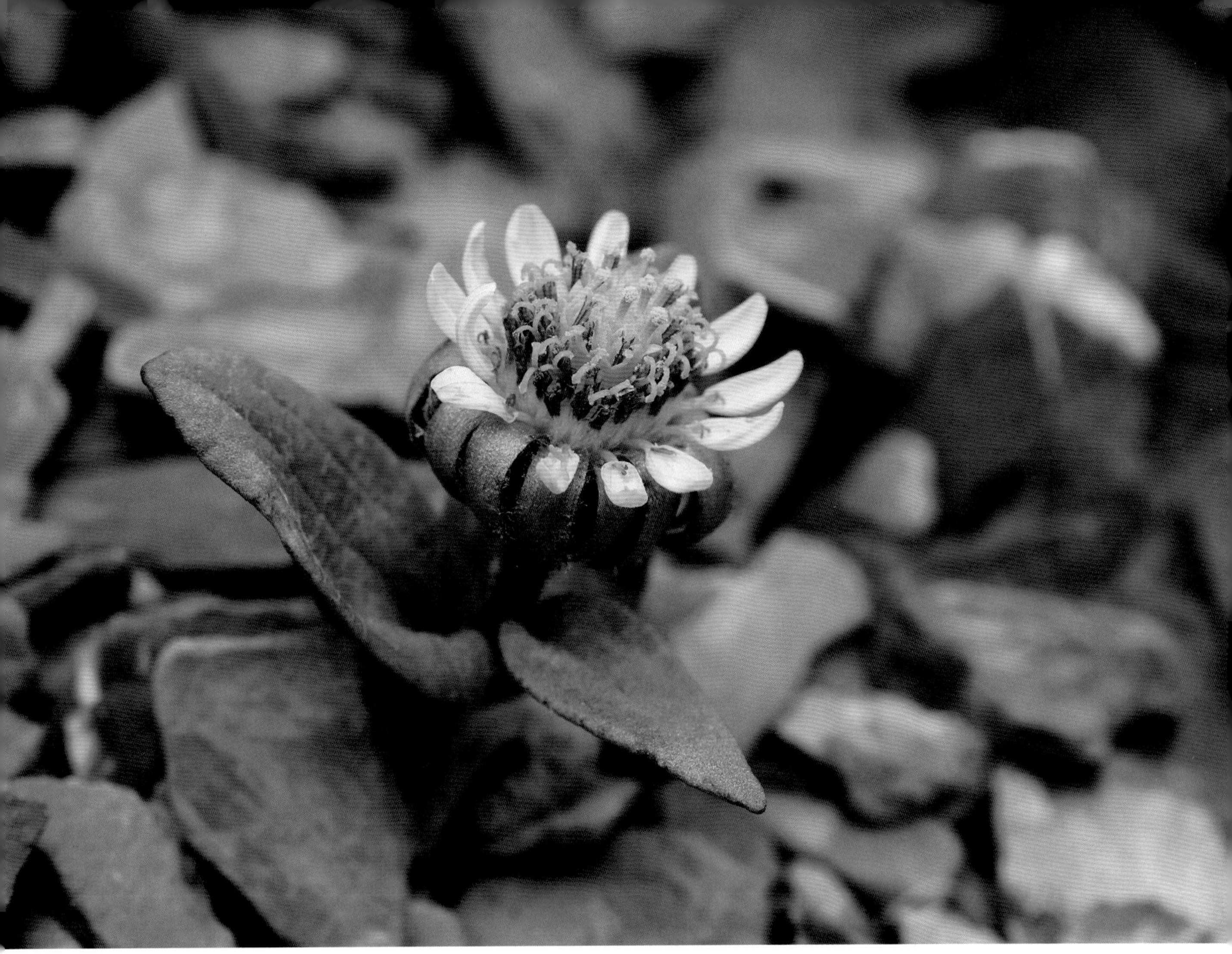

小垂头菊

Cremanthodium nanum (Decne.) W. W. Smith

菊科（Compositae） 垂头菊属（*Cremanthodium*）

形态

多年生草本。根肉质，多数，粗而长。茎单生，直立，高 5 ~ 10cm，上部密被白色柔毛，下部紫红色，光滑，埋于土中的部分白色，光滑，有膜质鳞片叶。丛生叶具柄，柄长 2 ~ 4cm，光滑，基部鞘状，叶片卵形、倒卵形或近圆形，长 1 ~ 3.9cm，宽 0.5 ~ 2.7cm，先端圆形或急尖，全缘，基部楔形，上面光滑，下面密被白色柔毛，或在老时脱毛，叶脉羽状或近平行，从基部平行下延至叶柄；茎生叶集生茎上部，2 ~ 4，无柄，叶片卵形至长圆形，两面有白色柔毛，或上面脱毛，基部半抱茎。头状花序单生，常直立，辐射状，总苞半球形，长 1 ~ 1.5cm，宽 1.5 ~ 3cm，密被黑色和白色有节柔毛；总苞片 10 ~ 14，1 层，基部合生成杯状，分离部分长圆形，宽 2 ~ 3mm，在花期，上半部外展，先端钝或近圆形；舌状花黄色，舌片椭圆形，长 6 ~ 8mm，宽 3 ~ 4mm，或线形，长 3 ~ 5mm，宽约 1mm，比总苞片短，均不伸出总苞外，先端钝，有齿，管部长 3 ~ 5mm；管状花黄色，长 5 ~ 8mm，狭楔形，无明显的管部与檐部之分，冠毛白色，多层，外层较粗，长

5 ~ 12mm，远长于花冠。瘦果线状圆柱形，长 3 ~ 6mm，光滑，有明显的果肋。花果期 7 ~ 8 月。

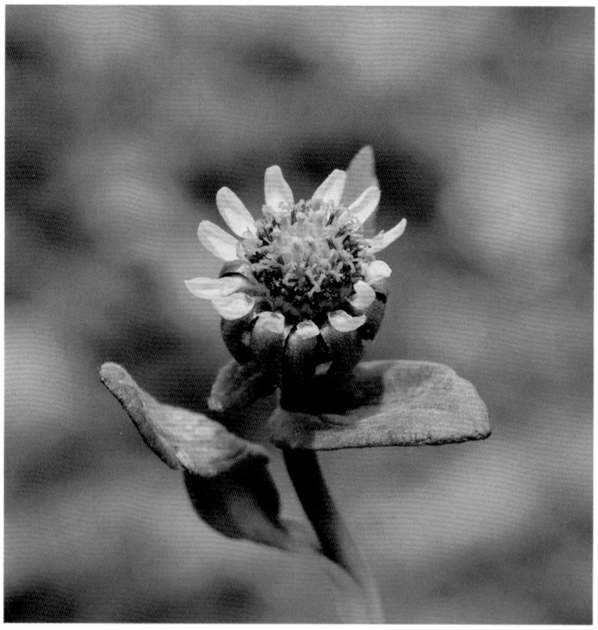

分布

分布于我国西藏、云南西北部、青海南部、甘肃西南部。喜马拉雅山西部、尼泊尔等也有分布。

生境

生长于海拔 4500 ~ 5400m 的高山流石滩。

药材名

俄嘎、莪嘎、奥嘎（ཨོ་སྒ།）。

药用部位

全草或花。

功能与主治

清热解毒，止痛，行气。用于胆热，中毒症，头痛。

附 注

《蓝琉璃》在“药物补述”中记载有“ཨོ་སྒ།”（莪嘎），言其为止痛并治胆腑病之药物，2012 年版《蓝琉璃》汉译本将其译为“舌叶垂头菊”（未附拉丁学名。《中国植物志》记载舌叶垂头菊拉丁学名为 *C. lingulatum* S. W. Liu）。《四部医典系列挂图全集》第三十一图中有“莪嘎”的附图（79 号图），汉译本译注名为“大花点头菊”，其图所示植物具基生叶 8，叶缘有细齿，花葶 3，单头状花序（似蒲公英花）。《晶珠本草》中记载有“ཤོ་མང་།”（肖芒），言其分为“日肖”“龙肖”“嘎肖”等多种，其中“སྒ་ཤོ།”（嘎肖）又分为大 [“སྒ་ཤོ་ཆེ་བ།”（嘎肖奇哇）]、小 [“སྒ་ཤོ་ཆུང་བ།”（嘎肖琼哇）]、长 [“སྒ་ཤོ་རིང་བ།”（嘎肖日哇）、“ཤོ་ལ་ཡུ་རིང་།”（肖拉油日）]3 种，“ཤོ་མང་།”（肖芒）系这些药物的总称。现代文献记载的“肖芒”各品种的基原较为复杂，涉及蓼科、菊科、大戟科的多属多种植物。关于“嘎肖”小者（嘎肖琼哇）的基原，《晶珠本草》汉译重译本认为系菊科植物天山千里光 *Senecio thianshanicus* Regel et Schmalh.，也有文献记载为矮垂头菊 *C. humile* Maxim. 和小垂头菊 *C. nanum* (Decne.) W. W. Smith。（参见“车前状垂头菊”“矮垂头菊”条）

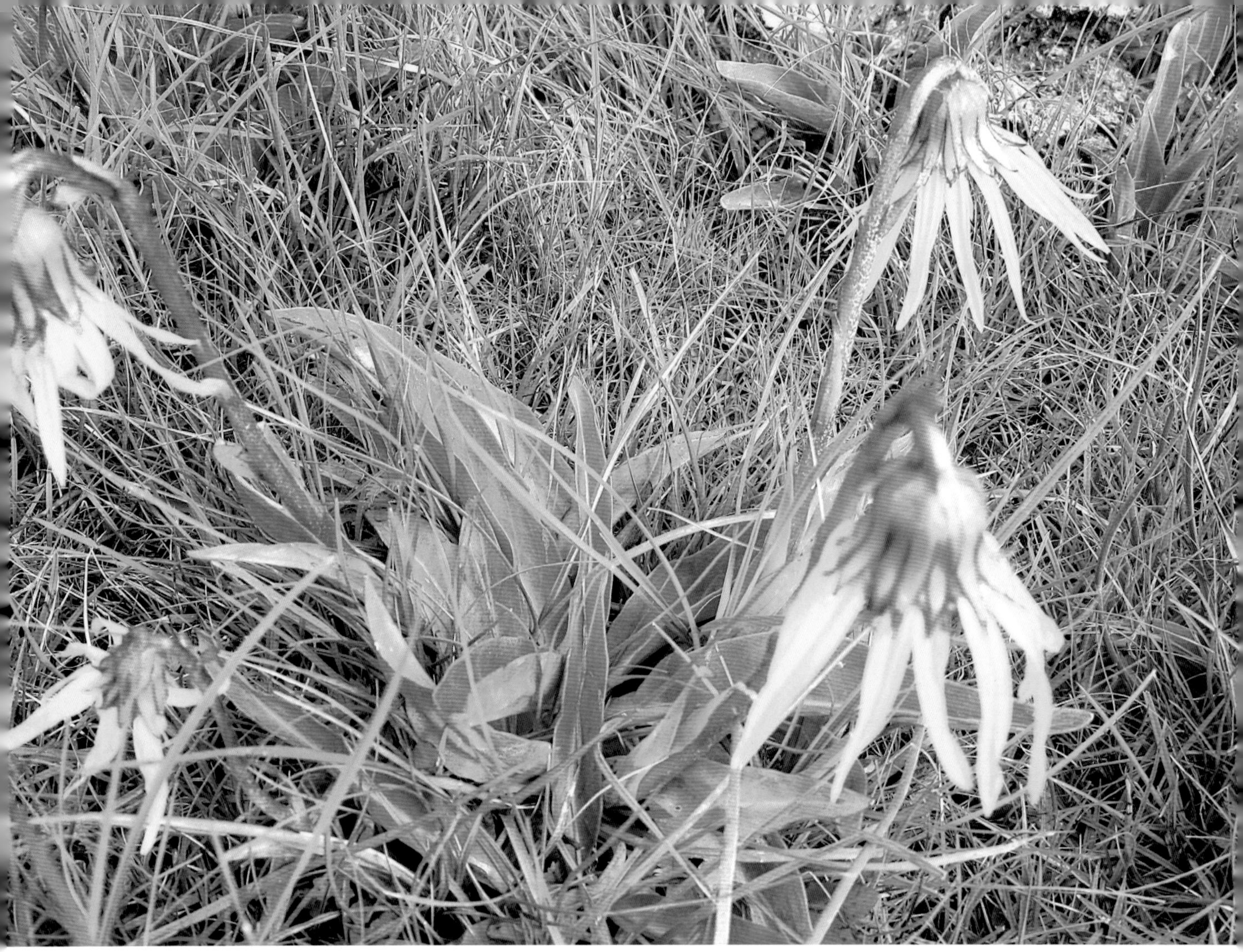

壮观垂头菊

Cremanthodium nobile (Franch.) Diels ex Lévl.

菊科（Compositae） 垂头菊属（*Cremanthodium*）

形态

多年生草本。根肉质，多数。茎单生，或多至 4，直立，高 15 ~ 40cm，被黑色有节短柔毛，老时下部脱毛，基部直径 2 ~ 4mm，被枯叶柄纤维包围。丛生叶和茎基部叶无柄或有短柄，柄长达 3cm，有宽翅或狭翅，叶片倒卵形、宽椭圆形或近圆形，长 1.2 ~ 10cm，宽 1 ~ 5.5cm，先端短或圆形，全缘，基部楔形，下延成柄，两面光滑，叶脉羽状，在下面明显；茎生叶少，狭长圆形至线形，无柄，不抱茎。头状花序单生，下垂，辐射状，总苞半球形，长 1.2 ~ 1.7cm，宽 2 ~ 3cm，被黑褐色有节短柔毛；总苞片 10 ~ 14，2 层，外层披针形，宽 4 ~ 5mm，先端渐尖，内层宽卵形，宽至 8mm，先端急尖，边缘具短毛及宽膜质；舌状花黄色，舌片长披针形或狭椭圆形，长 2.5 ~ 3.5cm，宽 0.4 ~ 1cm，先端渐尖或尾状渐尖，管部长约 3mm；管状花黄色，多数，长 5 ~ 6mm，管部长约 1mm，冠毛白色，与花冠等长。瘦果倒卵形，长 2 ~ 4mm，先端略缢缩成“短喙”，有明显的肋棱，肋间有时紫红色，光滑。花果期 6 ~ 8 月。

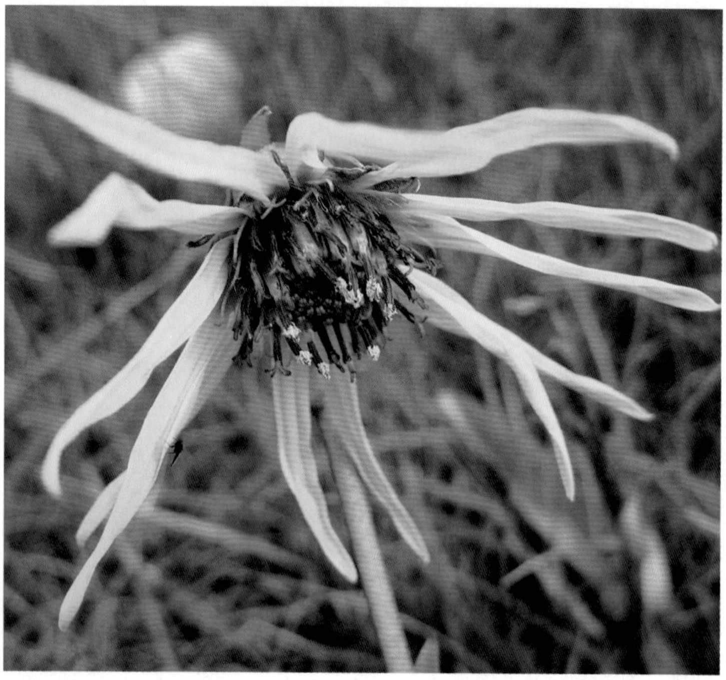

分布

分布于我国西藏东南部、云南西北部（洱源）、四川西南部。

生境

生长于海拔 3400 ~ 4200m 的灌丛、高山草地。

药材名

俄嘎、莪嘎、奥嘎（ཨོ་སྒ）。

药用部位

全草或花。

功能与主治

清热解毒，止痛，行气。用于胆热，中毒症，头痛。

附 注

《蓝琉璃》在“药物补述”（即新补充的药物）中记载有“ཨོ་སྒ”（莪嘎），言其为治胆腑病及止痛之药物，其汉译本（2012 年版）译为“舌叶垂头菊”（未附学名。《中国植物志》记载舌叶垂头菊的学名为“*Cremanthodium lingulatum* S. W. Liu”）；《四部医典系列挂图全集》第三十一图中有“莪嘎”附图（79 号图），其汉译本译注名为“大花点头菊”，图示植物有基生叶 8，叶缘有细齿，花葶 3，具单头状花序（似蒲公英花）。《晶珠本草》记载有“ཤོ་མང་།”（肖芒），言其包括“日肖”“龙肖”“嘎肖”等多种，其中“སྒ་ཤོ”（嘎肖）又分为大 [“སྒ་ཤོ་ཆེ་བ”（嘎肖奇哇）]、小 [“སྒ་ཤོ་ཆུང་བ”（嘎肖琼哇）]、长 [“སྒ་ཤོ་རིང་བ”（嘎肖日哇）、“ཤ་ལ་ཡུ་རིང་།”（肖拉油日）]3 种，“ཤོ་མང་།”（肖芒）系这些药物的总称。《蓝琉璃》在“莪嘎”条下、《晶珠本草》在“嘎肖”的大者条下均引用《图鉴》的记载，即两者应为同一药物。现代文献记载的“肖芒”各品种的基原涉及蓼科、菊科、大戟科的多属多种植物。关于“嘎肖”大者（嘎肖奇哇）的基原，《晶珠本草》汉译重译本认为系舌叶垂头菊 *C. lingulatum* S. W. Liu。《中国藏药植物资源考订》则认为，据《四部医典系列挂图全集》中“莪嘎”的附图，其似为矩叶垂头菊 *C. oblongatum* C. B. Clarke 的 3 株聚生，但从“3 花葶”的特征来看，更似壮观垂头菊 *C. nobile* (Franch.) Diels ex Lévl.。（参见“车前状垂头菊”“矮垂头菊”条）

车前状垂头菊

Cremanthodium ellisii (Hook. f.) Kitam.

菊科（Compositae）　垂头菊属（*Cremanthodium*）

形态

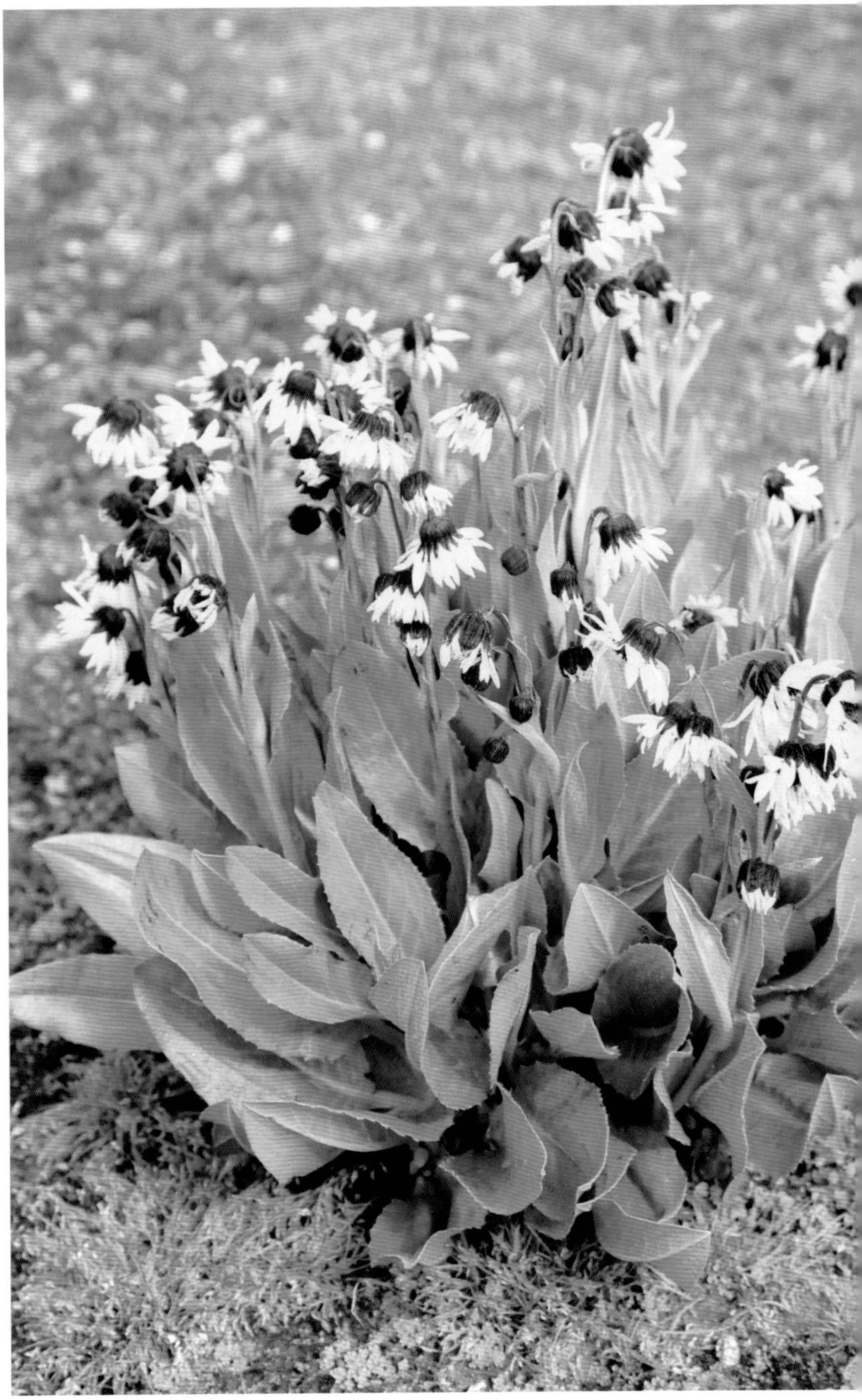

多年生草本。根肉质，多数。茎直立，单生，高 8 ~ 60cm，不分枝或上部花序有分枝，上部被密的铁灰色长柔毛，下部光滑，紫红色，条棱明显，基部直径达 1cm，被厚密的枯叶柄纤维。丛生叶具宽柄，柄长 1 ~ 13cm，宽达 1.5cm，常紫红色，基部有筒状鞘，叶片卵形、宽椭圆形至长圆形，长 1.5 ~ 19cm，宽 1 ~ 8cm，先端急尖，全缘或有小齿至缺刻状齿，或达浅裂，基部楔形或宽楔形，下延，近肉质，两面光滑或幼时被少许白色柔毛，叶脉羽状，在下面明显凸起；茎生叶卵形、卵状长圆形至线形，向上渐小，全缘或有小齿，具鞘或无鞘，半抱茎。头状花序 1 ~ 5，通常单生，或排列成伞房状总状花序，下垂，辐射状；花序梗长 2 ~ 10cm，被铁灰色柔毛；总苞半球形，长 0.8 ~ 1.7cm，宽 1 ~ 2.5cm，被密的铁灰色柔毛，总苞片 8 ~ 14，2 层，宽 2 ~ 9mm，先端急尖，被白色睫毛，外层窄，披针形，内层宽，卵状披针形；舌状花黄色，舌片长圆形，长 10 ~ 17mm，宽 2 ~ 7mm，先端钝圆或急尖，管部长 3 ~ 5mm；管状花深黄色，长 6 ~ 7mm，管部长 2 ~ 3mm，冠毛白色，与花冠等长。瘦果长圆形，长 4 ~ 5mm，光滑。花果期 7 ~ 10 月。

分布

分布于我国西藏（工布江达、墨竹工卡及喜马拉雅山脉西部）、云南西北部、四川、青海（大通）、甘肃西部及西南部。克什米尔地区也有分布。

生境

生长于海拔 3400 ~ 5600m 的高山流石滩、沼泽草地、河滩。

药材名

俄嘎、莪嘎、奥嘎（ཨོ་སྒ），嘎肖（སྒ་ཤོ），明间那保、芒涧那保、芒间那保、明间那博（མིང་ཅན་ནག་པོ），芒间色保、芒涧色尔保、明涧色博、明涧色波、明涧色布（མིང་ཅན་སེར་པོ）。

药用部位

全草。

功能与主治

莪嘎：消炎止痛。用于胆囊热，瘟疫症，头痛，“培根”病，外伤引起的炎症。

明间那保：散肿止痛，清热解毒，制疠除温。用于温病，热病，痈疽，疔疮。

用量与用法

2 ~ 6g。内服煎汤，或入丸、散剂。

附 注

《蓝琉璃》在“药物补述”中记载有“ཨོ་སྒ”（莪嘎），言其为治胆腑病、止痛之药物，汉译本（2012 年版）译其名为“舌叶垂头菊”（未附拉丁学名，《中国植物志》记载舌叶垂头菊拉丁学名为 *C. lingulatum* S. W. Liu）；《四部医典系列挂图全集》第三十一图中有“莪嘎”附图（79 号图），汉译本译注名为“大花点头菊”，其图示植物基生叶 8，叶缘有细齿，花葶 3，单头状花序（似蒲公英花序）。也有文献认为“莪嘎”为原《四部医典》记载的药物。《晶珠本草》记载有“ཤོ་མང་”（肖芒），言其分为“日肖”“龙肖”“曲肖”“陆肖”“甲肖”及“嘎肖”（སྒ་ཤོ，又分为大、小、长 3 种）等多种，“肖芒”系这类药物的总称。现代文献记载的“肖芒”各品种的基原涉及蓼科酸模属（*Rumex*）、山蓼属（*Oxyria*）和菊科橐吾属（*Ligularia*）、垂头菊属（*Cremanthodium*）、千里光属（*Senecio*）以及大戟科铁苋菜属（*Acalypha*）等多科多属多种植物，不同文献记载的“肖芒”各品种的基原也有差异，且部分品种的基原包括不同属的物种。《晶珠本草》在“嘎肖”的大者条下所引的《图鉴》的记载与《蓝琉璃》记载的“莪嘎”相似，故两者应为同一药物。现代文献记载的“嘎肖”（包括大、小、长 3 种）的基原包括车前状垂头菊 *C. plantagineum* Maxim.[*C. ellisii* (Hook. f.) Kitam.]、矩叶垂头菊 *C. oblongatum* C. B. Clarke、褐毛垂头菊 *C. brunneo-pilosum* S. W. Liu、尼泊尔垂头菊 *C. nepalense*

Kitam.、腺毛垂头菊 *C. glandulipilosum* Y. L. Chen ex S. W. Liu、紫叶垂头菊 *C. purpureifolium* Kitam.（莪嘎）、柴胡叶垂头菊 *C. bupleurifolium* W. W. Smith、舌叶垂头菊 *C. lingulatum* S. W. Liu［“嘎肖”的大者“སྔ་སྒོ་ཆེ་བ།”（嘎肖奇哇）]、喜马拉雅垂头菊 *C. decaisnei* C. B. Clarke[“嘎肖”的长者“ཤ་ལ་ཡུ་རིང་།”（肖拉油日）］等多种垂头菊属植物，以及天山千里光 *S. thianshanicus* Regel et Schmalh.[“嘎肖”的小者“སྔ་སྒོ་ཆུང་བ།”（嘎肖琼哇）]、侧茎垂头菊 *C. pleurocaule* (Franch.) Good[侧茎橐吾 *L. pleurocaulis* (Franch.) Hand.-Mazz.，“嘎肖”的长者“肖拉油日”］等，但不同文献记载的“莪嘎”或“嘎肖”的功能与主治有一定差异。《西藏藏标》以“སྔོ་སྔ/ 莪嘎 / 莪嘎”之名收载了车前状垂头菊 *C. plantagineum* Maxim. 的全草。（参见“巴天酸模”“褐毛垂头菊”“矮垂头菊”“腺毛垂头菊”“喜马拉雅垂头菊”条）

《晶珠本草》中还记载有“མིང་ཅན།”（芒间、明见、明间），言其分为黑［“མིང་ཅན་ནག་པོ།”（明间那保）]、黄［“མིང་ཅན་སེར་པོ།”（明间赛保、芒间色保）]、蓝［“མིང་ཅན་སྔོན་པོ།”（明间温保），次品］3 类。现代文献记载的“明间”的基原包括菊科植物臭蚤草 *Pulicaria insignis* Drumm. ex Dunn 和垂头菊属多种植物及牻牛儿苗科植物熏倒牛 *Biebersteinia heterostemon* Maxim.。但不同文献对“明间”黑者、黄者的基原有不同观点，西藏藏医以垂头菊属植物作“黑明间”的正品基原，以臭蚤草 *P. insignis* Drumm. ex Dunn 作“黄明间”的基原，且两者的功能与主治也不同；青海藏医以熏倒牛 *B. heterostemon* Maxim. 作“黑明间”的正品基原，以垂头菊属植物作“黄明间”的基原。《部标藏药》等收载的“垂头菊 /མིང་ཅན་སེར་པོ།/ 芒间色保”的基原为条叶垂头菊 *C. lineare* Maxim. 和矮垂头菊 *C. humile* Maxim.。《迪庆藏药》记载的“明间那保”的基原为车前状垂头菊 *C. plantagineum* Maxim.、柴胡叶垂头菊 *C. bupleurifolium* W. W. Smith、向日葵垂头菊 *C. helianthus* (Franch.) W. W. Smith（向日垂头菊），而德钦藏医则将车前状垂头菊 *C. plantagineum* Maxim. 作“མིང་ཅན་སེར་པོ།”（芒间色保）使用。（参见“条叶垂头菊”“臭蚤草”条）

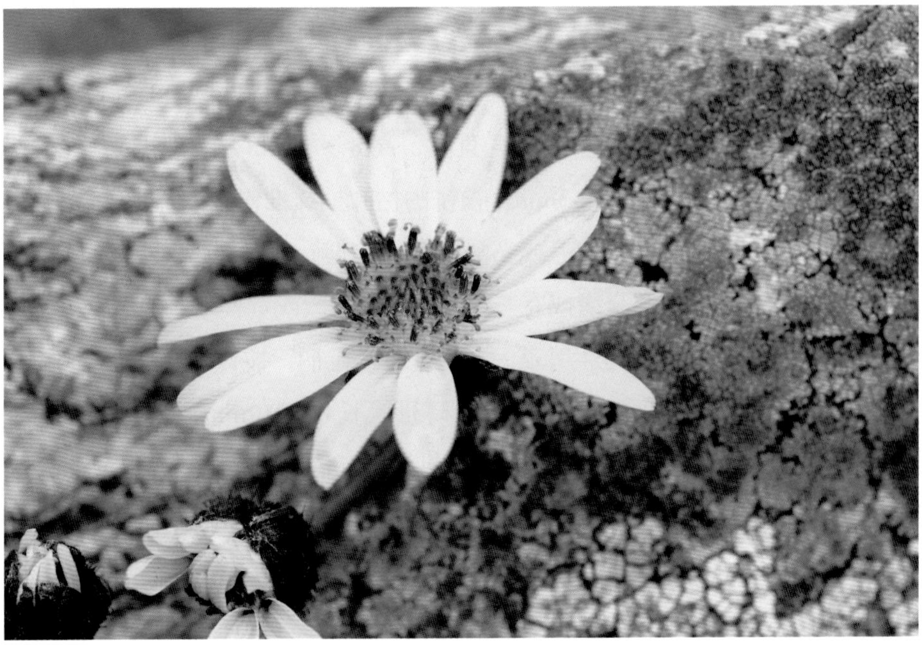

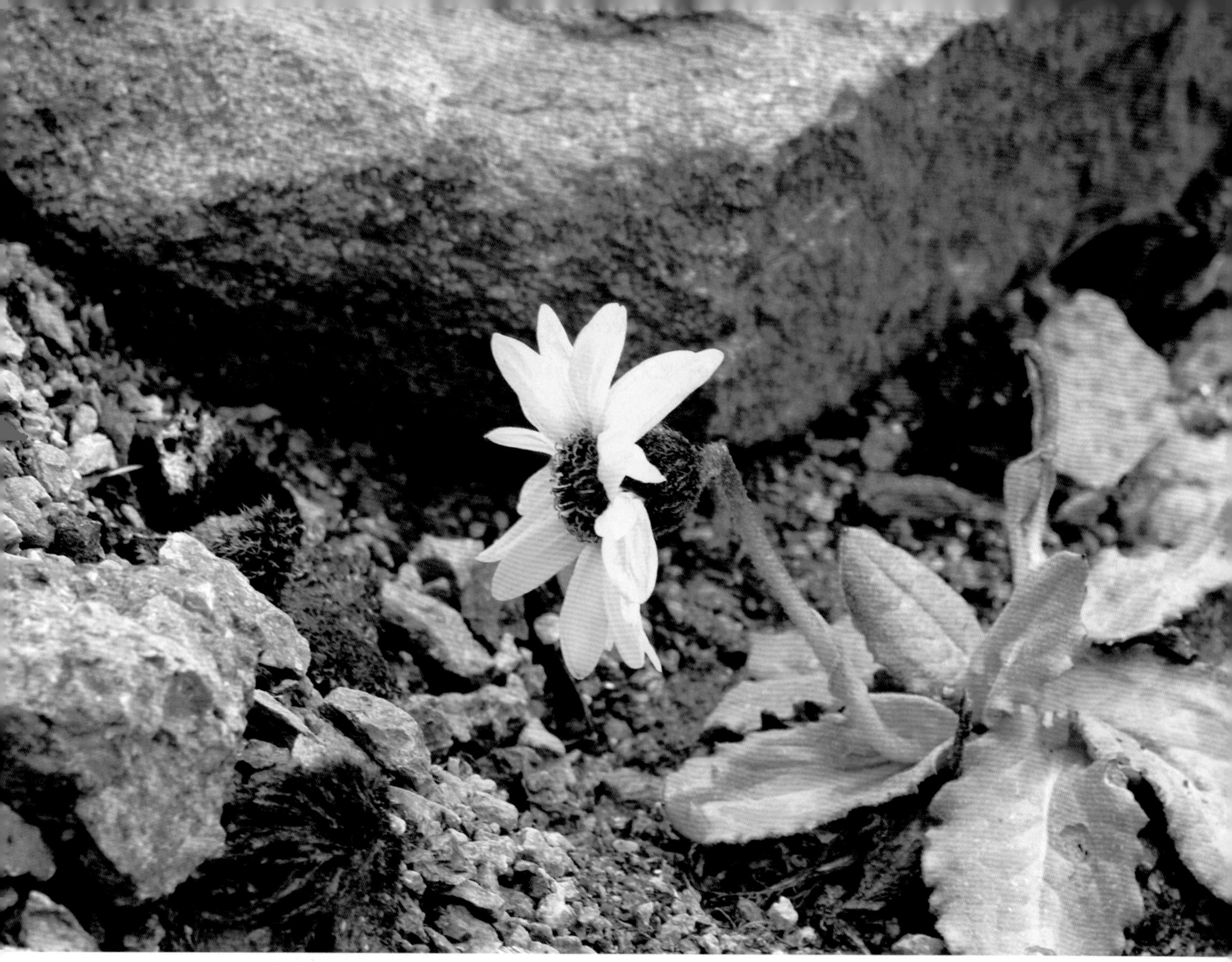

腺毛垂头菊

Cremanthodium glandulipilosum Y. L. Chen ex S. W. Liu

菊科（Compositae）　垂头菊属（*Cremanthodium*）

形态

多年生草本。根肉质，较细，多数。茎单生，直立，高 8 ~ 20cm，上部被铁灰色有节柔毛和白色柔毛，下部光滑，基部紫色，直径约 3mm，被密的枯叶柄纤维包围。丛生叶和茎基部叶具柄，柄长 0.5 ~ 4cm，紫色，具腺状有节柔毛或光滑，基部有鞘；叶片卵状披针形，长 3.5 ~ 7cm，宽 1.5 ~ 3.5cm，先端急尖或渐尖，全缘或有三角齿，基部平截或宽楔形，两面密被腺状有节柔毛，幼时被稀疏白色柔毛，后多脱落；茎生叶 2 ~ 4，较小，无柄，披针形至线形，半抱茎。头状花序辐射状，通常单生，有时 2 ~ 3，下垂，总苞半球形，长 8 ~ 12mm，宽达 15mm，密被铁灰色有节短柔毛和白色柔毛，总苞片 12 ~ 16，2 层，披针形或长圆状披针形，宽 2 ~ 4mm，先端渐尖，内层边缘膜质；舌状花黄色，舌片长圆形，长 15 ~ 20mm，宽 3 ~ 6mm，先端钝，管部长 4 ~ 5mm；管状花深黄色，长 6 ~ 8mm，管部长约 2mm，檐部较狭，冠毛白色，有时基部红褐色，与花冠等长。瘦果（未熟）光滑。花期 7 月。

分布

我国西藏特有种。分布于西藏中部（南木林）。

生境

生长于海拔 5200 ~ 5300m 的河谷湿地、碎石山坡。

药材名

俄嘎、莪嘎、奥嘎（སྔོ་སྒ།）。

药用部位

全草或花。

功能与主治

清热解毒，止痛，行气。用于胆热，中毒症，头痛。

附注

《蓝琉璃》在“药物补述”部分记载有“སྔོ་སྒ།”（莪嘎），言其为治胆腑病及止痛之药物，其汉译本（2012 年版）译为“舌叶垂头菊”（未附学名，《中国植物志》记载的舌叶垂头菊的拉丁学名为 *Cremanthodium lingulatum* S. W. Liu）。《四部医典系列挂图全集》第三十一图中有“莪嘎”附图（79 号图，汉译本译注名为“大花点头菊”），其形态为基生叶 8，叶缘有细齿，花葶 3，单头状花序（似蒲公英花序）。《晶珠本草》记载有“ཤོ་མང་།”（肖芒），言其下包括“日肖”“龙肖”“曲肖”“陆肖”“甲肖”“嘎肖”（“སྒ་ཤོ”，又分为大、小、长 3 种）等多种，“肖芒”系这些药物的总称。现代文献记载的各种“肖芒”的基原较为复杂，涉及蓼科、菊科、大戟科的多属多种植物。《蓝琉璃》“སྔོ་སྒ།”（莪嘎）条下、《晶珠本草》“སྒ་ཤོ”（嘎肖）的大者条下的内容均为引用《图鉴》的记载，即两药名应指同一药物。现代文献中记载的“莪嘎”或“嘎肖”的基原包括菊科垂头菊属（*Cremanthodium*）、千里光属（*Senecio*）等的多种植物，腺毛垂头菊 *C. glandulipilosum* Y. L. Chen ex S. W. Liu 为其基原之一。《中国藏药植物资源考订》认为，《四部医典系列挂图全集》的“莪嘎”附图所示似矩叶垂头菊 *C. oblongatum* C. B. Clarke 的 3 株聚生，但从“3 花葶”的特征来看，该植物更似壮观垂头菊 *C. nobile* (Franch.) Diels ex Lévl.；《晶珠本草》记载的“嘎肖”的小者可能系矮垂头菊 *C. humile* Maxim.、小垂头菊 *C. nanum* (Decne.) W. W. Smith；长者可能为褐毛垂头菊 *C. brunneo-pilosum* S. W. Liu。（参见“车前状垂头菊”“壮观垂头菊”“褐毛垂头菊”“小垂头菊”“矮垂头菊”条）

条叶垂头菊

Cremanthodium lineare Maxim.

菊科（Compositae） 垂头菊属（*Cremanthodium*）

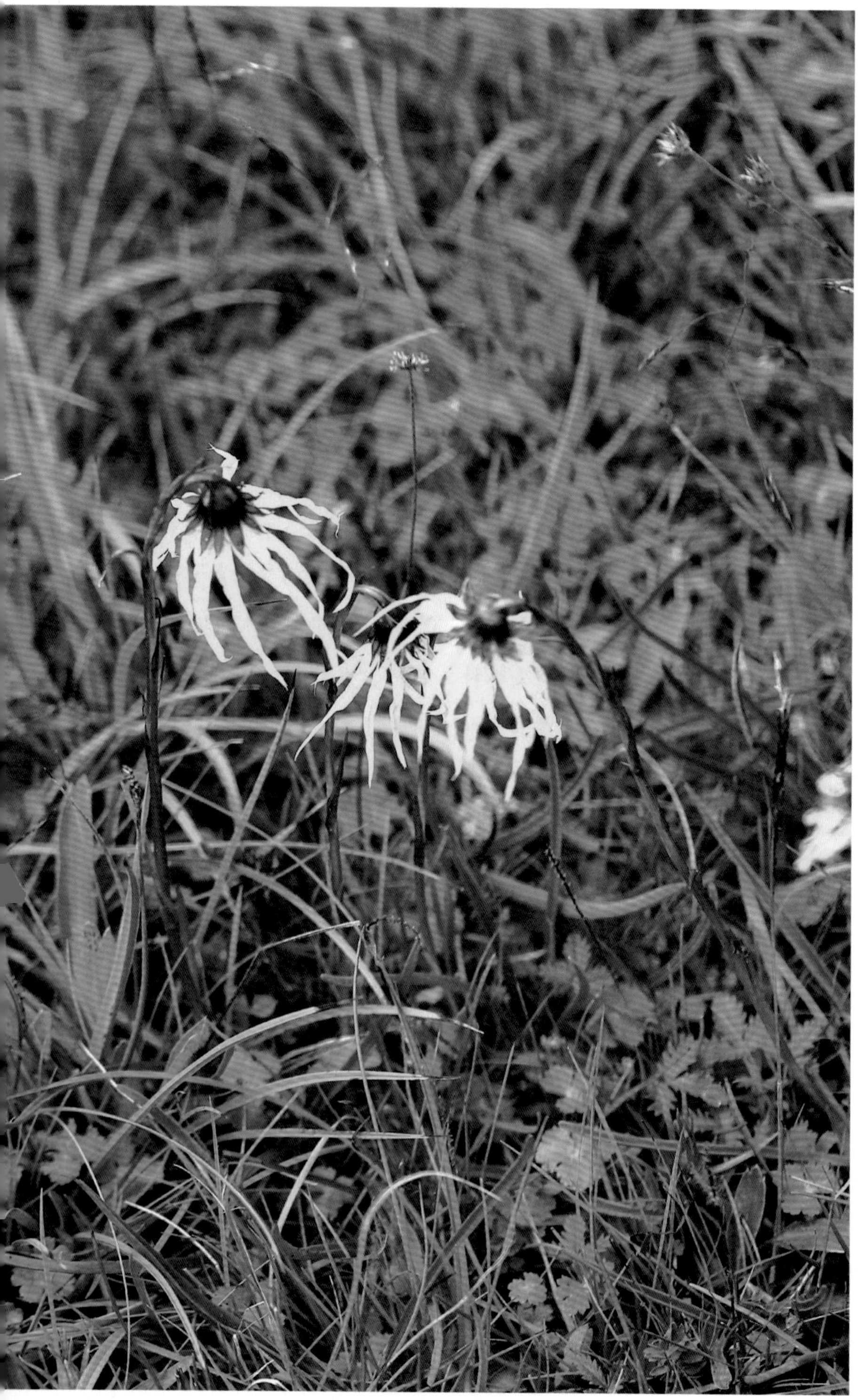

形态

多年生草本，全株蓝绿色。根肉质，多数。茎 1 ~ 4，常单生，直立，高达 45cm，光滑或最上部被稀疏的白色柔毛，基部直径 1 ~ 3mm，被枯叶柄纤维包围。丛生叶和茎基部叶无柄或具短柄，柄与叶片通常无明显的界线，叶片线形或线状披针形，长达 23cm，宽 0.25 ~ 3cm，一般宽 2.5 ~ 5mm，先端急尖，全缘，基部楔形，下延成柄，两面光滑，叶脉平行，通常不明显；茎生叶多数，披针形至线形，苞叶状。头状花序单生，辐射状，下垂，总苞半球形，长 1 ~ 1.2cm，宽 1 ~ 2.5cm，光滑或基部有稀疏的柔毛，总苞片 12 ~ 14，2 层，披针形或卵状披针形，宽 2 ~ 4mm，先端急尖，具白色睫毛，背部黑灰色，边缘具狭膜质。舌状花黄色，舌片线状披针形，长达 4cm，宽 2 ~ 3mm，先端长渐尖，管部长约 2mm；管状花黄色，长 5 ~ 7mm，管部长 1.5 ~ 2mm，冠毛白色，与

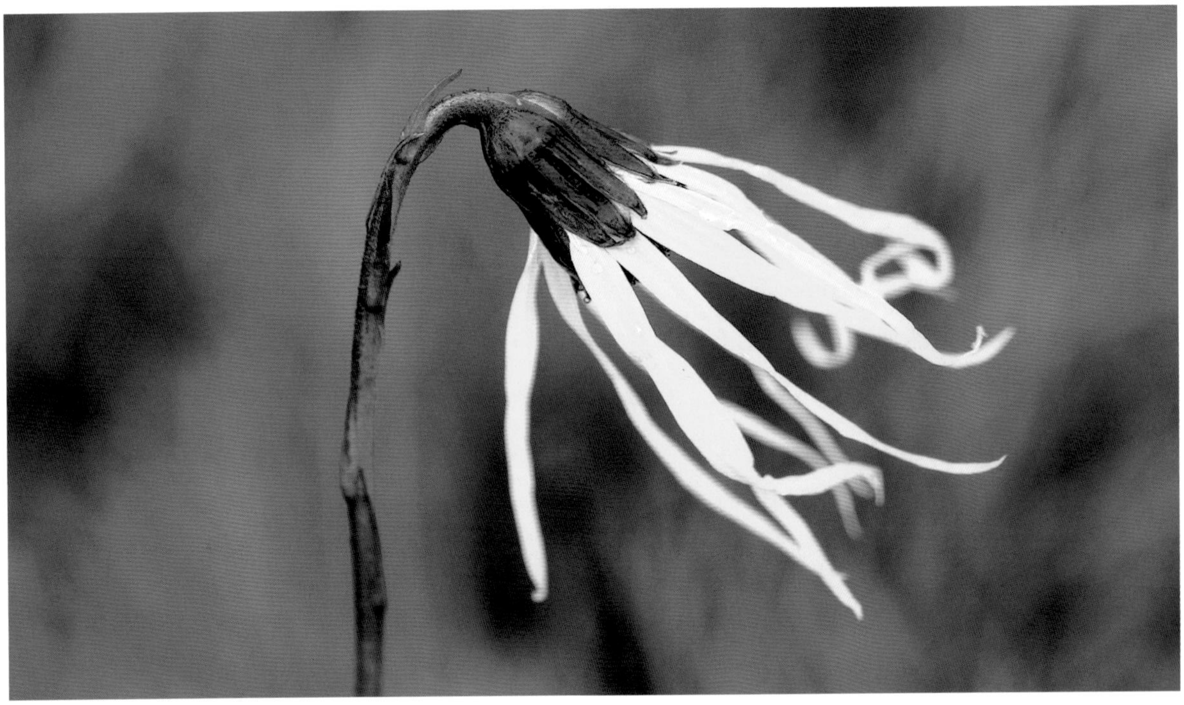

花冠等长。瘦果长圆形，长 2 ～ 3mm，光滑。花果期 7 ～ 10 月。

分布

分布于我国西藏东部、四川西北部（炉霍）、青海（玛多、班玛）、甘肃西南部。

生境

生长于海拔 2400 ～ 4800m 的高山草地、水边、沼泽草地、灌丛中。

药材名

芒间色保、芒涧色尔保、明涧色博、明涧色波、明间赛保、明涧色布（མིང་ཅན་སེར་པོ།），明间那保（མིང་ཅན་ནག་པོ།），日肖、热肖（རི་ཤོ།）。

药用部位

头状花序。

功能与主治

清热，消肿，止痛。用于风湿引起的疼痛，感染性发热，血热，痈疽，疔疮，热性炭疽。

用量与用法

9 ～ 12g。

附注

《蓝琉璃》中记载有“མིང་ཅན།”（芒间、明见、明间），言其为消炎止痛之药物，分为黄［“མིང་ཅན་སེར་པོ།”（芒间色保）］、黑［“མིང་ཅན་ནག་པོ།”（明间那保）］及黑的副品共计 3 种。《四部医典系列挂图全集》第三十一图中有“芒间色保”（67 号图）“明间那保”（71 号图）和副品（71 号图）的附图，其汉译本译注名为“虱草花”“垂头菊”和“次垂头菊”。《晶珠本草》言“芒间”分黄、黑、蓝[“མིང་ཅན་སྔོན་པོ།”（明间温保，质次品）]3类。现代文献记载的“芒间”类的基原大致有3类。第一类为菊科植物臭蚤草 *Pulicaria insignis* Drumm. ex Dunn，其形态与《四部医典系列挂图全集》的“明间赛保”附图所示形态一致；第二类为垂头菊属（*Cremanthodium*）的多种植物，其形态与《四部医典系列挂图全集》“明间那保”附图所示形态一致；第三类为牻牛儿苗科植物熏倒牛 *Biebersteinia heterostemon* Maxim.。另有部分文献记载紫菀属(*Aster*)植物等也为“明间”的同类药物，但因《蓝琉璃》和《晶珠本草》等记载的“黄明间”和“黑明间”的形态相互有交叉，故现代文献对其黑、黄的品种的基原有不同观点。西藏藏医以垂头菊属植物作“黑明间”的正品，以臭蚤草 *P. insignis* Drumm. ex Dunn 作“黄明间”的正品，两者的功能与主治也不同；青海藏医以熏倒牛 *B. heterostemon* Maxim. 作“黑明间”的正品，以矮垂头菊 *C. humile* Maxim.、条叶垂头菊 *C. lineare* Maixm. 等垂头菊属植物作“黄明间”的正品。文献记载作为“明间”类基原的垂头菊属植物尚有狭叶垂头菊 *C. angustifolium* W. W. Smith.、车前状垂头菊 *C. plantagineum* Maxim. [*C. ellisii* (Hook. f.) Kitam.]、柴胡叶垂头菊 *C. bupleurifolium* W. W. Smith.、侧茎垂头菊 *C. pleurocaule* (Franch.) Good [侧茎橐吾 *Ligularia pleurocaulis* (Franch.) Hand.-Mazz.] 等。《藏药晶镜本草》（2018）记载“明间”类药物的基原还有云南紫菀 *Aster yunnanensis* Franch.[“མིང་ཅན་དཔང་ཕྱུག་མིག”（明间旺恰美）]和巴塘紫菀 *A. batangensis* Bur. et Franch.[“མིང་ཅན་ཁྲུང་པ།”（明间琼帕）]；四川阿坝以菊科植物烟管头草 *Carpesium cernuum* L. 作“黑明间”使用。《中国藏药植物资源考订》认为，根据《蓝琉璃》的记载和《四部医典系列挂图全集》的附图判断，“黄明间”正品应为菊科植物臭蚤草 *Pulicaria insignis* Drumm. ex Dunn，“黑明间”的正品应为垂头菊属植物中的由2～5个头状花序组成总状花序的种类，如总状垂头菊 *Cremanthodium botryocephalum* S. W. Liu、车前状垂头菊 *C. ellisii* (Hook. f.) Kitam.、褐毛垂头菊 *C. brunneo-pilosum* S. W. Liu、硕首垂头菊 *C. obovatum* S. W. Liu、膜苞垂头菊 *C. stenactinium* Diels ex Limpr.、宽舌垂头菊 *C. arnicoides* (DC. ex Royle) Good 等，其中一些具单头状花序的种类也可作“黄明间”或“黑明间”使用，如条叶垂头菊 *C. lineare* Maxim.。《部标藏药》等收载的“མིང་ཅན་སེར་པོ།”（芒间色保）的基原为条叶垂头菊 *C. lineare* Maxim. 和矮垂头菊 *C. humile* Maxim.。据市场调查，青海西宁药材市场也有以高原天名精 *Carpesium lipskyi* Winkl. 的头状花序作“垂头菊”销售的情况。（参见“狭叶垂头菊”“车前状垂头菊”“臭蚤草”“熏倒牛”“侧茎橐吾”等条）

狭叶垂头菊

Cremanthodium angustifolium W. W. Smith

菊科（Compositae） 垂头菊属（*Cremanthodium*）

形态

多年生草本。根肉质，多数。茎单生，直立，高20 ~ 50cm，紫红色，上部被紫褐色有节长柔毛，下部光滑，基部直径3 ~ 5mm，具枯叶柄纤维。丛生叶和茎下部叶披针形至狭披针形，长7 ~ 23cm，宽0.3 ~ 4.5cm，先端急尖或渐尖，全缘，基部渐狭成翅状柄，柄与叶片无明显界线，两面光滑，叶脉平行；茎中、上部叶4 ~ 5，向上渐小，狭披针形至线形，基部无鞘，半抱茎。头状花序单生，稀为2，下垂，盘状，总苞半球形，长0.7 ~ 1.5cm，宽1.3 ~ 3.2cm，被密的紫褐色有节柔毛，总苞片16 ~ 24，2层，披针形，宽2 ~ 4mm，先端渐尖，内层具狭膜质边缘；小花多数，全部管状，黄色，长7 ~ 8mm，管部长2 ~ 3mm，檐部筒状，裂片先端具乳突，冠毛白色，与花冠等长。瘦果圆柱形，长5 ~ 6mm，光滑，具肋。花果期7 ~ 10月。

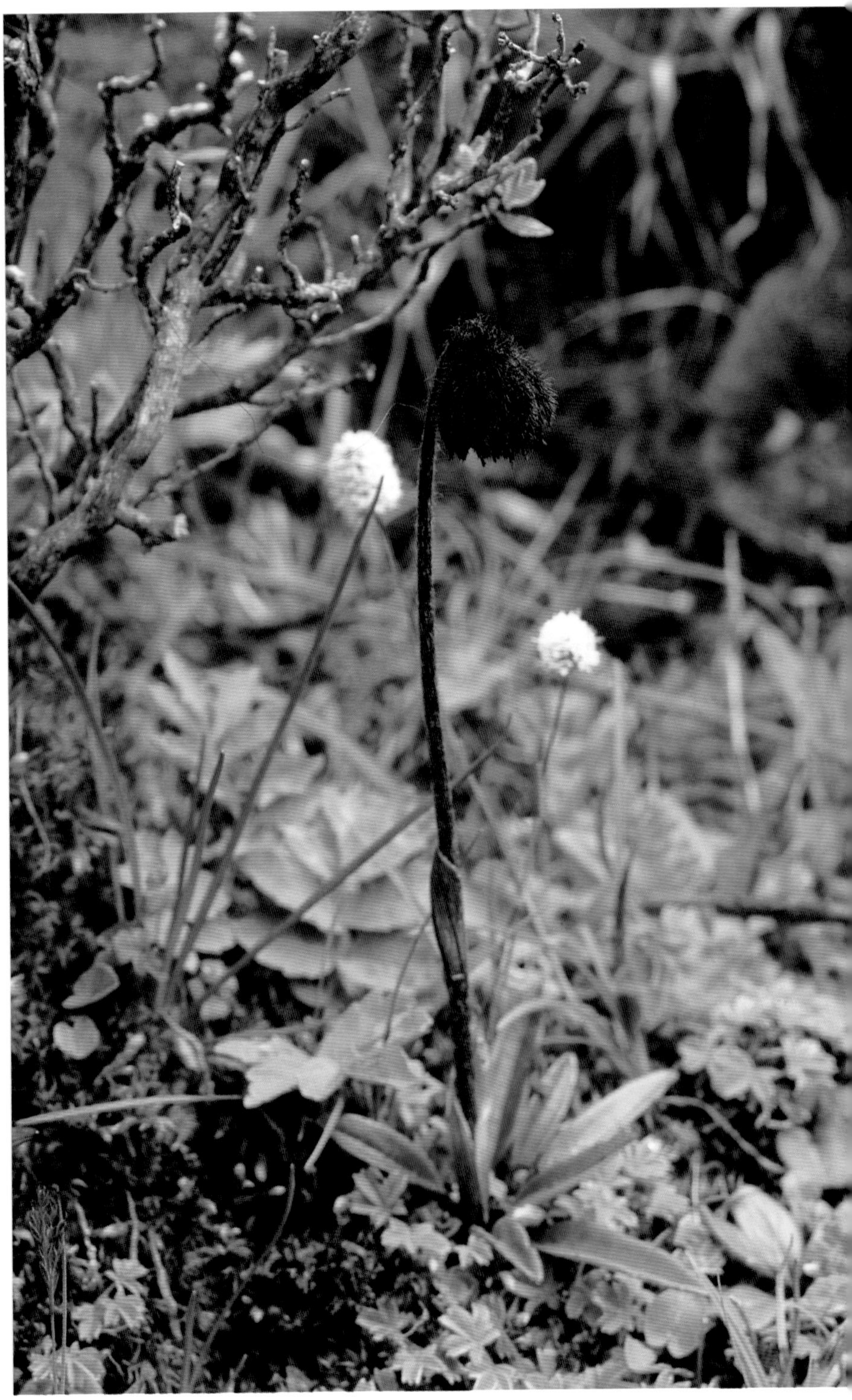

分布

分布于我国西藏东南部、云南西北部、四川西部和西南部。

生境

生长于海拔 3200 ～ 4800m 的灌丛、草坡、河边、高山沼泽旁。

药材名

芒间色保、芒涧色尔保、明涧色博、明涧色波、明间赛保、明涧色布（མིང་ཅན་སེར་པོ།），明间那保（མིང་ཅན་ནག་པོ།）。

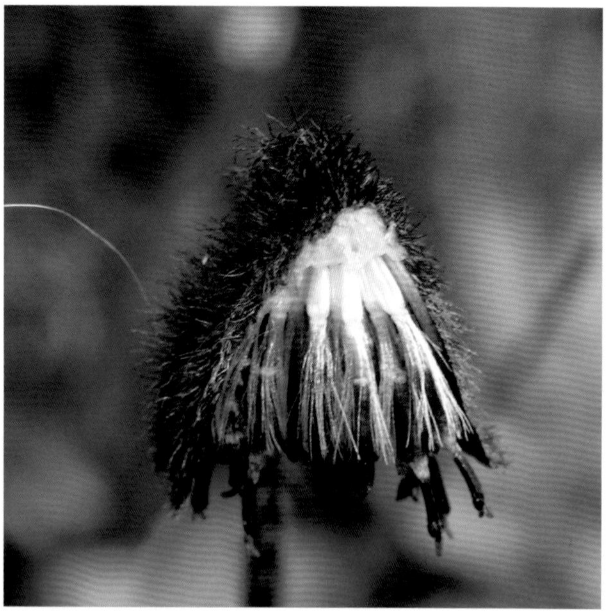

药用部位

花序。

功能与主治

清热，消肿，止痛。用于风湿病引起的疼痛，感染性发热，血热，痈疽，疔疮，热性炭疽。

用量与用法

9 ～ 12g。

附　注

《晶珠本草》记载“མིང་ཅན།”（芒间、明见、明间）有黑 [“མིང་ཅན་ནག་པོ།”（明间那保）]、黄 [“མིང་ཅན་སེར་པོ།”（芒间色保）]、蓝 [“མིང་ཅན་སྔོན་པོ།”（明间温保），质次品]3 类。现代文献记载的“芒间”的基原涉及菊科垂头菊属（*Cremanthodium*）多种植物及臭蚤草 *Pulicaria insignis* Drumm. ex Dunn、侧茎橐吾 *Ligularia pleurocaulis* (Franch.) Hand.-Mazz.[侧茎垂头菊 *C. pleurocaule* (Franch.) Good]、牻牛儿苗科植物熏倒牛 *Biebersteinia heterostemon* Maxim. 等，但不同地区藏医习用的黑、黄品种的基原有差异。《部标藏药》等收载的“མིང་ཅན་སེར་པོ།/ 芒间色保”的基原为条叶垂头菊 *C. lineare* Maxim. 和矮垂头菊 *C. humile* Maxim.。据文献记载，狭叶垂头菊 *C. angustifolium* W. W. Smith 为“黄明间”或“黑明间”的基原之一。西藏藏医则以臭蚤草 *P. insignis* Drumm. ex Dunn 作“芒间色保”使用，以条叶垂头菊 *C. lineare* Maxim. 作“明间那保”使用，青海、四川藏医则以条叶垂头菊 *C. lineare* Maxim. 等多种垂头菊属植物作“芒间色保”使用，以熏倒牛 *B. heterostemon* Maxim. 作“明间那保”使用。（参见“条叶垂头菊”“矮垂头菊”“臭蚤草”“熏倒牛”等条）

褐毛垂头菊

Cremanthodium brunneo-pilosum S. W. Liu

菊科（Compositae） 垂头菊属（*Cremanthodium*）

形态

多年生草本，全株灰绿色或蓝绿色。根肉质，粗壮，多数。茎单生，直立，高达 1m，最上部被白色或上半部被白色、下半部被褐色有节长柔毛（在果期均变成褐色），下部光滑，基部直径达 1.5cm，被厚密的枯叶柄包围。丛生叶多达 7，与茎下部叶均具宽柄，柄长 6 ~ 15cm，宽 1.5 ~ 2.5cm，光滑，基部具宽鞘，叶片长椭圆形至披针形，长 6 ~ 40cm，宽 2 ~ 8cm，先端急尖，全缘或有骨质小齿，基部楔形，下延成柄，上面光滑，下面至少在脉上有点状柔毛，叶脉羽状平行或平行；茎中、上部叶 4 ~ 5，向上渐小，狭椭圆形，基部具鞘；最上部茎生叶苞叶状，披针形，先端渐尖。头状花序辐射状，下垂，有花 1 ~ 13，通常排列成总状花序，偶有单生，花序梗长 1 ~ 9cm，被褐色有节长柔毛；总苞半球形，长 1.2 ~ 1.6cm，宽 1.5 ~ 2.5cm，被密的褐色有节长柔毛，基部具披针形至线形、

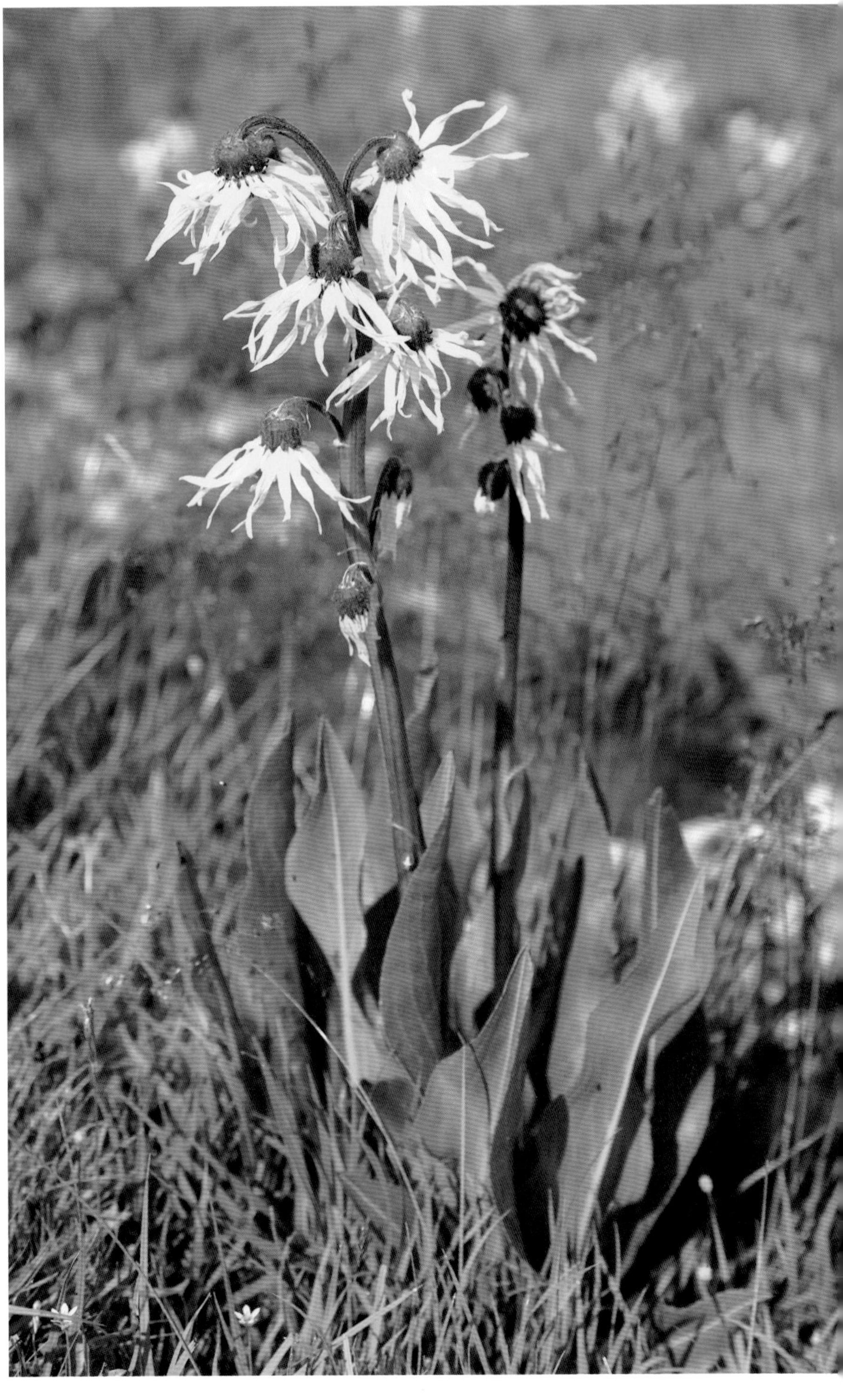

草质的小苞片，总苞片 10 ~ 16，2 层，披针形或长圆形，宽 3 ~ 5mm，先端长渐尖，内层具褐色膜质边缘；舌状花黄色，舌片线状披针形，长 2.5 ~ 6cm，宽 2 ~ 5mm，先端长渐尖或尾状，膜质近透明，管部长 5 ~ 7mm；管状花多数，褐黄色，长 8 ~ 10mm，管部长约 2 mm，檐部狭筒形，冠毛白色，与花冠等长。瘦果圆柱形，长约 6mm，光滑。花果期 6 ~ 9 月。

分布

分布于我国西藏东北部（那曲）、四川西北部、青海南部（久治、玛多）、甘肃西南部（合作）。

生境

生长于海拔 3000 ~ 4300m 的高山沼泽草甸、河滩草甸、水边。

药材名

嘎肖（སྣ་གོ།），明间那保、芒涧那保、芒间那保、明间那博（མིང་ཅན་ནག་པོ།）。

药用部位

全草（明间那保）或根及根茎（嘎肖）。

功能与主治

明间那保：消肿止痛。用于炭疽，痈疮。

嘎肖：清热解毒，利气止痛。用于“培根”病，食物中毒，胆病，一切疼痛；外用于痈疖肿毒，烧伤。

用量与用法

3 ~ 6g。内服煎汤，或入丸、散剂。

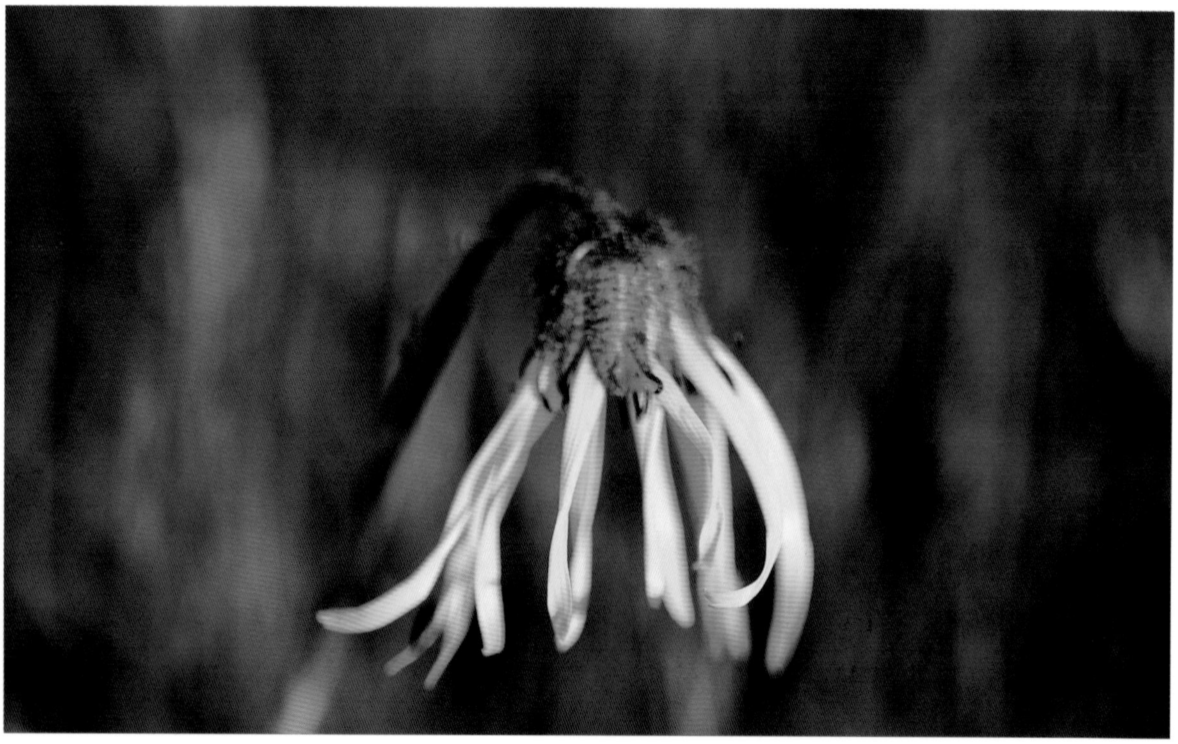

附 注

《晶珠本草》记载“ཤོ་མང་།”（肖芒）为一大类功能为清疮热的药材的总称，言其包括龙肖、甲肖、曲肖、日肖、嘎肖（又分大、小、长 3 种）、陆肖等 9 种。现代文献记载的“肖芒”类药材的基原包括蓼科酸模属（*Rumex*）和山蓼属（*Oxyria*）、菊科橐吾属（*Ligularia*）和垂头菊属（*Cremanthodium*）、大戟科铁苋菜属（*Acalypha*）等的 10 余种植物，不同文献关于“肖芒”之下各品种的基原的观点不同，且存在不同科属植物作同一药材基原的情况。据文献记载，褐毛垂头菊 *C. brunneo-pilosum* S. W. Liu 为“嘎肖”（སྐྱ་ཤོ།）的（小者或长者的）基原之一，此外，车前状垂头菊 *C. ellisii* (Hook. f.) Kitam.、矩叶垂头菊 *C. oblongatum* C. B. Clarke、矮垂头菊 *C. humile* Maxim.、全缘橐吾 *Ligularia mongolica* (Turcz.) DC.、东俄洛橐吾 *L. tongolensis* (Franch.) Hand.-Mazz. 等也作“嘎肖”使用。（参见“巴天酸模”“车前状垂头菊”“黄帚橐吾”“东俄洛橐吾”等条）

《蓝琉璃》在“药物补述”中新增记载“མིང་ཅན།”（芒间、明见、明间）为消炎止痛之药物，言其有黄［“མིང་ཅན་སེར་པོ།”（明间赛保、芒间色保）］、黑［“མིང་ཅན་ནག་པོ།”（明间那保）］及黑的副品 3 种；《四部医典系列挂图全集》第三十一图中有“明间赛保”（67 号图）和“明间那保”（71 号图）的附图，汉译本译注名分别为“虱草花”和“垂头菊”。《晶珠本草》则将“明间”分为黄、黑、蓝［“མིང་ཅན་སྔོན་པོ།”（明间温保），质次品］3 类。现代文献记载的“明间”类药材的基原涉及菊科的多属多种植物及牻牛儿苗科植物熏倒牛 *Biebersteinia heterostemon* Maxim.，各地藏医习用的“明间”的黄色、黑色品种的基原有所不同。西藏藏医以垂头菊属植物作“黑明间”的正品，而青海藏医则将该属植物作“黄明间”使用。有观点认为，据《蓝琉璃》的记载和《四部医典系列挂图全集》的附图来看，“黄明间”的正品应为菊科植物臭蚤草 *Pulicaria insignis* Drumm. ex Dunn，“黑明间”的正品应为垂头菊属植物中数个单头状花序组成总状花序的种类，褐毛垂头菊 *C. brunneo-pilosum* S. W. Liu 为其基原之一。（参见“条叶垂头菊”“臭蚤草”“车前状垂头菊”条）

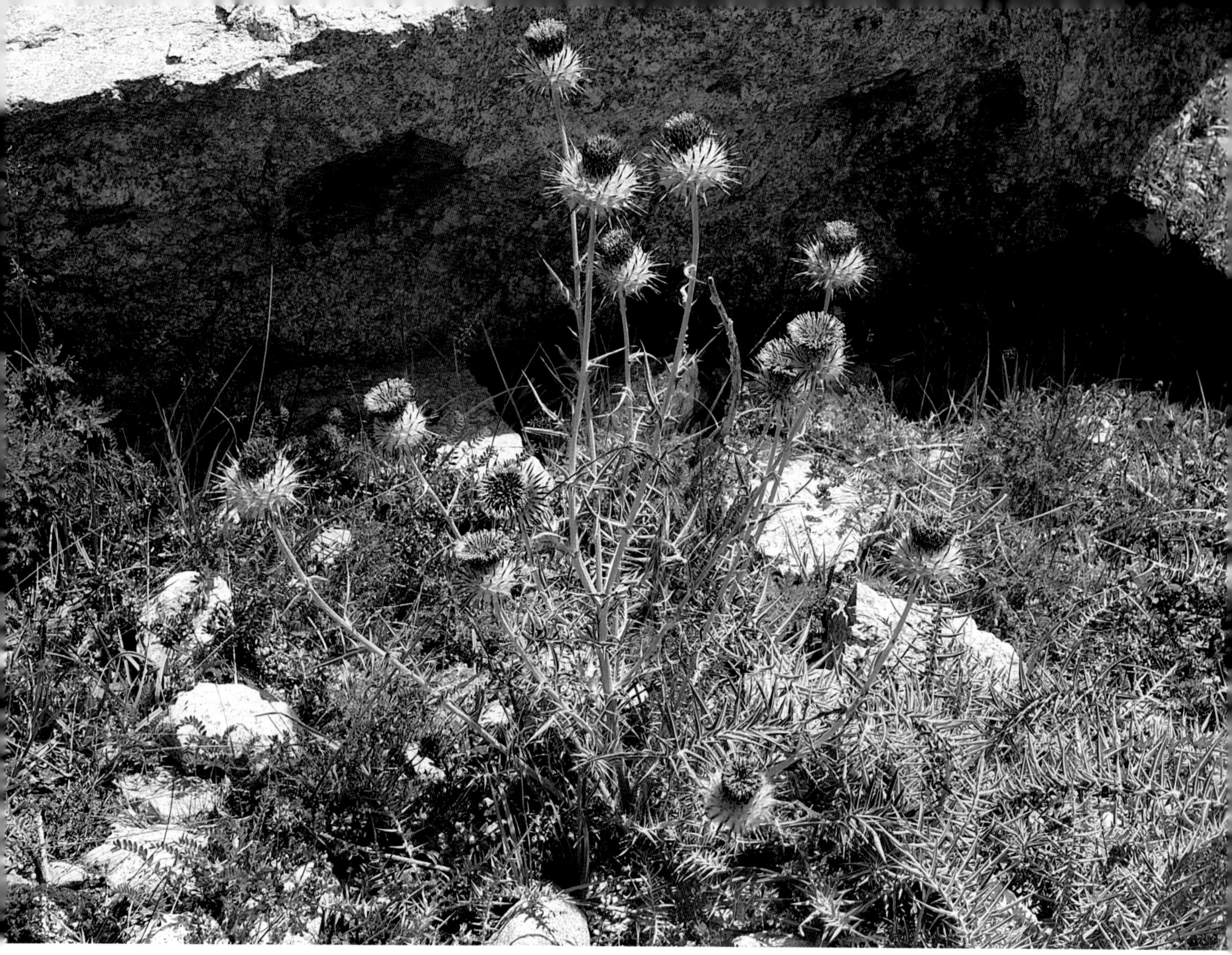

毛苞刺头菊

Cousinia thomsonii C. B. Clarke

菊科（Compositae） 刺头菊属（*Cousinia*）

形态

二年生草本，根直伸。茎基被褐色残存的叶柄；茎直立，高 30 ~ 80cm，上部分枝，全部茎枝灰白色，被密厚的蛛丝状绒毛。基生叶与下部叶全形长椭圆形或倒披针形，长达 12cm，宽 3 ~ 3.5cm，羽状全裂，有长或短柄，柄有狭翼，翼边缘三角形刺齿，侧裂片钻状长三角形，骨针状，与羽轴直角相交，边缘反卷，全缘，无针刺亦无刺齿，中脉在侧裂片下面高起，粗厚，在先端伸延成长硬针刺，针刺长约 4mm；中部茎叶与基生叶及下部茎叶同形并等样分裂，向上叶渐小，与基生叶及中下部茎叶等样分裂，披针形或椭圆状披针形；中上部茎叶无柄，基部半抱茎。全部茎叶质地坚硬，革质，两面异色，上面绿色，无毛，下面灰白色，被密厚的绒毛。头状花序单生枝端，植株含多数头状花序。总苞近球形，被稠密的蓬松的蛛丝毛，直径 3 ~ 4cm。总苞片 9 层，外层长三角形，宽 4 ~ 5mm，包括先端针刺长 1.8 ~ 2.3cm，先端渐尖成硬针刺，针刺长 3 ~ 4mm；中内层长披针形，宽 2.5 ~ 3.5mm，包括顶端针刺长约 2.3cm，先端渐尖成长 1.5 ~ 2.5mm 的针刺；最内层宽线形，长 1.9cm，宽 1.5mm。全部苞片质地坚硬，革质，大部分紫红色，最内层全部、中外层下部和内层苞片大部分边缘有短缘毛。托毛边缘糙毛状。小花紫红色或粉红色，花冠长 1.4cm，细管部长 7mm。瘦果压扁，倒卵状，长 5mm，宽 2.5mm，褐色，边缘加厚，两面各有 1 突起的肋棱，先端圆形，无肋棱伸出。花果期 7 ~ 9 月。

分布

分布于我国喜马拉雅山地（聂拉木、吉隆、普兰、札达）。印度也有分布。

生境

生长于海拔 3700 ~ 4300m 的山坡草地、河滩砾石地。

药材名

降策嘎保达永（སྒྲང་ཚེར་དཀར་པོ་ལྡང་ཡོད།），江才那保、将刺那布、江才尔那布（སྒྲང་ཚེར་ནག་པོ།），策哇江才那保（ཚེར་བོང་སྒྲང་ཚེར་ནག་པོ།），江才、江才尔（སྒྲང་ཚེར།）。

药用部位

根、果实、幼苗。

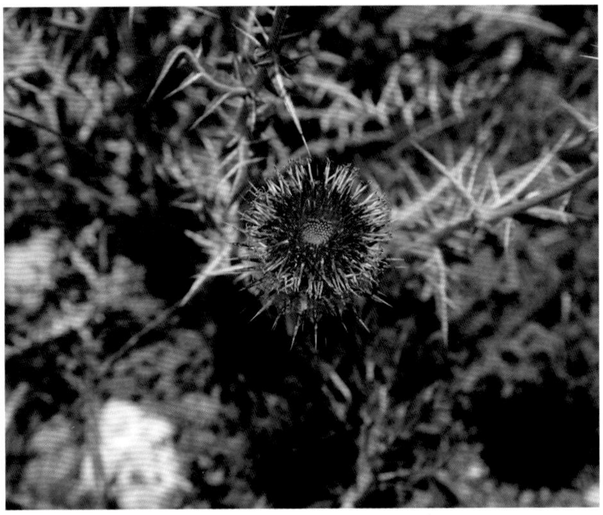

功能与主治

根、果实：消肿托脓；用于疮疖，痈肿。

幼苗：催吐。

附注

《四部医典》中记载有引吐“培根”病之药物“སྒྲང་ཚེར།”（江才）。《晶珠本草》言“江才”有黑 [“སྒྲང་ཚེར་ནག་པོ།”（江才那保）]、白 [“སྒྲང་ཚེར་དཀར་པོ།”（江才嘎保）]2 类，其中黑者又分无茎（或山生）的“སྒྲང་ཚེར་ནག་པོ་གཡུང་བ།”（江采尔那保永哇）和有茎（或坝生）的“སྒྲང་ཚེར་ནག་པོ་ཀོང་པ།”（江采尔那保果巴）2 种。“江才”是多种茎叶有刺毛的植物的总称。现代文献记载的“江才”的基原极复杂，包括川续断科刺续断属（*Morina*），菊科的飞廉属（*Carduus*）、蓟属（*Cirsium*）、刺头菊属（*Cousinia*）等多科多属的 10 余种植物；但不同文献对白者、黑者的基原有不同观点，多认为刺续断属植物为白者（江才嘎保），其他属植物为黑者（江才那保），也有观点认为白者的基原为飞廉属和刺头菊属植物。有文献记载毛苞刺头菊 *Cousinia thomsonii* C. B. Clarke（绵刺头菊）为白者“སྒྲང་ཚེར་དཀར་པོ་ལྡང་ཡོད།”（降策嘎保达永）或黑者“སྒྲང་ཚེར་ནག་པོ།”（江才那保）的基原之一，或统称其为“སྒྲང་ཚེར།”（江才）。《部标藏药》以“刺参 /སྒྲང་ཚེར་དཀར་པོ།/ 江才嘎保”之名收载了白花刺参 *Morina alba* Hand.-Mazz.[*M. nepalensis* D. Don var. *alba* (Hand.-Mazz.) Y. C. Tang]、圆萼刺参 *M. chinensis* (Bat.) Diels、青海刺参 *M. kokonorica* Hao，并以“飞廉 /སྒྲང་ཚེར་ནག་པོ།/ 江才尔那保”之名收载了丝毛飞廉 *Carduus crispus* L.（飞廉）。（参见“青海刺参”“葵花大蓟”“丝毛飞廉”“节毛飞廉”条）

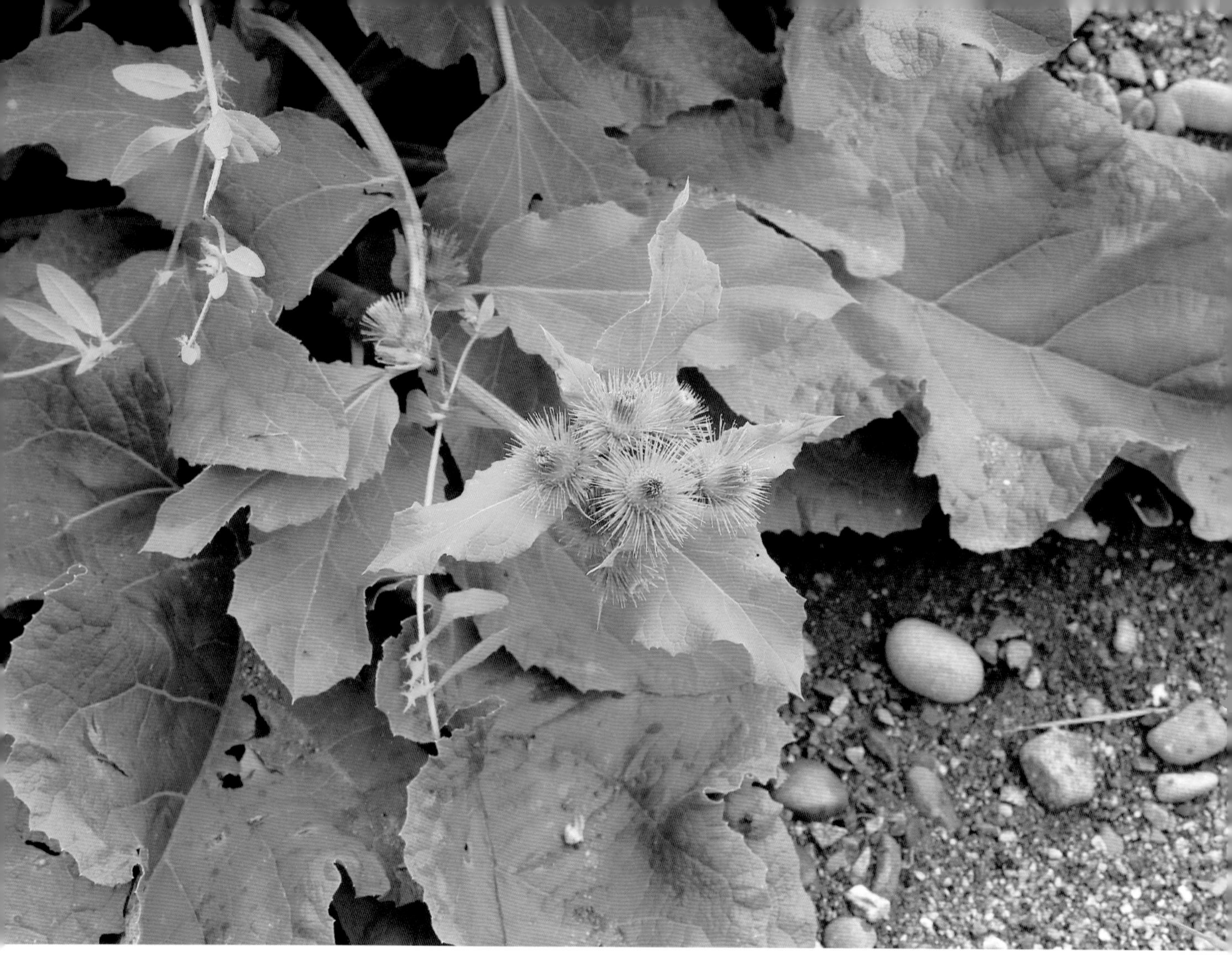

牛蒡

Arctium lappa L.

菊科（Compositae）　牛蒡属（*Arctium*）

形态

二年生草本，具粗大的肉质直根，长达 15cm，直径可达 2cm，有分枝支根。茎直立，高达 2m，粗壮，基部直径达 2cm，通常带紫红色或淡紫红色，有多数高起的条棱，分枝斜升，多数，全部茎枝被稀疏的乳突状短毛及长蛛丝毛，并混杂有棕黄色的小腺点。基生叶宽卵形，长达 30cm，宽达 21cm，边缘具稀疏的浅波状凹齿或齿尖，基部心形，有长达 32cm 的叶柄，上面绿色，有稀疏的短糙毛及黄色小腺点，下面灰白色或淡绿色，被薄绒毛或绒毛稀疏，有黄色小腺点，叶柄灰白色，被稠密的蛛丝状绒毛及黄色小腺点，但中下部毛常脱落。茎生叶与基生叶同形或近同形，具等样及等量的毛被，接近花序下部的叶小，基部平截或浅心形。头状花序多数或少数在茎枝先端排成疏松的伞房花序或圆锥状伞房花序，花序梗粗壮。总苞卵形或卵球形，直径 1.5 ~ 2cm；总苞片多层、多数，外层三角状或披针状钻形，宽约 1mm，中内层披针状或线状钻形，宽 1.5 ~ 3mm，全部苞片近等长，长约 1.5cm，先端有软骨质钩刺。小花紫红色，花冠长 1.4cm，细管部长

8mm，檐部长 6mm，外面无腺点，花冠裂片长约 2mm。瘦果倒长卵形或偏斜倒长卵形，长 5 ~ 7mm，宽 2 ~ 3mm，两侧压扁，浅褐色，有多数细脉纹，有深褐色的色斑或无。冠毛多层，浅褐色；冠毛刚毛糙毛状，不等长，长达 3.8mm，基部不联合成环，分散脱落。花果期 6 ~ 9 月。

分布

全国各地均有分布。

生境

生长于海拔 570 ~ 3500m 的山坡、山谷、林缘、灌丛、河边潮湿地、村庄路旁、荒地等。

药材名

齐嵩、息桑、西桑、西松、齐松、切松（ཤི་བཟང་།），息桑巴（ཤི་བཟང་བ།）。

药用部位

成熟果实、根。

功能与主治

成熟果实：舒脉，疏散“隆”热，宣肺透疹，利咽，消肿破痞，解毒；用于脉病，“隆”热感冒，麻疹，肺热，“隆”热症，咽痛，胎宫痞瘤，结石病，痈肿疮毒。根：清热解毒，疏风利咽；用于风热感冒，咳嗽，咽喉肿痛，疮疖肿毒，脚癣，湿疹，妇科炎症，结石病，神经痛，痞瘤肿块。

用量与用法

果实：2.5g。根：9 ~ 15g。

附　注

《宇妥本草》《蓝琉璃》《晶珠本草》等中记载有“ཤི་བཟང་།”（齐嵩），言其为舒筋脉、消结石、破痞结（或除石痞瘤、清泻脉病）之药物；《四部医典系列挂图全集》在第三十一图中有“齐嵩”的附图（58 号图），其汉译本译注为“牛蒡子”。各地藏医所用“齐嵩”均为牛蒡 *A. lappa* L.，其形态与古籍记载的形态及附图中植物的形态相符。《藏标》以“牛蒡子 ཤི་བཟང་།/息桑”之名收载了该种，规定以其种子入药；文献记载其根和叶也可入药。

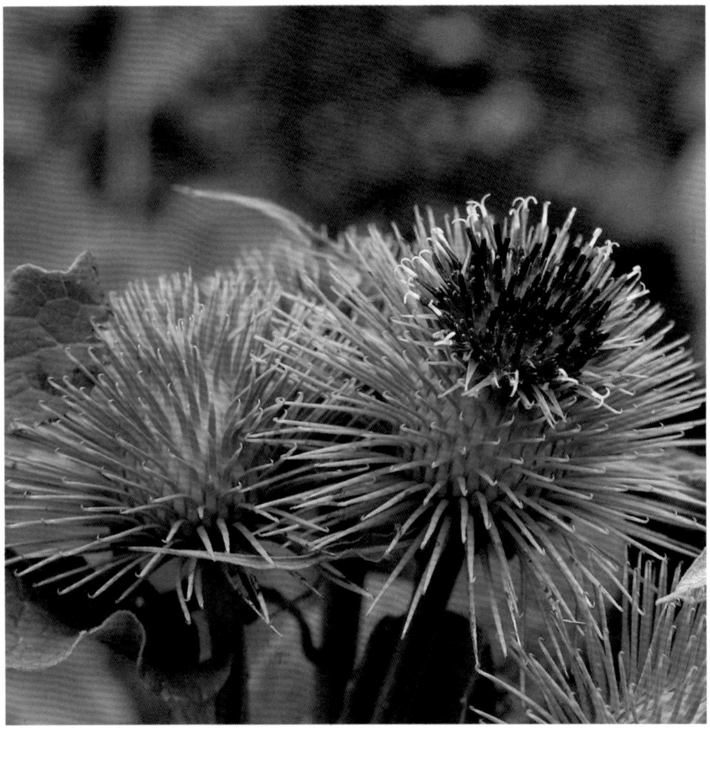

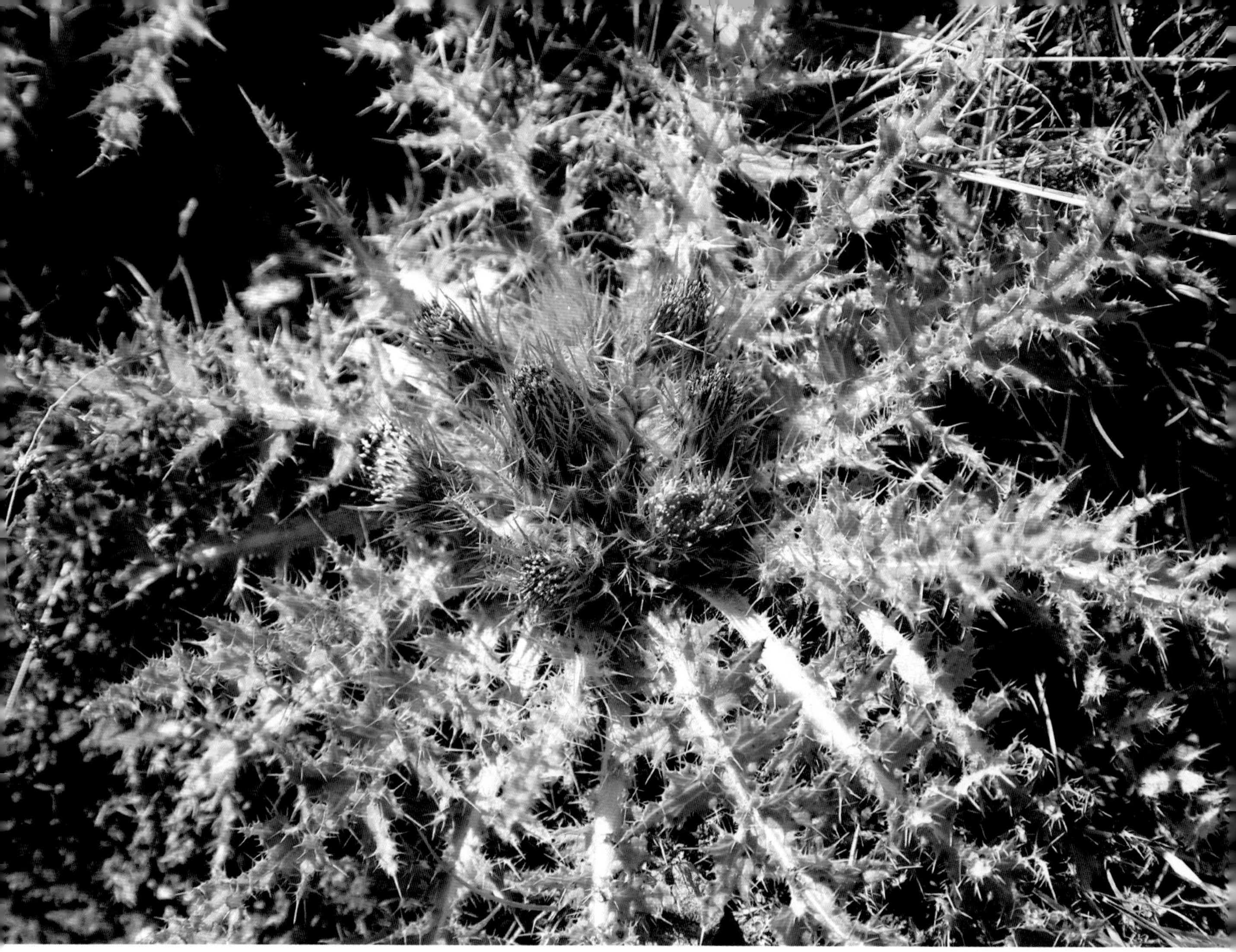

葵花大蓟

Cirsium souliei (Franch.) Mattf.

菊科（Compositae）　蓟属（*Cirsium*）

形态

多年生铺散草本。主根粗壮，直伸，生多数须根。茎基粗厚，无主茎，顶生多数或少数头状花序，外围以多数密集排列的莲座状叶丛。全部叶基生，莲座状，长椭圆形、椭圆状披针形或倒披针形，羽状浅裂、半裂、深裂至几全裂，长 8 ～ 21cm，宽 2 ～ 6cm，有长 1.5 ～ 4cm 的叶柄，两面同色，绿色，下面色淡，沿脉有多细胞长节毛；侧裂片 7 ～ 11 对，中部侧裂片较大，向上、向下的侧裂片渐小，有时基部侧裂片为针刺状，除基部侧裂片为针刺状的以外，全部侧片卵状披针形、偏斜卵状披针形、半椭圆形或宽三角形，边缘有针刺或大小不等的三角形刺齿而齿顶有针刺 1，全部针刺长 2 ～ 5mm。花序梗上的叶小，苞叶状，边缘针刺或浅刺齿裂。头状花序多数或少数集生于茎基先端的莲座状叶丛中，花序梗极短（长 5 ～ 8mm）或几无花序梗。总苞宽钟状，无毛。总苞片 3 ～ 5 层，镊合状排列，或至少不呈明显的覆瓦状排列，近等长，中外层长三角状披针形或钻状披针形，包括先端针刺长 1.8 ～ 2.3cm，不包括边缘针刺宽 1 ～ 2mm；内层及最内层披针形，长达 2.5cm，先端渐尖成长达 5mm 的针刺或膜质渐尖而无针刺，全部苞片边缘有针刺，针刺斜升或贴伏，长 2 ~ 3mm，或最内层边缘有刺痕而不形成明显的针刺。小花紫红色，花冠长 2.1cm，檐部长 8mm，不等 5 浅裂，细管部长 1.3cm。瘦果浅黑色，长椭圆状倒圆锥形，稍压扁，长 5mm，宽 2mm，先端截形。冠毛白色或污白色或稍带浅褐色；冠毛刚毛多层，基部联合成环，整体脱落，向先端渐细，长羽毛状，长达 2cm。花果期 7 ~ 9 月。

分布

分布于我国甘肃、青海、四川（康定）、西藏。

生境

生长于海拔 1930 ~ 4800m 的山坡路旁、林缘、荒地、河滩地、田间、水旁湿地。

药材名

江才、江策（སྤྱང་ཚེར།），江采尔那保永哇（སྤྱང་ཚེར་ནག་པོ་གཡུང་བ།），江才那保曼巴（སྤྱང་ཚེར་ནག་པོ་དམན་པ།），春穷哇（ཚོན་ཆུང་བ།）。

药用部位

全草。

功能与主治

活血，止血，止痛，散瘀消肿。用于吐血，衄血，子宫出血，血淋，血崩。

用量与用法

6 ~ 9g。多入复方使用。

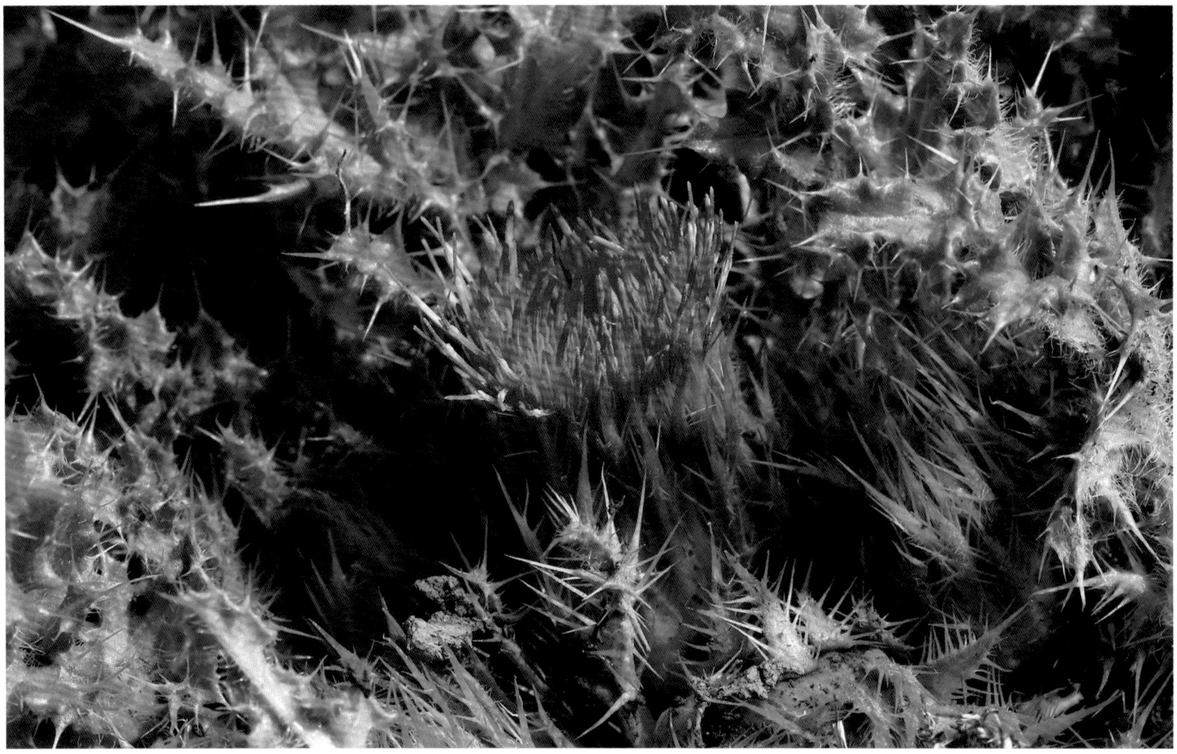

附 注

《晶珠本草》分别记载有“སྤྱང་ཚེར།”（江才）和“ཁྲོན་ཆུང་བ།”（春穷哇）。“江才”为引吐“培根”病之药物，“春穷哇”为止血良药。“江才”是多种茎叶有刺毛的植物的总称，《晶珠本草》记载其分为黑[“སྤྱང་ཚེར་ནག་པོ།”（江才那保）]、白[“སྤྱང་ཚེར་དཀར་པོ།”（江才嘎保）]2种，其中黑者又分无茎[“སྤྱང་ཚེར་ནག་པོ་གཡུང་བ།”（江采尔那保永哇）]、有茎[“སྤྱང་ཚེར་ནག་པོ་སྡོང་བ།”（江采尔那保果巴）]2种。现代文献记载的“江才”类的基原极为复杂，涉及川续断科刺续断属（*Morina*）、菊科飞廉属（*Carduus*）、蓟属（*Cirsium*）、黄缨菊属（*Xanthopappus*）、刺头菊属（*Cousinia*）等多属多种植物；但不同文献对白者、黑者的基原有不同观点。文献记载葵花大蓟 *Cirsium souliei* (Franch.) Mattf. 为黑者（江才那保）的无茎者（江采尔那保永哇）的基原之一，其形态也与《四部医典系列挂图全集》第二十九图中“次白刺参”（无茎）的附图（91号图）相符，甘肃藏医又称其为“江才那保曼巴”（意为代用品）。也有观点认为葵花大蓟 *Cirsium souliei* (Franch.) Mattf. 应为“春穷哇”的基原，其止血的功效也与文献记载相符；而黑江才（江策那保）的基原应为贡山蓟 *Cirsium eriophoroides* (Hook. f.) Petrak（*Cirsium bolocephalum* Petrak）、藏蓟 *Cirsium tibeticum* Kitam.（南蓟 *Cirsium argyrancanthum* DC.）、骆骑 *Cirsium handelii* Petrak ex Hand.-Mazz.（倒钩蓟）；黑江才的无茎者[江才尔那保永哇；“སྤྱང་ཚེར་ནག་པོ་ལྡང་མེད།”（降策那保当美）]的基原应为黄缨菊 *Xanthopappus subacaulis* C. Winkl.（黄冠菊），有茎者[“སྤྱང་ཚེར་ནག་པོ་སྡོང་བ།”（江才尔那保果巴）]的基原应为丝毛飞廉 *Carduus crispus* L.（飞廉）、刺飞廉 *Carduus acanthoides* L.、毛苞刺头菊（绵刺头菊）*Cousinia thomsonii* C. B. Clarke、刺儿菜 *Cirsium setosum* (Willd.) MB. [*Cephalanoplos segetum* (Bunge) Kitam.] 等。（参见“青海刺参”“贡山蓟”“丝毛飞廉”条）

贡山蓟

Cirsium eriophoroides (Hook. f.) Petrak（*C. bolocephalum* Petrak ex Hand.-Mazz.）

菊科（Compositae）　　蓟属（*Cirsium*）

形态

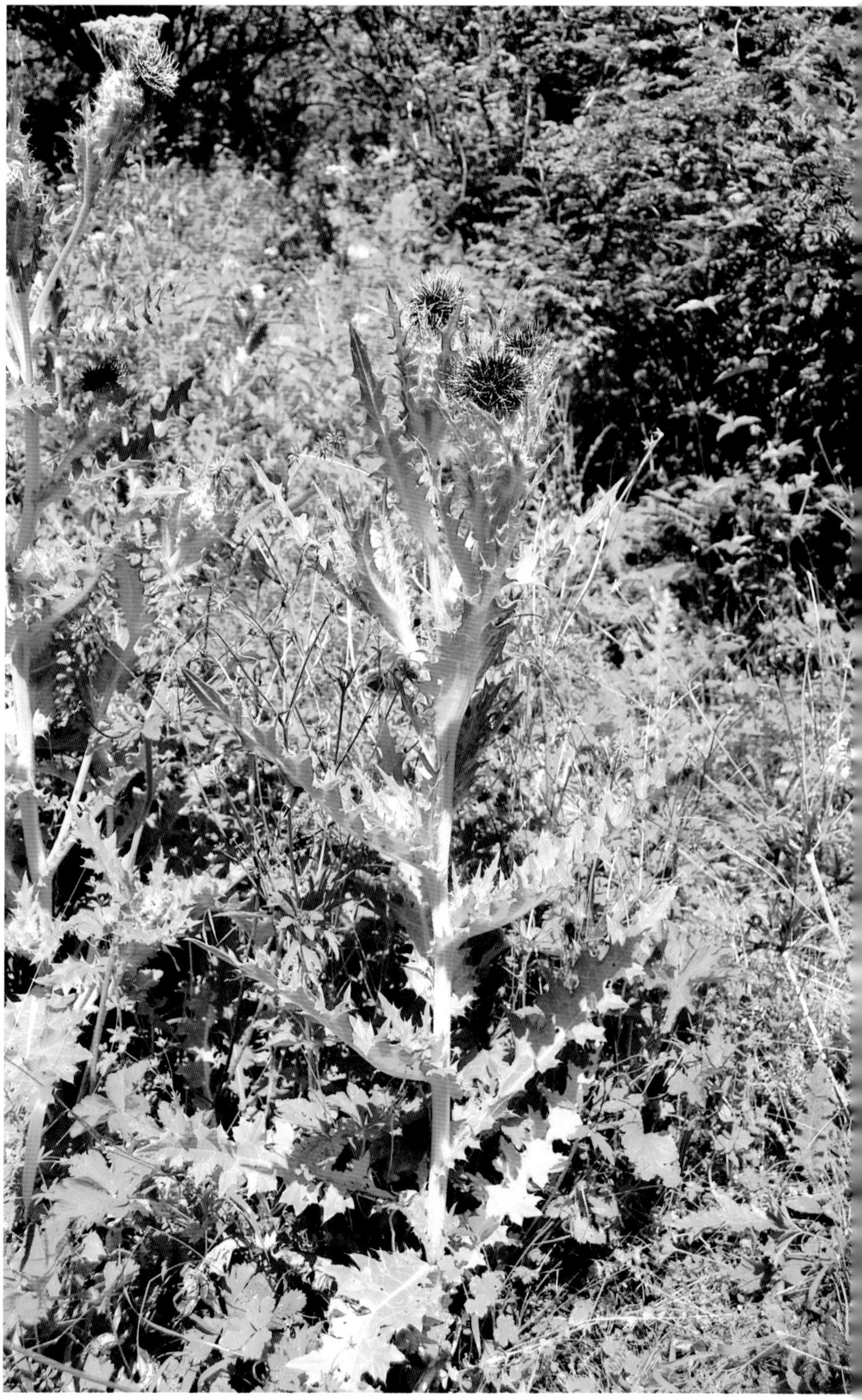

多年生高大草本，高 1 ~ 3.5m。茎基部直径 1.5cm，被稀疏的多细胞长节毛及蛛丝毛，上部分枝。中、下部茎生叶长椭圆形，长 20 ~ 35cm，宽 8 ~ 15cm，羽状浅裂、半裂或边缘大刺齿状，有长或短叶柄，叶柄宽扁，边缘有刺齿或针刺；侧裂片半椭圆形、半圆形或卵形，边缘有多数刺齿，但通常为 2 ~ 5，或边缘具 2 ~ 5 针刺，齿顶有针刺，全部针刺长 5 ~ 15mm，但齿缘针刺较短且稀疏；向上叶渐小，与中、下部茎生叶同形或披针形并等样分裂，无柄或基部耳状扩大半抱茎。全部茎生叶质地薄，纸质，两面同色，绿色或下面色稍淡，上面被稀疏的针刺或几无针刺，下面无毛至沿脉有多细胞长或短节毛并兼被稀疏蛛丝毛，极少叶上面既无针刺、下面亦无蛛丝毛者，叶面针刺长 3 ~ 8mm。头状花序下垂或直立，在茎枝先端排成伞房状花序；总苞球形，被稠密而膨松的绵毛，直径达 5cm，基部有苞片，苞叶

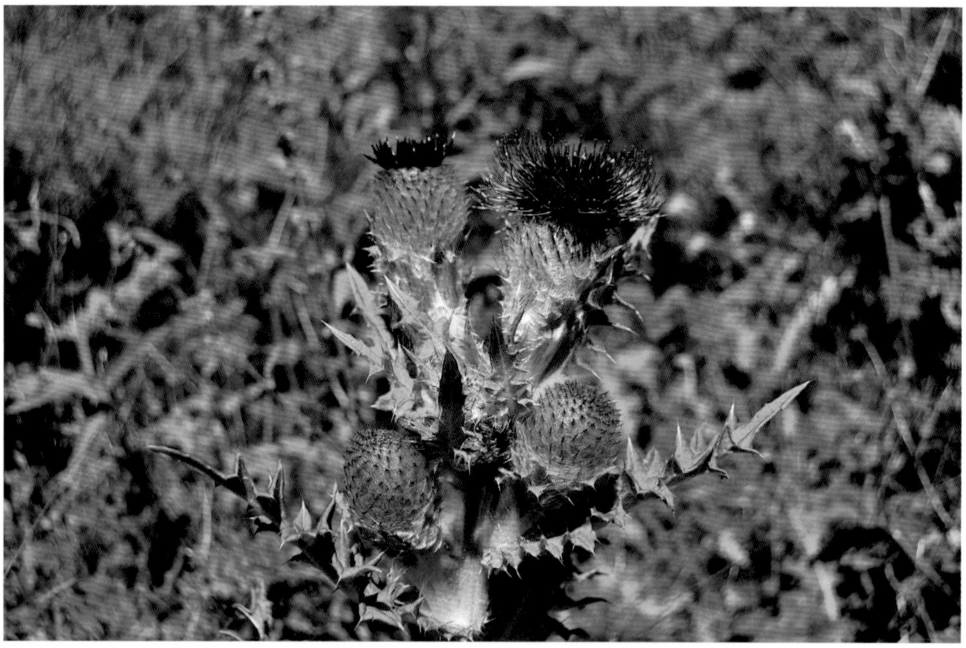

线形或披针形，边缘有长针刺；总苞片近 6 层，近等长，镊合状排列或至少不为明显的覆瓦状排列，中、外层披针状钻形或三角状钻形，长 2 ~ 3cm，钻状部分长 1.5 ~ 2cm，背面有刺毛，内层及最内层线状披针状钻形至线状钻形，长达 3.5cm，钻状部分长 1.5cm；小花紫色，花冠长 3.5cm，檐部长 1.3cm，不等 5 浅裂，细管部长 2.2cm。瘦果倒披针状长椭圆形，长 5mm，宽 2mm，黑褐色，先端截形；冠毛污白色或浅褐色，多层，基部联合成环，整体脱落；冠毛刚毛长羽毛状，长 2.5cm，向先端渐细。花果期 7 ~ 10 月。

分布

分布于我国四川（冕宁）、云南西北部（贡山）、西藏东南部（林芝等）。

生境

生长于海拔 2080 ~ 4100m 的山坡灌丛、草地、草甸、河滩地、水边。

药材名

江才、江策（སྤྱང་ཚེར།），江才那保、江策那保、绛策那博、绛侧那博、绛策尔那布（སྤྱང་ཚེར་ནག་པོ།），江才那保果巴、江采尔那保果巴（སྤྱང་ཚེར་ནག་པོ་སྒོང་པ།）。

药用部位

地上部分、根、幼苗。

功能与主治

催吐，健胃。用于“培根”之消化不良，胃病，关节痛，腰痛，小便失禁，眩晕及口眼歪斜；外用于疖疮，创伤化脓，痞瘤等。

用量与用法

2 ~ 5g。内服煎汤，或入丸、散剂。外用适量。

附 注

“སྦྲང་ཚེར།”（江才）在《四部医典》《蓝琉璃》《晶珠本草》等中均有记载，为引吐“培根”病之药物。《晶珠本草》言其分为黑 [“སྦྲང་ཚེར་ནག་པོ།”（江才那保）]、白 [“སྦྲང་ཚེར་དཀར་པོ།”（江才嘎保）]2 种，其中白者又分川生和山生 2 种、黑者又分无茎和有茎 2 种。“江才”为多种茎叶有刺毛的植物的总称，现代文献记载的“江才”的基原包括川续断科刺续断属（*Morina*）及菊科飞廉属（*Carduus*）、蓟属（*Cirsium*）、黄缨菊属（*Xanthopappus*）、刺头菊属（*Cousinia*）等的 10 余种植物；但不同文献对白者、黑者的基原有不同观点，一般认为刺续断属植物为白者（江才嘎保），其他为黑者（江才那保），两者的功效也有差异。《晶珠本草》汉译重译本认为黑者（江才那保）中的无茎者 [“སྦྲང་ཚེར་ནག་པོ་གཡུང་བ།”（江采尔那保永哇）] 为葵花大蓟 *Cirsium souliei* (Franch.) Mattf.（聚头蓟），有茎者 [“སྦྲང་ཚེར་ནག་པོ་སྡོང་པ།”（江才那保果巴）] 为节毛飞廉 *Carduus acanthoides* L.（飞廉）。据文献记载，贡山蓟 *Cirsium eriophoroides* (Hook. f.) Petrak 为黑者（江才那保）的有茎类（江才那保果巴）的基原之一；各地作为黑者有茎类（江才那保果巴）的基原使用的蓟属植物还有藏蓟 *Cirsium tibeticum* Kitam.（南蓟 *Cirsium argyrancanthum* DC.，西藏等习用）、野蓟 *Cirsium maackii* Maxim.、川蓟 *Cirsium periacanthaceum* Shih、灰蓟 *Cirsium griseum* Lévl.（四川甘孜藏医习用，称之为“江才那保”）、刺儿菜 *Cirsium setosum* (Willd.) MB.（四川阿坝、甘肃天祝习用）等。（参见“青海刺参”“葵花大蓟”“丝毛飞廉”“灰蓟”条）

灰蓟

Cirsium griseum Lévl.

菊科（Compositae） 蓟属（*Cirsium*）

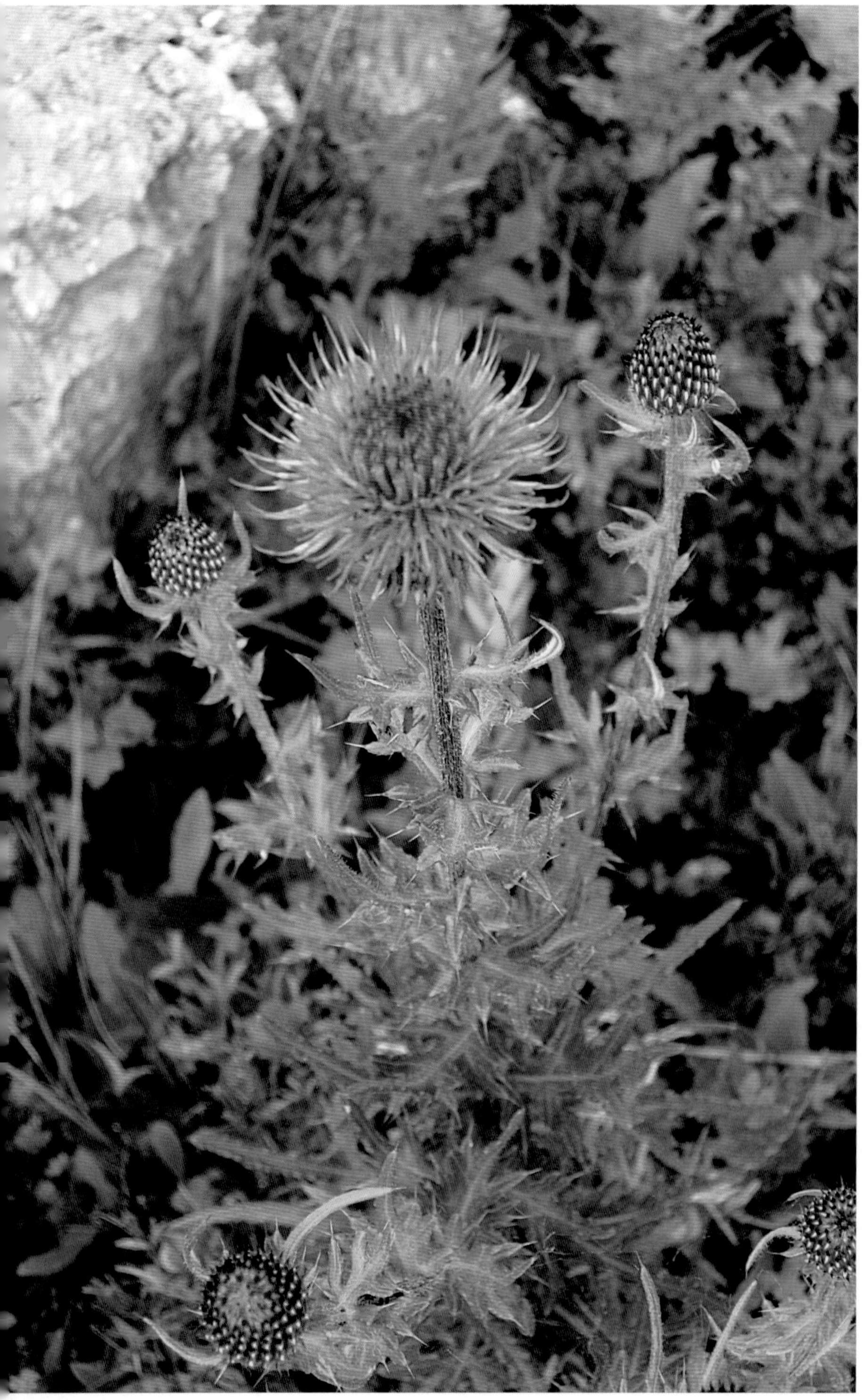

形态

多年生草本，高 0.5 ～ 1m，有纺锤状或萝卜状的块根，直径达 1.5cm。茎直立，通常分枝，全部茎枝被稠密的多细胞长节毛并混生蛛丝毛，接头状花序下部灰白色，被稠密的绒毛。下部和中部茎生叶披针形或卵状披针形，羽状深裂或几全裂，长 12 ～ 16cm，宽 6.5 ～ 8cm，或更大，基部耳状扩大抱茎；侧裂片 4 ～ 7 对，长三角形或披针形，先端渐尖有针刺，基部两侧或仅一侧边缘有 1 三角形刺齿或无刺齿，全部裂片或刺齿先端有长针刺，针刺长 3 ～ 13mm，边缘针刺缘毛状，长 1 ～ 1.5mm；向上的叶与中、下部茎生叶同形并等样分裂，接头状花序下部的叶常针刺化；全部叶质地坚硬，两面异色，上面淡绿色，被稠密的贴伏针刺，下面灰白色，被稠密或厚密的绒毛。头状花序在茎枝先端排成总状或总状伞房花序；总苞宽钟状，直径 3.5cm，被稀疏蛛丝毛；总苞片 7 层，镊合状排列或至少

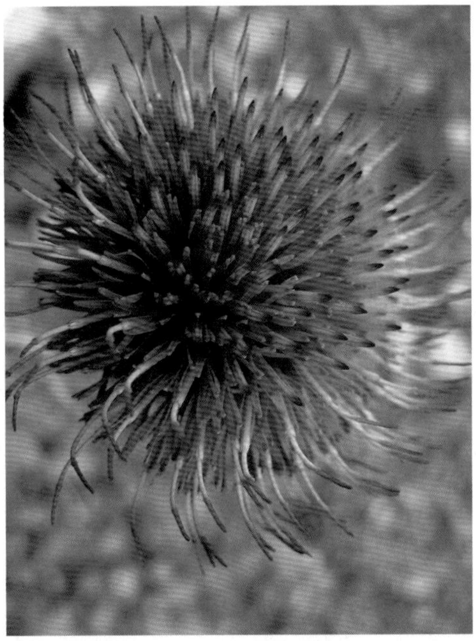

不形成明显的覆瓦状排列，外层与中层总苞片钻状长卵形或钻状长椭圆形，长 1 ~ 2cm，钻状部分长 8 ~ 13mm；内层及最内层总苞片线状披针形至线形，长 2.5cm，宽 1.5 ~ 2mm；小花白色、黄白色，极少紫色，花冠长 2cm，细管部长 9mm，檐部长 1.1cm，不等 5 深裂。瘦果压扁，楔状倒披针形，先端斜截形，长 5mm，宽 2.5mm；冠毛浅褐色，多层，基部联合成环，整体脱落；冠毛刚毛长冠毛状，长 2cm。花果期 5 ~ 9 月。

分布

分布于我国贵州东部、四川南部、云南北部（东川）。

生境

生长于海拔 2800 ~ 3000m 的山谷、山坡草地。

药材名

江才那保、江策那保、绛策那博、绛侧那博、绛策尔那布（སྤྱང་ཚེར་ནག་པོ།），江才那保果巴、江采尔那保果巴（སྤྱང་ཚེར་ནག་པོ་སྡོང་པ།），测崩相测（ཚེར་སྔོན་སྤྱང་ཚེར།）。

药用部位

幼苗、根、果实。

功能与主治

消肿托疮。幼苗用于催吐。根、果实用于疮疖。

附 注

《四部医典》《晶珠本草》等中记载有“སྤྱང་ཚེར།”（江才），言其为引吐“培根”病之药物。《晶珠本草》言“江才”分为黑 [“སྤྱང་ཚེར་ནག་པོ།”（江才那保）]、白 [“སྤྱང་ཚེར་དཀར་པོ།”（江才嘎保）]2 种，其中黑者又分为无茎 [“སྤྱང་ཚེར་ནག་པོ་གཡུང་བ།”（江采尔那保永哇）] 和有茎 [“སྤྱང་ཚེར་ནག་པོ་སྡོང་པ།”（江才那保果巴）]2 种。“སྤྱང་ཚེར།”（江才）为多种茎叶有刺毛的植物的总称，现代文献记载的“江才”的基原包括川续断科刺续断属(*Morina*)和菊科飞廉属(*Carduus*)、蓟属(*Cirsium*)、黄缨菊属(*Xanthopappus*)、刺头菊属（*Cousinia*）等的 10 余种植物，一般认为刺续断属植物为白者（江才嘎保）的基原，其他为黑者（江才那保）的基原，两者的功效也有差异。《晶珠本草》汉译重译本认为黑者（江才那保）中的无茎者为葵花大蓟 *Cirsium souliei* (Franch.) Mattf.（聚头蓟），有茎者为节毛飞廉 *Carduus acanthoides* L.。据文献记载，黑者中的有茎者（江才那保果巴）还包括多种蓟属植物，各地习用的种类不同，灰蓟 *Cirsium griseum* Lévl.、川蓟 *Cirsium periacanthaceum* Shih 为四川甘孜藏医习用的基原，又称“江才那保”或“ཚེར་སྔོན་སྤྱང་ཚེར།”（测崩相测）。（参见“青海刺参”“葵花大蓟”“丝毛飞廉”“贡山蓟”条）

刺儿菜

Cirsium setosum (Willd.) MB.

菊科（Compositae）　蓟属（*Cirsium*）

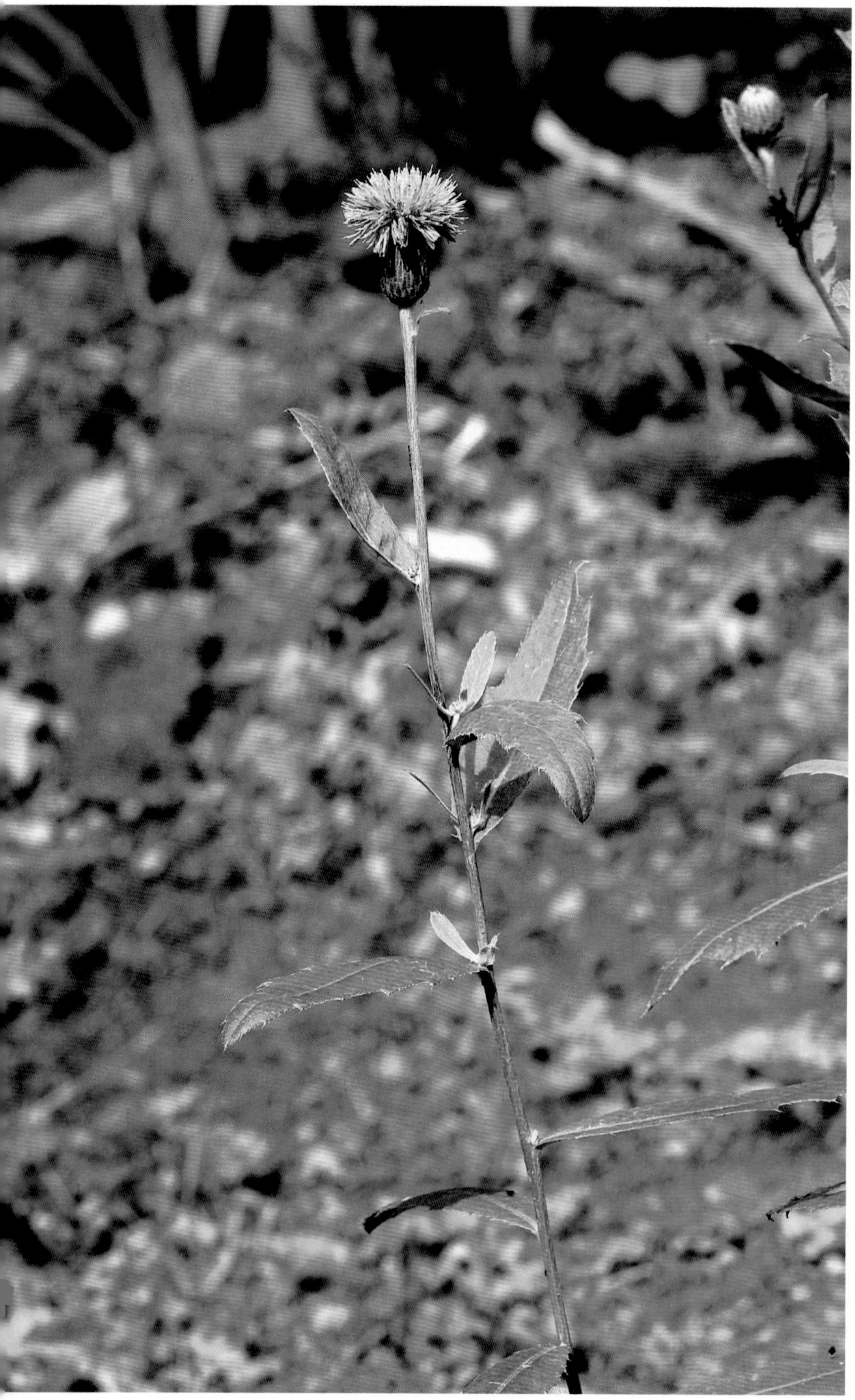

形态

多年生草本。茎直立，高 30 ~ 80（100 ~ 200）cm，基部直径 3 ~ 5mm，有时可达 1cm，上部有分枝，花序分枝无毛或有薄绒毛。基生叶和中部茎叶椭圆形、长椭圆形或椭圆状倒披针形，先端钝或圆形，基部楔形，有时有极短的叶柄，通常无叶柄，长 7 ~ 15cm，宽 1.5 ~ 10cm；上部茎叶渐小，椭圆形、披针形或线状披针形，或全部茎叶不分裂，叶缘有细密的针刺，针刺紧贴叶缘，或叶缘有刺齿，齿顶针刺大小不等，针刺长达 3.5mm，或大部分茎叶羽状浅裂或半裂，或边有缘粗大圆锯齿，裂片或锯齿斜三角形，先端钝，齿顶及裂片先端有较长的针刺，齿缘及裂片边缘的针刺较短且贴伏；全部茎叶两面同为绿色或下面色淡，两面无毛，极少两面异色，上面绿色，无毛，下面被稀疏或稠密的绒毛而呈灰色，亦极少两面同为灰绿色，两面被薄绒毛。头状花序单生茎端，或少数或多数头状花序在茎枝先端排成伞房花序；总苞卵形、长卵形或卵圆形，直径 1.5 ~ 2cm，总苞片约 6 层，覆瓦状排列，向内渐长，外层及中层宽 1.5 ~ 2mm，连先端针刺长 5 ~ 8mm，内层及最内层长椭圆形至线形，长 11 ~ 20mm，宽 1 ~ 1.8mm，中外层苞片先端有长不足 0.5mm 的短针刺，内层及最内层渐尖，膜质，具短针刺；小花紫红色或白色；雌花花冠长 2.4cm，檐部长 6mm，细管部细丝状，长 18mm；两性花花冠长 1.8cm；檐部长 6mm，细管部细丝状，长 1.2mm。瘦果淡黄色，椭圆形或偏斜椭圆形，压扁，长 3mm，宽 1.5mm，先端斜截形；冠毛污白色，多层，整体脱落；冠毛刚毛长羽毛状，长 3.5cm，先端渐细。花果期 5 ~ 9 月。

分布

除西藏、云南、广东、广西外，我国各地均有分布。蒙古、朝鲜、日本，以及欧洲东部与中部等也有分布。

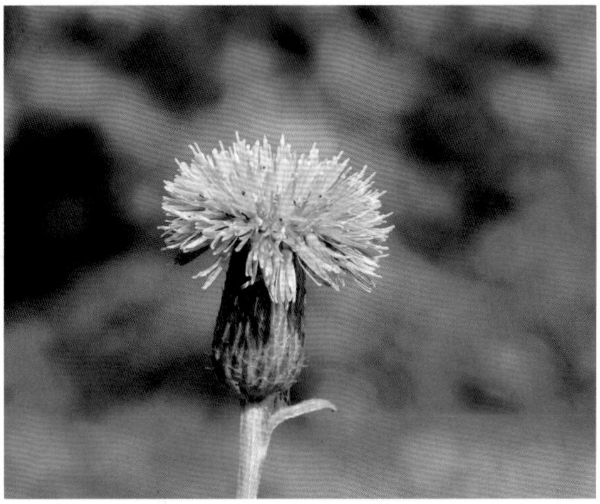

生境

生长于海拔 170 ~ 2650m 的山坡、河边、荒地、田间。

药材名

江才、江才尔（སྒྲང་ཚེར།），江才那保果巴、江采尔那保果巴（སྒྲང་ཚེར་ནག་པོ་སྡོང་པ།）。

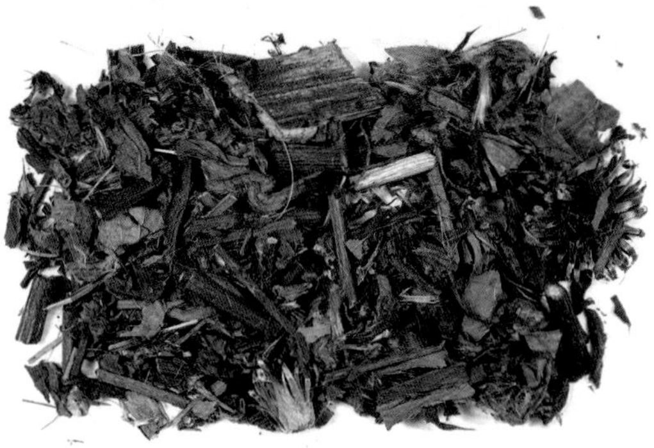

药用部位

根、果实、幼苗。

功能与主治

消肿托疮。用于疮疖。幼苗可催吐。

附注

《四部医典》等中记载有“སྒྲང་ཚེར།”（江才），言其为引吐“培根”病之药物。《晶珠本草》将“江才”分为黑[“སྒྲང་ཚེར་ནག་པོ།”（江才那保）]、白[“སྒྲང་ཚེར་དཀར་པོ།”（江才嘎保）]2 种，其中黑者又分为无茎[“སྒྲང་ཚེར་ནག་པོ་གཡུང་བ།”（江采尔那保永哇）]和有茎[“སྒྲང་ཚེར་ནག་པོ་སྡོང་པ།”（江才那保果巴）]2 种。“江才”为多种茎叶有刺毛的植物的总称，现代文献记载的“江才”的基原包括川续断科刺续断属（*Morina*）以及菊科飞廉属（*Carduus*）、蓟属（*Cirsium*）、刺头菊属（*Cousinia*）等的多种植物，多以刺续断属植物为白者（江才嘎保），其他属植物为黑者（江才那保），两者的功效有差异。《晶珠本草》记载黑者的有茎者（江才那保果巴）的“茎如箭杆，刺羽状”，汉译重译本认为其基原为节毛飞廉 *Carduus acanthoides* L.，该种的茎具刺翅，与文献记载特征相符，但各地也常使用蓟属植物，刺儿菜 *Cirsium setosum* (Willd.) MB. 为其基原之一。（参见“青海刺参”“葵花大蓟”“丝毛飞廉”“贡山蓟”条）

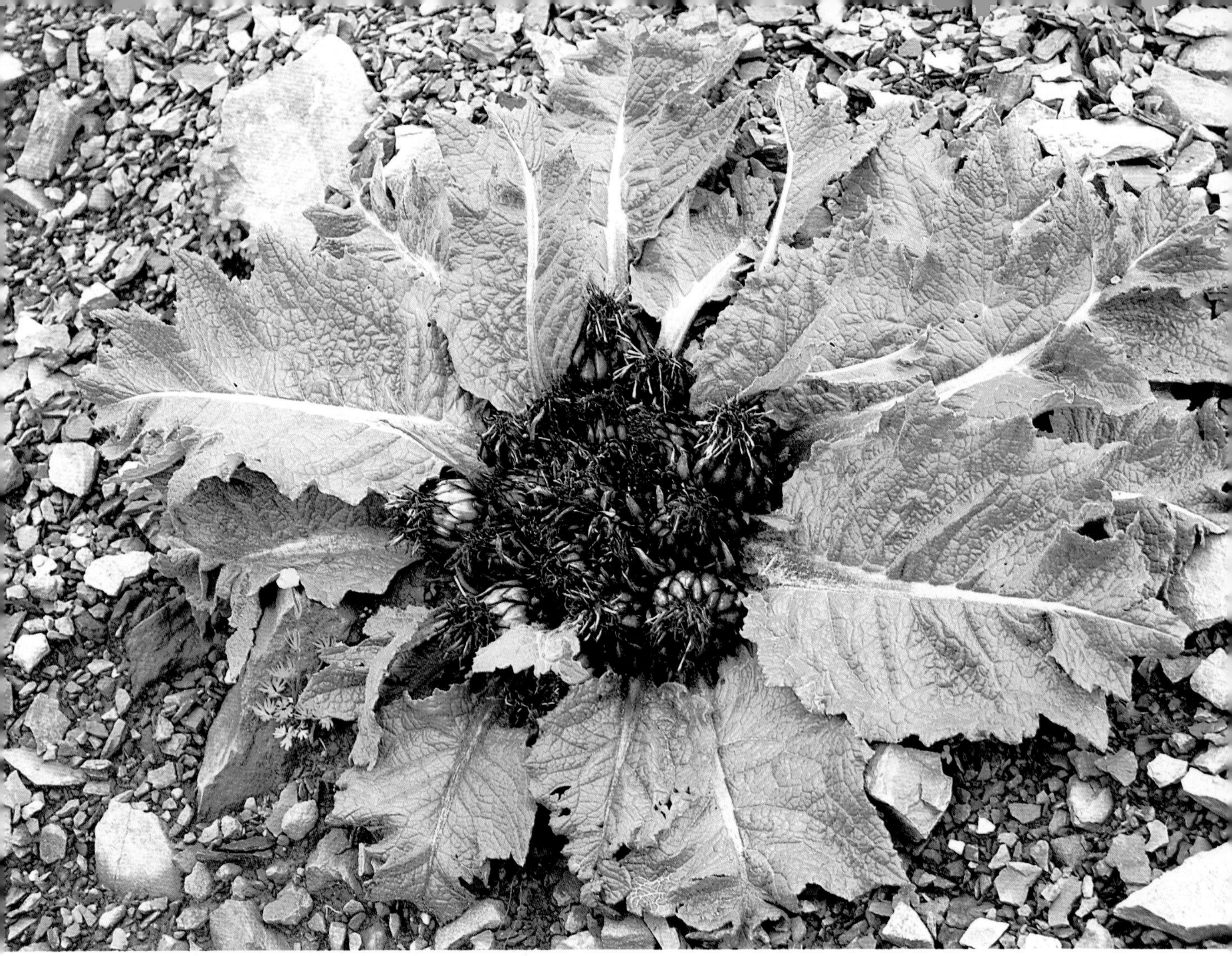

川木香

Dolomiaea souliei (Franch.) Shih [*Vladimiria souliei* (Franch.) Ling]

菊科（Compositae）　川木香属（*Dolomiaea*）

形态

多年生无茎或几无茎莲座状草本。根粗壮，直径 1.5cm，直伸。全部叶基生，莲座状，全形椭圆形、长椭圆形、披针形或倒披针形，长 10 ~ 30cm，宽 5 ~ 13cm，质厚，羽状半裂，有长 2 ~ 6（~ 16）cm 的宽扁叶柄，两面同色，绿色或下面色淡，两面被稀疏的糙伏毛及黄色小腺点，下面沿脉常被较多的蛛丝状密毛，中脉在叶下面高起；叶柄两面被稠密的蛛丝状绒毛及硬糙毛和黄色腺点；侧裂片 4 ~ 6 对，斜三角形或宽披针形，长 2 ~ 5cm，宽 2 ~ 3cm，顶裂片与侧裂片同形，但较小，全部裂片边缘齿裂或具刺齿，齿裂先端具短针刺；或叶不裂，边缘不规则犬齿状浅裂或具锯齿或刺尖。头状花序 6 ~ 8 集生于茎基先端的莲座状叶丛中；总苞宽钟状，直径 6cm，总苞片 6 层，外层卵形或卵状椭圆形，长 2 ~ 2.5cm，宽约 1cm，中层偏斜椭圆形或披针形，长约 3cm，宽 0.6 ~ 1.1cm，内层长披针形，长 3.5cm，宽 0.5cm，全部苞片质坚硬，先端尾状渐尖成针刺状，边缘有稀疏的缘毛；小花红色，花冠长 4cm，檐部长 1cm，5 裂，花冠裂片长 6mm，细管部长 3cm。瘦果圆柱状，稍扁，长 7 ~ 8mm，先端有果缘；冠毛黄褐色，多层，等长，长 3cm，外层向下皱曲反折紧贴并包围瘦果，内层直立，不向下皱曲反折，全部冠毛刚毛短羽毛状或糙毛状，基部粗扁，向先端渐细。花果期 7 ~ 10 月。

分布

分布于我国四川西部（理塘、巴塘）、西藏东南部（昌都及盐井地区）。

生境

生长于海拔 3700 ~ 4200m 的草坡、高山草地、灌丛。

药材名

毕嘎木拉、毕嘎尔木拉、布嘎木拉、布嘎尔木拉、布卡嘎尔木拉（སྤྲ་རྩ་ལ།、སུ་དཀར་ནུ་ལ།），如达（རུ་ཏ།），夏坡如达、夏坡如打（ཤ་ཕོ་རུ་ཏ།），玛奴（མ་ནུ།）。

药用部位

根。

功能与主治

健胃，驱风，止痛，生肌脂。用于食欲不振，胃溃疡，腹胃胀痛，风湿疼痛，胁痛，体瘦，“培根”热症。

用量与用法

3 ~ 9g。

附　注

《四部医典》中记载有“སྤྲ་རྩ་ལ།”（毕嘎木拉，印度语发音为“布卡嘎尔木拉”），言其为治热性“培根”病之药物；《四部医典系列挂图全集》第二十七图中有 5 幅木香类药物的附图 [35 ~ 39 号图：汉译本分别译注为“藏木香” [“མ་ནུ་པ་ཏྲ།”（玛奴巴扎）]、“川木香” [“སྤྲ་རྩ་ལ།”（毕嘎木拉）]、“广木香” [“རུ་ཏ།”（如达）] 和“另外两种木香” [“མ་ནུ་ཤུ་ཟུར།”（玛奴西索）、“མ་ནུ་བསེ་ཤིང་།”（玛奴色兴）]。《晶珠本草》分别记载了“སྤྲ་རྩ་ལ།”（毕嘎木拉）、“མ་ནུ་པ་ཏྲ།”（玛奴巴扎）和“རུ་ཏ།”（如达），又将“如达”分为黑、白 2 种或上、下 2 品。现代文献中记载的上述各种“木香”类药物的基原均为菊科植物，但不同文献对各药物的基原有不同观点。《晶珠本草》汉译重译本认为前两者的基原均为总状土木香 *Inula racemosa* Hook. f.（即“藏木香”），“如达”的基原为川木香 *V. souliei* (Franch.) Ling [*D. souliei* (Franch.) Shih]；《藏药志》《中华本草·藏药卷》认为“毕嘎木拉”的基原为川木香 *D. souliei* (Franch.) Shih，“如达”的基原为云木香 *Saussurea costus* (Falc.) Lipsch.（木香 *Aucklandia lappa* Decne.）；现西藏昌都及四川甘孜藏医均将川木香 *D. souliei* (Franch.) Shih 作“如达”，四川阿坝（若尔盖）藏医将木香 *A. lappa* Decne.（云木香）作“如达”；《藏药晶镜本草》（2018 年版）则以川木香 *D. souliei* (Franch.) Shih 作“如达”，以木香 *A. lappa* Decne.（云木香）作“ཤ་ཕོ་རུ་ཏ།”（夏坡如达）。但《四部医典系列挂图全集》的“川木香”（毕嘎木拉）附图的茎明显且长，并非川木香 *D. souliei*

(Franch.) Shih，“川木香”的基原还有待考证。《部标藏药》（附录）和《青海藏标》收载的“川木香/སྦྲ་རྟ་ལ/毕嘎木拉（毕嘎尔木拉）”的基原均为川木香 *V. souliei* (Franch.) Ling [*D. souliei* (Franch.) Shih]，“木香（广木香）/རུ་རྟ/如达（日达）”的基原为云木香 *S. costus* (Falc.) Lipsch.。据文献记载，川木香（毕嘎木拉）类的基原还有厚叶川木香 *V. berardioidea* (Franch.) Ling [*D. berardioidea* (Franch.) Shih]、膜缘川木香 *V. forrestii* (Diels) Ling [*D. forrestii* (Diels) Shih]、菜木香 *V. edulis* (Franch.) Ling [*D. edulis* (Franch.) Shih]、木里木香 *V. muliensis* (Hand.-Mazz.) Ling [灰毛川木香 *D. souliei* (Franch.) Shih var. *mirabilis* (Anth.) Shih]。（参见“总状土木香”“云木香”“灰毛川木香”“菜木香”条）

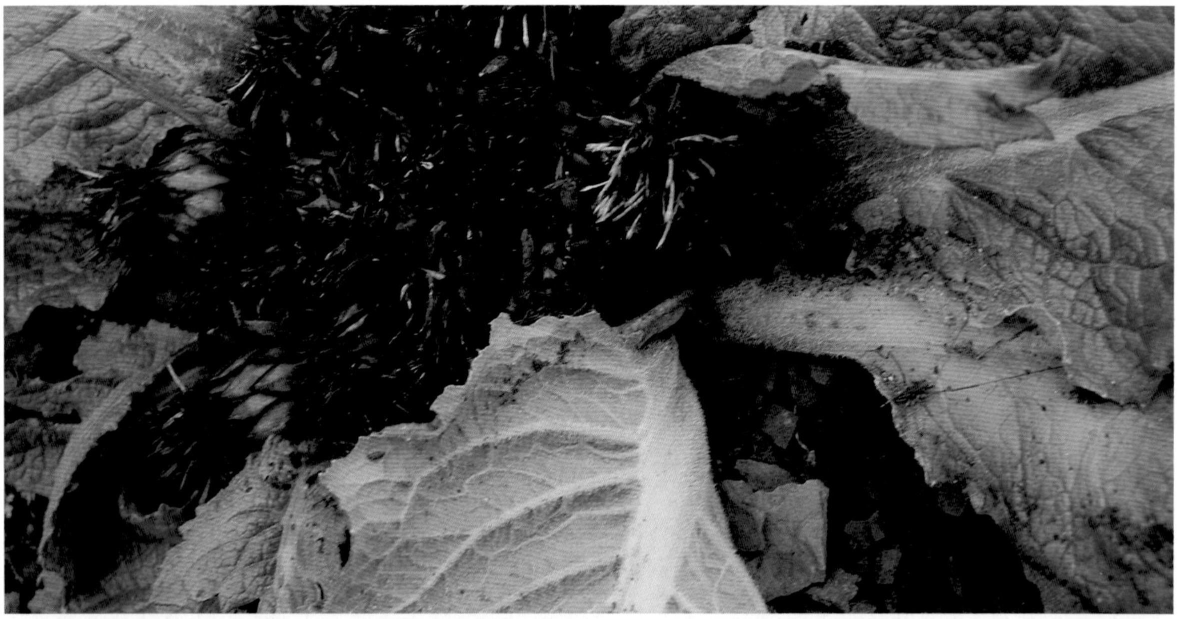

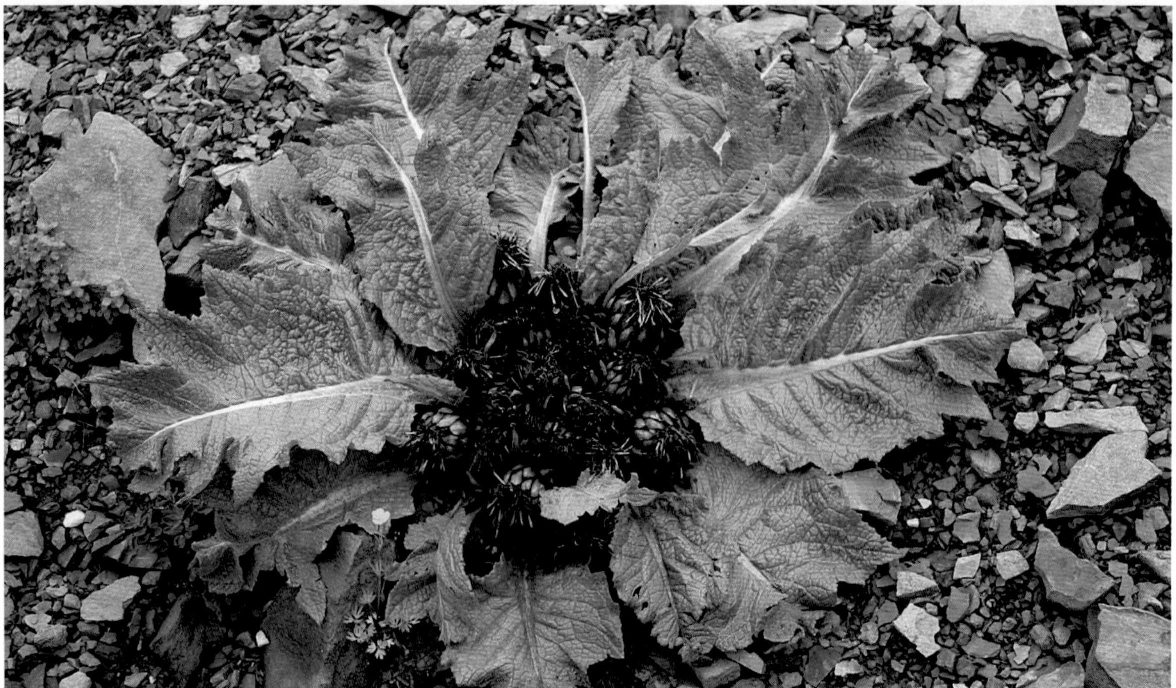

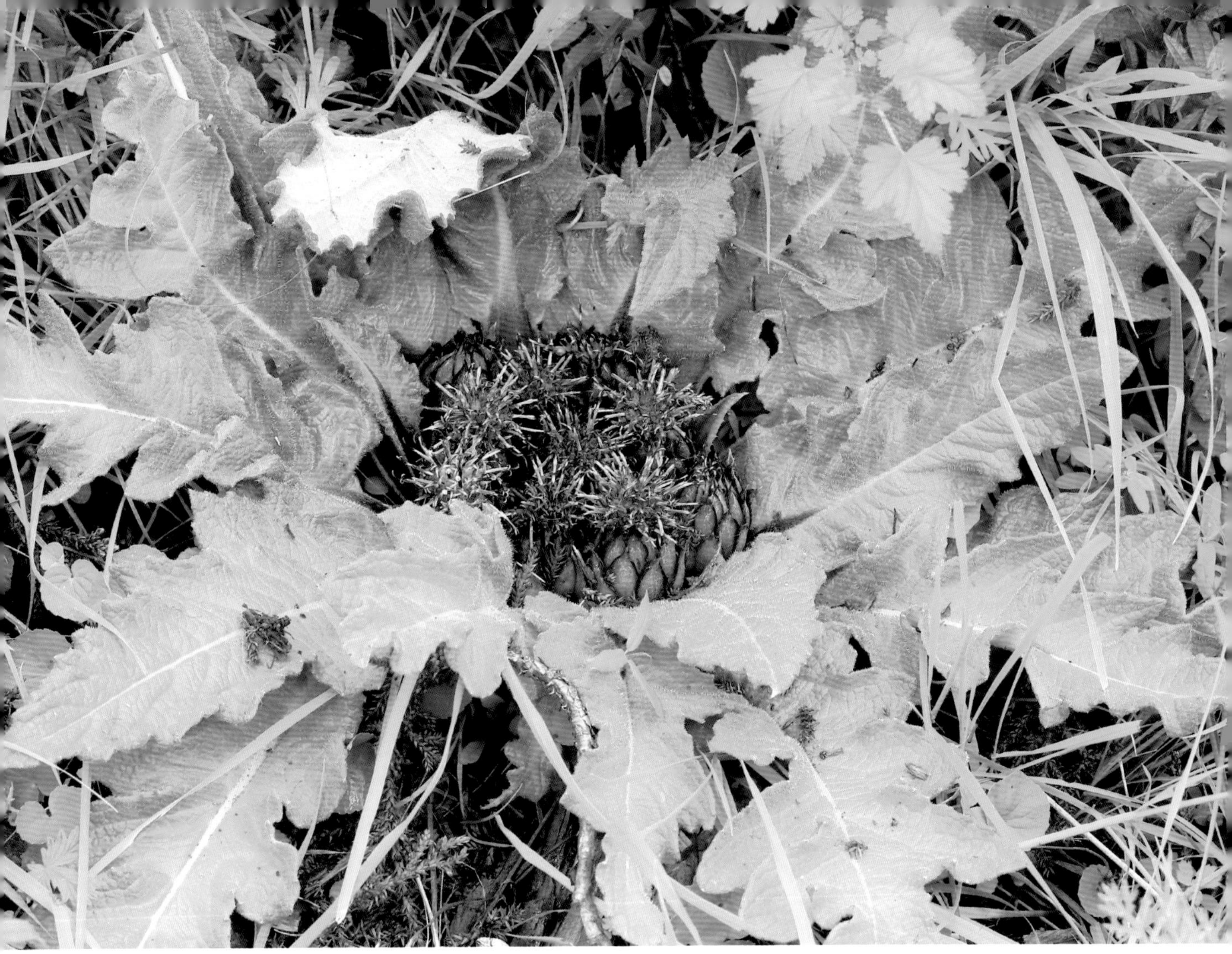

灰毛川木香

Dolomiaea souliei (Franch.) Shih var. *mirabilis* (Anth.) Shih

[木里木香 *Vladimiria muliensis* (Hand.-Mazz.) Ling]

菊科（Compositae） 川木香属（*Dolomiaea*）

形态

多年生无茎或几无茎莲座状草本。根粗壮，直径1.5cm，直伸。全部叶基生，莲座状，椭圆形、长椭圆形、披针形或倒披针形，长10 ~ 30cm，宽5 ~ 13cm，质地厚，羽状半裂，有长2 ~ 6（~ 16）cm的宽扁叶柄，上面绿色，被稀疏的糙伏毛及黄色小腺点，下面灰白色，被薄蛛丝状毛或绵毛，中脉在叶下面凸起，叶柄两面被稠密的蛛丝状绒毛及硬糙毛和黄色腺点；侧裂片4 ~ 6对，斜三角形或宽披针形，长2 ~ 5cm，宽2 ~ 3cm，顶裂片与侧裂片同形，但较小，全部裂片边缘具刺齿或齿裂，齿裂先端有短针刺，或叶不裂，边缘具锯齿或刺尖或不规则的犬齿状浅裂。头状花序6 ~ 8集生于茎基先端的莲座状叶丛中；总苞宽钟状，直径6cm；总苞片6层，外层卵形或卵状椭圆形，长2 ~ 2.5cm，宽约1cm，中层偏斜椭圆形或披针形，长约3cm，宽0.6 ~ 1.1cm，内层长披针形，长3.5cm，宽0.5cm，全部苞片质地坚硬，先端尾状渐尖成针刺状，边缘有稀疏的缘毛；小花红色，花冠长 4cm，檐部长 1cm，5 裂，花冠裂片长 6mm，细管部长 3cm。瘦果圆柱状，稍扁，长 7 ~ 8mm，先端有果缘；冠毛黄褐色，多层，等长，长 3cm，外层向下皱曲反折，包围并紧贴瘦果，内层直立，不向下皱曲反折；全部冠毛刚毛短羽毛状或糙毛状，基部粗扁，向先端渐细。花果期 7 ~ 10 月。

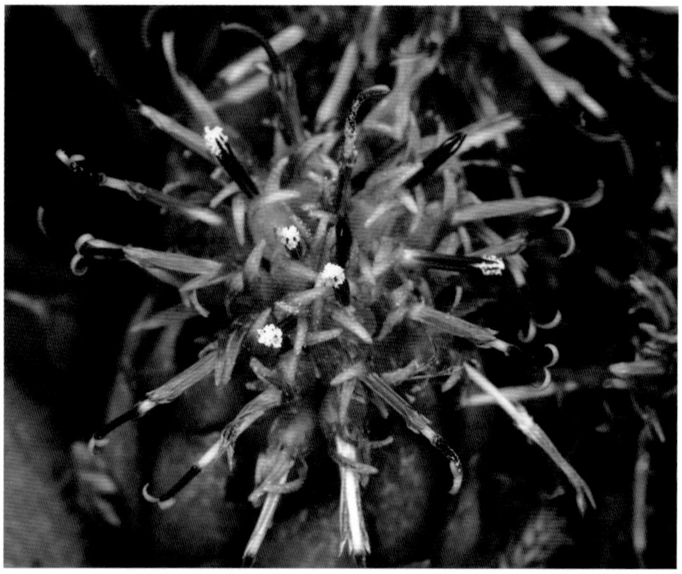

分布

分布于我国四川（理县、雅江、木里等）、西藏（昌都）、云南西北部。

生境

生长于海拔 3700 ~ 3800m 的高山草坡、灌丛疏林地。

药材名

毕嘎木拉、毕嘎尔木拉、布嘎木拉、布嘎莫拉（ཕེག་ར་སྨུ་ལ།），如达（རུ་ཏ།），夏坡如达（ཤ་ཕོ་རུ་ཏ།）。

药用部位

根。

功能与主治

健胃，祛风，止痛，生肌脂。用于食欲不振，胃溃疡，腹胃胀痛，风湿疼痛，胁痛，体瘦，“培根”热症。

用量与用法

3 ~ 9g。

附　注

《晶珠本草》中记载有“ཕེག་ར་སྨུ་ལ།”（毕嘎木拉）。现代文献多记载其基原为川木香 *D. souliei* (Franch.) Shih [*V. souliei* (Franch.) Ling] 等多种川木香属（*Dolomiaea*）植物，灰毛川木香 *D. souliei* (Franch.) Shih var. *mirabilis* (Anth.) Shih 为其基原之一。（参见“川木香”条）

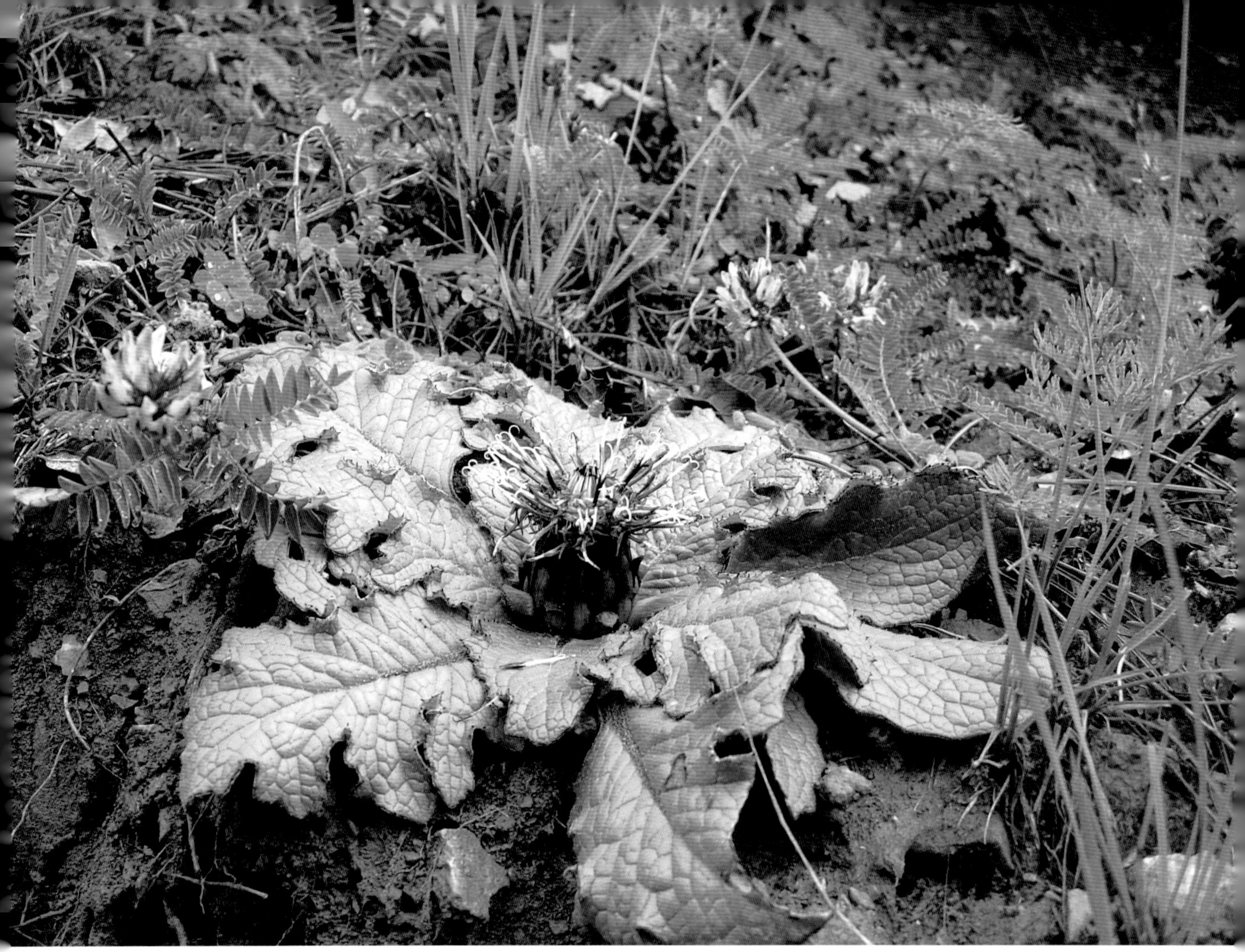

菜木香

Dolomiaea edulis (Franch.) Shih

菊科（Compositae） 川木香属（*Dolomiaea*）

形态

多年生莲座状草本，无茎；或直立草本而有高 15 ~ 30cm 的茎。根粗壮，直伸，直径达 1.5cm。莲座状叶丛中的叶与茎生叶同形并等样分裂或不裂；全部叶宽倒披针形、椭圆形、宽椭圆形、卵形或近圆形，长 7.5 ~ 15cm，宽 6 ~ 14cm，基部心形、楔形或截形，有长达 6cm 的宽扁叶柄，不分裂，但通常羽状浅裂、半裂或深裂，两面同色，绿色或下面色淡，两面被稀疏或稠密的长或短糙伏毛，侧裂片 3 ~ 4（~ 6）对，卵形、宽镰形或斜三角形；全部叶边缘或裂片边缘有刺尖头或锯齿。头状花序单生于茎基先端的莲座状叶丛中或茎顶的苞叶群中；总苞宽钟状，直径 4 ~ 6cm，总苞片约 5 层，外层与中层卵形或椭圆形，长 2.4 ~ 2.6cm，宽 1.2 ~ 1.7cm，先端圆形或钝，内层长椭圆形、披针形或宽线形，长 2 ~ 3cm，宽 0.3 ~ 0.6mm，全部苞片质地坚硬，边缘有缘毛；小花紫红色，花冠长 3cm，外面有腺点，檐部长 1cm，花冠裂片线形，细管部长 2cm。瘦果扁三棱形，长 7mm，浅褐色，有深棕色花纹及折皱凸起。冠毛多层，等长，黄褐色，基部联合成环，整体脱落；冠毛刚毛糙毛状，长 3cm，先端纺锤状扩大。花果期 7 ~ 9 月。

分布

分布于我国云南（丽江、迪庆、鹤庆等）、西藏东南部（察隅等）。

生境

生长于海拔 2900 ~ 4000m 的山坡林缘、草地、荒坡。

药材名

毕嘎木拉、毕嘎尔木拉、布嘎木拉（སྤ་རྐར་སྤྲུ་ལ།），如达、如打（རུ་རྟ།），夏坡如达、夏坡如打（ཤ་ཕོ་རུ་རྟ།），如打纳保（རུ་རྟ་ནག་པོ།）。

药用部位

根。

功能与主治

健胃，祛风，止痛，生肌脂。用于食欲不振，胃溃疡，胃腹胀痛，风湿疼痛，胁痛，体瘦，"培根"热症。

用量与用法

3 ~ 9g。

附　注

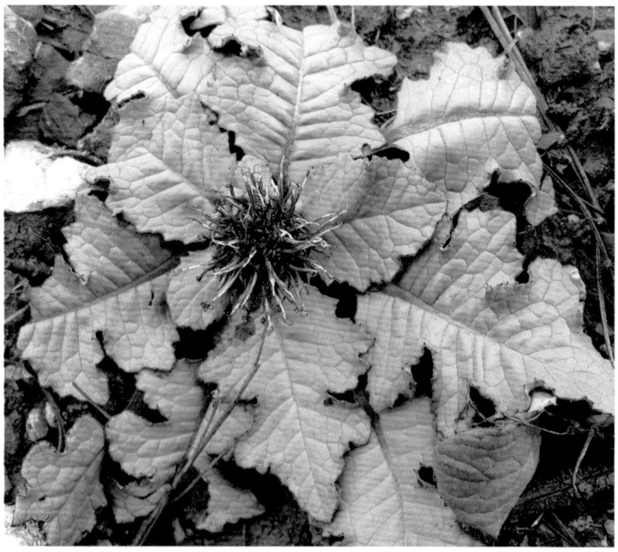

《晶珠本草》中分别记载有"སྤ་རྐར་སྤྲུ་ལ།"（毕嘎木拉）、"མ་ནུ་པ་ཏྲ།"（玛奴巴扎）和"རུ་རྟ།"（如达），其中"如达"又分黑、白 2 种或上、下 2 品。关于各药材的基原，现代文献中存在争议，涉及"藏木香""川木香""云木香"3 个药材品种。《部标藏药》（附录）和《青海藏标》均收载"川木香 /སྤ་རྐར་སྤྲུ་ལ།/ 毕嘎木拉（毕嘎尔木拉）"的基原为川木香 *Vladimiria souliei* (Franch.) Ling [*D. souliei* (Franch.) Shih]，"木香（广木香）/རུ་རྟ།/ 如达（日达）"的基原为云木香 *Saussurea costus* (Falc.) Lipsch.（木香 *Aucklandia lappa* Decne.），"藏木香 /མ་ནུ།/ 玛奴"的基原为总状土木香 *Inula racemosa* Hook. f. 和土木香 *I. helenium* L.。据文献记载，菜木香 *D. edulis* (Franch.) Shih [*V. edulis* (Franch.) Ling] 为川木香（毕嘎木拉）的基原之一，四川甘孜藏医则将其作"རུ་རྟ།"（如打）使用，又称之为"རུ་རྟ་ནག་པོ།"（如打纳保）、"ཤ་ཕོ་རུ་རྟ།"（夏坡如打）。（参见"总状土木香""云木香""川木香"条）

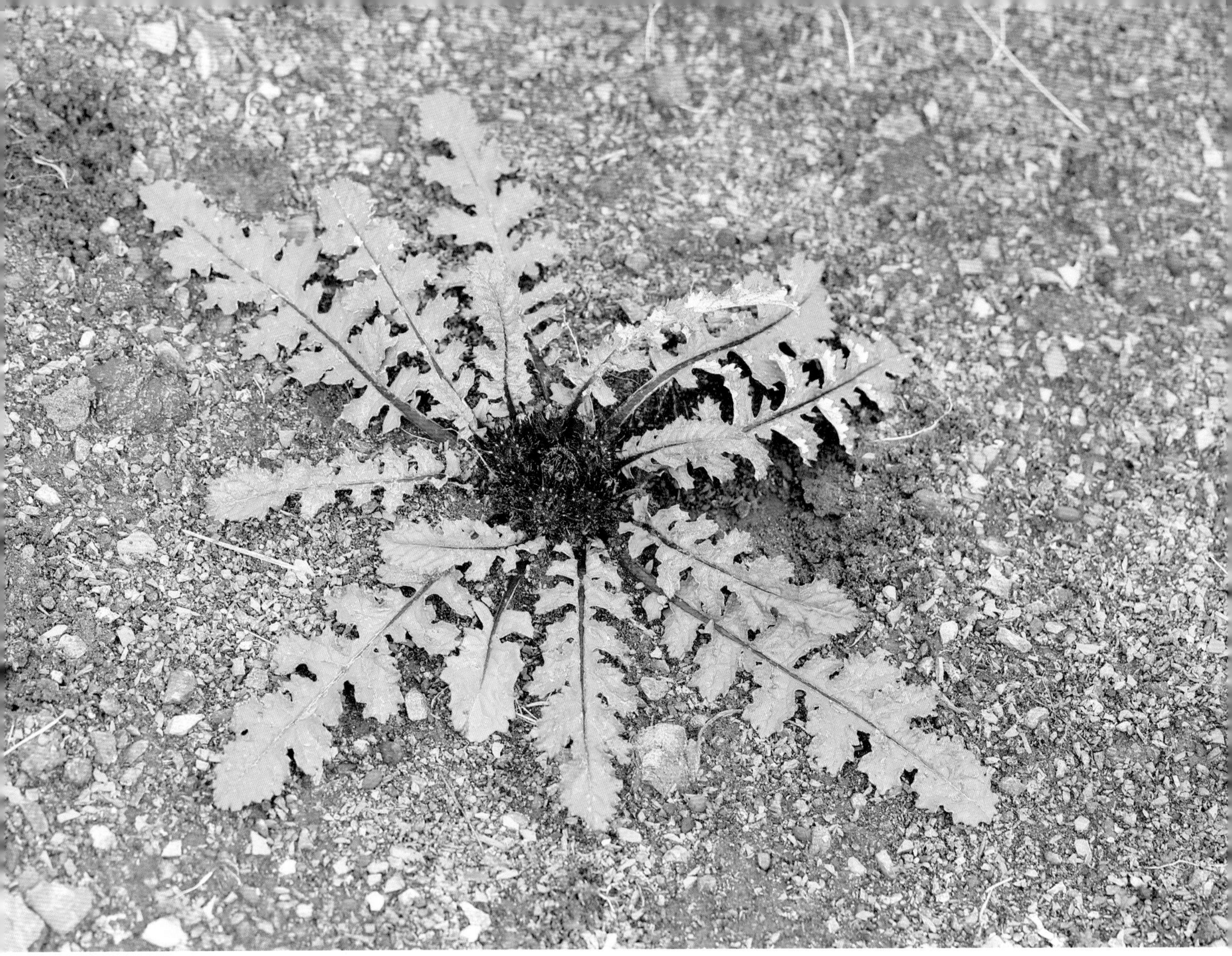

美叶川木香

Dolomiaea calophylla Ling

菊科（Compositae） 川木香属（*Dolomiaea*）

形态

多年生莲座状草本，无茎。叶基生，莲座状，全形长椭圆形或长倒披针形，长 10 ~ 20cm，宽 3 ~ 5cm，不规则 2 回羽状分裂（即并非全部 1 回侧裂片都能再次分裂）；1 回为羽状深裂或几全裂，1 回侧裂片 7 ~ 10 对，中部或上中部侧裂片较大，向上或向下的侧裂片渐小，全部 1 回侧裂片卵形或椭圆形，宽 0.8 ~ 2cm；只有中部 1 回侧裂片间或能作再次分裂，2 回为半裂、浅裂或大锯齿状，2 回裂片或大锯齿状椭圆形、半椭圆形、偏斜卵形或半圆形；全部 2 回侧裂片及不能作再次分裂的 1 回侧裂片边缘具大小不等三角形或斜三角形锯齿或刺齿；全部叶质地稍坚硬，硬纸质，两面异色，上面绿色，被稠密或较多的糙伏毛及极稀疏的蛛丝毛，下面灰白色，被密厚的绒毛，中脉粗厚，在叶下面凸起，有粗厚的叶柄，叶柄长 5 ~ 9cm。头状花序多数（10 ~ 25），集生于茎基先端的莲座叶丛中；总苞钟状，直径 1.5 ~ 2cm；总苞片约 6 层，覆瓦状排列，外层椭圆形，长 0.9 ~ 1.1cm，宽 0.5cm，先端圆形或急尖，有小尖头；中层披针形，长 1.2 ~ 1.7cm，宽 0.5cm，先端急尖，有小尖头；内层长披针形或线状披针形，长 1.7 ~ 2cm，宽 2 ~ 3mm，先端急尖，有小尖头；全部总苞片质地坚硬，麦秆黄色，有光泽，但上部常紫红色；小花紫红色，花冠长 1.9cm，外面有腺点，檐部长 7mm，细管部长 1.2cm。瘦果四棱形，倒圆锥状，长 5mm，有横皱折，先端截形，有果喙，基底着生面平；冠毛多层，等长或几等长，长 2cm，褐色，基部黑褐色，基部联合成环，整体脱落；冠毛刚毛糙毛状。花果期 8 月。

分布

分布于我国西藏南部（林芝、昂仁、南木林、拉孜、加查等）。

生境

生长于海拔 3300 ~ 4700m 的高山草地、砾石地。

药材名

恰洛纽玛、掐绕妞玛、恰绕妞玛、夏若娘玛（བྱ་རོག་ཉུང་མ།、བྱ་རོག་ཉུངས་མ།），夏饶洛布、掐绕洛普（བྱ་རོག་ནོར་བུ།），坡绕洛普、泼若洛吾（ཕོ་རོག་ནོར་བུ།）。

药用部位

全草。

功能与主治

清热，愈疮，引黄水。用于肺热，肺脓肿，疮疖，疮伤。

用量与用法

3g。内服研末。

附　注

《蓝琉璃》在“药物补述”中记载有“ཕོ་རོག་མིག”（坡绕米），言其为治肿核疮之药物，方言称“བྱ་རོག་ཉུངས་མ།”（恰洛纽玛）；关于其生境和形态，引《图鉴》之记载“生在阴山之上部，叶片扁（平铺）而叶缘裂，叶背面灰白色，根、茎、皮等皆红色”，并补充言“生长在沙地的叶片状如萝卜叶，铺在地面，根表红色”。《四部医典系列挂图全集》第三十一图中有 2 幅附图（96、97 号图），其汉译本分别译注为“恰洛纽玛”和“另一种恰洛纽玛”（“ཕོ་རོག་མིག”或“བྱ་རོག་ནོར་བུ།”），前图所示为直立斜升的草本，多分枝，具基生叶和茎生叶，叶缘波状，头状花序具舌状花，多个排成似伞房状；后图所示形态为无茎，叶丛莲座状，叶披针状长椭圆形，羽状半裂，10 余个头状花序聚生于莲座状叶丛中。《晶珠本草》记载为“བྱ་རོག་ཉུངས་མ།”（恰洛纽玛），对其形态的描述与《蓝琉璃》相同，其汉译重译本译作南藏菊 *Dolomiaea wardii* (Hand.-Mazz.) Ling（西藏川木香）。现代文献记载西藏藏医使用的“掐绕妞玛”的基原有南藏菊 *Dolomiaea wardii* (Hand.-Mazz.) Ling（西藏川木香）、美叶川木香 *D. calophylla* Ling（美叶藏菊）、藏菊 *Dolomiaea macroephala* (Wall.) DC.（《中国植物志》中记载该种为该属的模式种，但未记载我国有分布）、莲座蓟 *Cirsium esculentum* (Sievers) C. A. Mey.。其中美叶川木香 *D. calophylla* Ling 的叶形及分裂状况、头状花序数目（10 ~ 25）与《四部医典系列挂图全集》的“另一种恰洛纽玛”附图相符，但与《蓝琉璃》描述的“片状如萝卜叶”不符；西藏川木香 *D. wardii* (Hand.-Mazz.) Ling 的叶为大头羽状全裂或几全裂，似萝卜叶，但头状花序 4 ~ 8，明显少于附图所示。《晶珠本草》记载误食“恰洛纽玛”的根可使人神经迷乱。《蓝琉璃》汉译本（2012 年版）将“མ་རོག་མིག”（坡绕米）译作“笔管菜”，但未附学名，而《中国植物志》记载“笔管菜”为百合科植物黄精 *Polygonatum sibiricum* Delar. ex Redouté 和玉竹 *P. odoratum* (Mill.) Druce 的中文别名，显然为不同植物。（参见“西藏川木香”条）

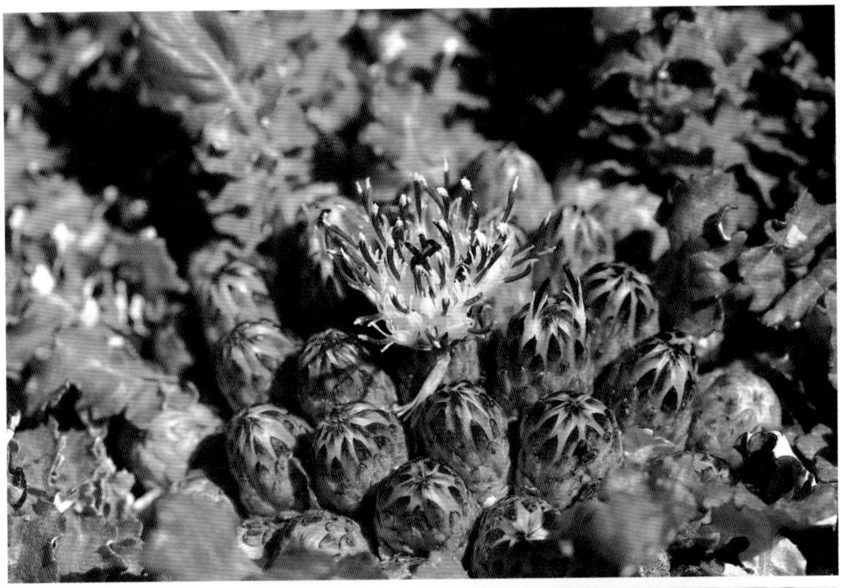

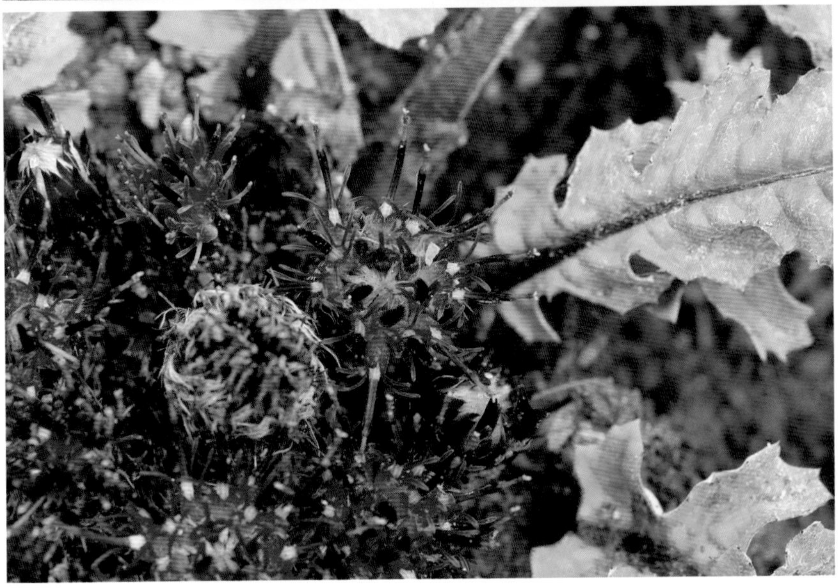

丝毛飞廉

Carduus crispus L.（飞廉）

菊科（Compositae） 飞廉属（*Carduus*）

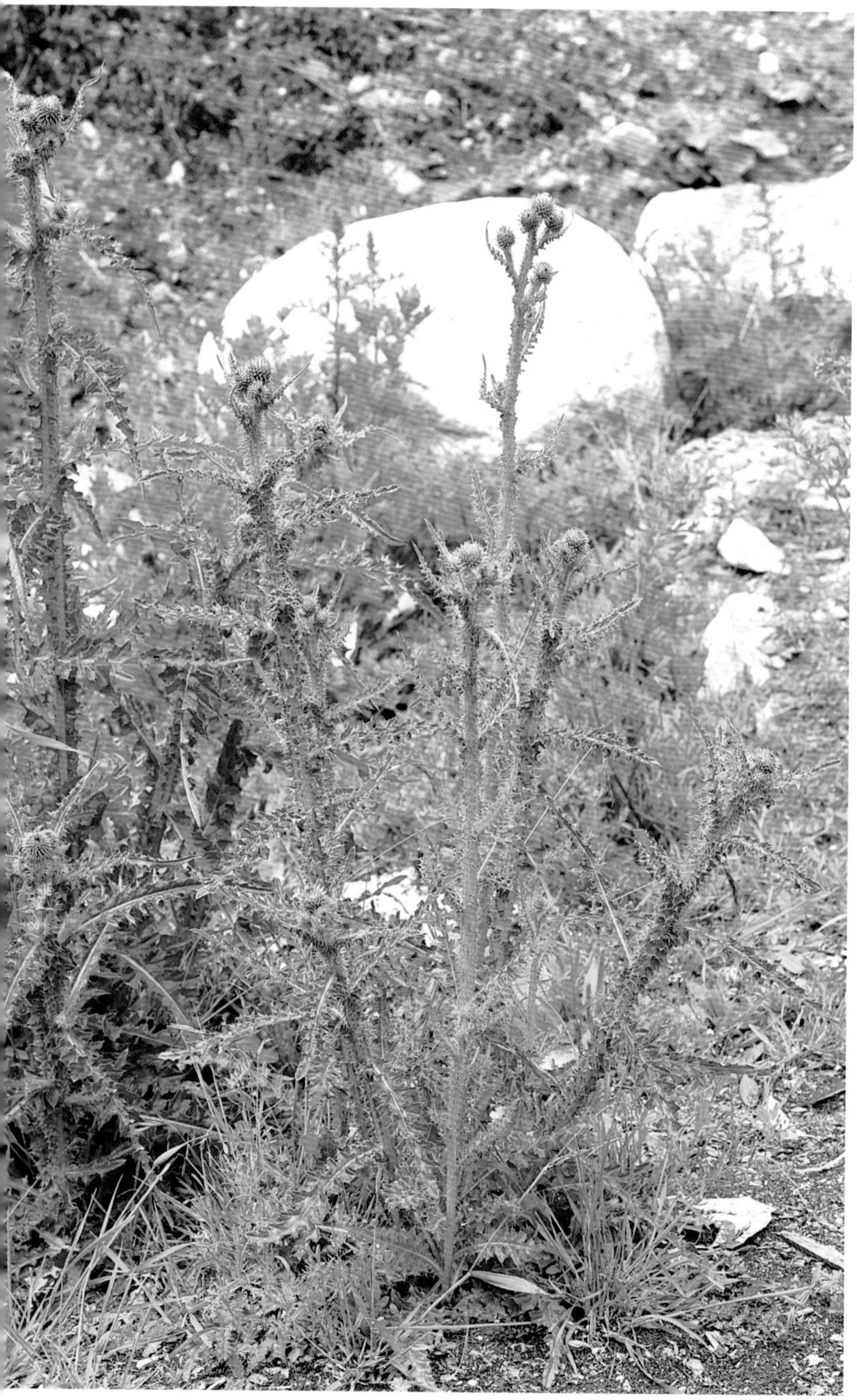

形态

二年生或多年生草本，高40 ~ 150cm。茎直立，有条棱，不分枝或最上部有极短或较长分枝，被稀疏的多细胞长节毛，上部或接头状花序下部有稀疏或较稠密的蛛丝状毛或蛛丝状绵毛。下部茎叶椭圆形、长椭圆形或倒披针形，长5 ~ 18cm，宽1 ~ 7cm，羽状深裂或半裂，侧裂片7 ~ 12对，偏斜半椭圆形、半长椭圆形、三角形或卵状三角形，边缘有大小不等的三角形或偏斜三角形刺齿，齿顶及齿缘有或浅褐色或淡黄色的针刺，齿顶针刺较长，长达3.5cm，齿缘针刺较短，或下部茎叶不为羽状分裂，边缘大锯齿或重锯齿；中部茎叶与下部茎叶同形并等样分裂，但渐小，最上部茎叶线状倒披针形或宽线形；全部茎叶两面明显异色，上面绿色，有稀疏的多细胞长节毛，但沿中脉的毛较多，下面灰绿色或浅灰白色，被蛛丝状薄绵毛，沿脉有较多的多细胞长节毛，基部渐狭，两侧沿茎下延成茎翼。茎翼边缘齿裂，齿顶及齿缘有黄白色或浅褐色的针刺，针刺长 2 ~ 3mm，极少长达 5mm 的，上部或接头状花序下部的茎翼常为针刺状。头状花序花序梗极短，通常 3 ~ 5 集生分枝先端或茎端，或头状花序单生分枝先端，形成不明显的伞房花序。总苞卵圆形，直径 1.5 ~ 2（~ 2.5）cm。总苞片多层，覆瓦状排列，向内层渐长；最外层长三角形，长约 3mm，宽约 0.7mm；中内层苞片钻状长三角形或钻状披针形或披针形，长 4 ~ 13mm，宽 0.9 ~ 2mm；最内层苞片线状披针形，长 15mm，宽不及 1mm；中外层先端针刺状短渐尖或尖头，最内层及近最内层先端长渐尖，无针刺。全部苞片无毛或被稀疏的蛛丝毛。小花红色或紫色，长 1.5cm，檐部长 8mm，5 深裂，裂片线形，长达 6mm，细管部长 7mm。瘦果稍压扁，楔状椭圆形，长约 4mm，有明显的横皱纹，基底着生面平，先端斜截形，有果缘，果缘软骨质，全缘，无锯齿；冠毛多层，白色或污白色，不等长，向内层渐长，冠毛刚、毛锯齿状，长达 1.3cm，先端扁平扩大，基部联合成环，整体脱落。花果期 4 ~ 10 月。

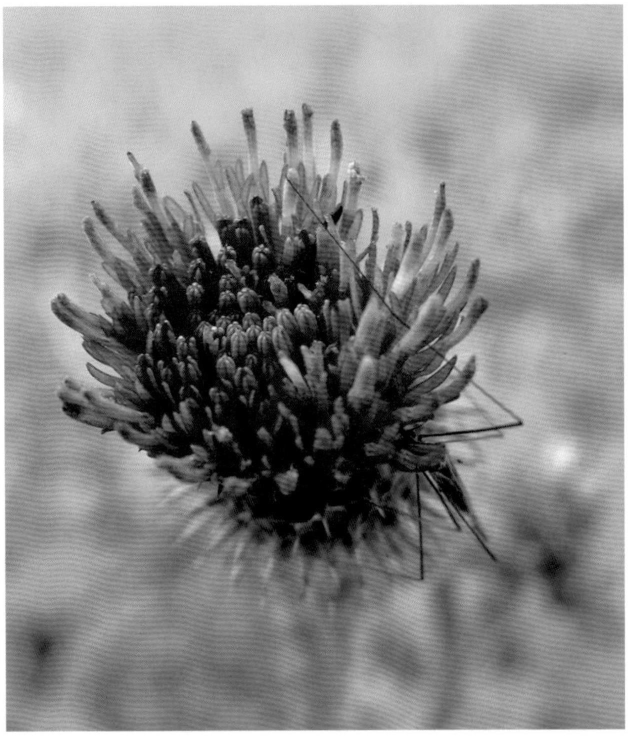

分布

广布于全国各地。蒙古、朝鲜及欧洲和北美洲地区也有分布。

生境

生长于海拔 400 ~ 3600m 的山坡草地、田间、荒地、河旁、林下。

药材名

江才、江才尔（སྐྱང་ཚེར།），江才那保、将刺那布、江才尔那布（སྐྱང་ཚེར་ནག་པོ།），降策嘎保达永（སྐྱང་ཚེར་དཀར་པོ་ལྷང་ཡོད།），江采尔那保果巴（སྐྱང་ཚེར་ནག་པོ་སྒོང་པ།）。

药用部位

地上部分、带根幼苗。

功能与主治

健胃，催吐，消肿。用于消化不良，“培根”病，化脓性创伤，疖疮，痞瘤。

用量与用法

2.5g。内服煎汤，或入丸、散剂。

附注

《四部医典》中记载有引吐"培根"病之药物"སྤྱང་ཚེར།"（江才）；《蓝琉璃》记载其分为黑["སྤྱང་ཚེར་ནག་པོ།"（江才那保）]、白["སྤྱང་ཚེར་དཀར་པོ།"（江才嘎保）]及副品["སྤྱང་ཚེར་དམན་པ།"（江才曼巴）]3类；《四部医典系列挂图全集》第二十九图中有3幅附图（89 ~ 91号图），其汉译本译注名分别为"黑刺参""白刺参"和"次白刺参"。《晶珠本草》言"江才"分为黑、白2种，其中白者又分川生和山生、黑者又分无茎和有茎2种。"སྤྱང་ཚེར།"（江才）是多种茎叶有刺毛的植物的总称，现代文献记载的"江才"类的基原极为复杂，包括川续断科刺续断属（*Morina*）、菊科飞廉属（*Carduus*）、蓟属（*Cirsium*）、黄缨菊属（*Xanthopappus*）等多属的10余种植物；不同文献对白者、黑者的基原也有不同观点，两者的基原物种也存在有交叉，或统称"江才"，多认为刺续断属植物为白者（江才嘎保）的基原，其他属植物为黑者（江才尔那保）的基原。文献记载丝毛飞廉 *Carduus crispus* L.（飞廉）为黑者（江才那保）的有茎者["སྤྱང་ཚེར་ནག་པོ་སྡོང་པ།"（江采尔那保果巴）]或白者["སྤྱང་ཚེར་དཀར་པོ་ལྡང་ཡོད།"（降策嘎保达永）]的基原之一，与该种同样药用的还有节毛飞廉 *Carduus acanthoides* L.（刺飞廉）及同科植物毛苞刺头菊 *Cousinia thomsonii* C. B. Clarke（绵刺头菊）。黑者的无茎者["སྤྱང་ཚེར་ནག་པོ་གཡུང་བ།"（江采尔那保永哇）]的基原为葵花大蓟 *Cirsium souliei* (Franch.) Mattf.、黄冠菊 *Xanthopappus subacaulis* C. Winkl.（黄缨菊）等。《部标藏药》以"飞廉/སྤྱང་ཚེར་ནག་པོ།/江才尔那保"之名、《青海藏标》以"飞廉/སྤྱང་ཚེར།/江才尔"之名收载了丝毛飞廉 *Carduus crispus* L.。（参见"青海刺参""节毛飞廉""葵花大蓟"条）

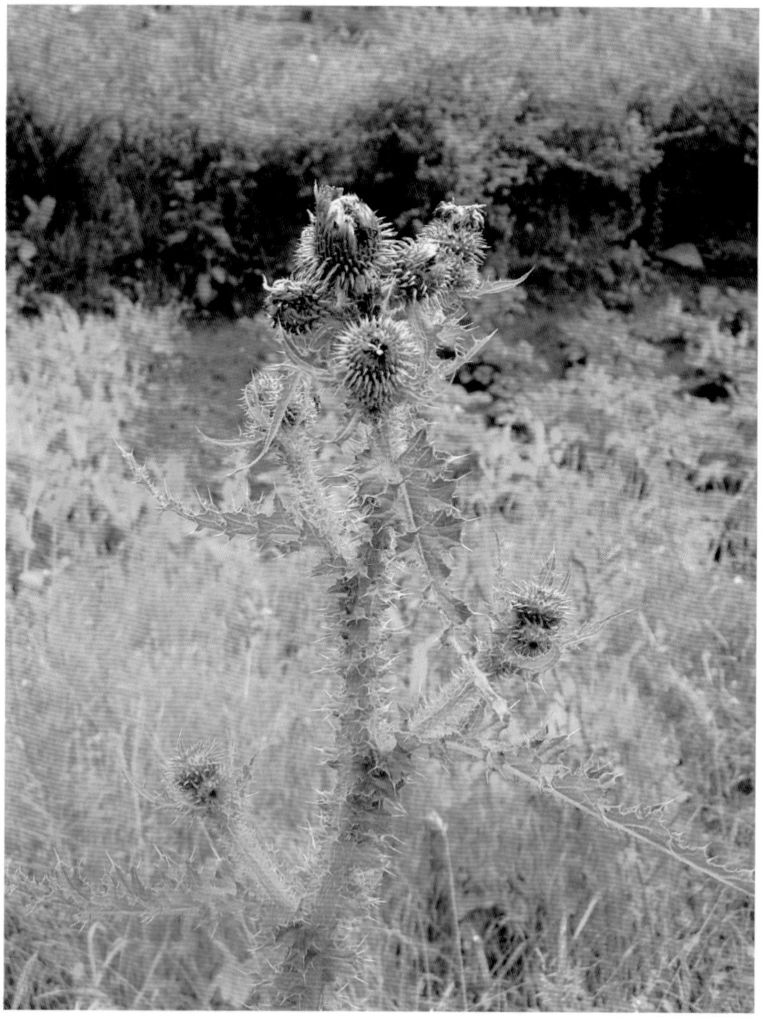

节毛飞廉

Carduus acanthoides L.

菊科（Compositae） 飞廉属（*Carduus*）

形态

二年生或多年生草本，高（10 ~）20 ~ 100cm。茎单生，有条棱，有长分枝或不分枝，全部茎枝被稀疏或下部稍稠密的多细胞长节毛，接头状花序下部的毛通常密、厚。基部及下部茎叶长椭圆形或倒披针形，长6 ~ 29cm，宽2 ~ 7cm，羽状浅裂、半裂或深裂，侧裂片6 ~ 12对，半椭圆形、偏斜半椭圆形或三角形，边缘有大小不等的钝三角形刺齿，齿顶及齿缘有黄白色针刺，齿顶针刺较长，长达3mm，少有长5mm，或叶边缘有大锯齿，不呈明显的羽状分裂；向上叶渐小，与基部及下部茎叶同形并等样分裂，接头状花序下部的叶宽线形或线形，有时不裂；全部茎叶两面同色，绿色，沿脉有稀疏的多细胞长节毛，基部渐狭，两侧沿茎下延成茎翼；茎翼齿裂，齿顶及齿缘有长达3mm的针刺，少有近5mm的针刺，头状花序下部的茎翼有时呈针刺状。头状花序几无花序梗，3 ~ 5个集生或疏松排

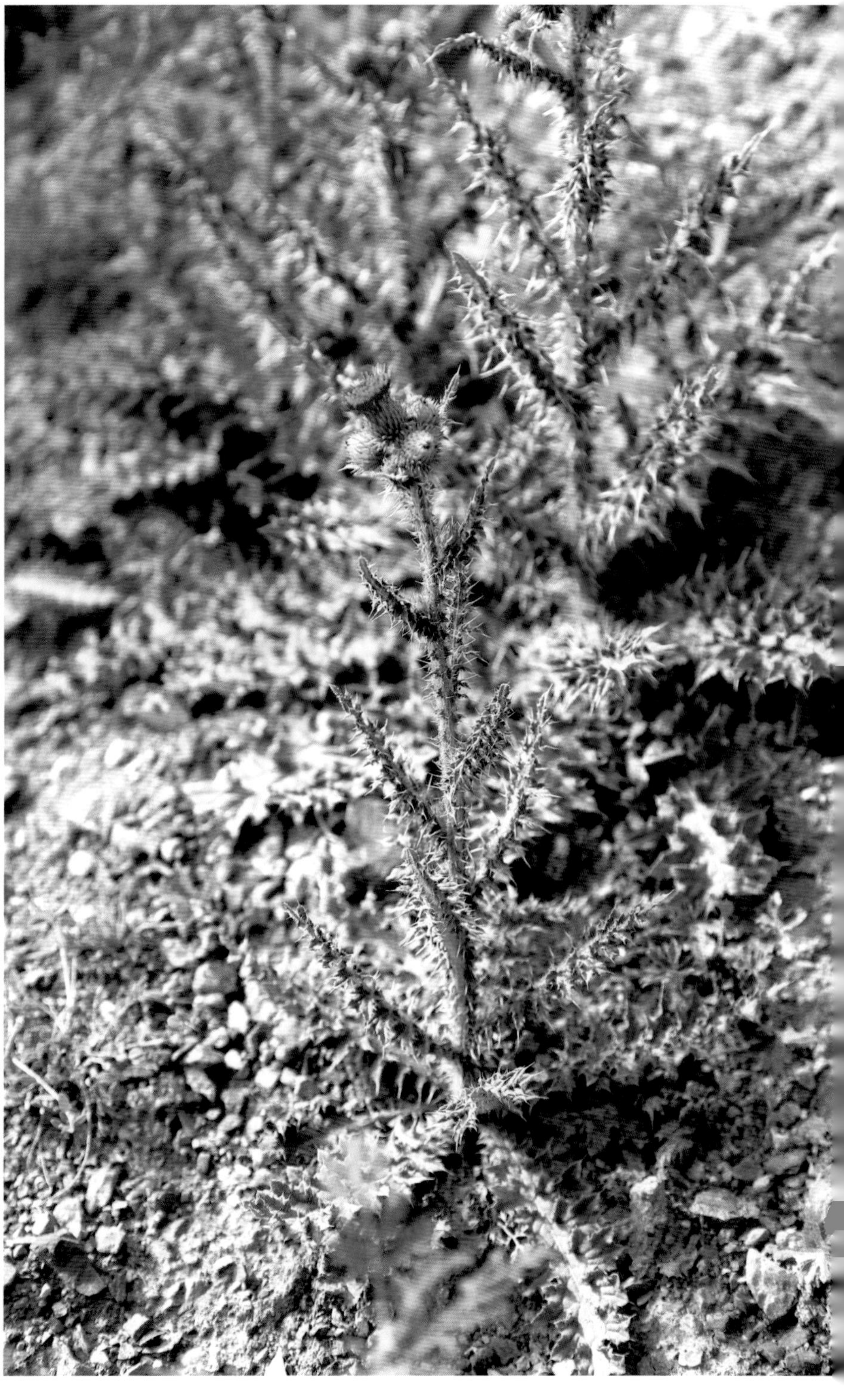

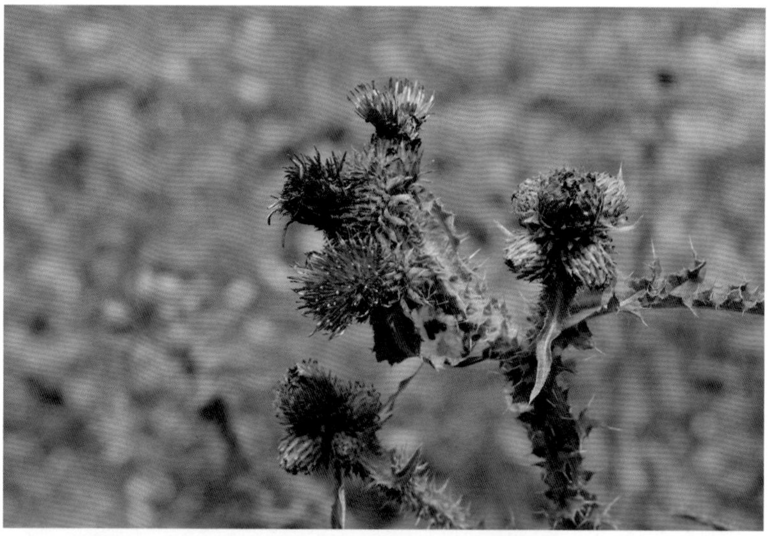

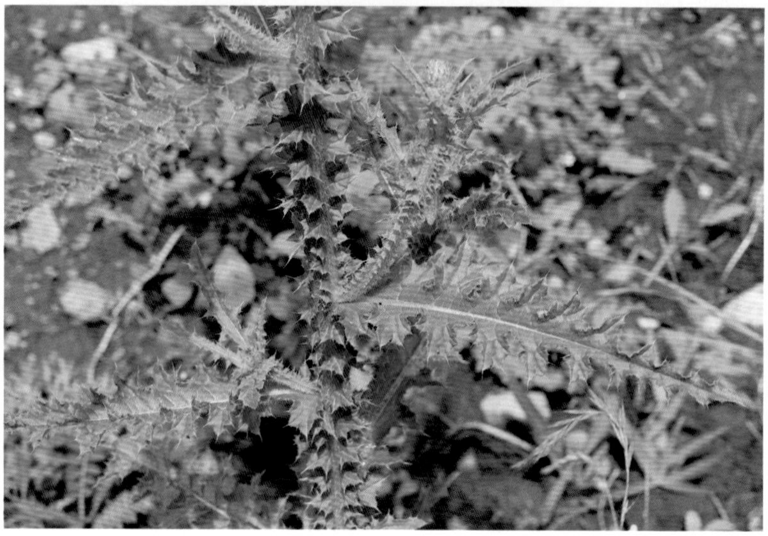

列于茎顶或枝端；总苞卵形或卵圆形，直径 1.5 ~ 2（~ 2.5）cm，总苞片多层，覆瓦状排列，向内渐长，最外层线形或钻状长三角形，长约 7mm，宽约 1mm，中内层钻状三角形至钻状披针形，长 8 ~ 14mm，宽约 1.5mm，最内层线形或钻状披针形，长 16mm，宽约 1mm，中外层苞片先端有长 1 ~ 2mm 的褐色或淡黄色针刺，最内层及近最内层向先端钻状长渐尖，无针刺，全部苞片无毛或被稀疏蛛丝毛；小花红紫色，长 1.7cm，檐部长 9mm，5 深裂，裂片线形，细管部长 8mm。瘦果长椭圆形，但中部收窄，长 4mm，浅褐色，有多数横皱纹，基底着生面平，先端截形，有蜡质果缘，全缘，无齿裂；冠毛多层，白色或稍带褐色，不等长，向内层渐长；冠毛刚毛锯齿状，长达 1.5cm，先端稍扁平扩大。花果期 5 ~ 10 月。

分布

我国各地几乎均有分布。欧洲、东北亚地区等也有分布。

生境

生长于海拔 260 ~ 3500m 的山坡、草地、林缘、灌丛、山谷、山沟、水边、田间。

药材名

江才、江才尔（སྤྱང་ཚེར།），江才那保、将刺那布、江才尔那布（སྤྱང་ཚེར་ནག་པོ།），降策嘎保达永（སྤྱང་ཚེར་དཀར་པོ་ལྷང་ཡོད།），江采尔那保果巴（སྤྱང་ཚེར་ནག་པོ་སྡོད་པ།）。

药用部位

地上部分、带根幼苗。

功能与主治

健胃，催吐，消肿。用于消化不良，“培根”病，化脓性创伤，疖疮，痞瘤。

用量与用法

2.5g。内服煎汤，或入丸、散剂。

附　注

《四部医典》《蓝琉璃》《晶珠本草》等中均记载有“སྤྱང་ཚེར།”（江才），言其为引吐“培根”病之药物，记载其分为黑[“སྤྱང་ཚེར་ནག་པོ།”（江才那保）]、白[“སྤྱང་ཚེར་དཀར་པོ།”（江才嘎保）]2种，其中黑者又分有茎、无茎2种。“江才”是多种来源于茎叶有刺毛植物的药材的总称，现代文献记载的“江才”的基原极为复杂，包括川续断科刺续断属（*Morina*）以及菊科飞廉属（*Carduus*）、蓟属（*Cirsium*）等多属的10余种植物。不同文献对白者、黑者的基原有不同观点，多认为刺续断属植物为白者（江才嘎保）的基原，其他属植物为黑者（江才那保）的基原。据文献记载，刺飞廉 *Carduus acanthoides* L.（节毛飞廉）为黑者（江才那保）的有茎者[“སྤྱང་ཚེར་ནག་པོ་སྡོད་པ།”（江采尔那保果巴）或白者[江才嘎保，又称“སྤྱང་ཚེར་དཀར་པོ་ལྷང་ཡོད།”（降策嘎保达永）]的基原之一，同样使用的还有丝毛飞廉 *Carduus crispus* L.（飞廉）及同科植物毛苞刺头菊 *Cousinia thomsonii* C. B. Clarke（绵刺头菊）。《部标藏药》以“飞廉/སྤྱང་ཚེར་ནག་པོ།/江才尔那布”之名收载了丝毛飞廉 *Carduus crispus* L.（飞廉）。《藏药晶镜本草》（2018年版）记载“སྤྱང་ཚེར་སྡོད་པོ།”（江才果巴）的基原为飞廉 *Carduus nutans* L.，但据《中国植物志》记载，该种在我国仅分布于新疆（乌鲁木齐市，塔城地区，准噶尔盆地），藏医药用该植物的可能性较小。（参见“青海刺参”“葵花大蓟”“丝毛飞廉”条）

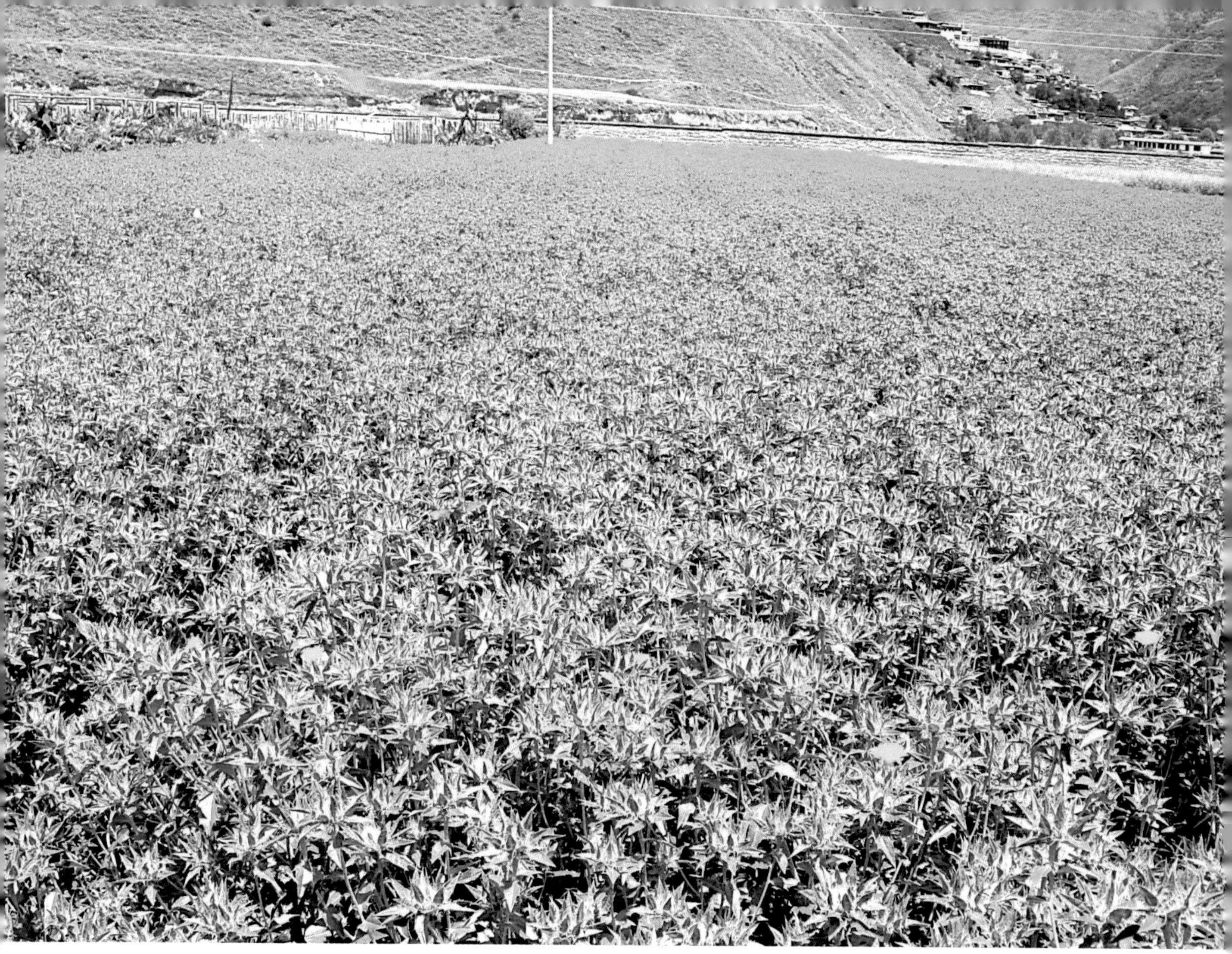

红花

Carthamus tinctorius L.

菊科（Compositae） 红花属（*Carthamus*）

形态

一年生草本。高（20 ~ ）50 ~ 100（ ~ 150）cm。茎直立，上部分枝，全部茎枝白色或淡白色，光滑，无毛。中下部茎生叶披针形、卵状披针形或长椭圆形，长 7 ~ 15cm，宽 2.5 ~ 6cm，边缘具大锯齿、重锯齿、小锯齿以至无锯齿而全缘，极少为羽状深裂，齿顶有针刺，针刺长 1 ~ 1.5mm，向上的叶渐小，披针形，边缘有锯齿，齿顶针刺较长，长达 3mm；全部叶质地坚硬，革质，两面无毛，无腺点，有光泽，基部无柄，半抱茎。头状花序多数，在茎枝先端排成伞房花序，为苞叶所围绕；苞片椭圆形或卵状披针形，包括先端针刺长 2.5 ~ 3cm，边缘有针刺，针刺长 1 ~ 3mm，或无针刺，先端渐长，有篦齿状针刺，针刺长 2mm。总苞卵形，直径 2.5cm；总苞片 4 层，外层竖琴状，中部或下部有收缢，收缢以上叶质，绿色，边缘无针刺或有篦齿状针刺，针刺长达 3mm，先端渐尖，收缢以下黄白色，中内层硬膜质，倒披针状椭圆形至长倒披针形，长达 2.2cm，先端渐尖；全部苞片无毛，无腺点；小花红色、橘红色，全部为两性，花冠长 2.8cm，细管部长 2cm，花冠裂片几达檐部基部。瘦果倒卵形，长 5.5mm，宽 5mm，乳白色，有 4 棱，棱在果顶伸出，侧生于着生面；无冠毛。花果期 5 ~ 8 月。

分布

原产于中亚地区。我国四川、河南、黑龙江、辽宁、吉林、河北、山西、内蒙古、陕西、甘肃、青海、山东、浙江、贵州、西藏、新疆都有引种栽培。日本、朝鲜等也有广泛栽培。

生境

农田栽培。

药材名

苟日苟木、苦贡、苦空、苦功、格更（གུར་གུམ།），杂古尔古姆（ཙ་གུར་གུམ།）。

药用部位

花。

功能与主治

清热，活血，滋补。用于肺炎，肝炎，血热，痈肿，跌打损伤，妇科病等。（《中华本草·藏药卷》）

活血，散瘀，通经。用于经闭，通经，难产，产后恶露不止，癥瘕，跌打损伤，瘀血作痛，各种肝病。（《藏标》）

用量与用法

3 ~ 9g。内服研末，或入丸、散剂，或煎服，或沸水泡服。孕妇忌用。

附 注

“གུར་གུམ།”（苟日苟木）为藏医常用的治肝病、敛脉之药物，在《四部医典》《释诠》《鲜明注释》《晶珠本草》等中均有记载。据藏医药古籍记载，“苟日苟木”有多种或多品，其品种的划分既与基原种类的不同有关，也与产地有关。据调查，现藏医使用的“苟日苟木”的基原主要有鸢尾科植物番红花 *Crocus sativus* L.[“ཁ་ཆེ་གུར་གུམ།”（卡奇苦空、喀吉苦功）] 和菊科植物红花 *Carthamus tinctorius* L. [“གུར་གུམ།”（苟日苟木）]2 种，以前者为正品、上品，后者为代用品（又称“草红花”），但藏医临床上红花 *Carthamus tinctorius* L. 的用量远大于番红花 *Crocus sativus* L. 的用量。《部标藏药》附录中以“西红花 /ཁ་ཆེ་གུར་གུམ།/ 卡奇苦空”之名收载了番红花 *Crocus sativus* L. 的柱头；《藏标》以“红花 /གུར་གུམ།/ 苦贡”之名收载了红花 *Carthamus tinctorius* L. 的花。红花 *Carthamus tinctorius* L. 也为常用中药材，全国各地多有栽培，传统以四川、河南（新乡、卫辉）产者为道地药材，分别称为“川红花”和“卫红花”，现以新疆种植量最大。据《四部医典系列挂图全集》第二十六图中“བལ་པོ་གུར་གུམ།”（帕博苦空，汉译本译作“尼泊尔红花”）和“བོད་གུར་གུམ།”（窝苦空，意为西藏产红花，汉译本译作“草红花”）的附图，以及《晶珠本草》中“产于尼泊尔的次中品”和“西藏庭院中常种植的下品”的记载，尼泊尔所产药材基原应为红花 *Carthamus tinctorius* L.，西藏所产药材基原应为菊科植物金盏花 *Calendula officinalis* L.。（参见“番红花”“金盏花”条）

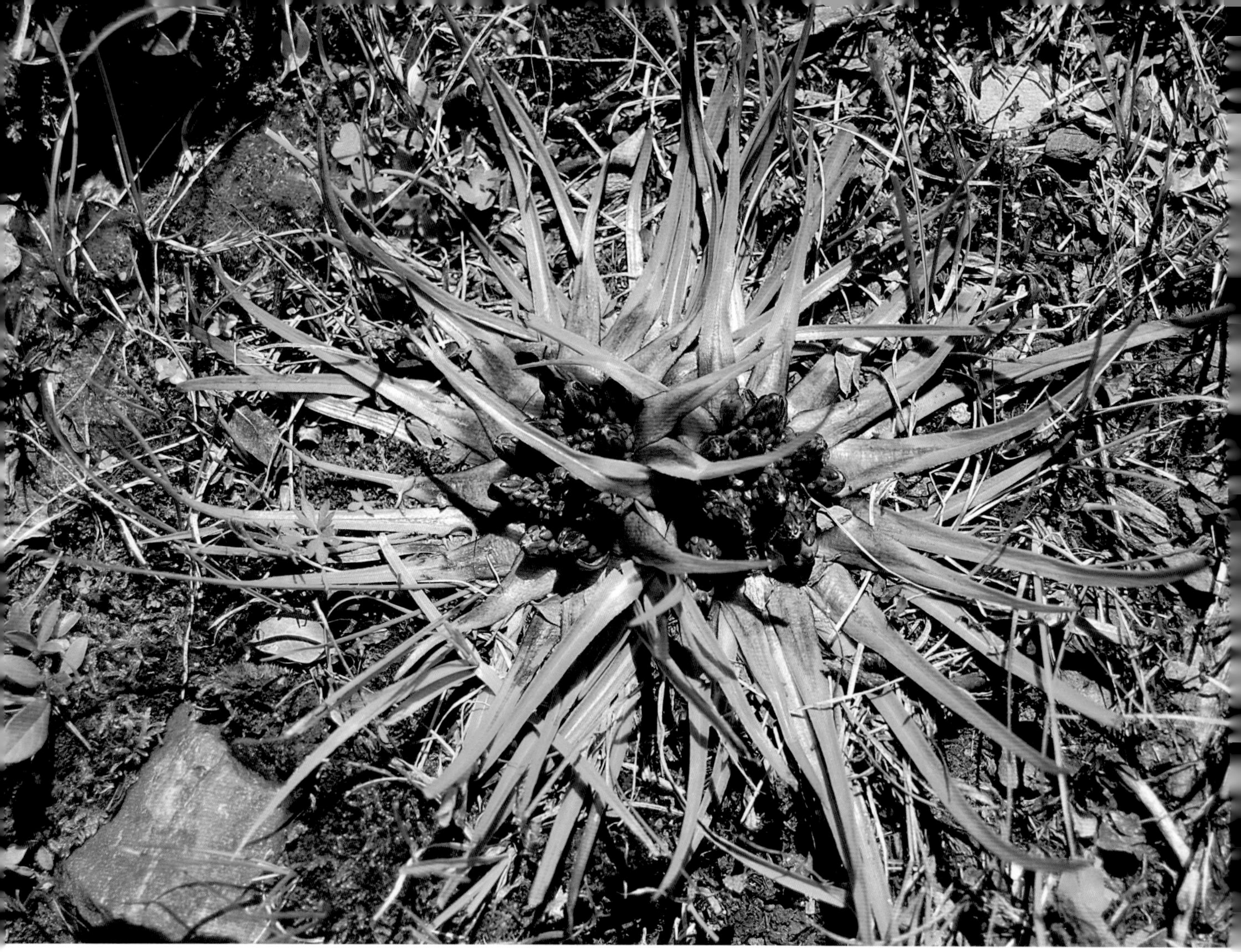

星状雪兔子

Saussurea stella Maxim.（星状风毛菊）

菊科（Compositae）　　风毛菊属（*Saussurea*）

形态

无茎莲座状草本，全株光滑无毛。根倒圆锥状，深褐色。叶莲座状，星状排列，线状披针形，长 3 ~ 19cm，宽 3 ~ 10mm，无柄，中部以上长渐尖，向基部常卵状扩大，全缘，两面同色，紫红色或近基部紫红色，或绿色，无毛。头状花序无小花梗，多数，在莲座状叶丛中密集成半球形的直径为 4 ~ 6cm 的总花序。总苞圆柱形，直径 8 ~ 10mm；总苞片 5 层，覆瓦状排列，外层长圆形，长 9mm，宽 3mm，先端圆形，中层狭长圆形，长 10mm，宽 5mm，先端圆形，内层线形，长 1.2cm，宽 3mm，先端钝；全部总苞片外面无毛，但中层与外层苞片边缘有睫毛。小花紫色，长 1.7cm，细管部长 1.2cm，檐部长 5mm。瘦果圆柱状，长 5mm，先端具膜质的冠状边缘；冠毛白色，2 层，外层短，糙毛状，长 3mm，内层长，羽毛状，长 1.3cm。花果期 7 ~ 9 月。

分布

分布于我国甘肃（榆中、夏河等）、青海（门源、大通等）、四川（马尔康、木里、稻城、道孚等）、西藏（江达、八宿、加查、南木林、巴青、拉萨等）、云南（丽江、德钦、香格里拉等）。不丹等也有分布。

生境

生长于海拔 2000 ～ 5400m 的高山草地、草甸、山坡灌丛草地、河边、沼泽草地、河滩。

药材名

索公巴、索贡巴（སྲོལ་གོང་པ།），索尔公木保、索贡莫保（སྲོལ་གོང་སྨུག་པོ།），索公温保日吉、索公温保惹（སྲོལ་གོང་སྔོན་པོའི་རིགས།），穷代尔莫保、穷得儿木保（ཁྱུང་སྡེར་སྨུག་པོ།），穷代尔嘎布（ཁྱུང་སྡེར་དཀར་པོ།）。

药用部位

全草。

功能与主治

索公巴：清热解毒，止痛，干黄水。用于头部外伤，骨裂，咽喉肿痛，中毒发热，食物中毒，风湿疼痛。

穷代尔嘎布：清热解毒。用于中毒症，头痛眩晕，小儿高热，惊厥抽搐。

用量与用法

索公巴：2 ～ 5g。内服研末，或入丸、散剂。

穷代尔嘎布：2 ～ 10g。内服煎汤，或入丸、散剂。

附 注

“སྲོལ་གོང་།”（索公）为《四部医典》记载的治头骨裂（头破）及毒热症之药物。《蓝琉璃》言“索公”分为蓝（青）[“སྲོལ་གོང་སྔོན་པོ།”（索公温保）]、黄 [“སྲོལ་གོང་སེར་པོ།”（索公色保）]、白 [“སྲོལ་གོང་དཀར་པོ།”（索公嘎保）]3 类；《四部医典系列挂图全集》第二十八图中有 4 幅“索公”类附图，其汉译本译注名分别为“星芒绢毛菊”[12 号图，“སྲོལ་གོང་སྔོན་པོའི་རིགས།”（索公温保日吉），“蓝类索公”之意]、“蓝花绢毛菊”（13 号图）、“白花绢毛菊”（14 号图）和“黄花绢毛菊”（15 号图）。《晶珠本草》记载“སྲོལ་གོང་པ།”（索公巴）为清热毒，治头骨骨折、喉部疾病、虚热引起的背刺痛，干胸腔及四肢“黄水”之药物，言其以花色分为黄、绿（蓝）、紫（或红）3 种，其中，黄色者为正品。现代文献记载的“索公巴”的基原均为菊科植物，其中，黄色者 [“སྲོལ་གོང་སེར་པོ།”（索宫色保）] 的基原有菊科植物糖芥绢毛菊 *Soroseris hookeriana* (C. B. Clarke) Stebb. subsp. *erysimoides* (Hand.-Mazz.) Stebb.[空桶参 *Soroseris erysimoides* (Hand.-Mazz.) Shih]、绢毛菊 *Soroseris hookeriana* (C. B. Clarke) Stebbins（皱叶绢毛苣）、团花绢毛菊 *Soroseris glomerata* (Decne.) Stebbins（绢毛苣）、羽裂绢毛苣 *Soroseris hirsuta* (Anth.) Shih，这些种类的生境和形态与《晶珠本草》的记载也较为相符；紫色者 [“སྲོལ་གོང་སྨུག་པོ།”（索贡莫保），或称红者“སྲོལ་གོང་དམར་པོ།”（索尔公玛保）] 的基原有星状雪兔子 *Saussurea stella* Maxim.（星状风毛菊）、合头菊 *Syncalathium kawaguchii* (Kitam.) Ling；绿色（蓝色）者基原不明。《中国藏药植物资源考订》对《四部医典系列挂图全集》附图考证认为，星状雪兔子 *Saussurea stella* Maxim. 应为《蓝琉璃》记载的蓝者“སྲོལ་གོང་སྔོན་པོ།”（索公温保，12 号图的“蓝类”）

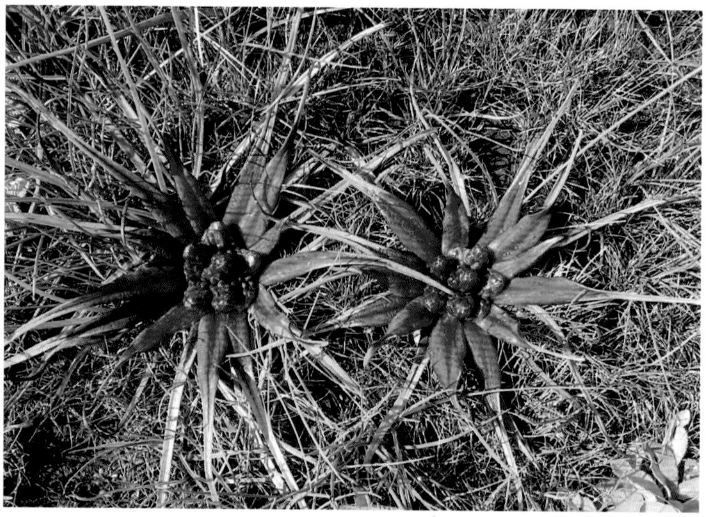

的正品；13 号图的“蓝者”为合头菊属（*Syncalathium*）植物合头菊 *Syncalathium kawaguchii* (Kitam.) Ling 及其同属植物（可能与《晶珠本草》记载的紫者同类）；黄者“སྲོལ་གོང་སེར་པོ།”（索公色保，15 号图）应为糖芥绢毛菊 *Soroseris hookeriana* (C. B. Clarke) Stebbins（皱叶绢毛苣）；白者“སྲོལ་གོང་དཀར་པོ།”（索公嘎保，14 号图）应为叶羽裂的绢毛菊属（*Soroseris*）植物。各地藏医习用的种类不同，《部标藏药》以“绢毛菊 /སྲོལ་གོང་སེར་པོ།/ 索宫色保”之名、《青海藏标》以“绢毛菊 /སྲོལ་གོང་བ།/ 索宫巴”之名收载了绢毛菊 *Soroseris gillii* (S. Moore) Stebbins 及其同属多种植物 [《中国植物志》中，*Soroseris gillii* (S. Moore) Stebbins 的中文名使用“金沙绢毛菊”]；《藏标》以“绢毛菊 /སྲོལ་གོང་/ 索贡”之名收载了虎克绢毛菊 *Soroseris hookeriana* (C. B. Clarke) Stebbins（皱叶绢毛苣）。青海和四川藏医主要使用星状雪兔子 *Saussurea stella* Maxim.，有观点认为该种无茎，无乳汁，其形态与《晶珠本草》记载的“茎如蒲公英，中空，折断有乳汁”的形态不符，应为代用品。（参见“合头菊”“空桶参”“羽裂绢毛苣”条）

《晶珠本草》在“隰生草类药物”中记载“ཁྱུང་སྡེར།”（穷代尔、穹代尔）为治毒热之药物，言其分白 [“ཁྱུང་སྡེར་དཀར་པོ།”（穷代尔嘎布）]、紫 [“ཁྱུང་སྡེར་སྨུག་པོ།”（穷代尔莫保）]2 种，仅记载其形态为“白者状如公鸡距，紫者状如乌鸦爪蜷缩”，白者各藏区均产，紫者产自门隅地区。现代文献记载的各地藏医使用的“穷代尔”（或“穷代尔嘎布”）的基原多为茜草科钩藤属（*Uncaria*）植物攀茎钩藤 *U. scandens* (Smith) Hutchins.（该种在西藏墨脱有分布）或大叶钩藤 *U. macrophylla* Wall.；也有观点认为其系茜草科滇丁香属（*Luculia*）植物滇丁香 *L. intermedia* Hutchins. 等。《藏药晶镜本草》（第 2 版，2018 年）则记载“穷代尔”的基原为攀茎钩藤 *U. scandens* (Smith) Hutchins.，白者（穷代尔嘎布）的基原为菊科植物重齿叶缘风毛菊 *Saussurea katochaetoides* Hand.-Mazz.（重齿风毛菊 *Saussurea katochaete* Maxim.），紫者（穷代尔莫保）的基原为星状雪兔子 *Saussurea stella* Maxim.（《藏药晶镜本草》1995 年第 1 版中曾记载该种为“穷代尔嘎布”），与今昌都地区北部藏医习用的情况相同。据调查，类乌齐藏医还以弯齿风毛菊 *Saussurea przewalskii* Maxim. 作“ཟོ་ཁྱུང་སྡེར་དཀར་པོ།”（琼德嘎布），又称之为“གོན་པ་གག་སྐྱེས།”（贡巴格吉）。（参见“大叶钩藤”“重齿风毛菊”“弯齿风毛菊”条）

四川甘孜藏医也将星状雪兔子 *Saussurea stella* Maxim. 称为“སུམ་ཅུ་ཏིག”（松觉底打），“松觉底打”为“ཏིག་ཏ།”（蒂达）的品种之一“སུམ་ཏིག”（松蒂），其基原应为虎耳草科植物篦齿虎耳草 *Saxifraga umbellulata* Hook. f. et Thoms. var. *pectinata* (Marquand et Airy-Shaw) J. T. Pan 及多种同属植物，不宜使用星状雪兔子 *Saussurea stella* Maxim.。（参见“篦齿虎耳草”条）

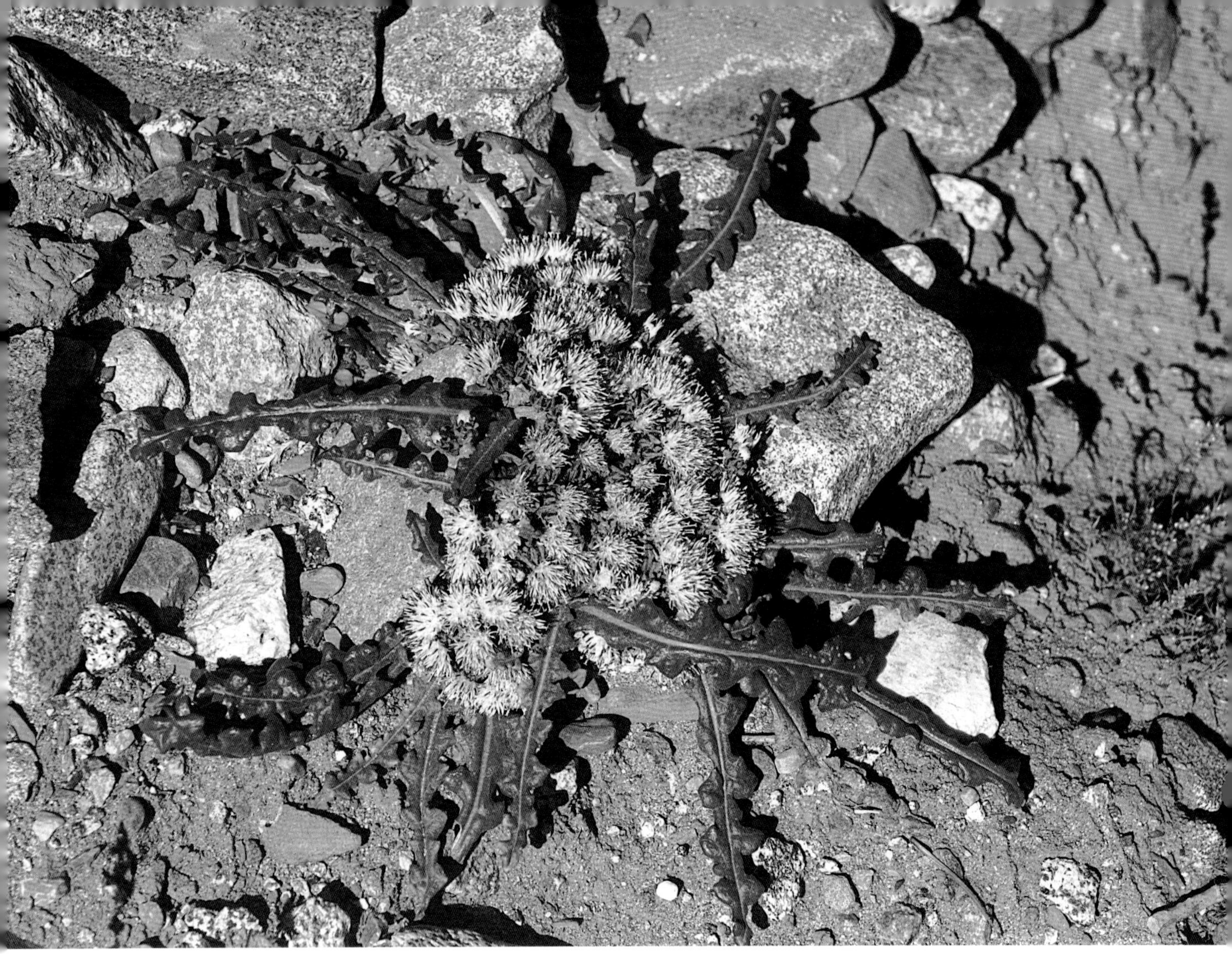

拉萨雪兔子

Saussurea kingii C. E. C. Fisch.

菊科（Compositae）　风毛菊属（*Saussurea*）

形态

二年生铺散草本。根圆柱状，木质。主茎极短或几无主茎，自基部发出多数长达 20cm 的分枝，分枝被绒毛。叶大部分基生，莲座状，基部渐狭成扁平的长 2 ~ 5cm 的叶柄，叶片线形或宽线形，长 2.5 ~ 14cm，宽 0.3 ~ 2.5cm，羽状深裂，两面同色，绿色，上面被稀疏蛛丝毛和腺毛，下面被灰白色绒毛或脱毛，侧裂片多对（5 ~ 10），椭圆形或卵状长圆形，全缘或有小裂片、钝齿，向两侧（向下和向上）的侧裂片逐渐变小。头状花序数个或多数，有长 0.3 ~ 10mm 的小花梗，在莲座状叶丛中集成直径 5 ~ 6cm 的伞房状总花序。总苞钟状，直径 8 ~ 9mm；总苞片 4 层，外层卵状披针形，长 1.2cm，宽 2 ~ 4mm，外面被蛛丝状及腺毛，先端具匙形或菱形附属物，中内层卵形、宽卵形或卵状披针形，长达 2cm，宽达 4mm，顶部急尖，紫红色，有腺毛。小花紫红色或白色，长 8 ~ 10mm，细管部长 4 ~ 5mm，檐部长 5mm。瘦果圆柱状，长 3mm，被蛛丝状毛，有横皱纹；冠毛白色，2 层，外层短，糙毛状，长 2mm，内层长，羽毛状，长 8mm。花果期 8 ~ 9 月。

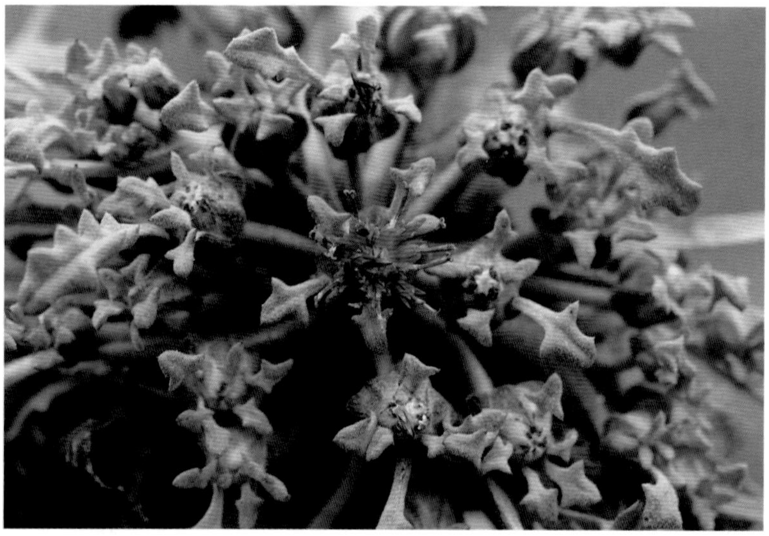

分布

分布于我国西藏（拉萨、仲巴、加查、米林）。

生境

生长于海拔 2920 ~ 4100m 的河滩沙地、沙丘、山坡沙地。

药材名

宫巴嘎吉、公巴嘎吉（ཀོན་པ་གག་སྐྱེས། ），宫巴嘎青（ཀོན་པ་གག་ཆེན། ）。

药用部位

全草。

功能与主治

止血，解毒，清解脉热。用于新老疮伤，伤口流血不止，食肉中毒。

用量与用法

2g。内服研末。外用适量，研末涂撒。

附注

《蓝琉璃》记载有"སྲོ་ཁྲག་གཅོད།"（莪察决），意为"止血草"；《图鉴》（又名《生长比喻》）记载其又名"ཀོན་པ་གག་སྐྱེས།"（宫巴嘎吉）；《晶珠本草》则以"宫巴嘎吉"作为条目名（药物正名），言其为清脉热、治创伤、止血之药物，分"生草山坡、叶厚而黑"的雄者 ["ཀོན་པ་གག་ཆུང་།"（宫巴嘎琼）]、"生低地、叶薄长而深裂"的雌者 ["ཀོན་པ་གག་ཆེན།"（宫巴嘎青）]2 种。现代文献记载"宫巴嘎吉"的基原包括多种风毛菊属（*Saussurea*）植物，拉萨风毛菊 *S. kingii* C. E. C. Fisch.（拉萨雪兔子）为"宫巴嘎吉"或雌者（宫巴嘎青）的基原之一，其形态与《晶珠本草》记载的雌者较为相符。（参见"丽江风毛菊""狮牙草状风毛菊""重齿风毛菊"条）

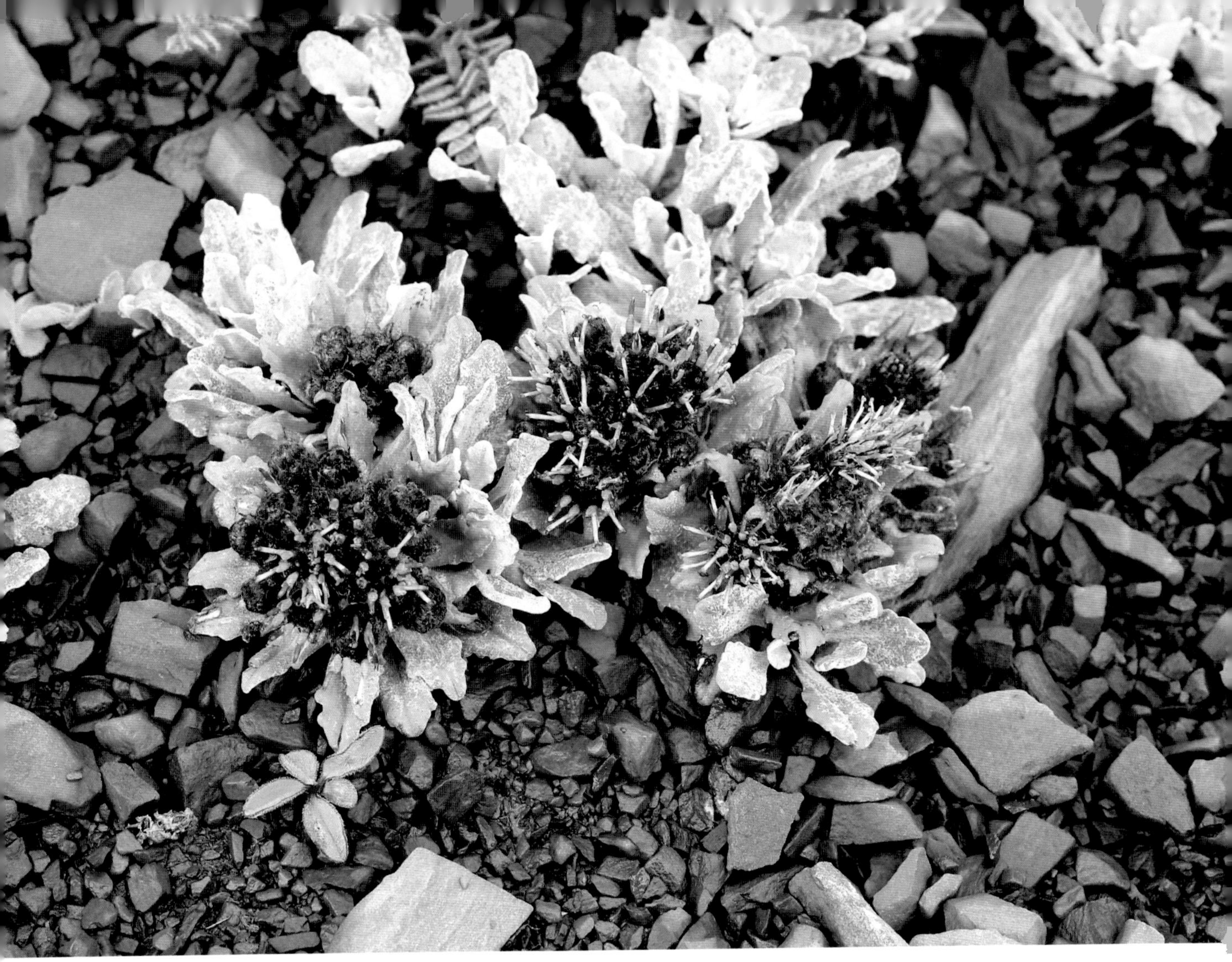

黑毛雪兔子

Saussurea hypsipeta Diels

菊科（Compositae）　风毛菊属（*Saussurea*）

形态

丛生多年生多次结实草本，高 5 ~ 13cm。根茎细长，被稠密、黑色叶柄残迹，有数个莲座状叶丛。茎直立，被淡褐色绒毛。莲座状叶丛的叶及下部茎生叶狭倒披针形或狭匙形，长 3 ~ 6cm，宽达 1cm，先端急尖，羽状浅裂，基部渐狭成柄，叶柄与叶片近等长，最上部茎生叶线状披针形，先端渐尖，全缘或有齿，全部叶两面被稠密或稀疏、白色或淡黄褐色的绒毛，或最上部茎生叶两面被黑色绒毛。头状花序无小花序梗，多数，密集于稍膨大的茎端，呈半球形的总花序，总花序直径约 4cm；总苞圆柱状，直径 6mm；总苞片 3 层，外层线形，长 7mm，宽 1mm，先端急尖，外面近先端被白色长绵毛，中层长披针形，长 8mm，宽 1.5mm，先端急尖，外面被长绵毛，内层椭圆形或长椭圆形，长 7 ~ 8mm，宽 1 ~ 2mm，先端急尖，外面近先端被白色长绵毛，边缘白色膜质；全部总苞片外面紫色；小花紫红色，长 9mm，细管部长 4mm，檐部长 5mm。瘦果褐色，长 3mm；冠毛黑色，2 层，外层糙毛状，长 1.5mm，向下反折并覆盖于瘦果上，内层较长，羽毛状，长 8mm。花果期 7 ~ 9 月。

分布

分布于我国四川（巴塘至理塘）、青海（玉树、大通）、西藏（拉萨、林芝、八宿、日土、双湖、仲巴、隆子、加查、左贡）、云南（德钦）。

生境

生长于海拔 4700 ~ 5400m 的高山流石滩。

药材名

恰果苏巴、恰羔素巴、夏果苏巴、雀管宿八（བྱ་རྒོད་སུག་པ།）。

药用部位

全草。

功能与主治

清热解毒，消肿止痛。用于头部创伤，炭疽，热性刺痛，妇科病，类风湿关节炎，中风。

用量与用法

3 ~ 15g。外敷患处可消肿。

附注

《度母本草》《宇妥本草》《晶珠本草》等中均记载有“བྱ་རྒོད་སུག་པ།”（恰果苏巴），言其为治头疮与恶疔疮、止热性疼痛之药物。据现代文献记载和实地调查，现藏医所用“恰果苏巴”的基原均为菊科风毛菊属（*Saussurea*）雪兔子亚属（Subgen. Eriocoryne）植物，但各地藏医所用种类有差异，最常用的为水母雪莲花 *S. medusa* Maxim.（水母雪兔子）和绵头雪莲花 *S. laniceps* Hand.-Mazz.，《部标藏药》《藏标》《青海藏标》等中也收载了上述 2 种。也有文献记载，黑毛雪兔子 *S. hypsipeta* Diels 为西藏藏医使用的“བྱ་རྒོད་སུག་པ།”（雀管宿八）的基原之一。（参见“水母雪兔子”“鼠麯雪兔子”条）

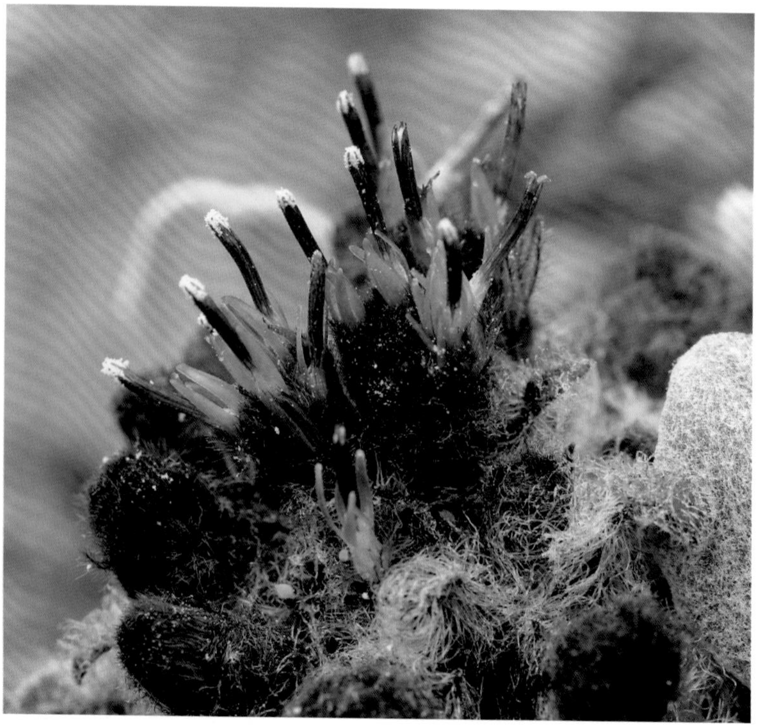

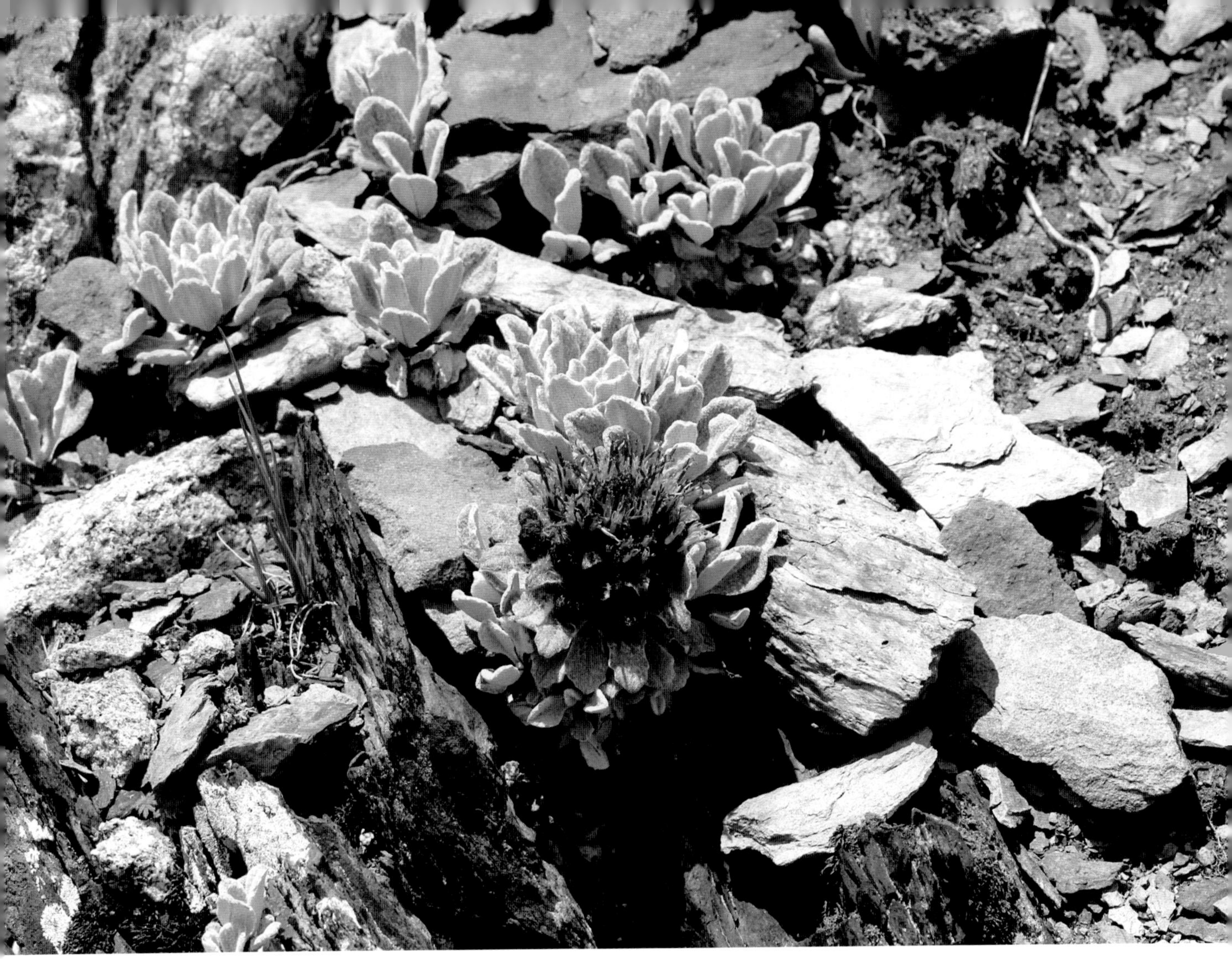

鼠麴雪兔子

Saussurea gnaphalodes (Royle) Sch.-Bip.

菊科（Compositae） 风毛菊属（*Saussurea*）

形态

多年生多次结实丛生草本，高 1 ~ 6cm。根茎细长，通常有数个莲座状叶丛。茎直立，基部有褐色叶柄残迹。叶密集，长圆形或匙形，长 0.6 ~ 3cm，宽 3 ~ 8mm，基部楔形渐狭成柄，先端钝或圆形，全缘或上部边缘有稀疏的浅钝齿；最上部叶苞叶状，宽卵形；全部叶质地稍厚，两面同色，灰白色，被稠密的灰白色或黄褐色绒毛。头状花序无小花梗，多数在茎端密集成直径为 2 ~ 3cm 的半球形的总花序；总苞长圆状，直径 8mm；总苞片 3 ~ 4 层，外层长圆状卵形，长 7mm，宽 3.5mm，先端渐尖，外面被白色或褐色长绵毛，中内层椭圆形或披针形，长 9mm，宽 3mm，上部或上部边缘紫红色，上部在外面被白色长柔毛，先端渐尖或急尖；小花紫红色，长 9mm，细管部长 5mm，檐部长 4mm。瘦果倒圆锥状，长 3 ~ 4mm，褐色；冠毛鼠灰色，2 层，外层短，糙毛状，长 3mm，内层长，羽毛状，长 8mm。花果期 6 ~ 8 月。

分布

分布于我国青海、甘肃（河西走廊一带）、新疆、四川（稻城、贡嘎岭一带）、西藏（拉萨、安多、班戈、亚东、双湖、日土、革吉、普兰、札达、仲巴、定日、聂拉木、南木林、隆子、申扎、芒康、八宿、察雅）。印度西北部、尼泊尔、哈萨克斯坦也有分布。

生境

生长于海拔 2700 ~ 5700m 的高山流石滩。

药材名

恰果苏巴、恰羔素巴、夏果苏巴、雀管宿八（བྱ་རྒོད་སྤུག་པ།），索贡曼巴（སྲོལ་གོང་དམན་པ།）。

药用部位

全草。

功能与主治

恰果苏巴：清热解毒，消肿止痛。用于头部创伤，炭疽，热性刺痛，妇科病，类风湿关节炎，中风；外敷消肿。

索贡曼巴：清热解毒，止痛。用于食物中毒及其引起的发热，跌打损伤。

用量与用法

3 ~ 15g。

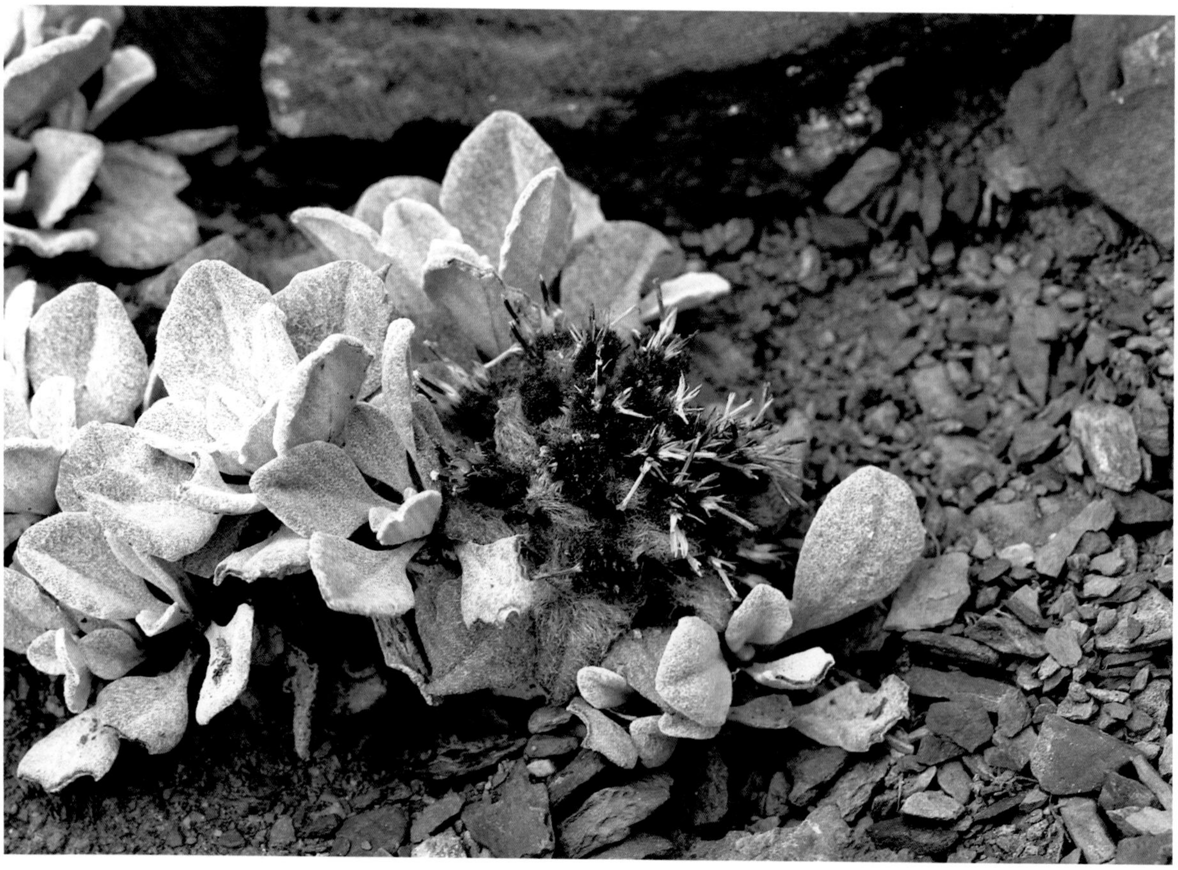

附 注

《度母本草》《晶珠本草》等中均记载有“ཕྱ་གོད་ཐུག་པ།”（恰果苏巴），言其为治头疮与恶疔疮、止热性疼痛之药物。据现代文献记载和实地调查显示，现藏医所用“恰果苏巴”的基原均为风毛菊属（*Saussurea*）雪兔子亚属（Subgen. Eriocoryne）植物，但各地藏医所用“恰果苏巴”的基原有差异，主要使用的为水母雪莲花 *Saussurea medusa* Maxim.（水母雪兔子）、绵头雪莲花 *Saussurea laniceps* Hand.-Mazz.（绵头雪兔子），《部标藏药》《藏标》《青海藏标》等中也收载了该 2 种。文献记载，鼠麴雪兔子 *S. gnaphalodes* (Royle) Sch.-Bip. 为“雀管宿八”的基原之一，云南、四川甘孜藏医均使用。（参见“水母雪兔子”条）

《晶珠本草》中另记载有“སོལ་གང་།”（索公），言其为清热毒，治头骨骨折、喉部疾病、虚热引起的背刺痛、干胸腔及四肢黄水之药物，以花色不同分为黄、绿（蓝）、紫 3 种，以黄色者为正品。现代文献也将“索公”记载为“སོལ་གང་བ།”（索公巴），其基原均为菊科植物，其中，黄色者［“སོལ་གང་སེར་པོ།”（索宫色保）］的基原包括糖芥绢毛菊 *Soroseris hookeriana* (C. B. Clarke) Stebb. ssp. *erysimoides* (Hand.-Mazz.) Stebb.［空桶参 *Soroseris erysimoides* (Hand.-Mazz.) Shih］、绢毛菊 *Soroseris hookeriana* (C. B. Clarke) Stebb.（皱叶绢毛苣）等绢毛苣属（*Soroseris*）的多种植物，其生境和形态特征与《晶珠本草》记载的“生于高山草甸。叶茎状如蒲公英，茎单一，中空，粗壮；花黄色，齐整如缨毛，折断有乳汁”较为相符；紫色者［“སོལ་གང་སྨུག་པོ།”（索尔公玛保、索贡莫保）］的基原包括星状雪兔子 *Saussurea stella* Maxim.（星状风毛菊）、合头菊 *Syncalathium kawaguchii* (Kitam.) Ling；绿色（蓝色）者基原不明。各地藏医习用的种类不同，《部标藏药》以“绢毛菊 /སོལ་གང་སེར་པོ།/ 索宫色保”之名、《青海藏标》以“སོལ་གང་བ།/ 索宫巴”之名收载了“绢毛菊 *Soroseris hookeriana* (C. B. Clarke) Stebb. 及其同属多种植物”。也有研究报道和文献记载，鼠麴雪兔子 *Saussurea gnaphalodes* (Royle) Sch.-Bip. 和槲叶雪兔子 *Saussurea quercifolia* W. W. Smith 被作为“索公巴”的副品使用，称“སོལ་གང་དམན་པ།”（索贡曼巴），但其功能与主治与“恰果苏巴”不同。（参见“星状雪兔子”“合头菊”“空桶参”条）

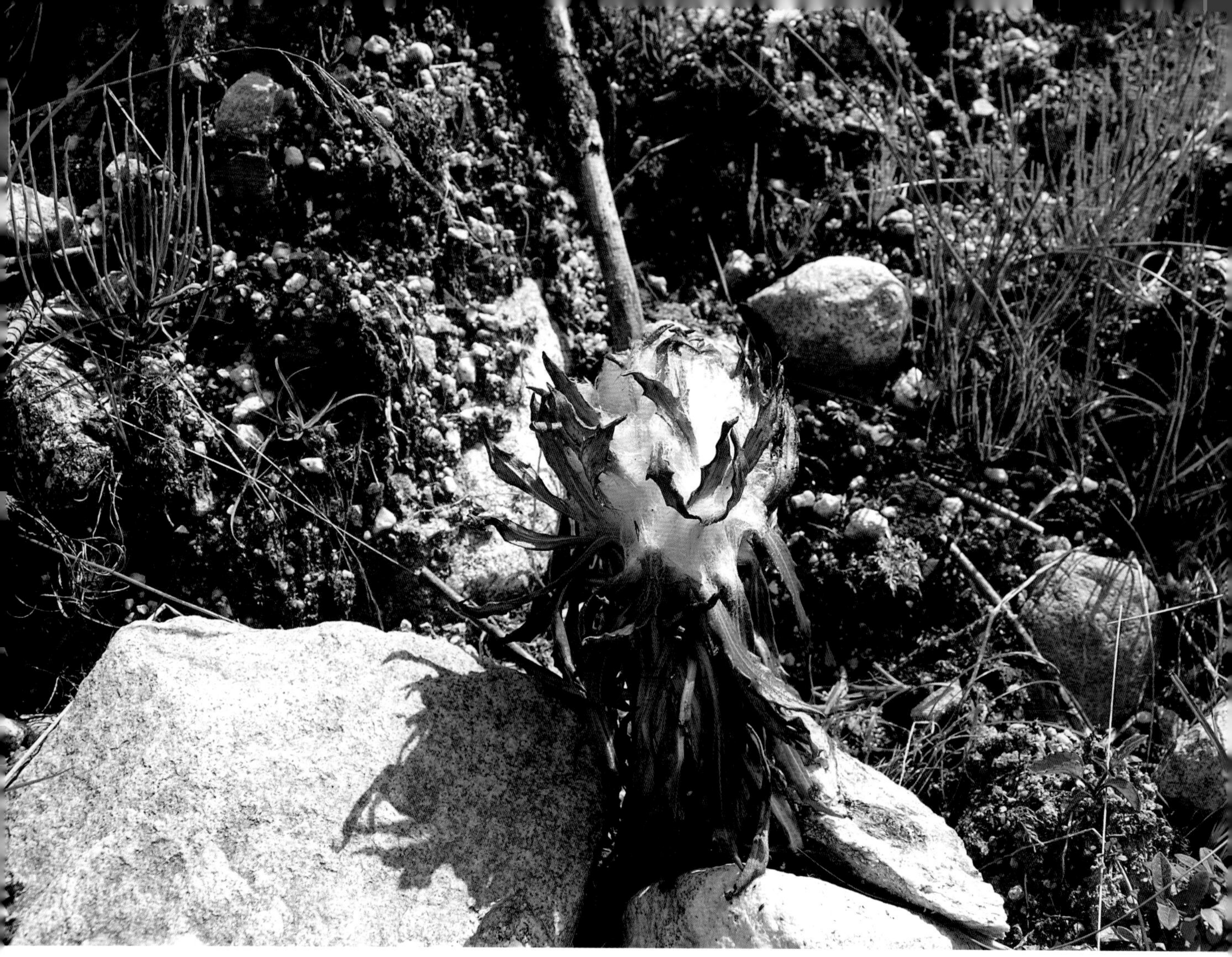

绵头雪兔子

Saussurea laniceps Hand.-Mazz.（绵头雪莲花）

菊科（Compositae） 风毛菊属（*Saussurea*）

形态

多年生一次结实有茎草本。根黑褐色，粗壮，直径达 2cm，垂直直伸。茎高 14 ~ 36cm，上部被白色或淡褐色的稠密绵毛，基部有褐色残存的叶柄。叶极密集，倒披针形、狭匙形或长椭圆形，长 8 ~ 15cm，宽 1.5 ~ 2cm，先端急尖或渐尖，基部楔形渐狭成叶柄，叶柄长达 8cm，全缘或浅波状，上面被蛛丝状绵毛，后脱毛，下面密被褐色绒毛。头状花序多数，无小花梗，在茎端密集成圆锥状穗状花序；苞叶线状披针形，两面密被白色绵毛。总苞宽钟状，直径 1.5cm；总苞片 3 ~ 4 层，外层披针形或线状披针形，长 6mm，宽 1mm，先端长渐尖，外面被白色或褐色绵毛，内层披针形，长 9mm，宽 4mm，先端线状长渐尖，外面被黑褐色的稠密的长绵毛。小花白色，长 10 ~ 12mm，檐部长为管部的 3 倍。瘦果圆柱状，长 2.5 ~ 3mm。冠毛鼠灰色，2 层，外层短，糙毛状，长 2 ~ 3mm，内层长，羽毛状，长 2cm。花果期 8 ~ 10 月。

分布

分布于我国西藏、四川、云南。

生境

生长于海拔 3200 ~ 5300m 的高山流石滩。

药材名

恰果苏巴、恰羔素巴、夏果苏巴（བྱ་རྒོད་སུག་པ།），西称掐规素巴、协称恰果苏巴（ཤེལ་ཕྲེང་བྱ་རྒོད་སུག་པ།）。

药用部位

全草。

功能与主治

清热解毒，消肿止痛。用于头部创伤，炭疽，热性刺痛，妇科病，类风湿关节炎，中风。

用量与用法

3 ~ 15g。

附 注

《度母本草》《宇妥本草》《晶珠本草》等藏医药古籍中均记载有治头疮与恶疔疮、止热性疼痛之药物"བྱ་རྒོད་སུག་པ།"（恰果苏巴）。据现代文献记载和实地调查，现藏医所用"恰果苏巴"均为菊科风毛菊属（*Saussurea*）雪兔子亚属（Subgen. Eriocoryne）植物，但各地所用种类有差异，主要使用水母雪莲花 *Saussurea medusa* Maxim.、绵头雪莲花 *Saussurea laniceps* Hand.-Mazz.，《部标藏药》《藏标》《青海藏标》等标准中也收载了该 2 种。（参见"水母雪兔子""鼠麯雪兔子""黑毛雪兔子"条）

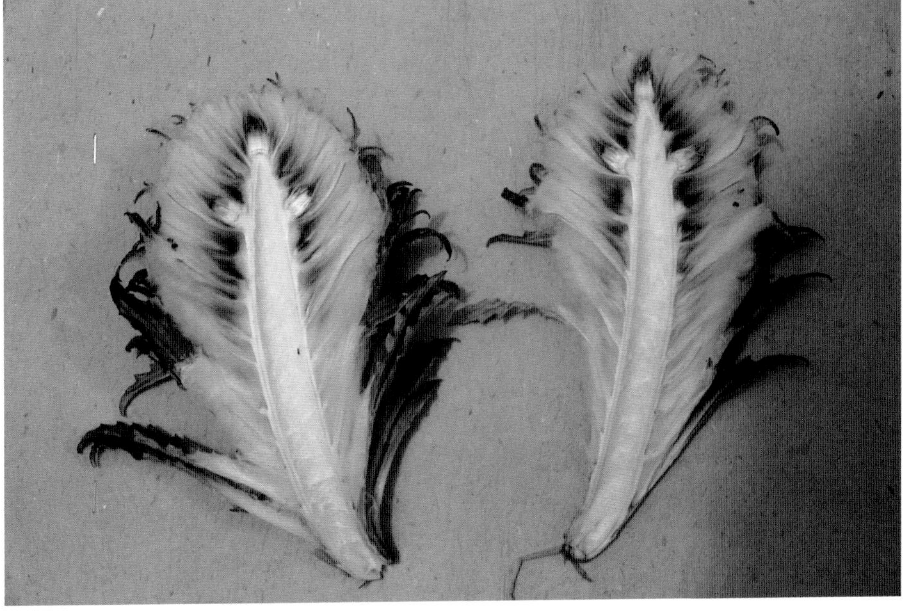

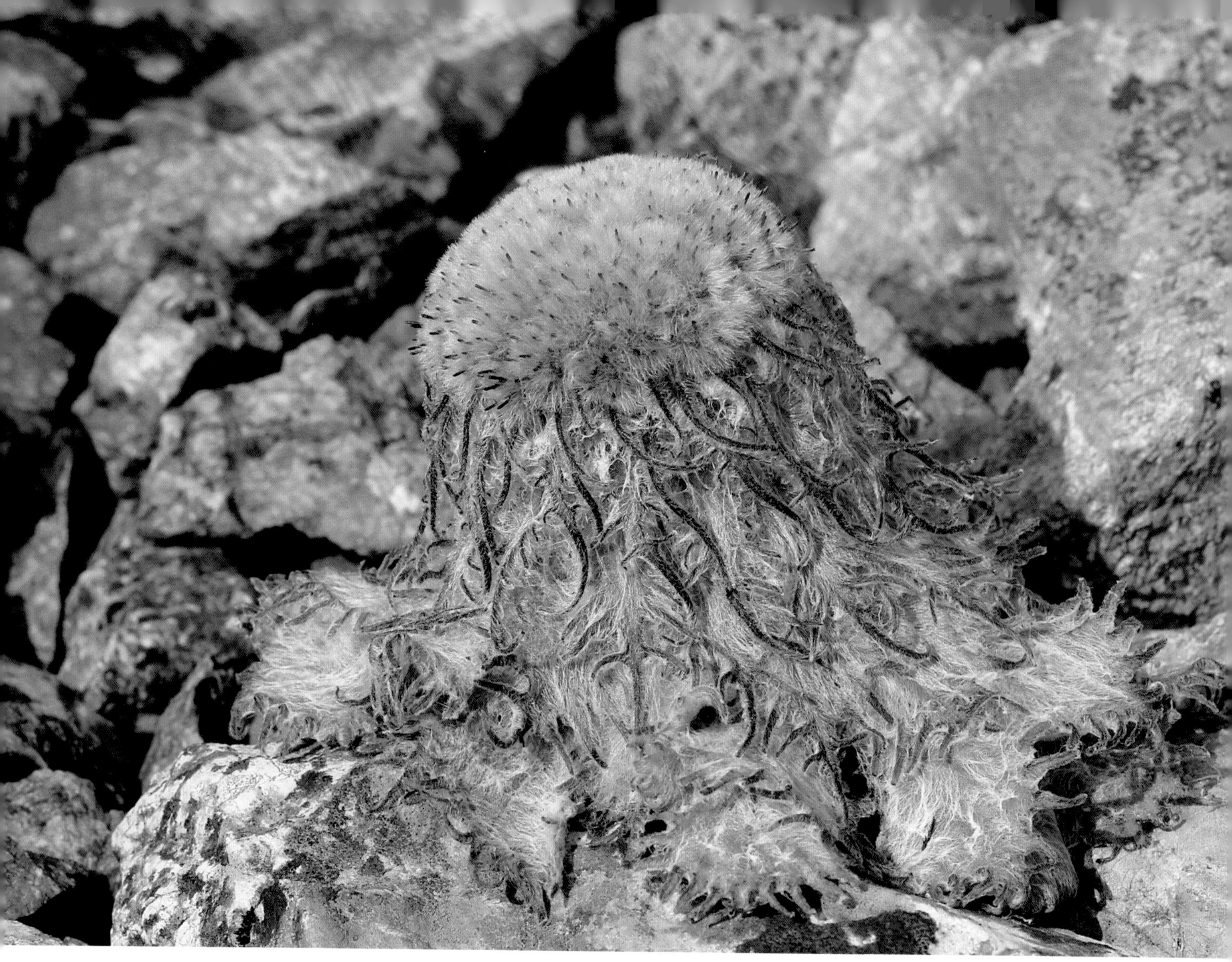

水母雪兔子

Saussurea medusa Maxim.（水母雪莲花）

菊科（Compositae）　　风毛菊属（*Saussurea*）

形态

多年生草本。根茎细长，有黑褐色残存的叶柄，有分枝，上部发出数个莲座状叶丛。茎直立，密被白色绵毛。叶密集，下部叶倒卵形、扇形、圆形或长圆形至菱形，连叶柄长达 10cm，宽 0.5 ~ 3cm，先端钝或圆形，基部楔形，渐狭成长达 2.5cm 而基部为紫色的叶柄，上半部边缘有 8 ~ 12 粗齿；上部叶渐小，向下反折，卵形或卵状披针形，先端急尖或渐尖；最上部叶线形或线状披针形，向下反折，边缘有细齿；全部叶两面同色或几同色，灰绿色，被稠密或稀疏的白色长绵毛。头状花序多数，在茎端密集成半球形的总花序，无小花梗；苞叶线状披针形，两面被白色长绵毛；总苞狭圆柱状，直径 5 ~ 7mm，总苞片 3 层，外层长椭圆形，紫色，长 11mm，宽 2mm，先端长渐尖，外面被白色或褐色绵毛，中层倒披针形，长 10mm，宽 4mm，先端钝，内层披针形，长 11mm，宽 2mm，先端钝；小花蓝紫色，长 10mm，细管部与檐部等长。瘦果纺锤形，浅褐色，长 8 ~ 9mm；冠毛白色，2 层，外层短，糙毛状，长 4mm，内层长，羽毛状，长 12mm。花果期 7 ~ 9 月。

分布

分布于我国西藏、甘肃、青海、四川、云南。克什米尔地区也有分布。

生境

生长于海拔 3000 ～ 5600m 的多砾石山坡、高山流石滩。

药材名

恰果苏巴、恰羔素巴、夏果苏巴、雀管宿八（བྱ་རྒོད་སྤག་པ།），西称掐规素巴（ཞིལ་སྤྱིད་བྱ་རྒོད་སྤག་པ།）。

药用部位

全草。

功能与主治

清热解毒，消肿止痛。用于头部创伤，炭疽，热性刺痛，妇科病，类风湿关节炎，中风；外敷用于消肿。

用量与用法

3 ～ 15g。

附　注

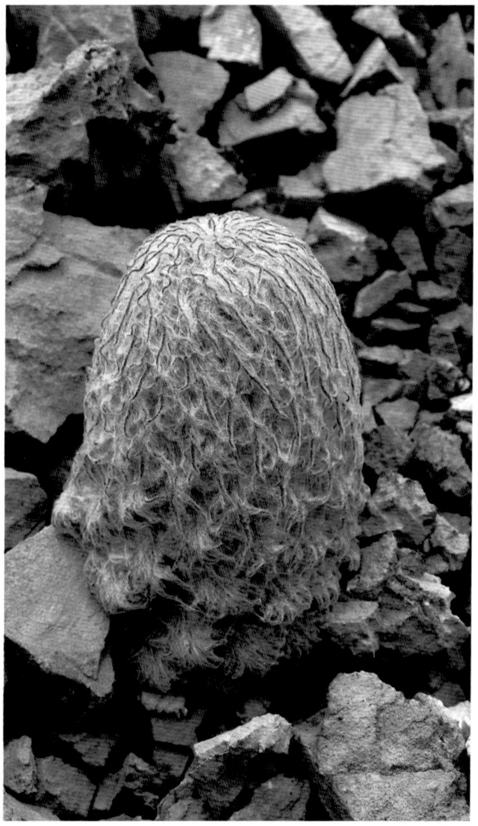

《度母本草》《宇妥本草》《晶珠本草》等中均记载有“བྱ་རྒོད་སྤག་པ།”（恰果苏巴），言其为治头疮与恶疔疮、止热性疼痛之药物。据现代文献记载和实地调查显示，现藏医所用“恰果苏巴”的基原均为菊科风毛菊属（*Saussurea*）雪兔子亚属（Subgen. Eriocoryne）植物，但各地藏医所用种类有差异，主要使用的为水母雪莲花 *Saussurea medusa* Maxim.（水母雪兔子）、绵头雪莲花 *Saussurea laniceps* Hand.-Mazz.（绵头雪兔子），《部标藏药》《藏标》《青海藏标》等也收载了这 2 种。此外，文献记载的“恰果苏巴”的基原尚有红雪兔 *Saussurea leucoma* Diels（羽裂雪兔子）、白雪兔 *S. eriocephala* Franch.（棉头风毛菊）、小红兔 *S. tridactyla* Schultz.-Bip.（三指雪兔子 *S. tridactyla* Sch.-Bip. ex Hook. f.）、黑毛雪兔子 *S. hypsipeta* Diels、雪兔子 *S. gossypiphora* D. Don、鼠曲雪莲花 *S. gnaphalodes* (Royle) Sch.-Bip.（鼠麯雪兔子）、绵毛雪莲花 *S. lanuginose* Vant.（大坪风毛菊 *S. chetchozensis* Franch.）、槲叶雪莲花 *S. quercifolia* W. W. Smith（槲叶雪兔子）等。（参见“鼠麯雪兔子”“黑毛雪兔子”条）

唐古特雪莲

Saussurea tangutica Maxim.

菊科（Compositae）　风毛菊属（*Saussurea*）

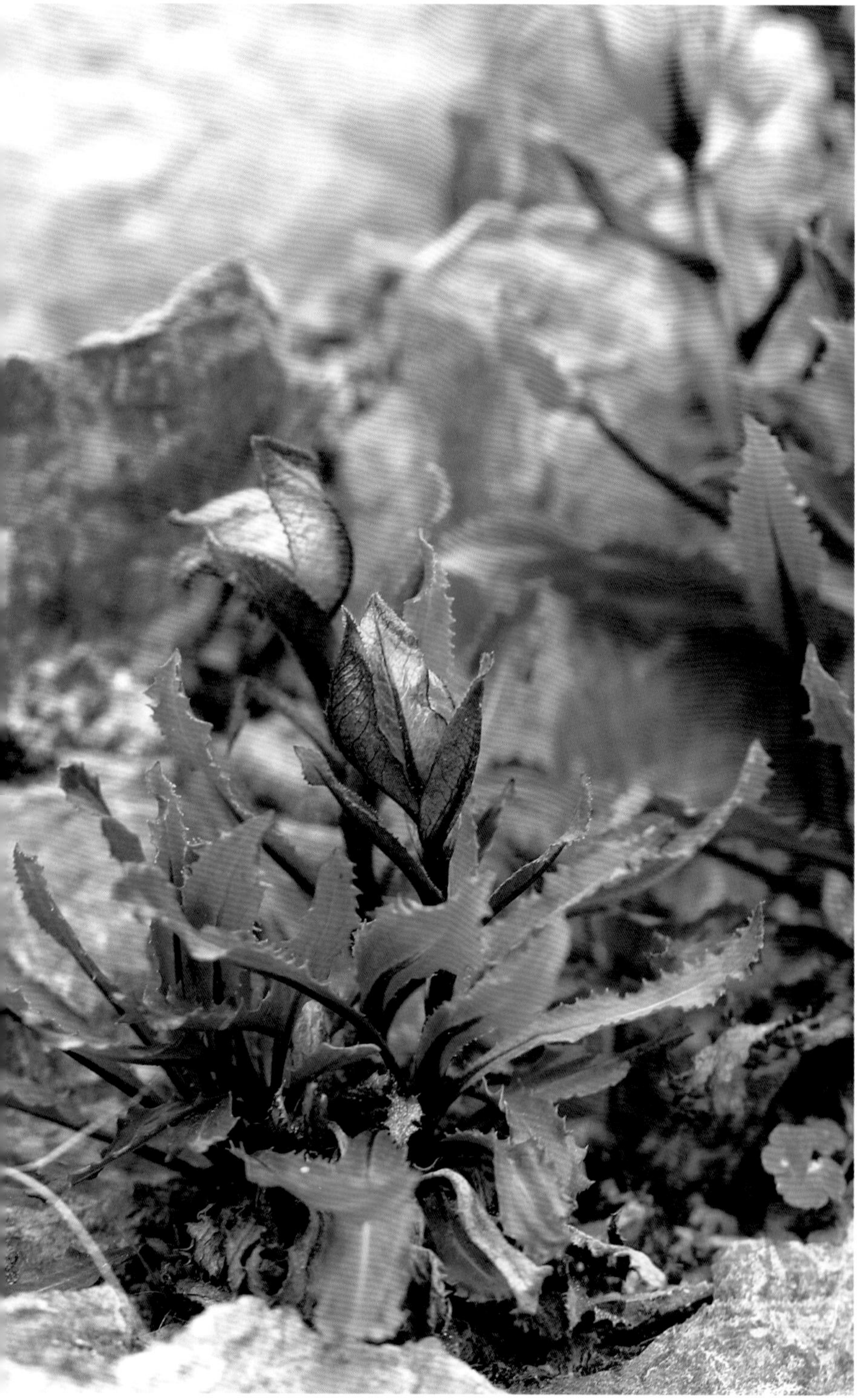

形态

多年生草本，高 16 ~ 70cm。根茎粗，上部被多数褐色残存的叶柄。茎直立，单生，被稀疏的白色长柔毛，紫色或淡紫色。基生叶有叶柄，柄长 2 ~ 6cm；叶片长圆形或宽披针形，长 3 ~ 9cm，宽 1 ~ 2.3cm，先端急尖，基部渐狭，边缘有细齿，两面有腺毛；茎生叶长椭圆形或长圆形，先端急尖，两面有腺毛；最上部茎叶苞叶状，膜质，紫红色，宽卵形，先端钝，边缘有细齿，两面有粗毛和腺毛，包围头状花序或总花序。头状花序无小花梗，1 ~ 5，在茎端密集成直径 3 ~ 7cm 的总花序或单生茎顶；总苞宽钟状，直径 2 ~ 3cm；总苞片 4 层，黑紫色，外面被黄白色的长柔毛，外层椭圆形，长 5mm，宽 2mm，先端钝，中层长椭圆形，长 1cm，宽 2.5mm，先端渐尖，内层线状披针形，长 1.5cm，宽 2mm，先端长渐尖；小花蓝紫色，长 1cm，管部与檐部等长。瘦果长圆形，长 4mm，紫褐色。冠毛 2 层，淡褐色，外层短，糙毛状，长 5mm，内层长，羽毛状，长 1cm。花果期 7 ~ 9 月。

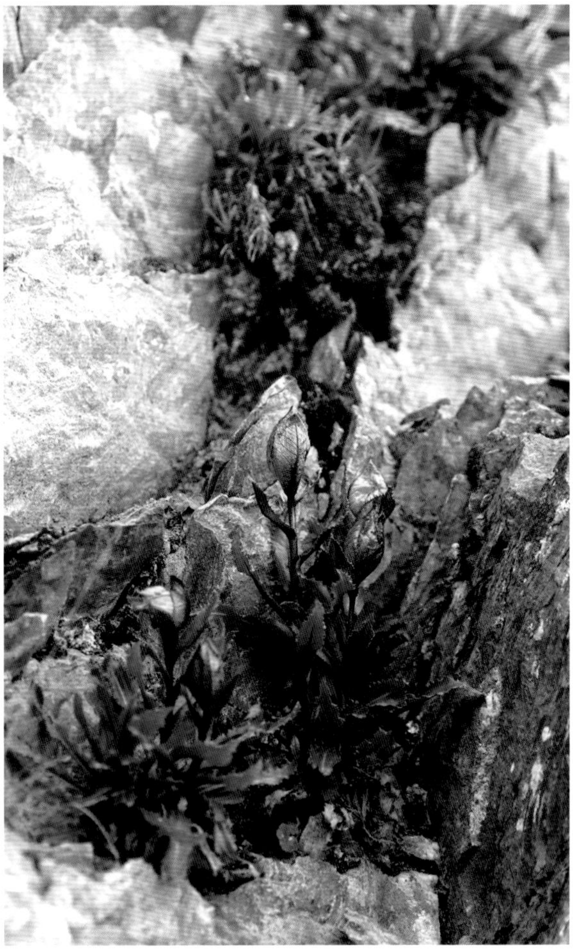

分布

分布于我国西藏（拉萨、安多、巴青）、青海（称多、同仁、兴海、大通、互助等）、甘肃、四川（康定、小金等）、云南（香格里拉）。

生境

生长于海拔 3800 ~ 5000m 的高山流石滩、高山草甸。

药材名

鲁孜多吾、漏孜多吾、漏姿多沃、鲁子拖吾（ལུག་རྩི་དོ་བོ།）。

药用部位

全草或地上部分。

功能与主治

清湿热，退热，利尿。用于流行性感冒，咽喉痛，温病时疫，心热，血热，血机亢进，食物中毒，风湿性关节炎。

用量与用法

2 ~ 3g。

附注

《四部医典》《度母本草》等古籍中记载有“སྤང་རྩི་དོ་བོ།”（榜孜多沃），言其为治疫毒症、心热症之药物。《蓝琉璃》《晶珠本草》记载“榜孜多沃”有 3 种（习称“翼首草三兄弟”），即“སྤང་རྩི་དོ་བོ།”（榜孜多沃）、“ལུག་རྩི་དོ་བོ།”（鲁孜多吾）、“ལུག་རྩི་འབྱུར་བག།”（鲁孜加尔巴合）[“སྤང་རྩི་འབྱུར་བག་ཅན།”（榜孜加尔巴合）]。现代文献记载“鲁孜多吾”的基原有唐古特雪莲 *S. tangutica* Maxim.、苞叶雪莲 *S. obvallata* (DC) Sch.-Bip. 等，“榜孜多乌”和“榜孜加乌（榜孜加尔巴合）”为川续断科翼首花属（*Pterocephalus*）植物匙叶翼首花 *P. hookeri* (C. B. Clarke) Höck.、裂叶翼首花 *P. bretschneideri* (Bat.) Pritz.，但也有部分藏医将该 2 种作“鲁孜多吾”。《中国药典》（作为藏族习用药材“翼首草”）、《部标藏药》（翼首草 /སྤང་རྩི་དོ་བོ/ 榜孜毒乌）、《藏标》（翼首草 /སྤང་རྩི་དོ་བོ/ 榜姿多乌）及《青海藏标》（翼首草 /སྤང་རྩི་དོ་བོ/ 榜孜多沃）均收载了匙叶翼首草 *P. hookeri* (C. B. Clarke) Höck.（匙叶翼首花）。（参见“苞叶雪莲”条）

苞叶雪莲

Saussurea obvallata (DC.) Edgew.

菊科（Compositae） 风毛菊属（*Saussurea*）

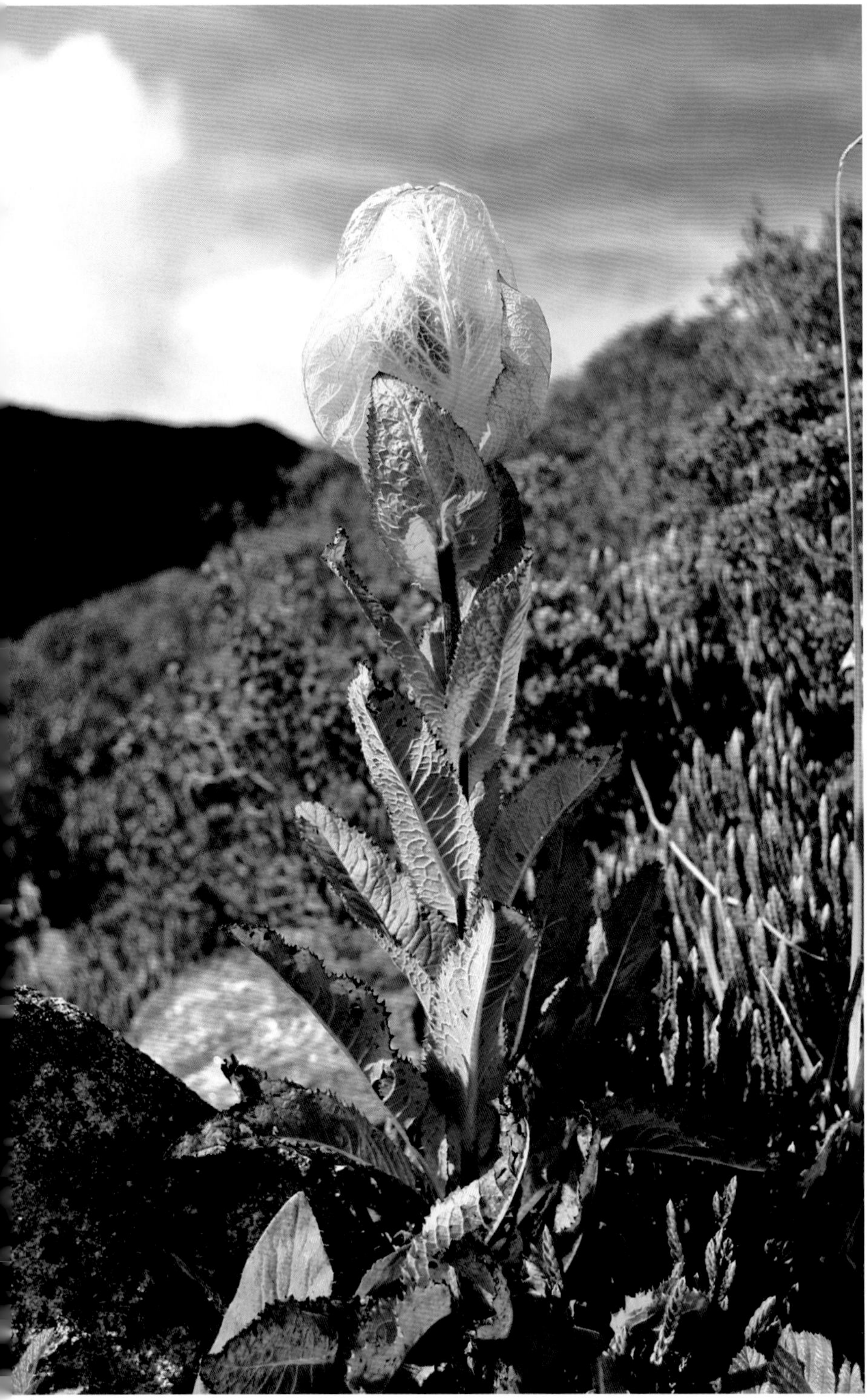

形态

多年生草本，高 16 ~ 60cm。根茎粗，颈部被稠密的褐色纤维状撕裂的叶柄残迹。茎直立，有短柔毛或无毛。基生叶有长柄，柄长达 8cm；叶片长椭圆形或长圆形、卵形，长 7 ~ 20cm，宽 3 ~ 6cm，先端钝，基部楔形，边缘有细齿，两面有腺毛；茎生叶与基生叶同形并等大，但向上部的茎生叶渐小，无柄，最上部茎生叶苞片状，膜质，黄色，长椭圆形或卵状长圆形，长达 16cm，宽达 7cm，先端钝，边缘有细齿，两面被短柔毛和腺毛，包围总花序。头状花序 6 ~ 15，在茎端密集成球形的总花序，无小花梗或有短的小花梗；总苞半球形，直径 1 ~ 1.5cm，总苞片 4 层，外层卵形，中层椭圆形，内层线形；全部苞片先端急尖，边缘黑紫色，外面被短柔毛及腺毛；小花蓝紫色，长 1.8cm，管部长 8mm，檐部长 10mm。瘦果长圆形，长 5mm；冠毛 2 层，淡褐色，外层短，糙毛状，长 5mm，内层长，羽毛状，长 1.2cm。花果期 7 ~ 9 月。

分布

分布于我国甘肃（天水）、青海（祁连山一带以及门源）、四川（康定、小金、德格、乡城、汶川等）、西藏（林芝、错那等）、云南（丽江、德钦、贡山、香格里拉、维西等）。

生境

生长于海拔 3200 ~ 4700m 的高山草地、山坡多石处、溪边石隙、流石滩。

药材名

煞杜果古、洒杜果固、煞杜构固（གཟའ་དུག་མགོ་དགུ、གཟའ་བདུད་མགོ་དགུ），萨都那保、煞杜那波（གཟའ་དུག་ནག་པོ、གཟའ་བདུད་ནག་པོ），萨都嘎保（གཟའ་དུག་དཀར་པོ），榜孜多沃、邦子掩吾（སྤང་རྩི་དོ་བོ），鲁孜多吾、漏姿多沃、漏孜多吾（ལུག་རྩི་དོ་བོ）。

药用部位

全草或地上部分。

功能与主治

清热，解毒，舒经活络。用于中风，瘫痪，癫痫，麻风病，疮疖疔毒。

用量与用法

2 ~ 3g。

附注

《晶珠本草》记载有“གཟའ་དུག”（萨都），言其为治凶曜病（意为怪病、鬼病、恶煞病，现藏医常指中风、癫痫、麻风、疯狂病等）之药物，记载其分为 9 种。关于“萨都”类药材的基原，《晶珠本草》汉译重译本认为苞叶雪莲 *S. obvallata* (DC.) Edgew. 为 9 种“萨都”之一的“父种”[“གཟའ་དུག་ནག་པོ”（萨都那保）] 的基原，而其他文献记载的“萨都那保”的基原主要为唇形科荆芥属（*Nepeta*）藏荆芥 *N. angustifolia* C. Y. Wu 等多种植物，并言“萨都”的其他品种的基原不详，也少见使用。但据《晶珠本草》引《图鉴》《战神煞星》（《殊胜星宿》）记载的生境和形态来看，“萨都那保”生于“阴阳交界的山地或台地、高山雪线附近，凸山的碎石带，凹山的沼泽草甸”，且“茎四棱八面体，叶状如荨麻叶或叶状如铁指重叠，花青色或青色带绿，有麝香气或牛黄气，或折断流乳状白液”，似乎与上述风毛菊属（*Saussurea*）和荆芥属植物均不甚相符。据文献记载和实地调查显示，苞叶雪莲 *S. obvallata* (DC.) Edgew. 为常用的“གཟའ་དུག”（萨都）类的基原之一，但各地使用的名称不一致，临床应用也有差异，“གཟའ་དུག་མགོ་དགུ”（煞杜构固）为云南迪庆习称。《部标藏药》以“苞叶雪莲 / གཟའ་དུག་མགོ་དགུ/ 煞杜果古”之名收载了苞叶雪莲 *S. obvallata* (DC.) Edgew.；《藏药晶镜本草》（2018 年版）则记载苞叶雪莲 *S. obvallata* (DC.) Edgew. 为“གཟའ་དུག་ནག་པོ”（萨都那保）的基原，唇形科植物藏荆芥 *N. angustifolia* C. Y. Wu 为“གཟའ་བདུད་ནག་པོ”（煞杜那保）的基原；《西藏藏标》以“གཟའ་བདུད་ནག་པོ/ 萨堆那布 / 藏荆芥”之名收载了藏荆芥 *N. angustifolia* C. Y. Wu。此外，文献记载的“洒杜果固”的基原还有沙生风毛菊 *S. arenaria* Maxim.、毡毛风毛菊 *S. velutina* W. W. Smith，红叶雪兔子 *S. paxiana* Diels 为其类同品 [“གཟའ་དུག་རིགས།”（萨都葱）]。（参见“藏荆芥”“唐古特雪莲”条）

《蓝琉璃》《晶珠本草》等另记载有“སྤང་རྩི་དོ་བོ།”（榜孜多沃），言其有3种（称“翼首草三兄弟”）。《中国药典》《部标藏药》等收载“榜孜多沃”的基原为川续断科植物匙叶翼首草 *Pterocephalus hookeri* (C. B. Clarke) Höck.、裂叶翼首草 *P. bretschneideri* (Batal.) Pritz. 的干燥全草或根；文献记载的另一种“ལུག་རྩི་དོ་བོ།”（漏孜多吾）的基原为唐古特雪莲 *S. tangutica* Maxim.，部分藏医也将苞叶雪莲 *S. obvallata* (DC.) Edgew. 作“榜孜多沃”或“漏孜多吾”使用。（参见“匙叶翼首花”“唐古特雪莲”条）

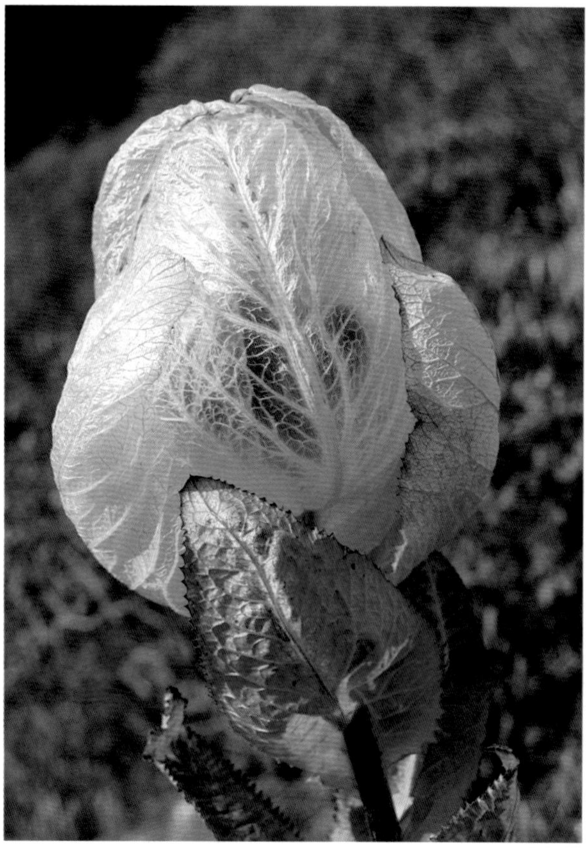

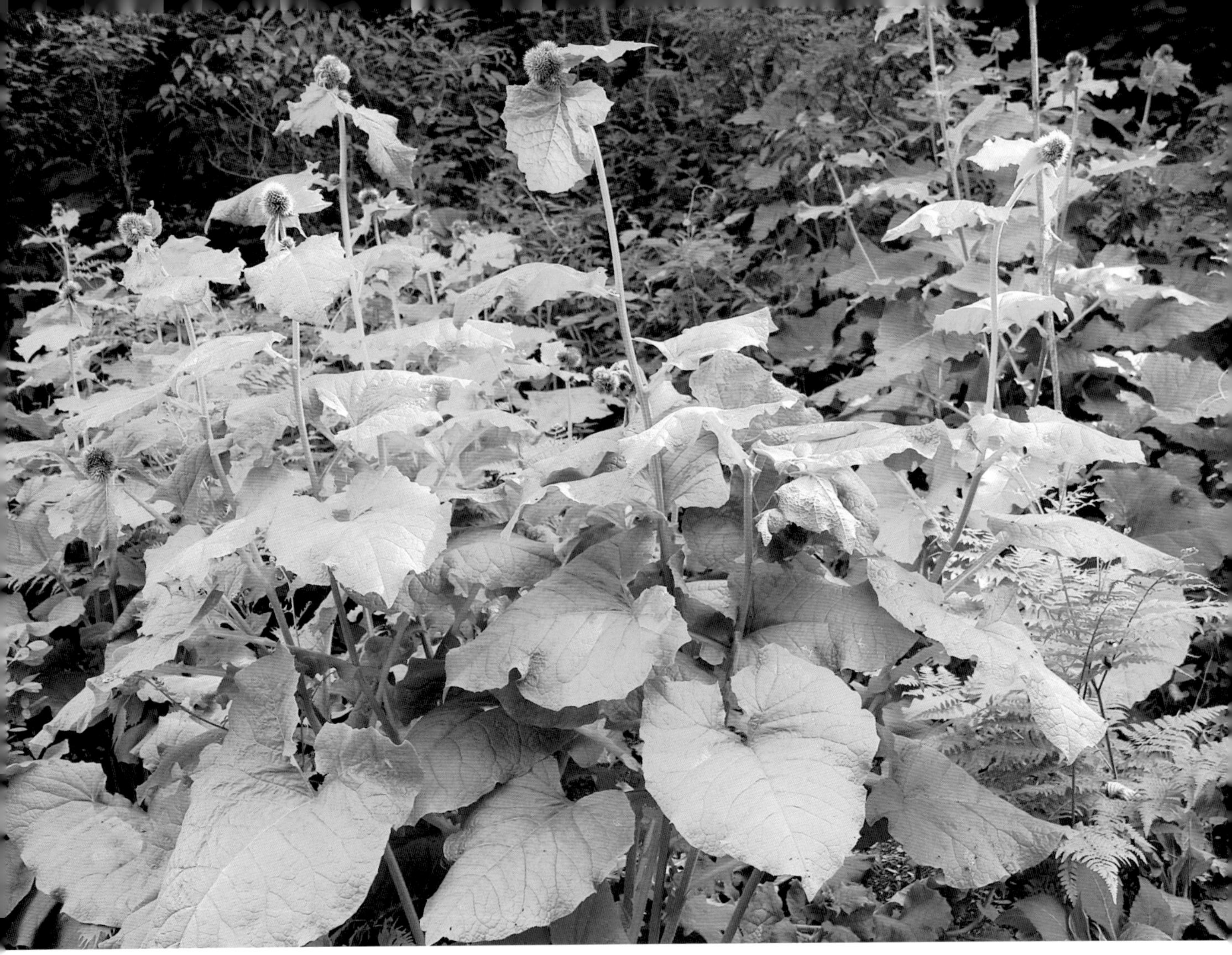

云木香

Saussurea costus (Falc.) Lipsch.（木香 *Aucklandia lappa* Decne.）

菊科（Compositae） 风毛菊属（*Saussurea*）

形态

多年生高大草本，高 1.5 ~ 2m。主根粗壮，直径 5cm。茎直立，有棱，基部直径 2cm，上部有稀疏短柔毛，不分枝或上部有分枝。基生叶有长翼柄，翼柄圆齿状浅裂，叶片心形或戟状三角形，长 24cm，宽 26cm，先端急尖，边缘有大锯齿，齿缘有缘毛；下部与中部茎叶有具翼的柄或无柄，叶片卵形或三角状卵形，长 30 ~ 50cm，宽 10 ~ 30cm，边缘有不规则的大或小锯齿；上部茎叶小，三角形或卵形，无柄或有短翼柄；全部叶上面褐色、深褐色或褐绿色，被稀疏的短糙毛，下面绿色，沿脉有稀疏的短柔毛。头状花序单生茎端或枝端，或 3 ~ 5 在茎端集成稠密的束生伞房花序；总苞直径 3 ~ 4cm，半球形，黑色，初时被蛛丝状毛，后变无毛，总苞片 7 层，外层长三角形，长 8mm，宽 1.5 ~ 2mm，先端短针刺状软骨质渐尖，中层披针形或椭圆形，长 14 ~ 16mm，宽 3mm，先端针刺状软骨质渐尖，内层线状长椭圆形，长 20mm，宽 3mm，先端软骨质针刺头短渐尖，全部总苞片直立；小花暗紫色，长 1.5cm，细管部长 7mm，檐部长 8mm。瘦果浅褐色，三棱状，

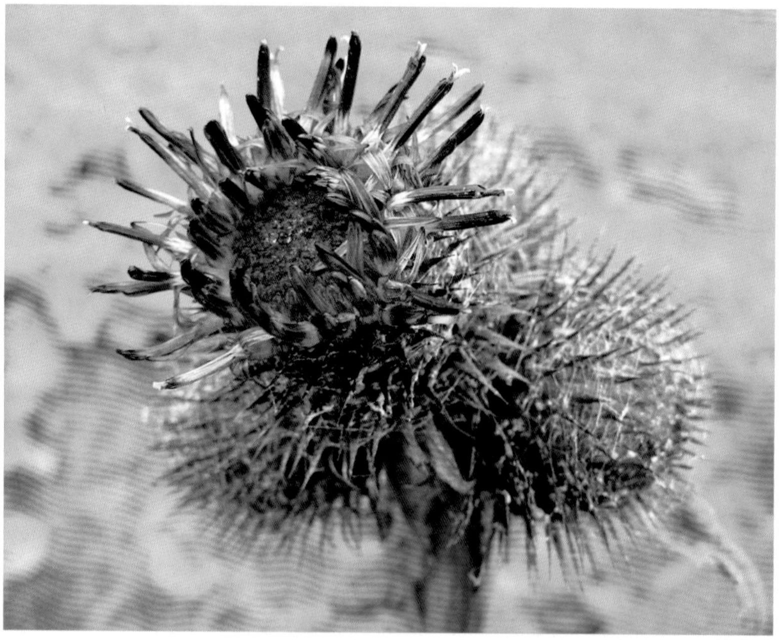

长 8mm，有黑色色斑，先端截形，具有锯齿的小冠；冠毛 1 层，浅褐色，羽毛状，长 1.3cm。花果期 7 月。

分布

原产于克什米尔地区。我国四川(峨眉山一带)、云南(昆明、维西)、广西、贵州(贵阳、独山)、重庆(开州)等地有栽培。

生境

栽培于海拔 300 ~ 800m 的山地。

药材名

如达、日达、如打（རུ་རྟ）。

药用部位

根。

功能与主治

温胃，行气，止痛，破痞结，生肌。用于胃胀痛，“隆”病，血病，白喉，肺病，“培根”聚滞，热泻，创口不敛。

用量与用法

1.5 ~ 4.5g。

附注

《四部医典》中记载有治胃腹膨胀及肺部、喉部疾病之药物“རུ་རྟ”（如达）和治热性“培根”病之药物“འབྲི་ཀྲུ་ལ”（毕嘎木拉）。《鲜明注释》《晶珠本草》言“如达”分为黑、白 2 种或上、下 2 品。现代文献记载的现藏医所用“如达”的基原主要有云木香 *S. costus* (Falc.) Lipsch. [木香 *Aucklandia lappa* Decne.、*S. lappa* (Decne.) C. B. Clarke] 和川木香 *Dolomiaea souliei* (Franch.) Shih[*Vladimiria souliei* (Franch.) Ling]，西藏藏医主要以前种作“如达”的黑者使用，以后种作“毕嘎木拉”使用；四川藏医则习用川木香 *D. souliei* (Franch.) Shih 及其同属多种植物作“如达”。《部标藏药》（附录）、《藏标》和《青海藏标》（附录）中收载的“木香（广木香）/རུ་རྟ/ 如达（如打、日达）”的基原为木香 *A. lappa* Decne.，药材又被称为“广木香”。（参见“川木香”条）

《中国植物志》将木香 *A. lappa* Decne. 作为云木香 *S. costus* (Falc.) Lipsch. 的异名。

据《蓝琉璃》记载，“ས་ཏྲུ”（玛奴，木香类）共有10种药物，总称为“ཤ་ཕོ་རུ་ཏ།”（夏坡如达），“རུ་ཏ།”（如达）为其中之一；《晶珠本草》言其种类很多，“玛奴”为其总称，但实际上分类大多不一致。现藏医使用较多的木香类药材有3类，3类的基原为云木香 *S. costus* (Falc.) Lipsch.[“རུ་ཏ།”（如达）]、总状土木香 *Inula racemosa* Hook. f. 和土木香 *I. helenium* L.[“ས་ཏྲུ”（玛奴）、“ས་ནུ་པ་ཏ།”（玛奴巴扎）]、川木香 *D. souliei* (Franch.) Shih[*V. souliei* (Franch.) Ling] 及其同属多种植物 [西藏藏医将其作“ཕྲ་ར་ནུ་ལ།”（毕嘎木拉），四川甘孜藏医则将其作“རུ་ཏ།”（如达）]。其中“如达”[云木香 *S. costus* (Falc.) Lipsch.] 为藏医极常用药材，据统计，在现藏医临床使用的1000余个成方制剂中，约45%的制剂中有“如达”。（参见“总状土木香”条）

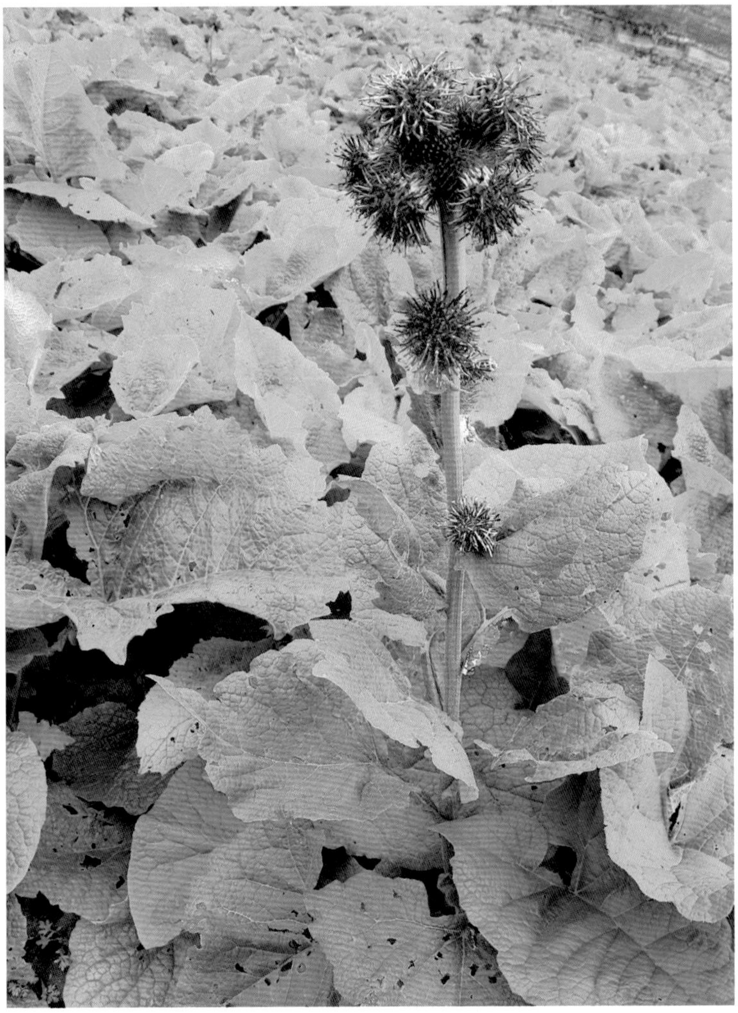

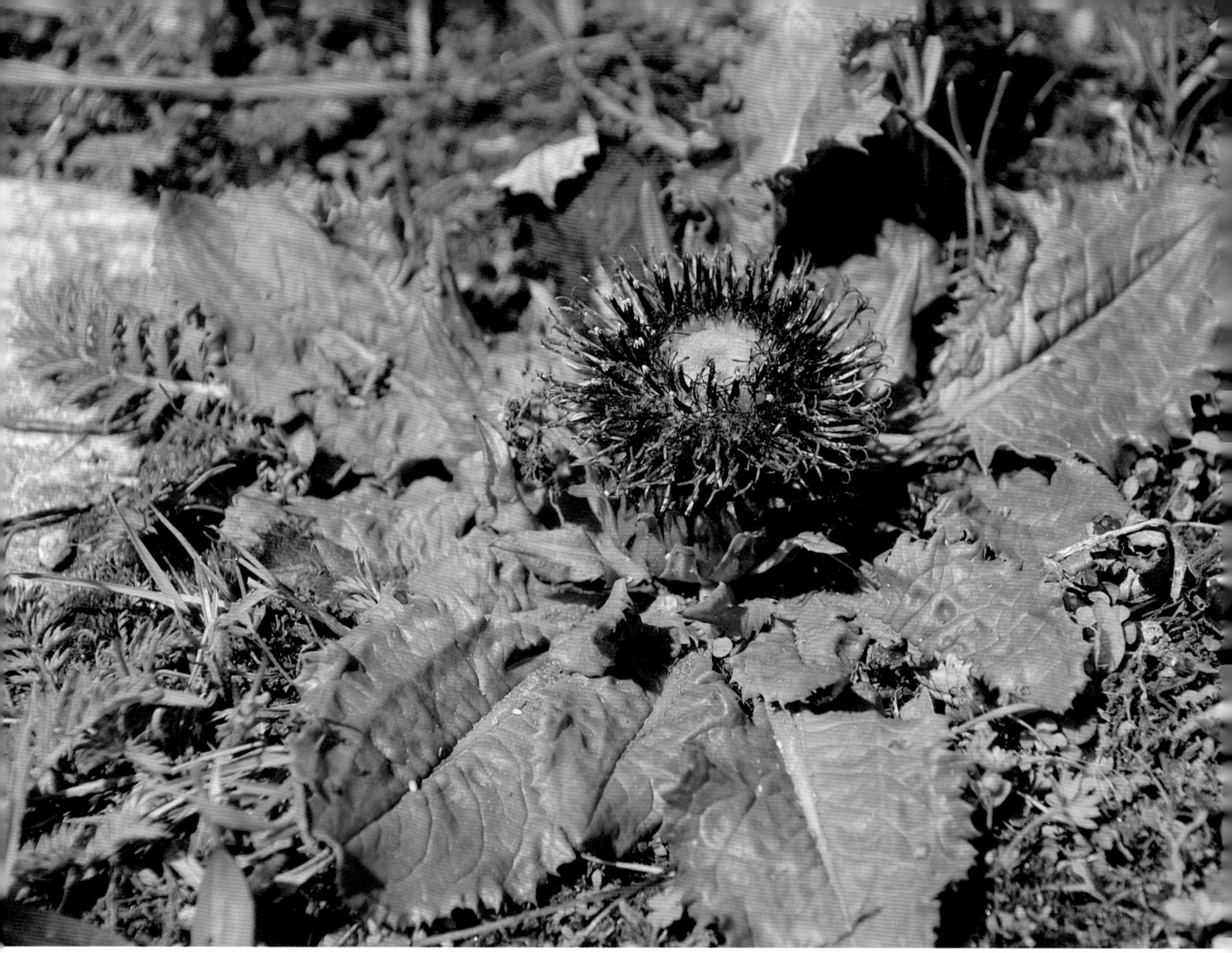

重齿风毛菊

Saussurea katochaete Maxim.

菊科（Compositae） 风毛菊属（*Saussurea*）

形态

多年生无茎莲座状草本。根垂直直伸。根茎短，被稠密的纤维状撕裂的叶柄残迹。叶莲座状，有宽叶柄，叶柄长 1.5 ~ 6cm，被稀疏的蛛丝毛或无毛，叶片椭圆形、椭圆状长圆形、匙形、卵状三角形或卵圆形，长 3 ~ 9cm，宽 2 ~ 4cm，基部楔形、圆形或截形，先端渐尖、急尖、钝或圆形，边缘有细密的尖锯齿或重锯齿，两面异色，上面绿色，无毛，下面白色，被稠密的白色绒毛，侧脉多对，在下面凸起，明显。头状花序 1，无花序梗或有短花序梗，单生于莲座状叶丛中，极少植株有 2 ~ 3 头状花序；总苞宽钟状，直径达 4cm；总苞片 4 层，外层三角形或卵状披针形，长 9mm，宽 6mm，先端渐尖，边缘紫黑色狭膜质，中层卵形或卵状披针形，长 1.2 ~ 1.4cm，宽 5.5 ~ 6mm，先端渐尖或急尖，上半部边缘黑色狭膜质，内层长椭圆形或宽线形，长 1.7cm，宽 3.5mm，近先端边缘紫色狭膜质，先端急尖，全部总苞片外面无毛；小花紫色，长 1.9cm，细管部长 1.2cm，檐部长 7mm。瘦果褐色，长 4mm，三棱状；冠毛 2 层，浅褐色，外层短，糙毛状，反折并包围瘦果，内层长，羽毛状，长 1.5cm。花果期 7 ~ 10 月。

分布

分布于我国甘肃（张掖、合作）、青海（大通等）、四川（甘孜、木里）、云南（德钦）、西藏（昌都、那曲、江达、错那、措美、亚东）。

生境

生长于海拔 2230 ~ 4700m 的山坡草地、山谷沼泽、河滩草甸、林缘。

药材名

宫巴嘎吉、公巴嘎吉、贡巴格吉（གོང་པ་གབ་སྐྱེས།），宫巴嘎吉琼哇（གོང་པ་གབ་སྐྱེས་ཆུང་བ།），宫巴嘎琼（གོང་པ་གབ་ཆུང་།），穷代尔嘎布、穷代尔嘎保、琼德嘎布（ཁྱུང་སྡེར་དཀར་པོ།），莪琼德嘎布（སྔོ་ཁྱུང་སྡེར་དཀར་པོ།），穷代尔莫保、穷得儿木保（ཁྱུང་སྡེར་སྨུག་པོ།）。

药用部位

全草。

功能与主治

宫巴嘎吉：止血，解毒，清解脉热。用于新老疮伤，伤口流血不止，解食肉中毒。

穷代尔嘎保：清热解毒。用于中毒症，头痛眩晕，小儿高热，惊厥抽搐。

用量与用法

宫巴嘎吉：2g。内服研末。外用适量，研末涂撒患处。

穷代尔嘎保：2 ~ 10g。内服煎汤，或入丸、散剂。

附 注

《蓝琉璃》中记载有“སྔོ་ཁྲག་གཅོད།”（俄察决，意为“止血草”）；《四部医典系列挂图全集》第三十一图中有“莪察决”的附图（100 号图），其汉译本译注名为“仙鹤草”。《图鉴》（《生形比喻》）又载有“གོང་པ་གབ་སྐྱེས།”（宫巴嘎吉），《晶珠本草》则以“宫巴嘎吉”作为条名（药物正名），记载其为清脉热、治创伤、止血之药物，言其分为生草山坡、叶厚而黑的雄者 [“གོང་པ་གབ་ཆུང་།”（宫巴嘎琼）、“གོང་པ་གབ་སྐྱེས་ཆུང་བ།”（宫巴嘎琼哇）] 和生低地、叶薄长而深裂的雌者 [“གོང་པ་གབ་ཆེན།”（宫巴嘎青）、“གོང་པ་གབ་སྐྱེས་ཆེན་པོ།”（宫巴嘎青哇）]2 种。现代文献记载的“公巴嘎吉”的基原包括多种风毛菊属（*Saussurea*）植物，但多未明确区分雄者、雌者而统称“公巴嘎吉”。据文献记载，重齿风毛菊 *S. katochaete* Maxim. 为“公巴嘎吉”（或其雄者“宫巴嘎琼”）的基原之一；此外，作“公巴嘎吉”基原的还有丽江风毛菊 *S. likiangensis* Franch.、羽裂风毛菊 *S. bodinieri* Lévl.（东俄洛风毛菊 *S. pachyneura* Franch.，宫巴嘎青）、松潘风毛菊 *S. sungpanensis* Hand.-Mazz.、拉萨风毛菊 *S. kingii* C. E. C. Fisch.（拉萨雪兔子，宫巴嘎青）、川藏风毛菊 *S. stoliczkae* C. B. Clarke、灰白风毛菊 *S. cana* Ledeb.、弯齿风毛菊 *S. przewalskii* Maxim. 等。《西藏藏标》以“གོང་པ་གབ་སྐྱེས།/ 公巴嘎吉 / 公巴嘎吉”之名收载了松潘风毛菊 *S. sungpanensis* Hand.-Mazz. [《中国植物志》将 *S. sungpanensis* Hand.-Mazz.

作为狮牙草状风毛菊 *S. leontodontoides* (DC.) Sch.-Bip. 的异名]。（参见“丽江风毛菊”“拉萨雪兔子”“东俄洛风毛菊”条）

有文献记载，“སྒ་ཐག་གཅོད།”（俄察决）的基原为蔷薇科植物龙芽草 *Agrimonia pilosa* Ldb.（仙鹤草），但其形态与《蓝琉璃》《图鉴》的记载及《四部医典系列挂图全集》的附图明显不符。《西藏常用中草药》记载龙芽草 *A. pilosa* Ldb. 为“ཟུམ་བུ་ཐག་གཅོད།”（冬布察决）。（参见“龙芽草”条）

《四部医典》记载有“ཁྱུང་སྡེར།”（穷代尔），言其为清热解毒之药物；《蓝琉璃》言“穷代尔”分为白 [“ཁྱུང་སྡེར་དཀར་པོ།”（穷代尔嘎布）] 和紫 [“ཁྱུང་སྡེར་སྨུག་པོ།”（穷代尔木保）]2 类；《四部医典系列挂图全集》在第二十七图中有白、黑 2 种“穷代尔”的附图，其汉译本译注名为“白钩藤”（46 号图）和“紫钩藤”（47 号图），该 2 幅图所示似草本植物，特别示意有茎上对生的钩状物（也有学者理解为“具钩状的果实样”）。《晶珠本草》将“穷代尔”归于“隰生草类药物”中，言“白钩藤产于门隅，紫钩藤藏地到处都产”，认为其应有 2 种。现代文献对“穷代尔”的基原存在争议，或认为系茜草科钩藤属（*Uncaria*）植物攀茎钩藤 *U. scandens* (Smith) Hutchins. 等同属植物，或认为系茜草科滇丁香属（*Luculia*）植物滇丁香 *L. intermedia* Hutchins. 等。现各地藏医多用中药钩藤作“穷代尔”，但《晶珠本草》和《认药》均将其归为“草类”，《四部医典系列挂图全集》的附图也非钩藤类的藤本植物，故尚存疑。昌都北部藏医则以钩藤属植物作“穷代尔”，以重齿风毛菊 *S. katochaete* Maxim.（重齿叶缘风毛菊）、弯齿风毛菊 *S. przewalskii* Maxim. 作“穷代尔嘎保”[也称“སྒ་ཁྱུང་སྡེར་དཀར་པོ།”（莪琼德嘎布）]，以星状雪兔子 *S. stella* Maxim. 作“穷代尔木保”（《藏药晶镜本草》也如此记载）；也有观点认为重齿风毛菊 *S. katochaete* Maxim. 可能为《晶珠本草》记载的紫者“穷代尔莫保”的基原。（参见“大叶钩藤”“星状雪兔子”条）

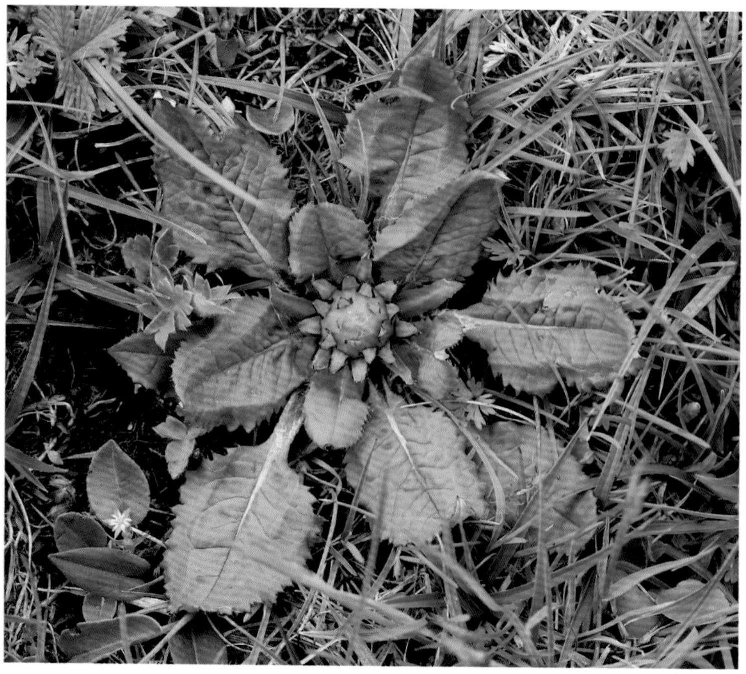

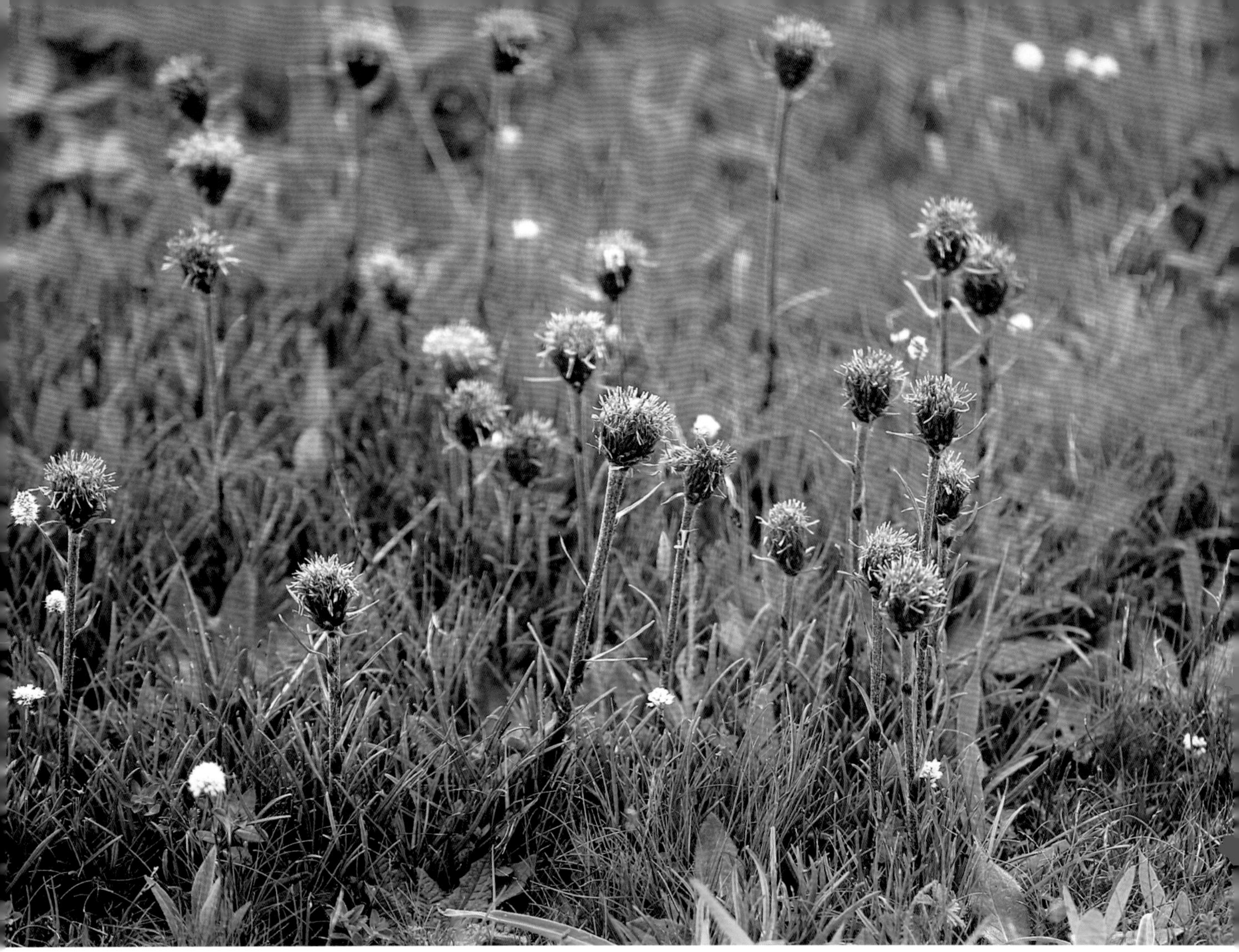

异色风毛菊

Saussurea brunneopilosa Hand.-Mazz.（褐毛风毛菊）

菊科（Compositae）　　风毛菊属（*Saussurea*）

形态

多年生草本，高 7 ~ 45cm。根茎有分枝，颈部被纤维状撕裂的残鞘并发出不育枝与花茎。茎直立，不分枝，密被白色长绢毛。基生叶狭线形，长 3 ~ 10（~ 15）cm，宽 1mm，近基部加宽成鞘状，全缘，内卷，上面无毛，下面密被白色绢毛；茎生叶与基生叶类似。头状花序单生茎端，基部有多数通常超过头状花序、在果期呈星状排列的茎生叶；总苞近球形，直径 2cm，总苞片 4 层，外层卵状椭圆形，长 1.1cm，宽 0.3cm，先端长渐尖，紫褐色，外弯，中层椭圆状披针形，长 1.2cm，宽 0.2cm，先端紫色，内层线状披针形，长 2 ~ 3cm，宽 0.1cm，外面紫色，全部总苞外面被褐色和白色长柔毛；小花紫色，长 1.4cm，细管部与檐部均长 7mm。瘦果圆锥状，长 3.5mm，无毛，先端有小冠；冠毛黄褐色，2 层，外层短，糙毛状，长 1.5 ~ 2mm，内层长，羽毛状，长 1.1cm。花果期 7 ~ 8 月。

分布

分布于我国四川（德格）、青海（玛多，以及青海湖地区）、甘肃（合作、康乐、拉卜楞）。

生境

生长于海拔 2900 ~ 4500m 的山坡阴处、山坡路旁。

药材名

杂赤、匝赤、杂扯（ཙ་མཁྲིས།、རྩ་མཁྲིས།），杂赤哇冒卡、杂赤巴莫卡、杂赤巴冒卡、扎赤哇毛卡（ཙ་མཁྲིས་པ་མོ་ཁ།）。

药用部位

地上部分。

功能与主治

清热凉血。用于肝炎，胆囊炎，黄疸，胃肠炎，感冒发热，内脏出血。

用量与用法

9 ~ 15g。

附 注

《晶珠本草》中记载有“ཙ་མཁྲིས།”（杂赤），言其分为山生的黑者［“པ་མོ་ཁ།”（巴冒卡、巴毛卡）］、田生的白者［“གསེར་མཁྲིས།”（赛赤）］2 种。现代文献记载的“杂赤”的基原涉及菊科苦荬菜属（*Ixeris*）、小苦荬属（*Ixeridium*）、岩参属（*Cicerbita*）、头嘴菊属（*Cephalorrhynchus*）、风毛菊属（*Saussurea*）的多种植物；一般认为黑者［“ཙ་མཁྲིས་པ་མོ་ཁ།”（杂赤巴冒卡），略称“པ་མོ་ཁ།”（巴冒卡）］的基原为风毛菊属植物，白者［“ཙ་མཁྲིས་དམན་པ།”（杂赤门巴）］的基原为菊科植物山苦荬 *Ixeris chinensis* (Thunb.) Nakai[中华小苦荬 *Ixeridium chinense* (Thunb.) Tzvel.]、细叶苦荬 *Ixeris gracilis* (DC.) Stebbins[细叶小苦荬 *Ixeridium gracile* (DC.) Shih] 和岩参 *Cicerbita macrorrhiza* (Royle) Beauverd [头嘴菊 *Cephalorrhynchus macrorrhizus* (Royle) Tsuil]，且两者的功能与主治不同。异色风毛菊 *S. brunneopilosa* Hand.-Mazz.（褐毛风毛菊）为黑者的基原之一，《部标藏药》《青海藏标》以“褐毛风毛菊 /ཙ་མཁྲིས་པ་མོ་ཁ།/ 杂赤巴莫卡（杂赤哇毛卡）”之名收载了禾叶风毛菊 *S. graminea* Dunn 和异色风毛菊 *S. brunneopilosa* Hand.-Mazz.（褐毛风毛菊）。（参见“禾叶风毛菊”“头嘴菊”条）

禾叶风毛菊

Saussurea graminea Dunn

菊科（Compositae） 风毛菊属（*Saussurea*）

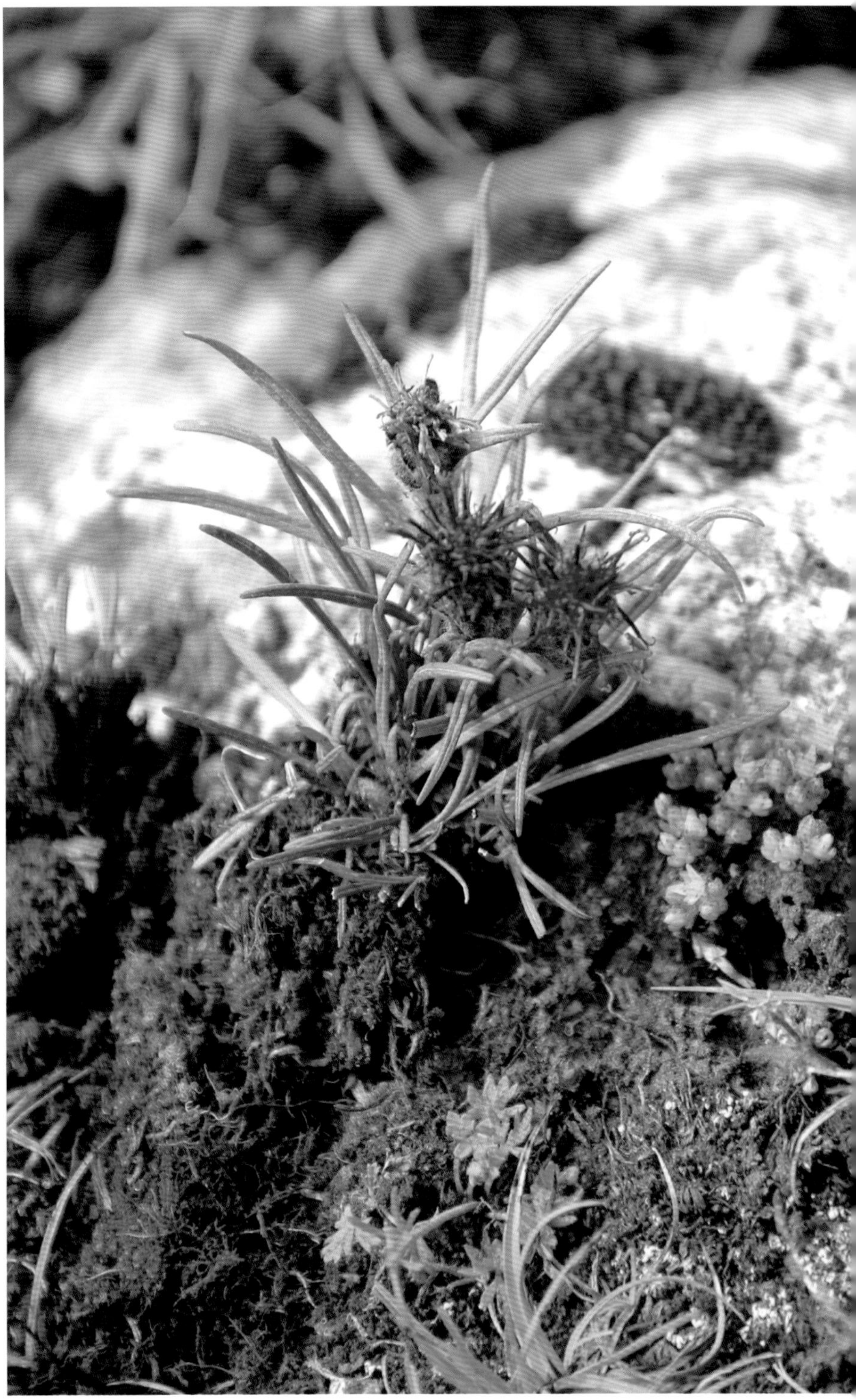

形态

多年生草本，高 3 ~ 25cm。根茎多分枝，颈部被褐色纤维状残鞘，自颈部常生出不育枝和花茎。茎直立，密被白色绢状柔毛。基生叶狭线形，长 3 ~ 15cm，宽 1 ~ 3mm，先端渐尖，基部稍呈鞘状，全缘，内卷，上面被稀疏绢状柔毛或几无毛，下面密被绒毛；茎生叶少数，与基生叶同形，较短。头状花序单生于茎端；总苞钟状，直径 1.5 ~ 1.8cm；总苞片 4 ~ 5 层，密或疏被绢状长柔毛，外层卵状披针形，长 1 ~ 1.2cm，宽 2 ~ 3mm，先端长渐尖，反折，稀不反折，中层披针形，长 1.2cm，宽 2mm，内层线形，长 1.2cm，宽 1mm；小花紫色，长 1.6cm，细管部长 7mm，檐部长 9mm。瘦果圆柱状，长 3 ~ 4mm，无毛，先端有小冠；冠毛 2 层，淡黄褐色，外层短，糙毛状，长 1 ~ 3mm，内层长，羽毛状，长 9mm。花果期 7 ~ 8 月。

分布

分布于我国四川（甘孜、马尔

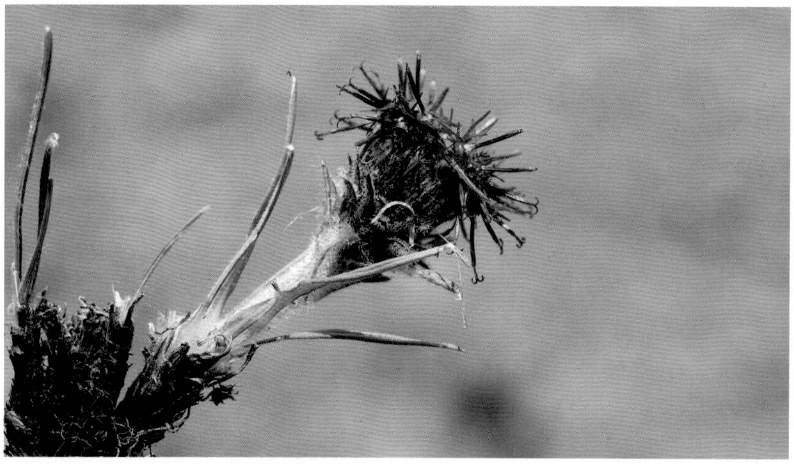

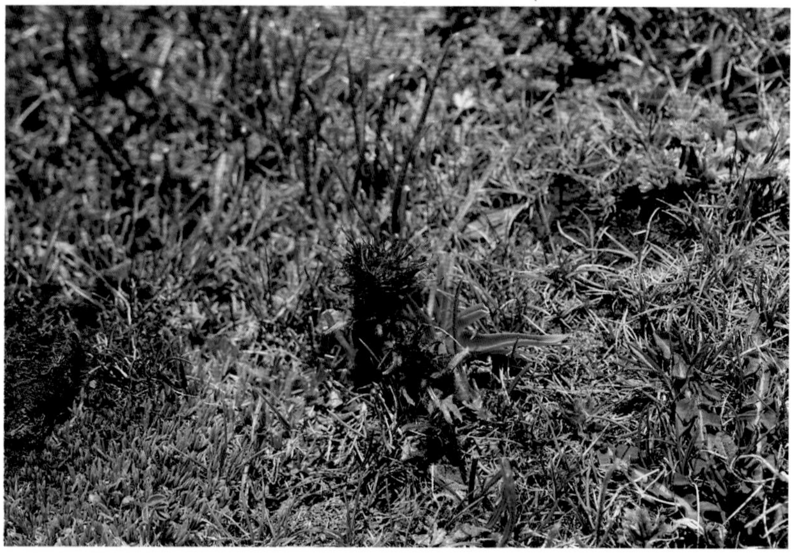

康、木里、黑水、松潘、金川）、甘肃（合作等）、青海（玛多等）、云南、西藏（昌都、察隅、巴青、安多、定日、吉隆、萨嘎、仲巴、双湖、改则）。

生境

生长于海拔 3400 ~ 5350m 的山坡草地、草甸、河滩草地、杜鹃灌丛中。

药材名

杂赤、匝赤、杂扯、加苦（ཙ་མཁྲིས།、ཙྭ་མཁྲིས།），巴冒卡、哇冒卡（བ་མོ་ཁ།），杂赤哇冒卡、杂赤巴莫卡、杂赤巴冒卡、扎赤哇毛卡（ཙ་མཁྲིས་བ་མོ་ཁ།），杂赤巴冒卡洛玛琼哇（ཙ་མཁྲིས་བ་མོ་ཁ་ལོ་མ་ཆུང་བ།）。

药用部位

地上部分。

功能与主治

清热凉血。用于肝炎，胆囊炎，黄疸，肠胃炎，感冒发热，内脏出血。

用量与用法

9 ~ 15g。

附 注

《四部医典》中记载有“ཙ་མཁྲིས།”（杂赤），言其为治“赤巴”病、肝胆病之药物。《四部医典系列挂图全集》第二十九图中有正品、副品（次品）及类同品 3 幅附图（25 ~ 27 号图），汉译本分别译作“粉苞苣”“次粉苞苣”和“此药非粉苞苣”。《晶珠本草》记载“ཙ་མཁྲིས།”（杂赤）分田生［“གསེར་མཁྲིས།”（赛赤）］的白者、山生［“བ་མོ་ཁ།”（巴冒卡）］的黑者 2 种。现代文献记载的“杂赤”的基原涉及菊科的苦荬菜属（*Ixeris*）、小苦荬属（*Ixeridium*）、岩参属（*Cicerbita*）、头嘴菊属（*Cephalorrhynchus*）、风毛菊属（*Saussurea*）、毛连菜属（*Picris*）等多属多种植物，不同文献对其黑、白品种的基原也有不同观点，各地习用的种类也不尽一致。一般认为黑者［“ཙ་མཁྲིས་བ་མོ་ཁ།”（杂赤巴冒卡）］的基原为风毛菊属植物，白者［“ཙ་མཁྲིས་དམན་པ།”（杂赤门巴）］的基原为菊科植物山苦荬 *Ixeris chinensis* (Thunb.) Nakai[中华小苦荬 *Ixeridium chinense* (Thunb.) Tzvel.]、细叶苦荬 *Ixeris gracilis* (DC.) Stebbins [细叶小苦荬 *Ixeridium gracile* (DC.) Shih] 和岩参 *Cicerbita macrorrhiza* (Royle) Beauverd [头嘴菊 *Cephalorrhynchus macrorrhizus* (Royle) Tsuil]，两类的功能与主治也不同。《部标藏药》《藏标》《青海藏标》以“褐毛风毛菊 /ཙ་མཁྲིས་བ་མོ་ཁ།/ 杂赤巴莫卡（杂赤哇毛卡）”或“禾叶风毛菊 /ཙ་མཁྲིས།/ 杂扯”之名收载了禾叶风毛菊 *S. graminea* Dunn 和褐毛风毛菊 *S. brunneopilosa* Hand.-Mazz.。文献记载的基原还包括矮丛风毛菊 *S. eopygmaea* Hand.-Mazz.、沙生风毛菊 *S. arenaria* Maxim.、披针叶风毛菊 *S. lanceifolia* Hand.-Mazz.（小风毛菊 *S. minuta* C. Winkl.）、毛连菜 *Picris hieracioides* L. 等。（参见“异色风毛菊”“头嘴菊”条）

据《四部医典系列挂图全集》所附的 3 幅“杂赤”类附图，其叶为披针形或长圆形，边缘有浅缺或细齿，“花瓣”（舌状花）明显；《蓝琉璃》言其形态似蒲公英，花黄色，4 瓣；《晶珠本草》记载田生（坝生）者“花像蒲公英，黄色，四瓣或多瓣，株高约一扎，茎细软，折断有乳汁”，山生者（巴冒卡）“叶细长，茎长约一指，花紫色，叶撕裂有羊毛状白丝”。禾叶风毛菊 *S. graminea* Dunn 的叶狭线形，头状花序钟状，无舌状花，显然与《蓝琉璃》的记载及《四部医典系列挂图全集》的附图形态不符；而与《晶珠本草》记载的山生者形态甚为相符。《晶珠本草》汉译重译本将禾叶风毛菊 *S. graminea* Dunn 作田生者显然不宜。

尖苞风毛菊

Saussurea subulisquama Hand.-Mazz.

菊科（Compositae）　风毛菊属（*Saussurea*）

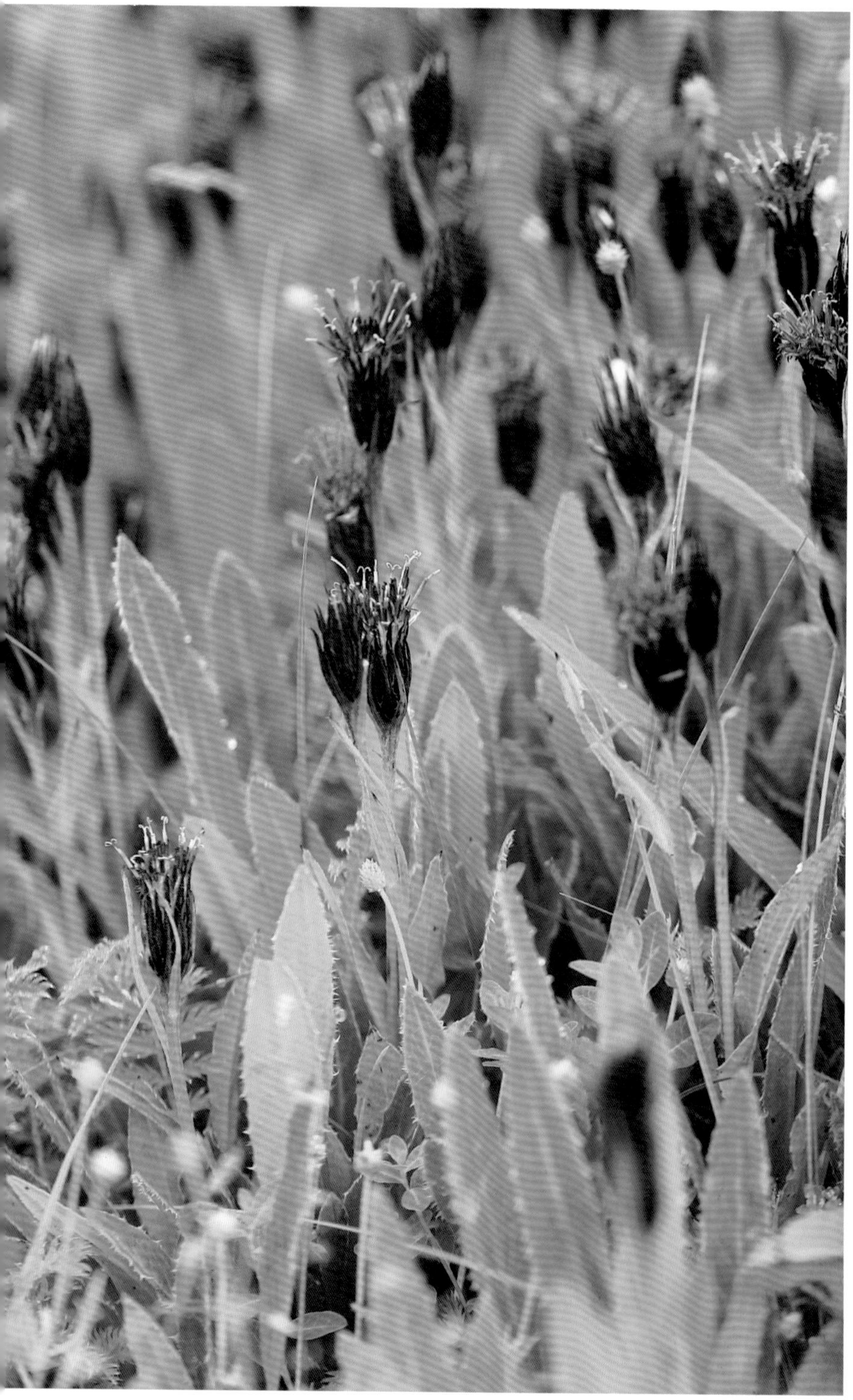

形态

多年生草本，高 5 ～ 18cm。根茎粗，颈部被稠密的黑褐色叶柄残基，残基有时呈纤维状撕裂。茎直立，被稠密的蛛丝毛，有时脱落。基生叶有长或短柄，柄长 4 ～ 7cm，叶片长椭圆形，长 7 ～ 15cm，宽 2.5 ～ 3cm，羽状深裂或浅裂，侧裂片 4 ～ 7 对，集中在叶的中部以下，卵形或三角形，先端急尖或钝，有小尖头，全缘，顶裂片较大；茎生叶与基生叶等样分裂，有短柄，全部叶两面异色，上面绿色，无毛，下面灰白色，被薄蛛丝状绒毛。头状花序单生茎端；总苞钟状，直径 2cm，总苞片 5 ～ 6 层，被稀疏的蛛丝毛或近无毛，革质，外层披针形，长 1.2 ～ 1.4cm，宽 0.3cm，先端渐尖，中层披针形，长 1.5 ～ 1.7cm，宽 0.3cm，顶部渐尖，内层宽线形，长 2.2cm，宽 0.18cm，先端短渐尖；小花紫色，长 1.8cm，细管部长 1.4cm，檐部长 4mm。瘦果圆柱状，长 4mm，无毛；冠毛浅褐色，2层，外层短，糙毛状，长2mm，内层长，羽毛状，长1.5cm。花果期8～9月。

分布

分布于我国甘肃、青海、四川（松潘）、云南（德钦）。

生境

生长于海拔2400～3500m的山坡草地。

药材名

宫巴嘎吉、公巴嘎吉（ཀོན་པ་གག་སྐྱེས།）。

药用部位

全草。

功能与主治

止血，解毒，清解脉热。用于新老疮伤，伤口流血不止，食肉中毒。

用量与用法

2g。内服研末。外用适量，研末涂撒患处。

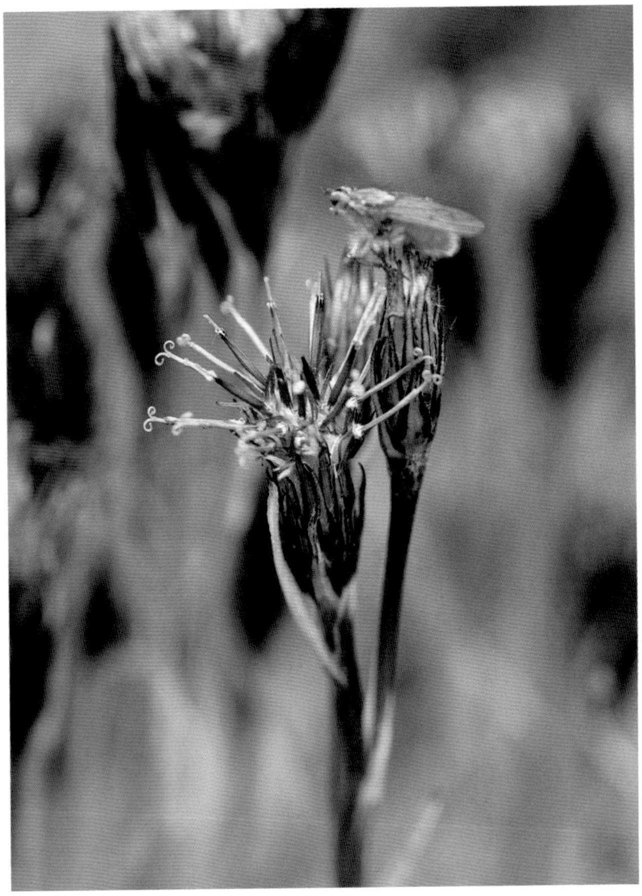

附注

《蓝琉璃》中记载有“སྡོ་ཁྲག་གཅོད།”（莪察决，意为“止血草”）。《图鉴》又称其为“ཀོན་པ་གག་སྐྱེས།”（宫巴嘎吉）。《晶珠本草》则以“宫巴嘎吉”作为条目名，记载其为清脉热、治创伤、止血之药物，言其分为生“草山坡”“叶厚，黑色”的雄者[“ཀོན་པ་གག་སྐྱེས།”（宫巴嘎琼）]与生“低地”“叶大，薄，长，深裂”的雌者[“ཀོན་པ་གག་ཆེན།”（宫巴嘎青）]2种。现代文献记载的“公巴嘎吉”的基原包括多种风毛菊属（*Saussurea*）植物，多不分雄、雌而统称为“公巴嘎吉”，尖苞风毛菊 *S. subulisquama* Hand.-Mazz. 为其基原之一。《西藏藏标》以“ཀོན་པ་གག་སྐྱེས།/公巴嘎吉/公巴嘎吉”之名收载了松潘风毛菊 *S. sungpanensis* Hand.-Mazz.。（参见“重齿风毛菊”“丽江风毛菊”“拉萨雪兔子”条）

东俄洛风毛菊

Saussurea pachyneura Franch.

菊科（Compositae） 风毛菊属（*Saussurea*）

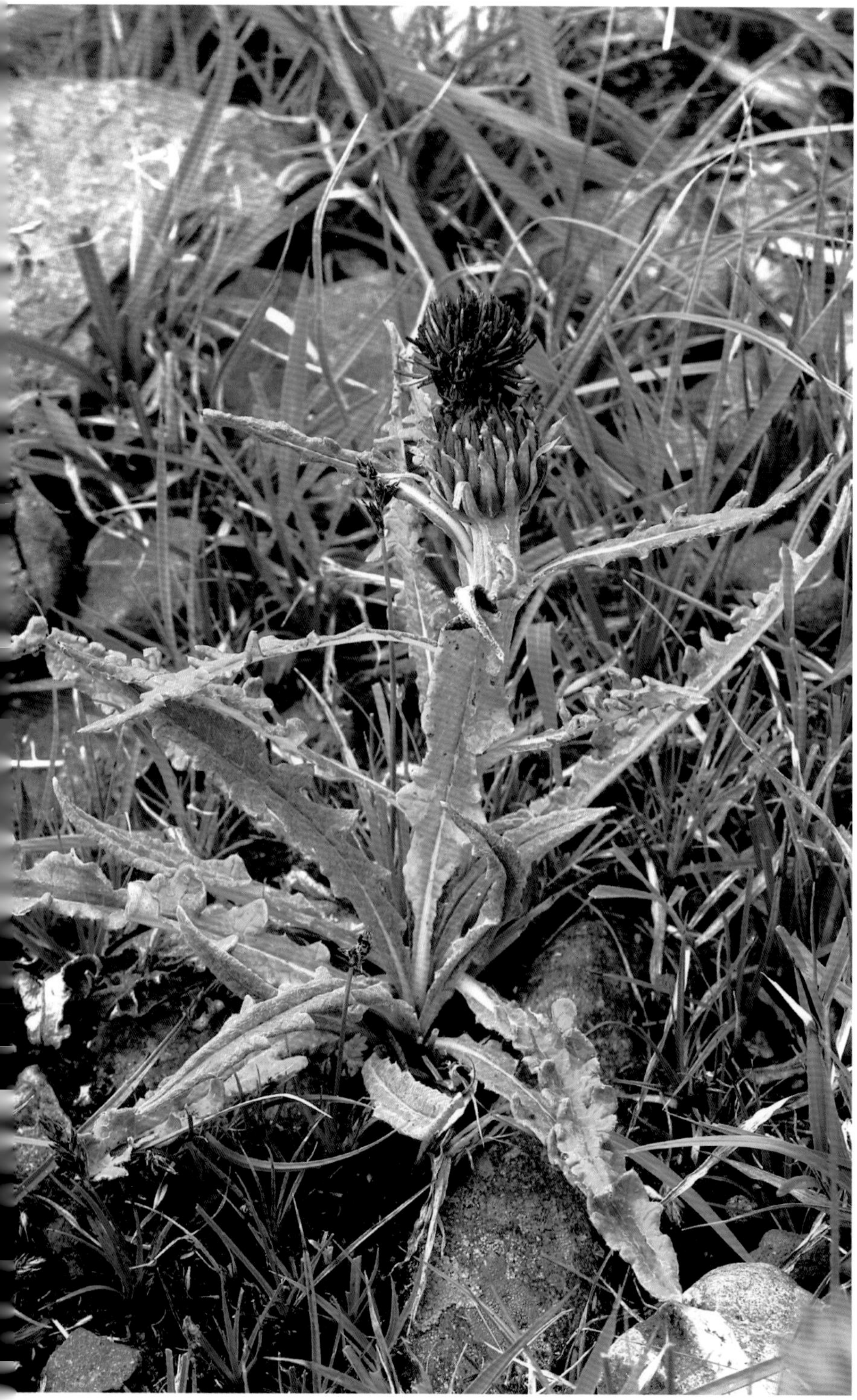

形态

多年生草本，高 5 ~ 28cm。根茎分枝或不分枝，颈部被稠密的深褐色叶柄残迹。茎直立，被锈色短腺毛或变无毛。基生叶莲座状，有叶柄，柄长 2 ~ 9cm，紫红色，被蛛丝毛，叶片长椭圆形或倒披针形，长 5 ~ 28cm，宽 1.5 ~ 4cm，羽状全裂，侧裂片 6 ~ 11 对，椭圆形或卵形，基部与羽轴宽融合，边缘有不等大的三角形粗锯齿，齿顶有小尖头；茎生叶 1 ~ 3，少数，与基生叶同形并等样分裂，但较小；全部叶两面异色，上面绿色，被稀疏的短腺毛，下面灰白色，被稠密的白色绒毛。头状花序单生于茎端；总苞钟状，直径 2.2 ~ 3.5cm；总苞片 5 ~ 6 层，质地坚硬，边缘紫色，下部麦秆黄色，上部绿色，外面被稀疏短柔毛，外层长圆形或披针形，长 7mm，宽 2mm，先端长渐尖，常反折，中层卵形或卵状披针形，长 1.5 ~ 1.7cm，宽 5mm，先端渐尖，常反折，内层披针状椭圆形，长约

2cm，宽 3mm，先端渐尖，有小尖头；小花紫色，长 1.8cm，细管部长 1.1cm，檐部长 7mm。瘦果长圆形，长 3 ~ 3.5mm，褐色，有横皱纹；冠毛白色，稍带褐色，2 层，外层短，糙毛状，长 2mm，内层长，羽毛状，长 1.5cm。花果期 8 ~ 9 月。

分布

分布于我国四川（康定、稻城、茂汶等）、云南（丽江、香格里拉、贡山等）、西藏（察隅、朗县、加查、亚东、林周、类乌齐等）。

生境

生长于海拔 3285 ~ 4700m 的山坡、灌丛、草甸、流石滩。

药材名

公巴嘎吉、宫巴嘎吉（ཀོང་པ་ག་གླིས།）。

药用部位

全草。

功能与主治

清解脉热，止血，解毒。用于脉热病，新老疮伤，伤口流血不止，肉食中毒。

用量与用法

2g。内服研末。外用适量，涂撒患处。

附注

《晶珠本草》记载“ཀོང་པ་ག་གླིས།”（公巴嘎吉）按生境分为“草山生”和“低地生”2 类。现代文献记载的各地藏医所用的“公巴嘎吉”的基原均为风毛菊属（*Saussurea*）植物，主要有拉萨风毛菊 *S. kingii* C. E. C. Fisch.（拉萨雪兔子）、羽裂风毛菊 *S. bodinieri* Lévl.（东俄洛风毛菊 *S. pachyneura* Franch.）、丽江风毛菊 *S. likiangensis* Franch.、松潘风毛菊 *S. sungpanensis* Hand.-Mazz.、大通风毛菊 *S. katochaete* Maxim.、重齿风毛菊 *S. katochaete* Maxim. 等。（参见“重齿风毛菊”“丽江风毛菊”条）

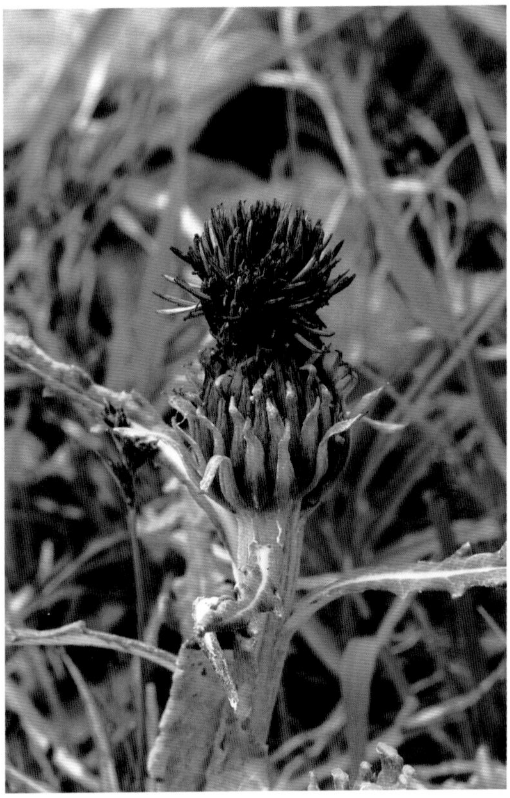

《中国植物志》中，将 *S. bodinieri* Lévl. 作为东俄洛风毛菊 *S. pachyneura* Franch. 的异名，羽裂风毛菊的拉丁学名为 *S. pinnatidentata* Lipsch.。

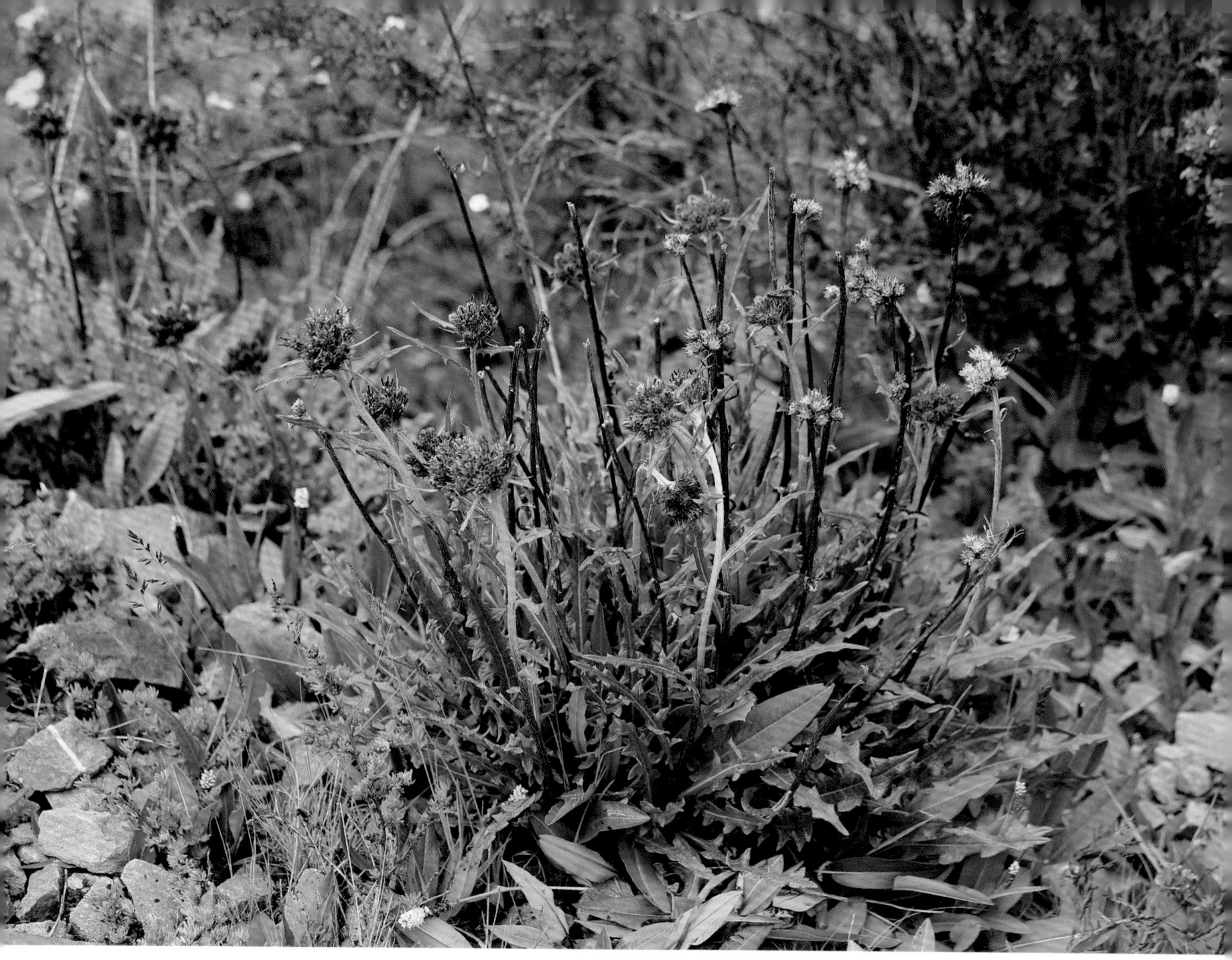

丽江风毛菊

Saussurea likiangensis Franch.

菊科（Compositae）　风毛菊属（*Saussurea*）

形态

多年生草本，高 10 ~ 80cm。根茎粗，颈部被暗褐色的残叶柄。茎直立，粗壮，被白色蛛丝状绵毛。基生叶窄矩圆形，长 6 ~ 18cm，宽 2 ~ 3cm，羽状浅裂，裂片三角形，少有矩圆形，先端有小尖头，全缘或有 1 ~ 2 细齿，上面绿色，被疏蛛丝状毛或无毛，下面密被白色绵毛，叶柄基部常扩大成鞘状；茎生叶 2 ~ 5，下部的有短柄，上部的无柄，最上部的叶呈条状披针形。头状花序几无梗，3 ~ 12 聚生于茎端，集成球状，直径 0.8 ~ 1.2cm；总苞卵形，长 10 ~ 12mm，总苞片上部或全部紫色，被疏柔毛，卵状披针形，先端渐尖，外层长 7 ~ 8mm，宽 2mm，内层与外层几相等；花紫色，长 1.3 ~ 1.5cm。瘦果长 2.5 ~ 4mm；冠毛淡褐色，外层短，糙毛状，内层羽毛状。

分布

分布于我国西藏（昌都、林芝、错那）、云南（丽江、香格里拉、德钦）、四川、陕西。

生境

生长于海拔 3800 ~ 5100m 的高山草地、云杉林缘、灌丛下。

药材名

宫巴嘎吉、公巴嘎吉（ཀོན་པ་གག་སྐྱེས།），宫巴嘎琼（ཀོན་པ་གག་ཆུང་།），宫巴嘎琼哇（ཀོན་པ་གག་སྐྱེས་ཆེན་པོ།）。

药用部位

全草。

功能与主治

止血，解毒，清解脉热。用于新老疮伤，伤口流血不止，解食肉中毒。

用量与用法

2g。内服研末。外用适量，研末涂撒患处。

附注

《蓝琉璃》中记载有“སྲོ་ཁྲག་གཅོད།”（莪察决），意为“止血草”；《图鉴》言其又名“ཀོན་པ་གག་སྐྱེས།”（宫巴嘎吉），《晶珠本草》则以“宫巴嘎吉”作为条目名（药物正名），言其为清脉热、治创伤、止血之药物，分“生草山坡、叶厚而黑”的雄者［“ཀོན་པ་གག་ཆུང་།”（宫巴嘎琼）］和“生低地、叶薄长而深裂”的雌者［“ཀོན་པ་གག་ཆེན།”（宫巴嘎青）］2 种。现代文献记载“公巴嘎吉”的基原包括多种风毛菊属（*Saussurea*）植物，其中，丽江风毛菊 *S. likiangensis* Franch. 为“公巴嘎吉”或“宫巴嘎琼”的基原之一。文献记载的“宫巴嘎吉”的基原还有羽裂风毛菊 *S. bodinieri* Lévl.（东俄洛风毛菊 *S. pachyneura* Franch.，公巴嘎吉、宫巴嘎琼）、松潘风毛菊 *S. sungpanensis* Hand.-Mazz.［狮牙草状风毛菊 *S. leontodontoides* (DC.) Sch.-Bip.］（公巴嘎吉）、拉萨风毛菊 *S. kingii* C. E. C. Fisch.（拉萨雪兔子，公巴嘎吉、宫巴嘎青）、大通风毛菊 *S. katochaete* Maxim.（重齿风毛菊，公巴嘎吉）、尖苞风毛菊 *S. subulisquama* Hand.-Mazz. 等。《西藏藏标》以“ཀོན་པ་གག་སྐྱེས།/公巴嘎吉/公巴嘎吉”之名收载了松潘风毛菊 *S. sungpanensis* Hand.-Mazz.。（参见“重齿风毛菊”“狮牙草状风毛菊”“拉萨雪兔子”“尖苞风毛菊”条）

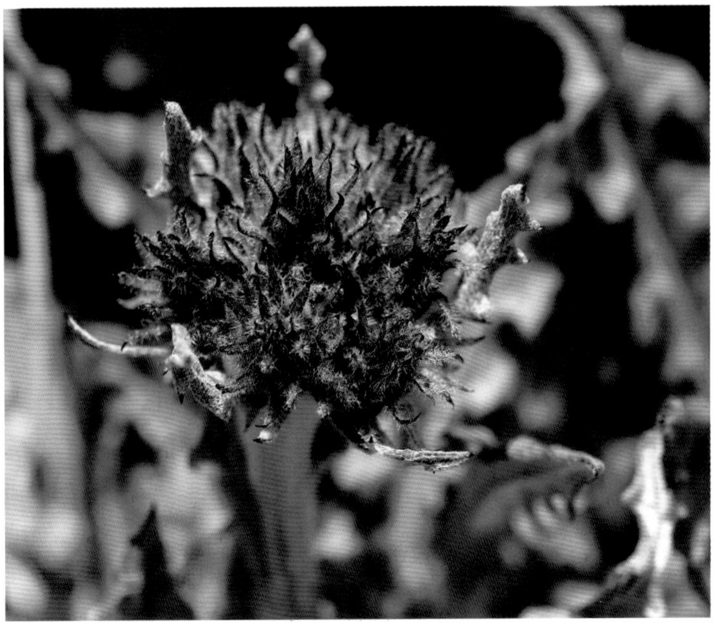

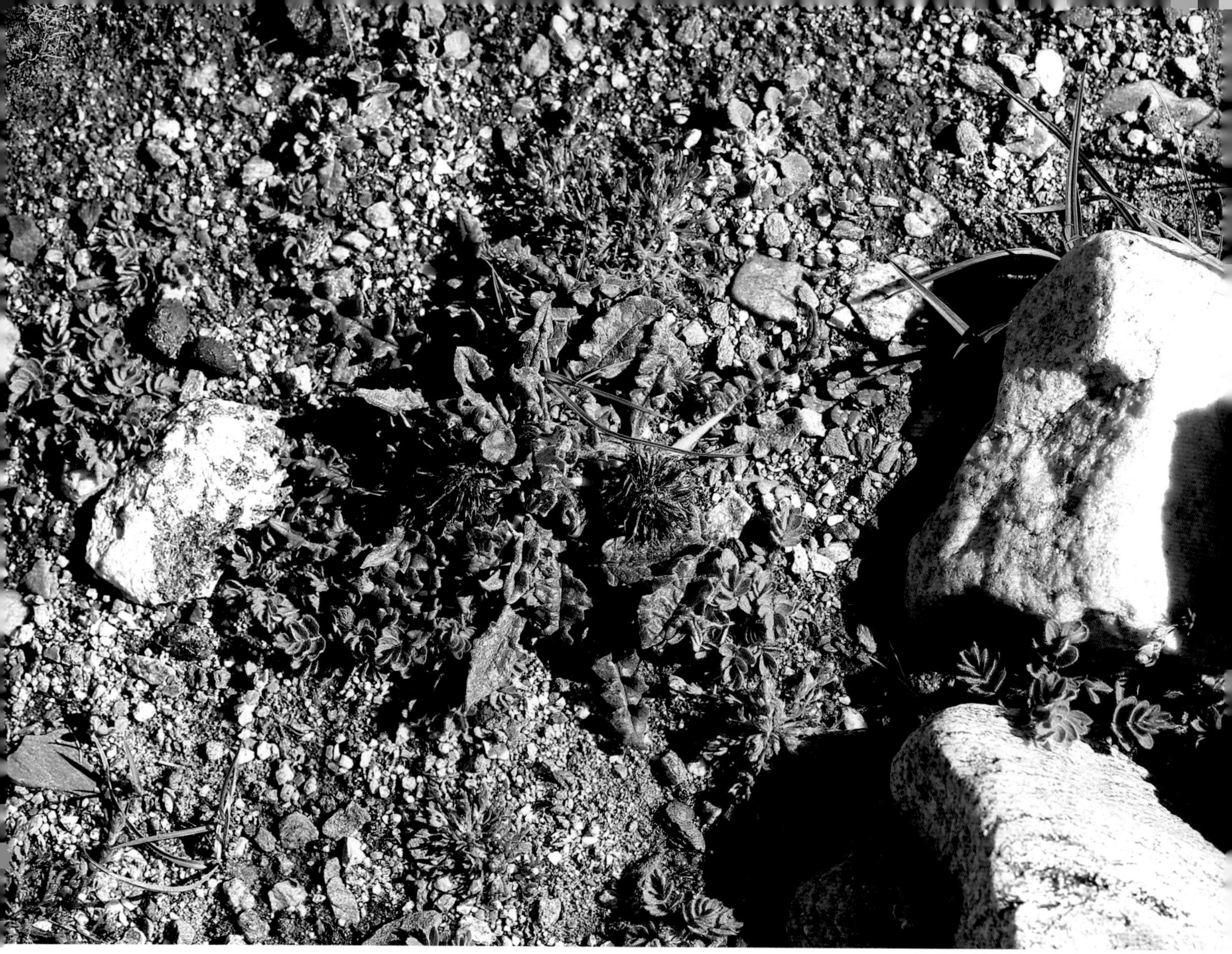

川藏风毛菊

Saussurea stoliczkae C. B. Clarke

菊科（Compositae）　风毛菊属（*Saussurea*）

形态

多年生矮小草本，高 2 ～ 6cm。根茎细，有分枝。茎极短，密被白色绒毛或几无茎。叶线状长圆形或倒披针形，明显超出头状花序，基部渐狭成长 1 ～ 2cm 的叶柄，长 3.8 ～ 8.5cm，宽 0.8 ～ 1.5cm，羽状浅裂，侧裂片 5 对，钝三角形或偏斜三角形，先端有小头，上面被稀疏绒毛，下面密被白色绒毛。头状花序单生于根茎先端；总苞卵圆形，直径 1.2 ～ 2cm；总苞片 5 层，被稀疏的柔毛，外层卵状披针形，长 1.1 ～ 1.2cm，宽 3 ～ 4mm，绿色，少有带紫红色，先端渐尖，中层长椭圆状披针形，长 1.7cm，宽 3mm，绿色或带紫红色，内层线状披针形，长 1.5 ～ 2cm，宽 1.5 ～ 2mm，上部紫色，先端钝；小花紫红色，长 9mm，细管部长 7mm，檐部长 2mm。瘦果圆柱状，淡褐色，长 4.5mm，无毛；冠毛污白色，2 层，外层短，糙毛状，长 4mm，内层长，羽毛状，长 1.5cm。花果期 8 ～ 10 月。

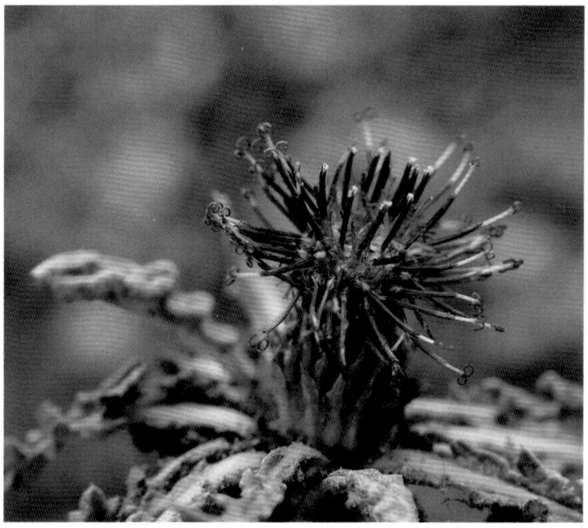

分布

分布于我国四川（木里、稻城）、西藏（那曲、日土、革吉、普兰、萨嘎、吉隆、聂拉木、定日、措勤、改则、当雄）、新疆（塔什库尔干、叶城）。印度西北部、尼泊尔等也有分布。

生境

生长于海拔 3200 ~ 5400m 的砾石山坡、灌丛、草原、草甸、沙滩地、湖边、溪旁、山沟等。

药材名

宫巴嘎吉、公巴嘎吉（ཀོན་པ་གབ་སྐྱེས།）。

药用部位

全草或叶。

功能与主治

全草：清热解毒。叶：凉血止血，清热解毒，清解脉热，愈疮；用于血热，出血，诸疮，肉食中毒。

用量与用法

2g。内服研末。外用适量，研末涂撒患处。

附　注

《蓝琉璃》中记载有“སྔོ་ཁྲག་གཅོད།”（俄察决，意为“止血草”）；《图鉴》（《生形比喻》）又名“ཀོན་པ་གབ་སྐྱེས།”（宫巴嘎吉），《晶珠本草》则以“宫巴嘎吉”作为条名（药物正名），言其为清脉热、治创伤、止血之药物，又记载其分为生于草山坡且叶厚而黑的雄者[“ཀོན་པ་གབ་ཆུང་།”（宫巴嘎琼）、“ཀོན་པ་གབ་སྐྱེས་ཆུང་བ།”（宫巴嘎吉琼哇）]和生于低地且叶薄长而深裂的雌者[“ཀོན་པ་གབ་ཆེན།”（宫巴嘎青）、“ཀོན་པ་གབ་སྐྱེས་ཆེན་པོ།”（宫巴嘎青哇）]2种。现代文献记载的“宫巴嘎吉”的基原主要为风毛菊属（*Saussurea*）植物，但多未明确区分雄者、雌者而统称“公巴嘎吉”，川藏风毛菊 *S. stoliczkae* C. B. Clarke 为其基原之一。作“宫巴嘎吉”基原的风毛菊属植物还有重齿风毛菊 *S. katochaete* Maxim.、丽江风毛菊 *S. likiangensis* Franch. 等多种。（参见“重齿风毛菊”“拉萨雪兔子”“狮牙草状风毛菊”等条）

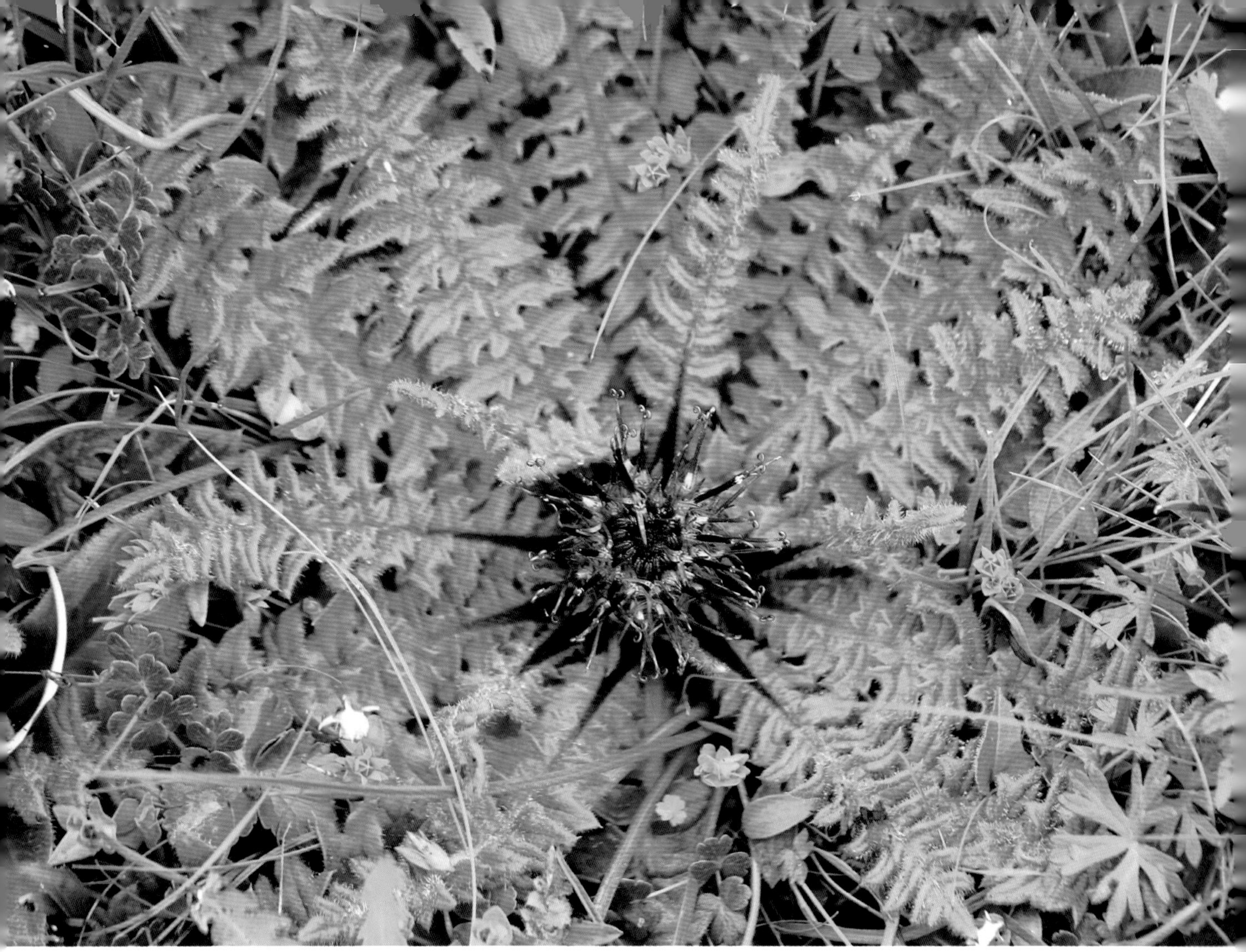

狮牙草状风毛菊

Saussurea leontodontoides (DC.) Sch.-Bip.（松潘风毛菊 *S. sungpanensis* Hand.-Mazz.）

菊科（Compositae）　　风毛菊属（*Saussurea*）

形态

多年生草本，高 4 ~ 10cm。根茎有分枝，被稠密的暗紫色叶柄残迹，残柄有时纤维状撕裂。茎极短，灰白色，被稠密的蛛丝状绵毛至无毛。叶莲座状，有叶柄，柄长 1 ~ 3cm，叶片线状长椭圆形，长 4 ~ 15cm，宽 0.8 ~ 1.5cm，羽状全裂，侧裂片 8 ~ 12 对，椭圆形、半圆形或几三角形，先端圆形或钝，有小尖头，全缘或一侧边缘基部有一小耳，顶裂片小，钝三角形，全部裂片两面异色，上面绿色，被稀疏糙毛，下面灰白色，被稠密的绒毛。头状花序单生于莲座状叶丛中或莲座状之上；总苞宽钟状，直径 1.5 ~ 3cm；总苞片 5 层，无毛，外层及中层披针形，长 0.9 ~ 1.2cm，宽 0.5 ~ 3mm，先端渐尖，内层线形，长 1.4 ~ 1.5cm，宽 1.5 ~ 2mm，先端急尖；小花紫红色，长 1.8 ~ 2.2cm，细管部长 1cm，檐部长 0.8 ~ 1.2cm。瘦果圆柱形，长 4mm，有横皱纹；冠毛淡褐色，2 层，外层短，糙毛状，长 2mm，内层长，羽毛状，长 1.5cm。花果期 8 ~ 10 月。

分布

分布于我国四川（木里、乡城、康定等）、云南（丽江、香格里拉、鹤庆）、西藏（拉萨、萨嘎、措勤、亚东、南木林、仲巴、巴青、措美、错那、八宿、泽当）。尼泊尔、印度西北部也有分布。

生境

生长于海拔 3280 ~ 5450m 的山坡砾石地、林间砾石地、草地、林缘、灌丛边缘。

药材名

宫巴嘎吉、公巴嘎吉、贡巴格吉（ཀོན་པ་གག་སྐྱེས། ）。

药用部位

全草。

功能与主治

止血，解毒，清解脉热。用于新老疮伤，伤口流血不止，脉热症，解食肉中毒。

用量与用法

2 ~ 3g。内服研末。外用适量，研末涂撒患处。

附注

《晶珠本草》记载有"ཀོན་པ་གག་སྐྱེས།"（公巴嘎吉），言其为清血热之药物，分为"生草山坡、叶厚而黑"的雄者["ཀོན་པ་གག་ཆུང་།"（宫巴嘎琼）]及"生低地、叶薄长而深裂"的雌者["ཀོན་པ་གག་ཆེན།"（宫巴嘎青）]两种。现代文献记载的"公巴嘎吉"的基原包括多种风毛菊属（*Saussurea*）植物，但多未明确区分雄、雌者。文献记载，松潘风毛菊 *S. sungpanensis* Hand.-Mazz.[狮牙草状风毛菊 *S. leontodontoides* (DC.) Sch.-Bip.]为"公巴嘎吉"的基原之一，《西藏藏标》以"ཀོན་པ་གག་སྐྱེས།/ 公巴嘎吉 / 公巴嘎吉"之名收载了该种。据调查，西藏类乌齐藏医还以重齿风毛菊 *S. katochaete* Maxim. 和弯齿风毛菊 *S. przewalskii* Maxim. 作"ཀོན་པ་གག་སྐྱེས།"（贡巴格吉）（参见"重齿风毛菊""丽江风毛菊""拉萨雪兔子""东俄洛风毛菊"条）

《中国植物志》中，将 *S. sungpanensis* Hand.-Mazz. 作为狮牙草状风毛菊 *S. leontodontoides* (DC.) Sch.-Bip. 的异名。

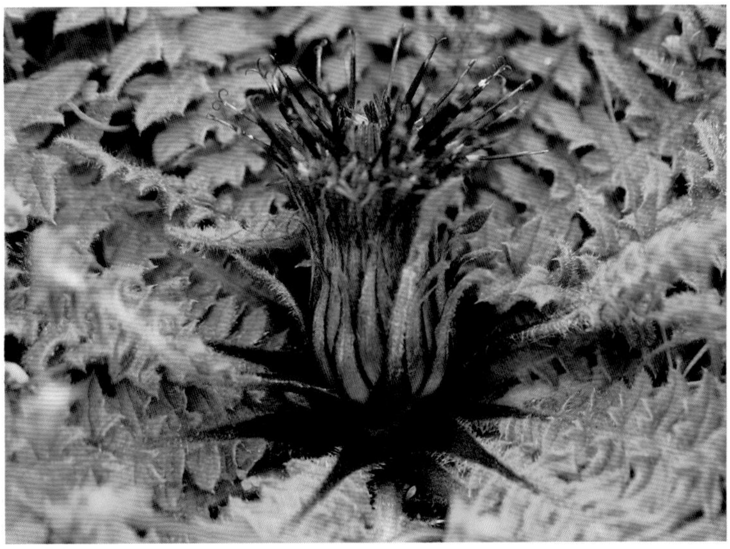

耳叶风毛菊

Saussurea neofranchetii Lipsch.

菊科（Compositae） 风毛菊属（*Saussurea*）

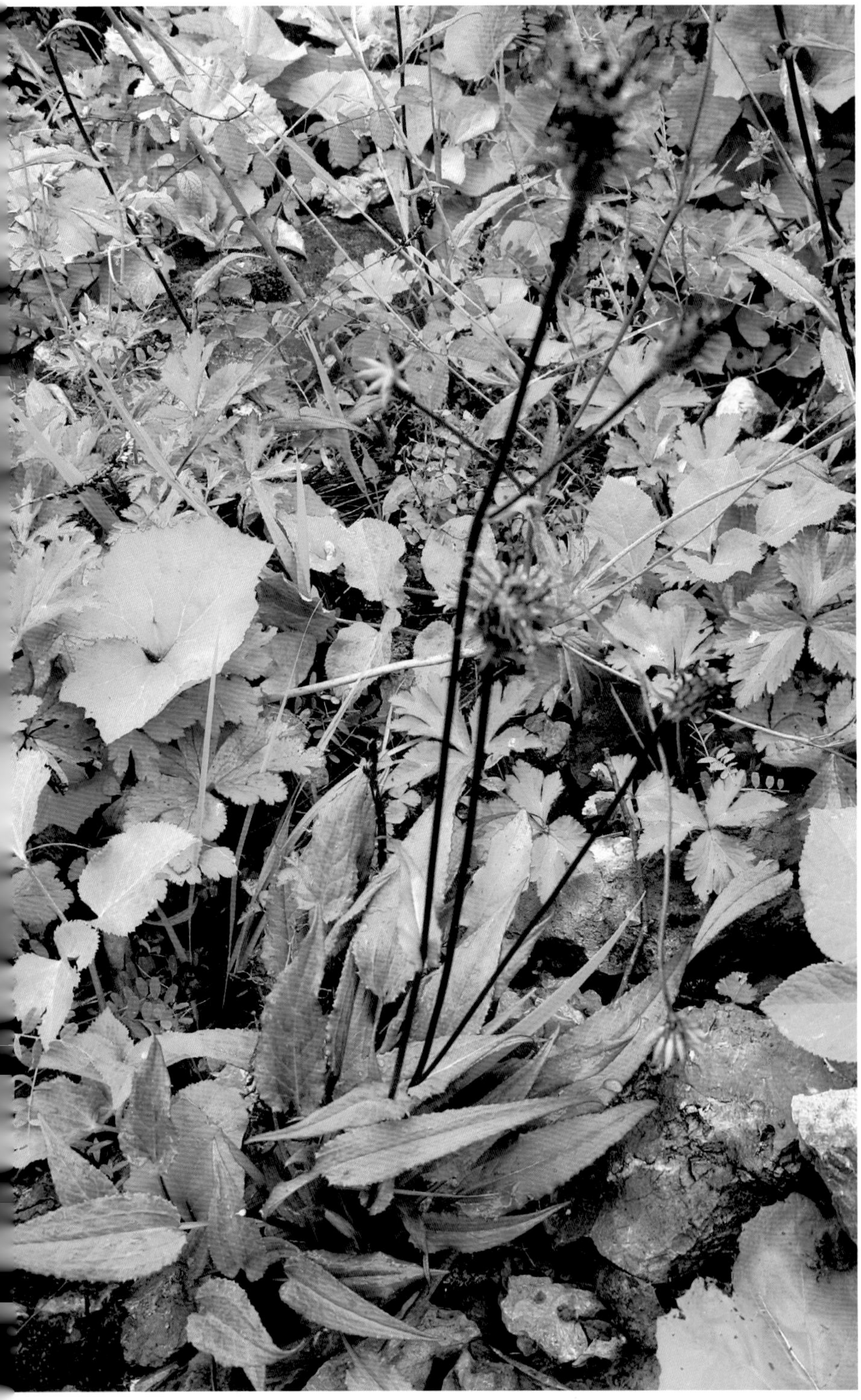

形态

多年生草本，高 50 ~ 70cm。根茎细长，颈部有残存的叶。基生叶花期通常凋落，长椭圆形，基部楔形渐狭，无叶柄；中部与下部茎生叶长圆形或长圆状倒披针形，长 10 ~ 15cm，宽 2.5 ~ 5cm，顶部渐尖，基部楔形渐狭成具翼而圆耳状抱茎，边缘有细齿，齿顶有小尖头及稀疏的多细胞节毛；上部茎生叶与中、下部茎生叶同形，先端长渐尖，无柄，基部扩大，圆耳状抱茎，全部叶纸质，两面无毛。头状花序 1 ~ 3，单生于茎枝先端，有长花序梗，花序梗上部被稀疏的长柔毛；总苞钟状，直径 1.2 ~ 2cm；总苞片约 4 层，几革质，先端急尖或渐尖，常反折，外层卵形，内层长圆状披针形；小花紫红色，长 1.5cm。瘦果圆形，褐色，无毛，有纵肋，长 4mm；冠毛淡黄色，2 层，外层短，糙毛状，内层长，羽毛状。花果期 8 月。

分布

分布于我国四川（宝兴、理县、

茂县、木里）、云南（丽江、香格里拉）。

生境

生长于海拔 3000 ~ 3800m 的林缘、山坡灌丛、草地。

药材名

日肖（རི་ཤོ།）。

药用部位

根及根茎。

功能与主治

清瘟热，敛黄水，解毒，愈疮。用于“赤巴”病，久热，“赤培”合并症，中毒病，黄水病，疮肿。

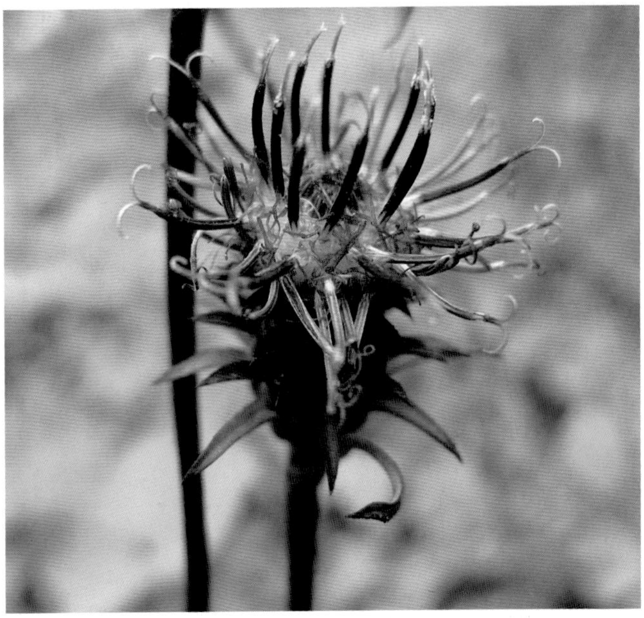

附注

“རི་ཤོ།”（日肖）最早载于《四部医典》中，为引吐“赤巴”病（热病）之药物。《四部医典系列挂图全集》在第二十九图中有2幅“日肖”附图（88号图，包括2幅小图），其汉译本译注名为“两种李息橐吾”。《晶珠本草》记载“ཤོ་མང་།”（肖芒）为一大类药材的总称，言其包括龙肖、甲肖、曲肖、日肖、嘎肖、陆肖等共9种，功能为清疮热；言其并言“日肖”有生于山坡（称“日肖”）和生于沼泽地（称“那肖”）2种，二者的生境不同，但形态基本相同。现代文献记载的“肖芒”类的基原涉及蓼科、菊科、大戟科等多科多属植物，不同文献关于“肖芒”之下各品种的基原的观点不同，且存在将不同科属植物作同一药材品种的基原的情况。现藏医所用“日肖”主要为菊科橐吾属（*Ligularia*）植物，但各地所用种类存在差异。《部标藏药》以“黄帚橐吾 རི་ཤོ།/ 日肖”之名收载了黄帚橐吾 *L. virgaurea* (Maxim.) Mattf.。据文献记载，耳叶风毛菊 *S. neofranchetii* Lipsch. 为四川甘孜藏医习用的“日肖”的基原之一，但该种的形态与《四部医典系列挂图全集》中的附图有较大差异，应属地方习用的类同品。（参见“藏橐吾”“黄帚橐吾”条）

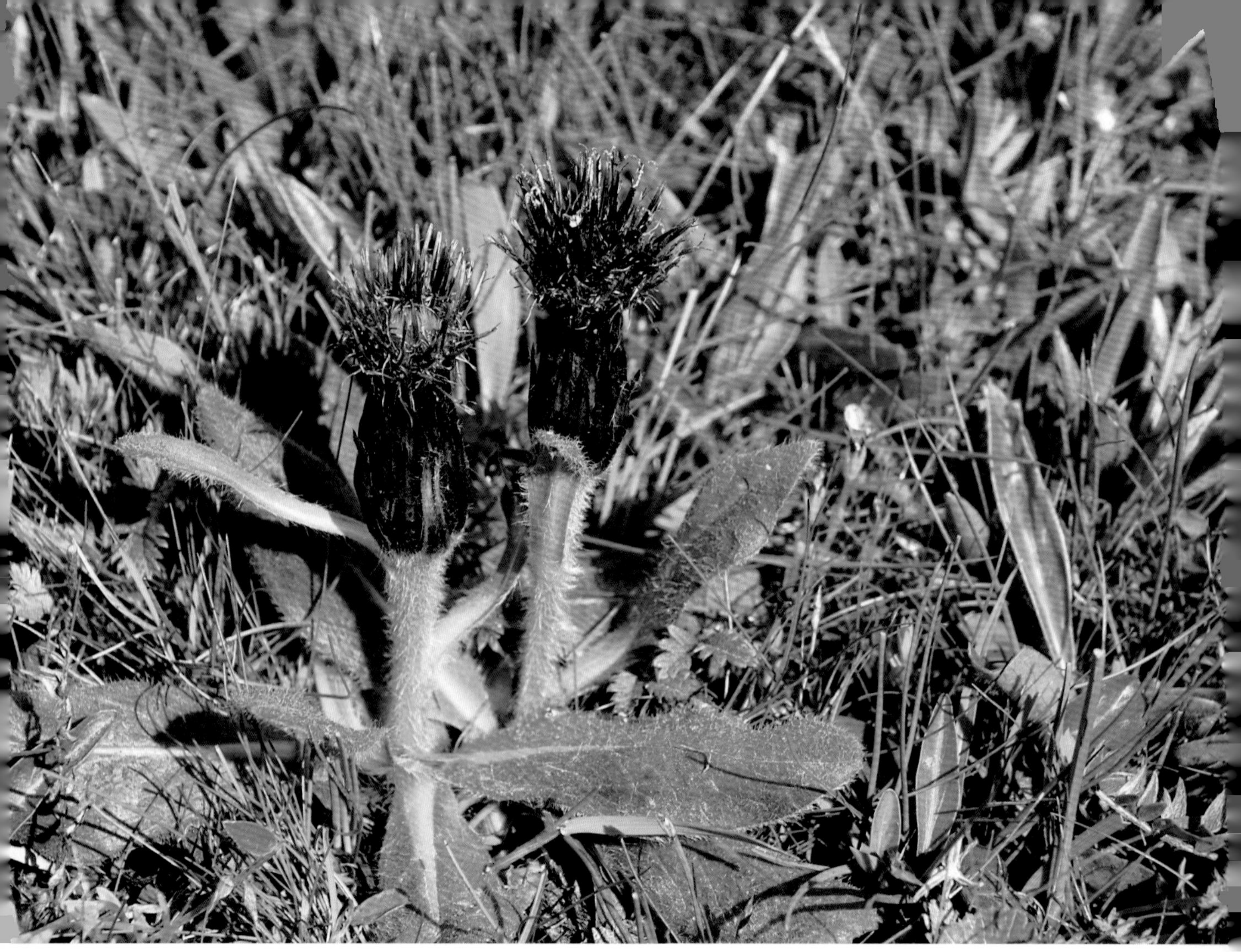

长毛风毛菊

Saussurea hieracioides Hook. f.（美丽风毛菊 *S. superba* Anth.）

菊科（Compositae）　风毛菊属（*Saussurea*）

形态

多年生草本，高 5 ~ 35cm。根茎密被干膜质、褐色残留叶柄。茎直立，密被白色长柔毛。基生叶莲座状，基部渐狭成具翼的短叶柄，叶片椭圆形或长椭圆状倒披针形，长 4.5 ~ 15cm，宽 2 ~ 3cm，先端急尖或钝，全缘或有不明显的稀疏浅齿；茎生叶与基生叶同形或线状披针形，或线形，无柄，全部叶质地薄，两面褐色或黄绿色，两面及边缘被稀疏的长柔毛。头状花序单生于茎顶；总苞宽钟状，直径 2 ~ 3.5cm；总苞片 4 ~ 5 层，全部或边缘黑紫色，先端长渐尖，密被长柔毛，外层卵状披针形，长 1cm，宽 3mm，中层披针形，长 1.3cm，宽 2.5mm，内层狭披针形或线形，长 2.5cm，宽 2mm；小花紫色，长 1.8cm，细管部长 1cm，檐部长 8mm。瘦果圆柱状，褐色，无毛，长 2.5mm；冠毛淡褐色，2 层，外层短，糙毛状，长 2 ~ 3mm，内层长，羽毛状，长 1.4cm。花果期 6 ~ 8 月。

分布

分布于我国西藏（察隅、错那、申扎）、青海（互助、湟中、青海湖附近）、四川（甘孜、阿坝）、云南（香格里拉、德钦）、甘肃（夏河）等。

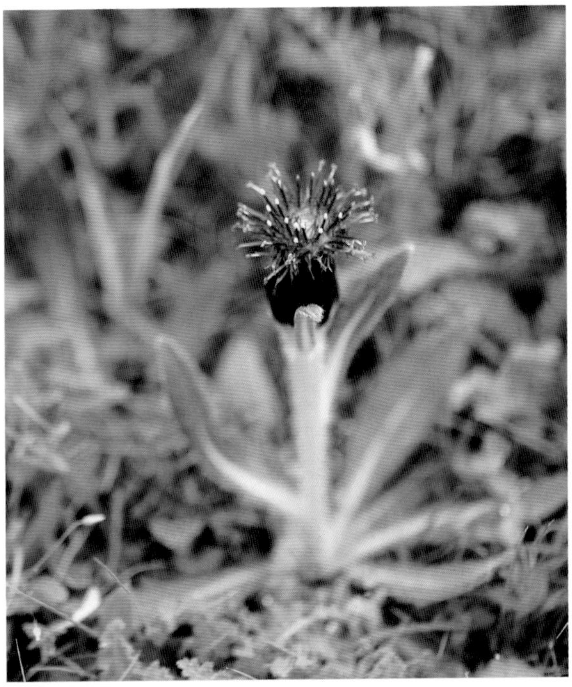

生境

生长于海拔 4450 ~ 5200m 的高山草地、碎石山坡地。

药材名

我吉秀、俄吉秀、俄吉秀尔（ཟོ་བྱི་བཞུས།），贝珠牙扎、贝治牙扎、贝都牙扎（བེ་རྡུ་འདྲ།），漏子多保（ལུག་ཙི་དོ་བོ།）。

药用部位

全草或地上部分。

功能与主治

渗湿利尿，清热。用于水肿，腹水，膀胱炎，小便不利。

用量与用法

2 ~ 3g。内服煎汤，或入散剂。

附注

《四部医典》中记载有“ཟོ་བྱི་བཞུས།”（莪吉秀），《晶珠本草》记载有“བེ་རྡུ་འདྲ།”（贝珠牙扎），两者互为异名，为引出心肾水肿水之药物。《药物鉴别明镜》记载：“生于山岩与高山草地的分界处。叶似莲叶，分三尖，被毛，铺在地面。茎短。花紫黑色，朵小。种子黑，扁小，坚硬。叶捣碎浸入水中，水变成绿色。”《晶珠本草》引《秘疗》之记载“浸入水中有蓝琉璃光泽”。现代文献对“莪吉秀”的基原存有疑问，多认为“莪吉秀”的基原为长毛风毛菊 *S. hieracioides* Hook. f.，但也指出其形态与古籍文献的记载仅部分相符，认为其为代用品，甘肃甘南藏医又称其为“ལུག་ཙི་དོ་བོ།”（漏子多保）。各地藏医作“莪吉秀”或“贝珠牙扎”使用的还有长叶风毛菊 *S. longifolia* Franch.（长叶雪莲，云南迪庆藏医习用）、尖苞雪莲 *S. polycolea* Hand.-Mazz. var. *acutisquama* (Ling) Lipsch.、打箭风毛菊 *S. tatsienensis* Franch. 等风毛菊属（*Saussurea*）植物。《青藏高原药物图鉴》记载的“贝都牙扎”的基原为眼子菜科植物水麦冬 *Triglochin palustre* Linn.，此植物系青海藏医习用品，但其形态和生境均与《晶珠本草》之记载不符。《部标藏药》在“莪吉秀/ཟོ་བྱི་བཞུས།/风毛菊”条下收载了长毛风毛菊 *S. hieracioides* Hook. f.、美丽风毛菊 *S. superba* Anth.。（参见“打箭风毛菊”“水麦冬”条）

《中国植物志》中将 *S. superba* Anth. 作为长毛风毛菊 *S. hieracioides* Hook. f. 的异名。

打箭风毛菊

Saussurea tatsienensis Franch.

菊科（Compositae）　　风毛菊属（*Saussurea*）

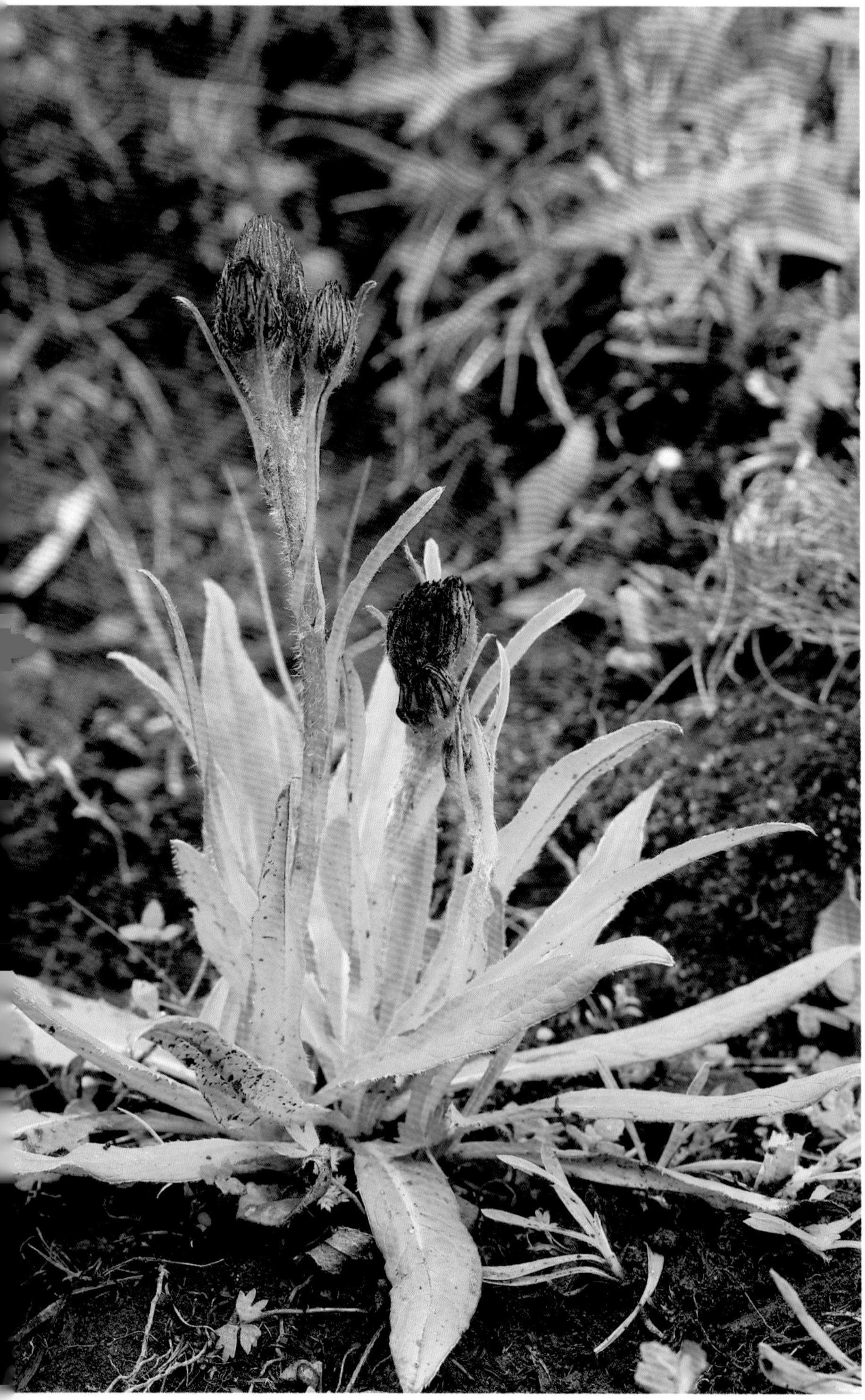

形态

多年生草本，高近 30cm。茎被黄棕色长柔毛。基生叶与茎生叶倒披针形，长 6 ~ 13cm，先端钝圆，基部渐狭下延，近无毛或两面被稀疏白色柔毛或下面脉上被毛，近全缘，具密缘毛；茎下部叶基部渐狭成柄，茎中上部叶条状披针形，向上渐小。头状花序单生或 2 ~ 5 呈伞房状排列，直径 1 ~ 3cm；总苞片 3 ~ 4 层，暗紫色或边缘紫黑色；小花管状，紫黑色。冠毛污白色。花期 7 ~ 9 月。（形态据标本或采集记录描述）

分布

分布于我国四川（康定、若尔盖）、甘肃南部。

生境

生长于海拔 3250 ~ 3540m 的草坡、溪边草地、灌丛下。

药材名

贝治牙扎、贝珠牙扎、贝都牙扎（བེ་ཙྪ་འདྲ།）。

药用部位

叶。

功能与主治

渗湿利尿。用于腹水，肾性水肿，心源性水肿。

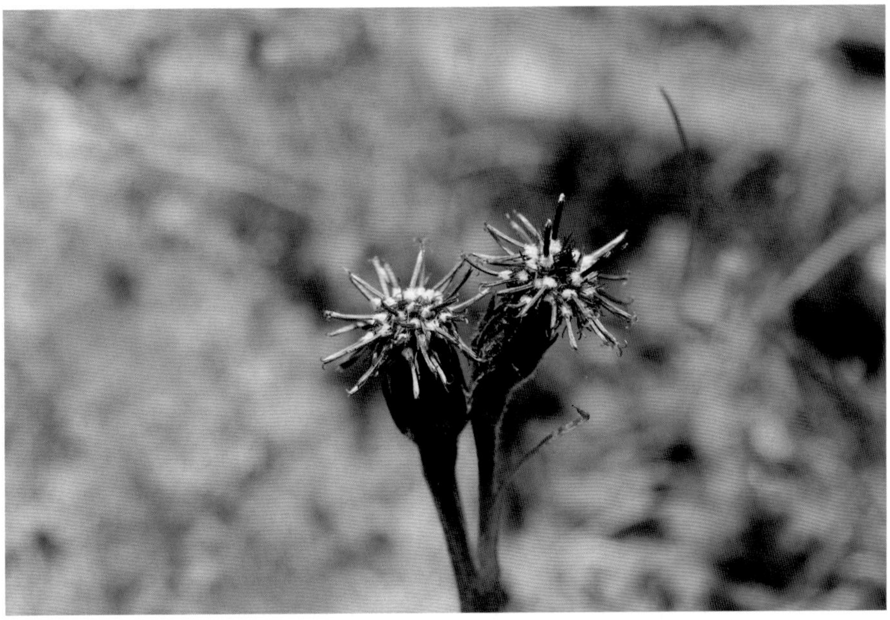

附　注

《四部医典》中记载有“སྔོ་སྦྱི་བཤུར།”（莪吉秀），《晶珠本草》记载其名为“བེ་ཙྪ་འདབ།”（贝珠牙扎），2个名称互为异名，该药物为引出心肾水肿水之药物。《药物鉴别明镜》记载：“生于山岩与高山草地的分界处。叶似莲叶，分三尖，被毛，铺在地面。茎短。花紫黑色，朵小。种子黑，扁小，坚硬。叶捣碎浸入水中，水变成绿色。”（也有古籍记载“浸入水中有蓝琉璃光泽”）现代文献对“莪吉秀”基原的记载不尽一致，多以风毛菊属（*Saussurea*）植物作“莪吉秀”使用，但风毛菊属植物的形态与古籍记载的植物形态仅部分相符，仅作为代用品。《部标藏药》以“风毛菊/སྔོ་སྦྱི་བཤུར།/莪吉秀”之名收载了长毛风毛菊 *S. hieracioides* Hook. f.、美丽风毛菊 *S. superba* Anth.（《中国植物志》将 *S. superba* Anth. 作为长毛风毛菊 *S. hieracioides* Hook. f. 的异名）。文献记载，打箭风毛菊 *S. tatsienensis* Franch. 为“贝治牙扎”的基原之一。（参见“长毛风毛菊”“水麦冬”条）

柳叶菜风毛菊

Saussurea epilobioides Maxim.

菊科（Compositae）　风毛菊属（*Saussurea*）

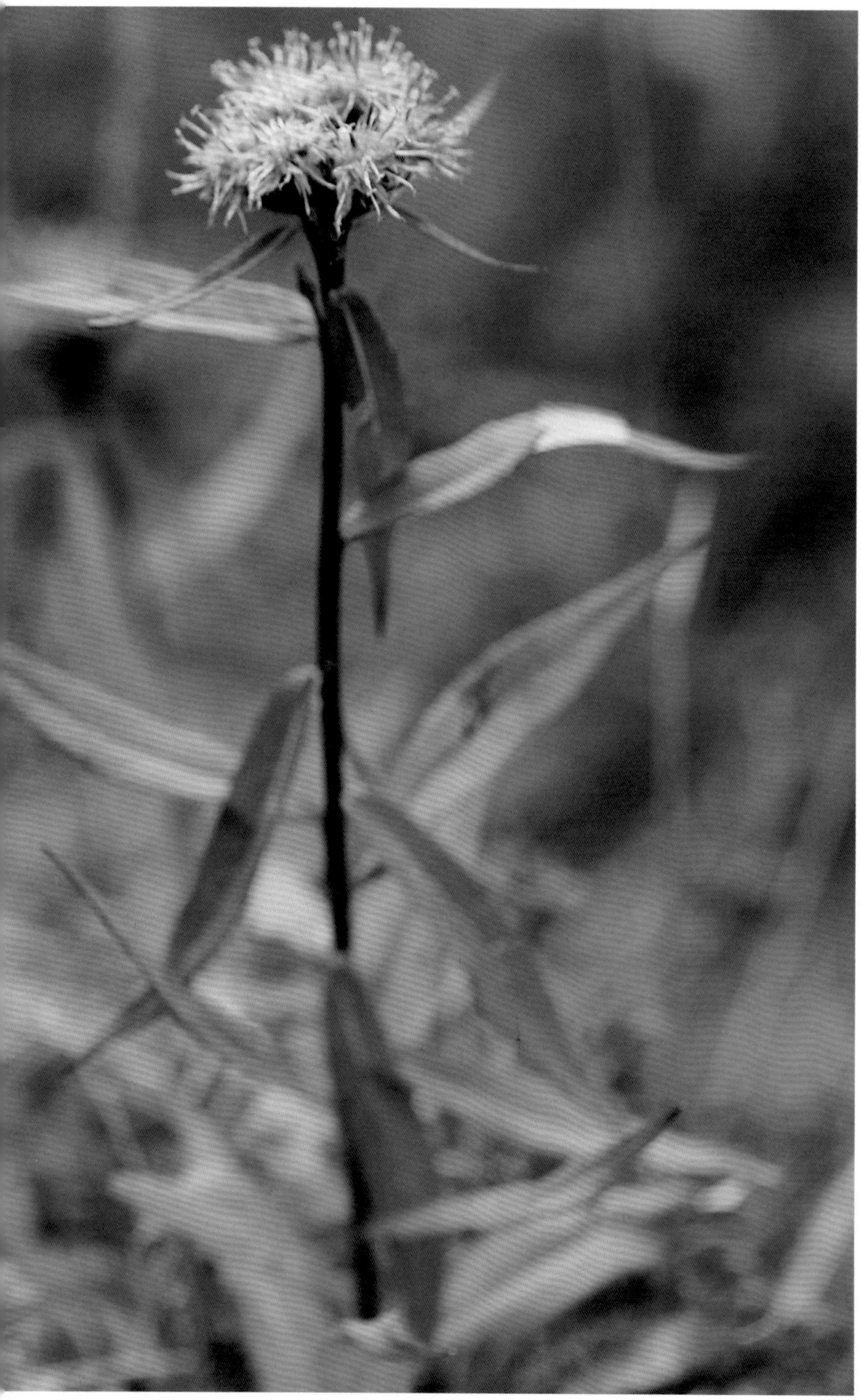

形态

多年生草本，高 25 ~ 60cm。根茎短。茎直立，不分枝，无毛，单生。基生叶花期脱落；下部及中部茎生叶无柄，叶片线状长圆形，长 8 ~ 10cm，宽 1 ~ 2cm，先端长渐尖，基部渐狭成深心形而半抱茎的小耳，边缘有具长尖头的深密齿，上面有短糙毛，下面有小腺点；上部茎生叶小，与下部及中部茎生叶同形，但渐小，基部无明显的小耳。头状花序多数，在茎端排成密集的伞房花序，有短花序梗；总苞钟状或卵状钟形，直径 6 ~ 8mm；总苞片 4 ~ 5 层，外层宽卵形，先端有黑绿色长钻状马刀形的附属物，附属物反折或稍弯曲，中层长圆形，先端有黑绿色钻状马刀形附属物，附属物反折或稍弯曲，内层长圆形或线状长圆形，先端急尖或稍钝，全部总苞片几无毛；小花紫色，长 1 ~ 1.1cm。瘦果圆柱状，无毛，长 3 ~ 4mm；冠毛污白色，2 层，外层短，糙毛状，内层长，羽毛状。花果期 8 ~ 9 月。

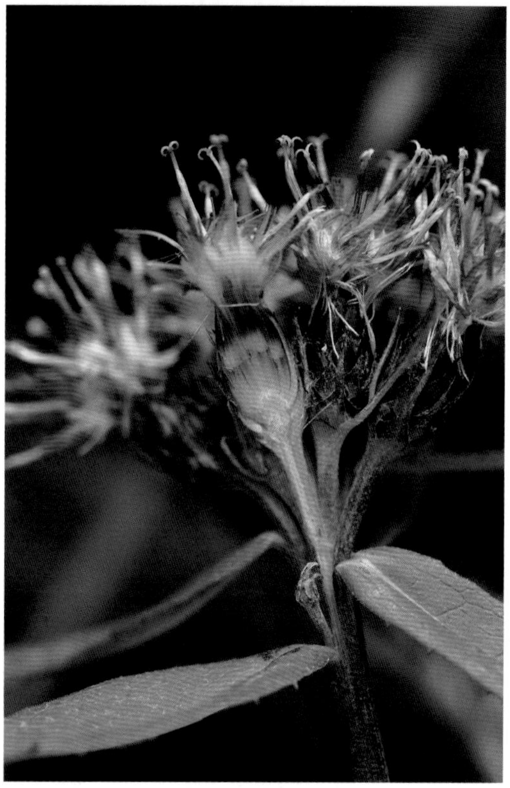

分布

分布于我国甘肃（兰州）、青海、宁夏、四川（康定）。

生境

生长于海拔 2600 ~ 4000m 的山坡。

药材名

叶格象、叶格兴、叶格相（ཡ་གྱ་ཤིང་།、ཡ་གྱ་ཤིང་རྩང་མ།），玉勾相那保、叶格兴那保（ཡ་གྱ་ཤིང་ནག་པོ།），叶格兴那保玉哲（ཡ་གྱ་ཤིང་ནག་པོ་ཡུལ་སྐྱད།）。

药用部位

全草或地上部分。

功能与主治

清热解毒，愈疮，接骨。用于肝热，胆热，热毒，骨折，骨伤，创伤，跌打损伤，风湿性关节炎，慢性腰腿痛，扭伤挫伤。

用量与用法

3 ~ 6g。

附　注

《四部医典》中记载有“ཡ་གྱ་ཤིང་།”（叶格兴），言其为清热毒、愈疮之药物。《蓝琉璃》及《晶珠本草》均言“叶格兴”分为黑［“ཡ་གྱ་ཤིང་ནག་པོ།”（叶格兴那保）］、白［“ཡ་གྱ་ཤིང་དཀར་པོ།”（叶格兴嘎保）］2 种；《四部医典系列挂图全集》第二十八图中有白、黑 2 附图，其汉译本分别译注为“白一扫光”（30 号图）和“黑一扫光”（31 号图）。现代文献记载藏医所用“叶格兴”的基原包括菊科千里光属（*Senecio*）、合耳菊属（*Synotis*）、风毛菊属（*Saussurea*）、紫菀属（*Aster*）及忍冬科接骨木属（*Sambucus*）的多种植物，不同地区藏医使用的种类不同。据文献记载，柳叶菜风毛菊 *S. epilobioides* Maxim. 为黑者（叶格兴那保）的正品，甘肃甘南藏医又称其为“ཡ་གྱ་ཤིང་རྩང་མ།”（叶格象），此外，忍冬科植物血满草 *Sambucus adnata* Wall. ex DC.、接骨草 *Sambucus chinensis* Lindl. 也作“叶格兴那保”或其代用品使用。也有观点认为，《四部医典系列挂图全集》中白者的附图应为菊科植物川西千里光 *Senecio solidagineus* Hand.-Mazz.［川西合耳菊 *Synotis solidaginea* (Hand.-Mazz.) C. Jeffrey et Y. L. Chen］，而黑者的附图似为云南迪庆、西藏昌都藏医习用的甘川紫菀 *Aster smithianus* Hand.-Mazz. 等紫菀属植物。（参见“川西合耳菊”“血满草”“接骨草”条）

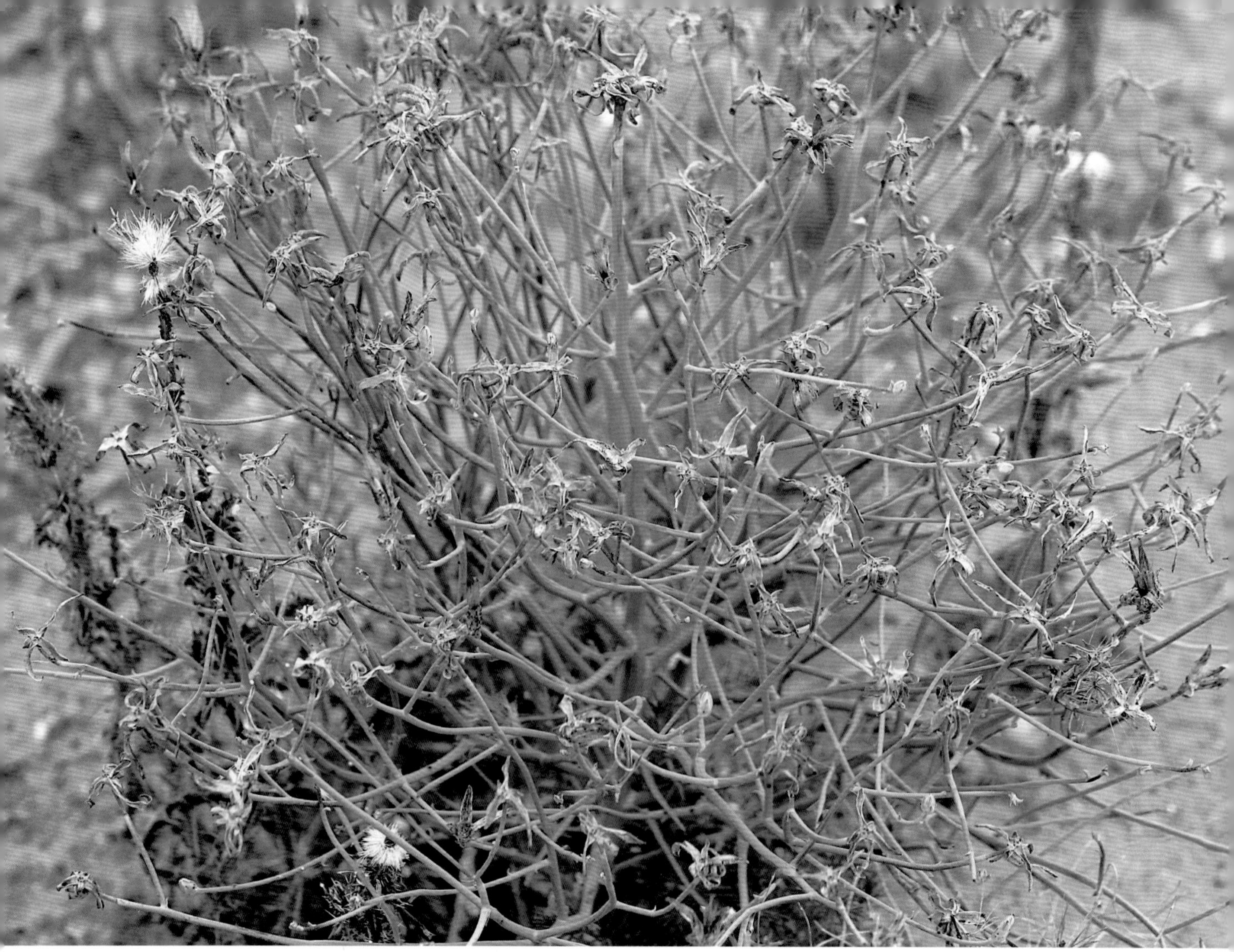

拐轴鸦葱

Scorzonera divaricata Turcz.

菊科（Compositae） 鸦葱属（*Scorzonera*）

形态

多年生草本，高 20 ~ 70cm。根垂直直伸，直径达 4mm，有时达 1cm。茎直立，自基部多分枝，分枝铺散或直立，或斜升，全部茎枝灰绿色，被尘状短柔毛或脱落至无毛，纤细，茎基裸露，无残存的鞘状残遗物。叶线形或丝状，长 1 ~ 9cm，宽 1 ~ 2（3 ~ 5）mm，先端长渐尖，常卷曲成明显或不明显的钩状，上部的茎生叶短小，全部叶两面被微毛或脱落至无毛，平，中脉宽厚。头状花序单生于茎枝先端，形成明显或不明显的疏松的伞房状花序，具 4 ~ 5 舌状小花；总苞狭圆柱状，宽 5 ~ 6mm；总苞片约 4 层，外层短，宽卵形或长卵形，长约 5mm，宽约 2. 5mm，中、内层渐长，长椭圆状披针形或线状长椭圆形，长 1.2 ~ 2cm，宽 2.5 ~ 3.5mm，先端急尖或钝，或内层有时先端短渐尖；全部苞片外面被尘状短柔毛或果期变稀毛；舌状小花黄色。瘦果圆柱状，长约 8.5mm，有多数（约为 10）纵肋，无毛，淡黄色或黄褐色；冠毛污黄色，其中 3 ~ 5 超长，长达 2.5cm，在与瘦果连接处有蛛丝状毛环；全部冠毛羽毛状，羽枝蛛丝毛状，但冠毛的上部为细锯齿状。花果期 5 ~ 9 月。

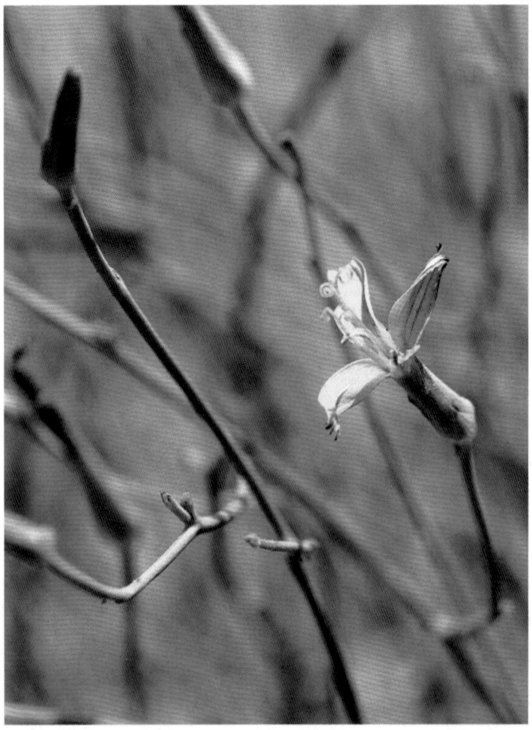

分布

分布于我国内蒙古、河北、山西、陕西、甘肃。

生境

生长于荒漠地带干河床、沟谷、沙地中的丘间低地、固定沙丘上。

药材名

巴杜拉、巴多拉（པ་ཏོ་ལ།）。

药用部位

全草或根茎。

功能与主治

散肿，接骨，解毒。用于骨折，虫病，胸腹胀满，齿龈红肿。

用量与用法

3 ~ 6g。

附　注

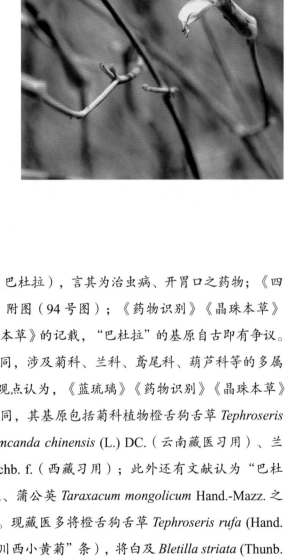

《蓝琉璃》在“药物补述”中记载有“པ་ཏོ་ལ།”（巴杜拉），言其为治虫病、开胃口之药物；《四部医典系列挂图全集》第三十一图中有“巴杜拉”附图（94 号图）；《药物识别》《晶珠本草》等均有“巴杜拉”的记载，但据《蓝琉璃》及《晶珠本草》的记载，“巴杜拉”的基原自古即有争议。现代文献记载的各地藏医所用“巴多拉”的基原不同，涉及菊科、兰科、鸢尾科、葫芦科等的多属多种植物，是藏医南北两派有争议的品种之一。有观点认为，《蓝琉璃》《药物识别》《晶珠本草》各自记载的“巴杜拉”系同名异物，各自的基原不同，其基原包括菊科植物橙舌狗舌草 *Tephroseris rufa* (Hand.-Mazz.) B. Nord.、鸢尾科植物射干 *Belamcanda chinensis* (L.) DC.（云南藏医习用）、兰科植物白及 *Bletilla striata* (Thunb. ex A. Murray) Rchb. f.（西藏习用）；此外还有文献认为“巴杜拉”的基原系菊科植物苦苣菜 *Sonchus oleraceus* L.、蒲公英 *Taraxacum mongolicum* Hand.-Mazz. 之类；青海藏医多用鸦葱 *Scorzonera austriaca* Willd.。现藏医多将橙舌狗舌草 *Tephroseris rufa* (Hand.-Mazz.) B. Nord. 作“ཨ་ཁྱི་”（阿皮夏）使用（参见“川西小黄菊”条），将白及 *Bletilla striata* (Thunb. ex A. Murray) Rchb. f. 和射干 *Belamcanda chinensis* (L.) DC. 作“巴杜拉”使用，鸦葱 *Scorzonera austriaca* Willd. 仅为“巴多拉”的代用品。据文献记载，拐轴鸦葱 *Scorzonera divaricata* Turcz.、毛梗鸦葱 *Scorzonera radiata* Fisch. 也为“巴多拉”的基原之一。据《中国植物志》记载，后种分布于我国东北和华北地区，未见青藏高原地区有分布，藏医药用的可能性也较小，尚存疑。（参见“白及”“射干”条）

毛连菜

Picris hieracioides L.

菊科（Compositae） 毛连菜属（*Picris*）

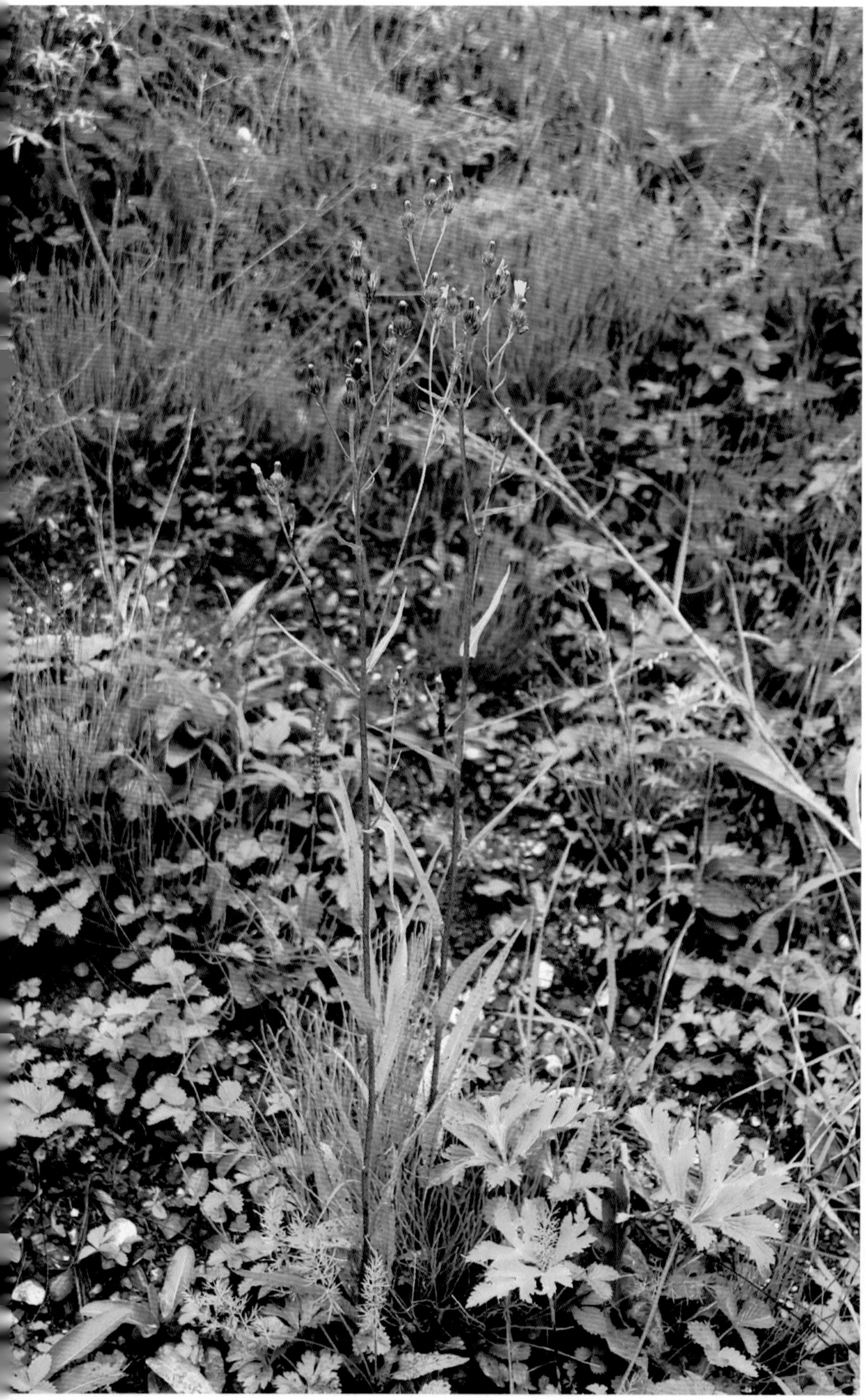

形态

二年生草本，高 16 ~ 120cm。根垂直直伸，粗壮。茎直立，上部伞房状或伞房状圆形分枝，有纵沟纹，被稠密或稀疏的亮色分叉的钩状硬毛。基生叶花期枯萎脱落；下部茎生叶长椭圆形或宽披针形，长 8 ~ 34cm，宽 0.5 ~ 6cm，先端渐尖或急尖或钝，全缘或有尖锯齿或大而钝的锯齿，基部渐狭成长或短翼柄；中部和上部茎生叶披针形或线形，较下部茎生叶小，无柄，基部半抱茎；最上部茎小，全缘；全部茎生叶两面特别是沿脉被亮色的钩状分叉的硬毛。头状花序较多数，在茎枝先端排成伞房花序或伞房圆锥花序，花序梗细长；总苞圆柱状钟形，长达 1.2cm；总苞片 3 层，外层线形，短，长 2 ~ 4mm，宽不足 1mm，先端急尖，内层长，线状披针形，长 10 ~ 12mm，宽约 2mm，边缘白色膜质，先端渐尖；全部总苞片外面被硬毛和短柔毛；舌状小花黄色，花冠筒被白色短柔毛。瘦果纺锤形，长约 3mm，棕褐色，有纵肋，肋上有横皱纹；冠毛白色，外层极短，糙毛状，内层长，羽毛状，长约 6mm。花果期 6 ~ 9 月。

分布

分布于我国四川（松潘、宝兴、木里、康定）、甘肃（天水、夏河）、青海（大通、囊谦）、西藏（林芝）、云南（香格里拉、洱源、富民）、陕西、山西、河北、河南、重庆、湖南、贵州、山东、吉林。俄罗斯、伊朗、哈萨克斯坦以及欧洲其他地区、地中海其他地区也有分布。

生境

生长于海拔 560 ~ 3400m 的山坡草地、林下、沟边、田间、撂荒地、沙滩。

药材名

杂赤、匝赤（རྩ་མཁྲིས།），匝赤那波、匝赤那布（རྩ་མཁྲིས་ནག་པོ།），苦尔芒（ཁུར་མོང་།），加苦尔（རྒྱ་ཁུར།），加苦尔嘎保（རྒྱ་ཁུར་དཀར་པོ།）。

药用部位

地上部分。

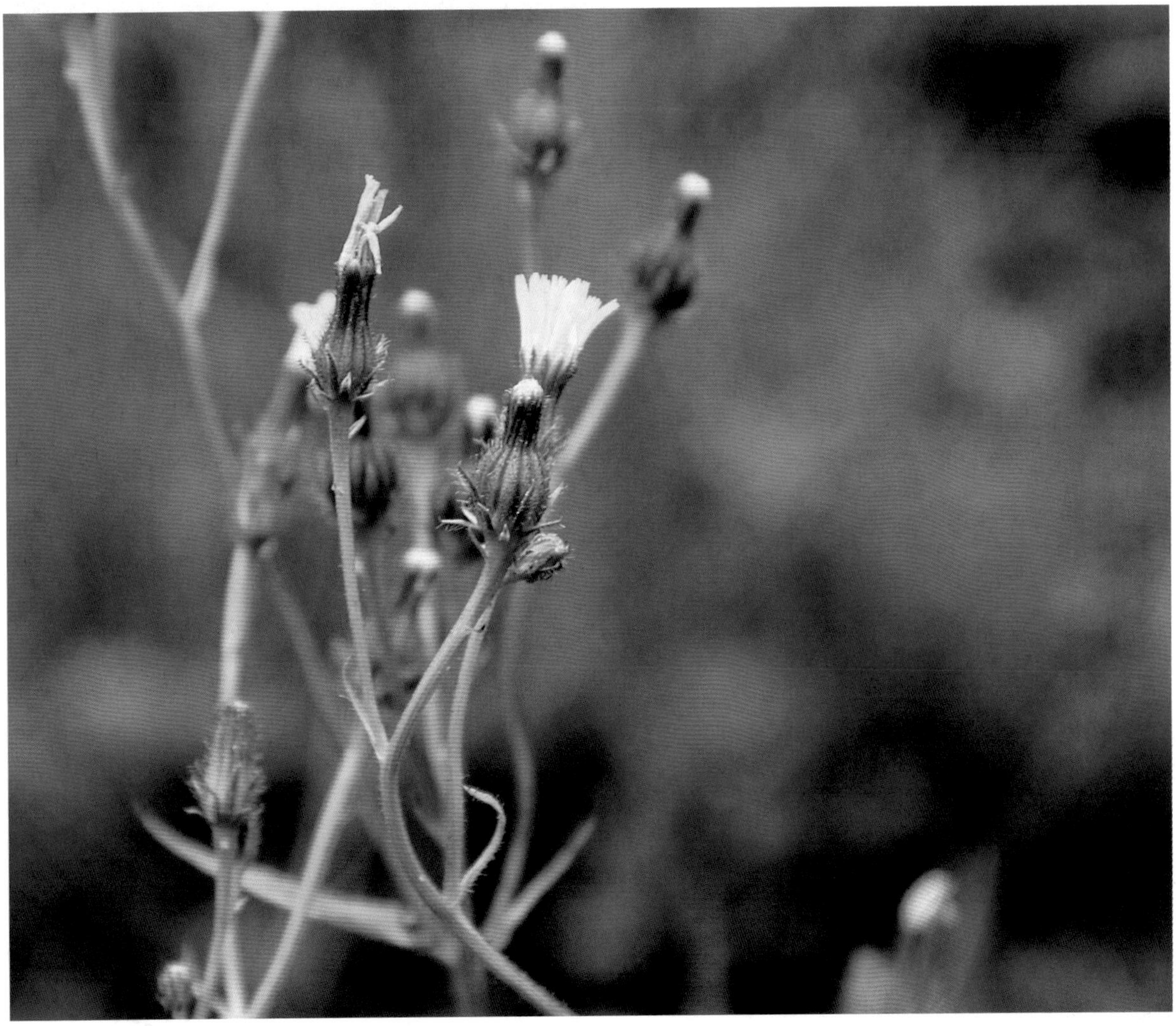

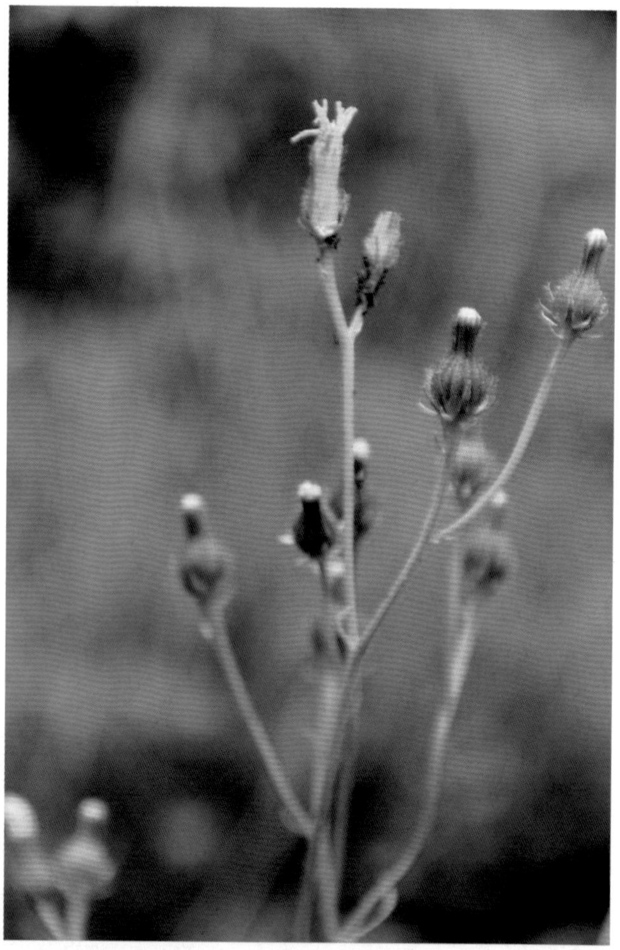

功能与主治

匝赤那波：清热，通脉。用于“赤巴”病，肝病，胆病，筋脉病。

加苦尔：清热除湿，健胃，和血解毒。用于“赤巴”病，胃病，血病，宝石中毒。

用量与用法

6 ~ 9g。

附注

《四部医典》中记载有“རྩ་མཁྲིས།”（杂赤），言其为治“赤巴”病、肝胆病之药物。《晶珠本草》言“杂赤”分山生的黑者、田生的白者2种。现代文献记载的“杂赤”的基原极为复杂，涉及菊科苦荬菜属（*Ixeris*）、小苦荬属（*Ixeridium*）、岩参属（*Cicerbita*）、头嘴菊属（*Cephalorrhynchus*）、风毛菊属（*Picris*）、还阳参属（*Crepis*）、厚喙菊属（*Dubyaea*）等的多属多种植物，不同文献对其黑、白品种的基原也有不同观点。毛连菜 *P. hieracioides* L. 为云南迪庆藏医习用的“杂赤”的基原之一，又称“རྩ་མཁྲིས་ནག་པོ།”（匝赤那波）；此外，厚喙菊 *Dubyaea hispida* (D. Don) DC.、紫舌厚喙菊 *D. atropurpurea* (Franch.) Stebbins、绿茎还阳参 *Crepis lignea* (Vaniot) Babcock 等在云南也作“杂赤”使用。《蓝琉璃》《度母本草》《晶珠本草》等记载有“ཁུར་མང་།”（苦尔芒），言其为治“培根”瘀紫热症之药物。《度母本草》记载“苦尔芒”分为大叶或高大[“རྒྱ་ཁུར།”（加苦尔）]和细叶或低矮[“ཝ་ཁུར།”（哇克尔、哇苦尔）]2种，每种分别又分为黑、白2种，共4种。现代文献记载藏医使用的“苦尔芒”类的基原涉及蒲公英属（*Taraxacum*）、苦苣菜属（*Sonchus*）和毛连菜属（*Picris*）的多种植物。《晶珠本草》汉译重译本认为“加苦尔”的白者“རྒྱ་ཁུར་དཀར་པོ།”（加苦尔嘎保）的基原为毛连菜 *P. hieracioides* L.，黑者“རྒྱ་ཁུར་ནག་པོ།”（加库尔那保）的基原为苣荬菜 *Sonchus brachyotus* DC.（长裂苦苣菜）。西藏卫藏地区藏医习用毛连菜 *P. hieracioides* L. 为“加苦尔”或“加苦尔嘎保”；类乌齐藏医还习用单毛毛连菜 *P. hieracioides* L. subsp. *fuscipilosa* Hand.-Mazz. 作“加苦尔”使用。《四部医典系列挂图全集》第三十一图的“加苦尔”附图（95号图）显然为蒲公英属植物，据《蓝琉璃》和《晶珠本草》记载的形态来看，蒲公英属植物应属“哇库尔”类，而毛连菜属和苦苣菜属植物应属“加苦尔”类。（参见“禾叶风毛菊”“头嘴菊”“细叶小苦荬”“白花蒲公英”“苦荬菜”条）

苣荬菜

Sonchus arvensis L.

菊科（Compositae） 苦苣菜属（*Sonchus*）

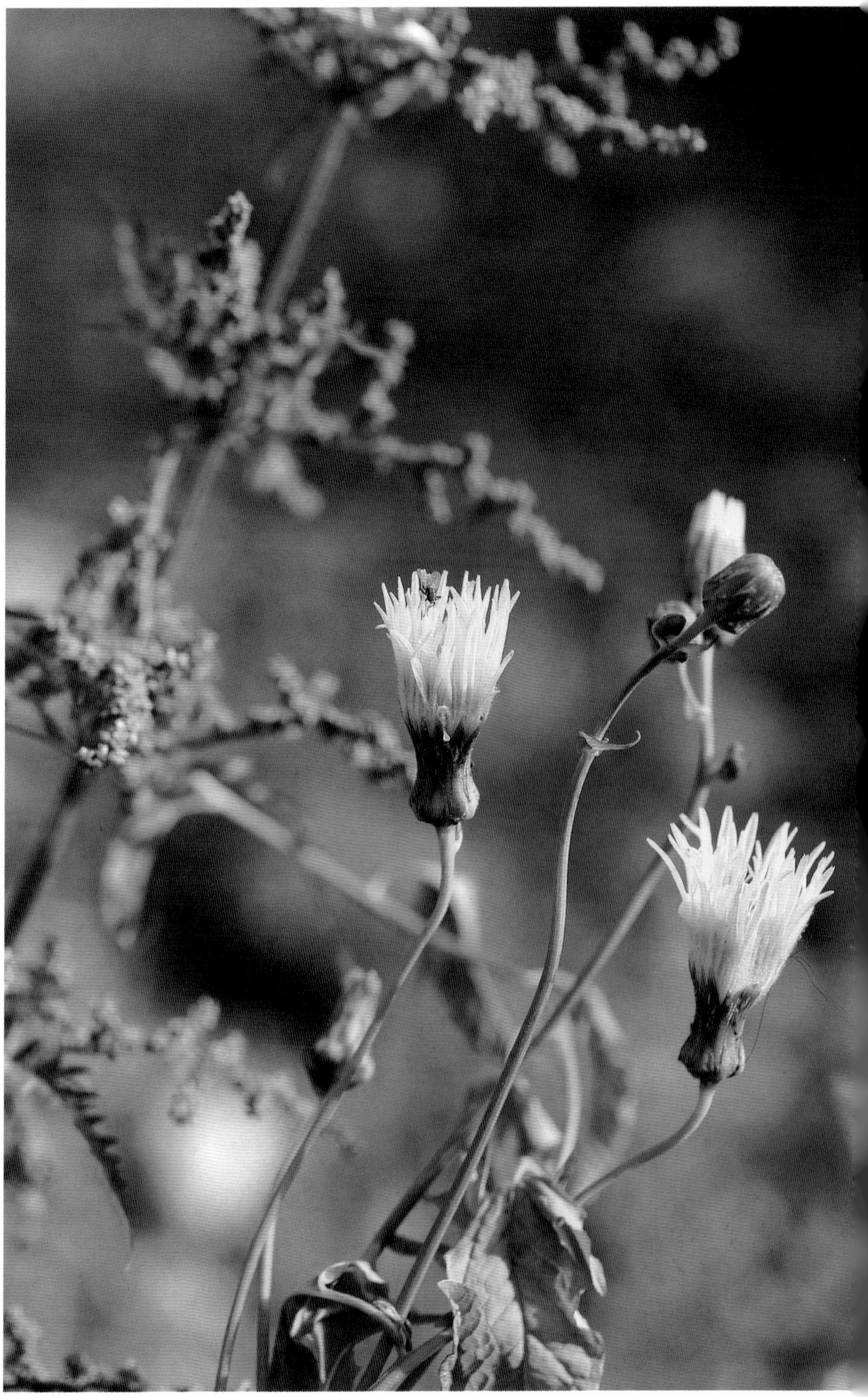

形态

多年生草本。根垂直直伸，多少有根茎。茎直立，高30 ~ 150cm，有细条纹，上部或顶部有伞房状花序分枝，花序分枝与花序梗被稠密的头状具柄的腺毛。基生叶多数，与中下部茎叶均呈倒披针形或长椭圆形，羽状或倒向羽状深裂、半裂或浅裂，长6 ~ 24cm，宽1.5 ~ 6cm，侧裂片2 ~ 5对，偏斜半椭圆形、椭圆形、卵形、偏斜卵形、偏斜三角形、半圆形或耳状，顶裂片稍大，长卵形、椭圆形或长卵状椭圆形；全部叶裂片边缘有小锯齿或无锯齿而有小尖头；上部茎叶及接花序分枝下部的叶均呈披针形或线状钻形，小或极小；全部叶基部渐窄成长或短翼柄，但中部以上茎叶无柄，基部圆耳状扩大半抱茎，先端急尖、短渐尖或钝，两面光滑无毛。头状花序在茎枝先端排成伞房状花序；总苞钟状，长1 ~ 1.5cm，宽0.8 ~ 1cm，基部被稀疏或稍稠密的长或短绒毛，总苞片3层，外层披针形，长4 ~ 6mm，宽1 ~ 1.5mm，中内层披针形，长达15mm，宽3mm，全部总苞片先端长渐尖，外面沿中脉有1行头状具柄的腺毛；舌状小花多数，黄色。瘦果稍压扁，长椭圆形，长3.7 ~ 4mm，宽0.8 ~ 1mm，每面有5细肋，肋间有横皱纹。冠毛白色，长1.5cm，柔软，彼此纠缠，基部联合成环。花果期1 ~ 9月。

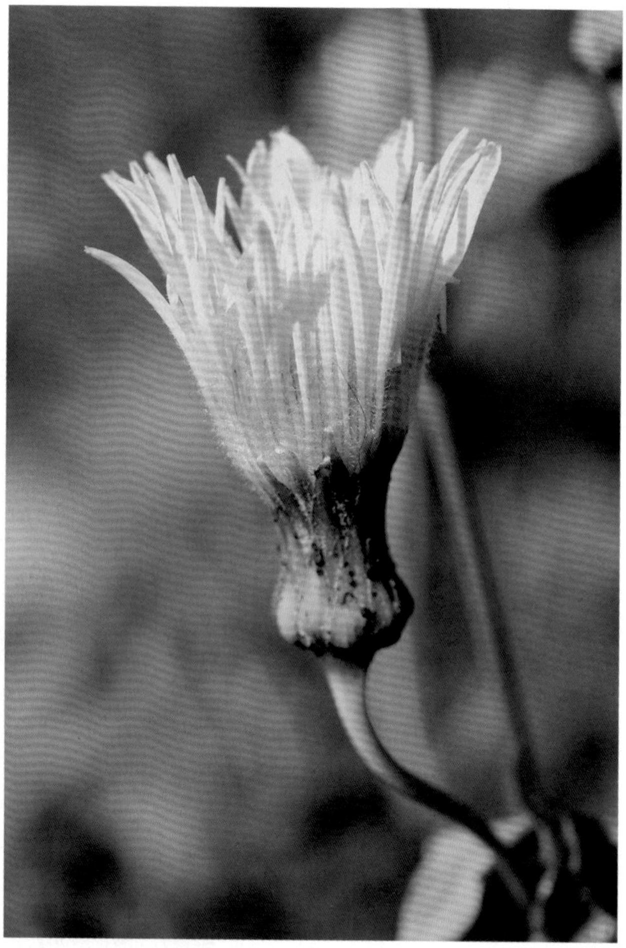

分布

分布于我国西藏（察隅、聂拉木）、青海（贵德）、甘肃南部、陕西、宁夏、新疆、四川（成都、泸定及峨眉山地区）、重庆（南川）、云南、贵州、湖北、湖南、福建、广西。全球广布。

生境

生长于海拔300 ~ 4000m的山坡草地、林间草地、潮湿地、近水旁、村边、河边砾石滩。

药材名

扎赤那波（ཙ་མ་ཁྲིས་ནག་པོ།），加苦尔（རྒྱ་ཁུར།），苦尔扎（ཁུར་ཚ།），加苦尔那保（རྒྱ་ཁུར་ནག་པོ།）。

药用部位

全草。

功能与主治

清热，利胆。用于黄疸性肝炎，胆囊炎，胃炎，脉病。

用量与用法

3 ~ 5g。内服研末。

附注

《四部医典》中记载有"ཙ་མ་ཁྲིས།"（杂赤），言其为治"赤巴"病、肝胆病之药物。《晶珠本草》言"杂赤"分为山生的黑者和田生的白者2种。现代文献记载的"杂赤"（包括黑者和白者）的基原涉及菊科苦荬菜属[*Ixeris*，或小苦荬属（*Ixeridium*）]、岩参属[*Cicerbita*，或头嘴菊属（*Cephalorrhynchus*）]、风毛菊属（*Saussurea*）、苦苣菜属（*Sonchus*）的多种植物，但黑、白2种的功能与主治不同。一般认为白者["ཙ་མ་ཁྲིས་དཀར་པོ།"（杂赤门巴）]的基原为苦荬菜属植物；西藏藏医则以岩参*Cicerbita* *macrorhiza* (Royle) Beauv. 为“杂赤”上品。《藏标》（以“匝赤”之名）、《部标藏药》（以“杂赤曼巴”之名）等收载了细叶苦荬 *Ixeris gracilis* DC.[细叶小苦荬 *Ixeridium gracile* (DC.) Shih]、山苦荬 *Ixeris chinensis* (Thunb.) Nakai[中华小苦荬 *Ixeridium chinense* (Thunb.) Tzvel.]。据文献记载，黑者 [“ཙ་མཁྲིས་ནག་པོ།”（扎赤那波）] 的基原为苣荬菜 *Sonchus arvensis* L.。（参见“中华小苦荬”条）

《蓝琉璃》在“药物补述”中记载了“ཁུར་མང་།”（苦尔芒），言其为治“赤巴”病、热病等疾病之药物，记载其分为白、黑及“རྒྱ་ཁུར།”（加苦尔）和“ལ་ཁུར།”（哇苦尔）4 种；《四部医典系列挂图全集》第三十一图中仅有“苦尔芒”的附图（95 号图），确为蒲公英属（*Taraxacum*）植物无疑。《度母本草》《晶珠本草》记载“苦尔芒”分为“加苦尔”（大叶）和“哇苦尔”（小叶）2 种，两者又各分黑、白 2 种，共计 4 种。现代文献记载的“苦尔芒”的基原涉及菊科蒲公英属、苦苣菜属（*Sonchus*）和毛连菜属（*Picris*）的多种植物。关于“哇苦尔”的基原，各地藏医多使用蒲公英属植物，或统称其为“苦尔芒”。但对于“加苦尔”，各地使用的基原不同，其中，西藏卫藏地区藏医主要使用菊科植物毛连菜 *P. hieracioides* L.，或将其作“加苦尔”的白者“རྒྱ་ཁུར་དཀར་པོ།”（加苦尔嘎保）使用；藏民聚居区其他地区藏医除此外，还使用菊科多个属的植物作“加苦尔”，苣荬菜 *Sonchus arvensis* L. 为四川甘孜藏医习用的种类之一，又称“ཁུར་ཙ།”（苦尔扎），青海黄南藏医则习用苦苣菜 *Sonchus oleraceus* L.；《藏药晶镜本草》则以长裂苦苣菜 *Sonchus brachyotus* DC. 作“རྒྱ་ཁུར་ནག་པོ།”（加苦尔那保）。上文所提及的毛连菜 *P. hieracioides* L. 及苦苣菜 *Sonchus oleraceus* L. 等苦苣菜属植物的形态与《四部医典系列挂图全集》的附图不符，但与《蓝琉璃》和《晶珠本草》记载的“（加苦尔）茎长，叶剑状，（头状）花数个在茎上排列”的形态描述相符，与“哇苦尔”类的“叶深裂，（头状）花单一开放”的蒲公英属植物有明显区别。（参见“白花蒲公英”“毛连菜”条）

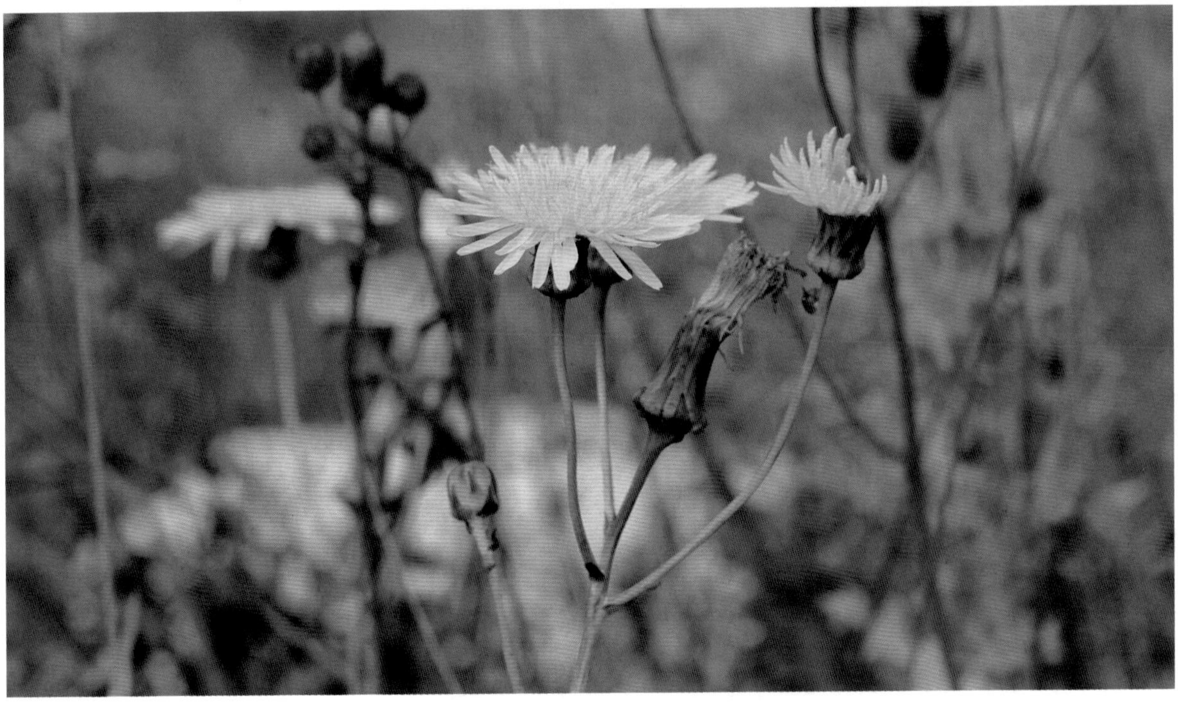

厚喙菊

Dubyaea hispida (D. Don) DC.

菊科（Compositae） 厚喙菊属（*Dubyaea*）

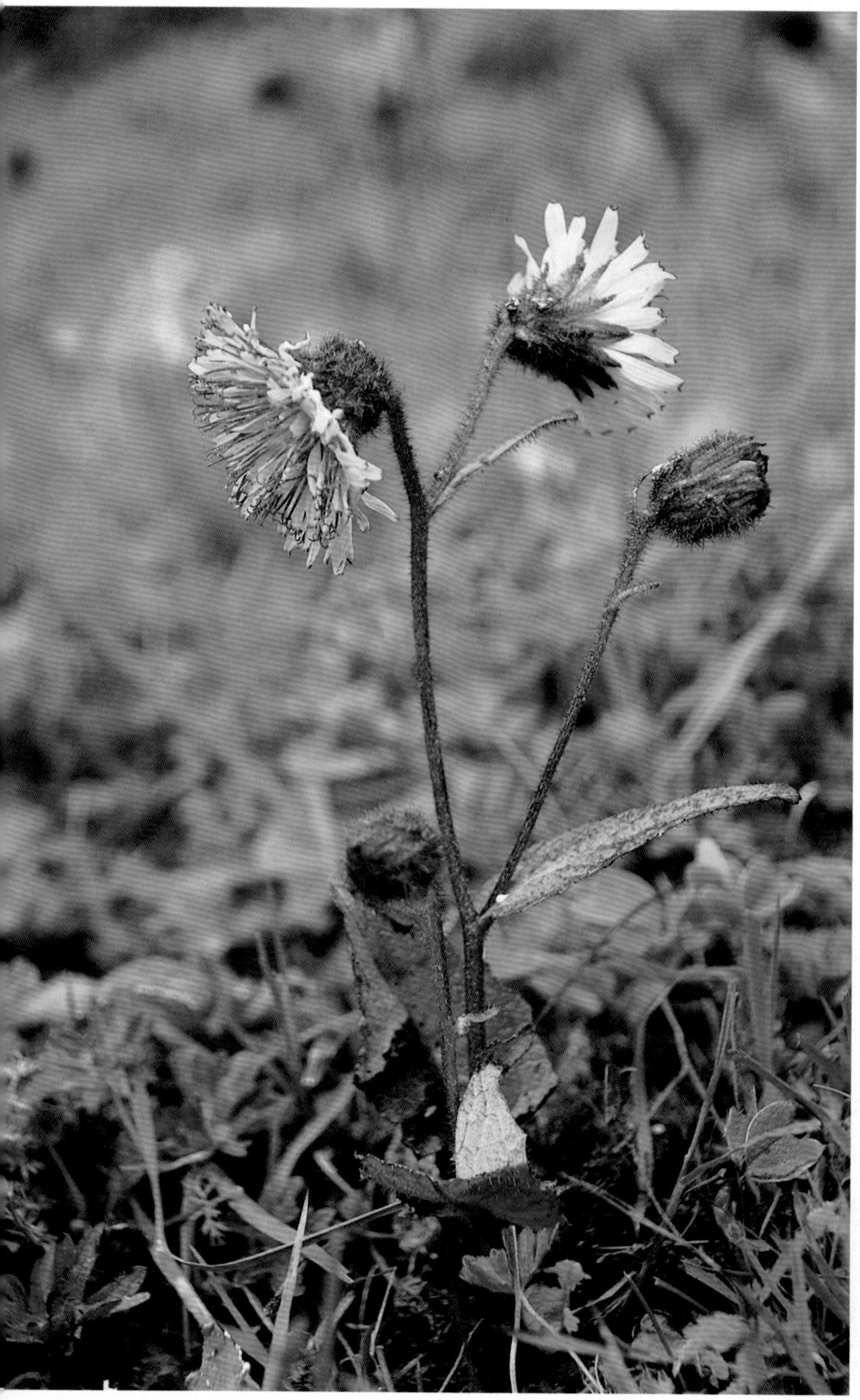

形态

多年生草本，高 20 ~ 100cm。有极短的根茎。茎直立，基部直径 2 ~ 4mm，上部有长或短的伞房花序状分枝，全部茎枝有条棱，被黑褐色多细胞长节毛，上部及花序分枝上的毛稠密。基生叶及下部茎生叶不裂，椭圆形或长椭圆形，长 6 ~ 11cm，宽 3 ~ 5cm，基部渐狭，有翼柄或无柄；中、上部茎生叶与基生叶及下部茎生叶同形，但较小或呈披针形，无柄或有短翼柄；接花序下部的叶常呈线形；全部叶先端急尖或渐尖，边缘有稀疏的凹齿，齿顶及齿缘有小尖头，但上部的叶通常全缘，无锯齿，两面被稠密或稀疏的黑色多细胞长节毛。头状花序下垂或歪斜，通常 2 ~ 7 在茎枝先端排成伞房花序或聚伞花序；总苞宽钟状，长 1.5cm，宽 1.5 ~ 2.5cm；总苞片 3 层，外层长椭圆形，长 8mm，宽 1mm，中层披针形，长 11mm，宽 1.5mm，内层披针形或长椭圆形，长 15mm，宽 2mm，全部总苞片外面沿中脉被黑色或黑褐色多细胞长节毛，但向内层的毛较稀疏，外层先端渐尖，中、内层先端急尖；舌状小花黄色。瘦果近纺锤形，压扁，上部黄色，下部黑色，长约 7mm，有多数（12 ～ 17）不等粗纵肋，先端截形；冠毛淡黄色，2 层，易折断，长 2cm，具微细锯齿。花果期 8 ～ 10 月。

分布

分布于我国云南西北部（丽江、贡山、德钦）、西藏（林芝、错那）、四川西南部（木里、盐源）。尼泊尔、不丹、印度北部、缅甸北部等也有分布。

生境

生长于海拔 3200 ～ 4200m 的高山林缘、林下、草甸、灌丛。

药材名

匝赤、杂赤、加苦（ཙ་མཁྲིས།、ཙ་མཁྲིས།），杂赤那保、匝赤那波、匝赤那布（ཙ་མཁྲིས་ནག་པོ།）。

药用部位

根。

功能与主治

清热，利胆。用于黄疸性肝炎，胆囊炎，胃炎，脉病。

用量与用法

3 ～ 9g。

附 注

《四部医典》中记载有“ཙ་མཁྲིས།”（杂赤），言其为治“赤巴”病、肝胆病之药物。《晶珠本草》言“匝赤”分为白 [“ཙ་མཁྲིས་དཀར་པོ།”（匝赤嘎保）]、黑 [“ཙ་མཁྲིས་ནག་པོ།”（匝赤那波）]2 种，白者折断有乳汁，生于田边；黑者折断后有白毛，搓揉时像火绒草。现代文献记载的“匝赤”的基原涉及菊科小苦荬属（*Ixeridium*）、风毛菊属（*Saussurea*）、岩参属（*Cicerbita*）、厚喙菊属（*Dubyaea*）、还阳参属（*Crepis*）、毛连菜属（*Picris*）等的多种植物，各地习用的种类也有所不同。据《晶珠本草》记载的形态看，风毛菊属、厚喙菊属的植物形态与黑者相近，其他属植物的形态则与白者相似。据文献记载，厚喙菊 *Dubyaea hispida* (D. Don) DC. 为黑者（匝赤那波）或“匝赤”的基原之一，此外，岩参 *Cicerbita macrorrhiza* (Royle) Beauverd、毛连菜 *Picris hieracioides* L.、紫花厚喙菊 *D. atropurpurea* (Franch.) Stebbins（紫舌厚喙菊）、禾叶风毛菊 *Saussurea graminea* Dunn、矮丛风毛菊 *S. eopygmaea* Hand.-Mazz.[“ཙ་མཁྲིས་པ་མོ་ཁ།”（匝赤巴冒卡），该种未见《中国植物志》记载]、鸢尾叶风毛菊 *S. romuleifolia* Franch.、绿茎还阳参 *Crepis lignea* (Vaniot) Babcock 等也作黑者（匝赤那波）或“匝赤”使用。文献记载的白者（匝赤嘎保）的基原包括山苦荬 *Ixeris chinensis* (Thunb.) Nakai [中华小苦荬 *Ixeridium chinense* (Thunb.) Tzvel.]、细叶苦荬 *Ixeris gracilis* (DC.) Stebbins [细叶小苦荬 *Ixeridium gracile* (DC.) Shih]、齿缘苦荬菜 *Ixeris dentata* (Thunb.) Nakai[小苦荬 *Ixeridium dentatum* (Thunb.) Tzvel.]、岩参 *Cicerbita macrorrhiza* (Royle) Beauverd 等。

《中国植物志》中记载“岩参”的拉丁学名为 *Cicerbita azurea* (Ledeb.) Beauverd，该种仅分布于新疆；而“*Cicerbita macrorrhiza* (Royle) Beauverd”被作为头嘴菊 *Cephalorrhynchus macrorrhizus* (Royle) Tsuil 的异名，该种分布于云南（丽江等）和西藏（拉萨、错那、加查、工布江达、米林、吉隆、聂拉木、亚东），从两者的分布判断，藏医所用“岩参”的基原应为“头嘴菊”。（参见“禾叶风毛菊”“头嘴菊”条）

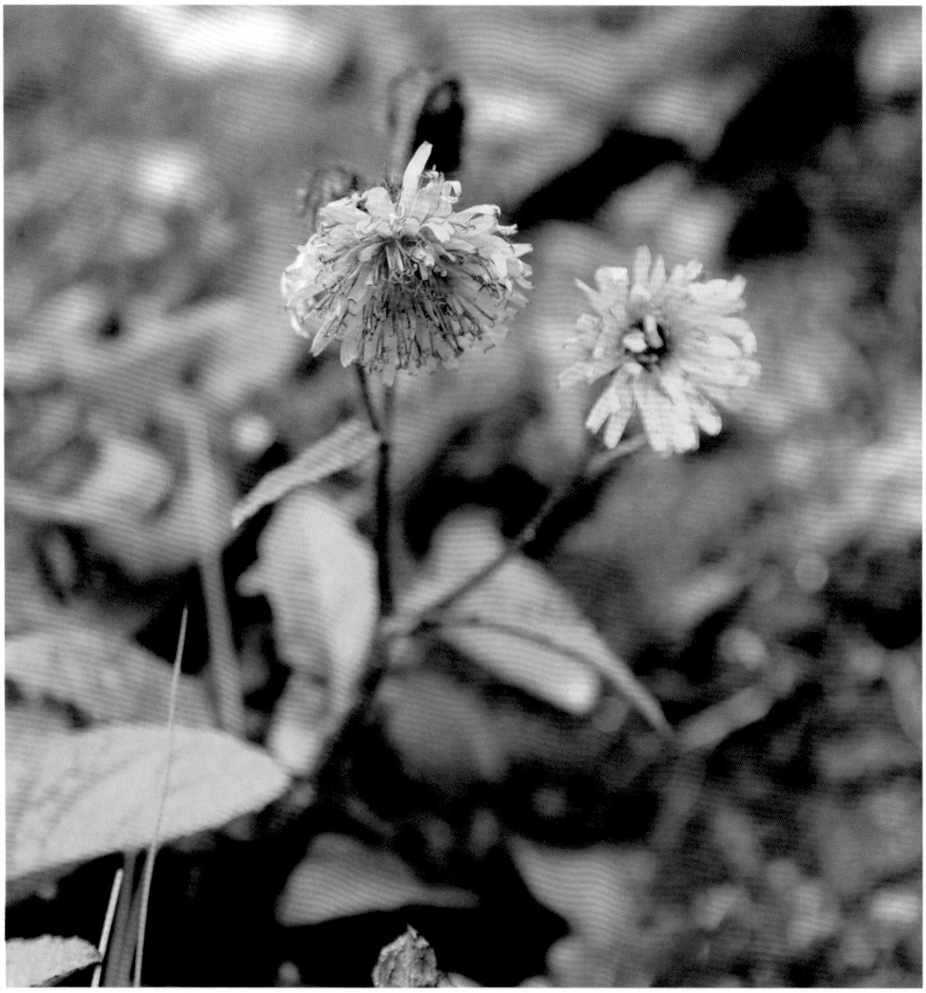

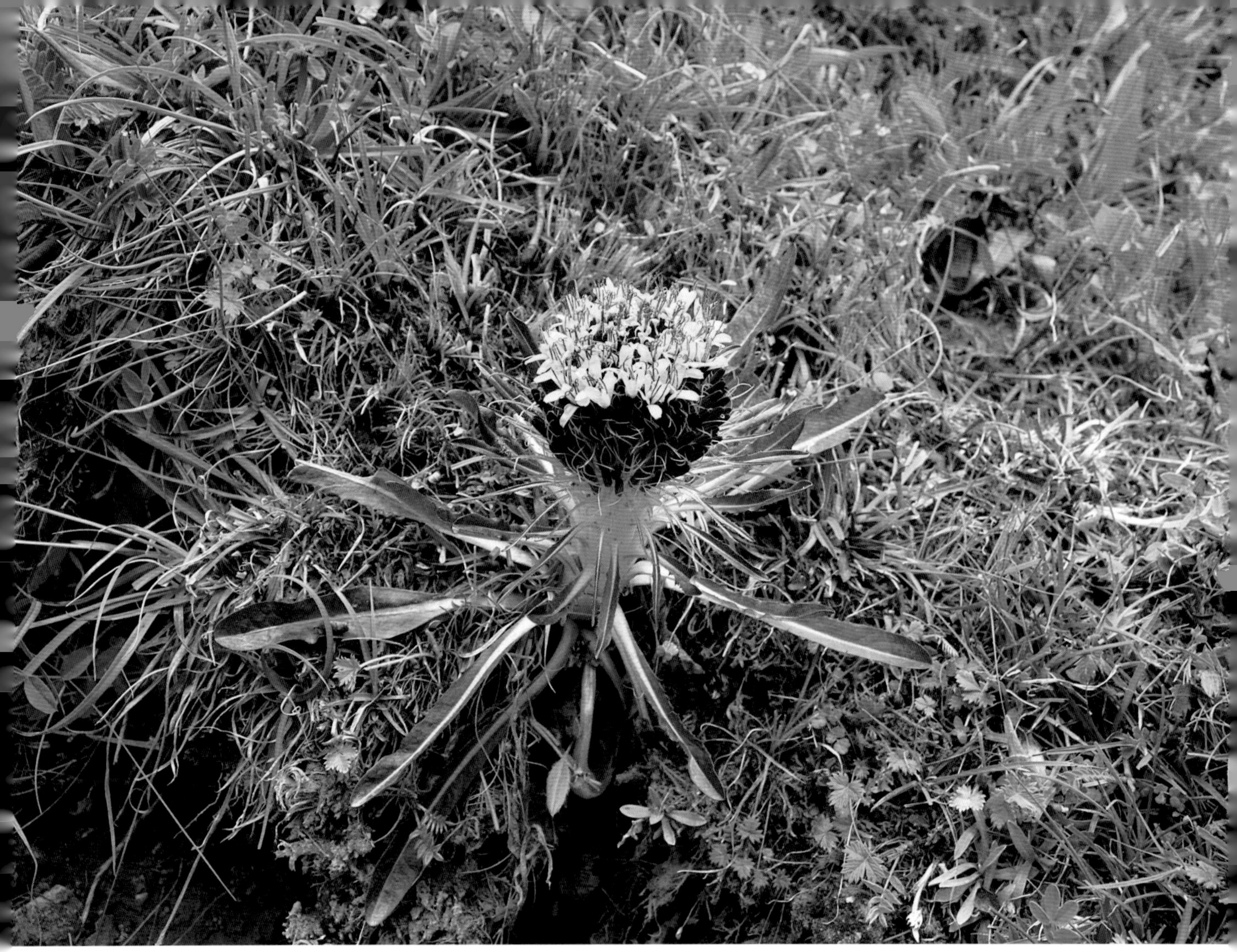

空桶参

Soroseris erysimoides (Hand.-Mazz.) Shih [糖芥绢毛菊 *Soroseris hookeriana* (C. B. Clarke) Stebbins subsp. *erysimoides* (Hand.-Mazz.) Stebbins]

菊科（Compositae）	绢毛苣属（*Soroseris*）

形态

多年生草本。茎直立，单生，高 5 ~ 30cm，圆柱状，上下等粗，直径 0.5 ~ 1.5cm，不分枝，无毛或上部被稀疏或稍稠密的白色柔毛。叶多数，沿茎螺旋状排列，中下部茎生叶线状舌形、椭圆形或线状长椭圆形，基部楔形渐狭成柄，包括叶柄长 4 ~ 11cm，宽 0.2 ~ 1.5cm，先端圆形、钝或渐尖，全缘，平或皱波状；上部茎生叶及接团伞花序下部的叶与中下部叶同形，但渐小，全部叶两面无毛或叶柄被稀疏的长或短柔毛。头状花序多数，在茎端集成直径 2.5 ~ 5cm 的团伞状花序。总苞狭圆柱状，直径 2mm；总苞片 2 层，外层 2，长约 1.2cm，线形，无毛或有稀疏长柔毛，紧贴内层总苞片，内层 4，披针形或长椭圆形，长约 1cm，宽约 1mm，通常外面无毛或被稀疏的长柔毛，先端急尖或钝。舌状小花 4，黄色。瘦果微压扁，近圆柱状，先端截形，下部收窄，长 5mm，红棕色，有 5 粗细不等的细肋；冠毛鼠灰色或淡黄色，长约 1.2cm，细锯齿状。花果期 6 ~ 10 月。

分布

分布于我国西藏（拉萨、察隅、错那、亚东、工布江达、索县）、四川（康定、松潘、德格、金川、色达、黑水、巴塘、稻城）、青海（囊谦、门源、互助）、甘肃（西固、肃南、榆中、夏河）、云南（德钦、贡山）、陕西（太白山一带）。尼泊尔至不丹也有分布。

生境

生长于海拔 3300 ~ 5500m 的高山灌丛、草甸、流石滩、碎石带。

药材名

索宫色保（སོལ་གང་སེར་པོ།），索公巴、索贡巴（སོལ་གང་བ།）。

药用部位

全草。

功能与主治

清热解毒，消炎止痛，干脓血。用于食物中毒，炎症发热，胸腔和四肢化脓，头部外伤，骨裂，高血压引起的背部刺痛，咽喉肿痛。

用量与用法

2 ~ 5g。内服研末，或入丸、散剂。

附　注

《四部医典》中记载有“སོལ་གང་།”（索公），言其为治头骨裂（头破）及毒热症之药物。《蓝琉璃》言“索公”分为蓝（青）、黄、白 3 类；《四部医典系列挂图全集》第二十八图中有 4 幅“索公”类附图，汉译本分别译注为“星芒绢毛菊”（12 号图，蓝类）、“蓝花绢毛菊”（13 号图）、“白花绢毛菊”（14 号图）和“黄花绢毛菊”（15 号图）。《晶珠本草》以“སོལ་གང་བ།”（索公巴）为条目名，记载其按花色分为黄、绿（蓝）、紫 3 种，为清热毒并治头骨骨折、喉部疾病、虚热引起的背刺痛且干胸腔及四肢黄水之药物。现代文献记载的“索公巴”类的基原涉及菊科绢毛苣属（*Soroseris*）、风毛菊属（*Saussurea*）等的多属多种植物，糖芥绢毛菊 *Soroseris hookeriana* (C. B. Clarke) Stebbins subsp.

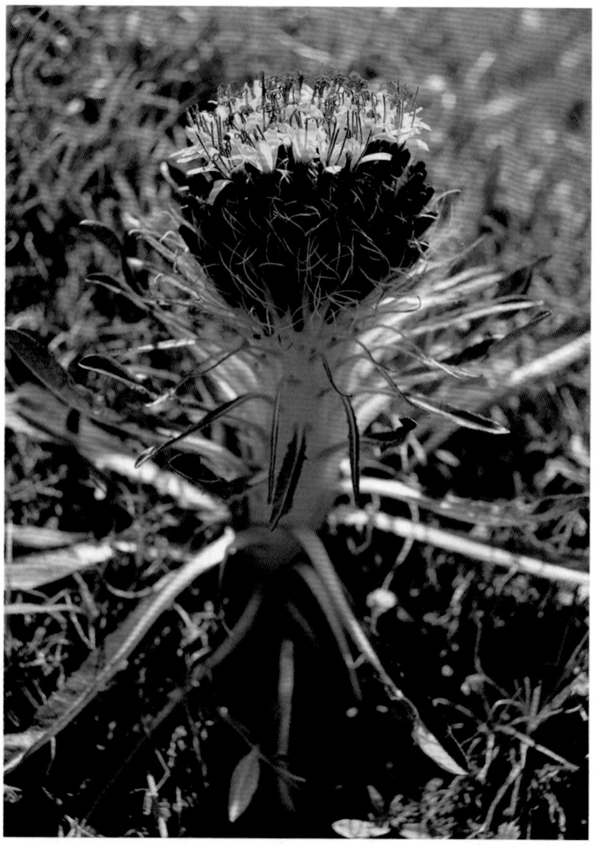

erysimoides (Hand.-Mazz.) Stebbins[《中国植物志》中，*Soroseris hookeriana* (C. B. Clarke) Stebbins subsp. *erysimoides* (Hand.-Mazz.) Stebbins 被作为空桶参 *Soroseris erysimoides* (Hand.-Mazz.) Shih 的异名]为“索公巴”或其黄者[“སུམ་གོང་སེར་པོ།”（索宫色保）]的基原之一，其生境和形态与《晶珠本草》记载的“生于高山草甸。叶茎状如蒲公英，茎单一、中空、较粗；花黄色、状如缨毛、齐整，叶光滑。折断有乳状白液”的特征较为相符。文献记载作“索宫色保”基原的还有绢毛菊 *Soroseris hookeriana* (C. B. Clarke) Stebb.（皱叶绢毛苣）、团花绢毛菊 *Soroseris glomerata* (Decne.) Stebbins（绢毛苣）、羽裂绢毛苣 *Soroseris hirsuta* (Anth.) Shih。《部标藏药》以“绢毛菊 /སུམ་གོང་སེར་པོ།/ 索宫色保”之名、《青海藏标》以“绢毛菊 /སུམ་གོང་བ།/ 索宫巴”之名收载了“绢毛菊 *Soroseris gillii* (S. Moore) Stebb. 及其同属多种植物”[《中国植物志》中, *Soroseris gillii* (S. Moore) Stebb. 的中文学名使用“金沙绢毛苣”];《藏标》以“绢毛菊 /སུམ་གོང་/ 索贡”之名收载了虎克绢毛菊 *Soroseris hookeriana* (C. B. Clarke) Stebbins（皱叶绢毛苣）。文献记载的紫色者[“སུམ་གོང་སྨུག་པོ།”（索尔公木保、索贡莫保）]的基原包括星状雪兔子 *Saussurea stella* Maxim.(星状风毛菊，青海及四川藏医习用)、合头菊 *Syncalathium kawaguchii* (Kitam.) Ling；绿色（蓝色）者的基原不明。上述 2 种植物无茎，与《晶珠本草》的记载不符。（参见“星状雪兔子”“合头菊”“羽裂绢毛苣”条）

《晶珠本草》等记载有“ཡུ་མོ་མདེའུ་འཇིབ།”（益母得金），言其下死胎、治子宫病有特效。现代文献均以毛茛科植物拟耧斗菜 *Paraquilegia microphylla* (Royle) Drumm. et Hutch. 为“益母得金”正品，《藏标》（假耧斗菜 /ཡུ་མོ་མདེའུ་འཇིབ།/ 益母得金）和《青海藏标》（耧斗菜 /ཡུ་མོ་མདེའུ་འཇིབ།/ 玉毛代金）均收载了假耧斗菜 *P. microphylla* (Royle) Drumm. et Hutch.（拟耧斗菜）、宿萼假耧斗菜 *P. anemonoides* (Willd.) Engl. ex Ulbr.（乳突拟耧斗菜、疣种拟耧斗菜）。据文献记载，青海玉树藏医也用糖芥绢毛菊 *Soroseris hookeriana* (C. B. Clarke) Stebbins subsp. *erysimoides* (Hand.-Mazz.) Stebbins（空桶参）作“益母得金”使用，但该种的舌状花黄色、叶全缘，与古籍中记载的“花白蓝色，叶圆而裂”的形态不符，其功能与主治也和“益母得金”不同。（参见“拟耧斗菜”条）

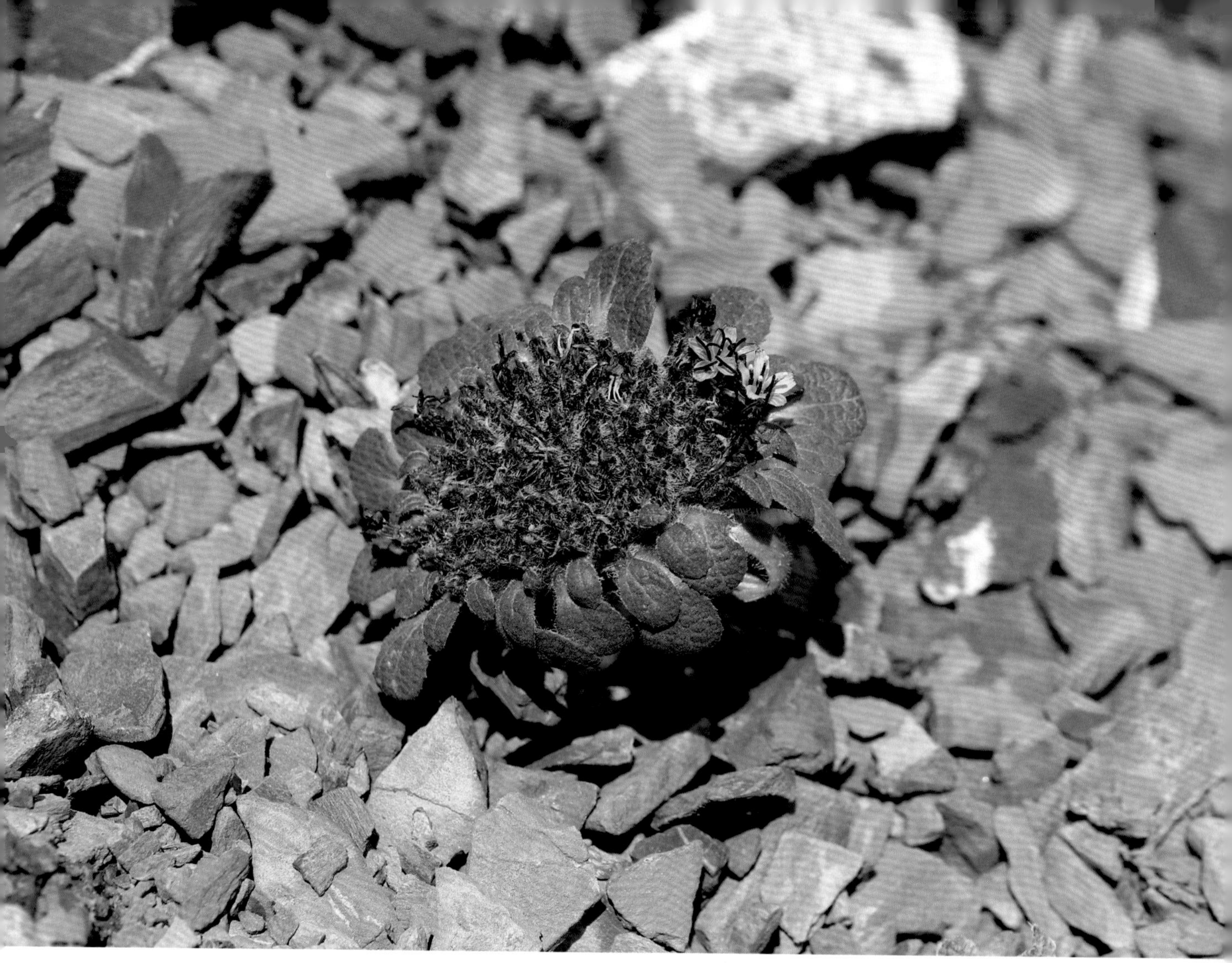

绢毛苣

Soroseris glomerata (Decne.) Stebbins（团花绢毛菊）

菊科（Compositae）　　绢毛苣属（*Soroseris*）

形态

多年生草本，高 3 ~ 20cm。根直伸，有分枝或不分枝。地下根茎直立，为流石覆埋，被退化的鳞片状叶，鳞片状叶稀疏或稠密，卵形、长卵形或长披针形，长 7 ~ 15mm，宽 3 ~ 5mm，先端急尖；地上茎极短，被稠密的莲座状叶，莲座状叶匙形、宽椭圆形或倒卵形，先端圆形，基部楔形、渐狭成长或短的翼柄或柄，连叶柄长 2 ~ 3.5（~ 7）cm，宽 0.4 ~ 1cm，全缘或有极稀疏的微尖齿或微钝齿，地下茎上常有露出流石面上的叶，与莲座状叶丛的叶同形，但叶柄通常长 3 ~ 6cm；莲座状叶丛的叶或自地下茎发出的地上叶及其叶柄被白色长柔毛或无毛。头状花序多数，在莲座状叶丛中集成直径为 3 ~ 5cm 的团伞花序，花序梗长 3 ~ 8mm，被稀疏或稠密的长柔毛或无毛；总苞狭圆柱状，直径 2mm，总苞片 2 层，外层 2，紧贴内层总苞片，线状长披针形或线形，长 0.9 ~ 1.3cm，被稀疏或稠密的长柔毛，内层 4 ~ 5，长椭圆形，长 0.7 ~ 1.1cm，宽 0.2 ~ 0.3cm，先端钝、急尖或圆形，外面被稀疏或稠密的白色长柔毛，极少无毛；舌状小花 4 ~ 6，花萼黄色，极少白色或粉红色。瘦果微扁，长圆柱状，长 6mm，先端截形，有多数（20 ~ 30）粗细不等的细肋；冠毛灰色或浅黄色，细锯齿状，长约 1cm。花果期 5 ~ 9 月。

分布

分布于我国四川（康定、德格、色达）、云南（丽江、香格里拉）、西藏（日土、双湖、班戈、申扎、札达、普兰、南木林、萨嘎、察雅）。印度西北部、尼泊尔也有分布。

生境

生长于海拔 3200 ~ 5600m 的高山流石滩、高山草甸。

药材名

索公巴、索贡巴、搜空哇（སྲོལ་གོང་བ།）。

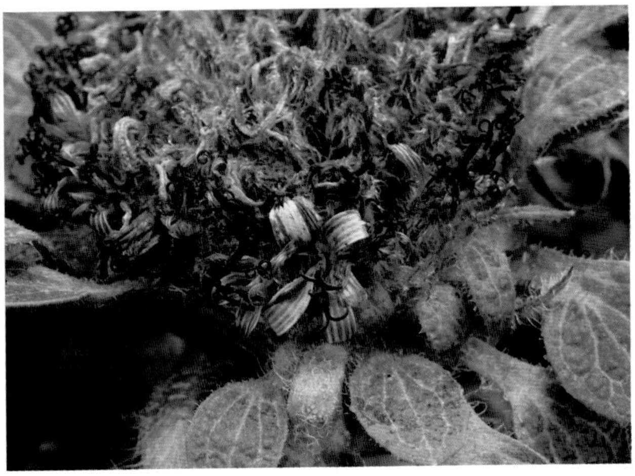

药用部位

全草。

功能与主治

清热解毒，消炎止痛，干脓血。用于咽喉肿痛，食物中毒，炎症发热，胸腔和四肢化脓，头部外伤，骨裂，高血压引起的背部刺痛。

用量与用法

2 ~ 5g。内服研末，或入丸、散剂。

附注

《晶珠本草》记载“སྲོལ་གོང་བ།”（索公巴）按花色分为黄、绿（蓝）、紫 3 种，以黄色为正品，言其能清热毒，记载其为治头骨骨折、咽喉疾病、虚热引起的背部刺痛、胸腔及四肢黄水之药物。现代文献记载的“索公巴”类的基原均为菊科植物，涉及多属多种，但不同文献对“索公巴”的品种划分及各品种的基原有不同观点，且不同品种的基原有交叉，或不划分其下品种而统称“索公巴”，通常以绢毛苣属（*Soroseris*）植物作“索公巴”或其黄色品种“སྲོལ་གོང་སེར་པོ།”（索宫色保）的基原。《部标藏药》《藏标》等收载的“索公巴”（或“索宫色保”“索贡”）的基原为绢毛菊 *S. gillii* (S. Moore) Stebbins（金沙绢毛菊）、虎克绢毛菊 *S. hookeriana* (C. B. Clarke) Stebbins（皱叶绢毛苣）或其同属多种植物，这些种类的生境和形态与《晶珠本草》记载的“（索公巴）生长在高山草甸。叶茎状如蒲公英，茎单一，茎部细，中空，较粗，花黄色，状如缨毛，齐整，叶光滑。折断有乳状白液”也较为相符。据文献记载，绢毛苣 *S. glomerata* (Decne.) Stebbins（团花绢毛菊）为“索公巴”的基原之一。（参见“星状雪兔子”“空桶参”条）

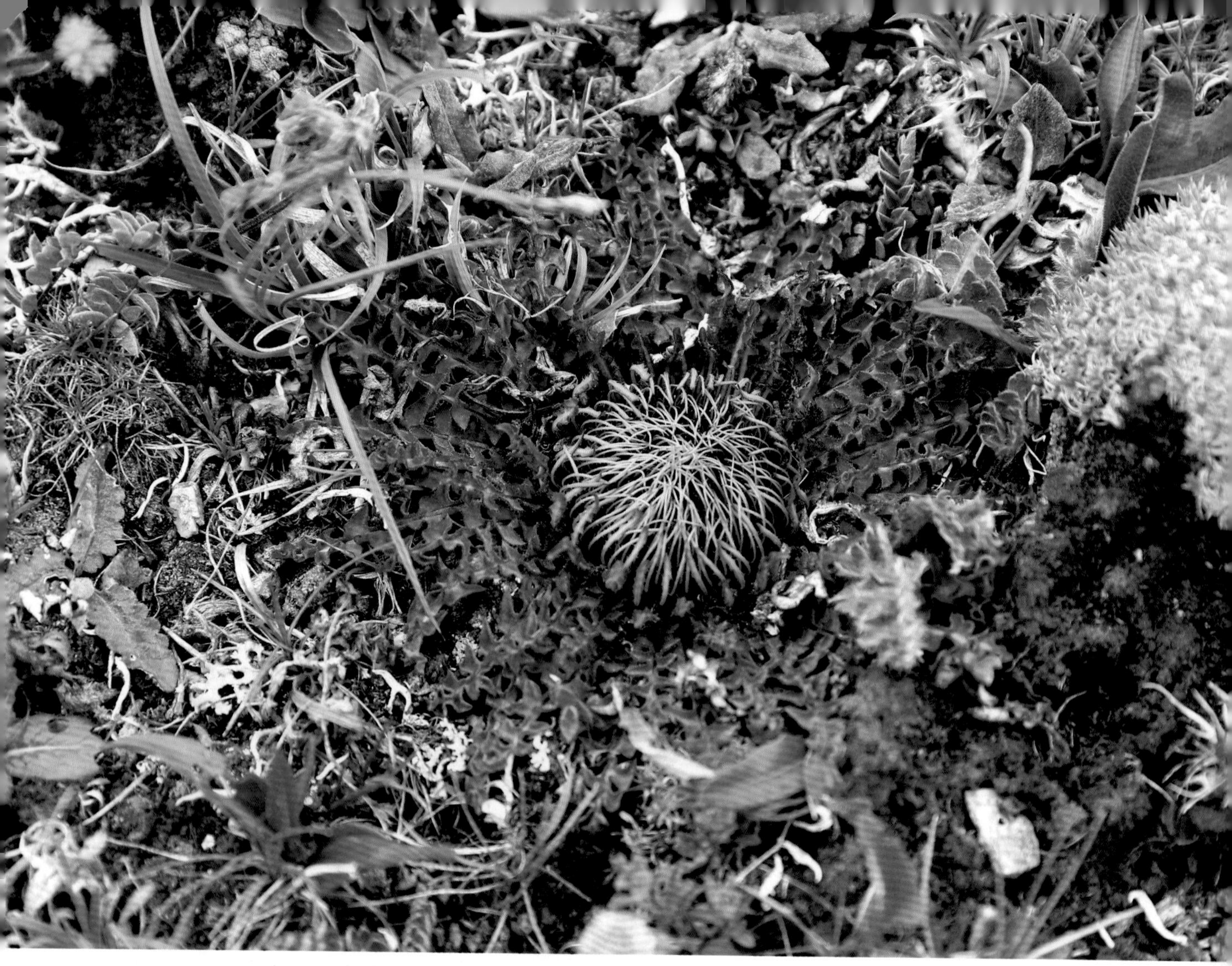

羽裂绢毛苣

Soroseris hirsuta (Anth.) Shih

菊科（Compositae） 绢毛苣属（*Soroseris*）

形态

多年生草本，根垂直直伸，倒圆锥状，直径达1cm。茎短，高3～15cm，基部直径达1cm，向上增粗，无毛。茎叶多数，沿茎螺旋状排列或在茎顶团伞花序下方的叶呈莲座状或几呈莲座状，全部叶全形倒卵形、长椭圆形、椭圆形、宽线形或倒卵状披针形，倒向羽状或羽状浅裂或深裂，基部渐狭成长或短的具狭翅或无翼的叶柄；叶柄短于叶片或长于叶片，叶连叶柄长3～15cm，宽0.3～2cm，顶裂片卵状三角形、卵形或椭圆形，侧裂片3～7对，不等大，三角形、偏斜三角形、椭圆形或不等大三角状锯齿形；团伞花序下方的叶线形或线状披针形，不裂；全部叶两面及叶柄被稀疏或极稀疏或上部叶两面被稠密的棕色或褐色长柔毛。头状花序多数在茎顶或茎顶的莲座状或几莲座状叶丛中呈团伞花序状排列，团伞花序直径5～7cm，花序梗长0.8～1cm，被稠密或稀疏的长柔毛或脱毛；总苞狭圆柱状，直径3～4mm，总苞片2层，外层总苞片2，线形，长1.2cm，紧贴内层总苞片，被稀疏或稠密的长柔毛，内层总苞片4，长椭圆形，长1.1cm，宽0.2cm，先端圆形或钝或急尖，外面被稀疏或稠密的长或短柔毛；舌状小花 4，黄色。瘦果长圆柱状，微压扁，棕红色，长 4mm，先端截形，有多数（多至 17）粗细不等细肋；冠毛 3 层，鼠灰色或黄色，长 1.1cm，微锯齿状。花果期 7 ~ 10 月。

分布

分布于我国甘肃（岷山一带）、四川（康定、乡城、稻城）、云南（丽江、维西、香格里拉、德钦）、西藏（昌都、林芝、聂拉木、错那、亚东、林周、比如、定日、加查、申扎、尼木）。

生境

生长于海拔 2800 ~ 5300m 的高山草甸、多石山坡、流石滩。

药材名

索宫色保（སྲོལ་གོང་སེར་པོ།）。

药用部位

全草。

功能与主治

清热解毒，消炎止痛，干脓血。用于咽喉肿痛，食物中毒，炎症发热，胸腔和四肢化脓，头部外伤，骨裂，高血压引起的背部刺痛。

用量与用法

2 ~ 5g。内服研末，或入丸、散剂。

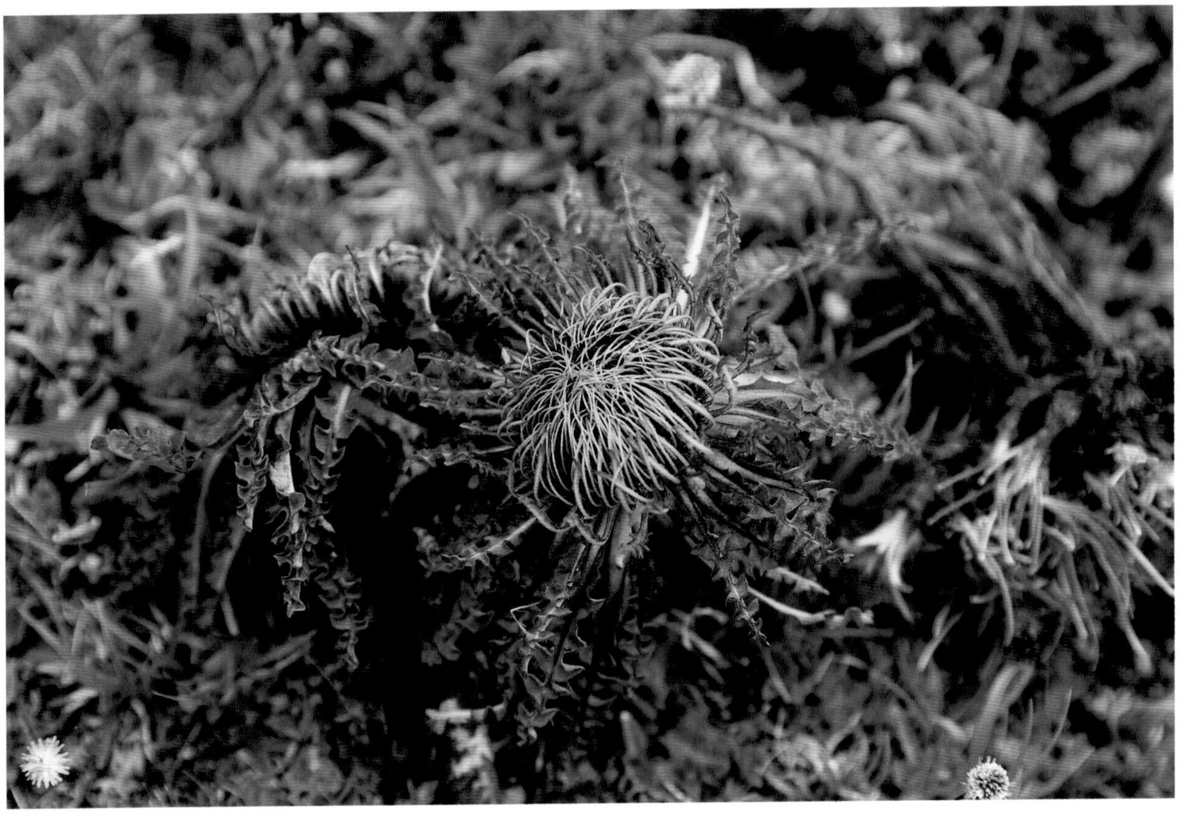

附　注

《四部医典》中记载有“སྲོལ་གོང་།”（索公），言其为治头骨裂（头破）及毒热症之药物。《晶珠本草》以“སྲོལ་གོང་པ།”（索公巴）为条目名，记载其为清热毒并治头骨骨折、喉部疾病、虚热引起的背刺痛、胸腔及四肢黄水之药物，言其按花色分为黄、绿（蓝）、紫（或红）3 种，以黄色者为正品。现代文献记载的“索公巴”类的基原均为菊科植物，涉及多属多种，但不同文献对其品种划分及各品种的基原有不同观点，且各品种的基原有交叉，或不划分“索公巴”之下的品种而统称为“索公巴”，通常以绢毛苣属（*Soroseris*）植物作“索公巴”或黄色者［“སྲོལ་གོང་སེར་པོ།”（索宫色保）］，其基原涉及金沙绢毛菊 *Soroseris gillii* (S. Moore) Stebbins、皱叶绢毛苣 *Soroseris hookeriana* (C. B. Clarke) Stebbins［绢毛菊 *Soroseris hookeriana* (C. B. Clarke) Stebbine］、空桶参 *Soroseris erysimoides* (Hand.-Mazz.) Shih［糖芥绢毛菊 *Soroseris hookeriana* (C. B. Clarke) Stebbins subsp. *erysimoides* (Hand.-Mazz.) Stebbins］等，这些植物的生境和形态与《晶珠本草》记载的“索公巴”“生长在高山草甸。叶茎状如蒲公英，茎单一，茎部细，中空，较粗，花黄色，状如缨毛，齐整，叶光滑。折断有乳状白液”的生境与形态也较相符，《部标藏药》《藏标》等收载的“སྲོལ་གོང་པ།”（索公巴）或“སྲོལ་གོང་སེར་པོ།”（索宫色保）或“སྲོལ་གོང་།”（索贡）的基原即为绢毛菊 *Soroseris gillii* (S. Moore) Stebbins（金沙绢毛菊）、虎克绢毛菊 *Soroseris hookeriana* (C. B. Clarke) Stebbins（皱叶绢毛苣）或其同属多种植物。青海和四川藏医习以星状雪兔子 *Saussurea stella* Maxim.（星状风毛菊）作紫色者［“སྲོལ་གོང་སྨུག་པོ།”（索贡莫保）］使用，也有文献记载其为红色者“སྲོལ་གོང་དམར་པོ།”（索尔公玛保）的基原，但其形态与《晶珠本草》的记载不符，绿色者的基原不明。《中国藏药植物资源考订》记载，羽裂绢毛苣 *Soroseris hirsuta* (Anth.) Shih 为黄色者（索宫色保）的基原之一，其功效与星状雪兔子 *Saussurea stella* Maxim.（索贡莫保）相同。（参见“星状雪兔子”“空桶参”条）

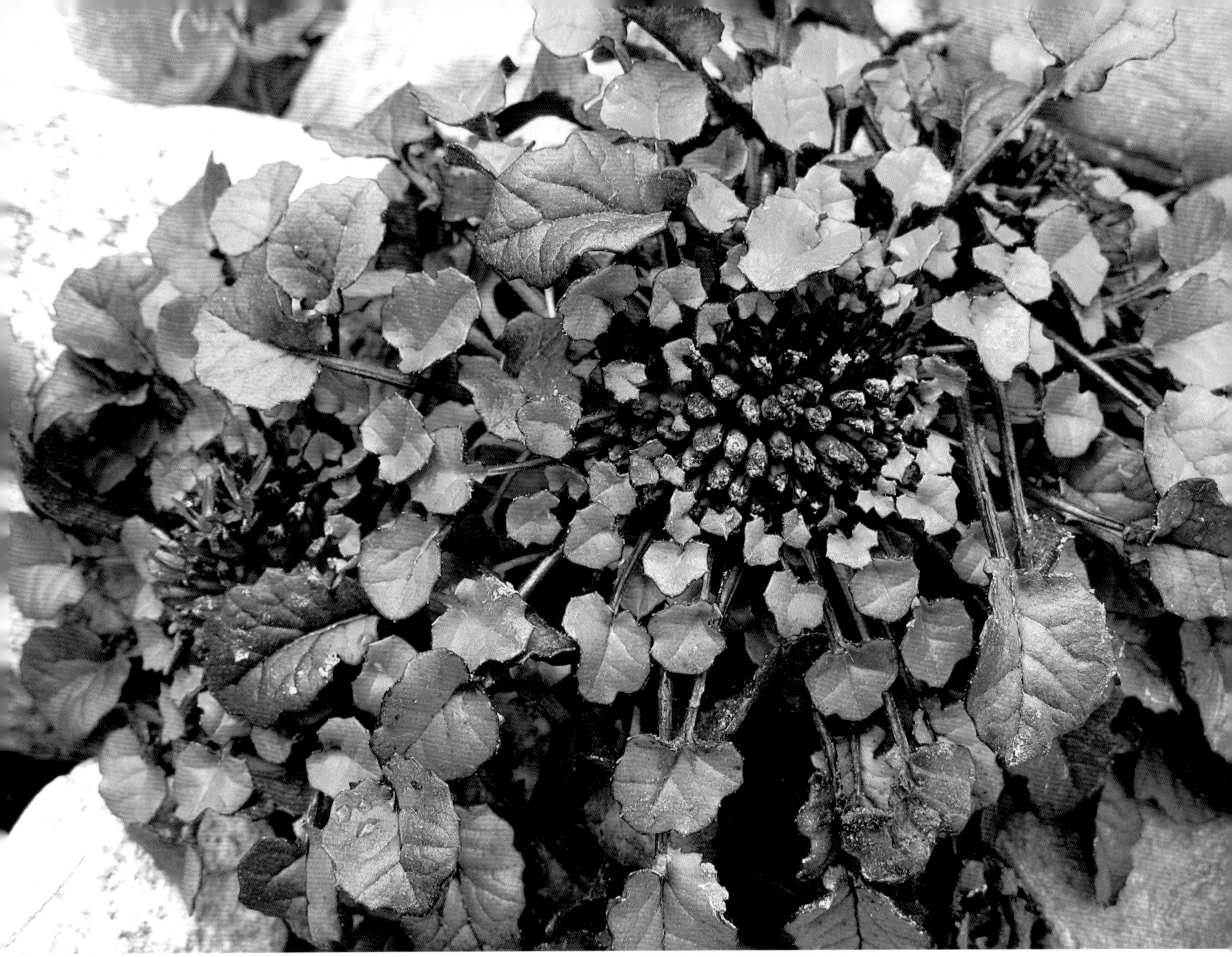

康滇合头菊

Syncalathium souliei (Franch.) Ling

菊科（Compositae） 合头菊属（*Syncalathium*）

形态

多年生莲座状草本，高 2 ~ 3cm，极少高达 19cm。根垂直直伸。茎膨大或上部稍膨大。茎叶在团伞花序下密集成莲座状，大头羽状全裂，长 3 ~ 5cm，极少长 1cm，有长或短叶柄，常紫红色或紫褐色，顶裂片卵形、心形、宽倒披针形、椭圆形、三角状卵形或几为圆形，长 1 ~ 3cm，宽 0.8 ~ 2.5cm，先端圆形或急尖，边缘浅波状，有小尖头或全缘而仅有小尖头，基部心形或平截，侧裂片 1 ~ 3 对，耳形、椭圆形、半圆形、三角形或几为圆形，边缘少锯齿或无锯齿，全部裂片两面无毛，但叶柄有稀疏的白色长柔毛或脱毛至无毛。头状花序多数或极多数在茎端莲座状叶丛中集成团伞花序，含 4 ~ 6 舌状小花，花序梗长 4mm，有 1 长椭圆状的小苞片。总苞狭圆柱状，直径 4.5mm；总苞片 1 层，4 ~ 6，椭圆形或长椭圆形，长约 1.3cm，宽约 2mm，先端钝或急尖，外面被稀疏的白色硬毛或脱毛。舌状小花紫红色或蓝色，舌片先端截形，5 微齿裂。瘦果长倒卵形，压扁，长约 4mm，宽约 1.5mm，先端圆形，有极短的喙状物，两面各有 1 高起的细肋。冠毛白色，稍带黄色或污黄褐色，长 8mm，短细糙毛状。花果期 8 月。

分布

分布于我国四川（康定、道孚、甘孜、乡城）、云南（丽江、迪庆、贡山）、西藏（林芝、八宿、左贡）。

生境

生长于海拔 2700 ~ 4300m 的高山草甸、流石山坡、河谷碎石地、林缘沼泽地。

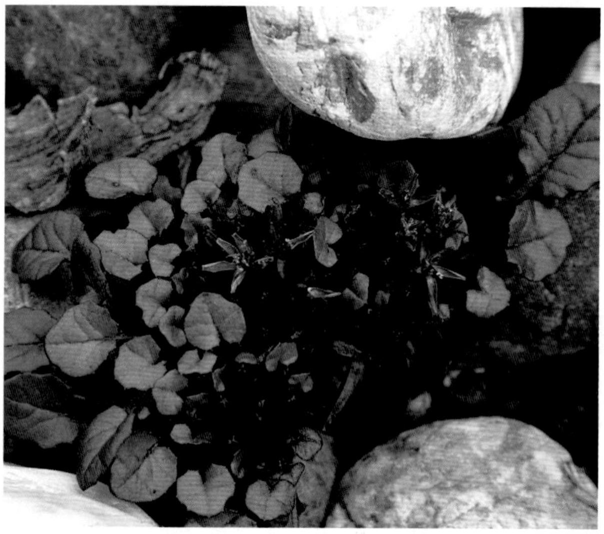

药材名

索公温保、索贡温保（སྲོལ་གོང་སྔོན་པོ།）。

药用部位

全草。

功能与主治

清热，解毒，镇痛，敛黄水，愈骨伤，通脉。用于咽喉肿痛，虚热，上身疼痛，头外伤，黄水病，脉病。

附注

《四部医典》中记载有“སྲོལ་གོང་།”（索公），言其为治头骨裂（头破）及毒热症之药物。《蓝琉璃》言“索公”分为蓝（青）[“སྲོལ་གོང་སྔོན་པོ།”（索公温保）]、黄（索公色保）、白（索公嘎保）三类；《晶珠本草》记载名为“སྲོལ་གོང་བ།”（索公巴），言其以花色分为黄 [“སྲོལ་གོང་སེར་པོ།”（索宫色保）]、绿、紫 [“སྲོལ་གོང་སྨུག་པོ།”（索公玛保、索贡莫保）]3 种。现代文献记载的“索公巴”类的基原涉及菊科绢毛苣属（*Soroseris*）、风毛菊属（*Saussurea*）、合头菊属（*Syncalathium*）等的多种植物，不同文献对其按花色的分类也不同，各地习用的种类也有差异。有观点认为，《蓝琉璃》记载的“蓝者”（索公温保）和《四部医典系列挂图全集》第二十八图中“蓝者”的附图（13 号图）均应为合头菊属植物，且与《晶珠本草》记载的“紫者”（索公莫保）为同类药物。据文献记载，康滇合头菊 *Syncalathium souliei* (Franch.) Ling 为云南迪庆藏医习用的“索公温保”（即《蓝琉璃》所言“蓝者”或《晶珠本草》所言“紫者”）的基原之一，西藏藏医则习用合头菊 *Syncalathium kawaguchii* (Kitam.) Ling 和柔毛合头菊 *Syncalathium pilosum* (Ling) Shih 作“索公温保”使用，部分文献又称其为“སྲོལ་གོང་སྨུག་པོ།”（索公莫保）。《部标藏药》以“绢毛菊 /སྲོལ་གོང་སེར་པོ།/ 索宫色保”之名、《青海藏标》以“绢毛菊 /སྲོལ་གོང་བ།/ 索宫巴”之名收载了“绢毛菊 *Soroseris gillii* (S. Moore) Stebb. 及其同属多种植物”。《中国植物志》中，*Soroseris gillii* (S. Moore) Stebb. 的中文名使用“金沙绢毛菊”。（参见“星状雪兔子”“空桶参”“合头菊”“柔毛合头菊”条）

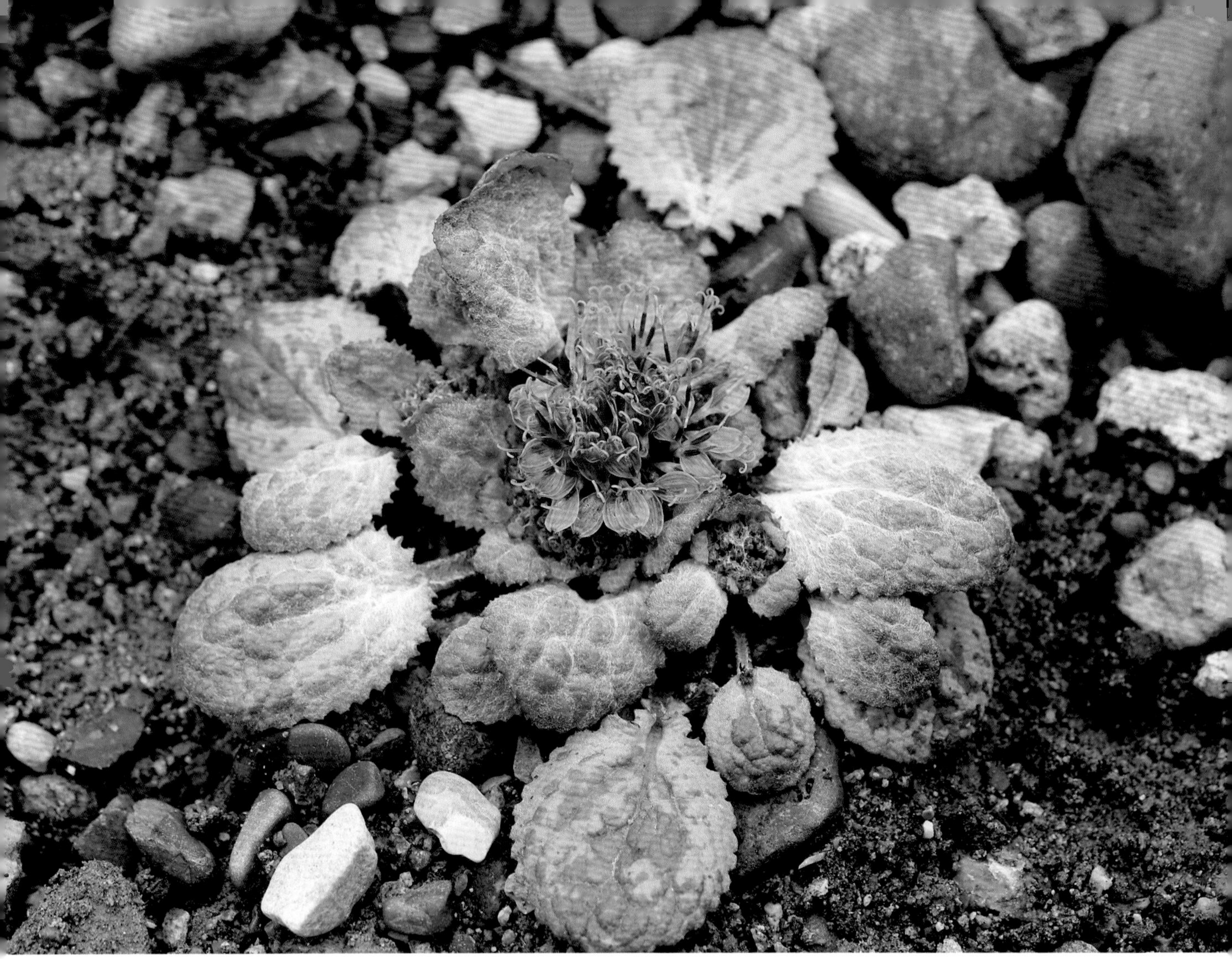

合头菊

Syncalathium kawaguchii (Kitam.) Ling

菊科（Compositae）　合头菊属（*Syncalathium*）

形态

一年生草本，高 1 ～ 5cm。根垂直直伸。茎极短缩，在接团伞花序处增粗。茎生叶及团伞花序下方莲座状叶丛的叶倒披针形或椭圆形，长 0.5 ～ 1.8cm，边缘有细浅齿或重锯齿，先端圆形或钝，基部楔形渐窄成长 1.5cm、宽 5mm 的翼柄，全部叶两面无毛，暗紫红色。头状花序少数或多数，在茎端排成直径为 2 ～ 5cm 的团伞花序；总苞狭圆柱状，直径 3mm；小苞片 1，线形；总苞片 1 层，苞片 3，椭圆形或椭圆状披针形，长约 7mm，宽约 3mm，先端钝，外面无毛；舌状小花 3，紫红色，舌片先端截形，5 微齿。瘦果长倒卵形，压扁，长 3mm，宽 1.8mm，先端圆形，无喙状物，褐色，有浅黑色的色斑，一面有 1 条而另一面有 2 条细脉纹；冠毛白色，长 7mm，糙毛状或微锯齿状。果期 6 ～ 10 月。

分布

分布于我国西藏（昌都、工布江达、曲松、加查、隆子、措美、林周、南木林、比如、索县等）。

生境

生长于海拔 3800 ~ 5400m 的山坡、河滩砾石地、流石滩。

药材名

索尔公玛保、索公玛保、索贡莫保（སྲོལ་གོང་སྨུག་པོ།）。

药用部位

全草。

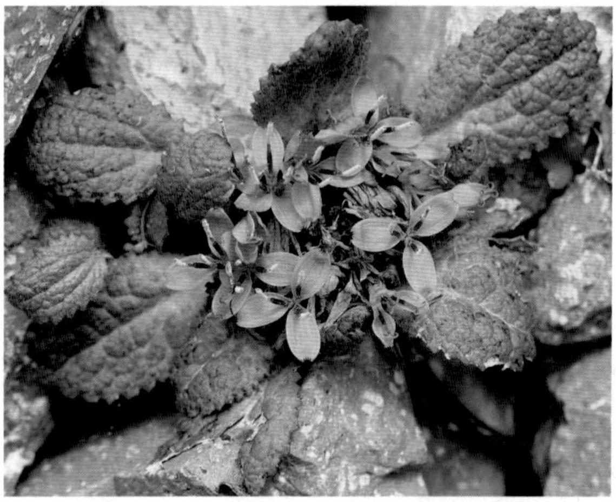

功能与主治

清热，解毒，接骨，止痛，干脓血。用于干黄水，头部外伤，骨裂，骨折，咽喉肿痛，中毒性热症，食物中毒，风湿疼痛等。

用量与用法

2 ~ 5g。内服研末，或入丸、散剂。

附　注

《四部医典》中记载有“སྲོལ་གོང་།”（索公），言其为治头骨裂（头破）及毒热症之药物。《蓝琉璃》言“索公”分为蓝（或青）[“སྲོལ་གོང་སྔོན་པོ།”（索公温保）]、黄[“སྲོལ་གོང་སེར་པོ།”（索公色保）]、白[“སྲོལ་གོང་དཀར་པོ།”（索公嘎保）] 3 类；《四部医典系列挂图全集》第二十八图中有 4 幅“索公”类附图，汉译本分别译注名为“星芒绢毛菊”[12 号图，“སྲོལ་གོང་སྔོན་པོའི་རིགས།”（索公温保惹，即蓝类）]、“蓝花绢毛菊”（13 号图，索公温保）、“白花绢毛菊”（14 号图，索公嘎保）和“黄花绢毛菊”（15 号图，索公色保）。《晶珠本草》记载“སྲོལ་གོང་བ།”（索公巴）按花色分为黄[“སྲོལ་གོང་སེར་པོ།”（索宫色保）]、蓝（或绿）、紫[“སྲོལ་གོང་སྔོན་པོ།།”（索公玛保、索贡莫保）]3 种。现代文献记载的“索公巴”类的基原涉及菊科绢毛苣属（*Soroseris*）、风毛菊属（*Saussurea*）、合头菊属（*Syncalathium*）的多种植物。《部标藏药》以“绢毛菊 /སྲོལ་གོང་སེར་པོ།/ 索宫色保”之名、《青海藏标》以“绢毛菊 /སྲོལ་གོང་བ།/ 索宫巴”之名收载了“绢毛菊 *Soroseris gillii* (S. Moore) Stebb. 及其同属多种植物”[《中国植物志》中，该种被记载为金沙绢毛菊 *Soroseris gillii* (S. Moore) Stebbins]。据文献记载，现藏医使用的“索公巴”或“索宫色保”的基原为糖芥绢毛菊 *Soroseris hookeriana* (C. B. Clarke) Stebbins（《中国植物志》中，该学名的中文名使用“皱叶绢毛苣”）或糖芥绢毛菊 *Soroseris hookeriana* (C. B. Clarke) Stebbins subsp. *erysimoides* (Hand.-Mazz.) Stebbins [空桶参 *Soroseris erysimoides* (Hand.-Mazz.) Shih]。关于紫色者[“སྲོལ་གོང་སྨུག་པོ།”（索贡莫保）]的基原，青海藏医使用星状雪兔子 *Saussurea stella* Maxim.（星状风毛菊），西藏藏医则将合头菊 *Syncalathium kawaguchii* (Kitam.) Ling 作“索贡莫保”使用（《藏药晶镜本草》即记载该种为“སྲོལ་གོང་སྔོན་པོ།”的基原），以柔毛合头菊 *Syncalathium pilosum* (Ling) Shih 作“སྲོལ་གོང་སྔོན་པོ།”（索公温保）使用；云南迪庆藏医还使用康滇合头菊 *Syncalathium souliei* (Franch.) Ling（索公温保）。（参见“星状雪兔子”“空桶参”“柔毛合头菊”“康滇合头菊”条）

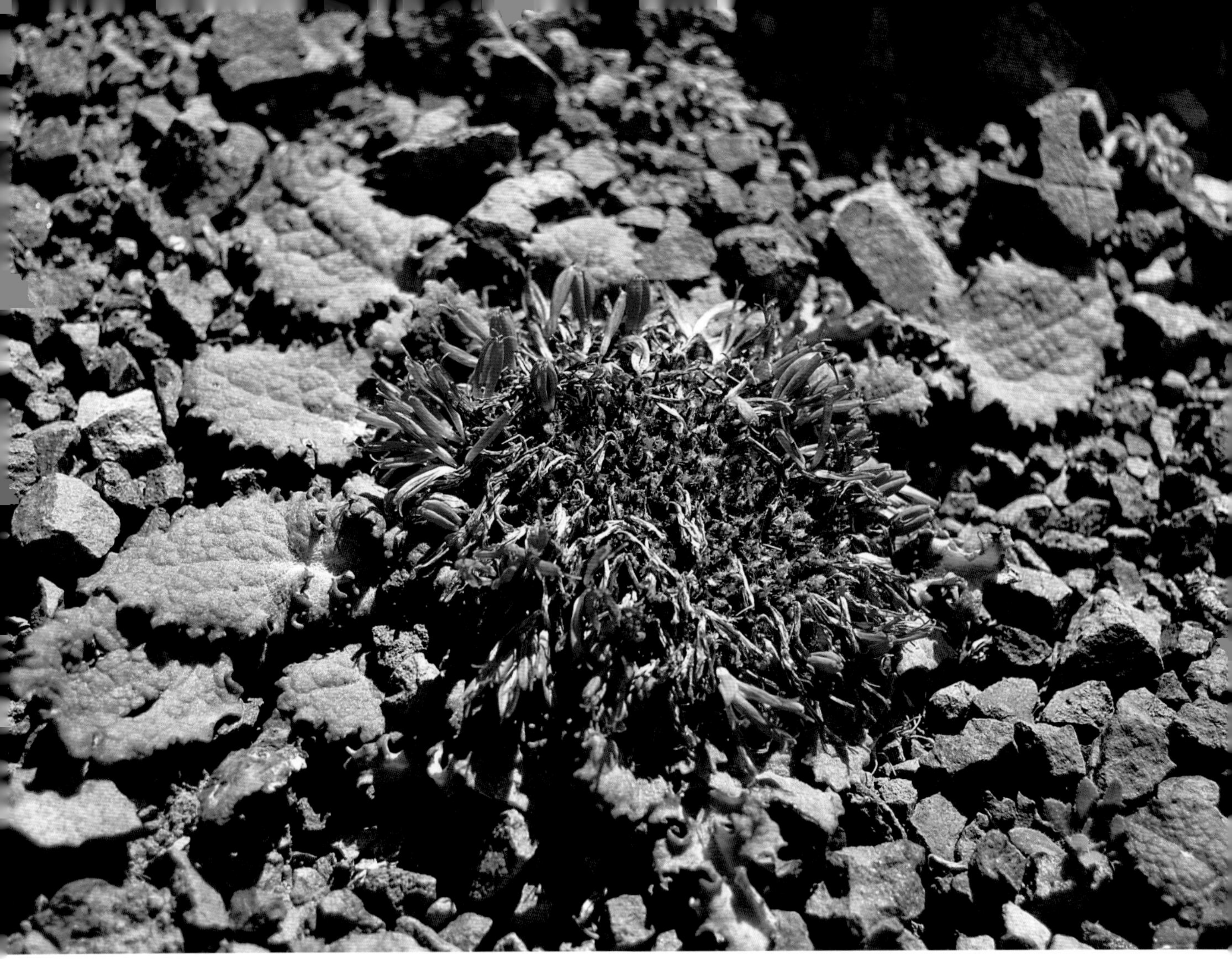

柔毛合头菊

Syncalathium pilosum (Ling) Shih

菊科（Compositae） 合头菊属（*Syncalathium*）

形态

多年生莲座状草本，高 1 ～ 5cm。茎极短，接团伞花序处增粗。茎叶密集排列成莲座状，大头羽状分裂或几大头羽状分裂，有长达 2cm 的具狭翼或齿翼的叶柄，顶裂片卵形、椭圆状倒披针形、椭圆形或几圆形，长 1 ～ 3cm，宽 0.5 ～ 1.9cm，侧裂片极小，1 ～ 3 对，三角状锯齿形，植株常含有不分裂的匙形或长椭圆形的叶，全部叶绿色或红色，两面被稠密或稀疏的白色长柔毛。头状花序多数或极多数在茎顶集成直径约 5.5cm 的团伞花序，舌状小花含 3，花梗短，小苞片 1，线形，长 8mm，宽 0.3mm，被稀疏白色长柔毛；总苞狭圆柱状，直径 2.5mm；总苞片 1 层，3，等长，椭圆形或长椭圆形，长约 9mm，宽约 4mm，先端圆形，外面仅先端被稠密或稀疏的白色长柔毛或脱毛；舌状小花淡紫色，舌片先端 5 微齿。瘦果不成熟，倒长卵形，一面有 1 条而另一面有 2 条细纵脉纹；冠毛微锯齿状，白色，等长，长约 8mm。花期 7 ～ 9 月。

分布

分布于我国青海（杂多）、西藏（比如、申扎、南木林、措美、仁布、曲松）。

生境

生长于海拔 4100 ~ 5200m 的高山草原、流石滩、干旱河谷砾石地。

药材名

索公温保、索贡温保（སོལ་གང་སྔོན་པོ།），索贡莫保、索公玛保（སོལ་གང་སྨུག་པོ།）。

药用部位

全草。

功能与主治

清热，解毒，镇痛，敛黄水，愈骨伤，通脉。用于咽喉肿痛，虚热，上身疼痛，头外伤，黄水病，脉病。

附注

《四部医典》中记载有“སོལ་གང་།”（索公），言其为治头骨裂（头破）及毒热症之药物。《蓝琉璃》言“索公”分为蓝（或青）[“སོལ་གང་སྔོན་པོ།”（索公温保）]、黄[“སོལ་གང་སེར་པོ།”（索公色保）]、白[“སོལ་གང་དཀར་པོ།”（索公嘎保）]3类；《四部医典系列挂图全集》第二十八图中附有4幅“索公”类附图，其汉译本译注名分别为“星芒绢毛菊”[12号图，“སོལ་གང་སྔོན་པོ་རིགས།”（索公温保惹），即“蓝类索公”之意]、“蓝花绢毛菊”（13号图）、“白花绢毛菊”（14号图）和“黄花绢毛菊”（15号图）。《晶珠本草》记载有“སོལ་གང་བ།”（索公巴），言其以花色分为黄[“སོལ་གང་སེར་པོ།”（索宫色保）]、绿（蓝）、紫[“སོལ་གང་སྨུག་པོ།”（索贡莫保）]3种（其汉译重译本中仅记述了黄、紫两类）。现代文献记载的“索公巴”类的基原涉及菊科绢毛苣属（*Soroseris*）、风毛菊属（*Saussurea*）、合头菊属（*Syncalathium*）的多种植物，不同文献对“索公”的分类也不同，大致按花色不同分为黄、白、青、蓝、紫、绿、红等，且相互之间也存在基原的交叉，各地习用的种类也有差异。有观点认为，《蓝琉璃》记载的“蓝者”和《四部医典系列挂图全集》的“蓝者”附图（13号图）应为合头菊属植物，且与《晶珠本草》记载的“紫者”及《藏药志》所言的“绿者”为同类。据文献记载，柔毛合头菊 *Syncalathium pilosum* (Ling) Shih 为西藏习用的“སོལ་གང་སྔོན་པོ།”（索公温保）（即《蓝琉璃》所言“蓝者”或《晶珠本草》所言“紫者”）的基原之一。《藏药晶镜本草》则记载《晶珠本草》所言的“紫者”（索公莫保）为合头菊 *Syncalathium kawaguchii* (Kitam.) Ling。据文献记载，“索公温保”或“索公莫保”基原的还包括盘状合头菊 *Syncalathium disciforme* (Mattf.) Ling、康滇合头菊 *Syncalathium souliei* (Franch.) Ling（云南迪庆）。《部标藏药》以“绢毛菊 /སོལ་གང་སེར་པོ།/ 索宫色保”之名、《青海藏标》以“绢毛菊 /སོལ་གང་བ།/ 索宫巴”之名收载了“绢毛菊 *Soroseris gillii* (S. Moore) Stebb. 及其同属多种植物”[《中国植物志》中，该种记载为金沙绢毛菊 *Soroseris gillii* (S. Moore) Stebbins]。（参见“星状雪兔子”“空桶参”“合头菊”条）

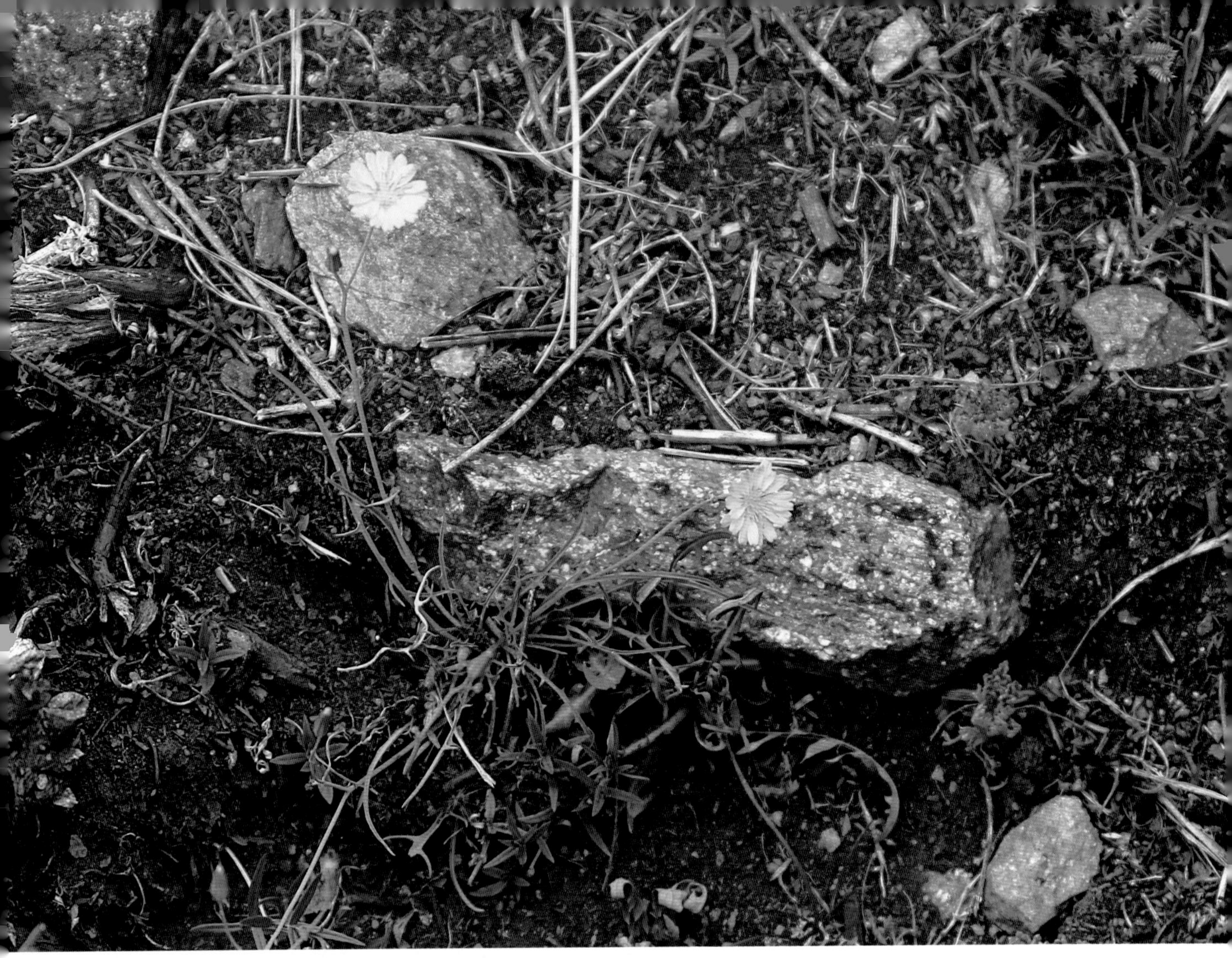

中华小苦荬

Ixeridium chinense (Thunb.) Tzvel. [山苦荬 *Ixeris chinensis* (Thunb.) Nakai]

菊科（Compositae）　小苦荬属（*Ixeridium*）

形态

多年生草本，高 5 ~ 47cm。根垂直直伸，通常不分枝。根茎极短缩。茎直立单生或少数茎簇生，基部直径 1 ~ 3mm，上部伞房花序状分枝。基生叶长椭圆形、倒披针形、线形或舌形，包括叶柄长 2.5 ~ 15cm，宽 2 ~ 5.5cm，先端钝或急尖，或向上渐窄，基部渐狭成有翼的短或长柄，全缘，不分裂亦无锯齿或边缘有尖齿或凹齿，或羽状浅裂、半裂或深裂，侧裂片 2 ~ 7 对，长三角形、线状三角形或线形，自中部向上或向下的侧裂片渐小，向基部的侧裂片常为锯齿状，有时为半圆形；茎生叶 2 ~ 4，极少 1 或无茎生叶，长披针形或长椭圆状披针形，不裂，全缘，先端渐狭，基部扩大，耳状抱茎或至少基部茎生叶的基部明显耳状抱茎；全部叶两面无毛。头状花序通常在茎枝先端排成伞房花序，含舌状小花 21 ~ 25；总苞圆柱状，长 8 ~ 9mm，总苞片 3 ~ 4 层，外层及最外层宽卵形，长 1.5mm，宽 0.8mm，先端急尖；内层长椭圆状倒披针形，长 8 ~ 9mm，宽 1 ~ 1.5mm，先端急尖。舌状小花黄色，干时带红色。瘦果褐色，长椭圆形，长 2.2mm，宽 0.3mm，有 10 高起的钝肋，肋上有上指的小刺毛，先端急尖成细喙，喙细，细丝状，长 2.8mm；冠毛白色，微糙，长 5mm。花果期 1 ~ 10 月。

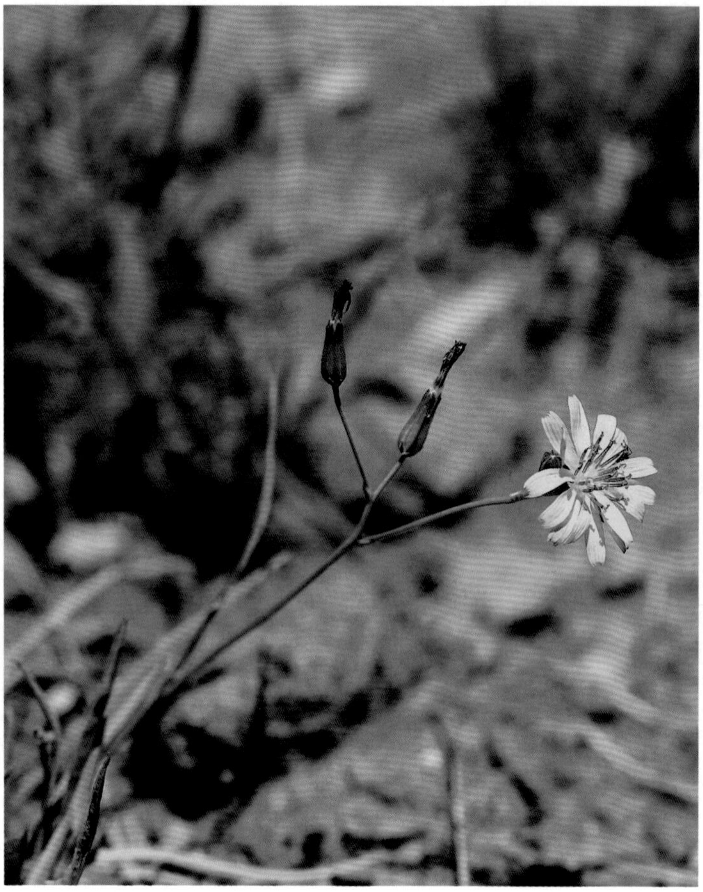

分布

分布于我国西藏（林芝、芒康）、云南（丽江）、四川（峨眉山一带及马边、筠连、屏山、石棉、江津）、黑龙江（哈尔滨）、河北（石家庄、涿鹿）、山西（太行山一带、太原、古交、夏县、左云、五台、平鲁）、陕西（蓝田及太白山一带）、山东（昆嵛山一带）、江苏（南京、宝应）、安徽、浙江（淳安、昌化）、江西（南丰）、福建（厦门）、台湾（台南）、河南（嵩县）、贵州（安顺）等。俄罗斯西伯利亚地区、日本、朝鲜等也有分布。

生境

生于山坡路旁、田野、河边灌丛或岩石缝隙中。

药材名

杂赤、匝赤、杂扯、加苦（ཙ་མཁྲིས།、ཙྭ་མཁྲིས།），杂赤曼巴、杂赤门巴（ཙ་མཁྲིས་དམན་པ།）。

药用部位

地上部分。

功能与主治

清热利胆。用于黄疸性肝炎（“赤白”热、肝热），胆囊炎，脉病。

用量与用法

3 ~ 5g。内服研末。

附　注

《晶珠本草》中记载有“杂赤”（ཙ་མཁྲིས།），言其分为山生的黑者、田生的白者 2 种。现代文献多记载“杂赤”（包括黑者和白者）的基原涉及菊科的苦荬菜属（*Ixeris*）、小苦荬属（*Ixeridium*）、岩参属（*Cicerbita*）、头嘴菊属（*Cephalorrhynchus*）、风毛菊属（*Saussurea*）、苦苣菜属（*Sonchus*）

的多种植物，但黑者和白者的功能与主治不同。一般认为白者 [“ཙ་མཁྲིས་དམན་པ།” （杂赤门巴）] 的基原为山苦荬 *Ixeris chinensis* (Thunb.) Nakai[中华小苦荬 *Ixeridium chinense* (Thunb.) Tzvel.]、细叶苦荬 *Ixeris gracilis* DC.[细叶小苦荬 *Ixeridium gracile* (DC.) Shih] 和岩参 *Cicerbita macrorrhiza* (Royle) Beauverd[头嘴菊 *Cephalorrhynchus macrorrhizus* (Royle) Tsuil]。西藏藏医以岩参 *Cicerbita macrorrhiza* (Royle) Beauverd 为上品，青海藏医还用禾叶风毛菊 *Saussurea graminea* Dunn 等多种风毛菊属植物。《部标藏药》以“山苦荬 /ཙ་མཁྲིས་དམན་པ།/ 杂赤曼巴”之名收载了山苦荬 *Ixeris chinensis* (Thunb.) Nakai，《藏标》以“苦荬菜 /ཙུ་མཁྲིས།/ 匝赤”之名收载了细叶苦荬菜 *Ixeris gracilis* DC. 、山苦荬 *Ixeris chinensis* (Thunb.) Nakai。文献记载的“杂赤”的基原还有苦荬菜 *Ixeris denticulata* (Houtt.) Stebbins[黄瓜菜 *Paraixeris denticulata* (Houtt.) Nakai]、齿缘苦荬菜 *Ixeris dentata* (Thunb.) Nakai [窄叶小苦荬 *Ixeridium gramineum* (Fisch.) Tzvel.]，而黑者(扎赤那波)的基原为苣荬菜 *Sonchus arvensis* L.。（参见“禾叶风毛菊”“窄叶小苦荬”“苣荬菜”“头嘴菊”条）

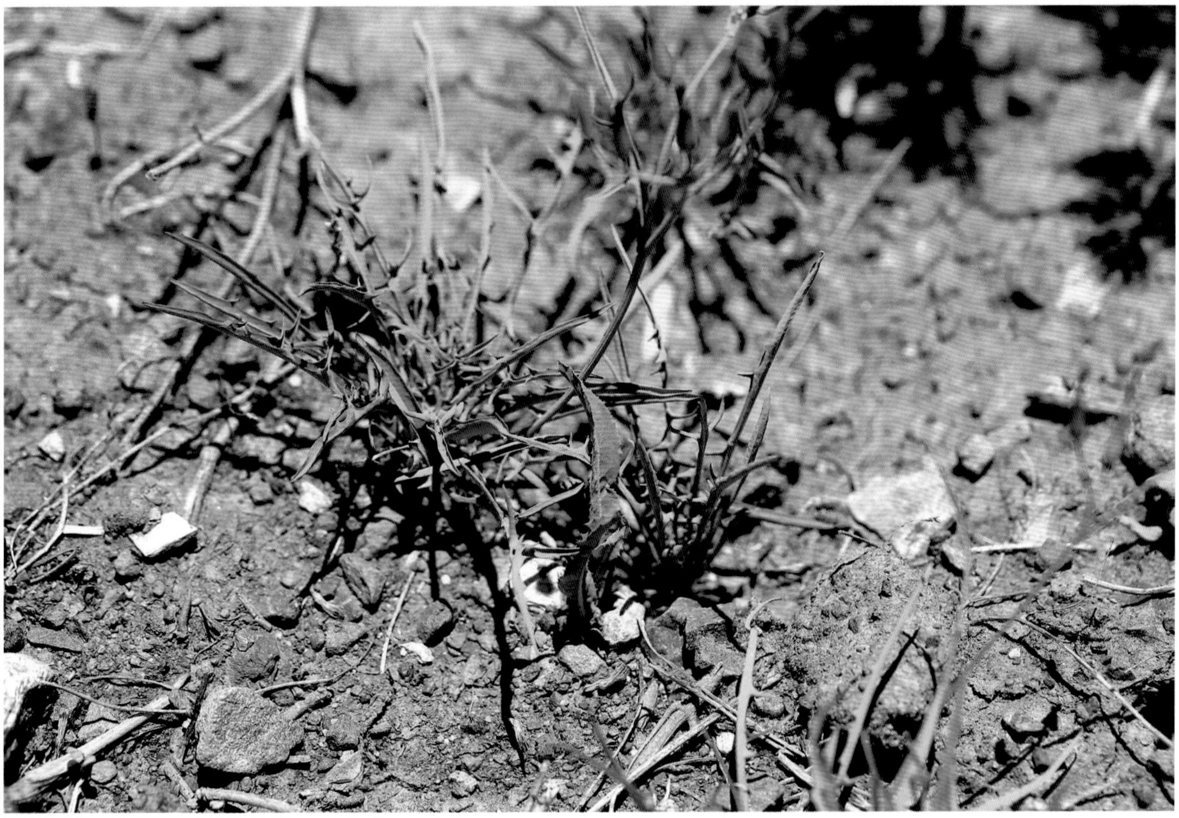

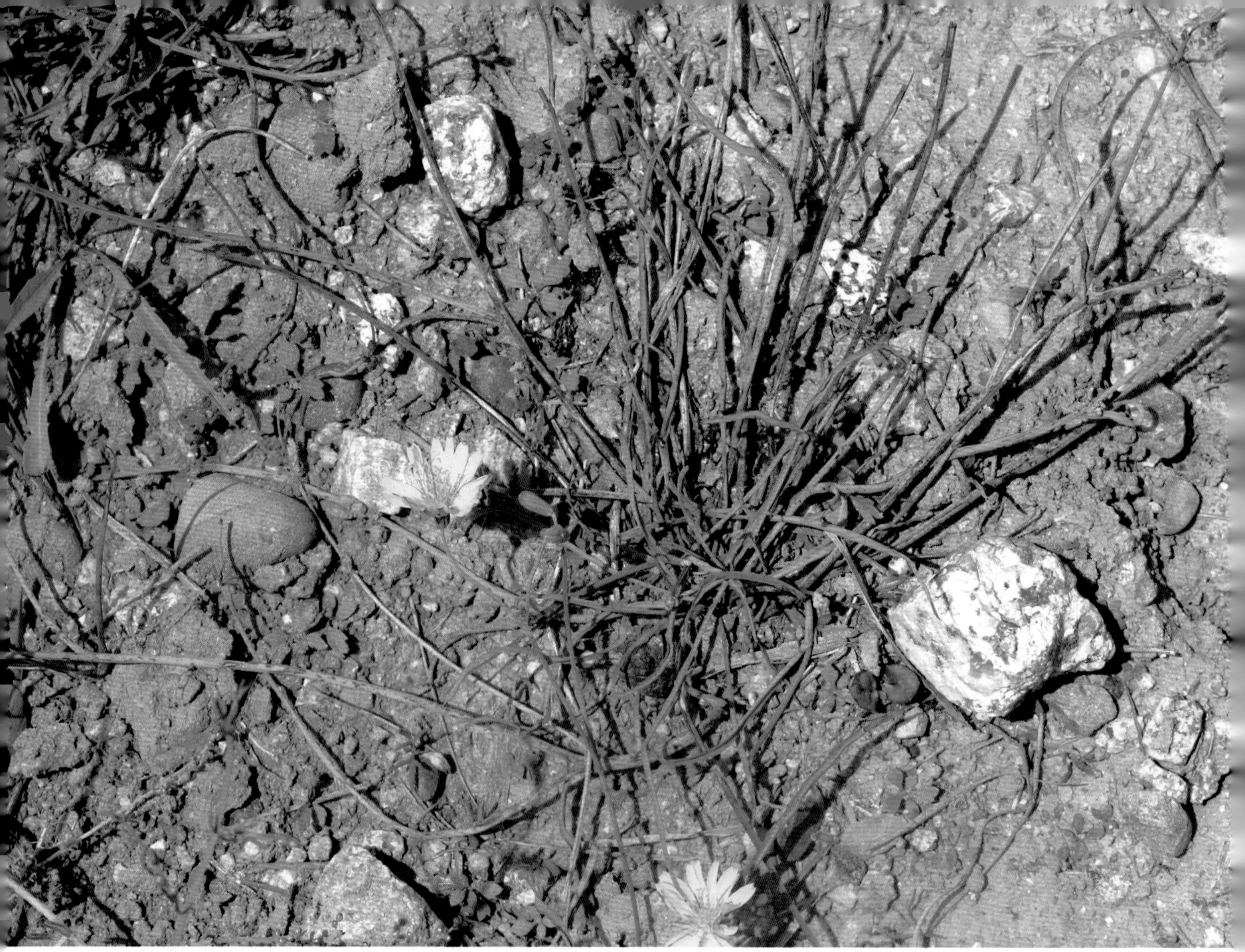

窄叶小苦荬

Ixeridium gramineum (Fisch.) Tzvel.

菊科（Compositae）　小苦荬属（*Ixeridium*）

形态

多年生草本，高 6 ~ 30cm。根垂直或弯曲，不分枝或有分枝，生多数或少数须根。茎低矮，主茎不明显，自基部多分枝，全部茎枝无毛。基生叶匙状长椭圆形、长椭圆形、长椭圆状倒披针形、披针形、倒披针形或线形，连叶柄长 3.5 ~ 7.5cm，宽 0.2 ~ 6cm，不分裂或至少含有不分裂的基生叶，全缘或有尖齿，或羽状浅裂或深裂，或至少基生叶中含有羽状分裂的叶，基部渐狭成长或短柄，侧裂片 1 ~ 7 对，集中在叶的中下部，中裂片较大，长椭圆形、镰形或狭线形，向两侧的侧裂片渐小，最上部或最下部的侧裂片常呈尖齿状；茎生叶少数，1 ~ 2，通常不裂，较小，与基生叶同形，基部无柄，稍见抱茎；全部叶两面无毛。头状花序多数，在茎枝先端排成伞房花序或伞房圆锥花序，含 15 ~ 27 舌状小花；总苞圆柱状，长 7 ~ 8mm，总苞片 2 ~ 3 层，外层及最外层小，宽卵形，长 0.8mm，宽 0.5 ~ 0.6mm，先端急尖，内层长，线状长椭圆形，长 7 ~ 8mm，宽 1 ~ 2mm，先端钝；舌状小花黄色，极少白色或红色。瘦果红褐色，稍压扁，长椭圆形，长 2.5mm，宽 0.7mm，有 10 高起的钝肋，沿肋有上指的小刺毛，向上渐狭成细喙，喙细丝状，长 2.5m；冠毛白色，微粗糙，长近 4mm。花果期 3 ~ 9 月。

分布

分布于我国西藏（林芝、拉萨、贡觉）、青海（柴达木地区及贵德）、甘肃（兰州、岷县等）、四川（马尔康、宝兴等）、云南（丽江、维西、香格里拉等）、贵州、陕西、山西、河南、湖北、湖南、江苏、江西、福建、广东、浙江、江苏、山东、内蒙古、吉林、黑龙江。朝鲜、蒙古、俄罗斯西伯利亚等也有分布。

生境

生长于海拔 100 ~ 4000m 的山坡草地、林缘、林下、河边、沟边、荒地、沙地上。

药材名

杂赤、匝赤、杂扯、加苦（ཙ་མཁྲིས།、ཙྭ་མཁྲིས།）。

药用部位

全草。

功能与主治

清热，利胆。用于黄疸性肝炎，胆囊炎，胃炎，脉病。

用量与用法

3 ~ 5g。内服研末。

附 注

《晶珠本草》中记载有“ཙ་མཁྲིས།”（杂赤），言其分为山生 [“བ་མོ་ཁ།”（巴冒卡、巴毛卡）] 和田生 [“གསེར་མཁྲིས།”（赛赤）]2 种，山生者为黑者 [“ཙ་མཁྲིས་ནག་པོ།”（杂赤那保）]，田生者为白者 [“ཙ་མཁྲིས་དཀར་པོ།”（杂赤嘎保）。现代文献多记载“杂赤”（包括黑者和白者）的基原涉及菊科苦荬菜属（*Ixeris*）或小苦荬属（*Ixeridium*）、岩参属（*Cicerbita*）或头嘴菊属（*Cephalorrhynchus*）、风毛菊属（*Saussurea*）的多种植物，但黑、白两类的功能与主治不同。一般认为白者的基原为小苦荬属植物，为下品，称为“ཙ་མཁྲིས་དམན་པ།”（杂赤门巴）。《部标藏药》以“山苦荬 /ཙ་མཁྲིས་དམན་པ།/ 杂赤曼巴”之名收载了山苦荬 *Ixeris chinensis* (Thunb.) Nakai；《藏标》以“苦荬菜 /ཙྭ་མཁྲིས།/ 匝赤”之名收载了细叶苦荬菜 *Ixeris gracilis* (DC.) Stebbins、山苦荬 *Ixeris chinensis* (Thunb.) Nakai。文献记载，齿缘苦荬菜 *Ixeris dentata* (Thunb.) Nakai [窄叶小苦荬 *Ixeridium gramineum* (Fisch.) Tzvel.] 为“加苦”的基原之一。《中国植物志》中记载有小苦荬 *Ixeridium dentatum* (Thunb.) Tzvel.，将 *Ixeris dentata* (Thunb.) Nakai 作为其异名，同时认为《中国高等植物图鉴》（4: 703）记载的 *Ixeris dentata* auct. non (Thunb.) Nakai 应为窄叶小苦荬 *Ixeridium gramineum* (Fisch.) Tzvel.。从分布区域来看，小苦荬 *Ixeridium dentatum* (Thunb.) Tzvel. 分布于江苏、浙江、福建、安徽、江西、湖北、广东等低海拔地区，据此判断，藏医药专著中记载的齿缘苦荬菜 *Ixeris dentata* (Thunb.) Nakai 应为分布在西藏地区的窄叶小苦荬 *Ixeridium gramineum* (Thunb.) Tzvel.。（参见“中华小苦荬”“禾叶风毛菊”“头嘴菊”条）

缘毛毛鳞菊

Chaetoseris macrantha (C. B. Clarke) Shih [大花岩参 *Cicerbita macrantha* (C. B. Clarke) Beauverd]

菊科（Compositae） 毛鳞菊属（*Chaetoseris*）

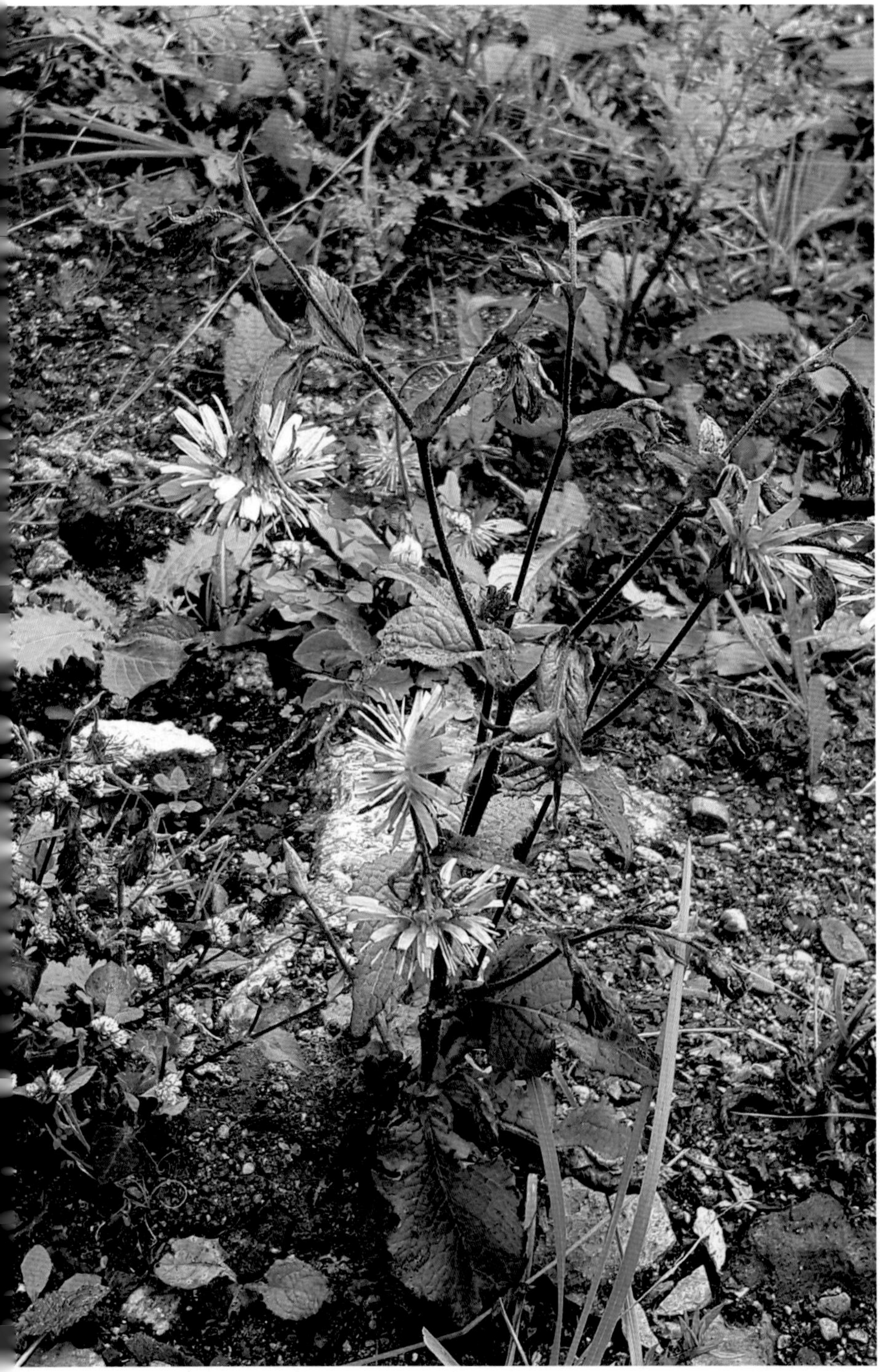

形态

多年生草本，高 50 ~ 120cm。茎直立，粗壮，上部伞房花序状分枝，分枝被头状具柄多细胞细节毛。中上部茎叶长椭圆形、长椭圆状披针形或倒披针状长椭圆形，羽状浅裂或深裂，长 14 ~ 28cm，宽 4 ~ 8cm，无柄，基部扩大半抱茎，顶裂片三角形、长卵形或不规则菱形，先端急尖或渐尖，侧裂片 2 ~ 3 对，先端急尖，全部裂片边缘有锯齿，两面无毛；花序分枝上的叶少数或近无，小或极小，线形，全缘；接头状花序处的叶线状钻形或鳞片状。头状花序大，少数或稍多数在茎枝先端排列成疏松的伞房花序，花序分枝长且粗；总苞宽钟状，长 2cm，宽 2cm，总苞片 5 层，覆瓦状排列，外层卵形，长 4.5mm，宽 2mm，中层披针状，长 7 ~ 13mm，宽约 3mm，内层线状长椭圆形或宽线形，长 2cm，宽 2 ~ 3mm，全部总苞片先端急尖或钝，干后黑绿色，边缘有宽扁的长达 2mm 的缘毛，最内层边缘近无缘毛，外层外面沿中脉有 1 行稀疏的白色长刚毛；舌状小花极多，可达 40，蓝色或蓝紫色。瘦果倒披针形，褐色，压扁，长 6mm，宽 2mm，边缘宽厚、不明显，每面有 4 高起的细肋，先端渐尖成长 1.8mm 的粗喙，两面被短直毛，上部及上部边缘的毛较长；外层冠毛极短，糙毛状，内层冠毛长毛状，长约 8mm，微锯齿状。花果期 7 ~ 9 月。

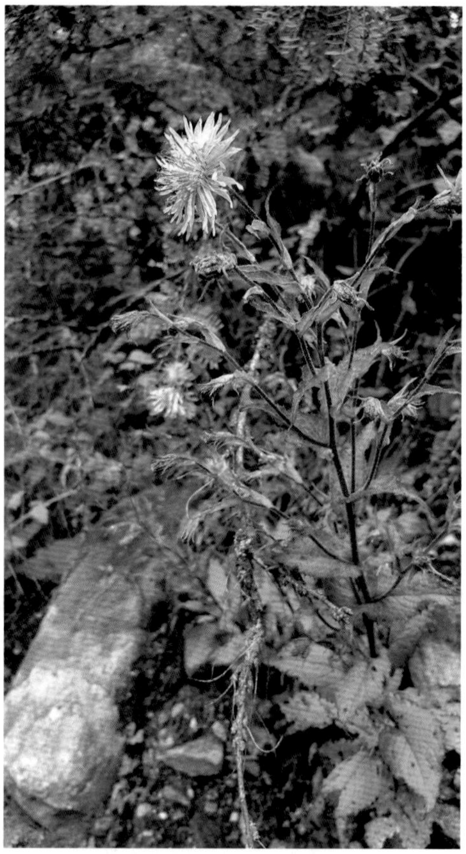

分布

分布于我国西藏（聂拉木、亚东、墨脱）。不丹、印度也有分布。

生境

生长于海拔 3250 ~ 4040m 的山坡林下、灌丛中、草地。

药材名

杂赤、匝赤、杂扯（ཙ་མཁྲིས།、ཙ་མཁྲིས།），赤漠（ཁྲི་མོ།）。

药用部位

全草。

功能与主治

清肝热，养脉。用于“赤巴”病，肝炎，胆囊炎，黄疸，脉病。

用量与用法

3 ~ 5g。

附注

《四部医典》中记载有“ཙ་མཁྲིས།”（杂赤），言其为治“赤巴”病、肝胆病之药物。《四部医典系列挂图全集》第二十九图中有其正品、副品（次品）及类同品的附图（25 ~ 27 号图），其汉译本译注名分别为“粉苞苣”“次粉苞苣”和“此药非粉苞苣”。《晶珠本草》言“杂赤”分为白[“ཙ་མཁྲིས་དཀར་པོ།”（杂赤嘎保）]、黑[“ཙ་མཁྲིས་ནག་པོ།”（杂赤那保）]2 种，其中白者为“田生”[“གསེར་མཁྲིས།”（赛赤）]，黑者为“山生”[“བ་མོ་ཀ།”（巴冒卡、巴毛卡）]。现代文献记载的“杂赤”的基原较为复杂，涉及菊科苦荬菜属（*Ixeris*）、小苦荬属（*Ixeridium*）、岩参属（*Cicerbita*）、风毛菊属（*Saussurea*）、还阳参属（*Crepis*）、毛鳞菊属（*Chaetoseris*）、苦苣菜属（*Sonchus*）、厚喙菊属（*Dubyaea*）、毛连菜属（*Picris*）、莴苣属（*Lactuca*）、黄鹌菜属（*Youngia*）等多属多种植物，各地习用的种类也不一致。《部标藏药》以“岩参 /ཙ་མཁྲིས་མཆོག/ 扎赤确”之名收载了岩参 *Cicerbita macrorrhiza* (Royle) Beauverd[头嘴菊 *Cephalorrhynchus macrorrhizus* (Royle) Tsuil]，以“山苦荬 /ཙ་མཁྲིས་དམན་པ།/ 杂赤曼巴”

之名收载了山苦荬 *Ixeris chinensis* (Thunb.) Nakai [中华小苦荬 *Ixeridium chinense* (Thunb.) Tzvel.]，以“褐毛风毛菊 /ཙ་འབྲིས་པ་མོ་ཁ/ 杂赤巴莫卡”之名收载了褐毛风毛菊 *Saussurea brunneopilosa* Hand.-Mazz.、禾叶风毛菊 *Saussurea graminea* Dunn，三者的功能与主治相近。《中国藏药植物资源考订》认为，《四部医典系列挂图全集》的“类同品”（即“此药非粉苞苣”）附图所示植物应为蓝花毛鳞菊 *Chaetoseris cyanea* (D. Don) Shih 及其同属植物，缘毛毛鳞菊 *Chaetoseris macrantha* (C. B. Clarke) Shih 也为其基原之一，又被称为“ཙི་ཧམ”（赤漠）；此外，该属植物川甘毛鳞菊 *Chaetoseris roborowskii* (Maxim.) Shih、大头毛鳞菊 *Chaetoseris macrocephala* Shih、毛鳞菊 *Chaetoseris lyriformis* Shih 也作“赤漠”使用。（参见“头嘴菊”“禾叶风毛菊”“细叶小苦荬”条）

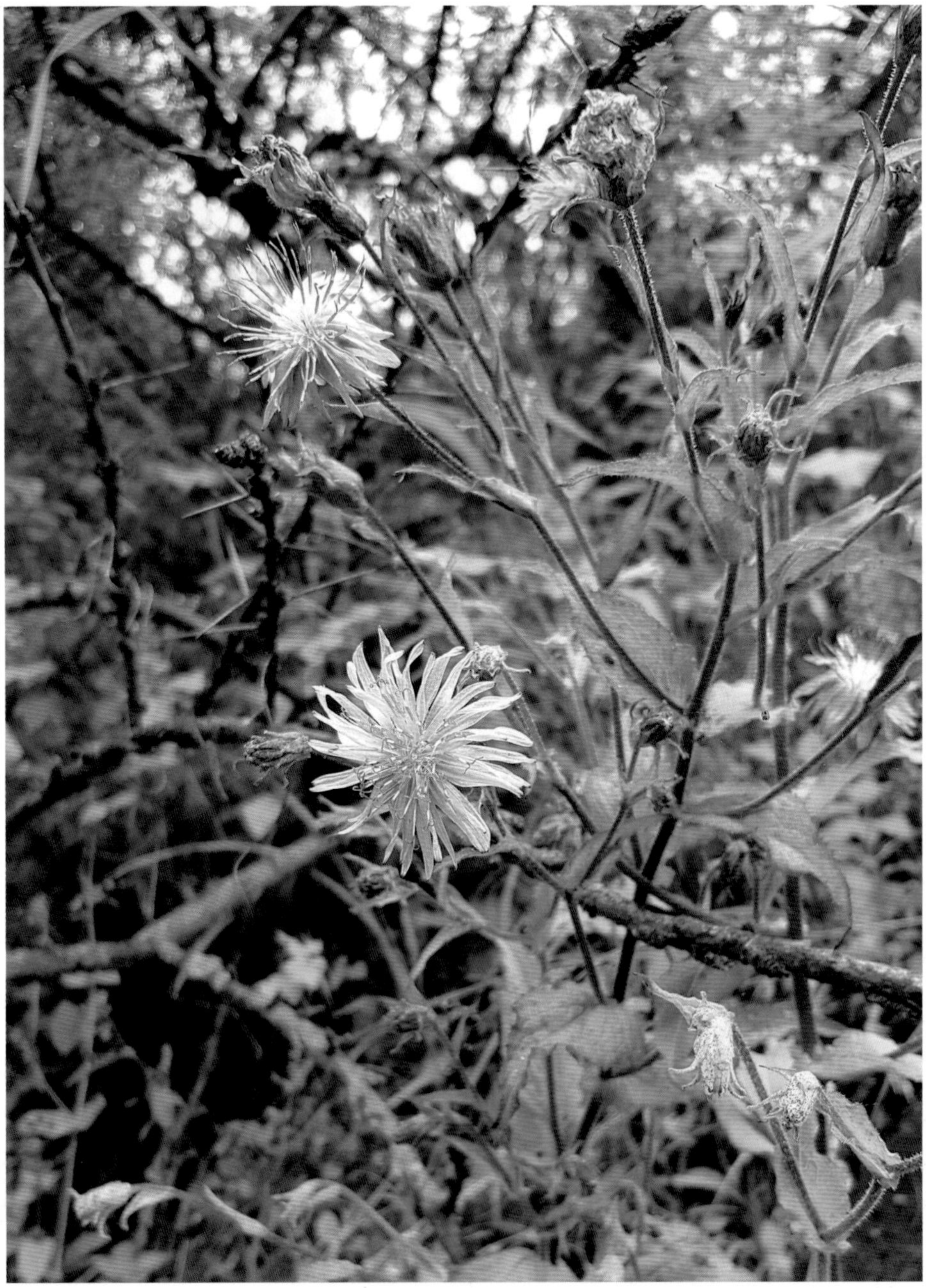

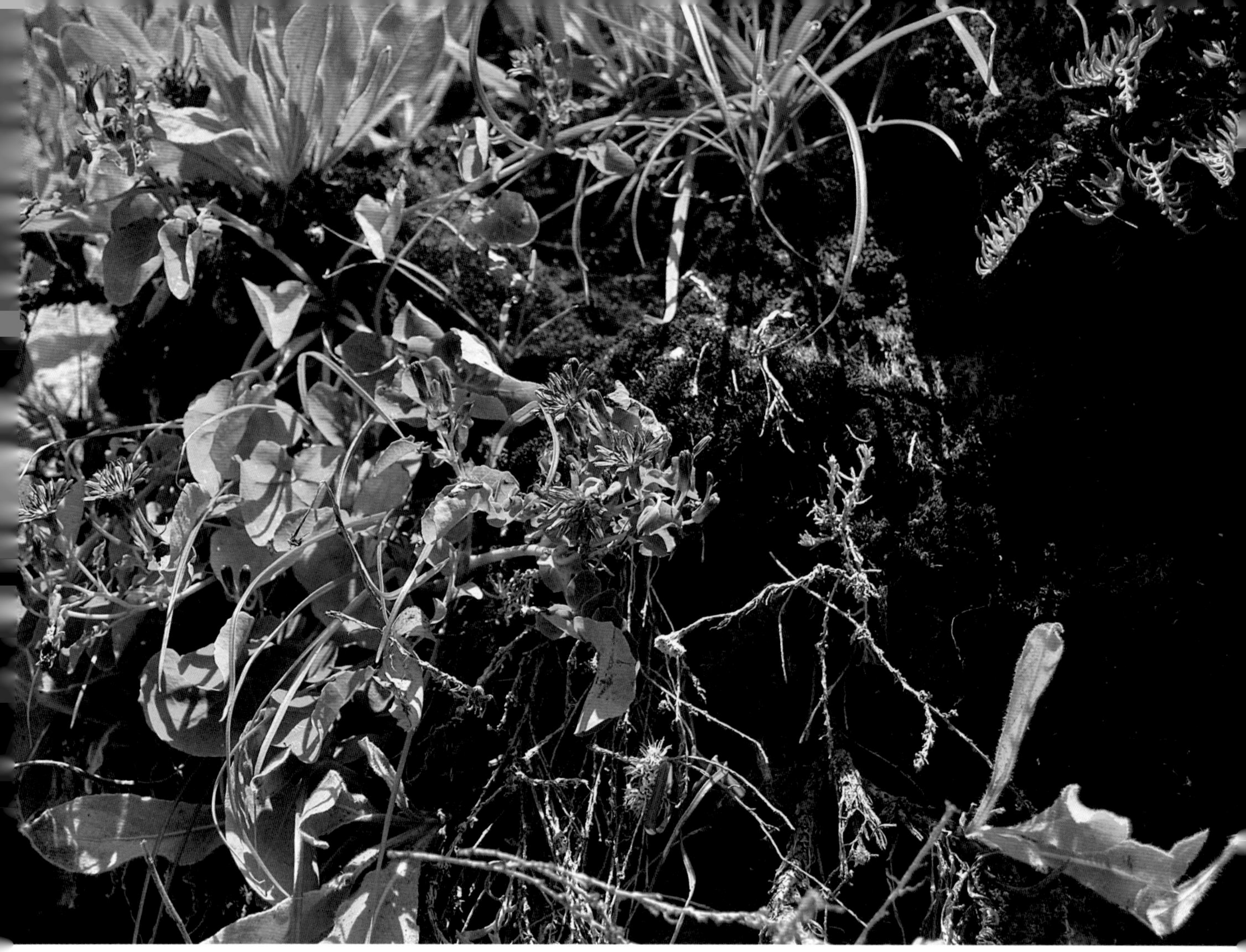

头嘴菊

Cephalorrhynchus macrorrhizus (Royle) Tsuil

[岩参 *Cicerbita macrorrhiza* (Royle) Beauverd]

菊科（Compositae） 头嘴菊属（*Cephalorrhynchus*）

形态

多年生草本。根粗厚，倒圆锥状。茎单生，直立，细，自下部有长伞房状或伞房圆锥状花序分枝，全部茎枝无毛。基生叶与下部茎叶小，与中部茎叶同形并等样分裂；中部茎叶全长 6 ~ 10cm，宽 2 ~ 4.5cm，大头羽状全裂，有长 2.5 ~ 4. 5cm 的叶柄，下部长卵形扩大，柄基耳状扩大，半抱茎，顶裂片心形、卵状心形、心状椭圆形、偏斜卵形或肾形或椭圆形，先端急尖或圆形，有小尖头或无小尖头，侧裂片 2 ~ 4 对，椭圆形或偏斜椭圆形，先端圆形或钝，基部与叶轴宽融合；上部茎叶与中部茎叶同形并等样分裂；接头状花序下部的叶披针形、宽线形或鳞片状；全部叶及叶裂片全缘、浅波状或有不明显锯齿。头状花序少数（8 ~ 10），在茎枝先端排成伞房花序或伞房圆锥花序，含 8 ~ 10 舌状小花；总苞狭钟状，长 1.2cm，宽 5mm；总苞片 4 层，不明显覆瓦状排列，外层卵状三角形或三角形，长 3mm，宽 2mm，中层披针形，长 6mm，宽 2mm，内层长椭圆形，长 1.2cm，宽 2.5mm，全部总苞片先端急尖或钝，外面无毛；舌状小花紫红色、蓝色或淡紫色。瘦果浅黑色，压扁，长椭圆形，长 4.5mm，宽 1mm，边缘不加宽亦不加厚，每面有 5 ~ 6 高起细肋，两面有稠密横皱状排列的短毛及向上指的短毛，先端渐尖成粗喙，喙长 2 ~ 2.8mm；外层冠毛极短，糙毛状，内层冠毛毛状，长 6mm，细锯齿状，白色。花果期 7 ~ 10 月。

分布

分布于我国西藏、云南西北部。印度西北部也有分布。

生境

生长于海拔 2700 ~ 4600m 的林下、草地、山坡岩石上。

药材名

扎赤确、扎赤窍（ཙ་མཁྲིས་མཆོག），匝赤、杂赤（ཙ་མཁྲིས།、ཙྭ་མཁྲིས།），赤漠（ཙེ་མོ།）。

药用部位

全草。

功能与主治

清热利胆。用于黄疸性肝炎，胆囊炎，胃炎，脉病。

用量与用法

3 ~ 5g。

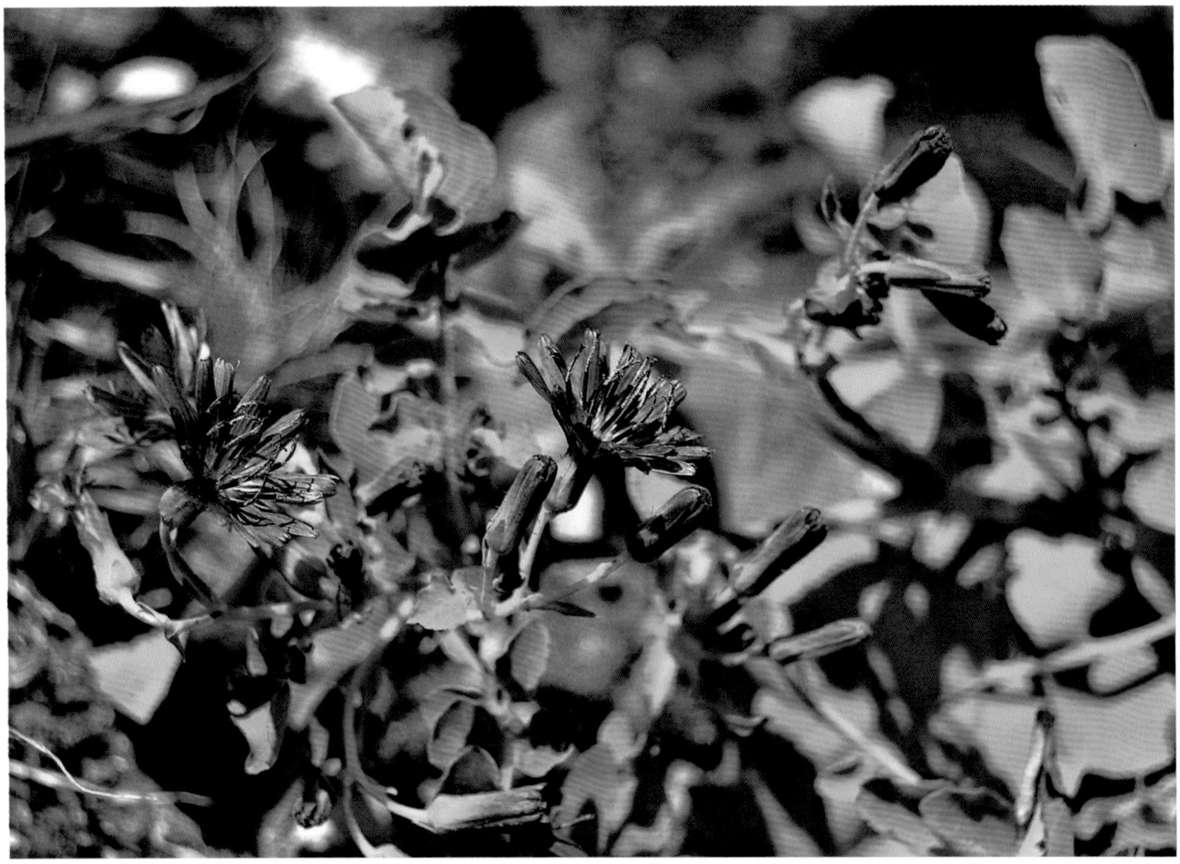

附 注

《四部医典》中记载有治“赤巴”病、肝胆病之药物“ཙ་ཨ་ཁྲིས།”（匝赤、杂赤）。《蓝琉璃》记载其“叶绿而软，形态似蒲公英，花黄色，4 瓣，折断有乳汁”。《四部医典系列挂图全集》第二十九图中有正品、副品（次品）及类同品 3 幅附图（25 ~ 27 号图），其汉译本译注名分别为“粉苞苣”“次粉苞苣”和“此药非粉苞苣”。《晶珠本草》言“（杂赤）分为白 [“ཙ་ཨ་ཁྲིས་དཀར་པོ།”（杂赤嘎保）]、黑 [“ཙ་ཨ་ཁྲིས་ནག་པོ།”（杂赤那保）] 2 种，其中白者为田生 [“གཞིང་ཨ་ཁྲིས།”（赛赤）]，黑者为山生 [“པ་མོ་ཁ།”（巴冒卡、巴毛卡）]。现代文献记载的“匝赤”的基原较为复杂，涉及菊科的苦荬菜属（*Ixeris*）、小苦荬属（*Ixeridium*）、岩参属（*Cicerbita*）、风毛菊属（*Saussurea*）、还阳参属（*Crepis*）、毛鳞菊属（*Chaetoseris*）、苦苣菜属（*Sonchus*）、厚喙菊属（*Dubyaea*）、毛连菜属（*Picris*）、莴苣属（*Lactuca*）、黄鹌菜属（*Youngia*）、头嘴菊属（*Cephalorrhynchus*）等的多属多种植物，各地习用的种类也不尽一致。关于《四部医典系列挂图全集》的附图，《中国藏药植物资源考订》认为，其“正品”（25 号图）可能系还阳参属的小还阳参 *Crepis minuta* Kitam.（红花还阳参 *Crepis lactea* Lipsch.）、滇藏还阳参 *Crepis tibetica* Babc.（藏滇还阳参 *Crepis elongata* Babcock）或苦荬菜属植物，“副品”（26 号图）可能系细梗黄鹌菜 *Youngia gracilipes* (Hook. f.) Babcock et Stebbins 或单花莴苣 *Lactuca gombalana* Hand.-Mazz.[矮小厚喙菊 *Dubyaea gombalana* (Hand.-Mazz.) Stebbins]，而“类同品”（27 号图）应是蓝花毛鳞菊 *Chaetoseris cyanea* (D. Don) Shih 及同属植物。《部标藏药》分别收载了“岩参 /ཙ་ཨ་ཁྲིས་མཆོག/ 扎赤确”[岩参 *Cicerbita macrorhiza* (Royle) Beauv.]、“山苦荬 / 杂赤曼巴 / ཙ་ཨ་ཁྲིས་དམན་པ།”[山苦荬 *Ixeris chinensis* (Thunb.) Nakai（中华小苦荬 *Ixeridium chinense* (Thunb.) Tzvel.）] 和“褐毛风毛菊 /ཙ་ཨ་ཁྲིས་པ་མོ་ཁ/ 匝赤巴莫卡”（褐毛风毛菊 *Saussurea brunneopilosa* Hand.-Mazz.、禾叶风毛菊 *S. graminea* Dunn），三者的功能与主治也相近，“匝赤”应为该 3 种药材的总称。西藏藏医认为“匝赤”的上品应为岩参 *Cicerbita macrorhiza* (Royle) Beauv.。文献记载，云南、西藏等地藏医还使用有菊科植物毛连菜 *Picris hieracioides* L.、厚喙菊 *Dubyaea hispida* (D. Don) DC.、绿茎还阳参 *Crepis lignea* (Vaniot) Babcock.、缘毛毛鳞菊 *Chaetoseris macrantha* (C. B. Clarke) Shih 等。（参见“禾叶风毛菊”“缘毛毛鳞菊”条）

在上述藏医药专著和标准中，岩参的拉丁学名为 *Cicerbita macrorrhiza* (Royle) Beauv.。《中国植物志》中，岩参的拉丁学名为 *Cicerbita azurea* (Ledeb.) Beauverd，将 *Cicerbita macrorrhiza* (Royle) Beauv. 作为“头嘴菊 *Cephalorrhynchus macrorrhizus* (Royle) Tsuil”的异名；并记载拉丁学名为 *Cicerbita azurea* (Ledeb.) Beauverd 的岩参仅分布于新疆。由于“匝赤”药材均来自于野生资源，从其分布看，藏医所用的“岩参”应为头嘴菊 *Cephalorrhynchus macrorrhizus* (Royle) Tsuil。

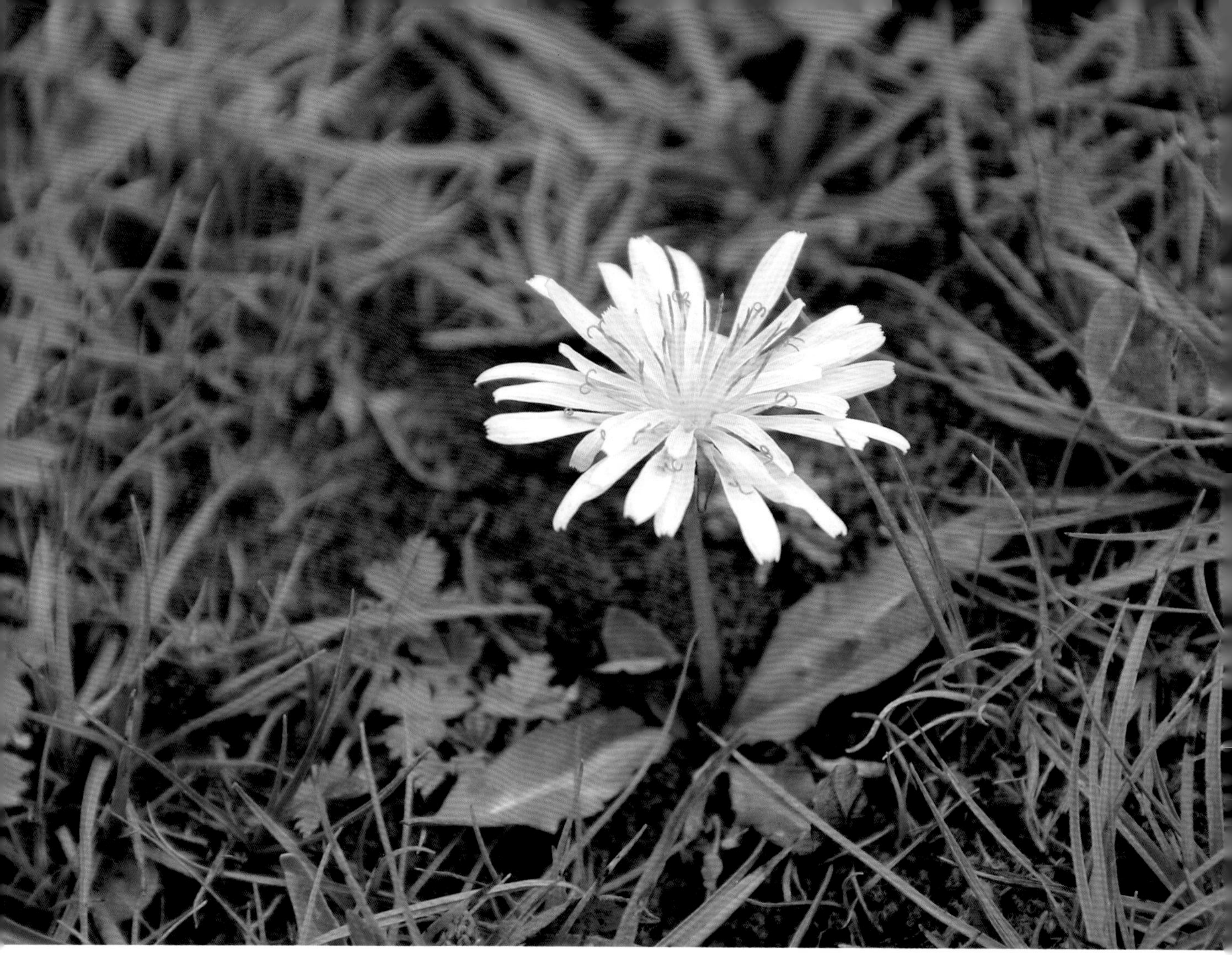

白花蒲公英

Taraxacum leucanthum (Ledeb.) Ledeb.

菊科（Compositae）　蒲公英属（*Taraxacum*）

形态

多年生矮小草本。根颈部被大量黑褐色残存叶基。叶线状披针形，近全缘至具浅裂，少有为半裂，具很小的小齿，长（2 ~ ）3 ~ 5（ ~ 8）cm，宽 2 ~ 5mm，两面无毛。花葶 1 至数个，长 2 ~ 6cm，无毛或在先端疏被蛛丝状柔毛；头状花序直径 25 ~ 30mm；总苞长 9 ~ 13mm，总苞片干后变淡墨绿色或墨绿色，先端具小角或增厚；外层总苞片卵状披针形，稍宽于至约等宽于内层总苞片，具宽的膜质边缘；舌状花通常白色，稀淡黄色，边缘花舌片背面有暗色条纹，柱头干时黑色。瘦果倒卵状长圆形，枯麦秆黄色至淡褐色或灰褐色，长 4mm，上部 1/4 具小刺，先端逐渐收缩为长 0.5 ~ 1.2mm 的喙基，喙较粗壮，长 3 ~ 6mm；冠毛长 4 ~ 5mm，带淡红色或稀为污白色。花果期 6 ~ 8 月。

分布

分布于我国甘肃西部、青海、新疆、西藏等地。印度西北部、伊朗、巴基斯坦、俄罗斯等也有分布。

生境

生长于海拔 2500 ~ 6000m 的山坡湿润草地、沟谷、河滩草地、沼泽草甸。

药材名

苦尔芒、克尔芒（ཁུར་མང་།），克尔嘎尔（ཁུར་དཀར།），哇库尔嘎保（ཡ་ཁུར་དཀར་པོ།）。

药用部位

全草。

功能与主治

清热，解毒，健脾。用于旧热，“培根”病，“木保”病，“赤巴”病，肝胆病，血病，胃病，喉热症，急性中毒，疔痛。

用量与用法

3 ~ 7g。内服煎汤，或入丸、散剂。外用适量，鲜品洗净捣敷患处。

附 注

《蓝琉璃》在“药物补述”中记载有“ཁུར་མང་།”（苦尔芒），言其为治“赤巴”病、热病等之药物，且分为白、黑及“རྒྱ་ཁུར།”（加苦尔）和“ཡ་ཁུར།”（哇苦尔）4 种；《四部医典系列挂图全集》第三十一图中仅有“苦尔芒”的附图（95 号图），其汉译本译注名为“蒲公英”，图中所示植物确为蒲公英属植物无疑。《度母本草》记载“苦尔芒”分大叶或高大 [“རྒྱ་ཁུར།”（加苦尔）]、细叶或低矮 [“ཡ་ཁུར།”（哇克尔、哇库尔）] 的 2 种，每种又再分为黑、白 2 种而共分 4 种，黑者花黄色，白者花白色；《晶珠本草》对“苦尔芒”的品种划分与《度母本草》同。现代文献记载藏医所用“苦尔芒”的基原涉及菊科蒲公英属（*Taraxacum*）、苦苣菜属（*Sonchus*）和毛连菜属（*Picris*）的多种植物，其中“哇库尔”的基原多为蒲公英属植物，“加苦尔”的基原为毛连菜属和苦苣菜属植物。蒲公英属植物种类较多，分布广泛，藏医实际使用的包括该属多种植物，也常以花色区分，花白者为“ཡ་ཁུར་དཀར་པོ།”（哇库尔嘎保），花黄色者为“ཡ་ཁུར་ནག་པོ།”（哇库尔那保），以黑者的种类较多（蒲公英属植物的花多为黄色）；也有观点认为该属的部分种类可同时见到白花与黄花，且黄花在后期也有褪色变白的情况，古籍中以花白、黄区别白、黑者并不准确，也似无必要分为黑、白 2 类。《部标藏药》附录中以“蒲公英 /ཡ་ཁུར་ནག་པོ།/ 哇库那保”（黑者）之名收载了“蒲公英 *Taraxacum mongolicum* Hand.-Mazz. 及同属多种植物”。各地使用的“苦尔芒”的基原还包括西藏蒲公英 *T. tibetanum* Hand.-Mazz.、大头蒲公英 *T. calanthodium* Dahlst.、锡金蒲公英 *T. sikkimense* Hand.-Mazz.、白缘蒲公英 *T. platypecidum* Diels 等。有观点认为“白者”（哇库尔嘎保）的基原包括白花蒲公英 *T. leucanthum* (Ledeb.) Ledeb.、川藏蒲公英 *T. maurocarpum* Dahlst.、毛柄蒲公英 *T. eriopodum* (D. Don) DC. 等 10 余种。（参见“蒲公英”“藏蒲公英”“大头蒲公英”“毛连菜”“苣荬菜”条）

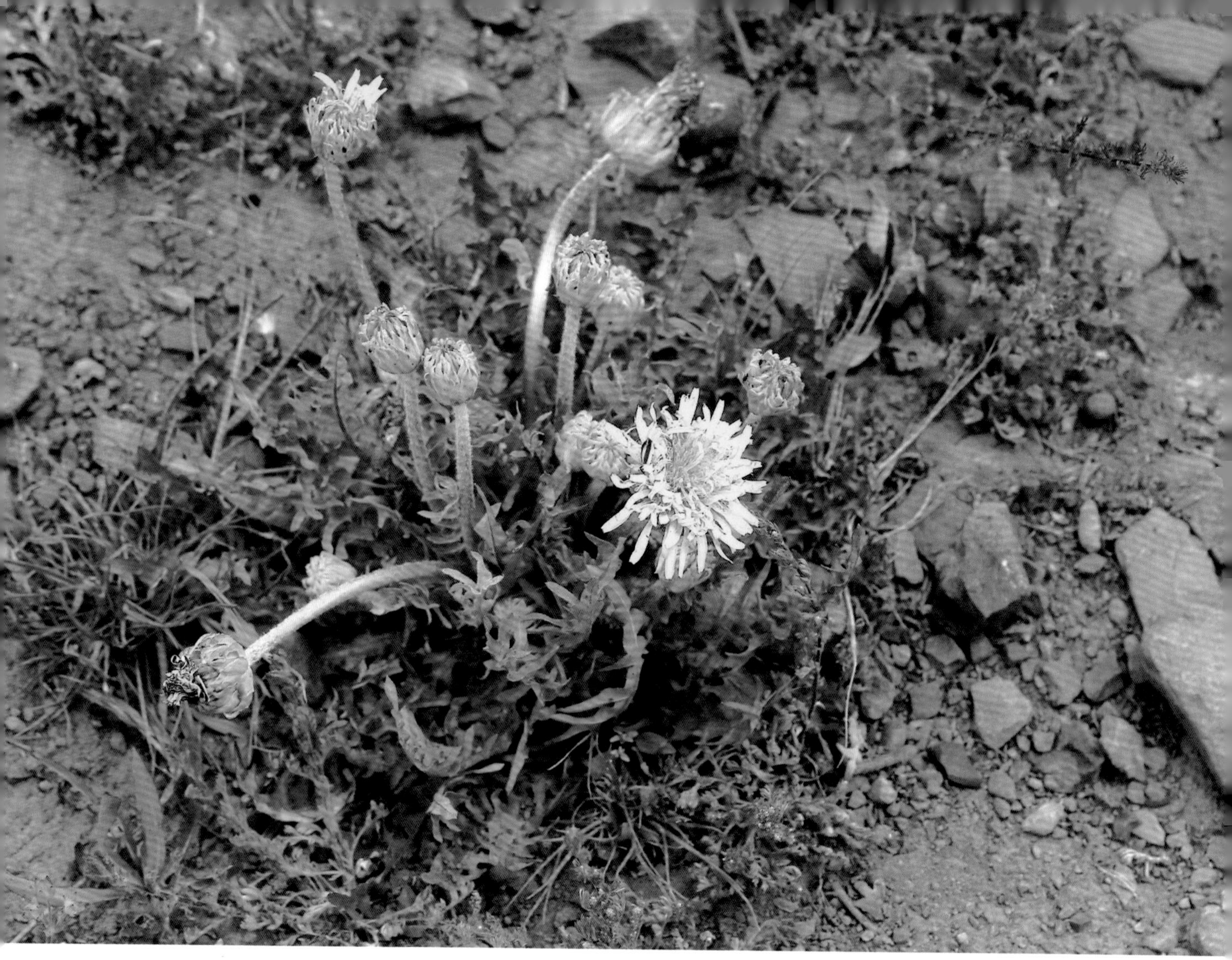

蒲公英

Taraxacum mongolicum Hand.-Mazz.

菊科（Compositae） 蒲公英属（*Taraxacum*）

形态

多年生草本。根圆柱状，黑褐色，粗壮。叶倒卵状披针形、倒披针形或长圆状披针形，长 4 ~ 20cm，宽 1 ~ 5cm，先端钝或急尖，边缘有时具波状齿或羽状深裂，有时倒向羽状深裂或大头羽状深裂，先端裂片较大，三角形或三角状戟形，全缘或具齿，每侧裂片 3 ~ 5，裂片三角形或三角状披针形，通常具齿，平展或倒向，裂片间常夹生小齿，基部渐狭成叶柄，叶柄及主脉带红紫色，疏被蛛丝状白色柔毛或几无毛。花葶 1 至数个，与叶等长或稍长，高 10 ~ 25cm，上部紫红色，密被蛛丝状白色长柔毛；头状花序直径 30 ~ 40mm；总苞钟状，长 12 ~ 14mm，淡绿色；总苞片 2 ~ 3 层，外层总苞片卵状披针形或披针形，长 8 ~ 10mm，宽 1 ~ 2mm，边缘宽膜质，基部淡绿色，上部紫红色，先端增厚或具小到中等的角状突起；内层总苞片线状披针形，长 10 ~ 16mm，宽 2 ~ 3mm，先端紫红色，具小角状突起；舌状花黄色，舌片长约 8mm，宽约 1.5mm，边缘花舌片背面具紫红色条纹，花药和柱头暗绿色。瘦果倒卵状披针形，暗褐色，长 4 ~ 5mm，宽 1 ~ 1.5mm，上部具小刺，下部具成行排列的小瘤，先端逐渐收缩为长约 1mm 的圆锥形至圆柱形喙基，喙长 6 ~ 10mm，纤细；冠毛白色，长约 6mm。花期 4 ~ 9 月，果期 5 ~ 10 月。

分布

分布于我国各地。朝鲜、蒙古、俄罗斯也有分布。

生境

生长于中、低海拔的山坡草地、路边、田野、河滩。

药材名

苦尔芒、克尔芒（ཁུར་མོང་།），哇苦尔那保（ཝ་ཁུར་ནག་པོ།），加苦尔那保（རྒྱ་ཁུར་ནག་པོ།）。

药用部位

全草。

功能与主治

清热，解毒，健脾。用于旧热，"培根"病，"木保"病，"赤巴"病，肝胆病，血病，胃病，喉热症，急性中毒，疔痛。

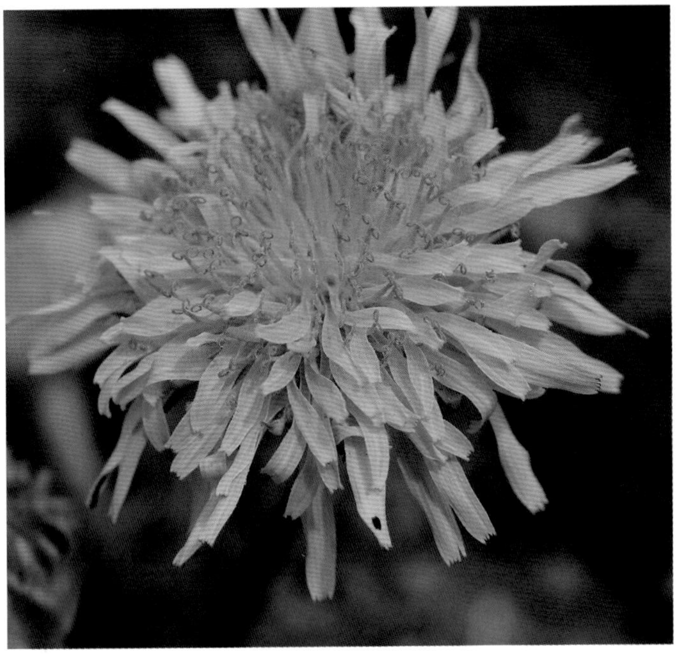

用量与用法

3 ~ 7g。内服煎汤，或入丸、散剂。

附注

《度母本草》记载"ཁུར་མོང་།"（苦尔芒）分大叶 ["རྒྱ་ཁུར།"（加克尔）] 和细叶 ["ཝ་ཁུར།"（哇克尔、哇库尔）] 2 种，再各分为黑、白 2 种，共 4 种，花白色者为"ཝ་ཁུར་དཀར་པོ།"（哇库尔嘎保），花黄色者为"ཝ་ཁུར་ནག་པོ།"（哇库尔那保）。现代文献记载藏医所用"苦尔芒"的"哇库尔"类药材均为蒲公英属（*Taraxacum*）植物，"加苦尔"类则包括毛连菜属（*Picris*）和苦苣菜属（*Sonchus*）植物。蒲公英属植物种类较多，分布广泛，实际使用的种类也不同，《部标藏药》附录中以"蒲公英 /ཝ་ཁུར་ནག་པོ།/ 哇库那保"（黑者）之名收载的基原即为"蒲公英 *T. mongolicum* Hand.-Mazz. 及同属多种植物"，也有文献称蒲公英为"རྒྱ་ཁུར་ནག་པོ།"（加苦尔那保）。因该属植物以黄色花的种类居多，文献记载的"哇库尔那保"的基原种类也较多；白者（哇库尔嘎保）的基原为白花蒲公英 *T. leucanthum* (Ledeb.) Ledeb.。（参见"藏蒲公英""白花蒲公英"条）

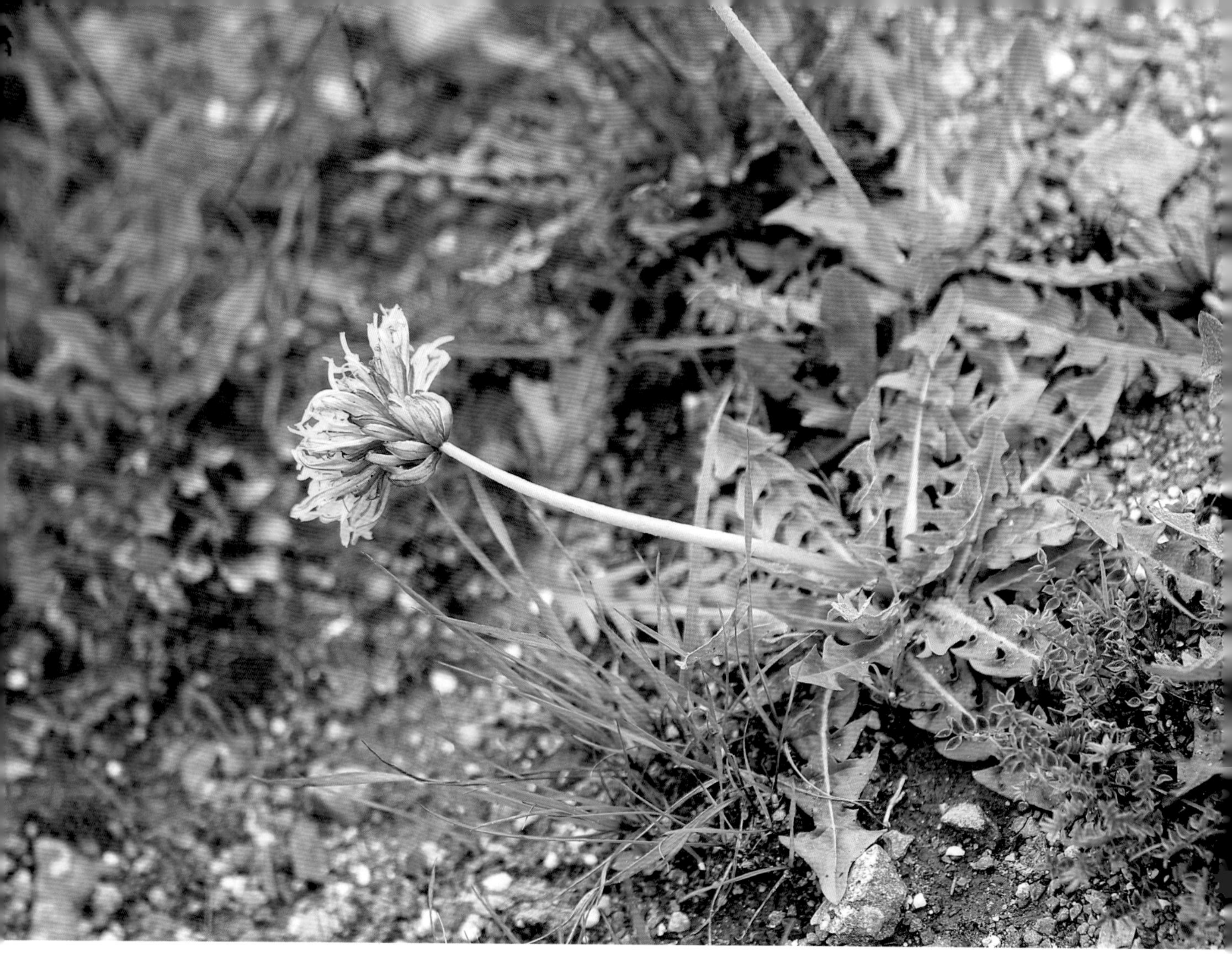

大头蒲公英

Taraxacum calanthodium Dahlst.

菊科（Compositae） 蒲公英属（*Taraxacum*）

形态

多年生草本。根颈部有褐色残存叶基。叶宽披针形或倒卵状披针形，长 7 ~ 20cm，宽 1.2 ~ 3cm，羽状深裂，侧裂片短三角形或宽三角形，平展或倒向，全缘，侧裂片间具小齿，先端裂片较大，戟状三角形或戟形，背面被疏蛛丝状长柔毛。花葶数个，高达 25cm，与叶等长或稍长，先端多少密被蛛丝状柔毛；头状花序大，直径 50 ~ 60mm；总苞大，长 15 ~ 20mm，总苞片干后黑色或墨绿色，有明显的白色或淡褐色膜质边缘，外层总苞片宽卵状披针形或卵形，宽（3 ~ ）5 ~ 8mm，先端增厚或具明显的短小角，内层总苞片宽线形，先端增厚或微具小角；舌状花黄色，舌片长约 12mm，宽 2 ~ 3mm，边缘花舌片背面具红紫色条纹，花柱和柱头暗绿色，干时黑色。瘦果倒披针形，黄褐色，长约 4mm，上部 1/3 ~ 1/2 有小刺，先端逐渐收缩为圆锥形、长约 1mm 的喙基，喙长 10 ~ 11mm；冠毛长 4 ~ 7mm，淡污黄白色。

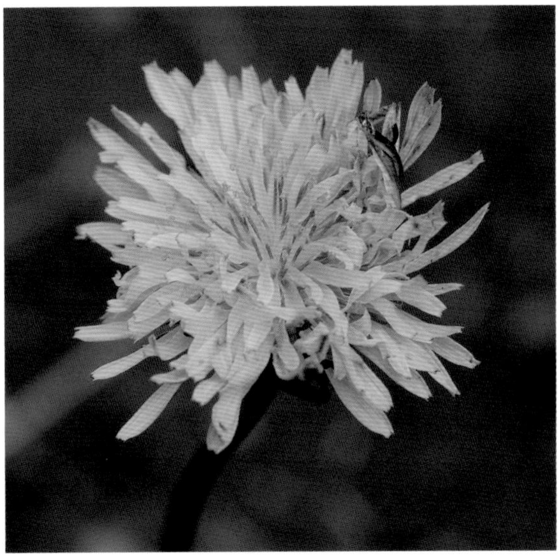

分布

分布于我国甘肃南部和中部（岷县、榆中、临潭、夏河等）、青海、四川西北部（松潘、黑水、马尔康、红原等）、西藏东部。

生境

生长于海拔 2500 ~ 4300m 的高山草地。

药材名

苦尔芒、克尔芒（ཁུར་མང་།），哇库尔、哇苦尔、哇克尔（ཝ་ཁུར།）。

药用部位

全草。

功能与主治

清热，解毒，健脾。用于旧热，"培根"病，"木保"病，"赤巴"病，肝胆病，血病，胃病，喉热症，急性中毒，疔痛。

用量与用法

3 ~ 7g。内服煎汤，或入丸、散剂。

附　注

《度母本草》记载"ཁུར་མང་།"（苦尔芒）分为大叶 ["རྒྱ་ཁུར།"（加苦尔、加克尔）] 和细叶 ["ཝ་ཁུར།"（哇库尔）]2 种，各再分为黑、白，共计 4 种。现代文献记载藏医所用"苦尔芒"类的基原包括菊科蒲公英属（*Taraxacum*）、毛连菜属（*Picris*）和苦苣菜属（*Sonchus*）植物，其中"哇库尔"类的基原均为蒲公英属植物，但该属植物种类较多，分布广泛，各地实际使用的种类也较多。《部标藏药》（附录）中以"蒲公英 /ཝ་ཁུར་ནག་པོ/ 哇库那保"（细叶的黑者）之名收载的基原即为"蒲公英 *Taraxacum mongolicum* Hand.-Mazz. 及同属多种植物"。文献记载，大头蒲公英 *T. calanthodium* Dahlst. 为"苦尔芒"或"哇苦尔"的基原之一，细叶的白者"ཝ་ཁུར་དཀར་པོ"（哇库尔嘎保）的基原为白花蒲公英 *T. leucanthum* (Ledeb.) Ledeb.。（参见"蒲公英""藏蒲公英""白花蒲公英""苣荬菜""毛连菜"条）

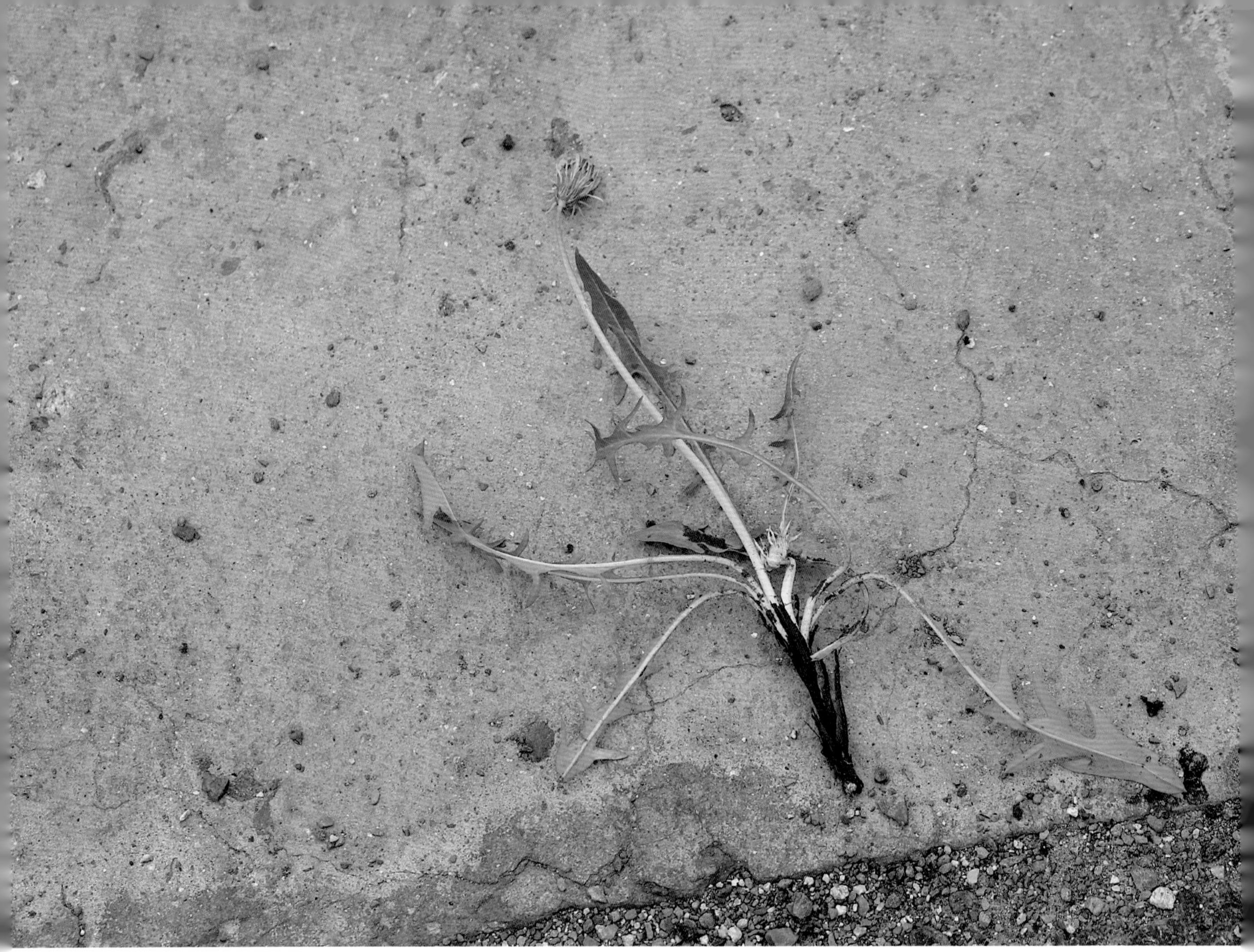

角苞蒲公英

Taraxacum stenoceras Dahlst.

菊科（Compositae） 蒲公英属（*Taraxacum*）

形态

多年生草本。叶倒披针形，长 5 ~ 15cm，全缘，羽状浅裂至深裂，基部渐狭，具短柄，先端裂片箭头形或戟形，全缘；侧裂片三角形或线形，倒向，近全缘或上部边缘具 1 ~ 2 浅裂片，通常无毛，稀少疏生有蛛丝状柔毛。花葶长于叶，长 5 ~ 15cm；头状花序直径约 40mm；总苞长 12 ~ 15mm，总苞片干后淡墨绿色至墨绿色，外层总苞片披针形，稍狭于或约等宽于内层总苞片，先端具极长的小角，小角先端锐尖，内层总苞片先端也具小角，但其角较外层者为短；舌状花黄色，边缘花舌片背面有紫色条纹。瘦果倒卵状长圆形，淡黄褐色或淡砖红色，长约 4mm，全部具小瘤状突起或 1/3 以上部分具小刺，先端逐渐收缩成长约 1mm 的喙基，喙长 5 ~ 9mm；冠毛长 5 ~ 6mm，淡黄白色。

分布

分布于我国甘肃西南部、青海、四川西北部（松潘等）、西藏（萨迦等）。

生境

生长于海拔 3000 ~ 4500m 的山坡草地、田边湿地。

药材名

苦尔芒、克尔芒（ཁུར་མོང་།），哇库那保、哇库尔那保、哇苦尔那保（ལ་ཁུར་ནག་པོ།）。

药用部位

全草或根、花。

功能与主治

清热解毒，健胃。用于瘟病时疫，旧热，“培根”病，“木保”病，胆瘤，胃病，急性中毒，脉病；鲜叶外用于疮瘤疔毒，茎叶鲜汁用于宝石中毒。

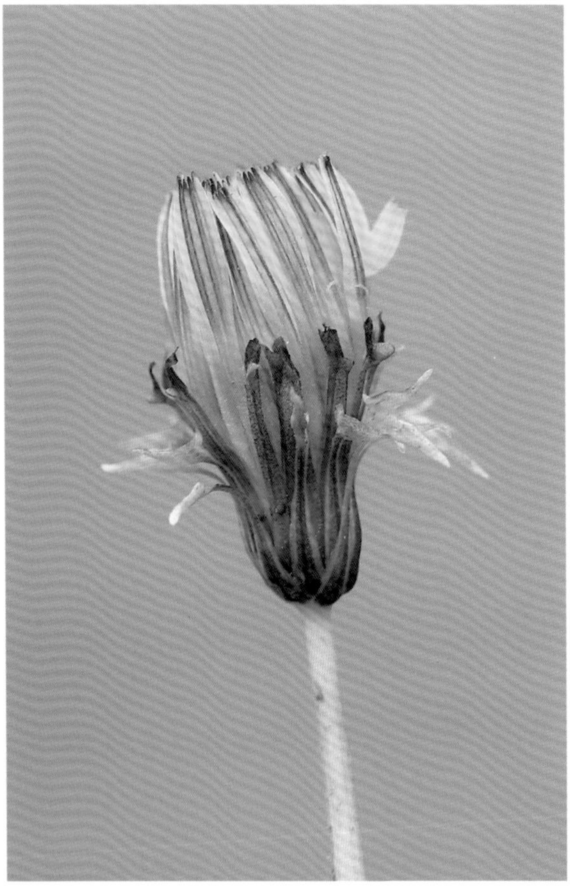

附注

《蓝琉璃》在“药物补述”中记载了“ཁུར་མོང་།”（苦尔芒），言其为治“赤巴”病及热病之药物。《蓝琉璃》《度母本草》及《明珠本草》均记载“ཁུར་མོང་།”（苦尔芒）分大叶（或高大）的“རྒྱ་ཁུར།”（加苦尔）和细叶（或低矮）的“ལ་ཁུར།”（哇苦尔）2 种，每种再分黑、白，共 4 种，白者花白色，黑者花黄色。《四部医典系列挂图全集》第三十一图中有“苦尔芒”的附图，其汉译本译注名为“蒲公英”，其图确为蒲公英属植物。现代文献记载的藏医所用“苦尔芒”类的基原涉及菊科蒲公英属（*Taraxacum*）、苦苣菜属（*Sonchus*）和毛连菜属（*Picris*）等的多种植物，但不同文献对“苦尔芒”的品种划分有不同观点，多以蒲公英属植物作“哇苦尔”的基原，苦苣菜属和毛连菜属植物作“加苦尔”的基原，但蒲公英属植物与古籍记载的“苦尔芒”形态更为相符。青藏高原地区分布的蒲公英属植物种类较多，各地藏医实际使用的种类也包括蒲公英属的多种植物。《部标藏药》附录中以“蒲公英 /ལ་ཁུར་ནག་པོ།/ 哇库那保”（黑者）之名收载了“蒲公英 *Taraxacum mongolicum* Hand.-Mazz. 及同属多种植物”。据文献记载，角苞蒲公英 *T. stenoceras* Dahlst. 为“苦尔芒”的基原之一。（参见“蒲公英”“大头蒲公英”“白花蒲公英”条）

藏蒲公英

Taraxacum tibetanum Hand.-Mazz.（西藏蒲公英）

菊科（Compositae） 蒲公英属（*Taraxacum*）

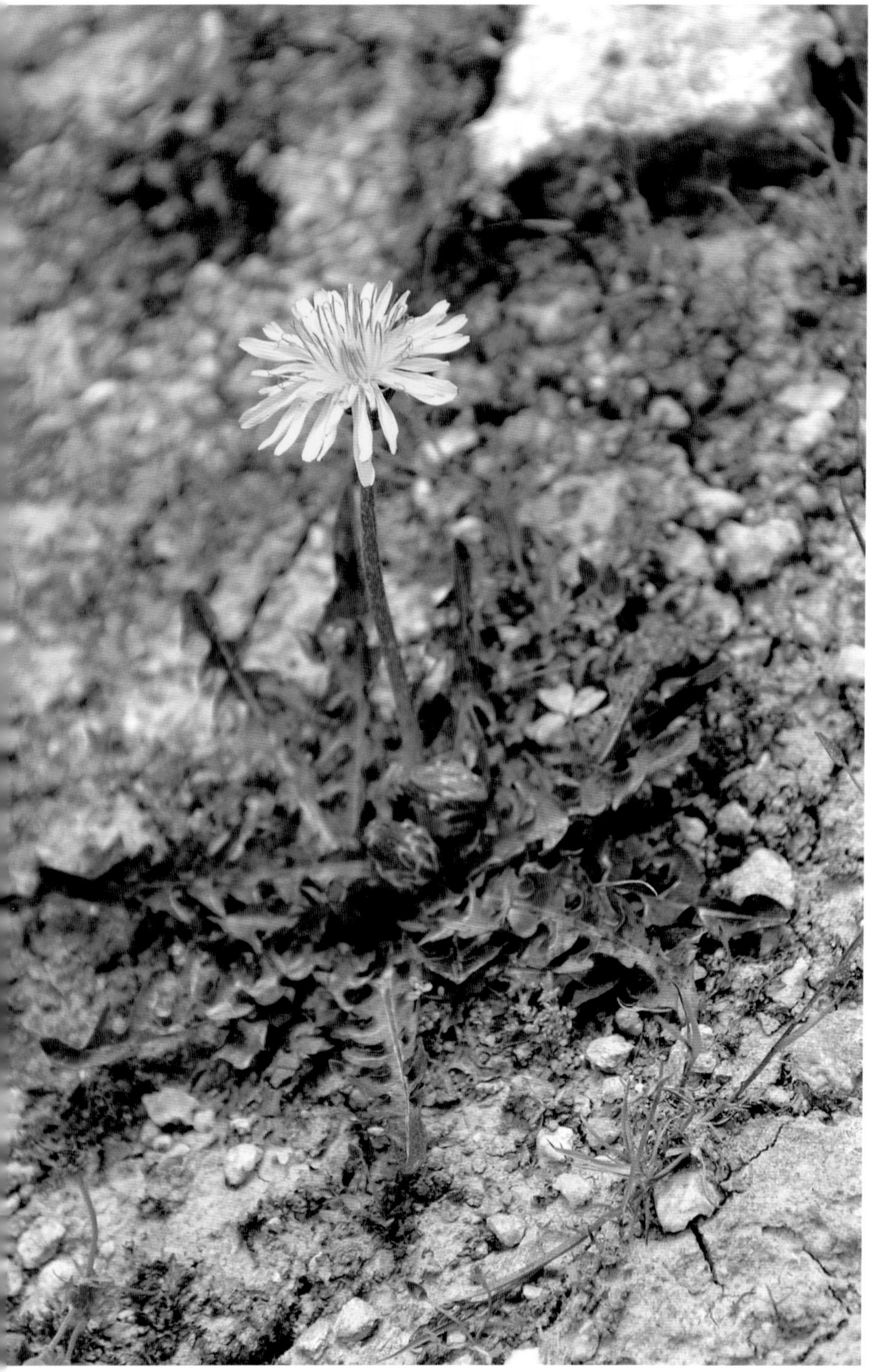

形态

多年生草本。叶倒披针形，长 4 ～ 8cm，宽 0.5 ～ 1cm，通常羽状深裂，少浅裂，具 4 ～ 7 对侧裂片；侧裂片三角形，相互连接或稍有间距，倒向，近全缘。花葶 1 或更多，高 3 ～ 7cm，无毛或在先端有蛛丝状柔毛；头状花序直径 28 ～ 32mm；总苞钟形，长 10 ～ 12mm，总苞片干后变墨绿色至黑色，外层总苞片宽卵形至卵状披针形，宽于内层总苞片，先端稍扩大，无膜质边缘或为极窄的不明显膜质边缘；舌状花黄色，边缘花舌片背面有紫色条纹；柱头和花柱干后为黑色。瘦果倒卵状长圆形至长圆形，淡褐色，长 2.8 ～ 3.5mm，上部 1/3 具小刺，先端常突然缢缩成长约 0.5mm 的圆锥形至圆柱形喙基，喙纤细，长 2.5 ～ 4mm；冠毛长约 6mm，白色。

分布

分布于我国青海南部、四川西部（甘孜、阿坝）、云南西北部、西藏中部和东部。印度、不丹也有分布。

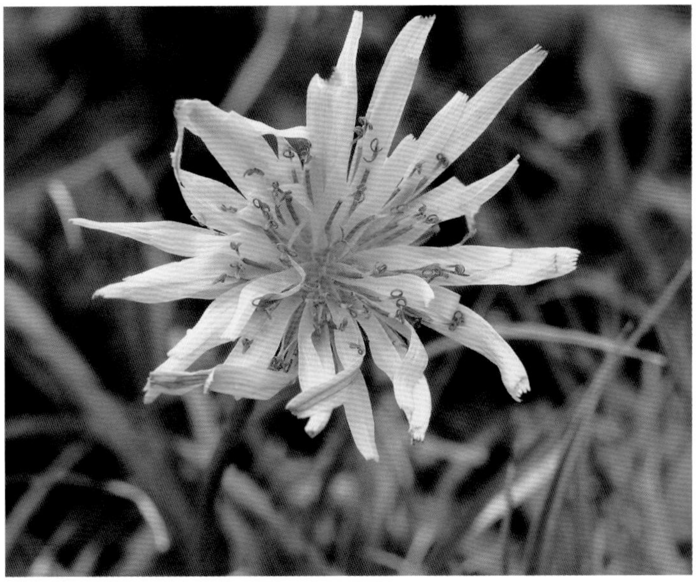

生境

生长于海拔 3600 ~ 5300m 的山坡草地、台地、河边草地。

药材名

苦尔芒、克尔芒（ཁུར་མོང་།），哇库那保、哇库尔那保、哇苦尔那保（ཝ་ཁུར་ནག་པོ།）。

药用部位

全草。

功能与主治

清热，解毒，健脾。用于旧热，“培根”病，“木保”病，“赤巴”病，肝胆病，血病，胃病，喉热症，急性中毒，疔痛。

用量与用法

3 ~ 7g。内服煎汤，或入丸、散剂。

附 注

《度母本草》记载“ཁུར་མོང་།”（苦尔芒）分为大叶（或高大）的“རྒྱ་ཁུར།”（加苦尔）和小叶（或低矮）的“ཝ་ཁུར།”（哇苦尔、哇库尔）2 种，两者再各分为黑、白，共计 4 种，白者花白色，黑者花黄色。现代文献记载藏医所用“苦尔芒”类的基原涉及菊科蒲公英属（*Taraxacum*）、苦苣菜属（*Sonchus*）和毛连菜属（*Picris*）的多种植物，多以蒲公英属植物作“哇苦尔”、苦苣菜属和毛连菜属植物作“加苦尔”。蒲公英属植物种类较多，分布广泛，实际使用的种类也包括同属多种植物，《部标藏药》附录中以“蒲公英 /ཝ་ཁུར་ནག་པོ།/ 哇库那保”（即“哇苦尔”的黑者）之名收载的基原即为“蒲公英 *Taraxacum mongolicum* Hand.-Mazz. 及同属多种植物”。文献记载的“苦尔芒”“哇库尔”或“哇库尔那保”（黑者）的基原包括大头蒲公英 *T. calanthodium* Dahlst.、短喙蒲公英 *T. brevirostre* Hand.-Mazz.、锡金蒲公英 *T. sikkimense* Hand.-Mazz.、戟叶蒲公英 *T. asiatium* Dahl.、西藏蒲公英 *T. tibetanum* Hand.-Mazz.、白缘蒲公英 *T. platypecidum* Diels 等 10 余种植物。有文献记载，“哇苦尔”的白者 [“ཝ་ཁུར་དཀར་པོ།”（哇库尔嘎保）] 的基原为白花蒲公英 *T. leucanthum* (Ledeb.) Ledeb.。（参见“蒲公英”“大头蒲公英”“白花蒲公英”条）

锡金蒲公英

Taraxacum sikkimense Hand.-Mazz.

菊科（Compositae） 蒲公英属（*Taraxacum*）

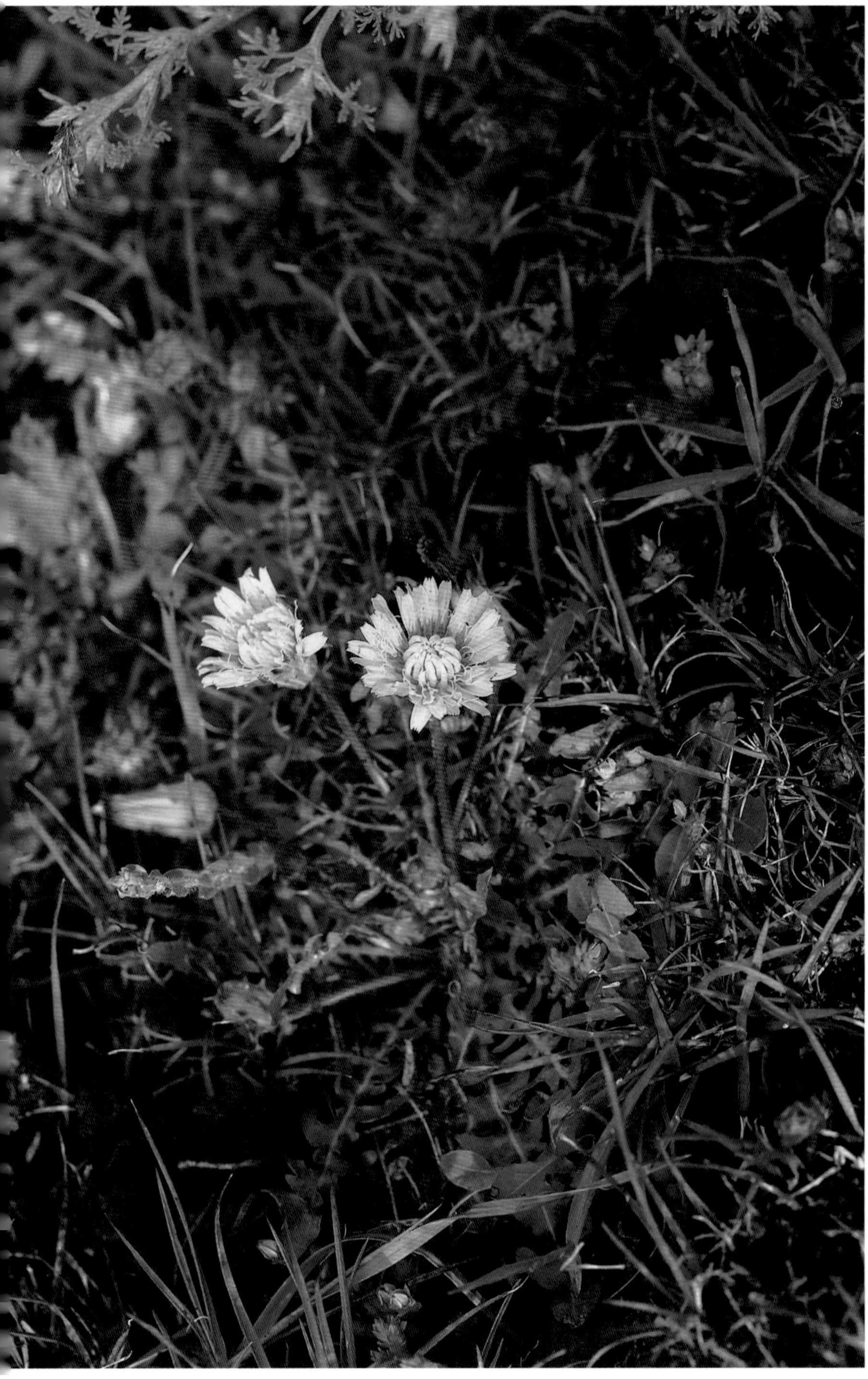

形态

多年生草本。叶倒披针形，长5 ~ 12cm，通常羽状半裂至深裂，稀仅具浅齿，每侧裂片4 ~ 6；裂片三角形至线状披针形，平展或倒向，互相连接或有间距，近全缘，先端裂片三角形或线形，通常无毛，稀被蛛丝状毛。花葶长5 ~ 20cm，无毛，稀有蛛丝状毛；头状花序直径40 ~ 50mm；总苞钟形，长约15mm，总苞片干后淡墨绿色至墨绿色，外层总苞片披针形至卵状披针形，狭或与内层总苞片等宽，先端稍扩大，具狭而明显的膜质边缘，内层总苞片先端多少有些扩大；舌状花黄色、淡黄色至白色，先端有时带红晕；边缘花舌片背面有紫色条纹，花柱和柱头干时黑色。瘦果倒卵状长圆形，深紫色、红棕色至橘红色，长约3mm，上部1/3 ~ 1/2有小刺，先端突然缢缩成长0.5 ~ 1mm的喙基，喙纤细，长6 ~ 8mm；冠毛白色，长5 ~ 6mm。

分布

分布于我国青海、四川西部、云南西北部（丽江、香格里拉）、西藏。印度、尼泊尔、巴基斯坦也有分布。

生境

生长于海拔 2800 ~ 4800m 的山坡草地、路旁。

药材名

苦尔芒、克尔芒（ཁུར་མང་།），苦尔嘎、克尔嘎尔（ཁུར་དཀར།）。

药用部位

全草或根、花（花序）。

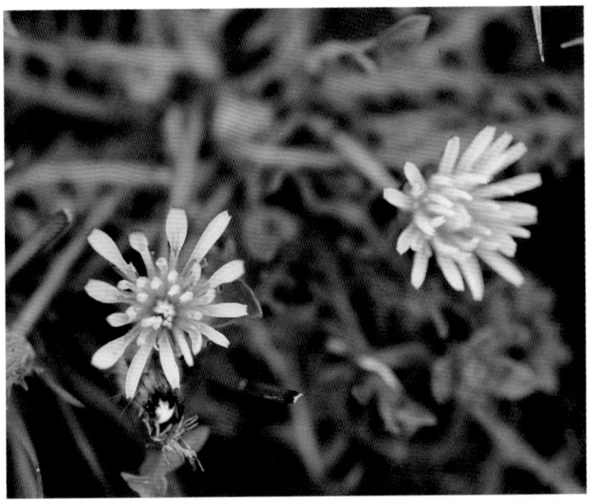

功能与主治

清热解毒，健胃。用于瘟病时疫，旧热，“木保”病，“培根”病，胆瘤，胃病，急性中毒，脉病。茎叶外敷用于疮瘤；鲜汁用于宝石中毒。

用量与用法

3 ~ 7g。内服煎汤，或入丸、散剂。

附 注

《蓝琉璃》在“药物补述”中记载有“ཁུར་མང་།”（苦尔芒），言其为治“赤巴”病及热病之药物。《四部医典系列挂图全集》第三十一图中有“苦尔芒”的附图（95 号图），其汉译本译注名为“蒲公英”，其图所示植物确为蒲公英属（*Taraxacum*）植物。《度母本草》记载“ཁུར་མང་།”（苦尔芒）分为大叶（加克尔）和细叶（哇克尔、哇库尔）2 种，每种再各分黑、白，共分为 4 种，花白色者为“ཕ་ཁུར་དཀར་པོ།”（哇库尔嘎保），花黄色者为“ཕ་ཁུར་ནག་པོ།”（哇库尔那保）。《晶珠本草》也将“苦尔芒”分为上述 4 种，言“无论哪一种，其花瓣千层，茎中空，圆筒形，伞柄状。无论根、茎叶折断后均有乳汁流出”。现代文献记载藏医所用“苦尔芒”的“ཕ་ཁུར།”（哇库尔）类的基原均为蒲公英属植物，“རྒྱ་ཁུར།”（加苦尔）类的基原则包括毛连菜属（*Picris*）和苦苣菜属（*Sonchus*）植物。青藏高原分布的蒲公英属植物种类较多，各地实际使用的种类也包括多种，《部标藏药》附录中以“蒲公英 /ཕ་ཁུར་ནག་པོ/ 哇库那保”（黑者）之名收载的基原为“蒲公英 *T. mongolicum* Hand.-Mazz. 及其同属多种植物”。锡金蒲公英 *T. sikkimense* Hand.-Mazz. 为常用的“苦尔芒”的基原之一，《藏药晶镜本草》记载其为“ཁུར་དཀར།”（克尔嘎尔），意为花白色者。有文献记载，白者（哇库尔嘎保）的基原为白花蒲公英 *T. leucanthum* (Ledeb.) Ledeb.。藏医对药物“黑”“白”品种的划分，有时并非指严格的颜色“黑”“白”，而有颜色相对“深”“浅”的含义，就上述“苦尔芒”的黑、白之分，通常花色浅者为白、花色黄者为黑（相对白色而“深”）。由于蒲公英属植物的花色在黄色和淡黄色间常有一定变化，部分文献也将其统称为“苦尔芒”。（参见“藏蒲公英”“白花蒲公英”条）

水麦冬

Triglochin palustre Linn.

眼子菜科（Potamogetonaceae） 水麦冬属（*Triglochin*）

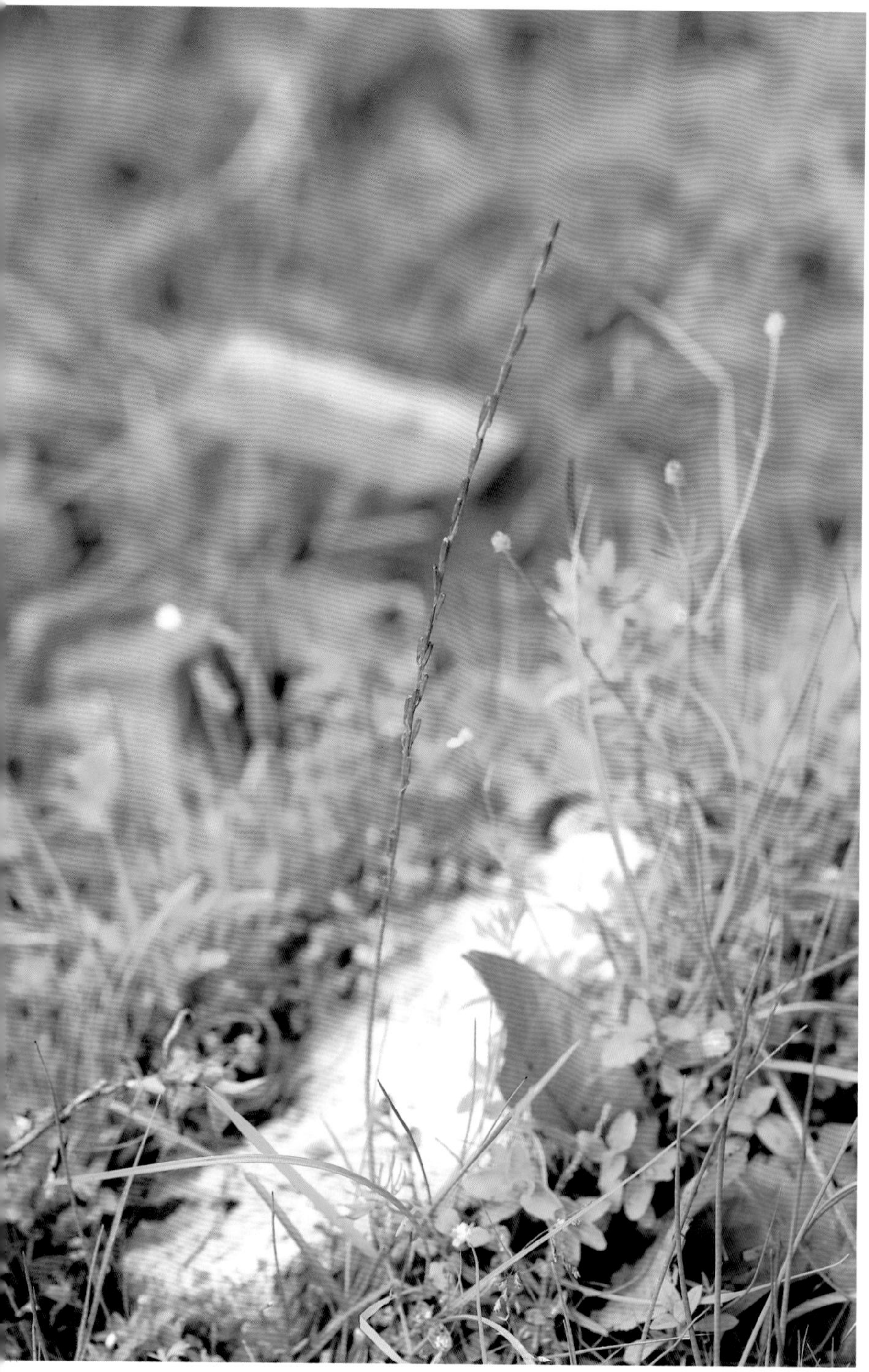

形态

多年生湿生草本，植株弱小。根茎短，生有多数须根。叶全部基生，条形，长达 20cm，宽约 1mm，先端钝，基部具鞘，两侧鞘缘膜质，残存叶鞘纤维状。花葶细长，直立，圆柱形，无毛；总状花序，花排列较疏散，无苞片；花梗长约 2mm；花被片 6，绿紫色，椭圆形或舟形，长 2 ~ 2.5mm；雄蕊 6，近无花丝，花药卵形，长约 1.5mm，2 室；雌蕊由 3 合生心皮组成，柱头毛笔状。蒴果棒状条形，长约 6mm，直径约 1.5mm，成熟时自下至上呈 3 瓣开裂，仅顶部联合。花果期 6 ~ 10 月。

分布

分布于我国东北、华北、西北、西南地区。欧洲、亚洲其他地区及北美洲地区也有分布。

生境

生于海拔可达 4500m 的河滩湿地、咸湿地、沼泽、浅水处。

药材名

贝治牙扎、贝珠牙扎、贝都牙

扎（བེ་ཛྙ་འདྲ）。

药用部位

全草。

功能与主治

清热，利湿，消肿。用于湿热水肿。

用量与用法

2 ~ 3g。

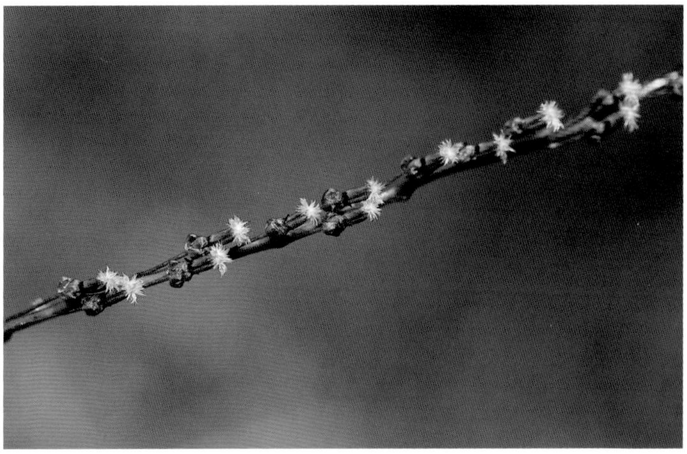

附 注

《四部医典》中记载有“སྤྲི་བཞུས”（莪吉秀），《晶珠本草》名“བེ་ཛྙ་འདྲ”（贝珠牙扎），两者互为异名，为引出心肾水肿水之药物。现代文献对“莪吉秀”的基原有疑问，多认为“莪吉秀”的基原为菊科植物长毛风毛菊 *Saussurea hieracioides* Hook. f.（美丽风毛菊 *Saussurea superba* Anthony），但也指出其形态与古籍文献的记载仅部分相符，也为代用品。《青藏高原药物图鉴》记载“贝都牙扎”的基原为眼子菜科植物水麦冬 *Triglochin palustre* Linn.，系青海习用品，但其形态和生境均与《晶珠本草》等古籍记载的“生于山岩与高山草地的分界处。叶似莲叶，分三尖，被毛，铺在地面。茎短。花紫黑色，朵小。种子黑，扁小，坚硬。叶捣碎浸入水中，水变成绿色”（也有古籍记载“浸入水中有蓝琉璃光泽”）特征不符。（参见“长毛风毛菊”条）

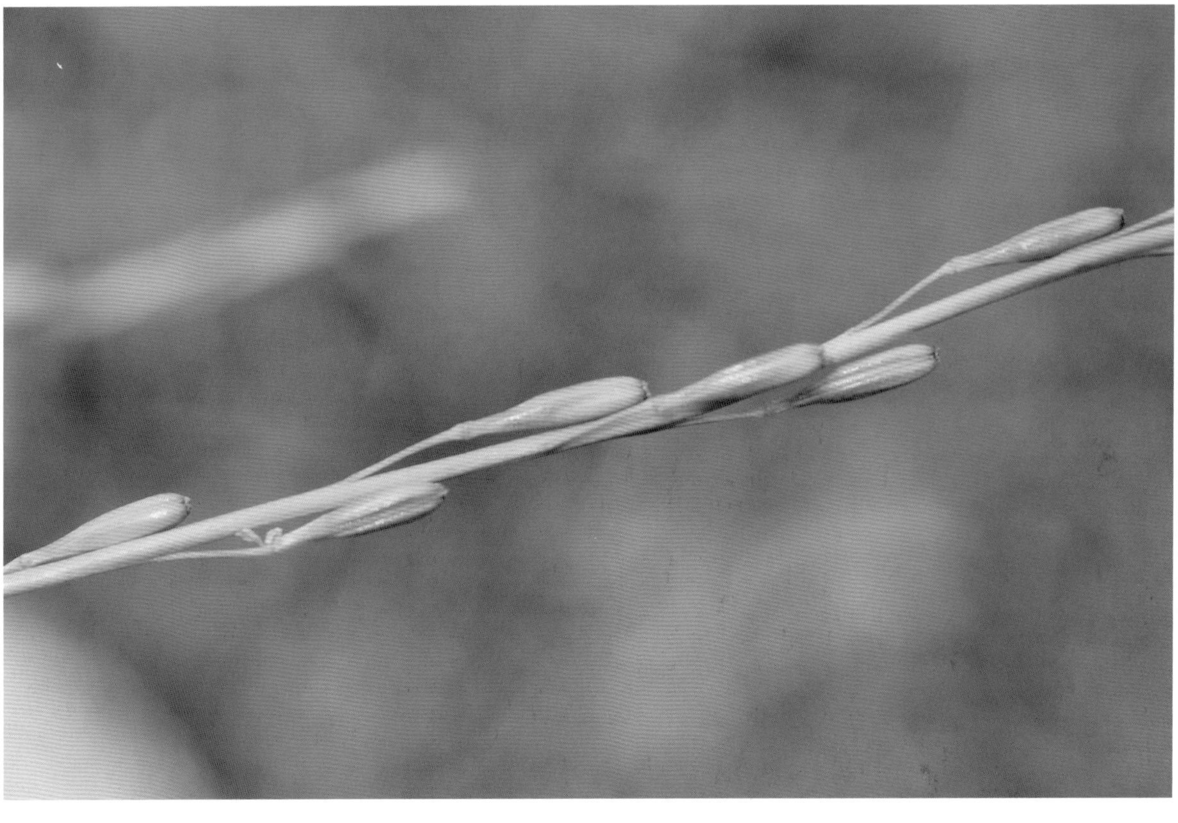

海韭菜

Triglochin maritimum L.

眼子菜科（Potamogetonaceae） 水麦冬属（*Triglochin*）

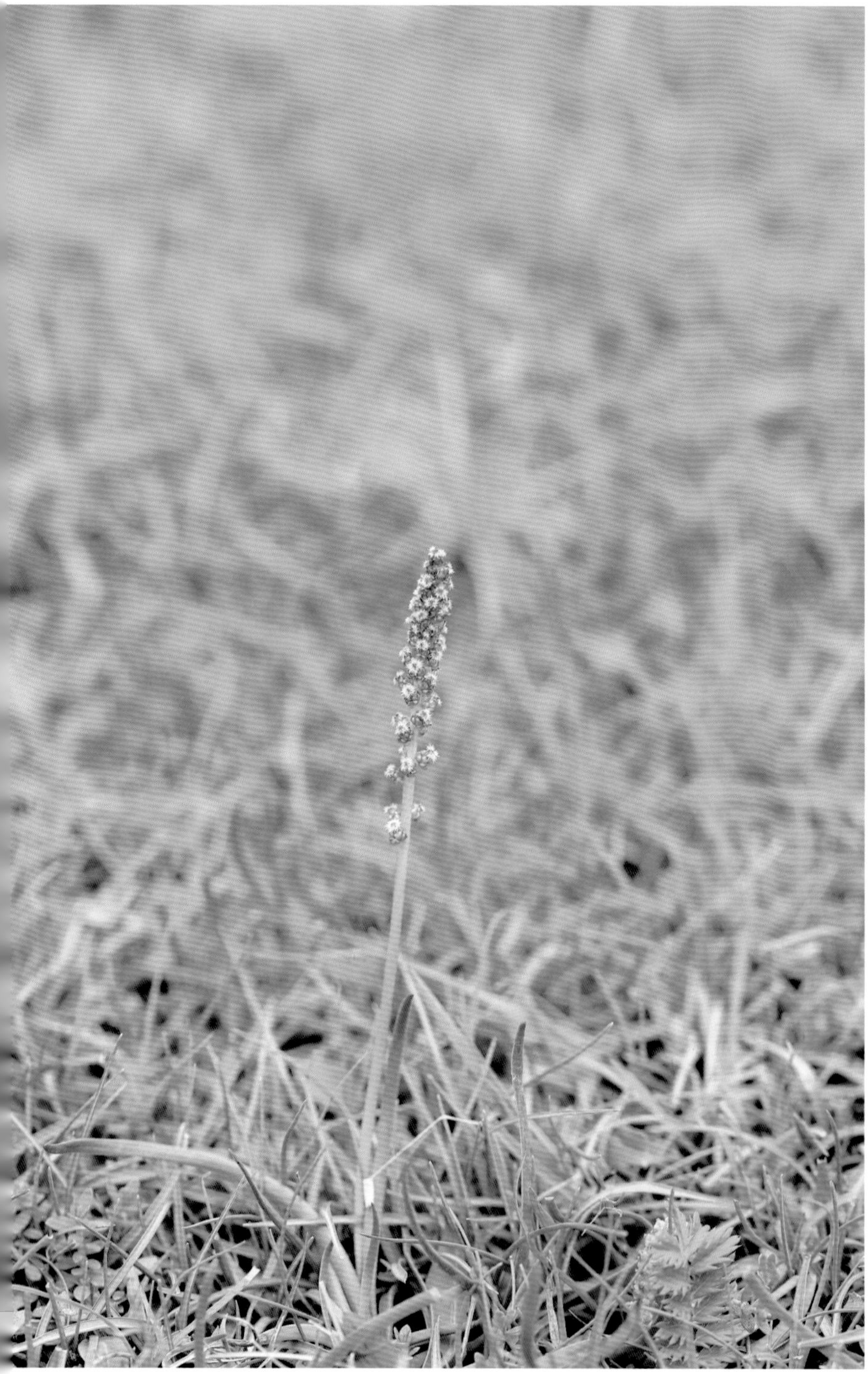

形态

多年生草本，植株稍粗壮。根茎短，着生多数须根，常有棕色叶鞘残留物。叶全部基生，条形，长 7 ~ 30cm，宽 1 ~ 2mm，基部具鞘，鞘缘膜质，先端与叶舌相连。花葶直立，较粗壮，圆柱形，光滑，中上部着生多数排列较紧密的花，呈顶生总状花序，无苞片，花梗长约 1mm，开花后长可达 2 ~ 4mm；花两性；花被片 6，绿色，2 轮排列，外轮呈宽卵形，内轮较狭；雄蕊 6，分离，无花丝；雌蕊淡绿色，由 6 合生心皮组成，柱头毛笔状。蒴果六棱状椭圆形或卵形，长 3 ~ 5mm，直径约 2mm，成熟后呈 6 瓣开裂。花果期 6 ~ 10 月。

分布

分布于我国东北、华北、西北、西南各省区。北半球其他温带及寒带地区也有分布。

生境

生长于海拔 4700m 以下的河边、湖滨湿地、沼泽草甸、湿沙地、海边盐滩上。

药材名

纳然姆、那任木、那惹木（ན་རམ།），塔然姆、塔冉（ཐ་རམ།）。

药用部位

地上部分或种子。

功能与主治

地上部分：止泻，愈创消炎；用于热泻。种子：利尿通淋，清热明目；用于湿热阻滞，小便短少，淋沥，寒性痢疾。（《民族药志》：种子用于肺炎，肾病，创伤。）

用量与用法

地上部分：1 ~ 2g；内服研末。种子：9 ~ 15g。

附　注

《四部医典》中记载有“ཐ་རམ།”（塔然姆），言其为止泻之药物。《蓝琉璃》记载有“塔然姆”“ན་རམ།”（纳然姆）和“རམ་བུ།”（然布）3种；《四部医典系列挂图全集》第二十九图中也有3幅附图，其汉译本译注为“三种不同形态的车前”[75号图（包括2幅小图）、76号图]。《晶珠本草》在“旱生草类药物”的“叶茎花果同采类药物”中记载有“塔然姆”等4种“རམ་བུ།”[然巴，也有文献记载为4类“ཐ་རམ།”（塔然姆）]，即“ཐ་རམ།”（塔然姆）、“ན་ཐ་རམ།”[“ན་རམ།”（纳然姆）]、“རམ་བུ།”（然布）和“སྤང་རམ།”（邦然姆）。现代文献记载的“然巴”类的基原涉及车前属（*Plantago*）、眼子菜科水麦冬属（*Triglochin*）、蓼科蓼属（*Polygonum*）的多种植物，《四川藏标》以“大车前草/ན་ཐ་རམས།/娜让姆”之名收载了大车前 *Plantago major* L. 的全草；《藏标》以“车前子/ཐ་རམ/塔任木”之名收载了车前 *Plantago asiatica* L. 和平车前 *Plantago depressa* Willd. 的种子。据不同文献记载，海韭菜 *T. maritimum* L. 为“纳然姆”或“塔然姆”的基原之一，西藏、青海、川西等地习用，从其植物形态、生境来看，与《晶珠本草》的记载更为相符，其花序与《四部医典系列挂图全集》所附“塔然姆”附图之一（75号图的右图）略似。（参见“大车前”“珠芽蓼”“圆穗蓼”条）

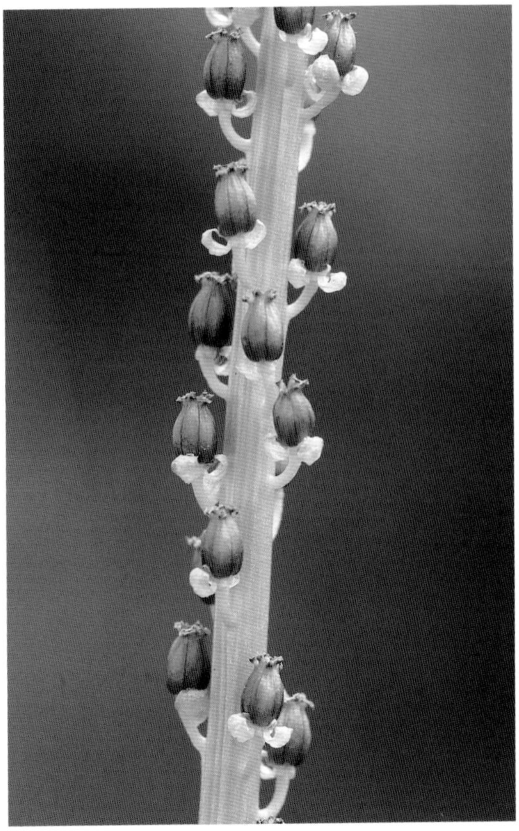

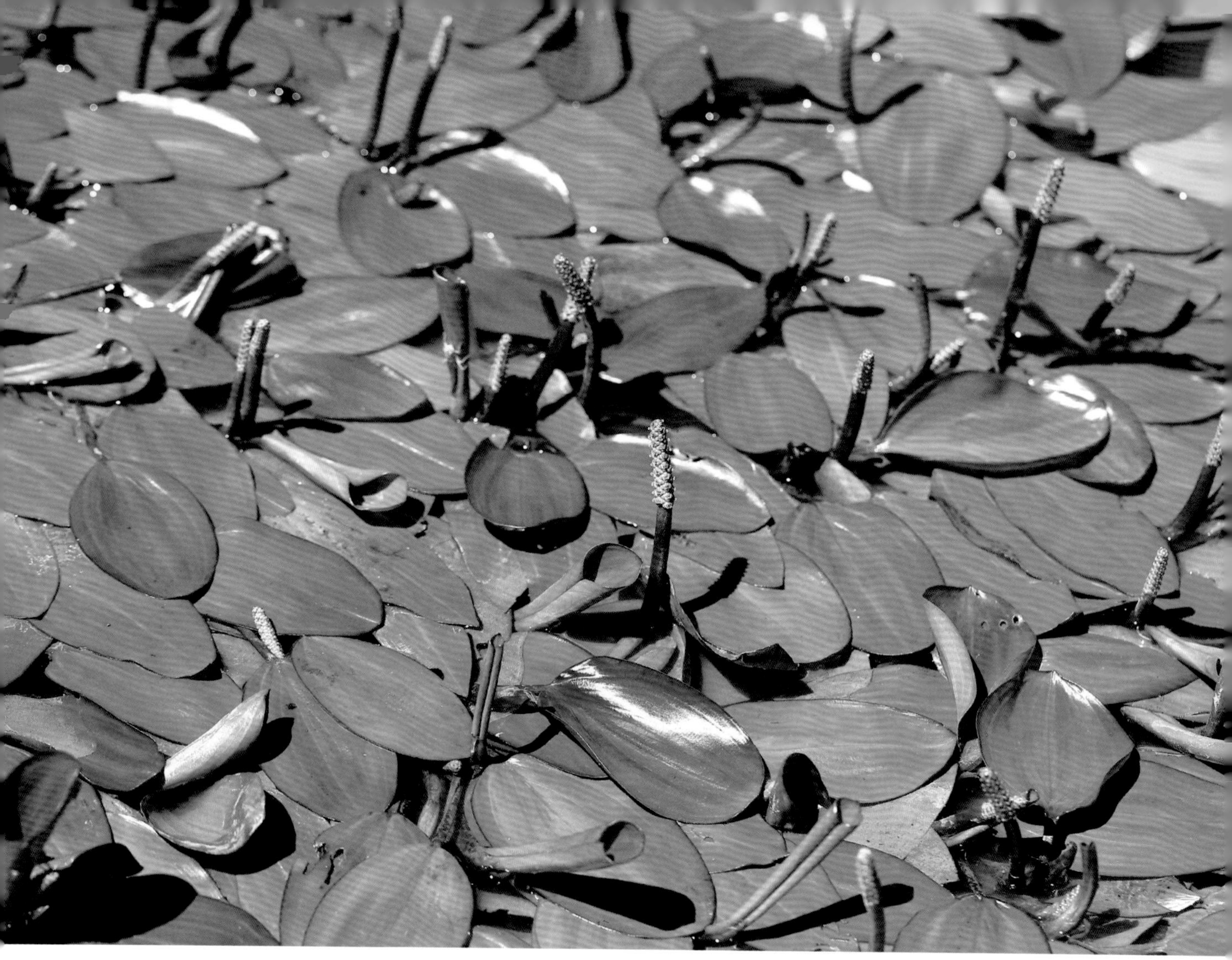

眼子菜

Potamogeton distinctus A. Benn.

眼子菜科（Potamogetonaceae）　眼子菜属（*Potamogeton*）

形态

多年生水生草本。根茎发达，白色，直径 1.5 ~ 2mm，多分枝，常于先端形成纺锤状休眠芽体，并在节处生稍密的须根。茎圆柱形，直径 1.5 ~ 2mm，通常不分枝。浮水叶革质，披针形、宽披针形至卵状披针形，长 2 ~ 10cm，宽 1 ~ 4cm，先端尖或钝圆，基部钝圆或有时近楔形，具长 5 ~ 20cm 的柄，叶脉多条，先端连接；沉水叶披针形至狭披针形，草质，具柄，常早落；托叶膜质，长 2 ~ 7cm，先端尖锐，呈鞘状抱茎。穗状花序顶生，具花多轮，开花时伸出水面，花后沉没水中；花序梗稍膨大，较茎粗，花时直立，花后自基部弯曲，长 3 ~ 10cm；花小，被片 4，绿色；雌蕊 2（稀为 1 或 3）。果实宽倒卵形，长约 3.5mm，背部明显 3 脊，中脊锐，于果实上部明显隆起，侧脊稍钝，基部及上部各具 2 突起，喙略下陷而斜伸。花果期 5 ~ 10 月。

分布

分布于我国南、北大多数省区。朝鲜、日本等也有分布。

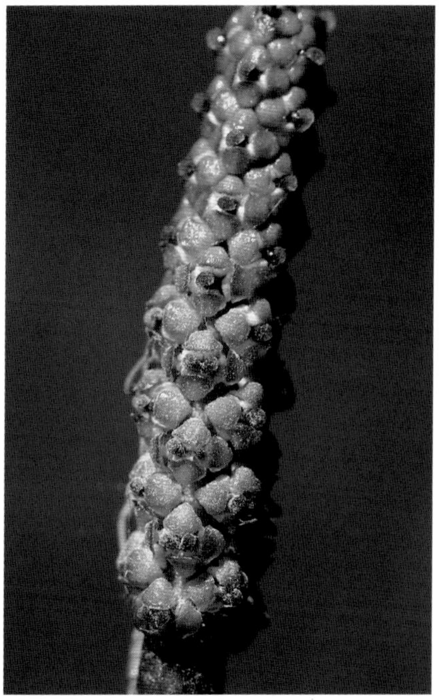

生境

生长于池塘、水田、水沟等净水中。

药材名

索尔凳、锁顿（གསོར་ལྡེམ།），齐相嘎毛、息象尕尔毛、齐相嘎卡（ཙི་ཤང་དཀར་མོ།、ཞིམ་ཤང་དཀར་མོ།）。

药用部位

全草。

功能与主治

消炎愈创。用于肺炎，烫火伤，疮疖。

用量与用法

内服煎汤。外用适量，煎煮成浓缩液涂于患处。

附 注

《晶珠本草》中记载有“གསོར་ལྡེམ།”（索尔凳），言其为治火烧伤之药物。现代文献记载的藏医所用“索尔凳”的基原有眼子菜属多种植物和毛茛科植物三裂碱毛茛 *Halerpestes tricuspis* (Maxim.) Hand.-Mazz.、水葫芦苗 *H. cymbalaria* (Pursh) Green 等。据《宇妥本草》记载的“水生的索尔凳，叶具三尖，形若钻头，花白黄色”形态特征看，“索尔凳”与三裂碱毛茛 *H. tricuspis* (Maxim.) Hand.-Mazz. 更为相符，《青藏高原药物图鉴》以该种作“索尔凳”的基原。现西藏卫藏地区藏医常用三裂碱毛茛 *H. tricuspis* (Maxim.) Hand.-Mazz. 和水葫芦苗 *H. cymbalaria* (Pursh) Green，西藏、青海、四川（甘孜）藏医常用浮叶眼子菜 *Potamogeton natans* Linn.[甘孜藏医又称“གསོར་ལྡེམ་པ།”（锁顿巴）]，云南迪庆藏医则使用眼子菜 *P. distinctus* A. Benn.。据文献记载，作“索尔凳”基原的还有异叶眼子菜 *P. heterophyllus* Schreb.、马来眼子菜 *P. malaianus* Miq.（竹叶眼子菜）、篦齿眼子菜 *P. pectinatus* Linn.[《青藏高原药物图鉴》记载为“ཙི་ཤང་དཀར་མོ།”（息象尕尔毛）]。云南维西民间藏医还将眼子菜 *P. distinctus* A. Benn. 用于治疗疳积、蛔虫病。（参见“三裂碱毛茛”条）

“ཙི་ཤང་དཀར་མོ།”（齐相嘎毛）为《蓝琉璃》在“药物补述”中记载的清肺热、消肿之药物。《晶珠本草》记载其名为“ཙི་ཤང་དཀར་པོ།”（齐相嘎保）。现代文献记载的“齐相嘎毛”的基原涉及石竹科繁缕属（*Stellaria*）、无心菜属（*Arenaria*）以及眼子菜科眼子菜属（*Potamogeton*）的多种植物，各地藏医多习用繁缕属植物，包括禾叶繁缕 *S. graminea* L.、伞花繁缕 *S. umbellata* Turcz. 等。《青藏高原药物图鉴》等文献记载篦齿眼子菜 *P. pectinatus* Linn.、眼子菜 *P. distinctus* A. Benn. 为“ཙི་ཞིང་དཀར་མོ།”（息象尕尔毛）的基原之一。（参见“禾叶繁缕”条）

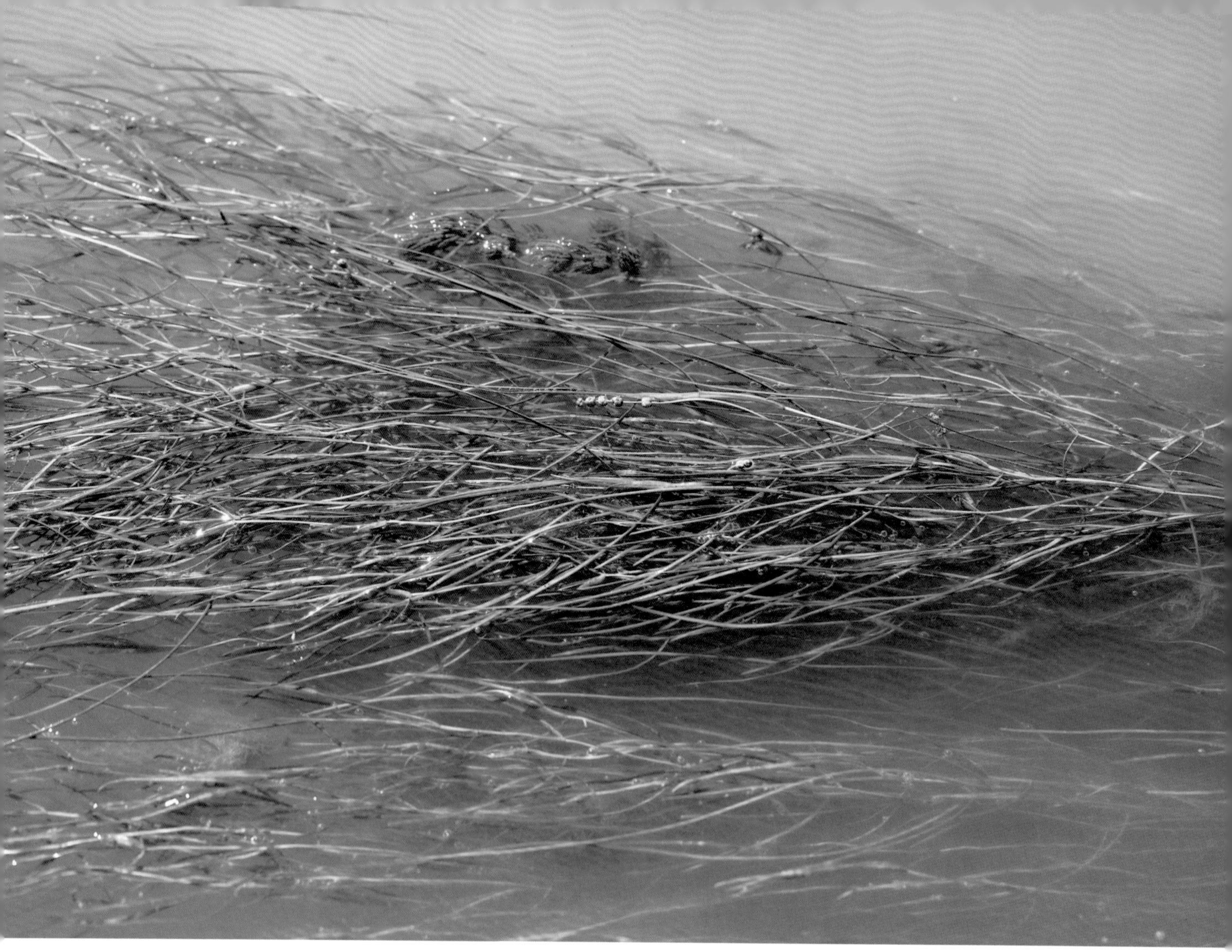

篦齿眼子菜

Potamogeton pectinatus Linn.

眼子菜科（Potamogetonaceae） 眼子菜属（*Potamogeton*）

形态

沉水草本。根茎发达，白色，直径 1 ~ 2mm，具分枝，常于春末夏初至秋季之间在根茎及其分枝的先端形成长 0.7 ~ 1cm 的小块茎状的卵形休眠芽体。茎长 50 ~ 200cm，近圆柱形，纤细，直径 0.5 ~ 1mm，下部分枝稀疏，上部分枝稍密集。叶线形，长 2 ~ 10cm，宽 0.3 ~ 1mm，先端渐尖或急尖，基部与托叶贴生成鞘；鞘长 1 ~ 4cm，绿色，边缘叠压而抱茎，先端具长 4 ~ 8mm 的无色膜质小舌片；叶脉 3，平行，先端连接，中脉显著，有与之近垂直的次级叶脉，边缘脉细弱而不明显。穗状花序顶生，具花 4 ~ 7 轮，间断排列；花序梗细长，与茎近等粗；花被片 4，圆形或宽卵形，直径约 1mm；雌蕊 4，通常仅 1 ~ 2 可发育为成熟果实。果实倒卵形，长 3.5 ~ 5mm，宽 2.2 ~ 3mm，先端斜生长约 0.3mm 的喙，背部钝圆。花果期 5 ~ 10 月。

分布

我国南北各地均有分布。除我国外，世界其他各地均有分布，尤以两半球温带水域较为常见。

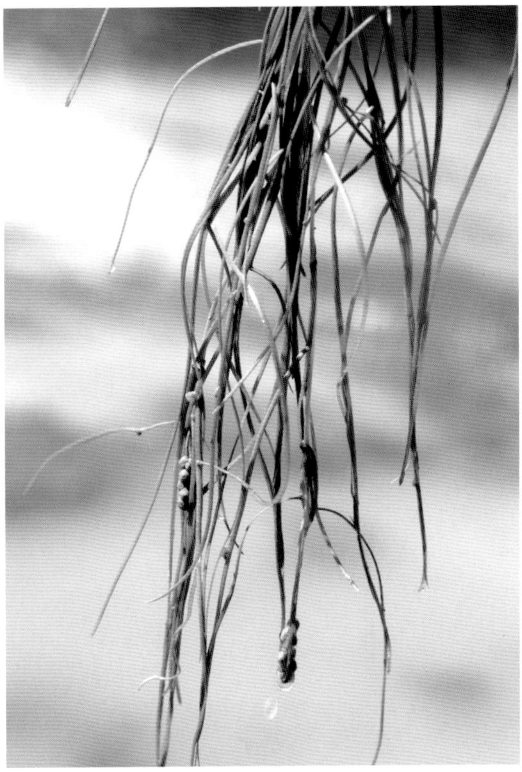

生境

生态幅宽，生长于河沟、水渠、池塘等水体中（水体多呈微酸性或中性），也可生长于我国西北地区少数微碱性水体或咸水中。

药材名

索尔凳（གསོར་ལྡེམ།），索尔凳哇（གསོར་ལྡེམ་པ།），齐相嘎毛、息象尕尔毛、齐相嘎卡（ཞིམ་ཤིང་དཀར་མོ། ཞི་ཤང་དཀར་མོ།）。

药用部位

全草。

功能与主治

索尔凳：消炎愈创。用于烧伤，烫伤。

齐相嘎毛：清肺热。用于肺炎；熬膏外用于疮疖。

用量与用法

外用适量，煎煮成浓缩液涂于患处。

附 注

《晶珠本草》中记载有“གསོར་ལྡེམ།”（索尔凳），言其为治火烧伤之药物。现代文献记载的藏医所用“索尔凳”的基原有眼子菜属多种植物和毛茛科植物三裂碱毛茛 *Halerpestes tricuspis* (Maxim.) Hand.-Mazz. 2 类。从《宇妥本草》记载的“水生的索尔凳，叶具三尖，形若钻头，花白黄色”的形态特征看，其形态与三裂碱毛茛 *H. tricuspis* (Maxim.) Hand.-Mazz. 更为相符；《青藏高原药物图鉴》也记载“索尔凳”的基原为三裂碱毛茛 *H. tricuspis* (Maxim.) Hand.-Mazz.。《中国藏药植物资源考订》对于“叶具三尖，形若钻头”的理解则与《青藏高原药物图鉴》不同，认为应以现西藏、青海藏医常用的浮叶眼子菜 *Potamogeton natans* Linn. 为正品，也可使用篦齿眼子菜 *Potamogeton pectinatus* Linn.，云南迪庆藏医则使用眼子菜 *Potamogeton distinctus* A. Benn.。（参见“眼子菜”条）

《蓝琉璃》在“药物补述”中记载了“ཞི་ཤང་དཀར་མོ།”（齐相嘎毛），言其“功效清肺热，作外治肿瘤的药锭”。《蓝琉璃》《晶珠本草》均记载古人对于“齐相嘎毛”的来源有动物、植物、矿物的不同观点。现代文献记载的“齐相嘎毛”均为植物药，涉及石竹科繁缕属（*Stellaria*）、无心菜属（*Arenaria*）及眼子菜科眼子菜属（*Potamogeton*）的多种植物，现多将禾叶繁缕 *S. graminea* L. 等繁缕属植物作“齐相嘎毛”使用。《青藏高原药物图鉴》记载龙须眼子菜 *P. pectinatus* Linn.（篦齿眼子菜）为“ཞི་ཤང་དཀར་མོ།”（息象尕尔毛）。文献记载和调查显示，西藏类乌齐、甘肃甘南藏医也将篦齿眼子菜 *P. pectinatus* Linn. 作“齐相嘎毛”使用。（参见“禾叶繁缕”条）

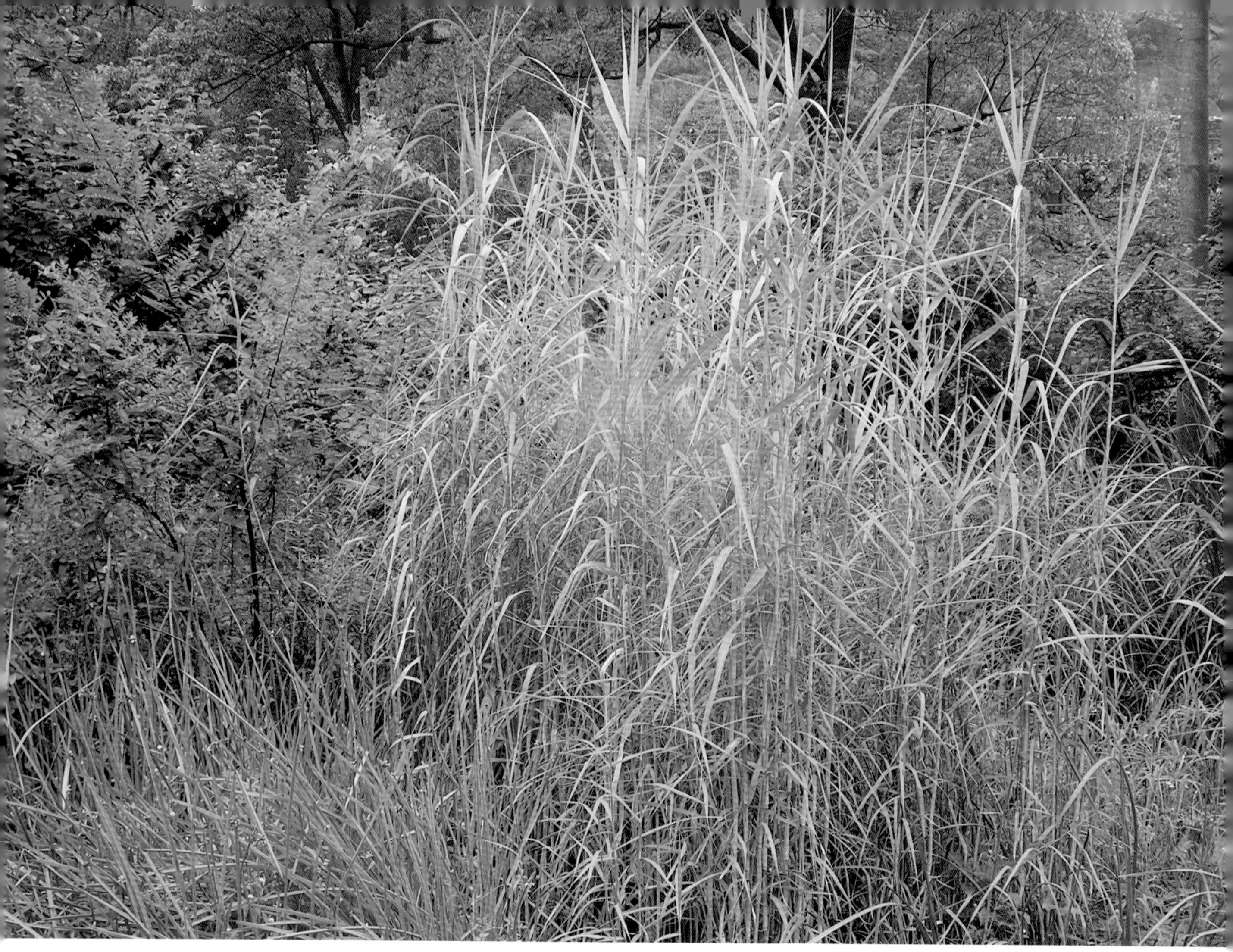

芦苇

Phragmites australis (Cav.) Trin. ex Steud.

禾本科（Gramineae） 芦苇属（*Phragmites*）

形态

多年生，根茎极发达。秆直立，高 1 ~ 3（~ 8）m，直径 1 ~ 4cm，具 20 ~ 30 节，基部和上部的节间较短，最长节间位于下部第 4 ~ 6 节，长 20 ~ 25（~ 40）cm，节下被蜡粉。叶鞘下部者短于上部者，长于其节间；叶舌边缘密生 1 圈长约 1mm 的短纤毛，两侧缘毛长 3 ~ 5mm，易脱落；叶片披针状线形，长 30cm，宽 2cm，无毛，先端长渐尖成丝形。圆锥花序大型，长 20 ~ 40cm，宽约 10cm，分枝多数，长 5 ~ 20cm，着生稠密、下垂的小穗；小穗柄长 2 ~ 4mm，无毛；小穗长约 12mm，含 4 花；颖具 3 脉，第一颖长约 4mm；第二颖长约 7mm，第一不孕外稃雄性，长约 12mm，第二外稃长 11mm，具 3 脉，先端长渐尖，基盘延长，两侧密生等长于外稃的丝状柔毛，与无毛的小穗轴相连接处具明显关节，成熟后易自关节上脱落；内稃长约 3mm，两脊粗糙；雄蕊 3，花药长 1.5 ~ 2mm，黄色；颖果长约 1.5mm。由于分布广、生境多样，其形态变异也较大。

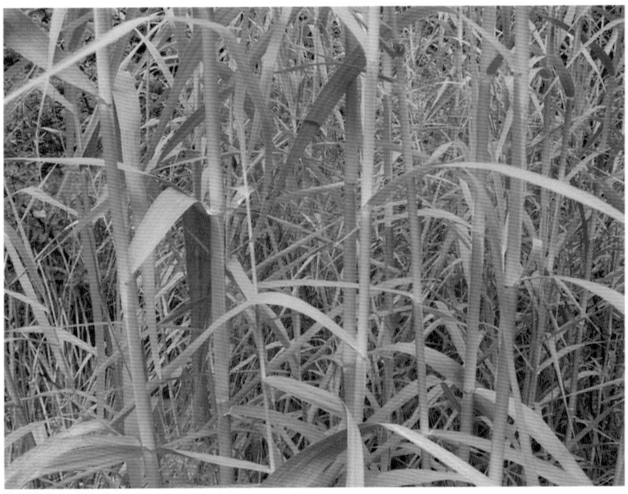

分布

我国各地均有分布。

生境

生长于江河湖泽、池塘、沟渠沿岸、低湿地。

药材名

杂然巴、扎热巴（རྩ་རམ་པ།、རྩ་རམ་བུ།），旦杂（འདམ་རྩ།）。

药用部位

根茎、种子。

功能与主治

利尿，解毒，滋补。用于蝎、蚊虫叮咬引起的红肿，食物中毒等。

用量与用法

5 ~ 10g。

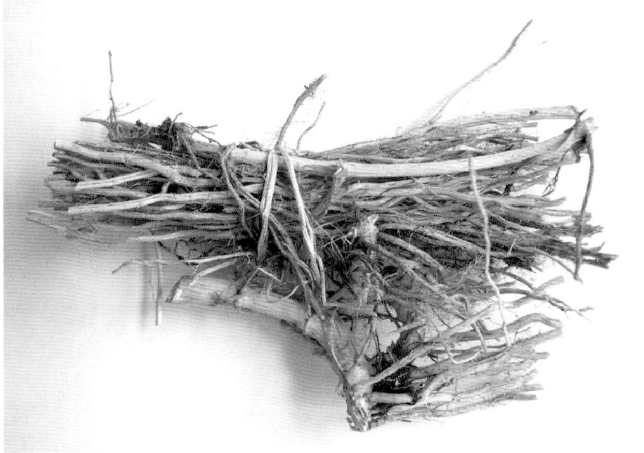

附　注

《蓝琉璃》在“药物补述”中记载了“རྩ་རམ་པ།”（杂然巴），言其为解毒、利尿、滋补之药物。《晶珠本草》（汉译重译本）在“旱生草类”的“根类药物”中记载为“དུར་ལྷ།”（白草），引《图鉴》（又名《生形比喻》）之记载“生长在田边和河滩地。叶绿色，叶柄细，穗紫色，根多节，中空”，并言“生长在山沟的白草，只有横生根。生长在河川河滩的白草，茎如冰草，长约一托（注：约 1.7m），绿色，叶状如竹，根粗细如指”。现代文献多记载“杂然巴”的基原为禾本科植物白茅（大白茅）*Imperata cylindrica* (Linn.) Beauv. var. *major* (Ness) C. E. Hubbard [丝茅 *I. koenigii* (Retz.) Beauv.]（西藏藏医习用）或同科植物白草 *Pennisetum flaccidum* Griseb. ex Roshev.（白草 *P. centrasiaticum* Tzvel.，青海、甘肃甘南等地藏医习用）。但该 2 种的植物较小，根茎较细，亦非中空。《中国藏药植物资源考订》据《蓝琉璃》和《四部医典系列挂图全集》的记载和附图认为，“杂然巴”的正品应为同科植物芦苇 *Phragmites communis* Trin.[芦苇 *P. australis* (Cav.) Trin. ex Steud.] 或卡开芦 *P. karka* (Retz.) Trin. ex Steud.，大白茅 *I. cylindrica* (Linn.) Beauv. var. *major* (Ness) C. E. Hubbard（丝茅）的功效与之相近，可作为类似品[“རྩ་རམ་པའི་རིགས།”（杂然巴惹）]，而白草 *Pennisetum flaccidum* Griseb. ex Roshev. 现多被藏医称为“དུར་བ།”（都尔哇）。（参见“丝茅”条）

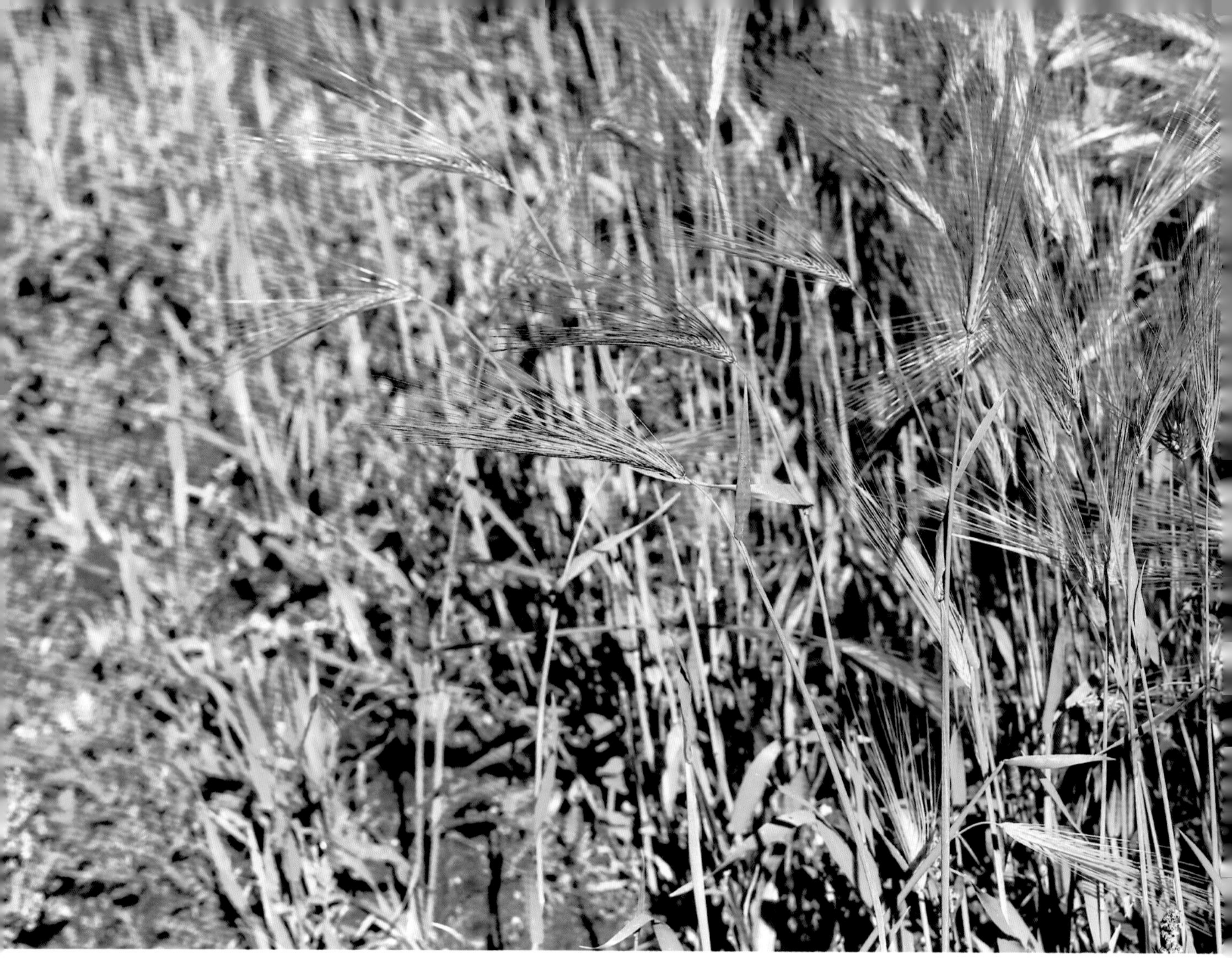

青稞

Hordeum vulgare Linn. var. *nudum* Hook. f.

禾本科（Gramineae） 大麦属（*Hordeum*）

形态

一年生。秆粗壮，光滑无毛，直立，高约 100cm，直径 4 ~ 6mm，具 4 ~ 5 节。叶鞘光滑，大都短于或基部者长于节间，两侧有 2 叶耳，互相抱茎；叶舌膜质，长 1 ~ 2mm；叶片长 9 ~ 20cm，宽 0.8 ~ 1.5cm，扁平，微粗糙。穗状花序成熟后呈黄褐色或紫褐色，长 4 ~ 8cm（芒除外），宽 1.8 ~ 2cm；小穗稠密，每节着生 3 发育的小穗；小穗均无柄，长约 1cm（芒除外）；颖线状披针形，被短毛，先端渐尖成芒状，长达 1cm；外稃具 5 脉，先端延伸为长 10 ~ 15cm 的芒，两侧具细刺毛；内稃与外稃几等长。颖果成熟时易于脱出稃体。

分布

我国青藏高原各地区均有栽培。

生境

藏民聚居区传统种植粮食作物，西北、西南各地栽培。

药材名

奈（ནས།）。

药用部位

果实、幼苗、秆节。

功能与主治

果实：补脾，清热；用于肺热，胃热。幼苗：用于胃炎，胃灼痛，大便多。秆节：用于创伤。

用量与用法

1.5 ～ 2g。内服煎汤。外用适量，煎浓汁擦洗患处。

附 注

《蓝琉璃》在“药物补述”中记载了“ནས།”（奈）类。《四部医典系列挂图全集》第三十二图中有炒青稞［“ནས་ཚག”（奈恰）］、黑青稞［“ནས་ནག”（奈那）］、绿青稞［“ནས་སྔོན།”（奈恰），未成熟青稞］和青稞茎节［“ནས་ཚིགས།”（奈恰）］4 种“奈”类的附图（53 ～ 55、63 号图）。《晶珠本草》在“作物类药物”的“芒类作物类药物”中记载了早熟［“ཁྲ་མ།”（枯玛）］、白青稞［“ནས་དཀར།”（奈嘎尔）］、蓝青稞［“ནས་སྔོན།”（奈恩）］、黑青稞［“ནས་ནག”（奈那）］及其他青稞（“ནས་གཞན།”），不同种类的功效各有特点。藏医所用“奈”类的基原主要为青稞 *H. vulgare* Linn. var. *nudum* Hook. f.，大麦 *H. vulgare* Linn. 的另一变种藏青稞 *H. vulgare* Linn. var. *trifurcatum* (Schlecht.) Alef. 也同样作“奈”类使用，常与青稞 *H. vulgare* Linn. var. *nudum* Hook. f. 混用。《青海藏标》2019 年版以“青稞 /ནས།/ 尼”之名收载了青稞 *H. vulgare* Linn. var. *nudum* Hook. f.。

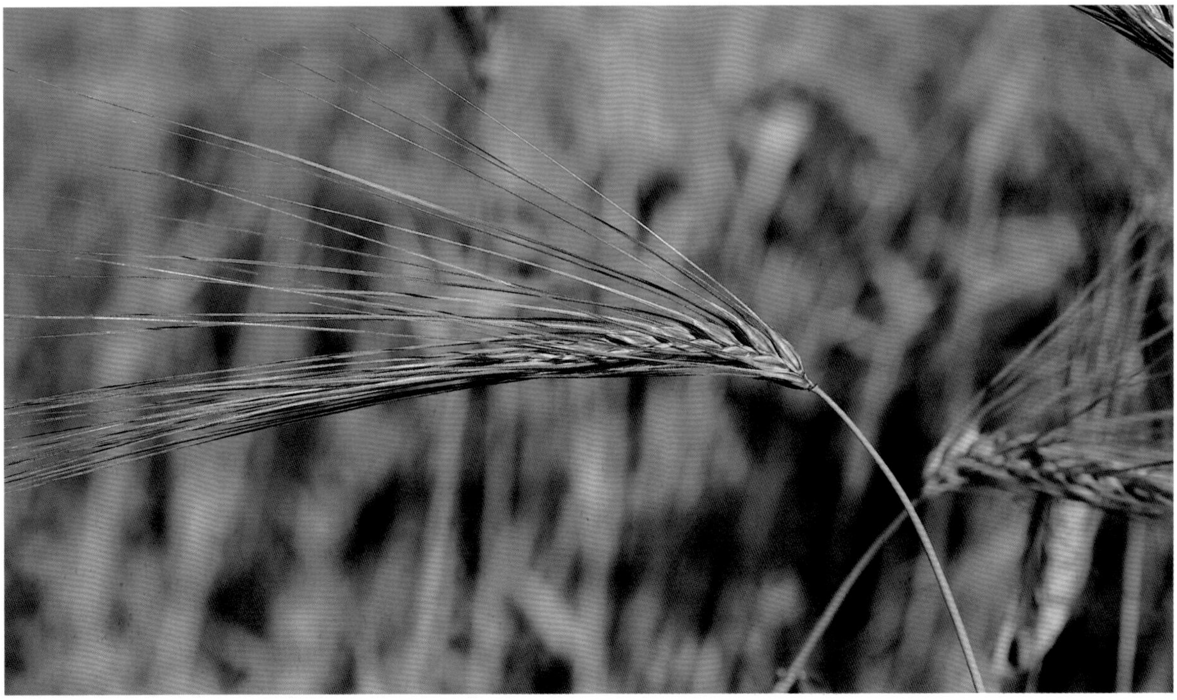

野燕麦

Avena fatua Linn.

禾本科（Gramineae）　燕麦属（*Avena*）

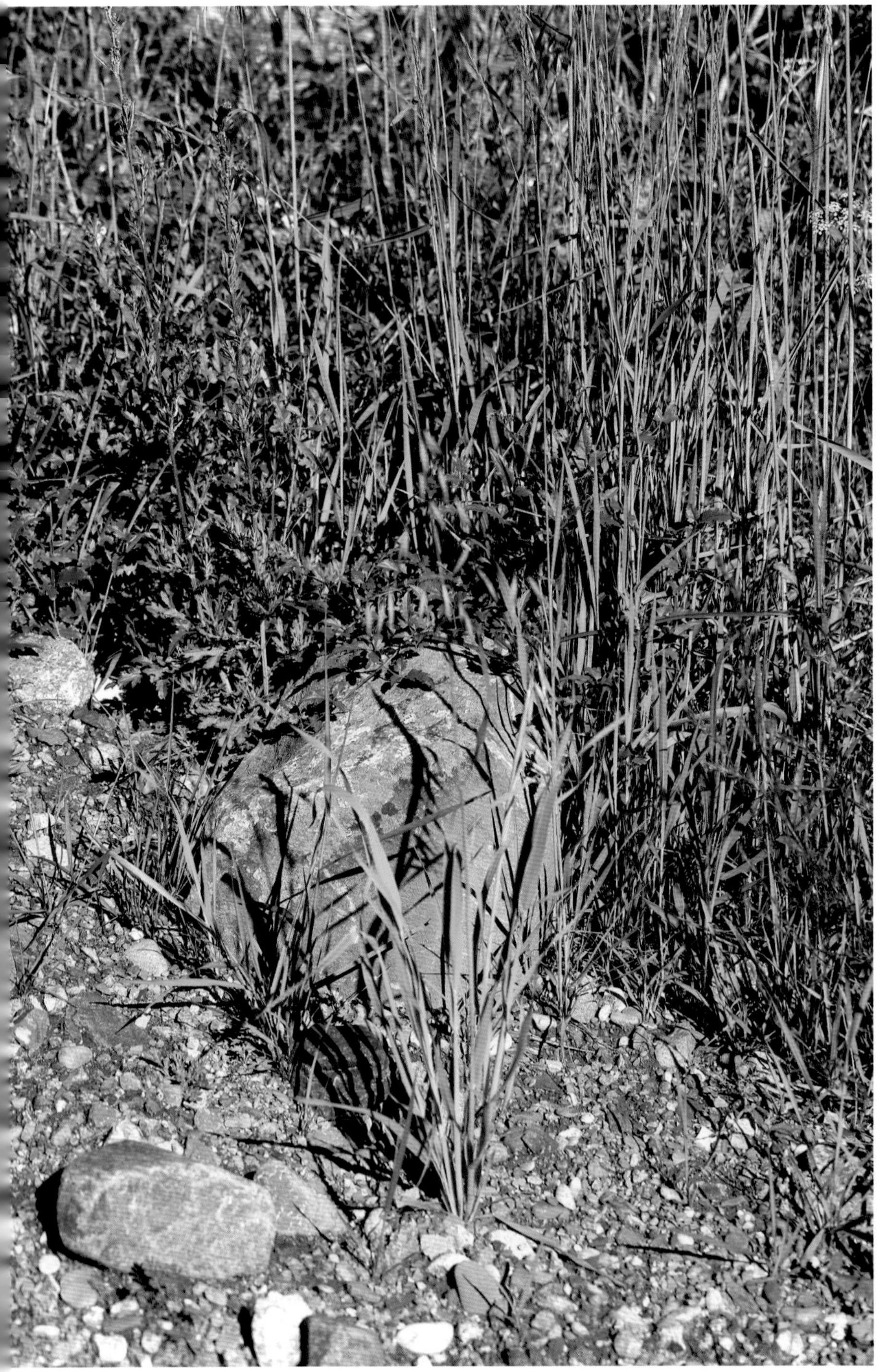

形态

一年生草本。细根较坚韧。秆直立，光滑无毛，高 60 ~ 120cm，具 2 ~ 4 节。叶鞘松弛，光滑或基部者被微毛；叶舌透明膜质，长 1 ~ 5mm；叶片扁平，长 20 ~ 30cm，宽 4 ~ 12mm，微粗糙，或上面和边缘疏生柔毛。圆锥花序开展，金字塔形，长 10 ~ 25cm，分枝具棱角，粗糙；小穗长 18 ~ 25mm，含 2 ~ 3 小花，其柄弯曲下垂，先端膨胀；小穗轴密生淡棕色或白色硬毛，其节脆硬易断落，第一节间长约 3mm；颖草质，几相等，通常具 9 脉；外稃质地坚硬，第一外稃长 15 ~ 20mm，背面中部以下具淡棕色或白色硬毛，芒自稃体中部稍下处伸出，长 2 ~ 4cm，膝曲，芒柱棕色，扭转。颖果被淡棕色柔毛，腹面具纵沟，长 6 ~ 8mm。花果期 4 ~ 9 月。

分布

分布于我国南北各省区。欧洲、非洲的温寒带地区也有分布。

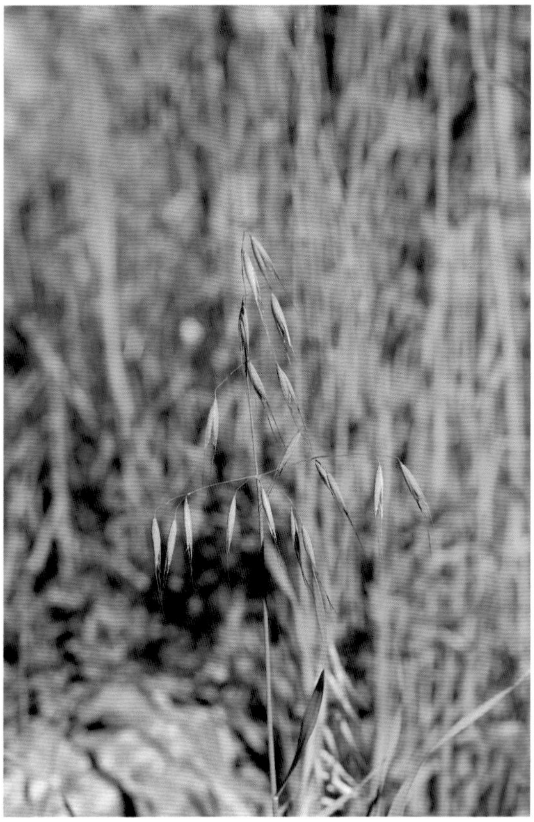
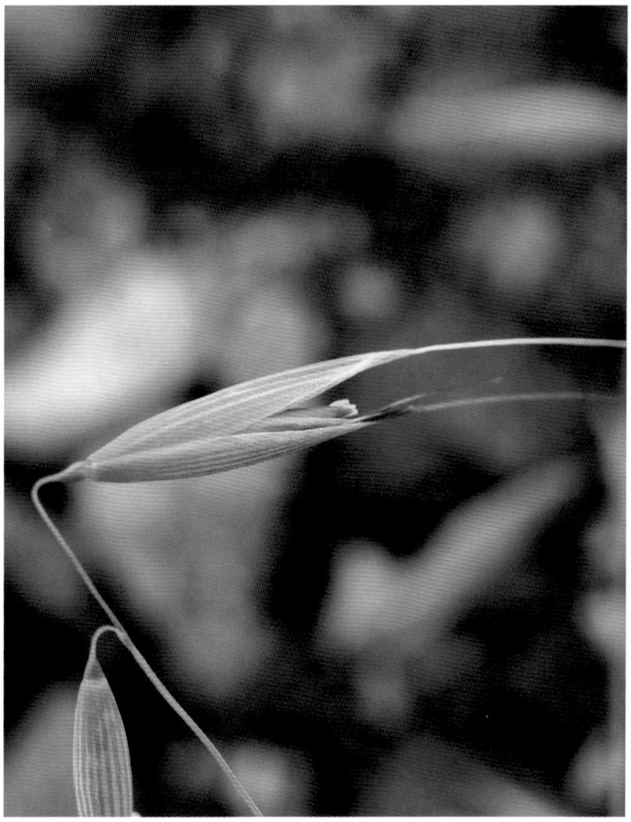

生境

生长于荒芜田野、田间杂草间。

药材名

达干（ད་ཀན།）。

药用部位

颖果。

功能与主治

用于咽喉病，皮肤病。

附注

《晶珠本草》在“作物类药物”的“芒类作物类药物”中始载“ད་ཀན།”（达干），言其为治喉头病、皮肤病之药物。现藏医所用“达干”的基原为野燕麦 *Avena fatua* Linn.。

香附子

Cyperus rotundus Linn.

莎草科（Cyperaceae） 莎草属（*Cyperus*）

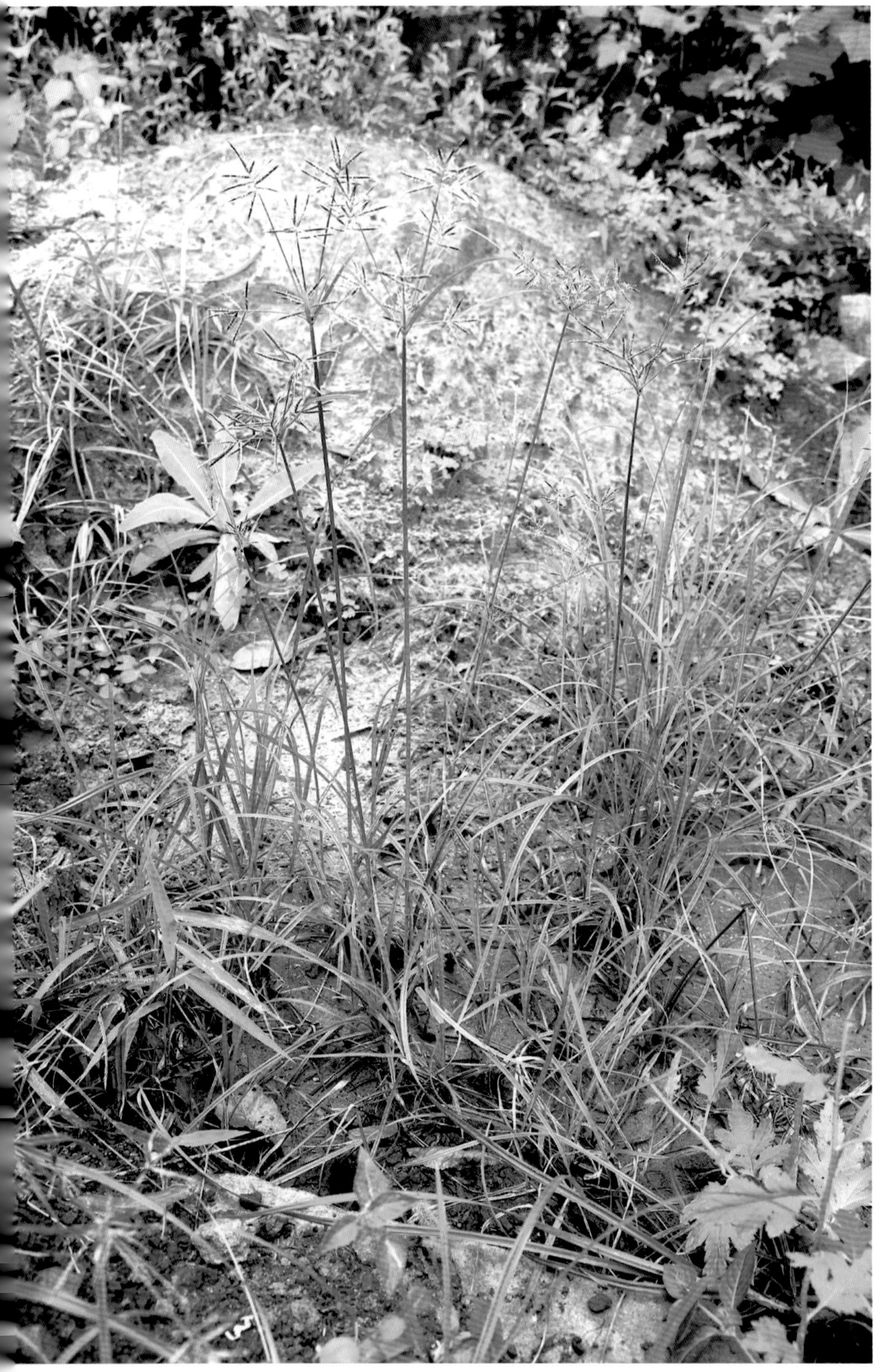

形态

匍匐根茎长，具椭圆形块茎。秆稍细弱，高 15 ~ 95cm，锐三棱形，平滑，基部呈块茎状。叶较多，短于秆，宽 2 ~ 5mm，平张；鞘棕色，常裂成纤维状。叶状苞片 2 ~ 3（~ 5），常长于花序，或有时短于花序；长侧枝聚伞花序简单或复出，具（2 ~）3 ~ 10 辐射枝；辐射枝最长达 12cm；穗状花序陀螺形，稍疏松，具 3 ~ 10 小穗；小穗斜展开，线形，长 1 ~ 3cm，宽约 1.5mm，具 8 ~ 28 花；小穗轴具较宽的、白色透明的翅；鳞片稍密地覆瓦状排列，膜质，卵形或长圆状卵形，长约 3mm，先端急尖或钝，无短尖，中间绿色，两侧紫红色或红棕色，具 5 ~ 7 脉；雄蕊 3，花药长，线形，暗血红色，药隔凸出于花药先端；花柱长，柱头 3，细长，伸出鳞片外。小坚果长圆状倒卵形或三棱形，长为鳞片的 1/3 ~ 2/5，具细点。花果期 5 ~ 11 月。

分布

分布于我国陕西、甘肃、山西、河南、河北、山东、江苏、浙江、安徽、四川、云南、贵州、福建、广东、广西、台湾等。世界其他地区也有分布。

生境

生长于山坡荒地草丛、水边潮湿处。

药材名

拉岗、拉冈、拉贡（ལ་སྒང་།），曼拉岗（སྨན་ལ་སྒང་།），拉岗果巴（ལ་སྒང་གོད་པ།）。

药用部位

根茎（块状）。

功能与主治

利肺开喑，利肠，祛风止泻，消炎解毒。用于喉炎，音闭，气管炎，肺热，肠热，伤寒，消化不良。

用量与用法

6 ~ 9g，内服煎汤；2 ~ 3g，内服研末。

附　注

《蓝琉璃》的“药物补述”部分记载有“ལ་སྒང་།”（拉岗），言其为治“培根”病、咳嗽之喑哑、疫热、大肠病、小肠病之药物，引《图鉴》（《生形比喻》）言其“茎叶细而小，根细有块遍布地下”，并言“根在地下状如蕨麻（即蔷薇科植物蕨麻 *Potentilla anserina* L.，其块根习称‘人参果’）”，汉译本（2012 年版）记载其译注名为“头花蓼”（未附学名）。《四部医典系列挂图全集》第三十一图中有“拉岗”附图（93 号图），汉译本记载其译注名为“草香附”。《晶珠本草》言“拉岗”有“ལ་སྒང་གོད་པ།”（拉岗果巴）和“ལ་སྒང་གཡུང་བ།”[拉岗拥哇，“གཡུང་བ་ལ་སྒང་།”（拥哇拉岗）]2 种，该书记载的“拉岗果巴”的形态与《蓝琉璃》所记载的相同，“拉岗拥哇”的形态为“叶似翠雀花叶；茎红色；花淡白，状如最大的鞭麻（蔷薇科植物金露梅 *Potentilla fruticosa* Lodd.）花；根和头花蓼相似，外黑里红”。现代文献记载的各地藏医习用的“拉岗”的基原不同，香附子 *C. rotundus* Linn. 为西藏、云南迪庆藏医的习用品，又被称为“སྨན་ལ་སྒང་།”（曼拉岗），其形态与《晶珠本草》记载的“拉岗果巴”及《蓝琉璃》记载的“拉岗”的形态相符，也与《四部医典系列挂图全集》附图所示植物的叶形相似。西藏藏医将牻牛儿苗科老鹳草属（*Geranium*）多种植物作为“拉岗拥哇”的基原，四川甘孜、云南迪庆也使用老鹳草属植物，主要有萝卜根老鹳草 *G. napuligerum* Franch.、甘青老鹳草 *G. pylzowianum* Maxim.、鼠掌老鹳草 *G. sibiricum* L.、粗根老鹳草 *G. dahuricum* DC.、川西老鹳草 *G. orientali-tibeticum* R. Knuth（藏东老鹳草）、草地老鹳草 *G. pretense* L. 等，其中，甘青老鹳草 *G. pylzowianum* Maxim. 的根茎节部常呈念珠状膨大，与《晶珠本草》的记载最为相符。《晶珠本草》汉译重译本认为“拉岗果巴”的基原为蓼科植物头花蓼 *Polygonum sphaerostachyum* Meisn.（《中国植物志》中将 *Polygonum sphaerostachyum* Meisn. 作为圆穗蓼 *Polygonum macrophyllum* D. Don 的异名，头花蓼的拉丁学名为 *Polygonum capitatum* Buch.-Ham. ex D. Don）。（参见“草地老鹳草”“甘青老鹳草”“圆穗蓼”条）

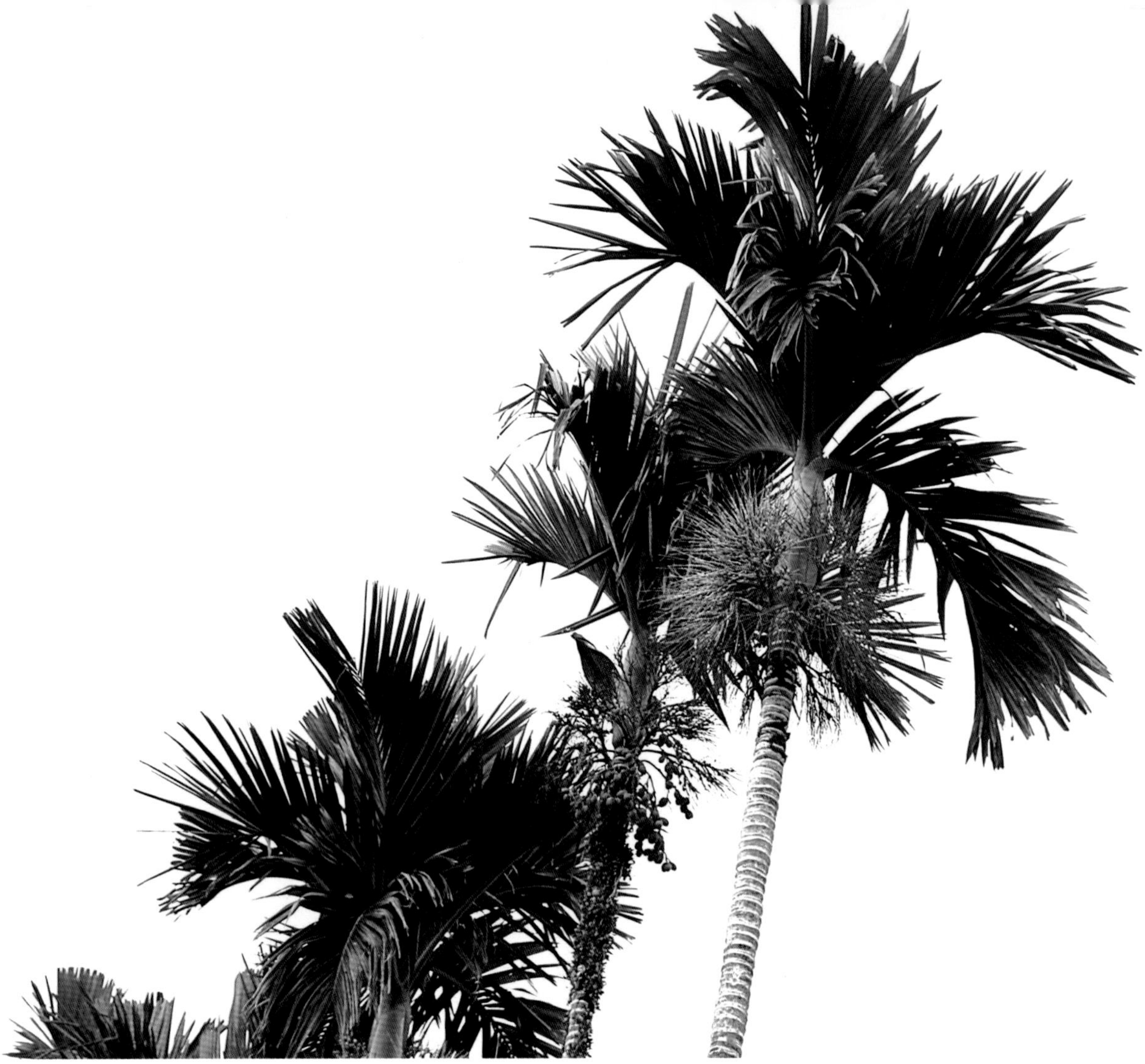

槟榔

Areca catechu Linn.

棕榈科（Palmae） 槟榔属（*Areca*）

形态

茎直立，乔木状，高超过 10m，最高可达 30m，有明显的环状叶痕。叶簇生于茎顶，长 1.3 ~ 2m，羽片多数，两面无毛，狭长披针形，长 30 ~ 60cm，宽 2.5 ~ 4cm，上部的羽片合生，先端有不规则齿裂。雌雄同株，花序多分枝，花序轴粗壮压扁，分枝曲折，长 25 ~ 30cm，上部纤细，着生 1 列或 2 列雄花，而雌花单生于分枝的基部；雄花小，无梗，通常单生，很少成对着生，萼片卵形，长不到 1mm，花瓣长圆形，长 4 ~ 6mm，雄蕊 6，花丝短，退化雌蕊 3，线形；雌花较大，萼片卵形，花瓣近圆形，长 1.2 ~ 1.5cm，退化雄蕊 6，合生；子房长圆形。果实长圆形或卵状球形，长 3 ~ 5cm，橙黄色，中果皮厚，纤维质；种子卵形，基部平截，胚乳嚼烂状，胚基生。花果期 3 ~ 4 月。

分布

分布于我国云南、海南、台湾等。

生境

亚热带地区广泛栽培。

药材名

果玉、高玉（ཀོ་ཡུ།）。

药用部位

成熟种子。

功能与主治

消积，驱虫，下气，行水，益肾。用于肾病，食积腹痛，绦虫病，痢疾，疟疾。

用量与用法

3 ~ 9g。内服研末。

附注

《晶珠本草》记载“ཀོ་ཡུ།”（果玉）为治肾病、保护牙齿之药物，言其可作为茶饮。现各地藏医所用“果玉”均来源于槟榔 *A. catechu* Linn. 的种子，其形态与《晶珠本草》的记载相符。《部标藏药》（附录）和《藏标》等以“槟榔 /ཀོ་ཡུ།/ 果玉”之名也收载了该种。春末至秋初采收后，用水煮后干燥，除去果皮供药用。

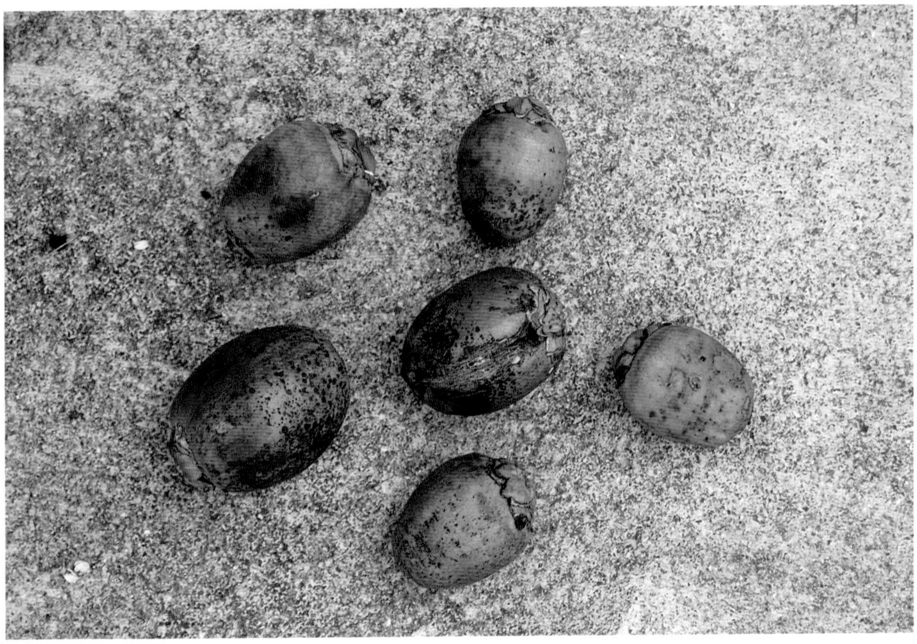

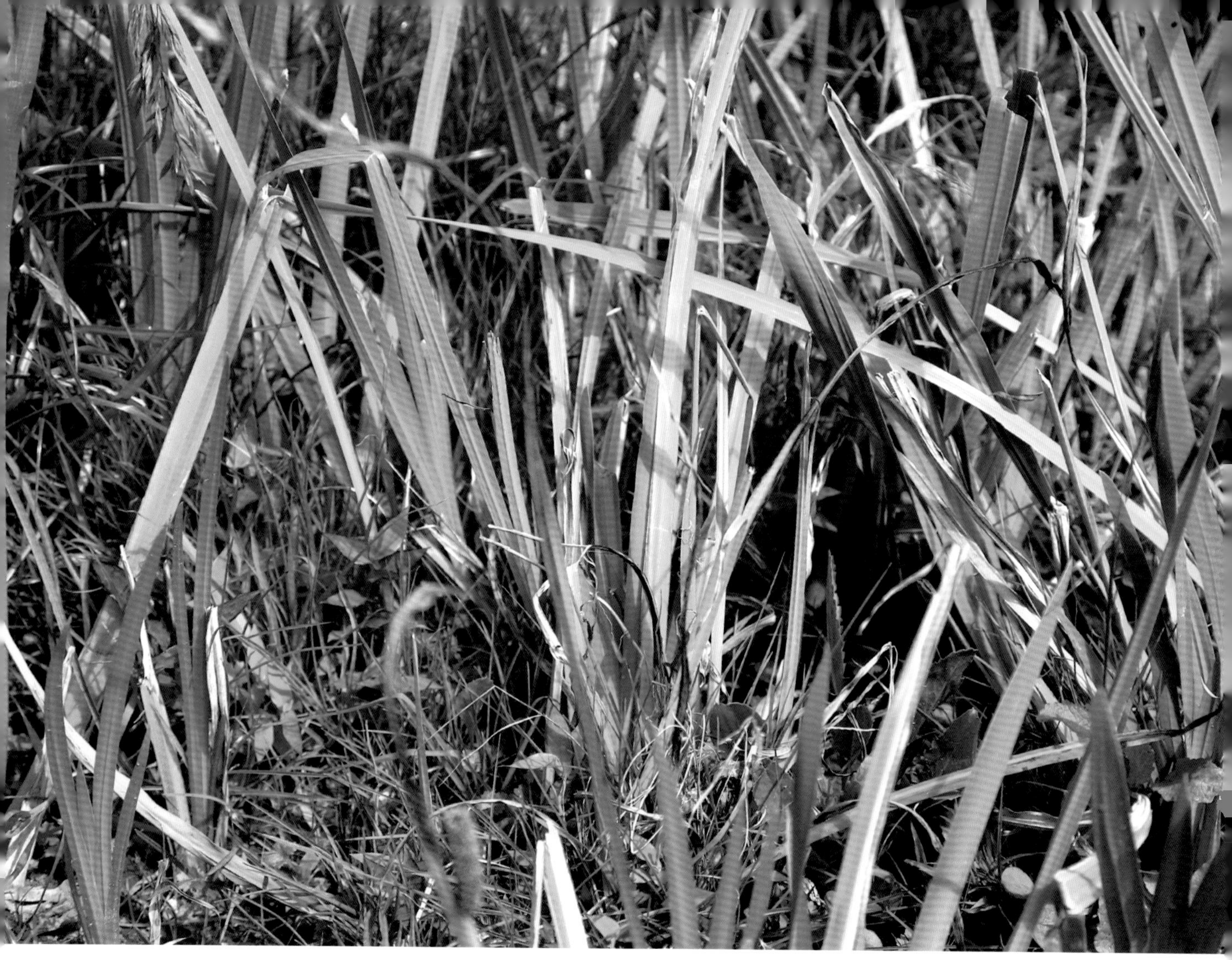

菖蒲

Acorus calamus L.（藏菖蒲）

天南星科（Araceae）　菖蒲属（*Acorus*）

形态

多年生草本。根茎横走，稍扁，分枝，直径 5 ~ 10mm，外皮黄褐色，芳香。肉质根多数，长 5 ~ 6cm，具毛发状须根。叶基生，基部两侧膜质叶鞘宽 4 ~ 5mm，向上渐狭，至叶长 1/3 处逐渐消失、脱落；叶片剑状线形，长 90 ~ 100（~ 150）cm，中部宽 1 ~ 2（~ 3）cm，基部宽、对折，中部以上渐狭，草质，绿色，光亮；中肋在两面均明显隆起，侧脉 3 ~ 5 对，平行，纤弱，大部分伸延至叶尖。花序柄三棱形，长（15 ~）40 ~ 50cm；叶状佛焰苞剑状线形，长 30 ~ 40cm；肉穗花序斜向上或近直立，狭锥状圆柱形，长 4.5 ~ 6.5（~ 8）cm，直径 6 ~ 12mm；花黄绿色，花被片长约 2.5mm，宽约 1mm；花丝长 2.5mm，宽约 1mm；子房长圆柱形，长 3mm，直径 1.25mm。浆果长圆形，红色。花期（2 ~）6 ~ 9 月。

分布

我国各地均有分布。世界其他温带、亚热带地区也有分布。

生境

生长于海拔 2600m 以下的水边、沼泽、池塘、湖泊浮岛上。我国各地也有栽培。

药材名

许达、徐达（ཤུ་དག），许达嘎保、西斗尕保（ཤུ་དག་དཀར་པོ），许达那保、秀达那保、续达纳博（ཤུ་དག་ནག་པོ）。

药用部位

根茎。

功能与主治

健胃，消食，消炎止痛。用于消化不良，食物积滞，白喉，炭疽等。

用量与用法

3 ~ 5g。

附注

《四部医典》中记载有"ཤུ་དག"（许达），言其为清热、消食、治喉痛之药物。《蓝琉璃》言"许达"分黑、白 2 种，以黑者为优。《四部医典系列挂图全集》第二十七图中有黑、白两者的附图，汉译本译注名分别为"黑水菖蒲"（41 号图）和"白水菖蒲"（42 号图）。《晶珠本草》记载"许达"有 4 种，即黑 ["ཤུ་དག་ནག་པོ"（许达那保）]、白 ["ཤུ་དག་དཀར་པོ"（许达嘎保）] 以及次等菖蒲 2 种。关于黑、白 2 种的形态，《蓝琉璃》和《晶珠本草》的记载较为一致，两者皆"生于水中、叶像稻苗、根茎有环状节（纹）"，《晶珠本草》还强调黑者"（根茎）一寸有九个环纹（节）"，白者"质坚有蓝色光泽，断面白色"。据文献记载和实地调查显示，各地藏医所用"许达"均为菖蒲属（*Acorus*）植物，习称"藏菖蒲"，现藏医一般认为黑者"许达那保"的基原为菖蒲 *A. calamus* L.（藏菖蒲），白者"许达嘎保"的基原为金钱蒲 *A. gramineus* Soland.、石菖蒲 *A. tatarinowii* Schott，但也有相反观点，且两者的功能与主治也有所不同。《部标藏药》和《青海藏标》将"藏菖蒲 *Acorus calamus* L. 及其同属多种植物"均作黑者"藏菖蒲 /ཤུ་དག་ནག་པོ/ 许达那保"收载，而《藏标》则分别以"藏菖蒲 /ཤུ་དག་ནག་པོ/ 秀达那保"和"石菖蒲 /ཤུ་དག་དཀར་པོ/ 西斗尕保"之名收载了藏菖蒲 *A. calamus* L. 和石菖蒲 *A. gramineus* Soland.，前者的功能与主治为"温胃，消炎止痛。用于胃寒，关节炎，蛔虫引起的腹部剧痛"，后者的功能与主治为"开窍豁痰，和胃辟浊。用于瘴气湿浊，痰热昏厥，胸腹胀闷，下痢噤口"。关于《晶珠本草》记载的 2 种次等菖蒲，其基原尚有待考证。（参见"石菖蒲""金钱蒲"条）

《中国植物志》中 *A. calamus* L. 的中文名为"菖蒲"；*A. gramineus* Soland. 的中文名为"金钱蒲"；"石菖蒲"的拉丁学名为 *A. tatarinowii* Schott。据《中国植物志》记载的上述 3 种药用植物的分布来看，《藏标》中收载的"石菖蒲 *Acorus gramineus* Soland."应为金钱蒲 *A. gramineus* Soland.。

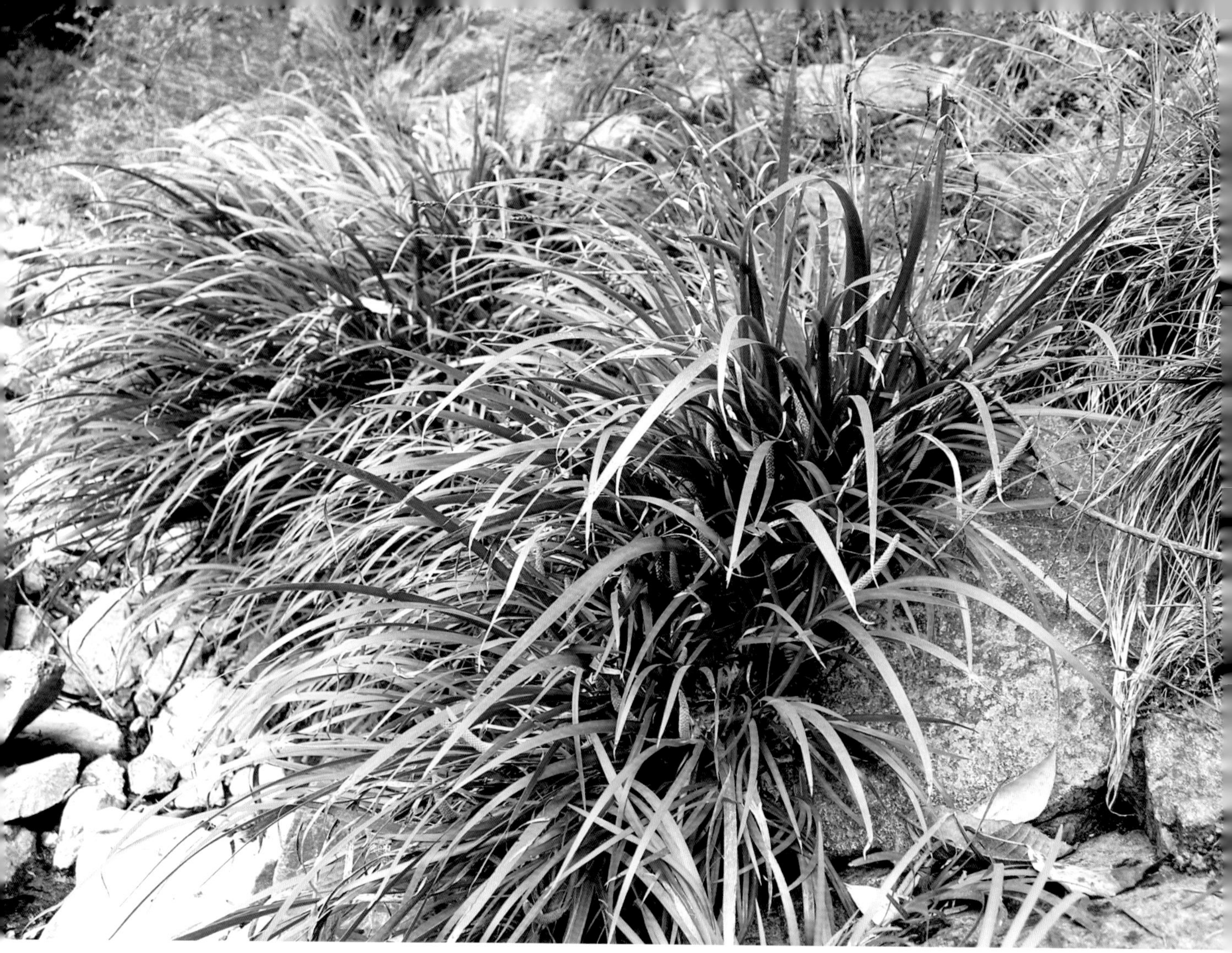

石菖蒲

Acorus tatarinowii Schott

天南星科（Araceae）　菖蒲属（*Acorus*）

形态

多年生草本。根肉质，具多数须根；根茎芳香，直径 2 ~ 5mm，外部淡褐色，节间长 3 ~ 5mm，根茎上部分枝甚密，植株因而成丛生状，分枝常被纤维状宿存叶基。叶无柄，叶片薄，基部两侧膜质叶鞘宽可达 5mm，上延几达叶片中部，渐狭，脱落；叶片暗绿色，线形，长 20 ~ 30（~ 50）cm，基部对折，中部以上平展，宽 7 ~ 13mm，先端渐狭，无中肋，平行脉多数，稍隆起。花序柄腋生，长 4 ~ 15cm，三棱形；叶状佛焰苞长 13 ~ 25cm，为肉穗花序长的 2 ~ 5 倍或更长，稀近等长；肉穗花序圆柱状，长（2.5 ~）4 ~ 6.5（~ 8.5）cm，直径 4 ~ 7mm，上部渐尖，直立或稍弯；花白色。成熟果序长 7 ~ 8cm，直径可达 1cm；幼果绿色，成熟时黄绿色或黄白色。花果期 2 ~ 6 月。

分布

分布于我国黄河以南各省区。印度东北部至泰国北部也有分布。

生境

生长于海拔 20 ～ 2600m 的密林下、湿地、溪旁石上。

药材名

徐达、许达（ཤུ་དག），许达那保、秀达那保（ཤུ་དག་ནག་པོ），许达嘎保、续达嘎博、西斗尕保（ཤུ་དག་དཀར་པོ）。

药用部位

根茎。

功能与主治

开窍豁痰，和胃辟浊。用于瘴气湿浊，痰热昏厥，胸腹胀闷，下痢，噤口。

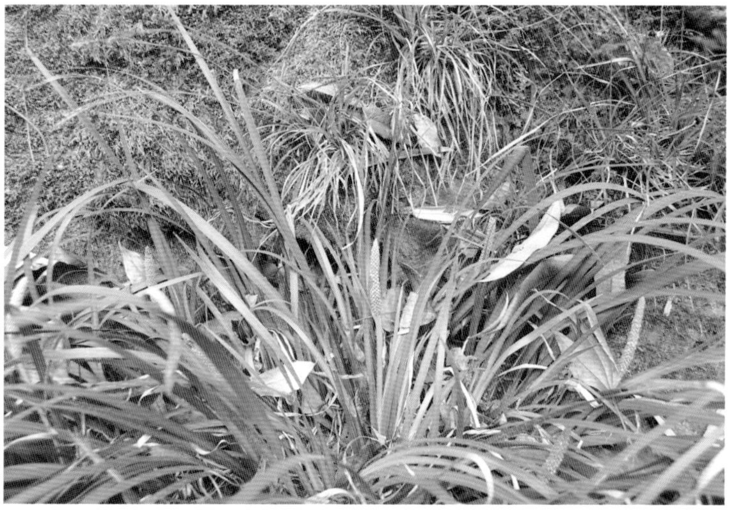

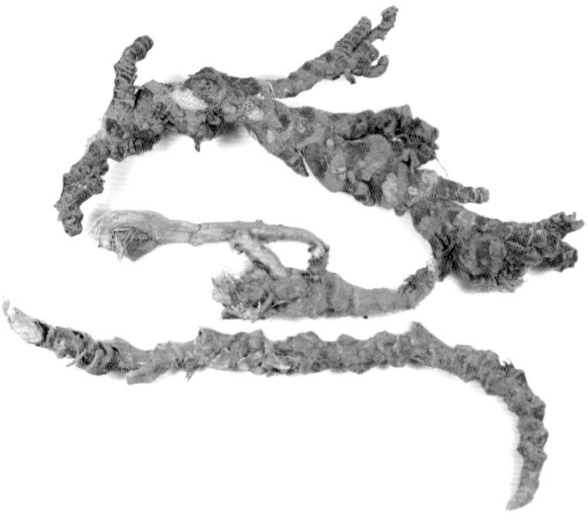

用量与用法

3 ～ 6g。

附 注

《度母本草》《晶珠本草》等记载“ཤུ་དག”（许达）分为黑[“ཤུ་དག་ནག་པོ”（许达那保）]、白[“ཤུ་དག་དཀར་པོ”（许达嘎保）]两种。据文献记载和实地调查显示，各地藏医所用“许达”的基原均为菖蒲属（*Acorus*）植物，药材称“藏菖蒲”，一般认为白者（许达嘎保）的基原为金钱蒲 *A. gramineus* Soland.、石菖蒲 *A. tatarinowii* Schott，黑者（许达那保）为菖蒲 *A. calamus* L.（藏菖蒲），也有文献持相反意见或不区分黑、白者，但两者的功能与主治有所不同。《部标藏药》等并未区分黑、白 2 种，均作黑者“藏菖蒲 /ཤུ་དག་ནག་པོ/ 许达那保”收载，而《藏标》则分别以“藏菖蒲 /ཤུ་དག་ནག་པོ/ 秀达那保”和“石菖蒲 /ཤུ་དག་དཀར་པོ/ 西斗尕保”之名收载了藏菖蒲 *A. calamus* L. 和石菖蒲 *A. tatarionwii* Schott，两者的功能与主治也不同。（参见“菖蒲”“金钱蒲”条）

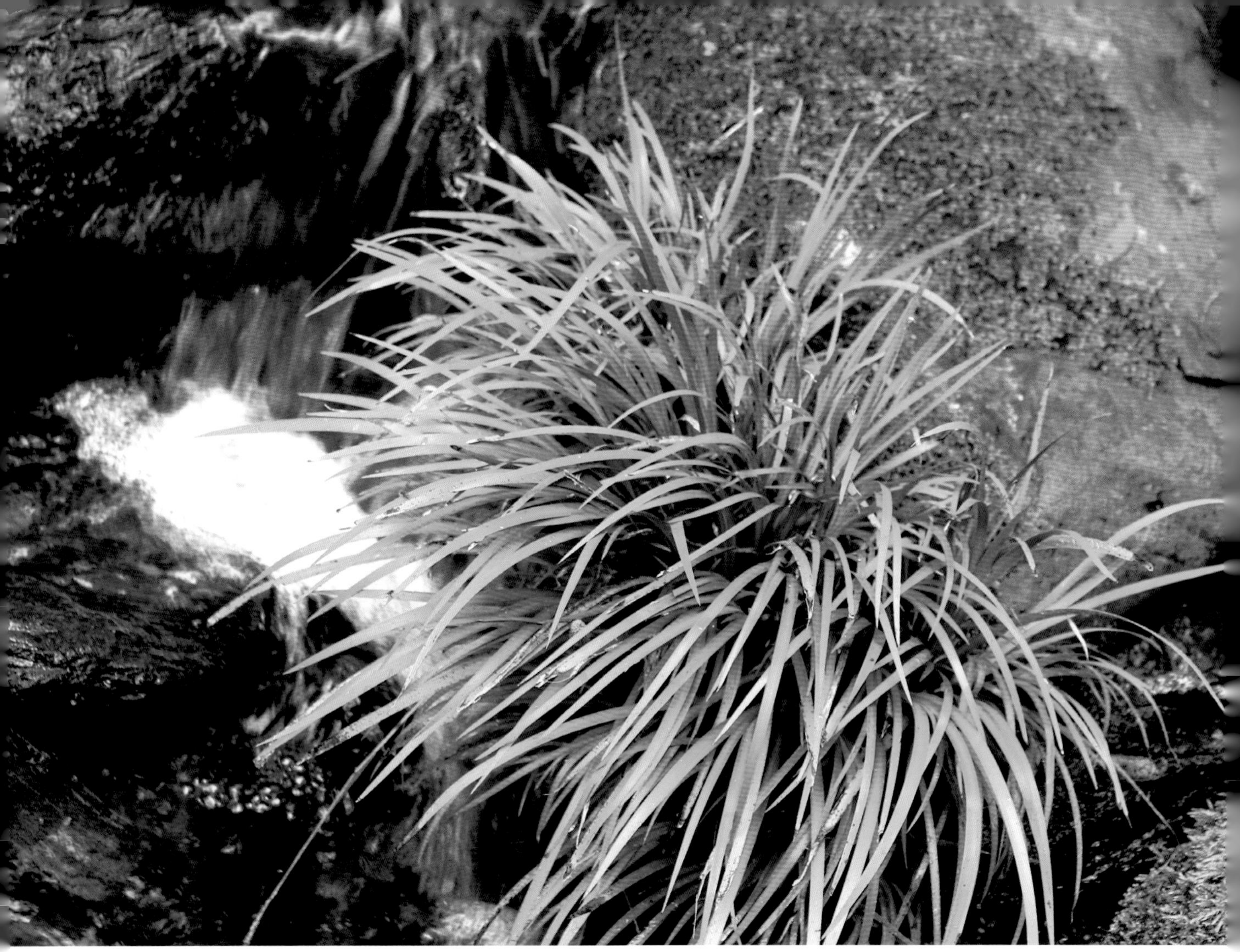

金钱蒲

Acorus gramineus Soland.

天南星科（Araceae） 菖蒲属（*Acorus*）

形态

多年生草本，高 20 ~ 30cm。根茎较短，长 5 ~ 10cm，横走或斜伸，芳香，外皮淡黄色，节间长 1 ~ 5mm。根肉质，多数，长可达 15cm；须根密集。根茎上部多分枝，呈丛生状。叶基对折，两侧膜质叶鞘棕色，下部宽 2 ~ 3mm，上延至叶片中部以下，渐狭，脱落；叶片质地较厚，线形，绿色，长 20 ~ 30cm，极狭，宽不足 6mm，先端长渐尖，无中肋，平行脉多数。花序柄长 2.5 ~ 9（~ 15）cm；叶状佛焰苞短，长 3 ~ 9（~ 14）cm，为肉穗花序长的 1 ~ 2 倍，稀比肉穗花序短，狭，宽 1 ~ 2mm；肉穗花序黄绿色，圆柱形，长 3 ~ 9.5cm，直径 3 ~ 5mm，果序直径达 1cm，果实黄绿色。花期 5 ~ 6 月，果熟期 7 ~ 8 月。

分布

分布于我国浙江、江西、湖北、湖南、广东、广西、陕西、甘肃、四川、贵州、云南、西藏。

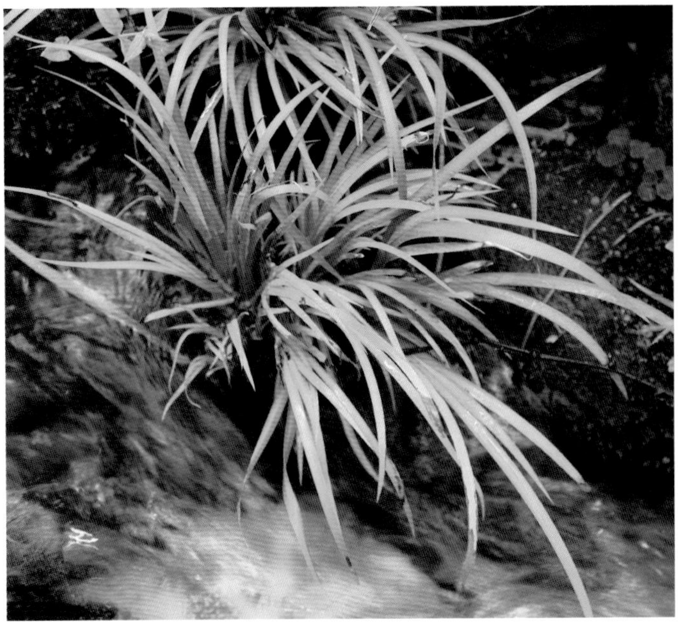

生境

生长于海拔1800m以下的水旁湿地、石上。我国各地也有栽培。

药材名

徐达、许达（ཤུ་དག），许达那保、秀达那保（ཤུ་དག་ནག་པོ།），许达嘎保、续达嘎博、西斗尕保（ཤུ་དག་དཀར་པོ།）。

药用部位

根茎。

功能与主治

开窍豁痰，和胃辟浊。用于瘴气湿浊，痰热昏厥，胸腹胀闷，下痢等。

用量与用法

3 ~ 6g。

附注

《度母本草》《晶珠本草》等记载“ཤུ་དག”（许达）分为黑［“ཤུ་དག་ནག་པོ།”（许达那保）］、白［“ཤུ་དག་དཀར་པོ།”（许达嘎保）］2种。据现代文献记载和实地调查，各地藏医所用“许达”均为菖蒲属（*Acorus*）植物，药材又称“藏菖蒲”。一般认为，白者“许达嘎保”的基原为金钱蒲 *A. gramineus* Soland.、石菖蒲 *A. tatarinowii* Schott，黑者“许达那保”的基原为菖蒲 *A. calamus* L.（藏菖蒲），但也有相反意见；两者的功能与主治也有所不同。《部标藏药》和《青海藏标》以“藏菖蒲 /ཤུ་དག་ནག་པོ།/ 许达那保”（黑者）之名收载的基原为“藏菖蒲 *Acorus calamus* L. 及其同属多种植物”，《藏标》则分别以“藏菖蒲 /ཤུ་དག་ནག་པོ།/ 秀达那保”和“石菖蒲 /ཤུ་དག་དཀར་པོ།/ 西斗尕保”之名收载了藏菖蒲 *A. calamus* L. 和石菖蒲 *A. gramineus* Soland.，且两者的功能与主治不同。（参见“菖蒲”“石菖蒲”条）

全球菖蒲属植物有4种，我国均有分布，但不同文献使用的拉丁学名并不一致。《中国植物志》中 *A. calamus* L. 的中文名为“菖蒲”；*A. gramineus* Soland. 的中文名为“金钱蒲”；*A. tatarinowii* Schott 的中文名为“石菖蒲”。据《中国植物志》记载的上述3种药用植物的分布来看（石菖蒲 *A. tatarinowii* Schott 分布于黄河以南各省区，另2种在藏民聚居区有分布），《藏标》中收载的“石菖蒲 *A. gramineus* Soland.”应为金钱蒲 *A. gramineus* Soland.。

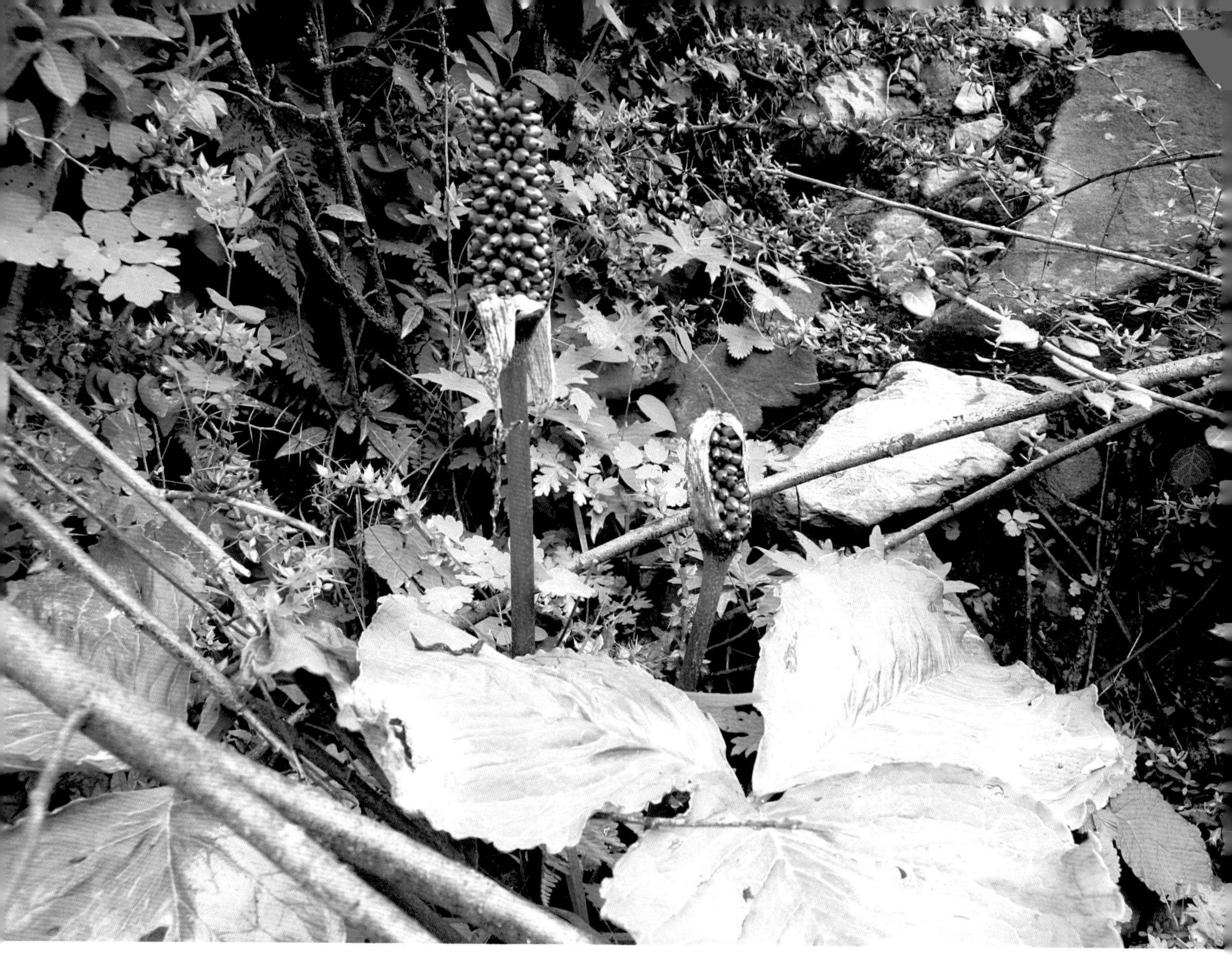

象头花

Arisaema franchetianum Engl.

天南星科（Araceae） 天南星属（*Arisaema*）

形态

块茎扁球形，直径 1 ~ 6cm 或更粗，颈部生多数圆柱状肉质根，周围有多数直径 1 ~ 2cm 的小球茎，均肉红色（故有红半夏、红南星之称），小球茎逐渐与母体分离，然后萌发为独立的植株。鳞叶 2 ~ 3，披针形，膜质，最内的长 13 ~ 20cm，淡褐色，带紫色斑晕，包围叶柄及花序柄，上部分离；叶 1，叶柄长 20 ~ 50cm，肉红色，基部直径可达 1 ~ 2cm，下部 1/5 ~ 1/4 为鞘状；幼株叶片心状箭形，全缘，腰部稍狭缩，两侧基部近圆形；成年植株叶片绿色，背面色淡，近革质，3 全裂，裂片无柄或近无柄，中裂片卵形，宽椭圆形或近倒卵形，基部短楔形至近截形，骤狭渐尖，长 7 ~ 23cm，宽 6 ~ 22cm，侧裂片偏斜，椭圆形，外侧宽几为内侧的 2 倍，比中裂片小，基部楔形，长 6 ~ 20cm，宽 5 ~ 19cm，均全缘，侧脉 5 ~ 10 对，集合脉距边缘 3 ~ 6mm，有明显的网脉。花序柄短于叶柄，长 10 ~ 15cm，直径 3 ~ 6mm，肉红色，花期直立，果期下弯 180° ；佛焰苞污紫色、深紫色，具白色或绿白色宽条纹（宽 1.5mm），管部长 4 ~ 6cm，圆筒形，直径 1.2 ~ 2cm，喉部边缘反卷约 1mm；檐部下弯成盔状，长 4.5 ~ 11cm，渐尖，有长 1 ~ 2cm 或 5 ~ 6cm 或更长的线形尾尖，下垂；肉穗花序单性，雄花序紫色，长圆锥形，长 1.5 ~ 4cm，直径 2.5 ~ 6mm，花疏，雄花具粗短的柄，花药 2 ~ 5，药室球形，顶孔开裂，附属器绿紫色，伸长圆锥状，长 3.5 ~ 6cm，基部直径 4 ~ 8mm，向下渐狭成短柄，上部直径约 1mm，在中部以下开始下弯，有时几弯成圆圈状，稀近直立；雌花序圆柱形，长 1.2 ~ 3.8cm，直径 0.8 ~ 2cm，花密，子房绿紫色，顶部扁平，近五角形，下部棱状楔形，长 5mm，柱头明显凸起，胚珠 2，近纺锤形，白色，珠柄短，直立。浆果绿色，干时黄褐色，倒圆锥形，长达 1.2cm，直径 5mm；种子 1 ~ 2，倒卵形或卵形，种皮淡褐色，骨质，表面泡沫状。花期 5 ~ 7 月，果实 9 ~ 10 月成熟。

分布

我国特有种。分布于云南、四川西南部（泸定、康定、宝兴）、贵州西南部、广西西部。

生境

生长于海拔 960 ~ 3200m 的林下、灌丛、草坡。

药材名

达哇、塔哇（དྭ་བ），踏贵、踏果、达羔、大羔、达果（དྭ་སྒོད），踏危扎哇、达唯扎哇（དྭ་བའི་ཙ་བ）。

药用部位

块茎、花、果实。

功能与主治

驱虫，消肿散结，解毒，祛腐肉。用于蛲虫病，蛔虫病，骨质增生，骨肿瘤，中毒症，鼻息肉，鼻肿瘤。

用量与用法

2 ~ 3g。有毒；一般炮制后使用。

附注

《四部医典》中记载有“དྭ་བ”（踏哇），言其为治虫病、骨质增生及骨肿瘤之药物。《蓝琉璃》《度母本草》记载“踏贵”分为山生者 [“དྭ་སྒོད”（踏贵）] 和田生者 [“དྭ་བ”（达哇），或称“དྭ་གཡུང”（踏永）]2 类，以山生者为优品。《四部医典系列挂图全集》第二十八图中的 2 幅附图（83、84 号图）所示植物也确为天南星属（*Arisaema*）植物。《晶珠本草》记载其名为“དྭ་བའི་ཙ་བ”（踏危扎哇），言其根（块茎）治虫病及疖疮、消肿，果实破毒结，花治胎病、开产门。现代文献记载的藏医所用“踏贵”或“塔哇”的基原多为天南星属植物，多以黄苞南星 *A. flavum* (Forsk.) Schott 为正品，象头花 *A. franchetianum* Engl. 也为其基原之一。《藏标》收载的“天南星 /དྭ་བ/ 达哇”的基原与中药天南星的基原相同，均为天南星 *A. consanguineum* Schott[一把伞南星 *A. erubescens* (Wall.) Schott]、异叶天南星 *A. heterophyllum* Bl.、东北天南星 *A. amurense* Maxim.，以块茎入药。（参见“黄苞南星”“一把伞南星”“象南星”条）

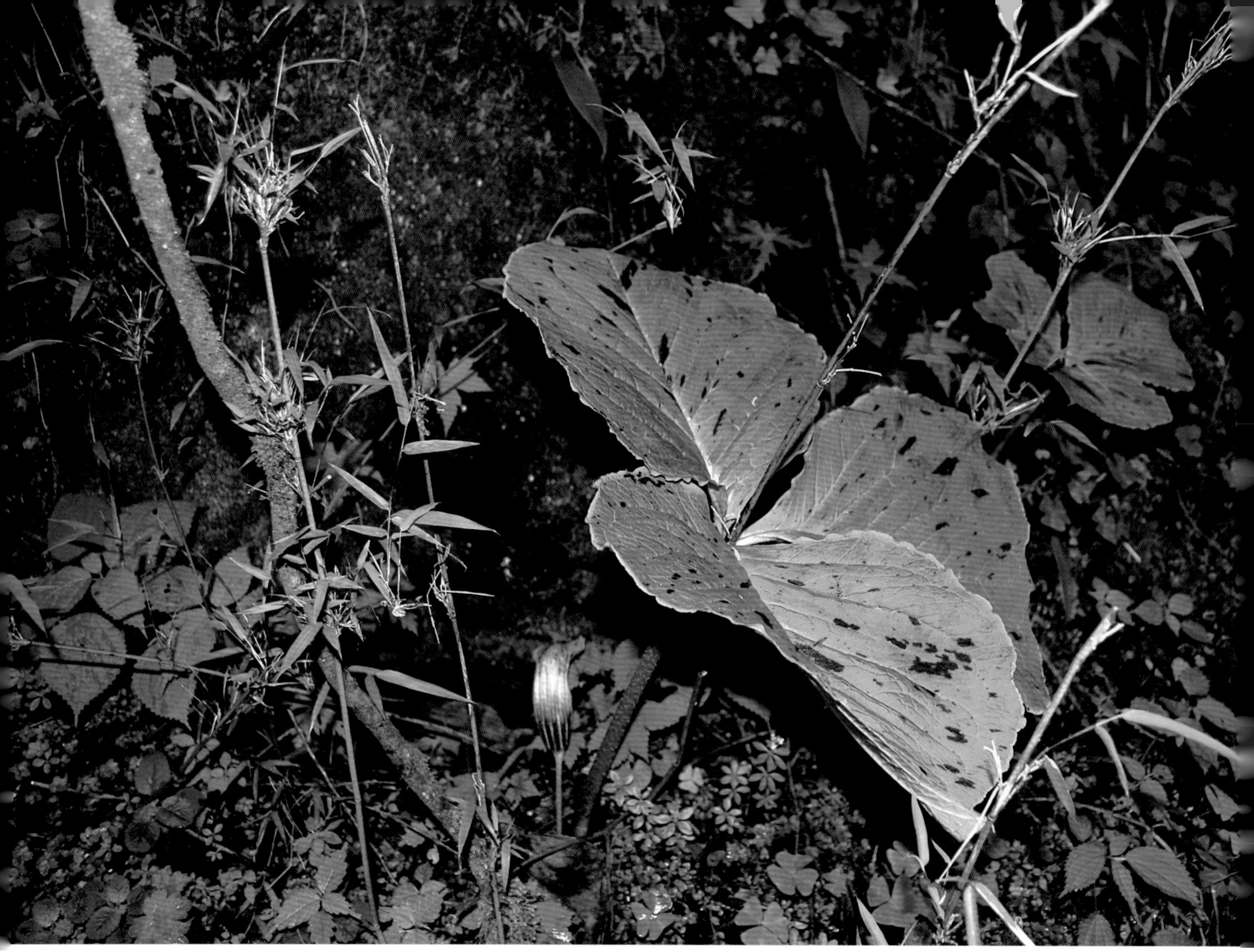

象南星

Arisaema elephas Buchet

天南星科（Araceae）　天南星属（*Arisaema*）

形态

块茎近球形，直径 3 ~ 5cm，密生长达 10cm 或更长的纤维状须根。鳞叶 3 ~ 4，内面 2 狭长三角形，长 9 ~ 15cm，基部展开宽可达 5cm，绿色或紫色；叶 1，叶柄长 20 ~ 30cm，黄绿色，基部直径可达 2cm，无鞘，光滑或多少具疣状突起；叶片 3 全裂，稀 3 深裂，裂片具长 0.5 ~ 1cm 的柄或无柄，稀基部联合，干时两面黄绿色，中肋背面明显隆起，侧脉斜伸，向边缘远离，脉距 1 ~ 2cm，集合脉距边缘 0.5 ~ 1.5cm，网脉明显，中裂片倒心形，顶部平截，中央下凹，具正三角形的尖头，向基部渐狭，宽远胜于长，长（5 ~ ）9 ~ 9.5cm（包括长 5 ~ 10mm 的尖头），宽（6 ~ ）10.5 ~ 12.5cm，侧裂片较大，长 6.5 ~ 13cm，宽（5.5 ~ ）11 ~ 13cm，宽斜卵形，骤狭短渐尖，外侧宽，基部圆形，内侧楔形或圆形。花序柄短于叶柄，长 9 ~ 25cm，直径 3 ~ 5mm，绿色或淡紫色，具或不具细疣状突起；佛焰苞青紫色，基部黄绿色，管部具白色条纹，向上隐失，上部全为深紫色，管部圆柱形，长 2.4 ~ 6.5cm，直径 1.8 ~ 2.6cm，喉部边缘斜截形，两侧下缘相交成直角，檐部长圆状披针形，长 4.5 ~ 10cm，宽 3 ~ 3.5cm，在基部稍内弯，先端骤狭渐尖；肉穗花序单性，雄花序长 1.5 ~ 3cm，花序轴直径可达 8mm，连花直径 1.5cm，花疏，附属器基部略细成柄状，或几无柄，中部以上渐细，最后成线形，从佛焰苞喉部附近下弯，然后呈“之”字形上升或弯转 360° 后上升或蜿蜒下垂；雌花序长 1 ~ 2.5cm，下部直径 1.2cm，附属器基部骤然扩大达 5 ~ 7mm，具长 5 ~ 10mm 的柄，余同雄花序附属器；雄花具长柄，柄长 2.2 ~ 2.5mm，花药 2 ~ 5，药室顶部融合，马蹄形开裂；雌花子房长卵圆形，先端渐狭为短的花柱，柱头盘状，密被短绒毛，1 室，胚珠多数（6 ~ 10）。浆果砖红色，椭圆状，长约 1cm；种子 5 ~ 8，卵形，淡褐色，具喙；果序轴海绵质，圆锥状，基部直径 2.5cm。花期 5 ~ 6 月，果实 8 月成熟。

分布

我国特有种。分布于西藏南部及东南部、云南、四川西部及南部、贵州西部。

生境

生长于海拔 1800 ~ 4000m 的河岸、山坡林下、草地、荒地。

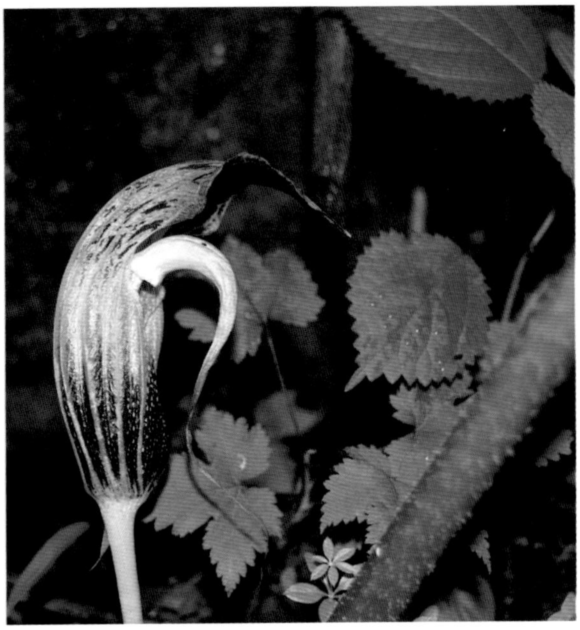

药材名

达哇、塔哇、踏永（དུ་ག）。

药用部位

块茎、花、果实。

功能与主治

驱虫，消肿散结，解毒，祛腐肉。用于蛲虫病，蛔虫病，骨质增生，骨肿瘤，中毒症，鼻息肉，鼻肿瘤。

用量与用法

2 ~ 3g。有毒；一般炮制后使用。

附　注

《四部医典》中记载有治虫病、骨质增生及骨肿瘤之药物“དུ་ག”（踏哇）。《蓝琉璃》《度母本草》记载“踏哇”分为山生者 [“དུ་གོད”（踏贵）] 和田生者 [“དུ་ག”（达哇）]2 类，以山生者为优品。《晶珠本草》记载有“དུ་བའི་ཙ་ག”（踏危扎哇），言其根（块茎）治虫病及疖疮、消肿，果实破毒结，花治胎病、开产门。现代文献记载的藏医所用“踏贵”或“塔哇”的基原多为天南星属（*Arisaema*）植物，以黄苞南星 *A. flavum* (Forsk.) Schott 为正品。《藏标》收载的“天南星 /དུ་ག/ 达哇”的基原与中药天南星的基原相同，均为天南星 *A. consanguineum* Schott.[一把伞南星 *A. erubescens* (Wall.) Schott]、异叶天南星 *A. heterophyllum* Bl.、东北天南星 A. amurense Maxim.，以块茎入药。文献记载象南星 *A. elephas* Buchet 也为“塔哇”的基原之一。（参见“黄苞南星”“一把伞南星”“半夏”条）

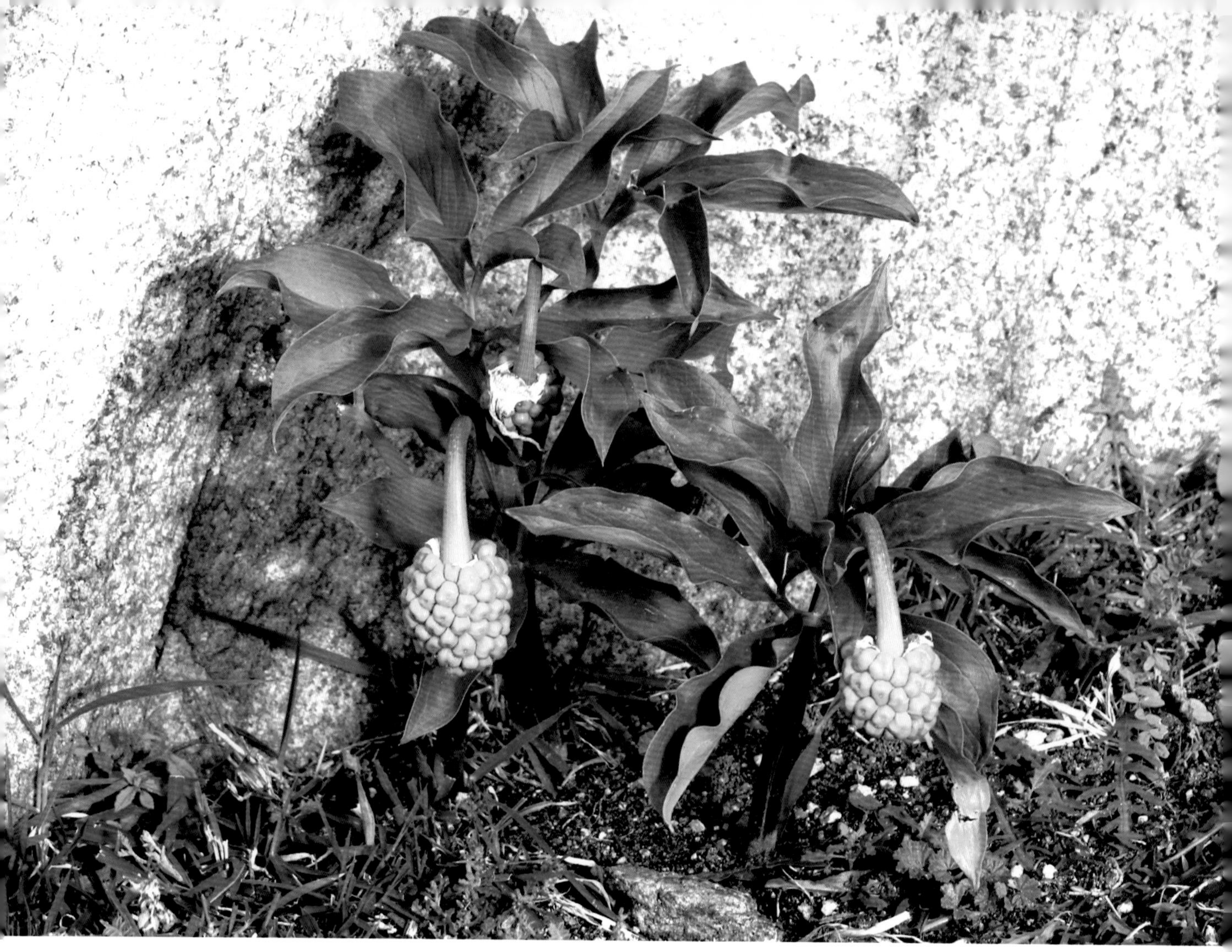

黄苞南星

Arisaema flavum (Forsk.) Schott

天南星科（Araceae）　天南星属（*Arisaema*）

形态

块茎近球形，小，直径 1.5 ~ 2.5cm。鳞叶 3 ~ 5，锐尖，内面的长 8 ~ 25cm。叶 1 ~ 2，叶柄长 12 ~ 27cm，具鞘部分占 4/5；叶片鸟足状分裂，裂片 5 ~ 11（~ 15），芽时中裂片向上，其余向下，长圆状披针形或倒卵状长圆形，先端渐尖，基部楔形，长 2.5 ~ 12cm，宽 0.6 ~ 3cm，亮绿色，侧脉与中肋呈锐角上升，细弱，常不连接为整合的集合脉。花序柄常先于叶出现，长 15 ~ 30cm，长于叶柄，绿色；佛焰苞为本属中最小的，长 2.5 ~ 6cm，管部卵圆形或球形，长 1 ~ 1.5cm，直径 1 ~ 1.4cm，黄绿色，喉部略缢缩，上部通常深紫色，具纵条纹；檐部长圆状卵形，长 1.5 ~ 4.5cm，宽 0.8 ~ 2cm，先端渐狭至锐尖，黄色或绿色，内面至少在下部为暗紫色，略下弯。肉穗花序两性，长 1 ~ 2cm，下部雌花序长 3 ~ 7mm，子房倒卵圆形，柱头盘状，扁平；上部雄花序长 3 ~ 7mm，雄花紧密排列，雄蕊通常 2，近无柄；药室裂孔小，圆形；附属器呈极短的椭圆状，长 2 ~ 5mm，直径 1.5mm，绿色或黄色，干时具皱。果序圆球形，直径 1.7cm，具宿存的附属器；浆果干时黄绿色，倒卵圆形，长 3 ~ 4mm，顶部宽 3 ~ 5mm；种子 3，卵形或倒卵形，浅黄色，长 2 ~ 2.5mm。花期 5 ~ 6 月，果期 7 ~ 10 月。

分布

分布于我国西藏南部至东南部（日喀则、墨竹工卡、江达）、四川西部、云南西北部。阿富汗、印度西北部、尼泊尔、不丹等也有分布。

生境

生长于海拔 2200 ~ 4400m 的碎石坡、灌丛、荒地、田边、路旁。

药材名

达哇、塔哇（ད་ག），踏永（ད་གཡུང་།），踏贵、达羔（ད་རྒོད།），踏危扎哇、达唯扎哇（ད་བའི་ཙ་ག）。

药用部位

块茎、花、果实。

功能与主治

驱虫，消肿散结，解毒，去腐肉。用于蛲虫病，蛔虫病，骨质增生，骨肿瘤，中毒症，鼻息肉，鼻肿瘤。

用量与用法

2 ~ 3g。有毒，一般炮制后使用。

附注

《四部医典》中记载有“ད་ག”（踏哇），言其为治虫病、骨质增生及骨肿瘤之药物；《蓝琉璃》《度母本草》记载“踏哇”分为山生者［“ད་རྒོད།”（踏贵）］和田生者［“ད་ག”（达哇），或称“ད་གཡུང་།”（踏永）］2 类，其中山生者为优品；《四部医典系列挂图全集》第二十八图中有山生与田生两者的附图，汉译本译作“天南星”（83 号图）和“次天南星”（84 号图），两图均具块茎、花（佛焰苞）、球形果穗，确为天南星属（*Arisaema*）植物。《晶珠本草》记载为“ད་བའི་ཙ་ག”（踏危扎哇），言其根可治虫病、疖疮，可消肿，果实可破毒结，花可治胎病、开产门。现代文献记载，藏医所用“踏贵”或“塔哇”的基原多为天南星属植物，有文献认为“山生者”和“田生者”仅生境不同，可同等入药；也有文献认为两者为不同的种类。多数文献以黄苞南星 *A. flavum* (Forsk.) Schott 为正品，其与《蓝琉璃》所言“花黄有光泽”及《四部医典系列挂图全集》中的附图相符。《藏标》收载的“天南星 /ད་ག/ 达哇”的基原为天南星 *A. consanguineum* Schott[一把伞南星 *A. erubescens* (Wall.) Schott]、异叶天南星 *A. heterophyllum* Bl.、东北天南星 *A. amurense* Maxim.，与中药天南星的基原相同。文献记载的各地藏医使用的“塔哇”或“达羔”的基原还有旱生南星 *A. aridum* H. Li、多脉南星 *A. costatum* (Wall.) Mart.、象头花 *A. franchetianum* Engl.、山珠半夏 *A. yunnanense* Buchet（云南天南星）、象南星 *A. elephas* Buchet、东俄洛南星 *A. souliei* Buchet、刺棒南星 *A. echinatum* (Wall.) Schott、猪笼南星 *A. nepenthoides* (Wall.) Mart.、高原南星 *A. intermedium* Blume、藏南绿南星 *A. jacquemontii* Blume、藏南星 *A. propinquum* Schott、曲序南星 *A. tortuosum* (Wall.) Schott 等同属植物。云南迪庆藏医有以半夏 *Pinellia ternata* (Thunb.) Breit. 作“达羔”使用的情况，也有的使用独角莲 *Typhonium giganteum* Engl. 的块茎。（参见“一把伞南星”“象头花”“半夏”条）

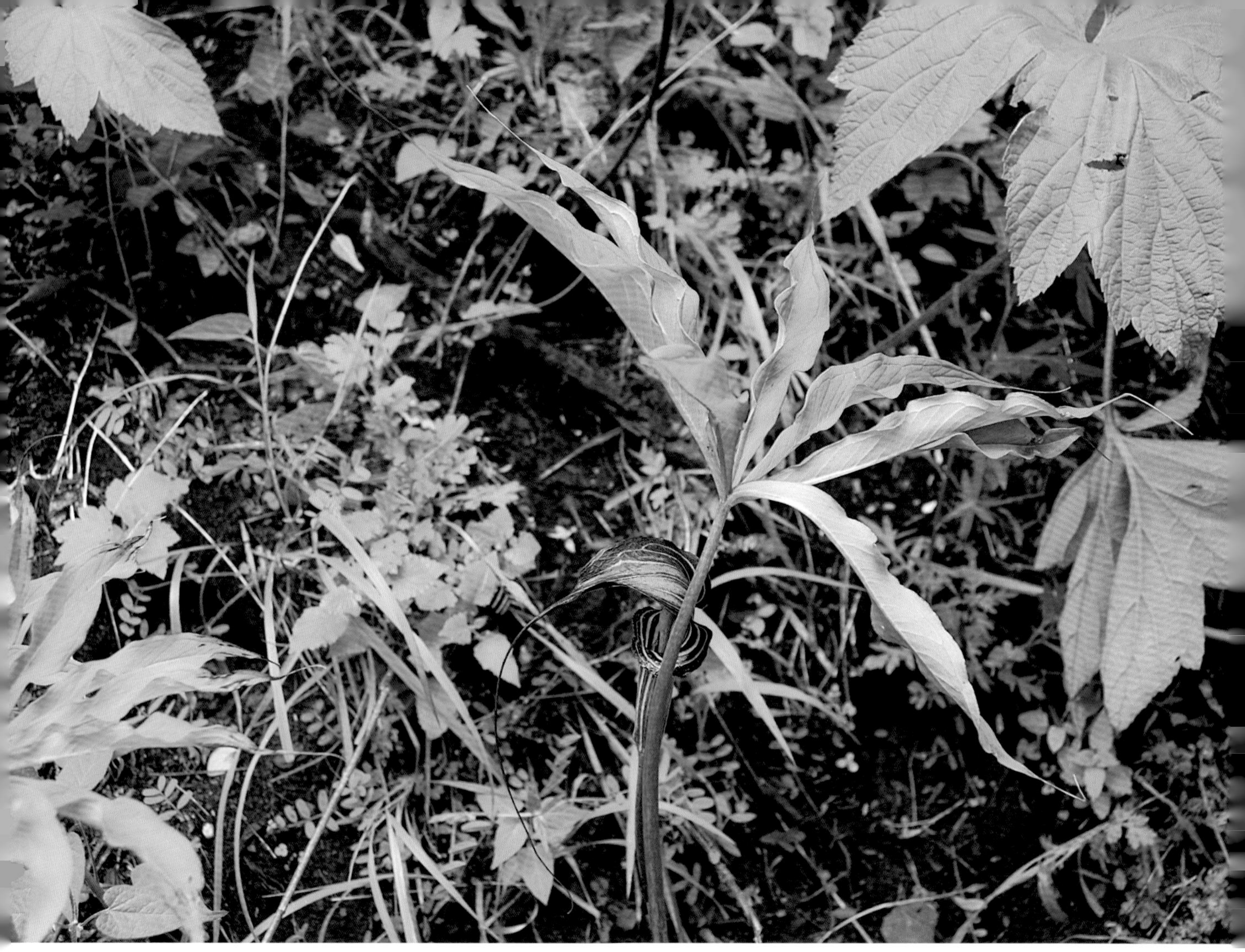

一把伞南星

Arisaema erubescens (Wall.) Schott

天南星科（Araceae）　天南星属（*Arisaema*）

形态

块茎扁球形，直径可达 6cm，表皮黄色，有时淡红紫色。鳞叶绿白色、粉红色，有紫褐色斑纹。叶 1，极稀 2，叶柄长 40 ～ 80cm，中部以下具鞘，鞘部粉绿色，上部绿色，有时具褐色斑块；叶片放射状分裂，裂片无定数；幼株少则 3 ～ 4，多年生植株可多至 20，常 1 枚上举，其余放射状平展，披针形、长圆形至椭圆形，无柄，长（6 ～）8 ～ 24cm，宽 0.6 ～ 3.5cm，长渐尖，具线形长尾（长可达 7cm）或否。花序柄比叶柄短，直立，果时下弯或否；佛焰苞绿色，背面有清晰的白色条纹，或呈淡紫色至深紫色而无条纹，管部圆筒形，长 4 ～ 8mm，直径 9 ～ 20mm，喉部边缘截形或稍外卷，檐部通常色较深，三角状卵形至长圆状卵形，有时倒卵形，长 4 ～ 7cm，宽 2.2 ～ 6cm，先端渐狭，略下弯，有长 5 ～ 15cm 的线形尾尖或否；肉穗花序单性，雄花序长 2 ～ 2.5cm，花密，雌花序长约 2cm，直径 6 ～ 7mm，各附属器棒状、圆柱形，中部稍膨大或否，直立，长 2 ～ 4.5cm，中部直径 2.5 ～ 5mm，先端钝，光滑，基部渐狭，雄花序的附属器下部光滑或有少数中性花，雌花序上的附属器具多数中性花；雄花具短柄，淡绿色、紫色至暗褐色，雄蕊 2 ～ 4，药室近球形，顶孔开裂成圆形；雌花子房卵圆形，柱头无柄。果序柄下弯或直立；浆果红色；种子 1 ～ 2，球形，淡褐色。花期 5 ～ 7 月，果实 9 月成熟。

分布

除黑龙江、吉林、辽宁、内蒙古、山东、江苏、新疆外，我国各地均有分布。印度、尼泊尔、缅甸、泰国北部也有分布。

生境

生长于海拔 3200m 以下的林下、灌丛、草坡、荒地。

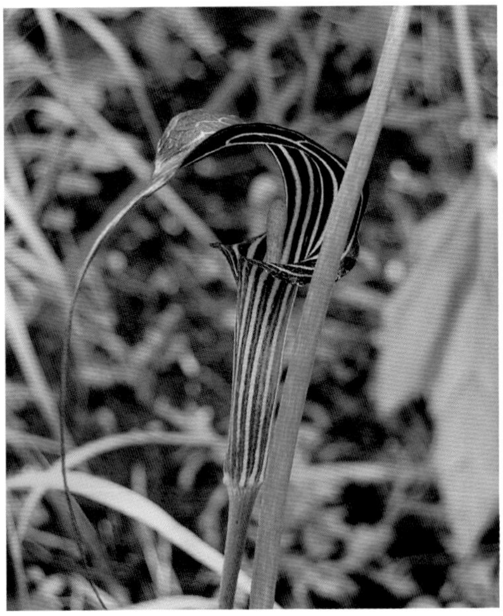

药材名

达哇、塔哇（ད་བ），踏贵、达羔（ད་རྒོད），踏危扎哇、达唯扎哇（ད་བའི་ཙ་བ）。

药用部位

块茎。

功能与主治

燥湿化痰，祛风定惊，消肿散结。用于中风痰壅，口眼歪斜，半身不遂，癫痫，破伤风；外用于痈肿。

用量与用法

5 ～ 15g。有毒，一般炮制后使用。

附注

《四部医典》中记载有“ད་བ”（踏哇），言其为治虫病、骨质增生及骨瘤之药物。《蓝琉璃》记载“踏哇”分为山生者 [“ད་རྒོད”（踏贵）] 和田生者 [“ད་བ”（达哇）]2 类；《晶珠本草》记载其名为“ད་བའི་ཙ་བ”（踏危扎哇），言其根、果实、花的功效各不相同。现代文献记载的藏医所用“踏贵”或“塔哇”的基原多为天南星属（*Arisaema*）植物，多以黄苞南星 *A. flavum* (Forsk.) Schott 为正品；但《藏标》收载的“天南星 /ད་བ/ 达哇”的基原为天南星 *A. consanguineum* Schott[一把伞南星 *A. erubescens* (Wall.) Schott]、异叶天南星 *A. heterophyllum* Blume、东北天南星 *A. amurense* Maxim.，与中药天南星的基原相同。（参见“黄苞南星”“象头花”等条）

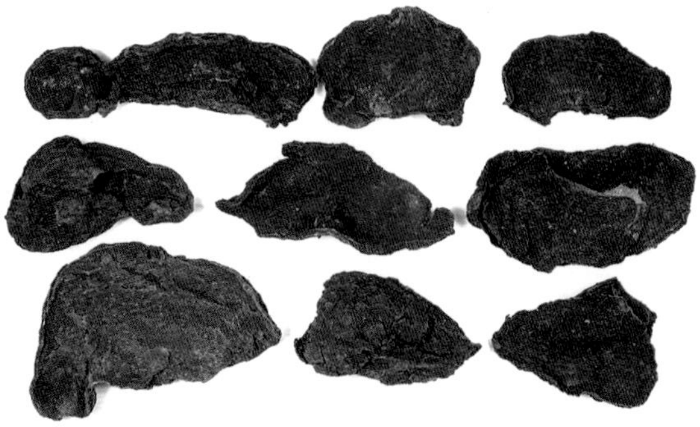

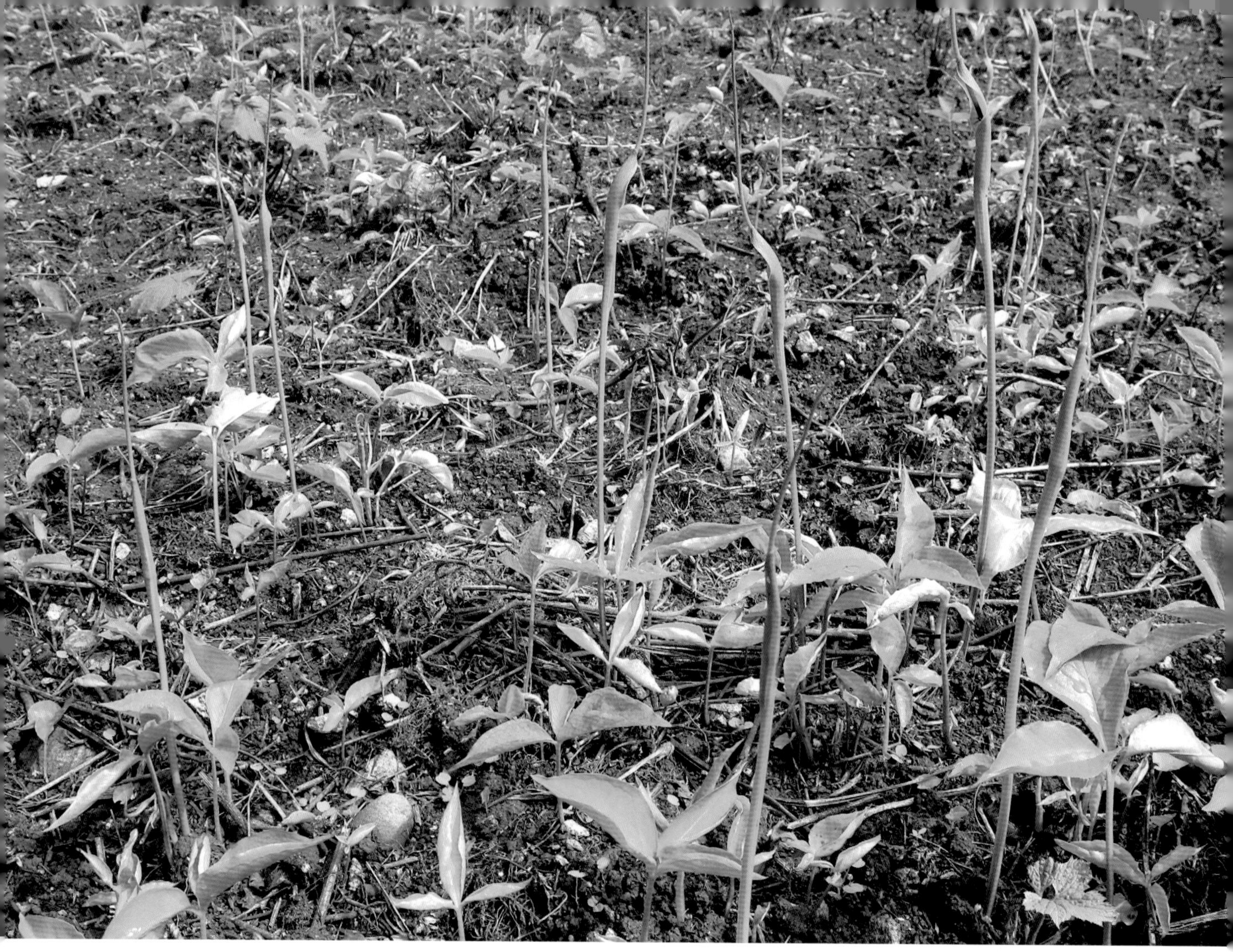

半夏

Pinellia ternata (Thunb.) Breit.

天南星科（Araceae）　半夏属（*Pinellia*）

形态

块茎圆球形，直径 1 ~ 2cm，具须根。叶 2 ~ 5，有时 1；叶柄长 15 ~ 20cm，基部具鞘，鞘内、鞘部以上或叶片基部（叶柄顶头）有直径 3 ~ 5mm 的珠芽，珠芽在母株上萌发或落地后萌发；幼苗叶片卵状心形至戟形，为全缘单叶，长 2 ~ 3cm，宽 2 ~ 2.5cm；老株叶片 3 全裂，裂片绿色，背面色淡，长圆状椭圆形或披针形，两头锐尖，中裂片长 3 ~ 10cm，宽 1 ~ 3cm，侧裂片稍短，全缘或具不明显的浅波状圆齿，侧脉 8 ~ 10 对，细弱，细脉网状，密集，集合脉 2 圈。花序柄长 25 ~ 30（~ 35）cm，长于叶柄；佛焰苞绿色或绿白色，管部狭圆柱形，长 1.5 ~ 2cm，檐部长圆形，绿色，有时边缘青紫色，长 4 ~ 5cm，宽 1.5cm，钝或锐尖；肉穗花序；雌花序长 2cm，雄花序长 5 ~ 7mm，其中间隔 3mm；附属器绿色变青紫色，长 6 ~ 10cm，直立，有时呈“S”形弯曲。浆果卵圆形，黄绿色，先端渐狭为明显的花柱。花期 5 ~ 7 月，果实 8 月成熟。

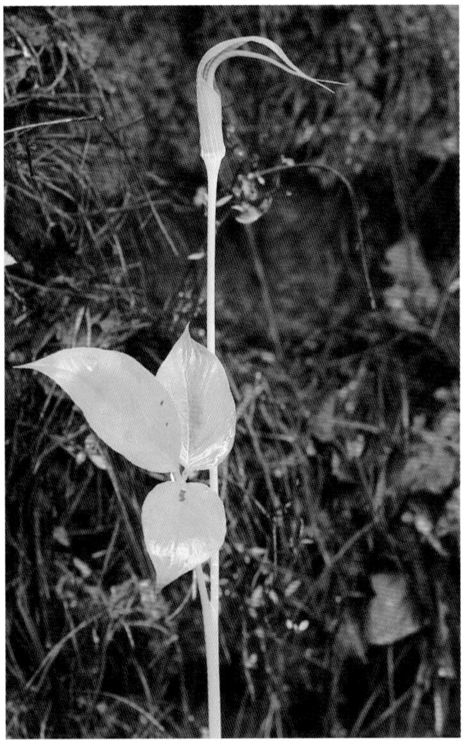

分布

除内蒙古、新疆、青海、西藏，我国各地均有分布。朝鲜、日本也有分布。

生境

生长于海拔 2500m 以下的草坡、荒地、田间、树林下，为旱地杂草之一。

药材名

踏贵、达羔（ད་ཀོག）。

药用部位

块茎。

功能与主治

燥湿化痰，祛风定惊，消肿散结。用于中风痰壅，口眼歪斜，半身不遂，癫痫，破伤风；外用于痈肿。

用量与用法

5 ~ 15g；有毒，一般炮制后使用。

附 注

《度母本草》记载“踏贵”分为山生者［“ད་ཀོག”（踏贵）］和田生者［“ད་ལུ”（达哇）］2类。现代文献记载藏医所用“踏贵”或“塔哇”的基原多为天南星属（*Arisaema*）植物，以黄苞南星 *A. flavum* (Forsk.) Schott 为正品；《藏标》收载的“天南星 /ད་ལུ/ 达哇”的基原为天南星 *A. consanguineum* Schott［一把伞南星 *A. erubescens* (Wall.) Schott］、异叶天南星 *A. heterophyllum* Blume（天南星）、东北天南星 *A. amurense* Maxim.（东北南星），与中药天南星的基原相同。半夏 *P. ternata* (Thunb.) Breit. 为云南迪庆藏医习用的“达羔”的基原之一，此外，山珠南星 *A. yunnanense* Buchet 也作“达羔”使用。（参见“黄苞南星”“半夏”条）。

《中国植物志》记载的 *A. heterophyllum* Blume 的中文名为“天南星”。

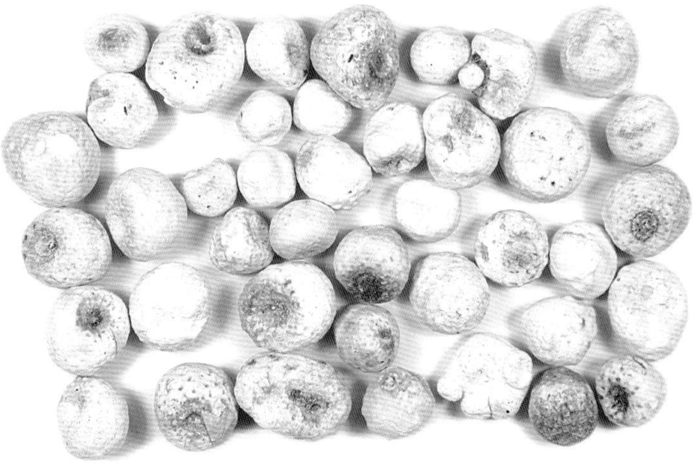

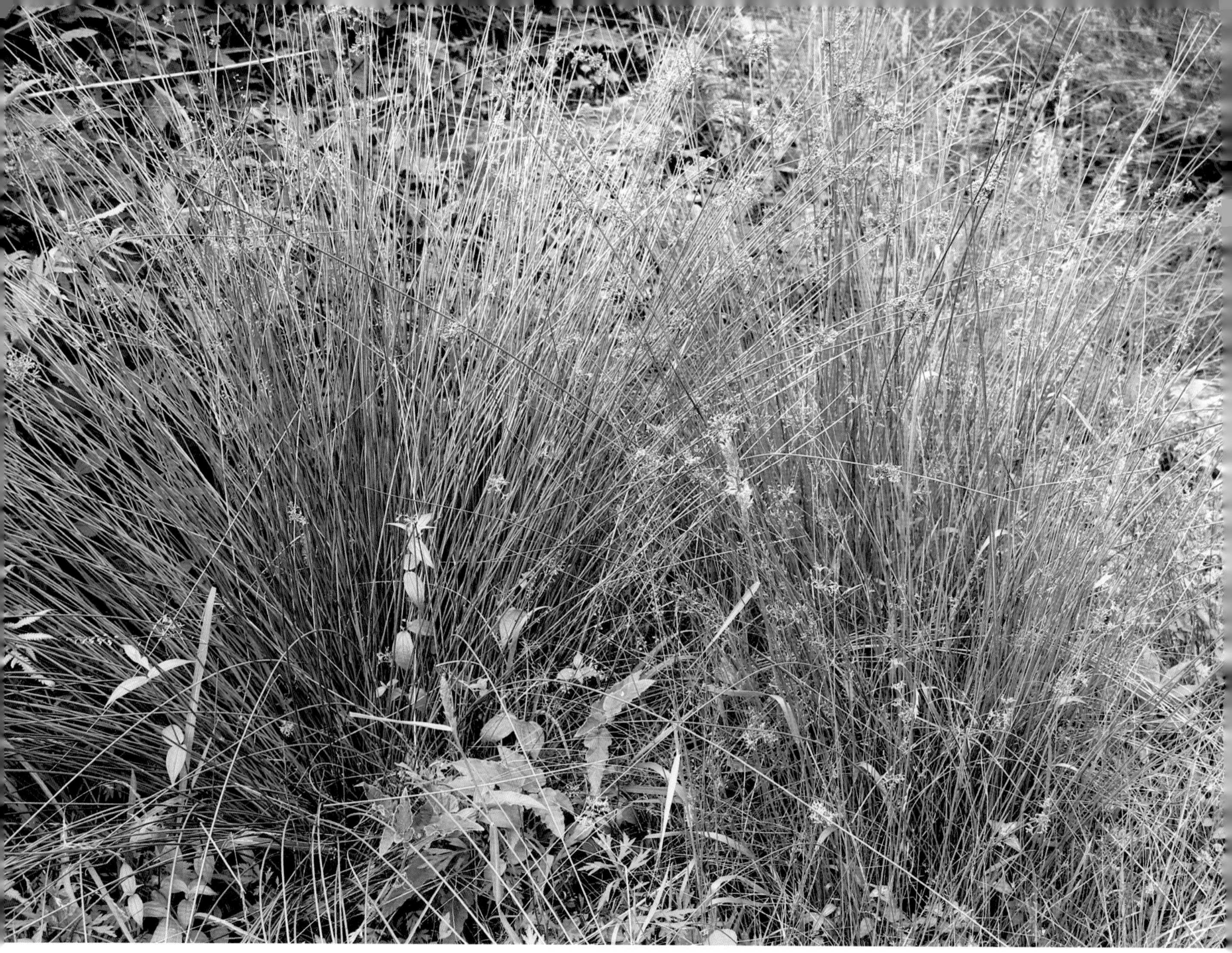

灯心草

Juncus effusus Linn.

灯心草科（Juncaceae） 灯心草属（*Juncus*）

形态

多年生草本，高 27 ~ 91cm，有时更高。根茎粗壮横走，具黄褐色稍粗的须根。茎丛生，直立，圆柱形，淡绿色，具纵条纹，直径（1 ~）1.5 ~ 3（~ 4）mm，茎内充满白色髓心。叶全部为低出叶，呈鞘状或鳞片状，包围在茎基部，长 1 ~ 22cm，基部红褐色至黑褐色；叶片退化为刺芒状。聚伞花序假侧生，含多花，排列紧密或疏散；总苞片圆柱形，生于先端，似茎的延伸，直立，长 5 ~ 28cm，先端尖锐；小苞片 2，宽卵形，膜质，先端尖；花淡绿色；花被片线状披针形，长 2 ~ 12.7mm，宽约 0.8mm，先端锐尖，背脊增厚、凸出，黄绿色，边缘膜质，外轮稍长于内轮；雄蕊 3（偶 6），长约为花被片的 2/3；花药长圆形，黄色，长约 0.7mm，稍短于花丝；雌蕊具 3 室子房，花柱极短，柱头 3 分叉，长约 1mm。蒴果长圆形或卵形，长约 2.8mm，先端钝或微凹，黄褐色；种子卵状长圆形，长 0.5 ~ 0.6mm，黄褐色。花期 4 ~ 7 月，果期 6 ~ 9 月。

分布

分布于我国西藏、云南、四川、甘肃，以及东北、华东、华中、华南地区。世界其他温暖地区也有分布。

生境

生长于海拔 4000m 以下的河边、池旁、水沟、稻田、草地、沼泽等。

药材名

杂达鞠（ཙ་ཁྲད་འབྲས།），阿扎（ཨ་འཛ།）。

药用部位

全草或茎秆。

功能与主治

理气，止痛，调经活血，清热，利尿。用于肝郁气滞，胸胁胀满，月经失调，咽喉肿痛，烦渴不安，膀胱热症，小便不利。

用量与用法

1 ~ 3g。

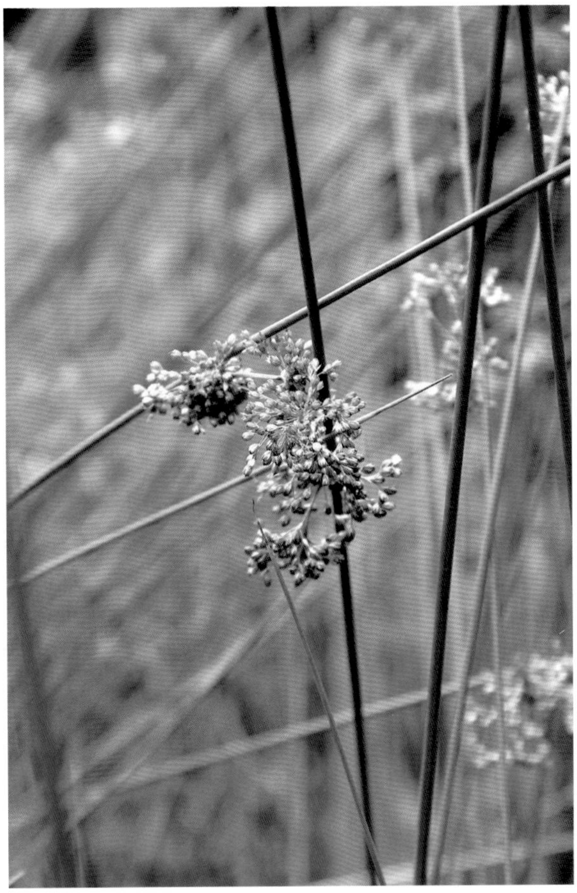

附　注

藏医药用灯心草 *J. effusus* Linn. 的记载见于现代文献，不同文献称其为"ཙ་ཁྲད་འབྲས།"（杂达鞠）或"ཨ་འཛ།"（阿扎），该 2 名称均为藏族民间俗名。此外，小灯心草 *J. bufonius* Linn.、喜马灯心草 *J. himalensis* Klotzsch、走茎灯心草 *J. amplifolius* A. Camus、展苞灯心草 *J. thomsonii* Buchen. 也同样药用。

葱状灯心草

Juncus allioides Franch.

灯心草科（Juncaceae）　灯心草属（*Juncus*）

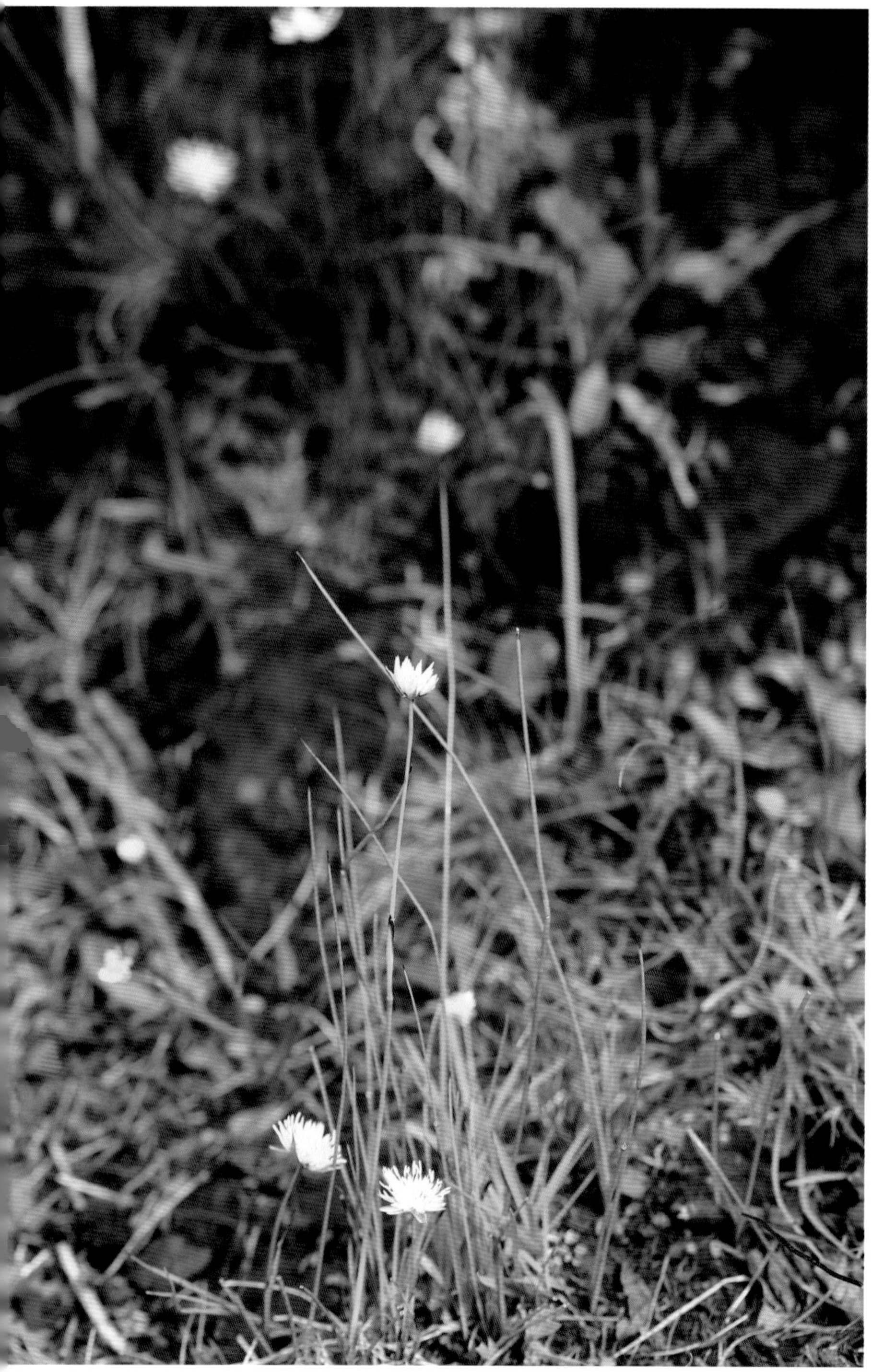

形态

多年生草本，高 10 ~ 55cm。根茎横走，具褐色细弱的须根。茎稀疏丛生，直立，圆柱形，绿色，光滑，具纵条纹，直径 0.8 ~ 2mm。叶基生和茎生；低出叶鳞片状，褐色；基生叶常 1，长可达 21cm；茎生叶 1，稀 2，长 1 ~ 5cm；叶片圆柱形，稍压扁，直径 1 ~ 1.5mm，具明显横隔；叶鞘边缘膜质；叶耳显著，长 2 ~ 3mm，钝圆。头状花序单一顶生，有 7 ~ 25 花，直径 10 ~ 25mm；苞片 3 ~ 5，披针形，褐色或灰色，最下方（1 ~）2 较大，长 15 ~ 23mm，宽 2 ~ 3mm，在花蕾期包裹花序，呈佛焰苞状，其余长约 12mm，宽 3 ~ 4mm，中脉明显；花具花梗和卵形膜质的小苞片，长约 2.2mm，宽约 1mm；花被片披针形，长 5 ~ 8mm，宽约 2mm，灰白色至淡黄色，膜质，常具 3 纵脉，内外轮近等长；雄蕊 6，伸出花外；花药线形，长 2 ~ 4mm，淡黄色，花丝长 4 ~ 7mm，上部紫黑色，基部红色；雌蕊具较长的花柱，柱头 3 分叉，线形，长约 1.2mm。蒴果长卵形，长 5 ~ 7mm，先端有尖头，1 室，成熟时黄褐色；种子长圆形，长约 1mm，成熟时黄褐色，两端有白色附属物，连种子长约 2.2mm。花期 6 ~ 8 月，果期 7 ~ 9 月。

分布

分布于我国西藏、云南、四川（黑水）、甘肃、青海、贵州、宁夏、陕西。

生境

生长于海拔 1800 ~ 4700m 的山坡、草地、林下湿润处、水沟边。

药材名

阿达架考哇（ཨ་མདག་རྒྱུད་ཁབ་བ།、ཨ་དག་རྒྱུ་ཁབ་བ།），圣途吨进雀（ཟན་བོའུ་དུན་རྒྱན་ཚོག）。

药用部位

茎。

功能与主治

清肝明目，清心，除湿利尿。用于心烦，失眠，热病烦渴，小儿烦躁多啼，膀胱积热，小便不利、淋沥。

附 注

葱状灯心草 *J. allioides* Franch. 为四川甘孜藏医习用药材，记载于《甘孜州藏药植物名录》第二册（内部资料）。

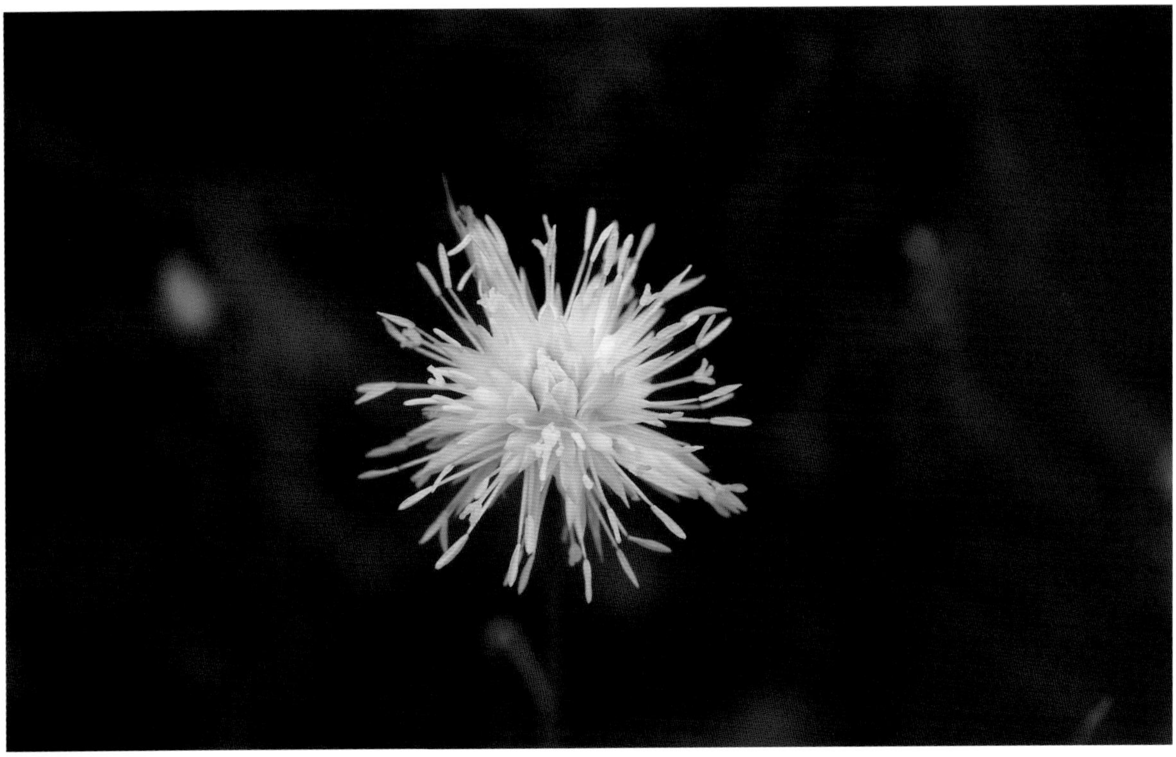

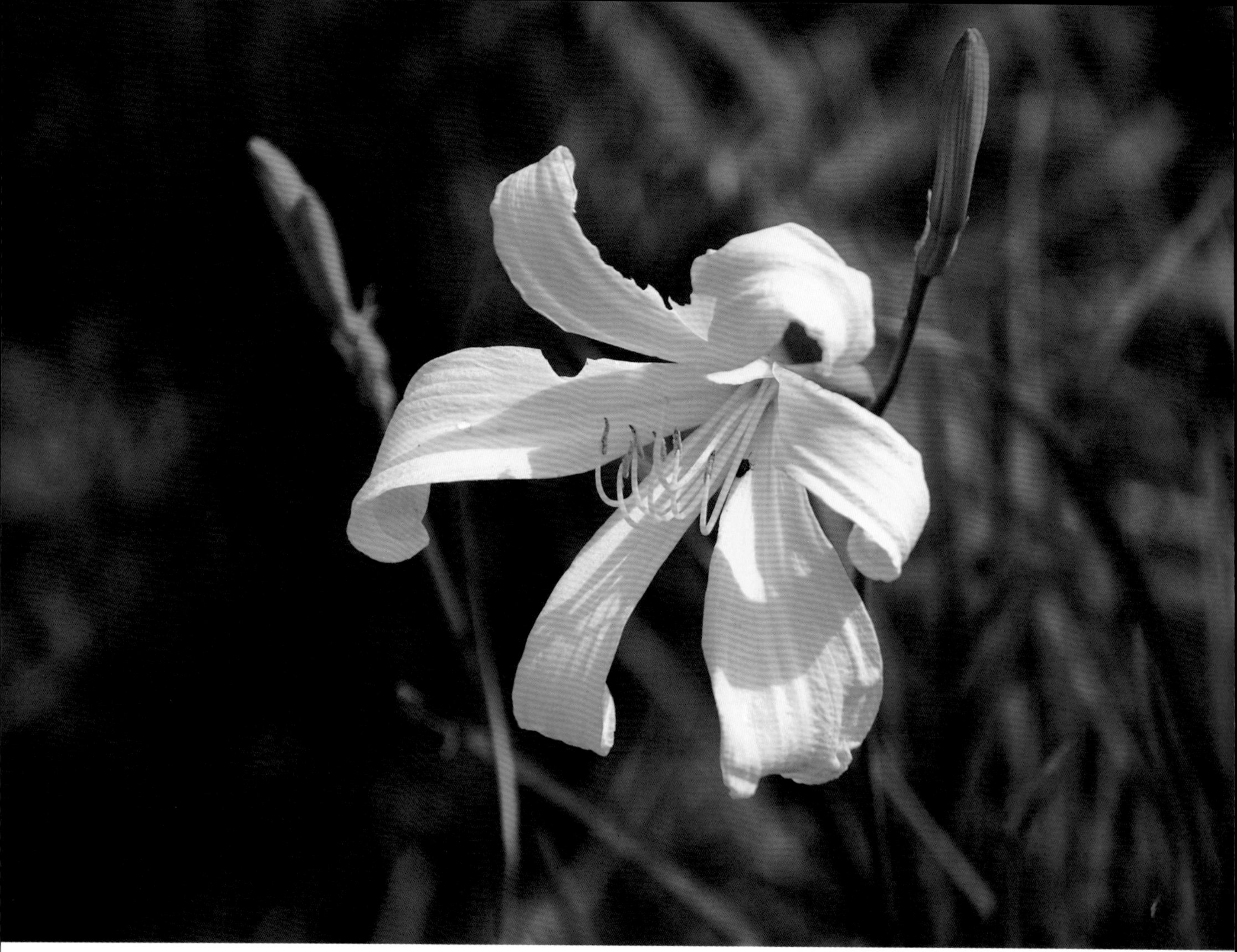

黄花菜

Hemerocallis citrina Baroni

百合科（Liliaceae）　萱草属（*Hemerocallis*）

形态

植株一般较高大。根近肉质，中下部常有纺锤状膨大。叶 7 ~ 20，长 50 ~ 130cm，宽 6 ~ 25mm。花葶长短不一，一般稍长于叶，基部三棱形，上部多少圆柱形，有分枝；苞片披针形，下面的长可达 3 ~ 10cm，自下向上渐短，宽 3 ~ 6mm；花梗较短，通常长不到 1cm；花多朵，最多可超过 100；花被淡黄色，有时在花蕾时先端带黑紫色；花被管长 3 ~ 5cm，花被裂片长（6 ~ ）7 ~ 12cm，内 3 宽 2 ~ 3cm。蒴果钝三棱状椭圆形，长 3 ~ 5cm；种子 20 或更多，黑色，有棱，从开花到种子成熟需 40 ~ 60 天。花果期 5 ~ 9 月。

分布

分布于我国秦岭以南各省区（除云南）及河北、山西、山东。

生境

生长于海拔 2000m 以下的山坡、山谷、荒地、林缘。各地也大量栽培，以花供食用。

药材名

玛能果柞、玛能果扎（མ་ནིང་ཀོ་ཏ།）。

药用部位

根及根茎。

功能与主治

镇静，利尿，消肿。用于神经衰弱，小便不利，水肿，膀胱结石，黄疸病；外用于乳腺炎。

用量与用法

3 ~ 6g。内服或外用，配方用或单用。有小毒，过量服用可致瞳孔放大、呼吸抑制、小便失禁，甚或失明。

附 注

《四部医典》中记载有“གྲེས་མ།”[“དྲེས་མ།、ཐྲེས་མ།”（折玛）]，也有文献将其记载为“མོ་དྲེས།”（母折），言其为治腹痛（绞痛）、虫积之药物。《晶珠本草》记载有“གྲེས་མའི་གེ་སར།”（折玛克塞尔），言其分为雄性、雌性、中性 3 类，或引《珍宝图鉴》之说将其分为岩生、滩生、山生 3 类。现代文献记载的各地藏医所用“折玛”的基原多为鸢尾科鸢尾属（*Iris*）植物，药材名统称为“折玛”。据文献记载，部分藏医以百合科萱草属（*Hemerocallis*）的多种植物作为“岩生”类或“中性”类的基原，称其为“玛能果柞”，但其形态与《晶珠本草》等的记载不尽相符，其功效也不同，尚有存疑。黄花菜 *H. citrina* Baroni 为“玛能果柞”的基原之一，此外，萱草 *H. fulva* (L.) L.、小萱草 *H. dumortieri* Morr.、西南萱草 *H. forrestii* Diels、红花萱草 *H. minor* Mill.（小黄花菜）等也作“玛能果柞”使用。（参见“马蔺”“萱草”条）

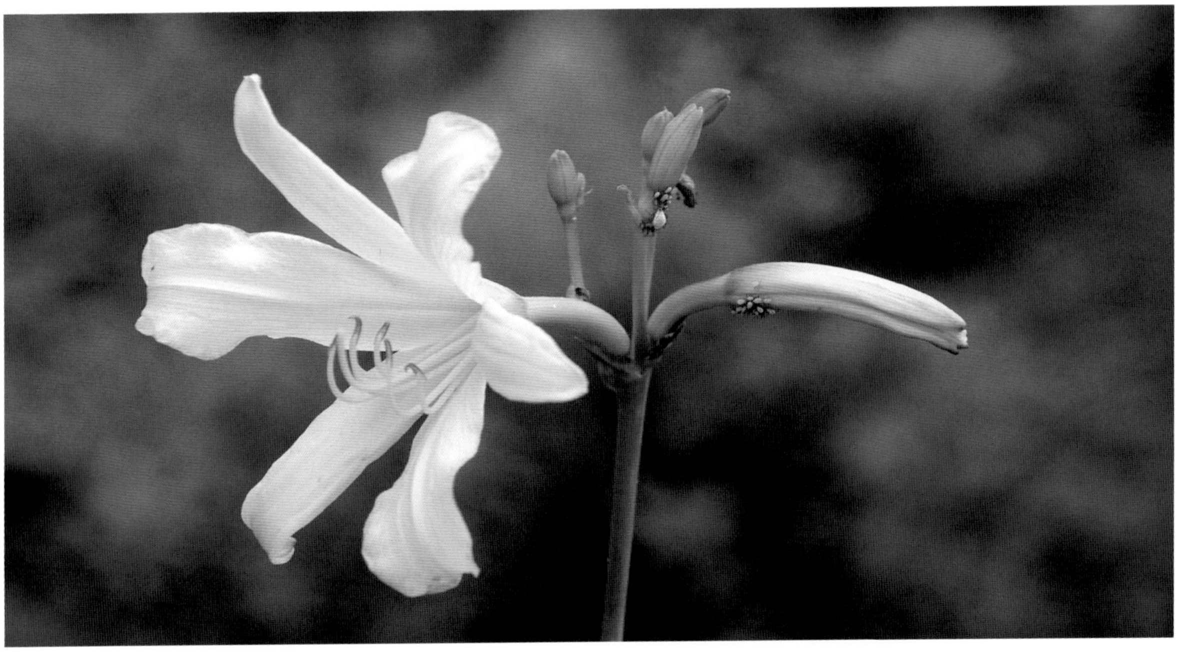

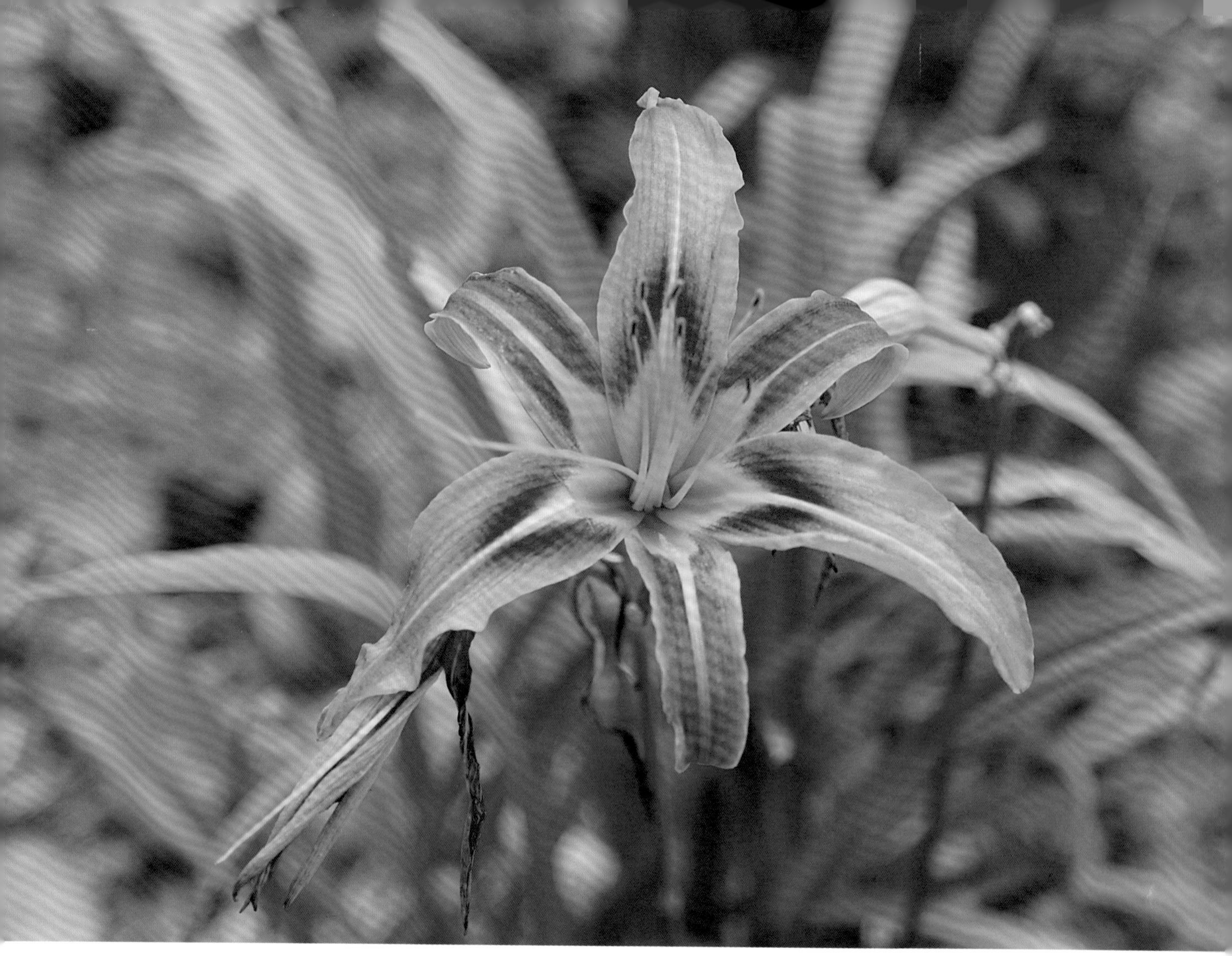

萱草

Hemerocallis fulva (L.) L.

百合科（Liliaceae） 萱草属（*Hemerocallis*）

形态

多年生草本。根近肉质，中下部常呈纺锤状。叶条形，长 40 ~ 80cm，宽 1.3 ~ 3.5cm。花葶粗壮，高 0.6 ~ 1m；圆锥花序具 6 ~ 12 花或更多，苞片卵状披针形。花橘红色或橘黄色，无香味；花梗短，花被长 7 ~ 12cm，下部 2 ~ 3cm 合生成花被管。外轮花被裂片长圆状披针形，宽 1.2 ~ 1.8cm，具平行脉，内轮花被裂片长圆形，下部有“A”形彩斑，宽达 2.5cm，具分枝脉，边缘波状折皱，盛开时裂片反曲；雄蕊伸出，上弯，比花被裂片短；花柱伸出，上弯，比雄蕊长。蒴果长圆形。花果期 5 ~ 7 月。

分布

分布于我国辽宁南部、河北、山东东部、江苏、浙江、福建、江西、安徽、河南西部、湖北、湖南、广东、广西北部、贵州、云南、西藏东部、四川、甘肃东南部、陕西南部。欧洲南部及日本等也有分布。

生境

生长于海拔 2000m 以下的山坡、山谷、荒地、林缘。我国各地常作为观赏植物栽培。

药材名

玛能果杵、玛能果扎（མ་ཉིང་ཀོ་དྲ།、མ་ཉིང་ཀོ་ཁ།），沙露姜巴卡布（ས་ལུ་ལྗང་པའི་ཚག།）。

药用部位

根及根茎。

功能与主治

镇静，利尿，消肿。用于神经衰弱，小便不利，水肿，膀胱结石，黄疸病；外用于乳腺炎。

用量与用法

3 ~ 6g。内服或外用，配方用或单用。有小毒，过量服用可致瞳孔放大、呼吸抑制、小便失禁、甚或失明。

附 注

《四部医典》中记载有“གྲེས་མ།”［“དྲེས་མ།、བྲེས་མ།”（折玛）］，言其为治腹痛（绞痛）、杀虫之药物。《晶珠本草》记载有“བྲེས་མའི་གེ་སར།”（折玛克塞尔），言其分为雄、雌、中性 3 类，或引《珍宝图鉴》之说将其分为岩生、滩生、山生 3 类。现代文献记载的各地藏医所用“གྲེས་མ།”（折玛）的基原包括鸢尾属（*Iris*）多种植物，藏药名统称为“折玛”。据文献记载，部分藏医以萱草 *H. fulva* (L.) L. 等多种萱草属（*Hemerocallis*）植物作“岩生”者或“中性”者的基原，称其为“མ་ཉིང་ཀོ་དྲ།”（玛能果杵）［“ཀོ་ཁ།”（果杵）即为中性之意］，但其形态与《晶珠本草》等的记载不尽相符，其功能也与来源于鸢尾属植物的“折玛”不同，故有观点认为系误用，尚存疑。（参见“马蔺”“黄花菜”条）

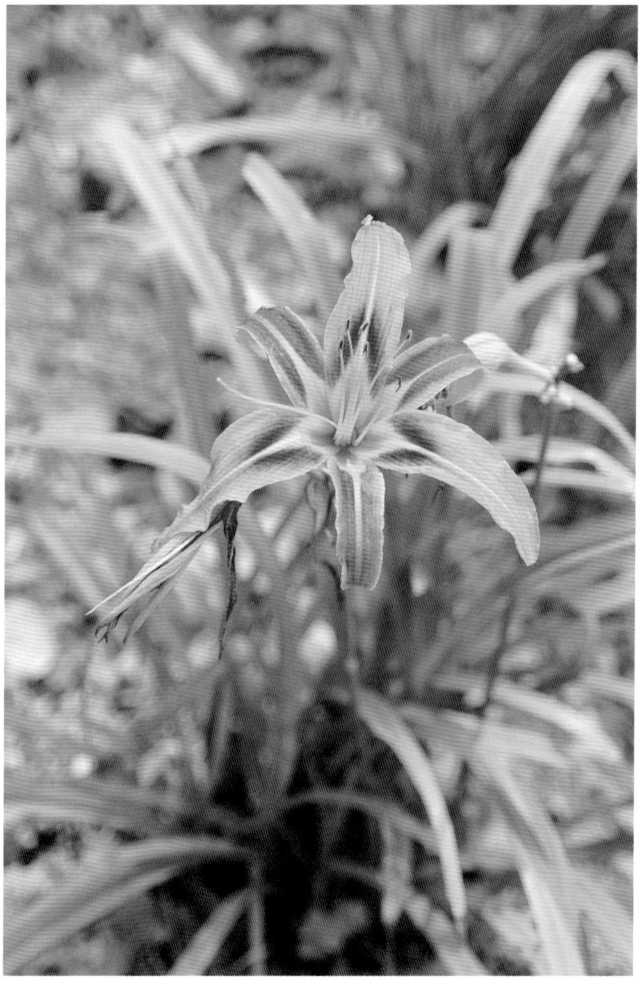

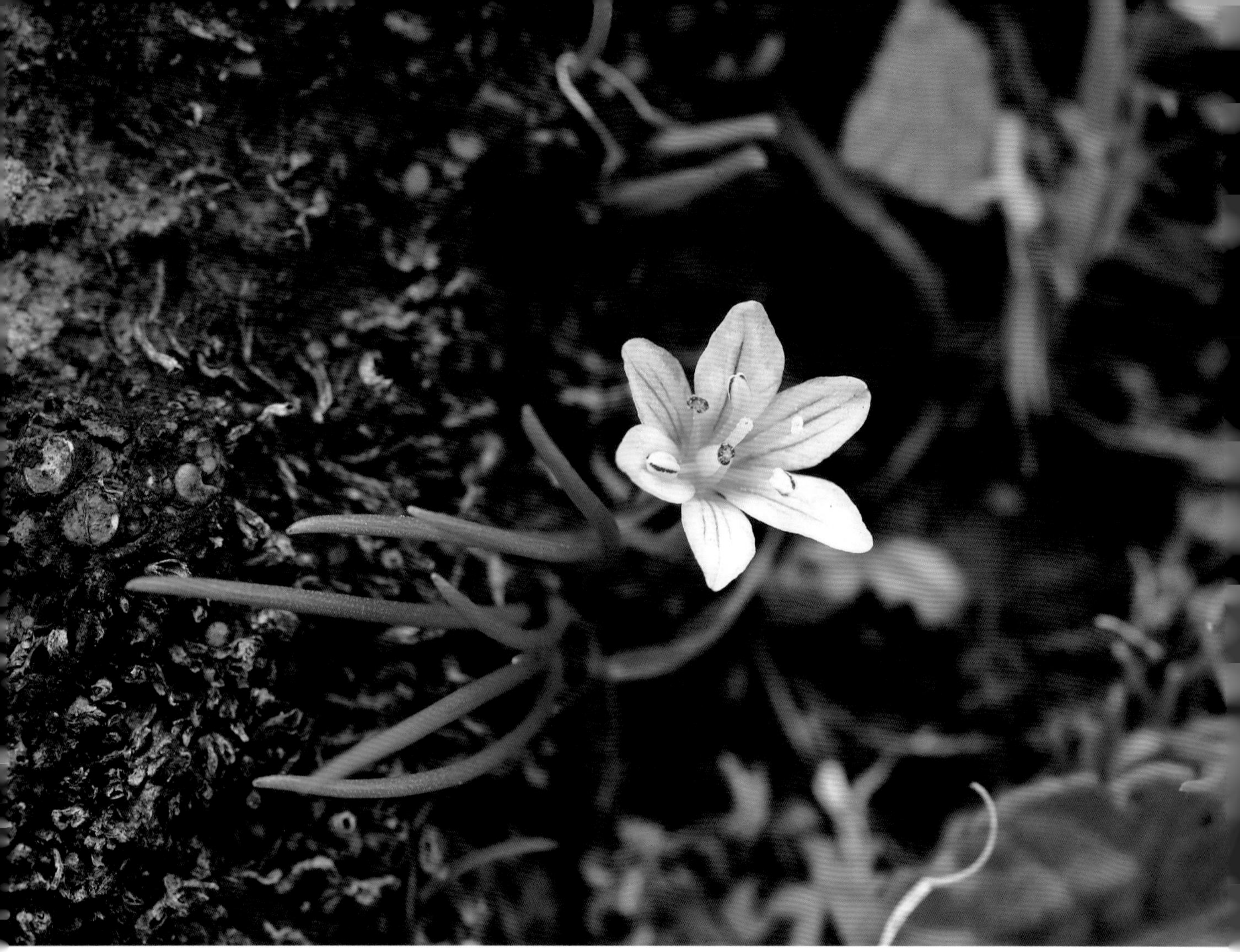

小洼瓣花

Lloydia serotina (L.) Rchb. var. *parva* (Marq. et Shaw) Hara

百合科（Liliaceae） 洼瓣花属（*Lloydia*）

形态

植株矮小，高仅 3 ~ 4cm。鳞茎狭卵形，上端延伸，上部开裂。基生叶通常 2，很少仅 1，短于或有时高于花序，宽约 1mm；茎生叶狭披针形或近条形，长 1 ~ 3cm，宽 0.1 ~ 0.3cm。花 1 ~ 2；内、外花被片近相似，白色而有紫斑，长 50 ~ 70mm，宽 3.5 ~ 5mm，先端钝圆，内面近基部常有 1 凹穴，较少例外；雄蕊长为花被片的 1/2 ~ 3/5，花丝无毛；子房近矩圆形或狭椭圆形，长 3 ~ 4mm，宽 1 ~ 1.5mm；花柱与子房近等长，柱头 3 裂不明显。蒴果近卵形，略有 3 钝棱，长 3 ~ 5mm，先端有宿存花柱；种子月牙状三角形，扁平。花期 6 月，果期 8 月。

分布

分布于我国西藏（拉萨、拉孜）、四川西部（理塘）。不丹、尼泊尔也有分布。

生境

生长于海拔 3700 ~ 5000m 的高山草地。

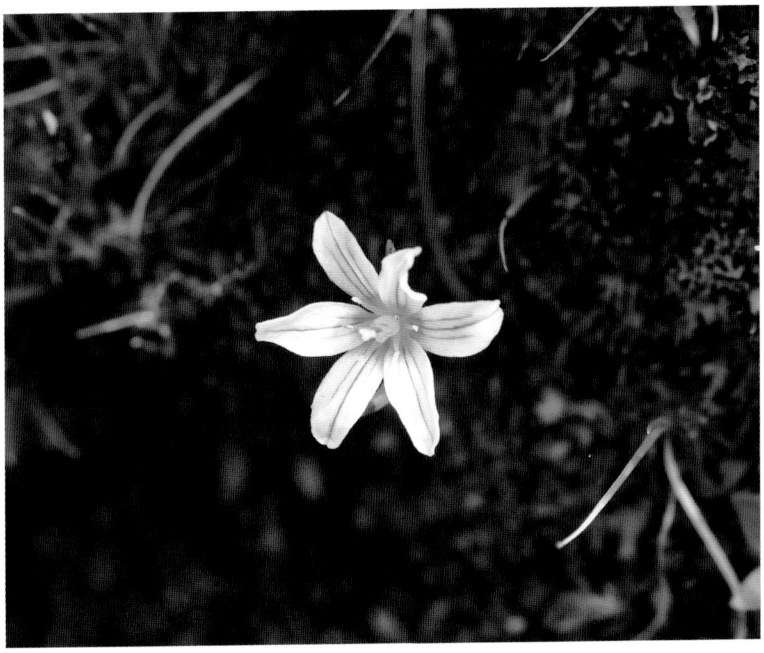

药材名

扎阿哇（རྩ་ཨ་ཝ།），扎阿哇曼巴、杂阿哇曼巴（རྩ་ཨ་ཝ་དམན་པ།）。

药用部位

鳞茎。

功能与主治

清热明目，引黄水，愈创，接骨折。用于跌打损伤，各种眼病，体虚。

用量与用法

2～4g。内服煎汤，或入丸、散剂。外用适量，研粉撒，或调敷患处。

附 注

《四部医典》中记载有“ཨ་ཝ”（阿哇），言其为治眼病、体腔伤疮（胸脓疡）之药物。《蓝琉璃》言“阿哇”分为上品、雌［“ཨ་ཝ་མོ།”（阿哇莫）］、雄及类似品［“ཨ་འདྲ།”（阿扎）］4类。《四部医典系列挂图全集》第二十八图中有2幅“阿哇”类的附图，其汉译本分别译注为“三种达孜藏萝蒂”（75号图，包括3幅小图）和“假萝蒂”（76号图），但据图示形态均难以鉴定为何种植物。《晶珠本草》言“ཨ་ཝ”（阿哇）分为上［“བདུད་རྩ་ཨ་ཝ”（堆扎阿哇）］、中［“ཨ་ཝ”（阿哇），又分雌、雄］、下［“ཨ་འདྲ།”（阿扎）］3品。现代文献记载的“阿哇”的基原包括蕨类木贼属（*Equisetum*）、百合科洼瓣花属（*Lloydia*）的多种植物，但不同文献对“阿哇”的上、中、下品的基原有不同观点。《晶珠本草》汉译重译本认为上品（堆扎阿哇）的基原为木贼科植物木贼 *E. hyemale* L.，中品的基原为问荆 *E. arvense* L.，下品的基原为木贼草（未附学名）。《中国藏药植物资源考订》认为，从各地的实际使用状况来看，洼瓣花属植物应为世代习用的雌阿哇“ཨ་ཝ་མོ།”（阿哇莫）的基原；也有观点认为上述植物在形态、生境、功能与主治上均与《蓝琉璃》《晶珠本草》的记载不尽一致，其基原尚存争议。《部标藏药》在附录中收载的“萝蒂 /རྩ་ཨ་ཝ/ 杂阿哇”的基原为西藏萝蒂 *L. tibetica* Baker ex Oliver（西藏洼瓣花）或节节草 *Hippochaete ramosissima* (Desf.) Boerner（*E. ramosissimum* Desf.）。有文献记载，小洼瓣花 *L. serotina* (L.) Rchb. var. *parva* (Marq. et Shaw) Hara 为“རྩ་ཨ་ཝ།”（杂阿哇）或“རྩ་ཨ་ཝ་དམན་པ།”（扎阿哇曼巴）的基原之一，四川甘孜藏医则以该种及黄洼瓣花 *L. delavayi* Franch.、紫斑洼瓣花 *L. ixiolirioides* Baker、洼瓣花 *L. serotina* (L.) Rchb. 作“杂阿哇”使用，以西藏萝蒂 *L. tibetica* Baker ex Oliver 作“杂阿哇曼巴”使用。（参见“西藏洼瓣花”“木贼”“问荆”条）

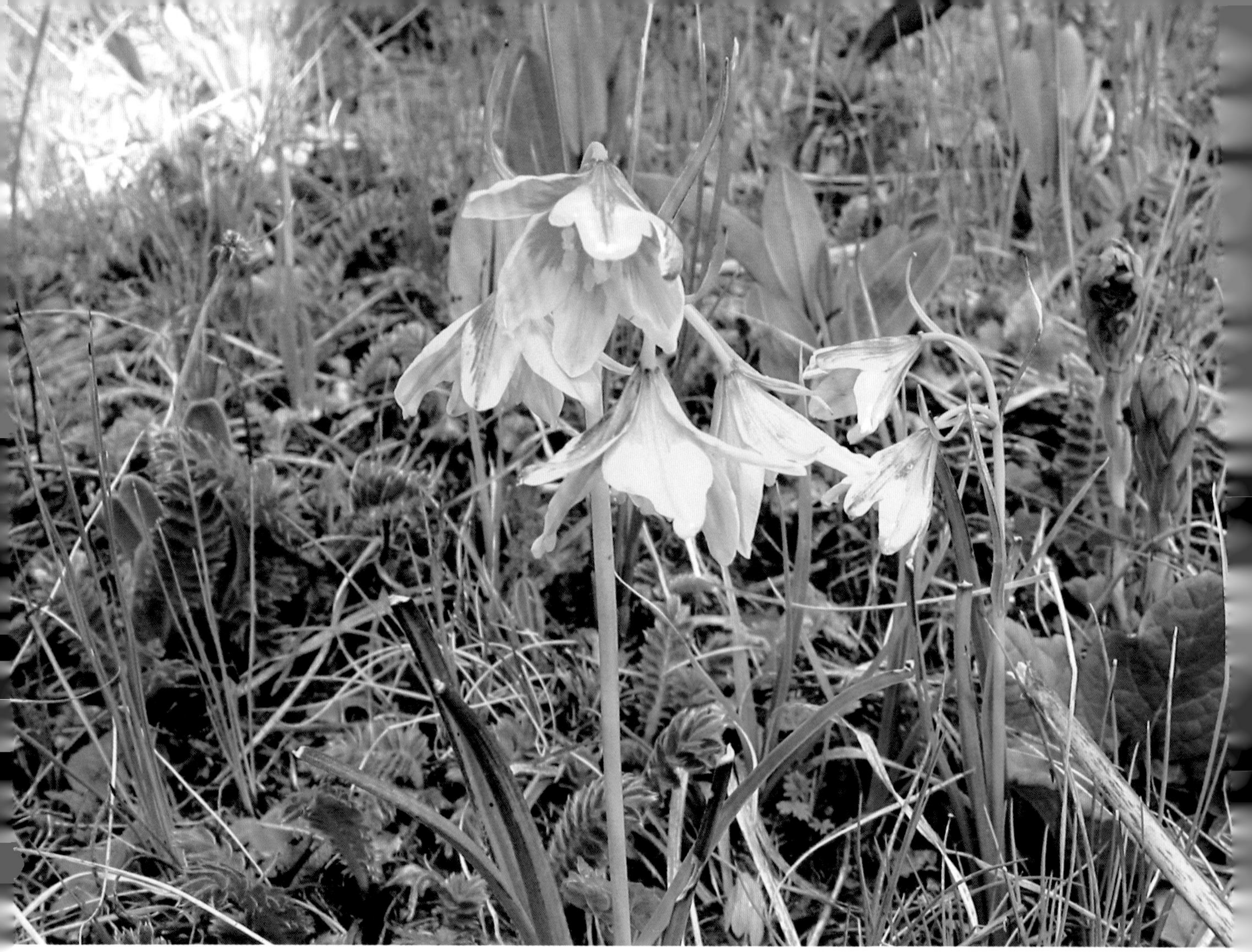

西藏洼瓣花

Lloydia tibetica Baker

百合科（Liliaceae） 洼瓣花属（*Lloydia*）

形态

植株高 10 ~ 30cm。鳞茎先端延长、开裂。基生叶 3 ~ 10，宽 1.5 ~ 3mm，边缘通常无毛；茎生叶 2 ~ 3，向上逐渐过渡为苞片，通常无毛，极少在茎生叶和苞片的基部边缘有少量疏毛。花 1 ~ 5；花被片长 13 ~ 20mm，黄色，有淡紫绿色脉，内花被片宽 6 ~ 8mm，内面下部或近基部两侧各有 1 ~ 4 鸡冠状褶片，外花被片宽度约为内花被片的 2/3，内、外花被片内面下部通常有长柔毛，较少无毛；雄蕊长约为花被片的一半，花丝除上部外均密生长柔毛；子房长 3 ~ 4（~ 5）mm，花柱长 4 ~ 6（~ 8）mm；柱头近头状，稍 3 裂。花期 5 ~ 7 月。

分布

分布于我国西藏（吉隆、聂拉木）、四川西部、甘肃南部、陕西（太白山一带）、山西、湖北。尼泊尔也有分布。

生境

生长于海拔 2300 ～ 4100m 的山坡、草地。

药材名

扎阿哇（རྩ་ཨ་ཝ།），阿哇（ཨ་ཝ།），阿哇莫（ཨ་ཝ་མོ།），阿哇曼巴（ཨ་ཝ་དམན་པ།），扎阿哇曼巴（རྩ་ཨ་ཝ་དམན་པ།）。

药用部位

鳞茎。

功能与主治

清热明目，引黄水，愈创，接骨折。用于跌打损伤，各种眼病，体虚。

用量与用法

2 ～ 4g。内服煎汤，或入丸、散剂。外用适量，研粉撒，或调敷患处。

附注

《四部医典》中记载有“ཨ་ཝ།”（阿哇），言其为治眼病、体腔伤疮（胸脓疡）之药物；《蓝琉璃》言“阿哇”有上品、雌[“ཨ་ཝ་མོ།”（阿哇莫）]、雄及类似品[“ཨ་འདྲ།”（阿扎）]4 类；《四部医典系列挂图全集》第二十八图中有 2 幅“阿哇”类附图，汉译本分别译注为“3 种达孜藏萝蒂”（75 号图，包括 3 幅小图）和“假萝蒂”（76 号图），但据其形态均难以确切鉴定其为何种植物。《晶珠本草》将“ཨ་ཝ།”（阿哇）归于“旱生草类药物”的“叶类药物”中，言其分为上[“བདུད་རྩ་ཨ་ཝ།”（堆扎阿哇）]、中[“ཨ་ཝ།”（阿哇，又分雌、雄）]、下[“ཨ་འདྲ།”（阿扎）]3 品。现代文献记载的“阿哇”的基原包括木贼科木贼属（*Equisetum*）、百合科洼瓣花属（*Lloydia*）的多种植物，但不同文献对“阿哇”的上、中、下品的基原有不同观点，或认为上述植物在形态、生境、功能与主治上均与《蓝琉璃》《晶珠本草》的记载不尽一致，尚存争议；《晶珠本草》汉译重译本认为上品（堆扎阿哇）的基原为木贼科植物木贼 *E. hyemale* L.，中品为问荆 *E. arvense* L.，下品为木贼草（未附学名）；《中国藏药植物资源考订》认为，从各地实际使用的状况看，洼瓣花属植物应为世代习用的雌阿哇“ཨ་ཝ་མོ།”（阿哇莫）的基原。有文献记载，西藏洼瓣花 *L. tibetica* Baker 为西藏和青海玉树藏医习用的“阿哇”或“扎阿哇”的基原之一，又被称为“རྩ་ཨ་ཝ་དམན་པ།”（扎阿哇曼巴）或“ཨ་ཝ་དམན་པ།”（阿哇曼巴，阿哇的代用品或副品之意）。此外，各地作“阿哇”或“阿哇莫”基原的还包括洼瓣花 *L. serotina* (L.) Rchb.、黄洼瓣花 *L. delavayi* Franch.（甘孜藏医称之为“扎阿哇”）、小洼瓣花 *L. serotina* (L.) Rchb. var. *parva* (Marq. et Shaw) Hara（扎阿哇曼巴、扎阿哇）、云南洼瓣花 *L. yunnanensis* Franch.、紫斑洼瓣花 *L. ixiolirioides* Baker 等。青海黄南藏医则以木贼 *E. hyemale* L. 作“རྩ་ཨ་ཝ།”（扎阿哇）使用，甘肃甘南藏医以节节草 *E. ramosissimum* Desf. 作“ཨ་ཝའི་ཚ་བ།”（阿哇）使用。《部标藏药》在附录中收载的“萝蒂 /རྩ་ཨ་ཝ།/ 杂阿哇”的基原为西藏萝蒂 *L. tibetica* Baker（西藏洼瓣花）或节节草 *Hippochaete ramosissima* (Desf.) Boerner（*E. ramosissimum* Desf.）。（参见“小洼瓣花”“木贼”“问荆”条）

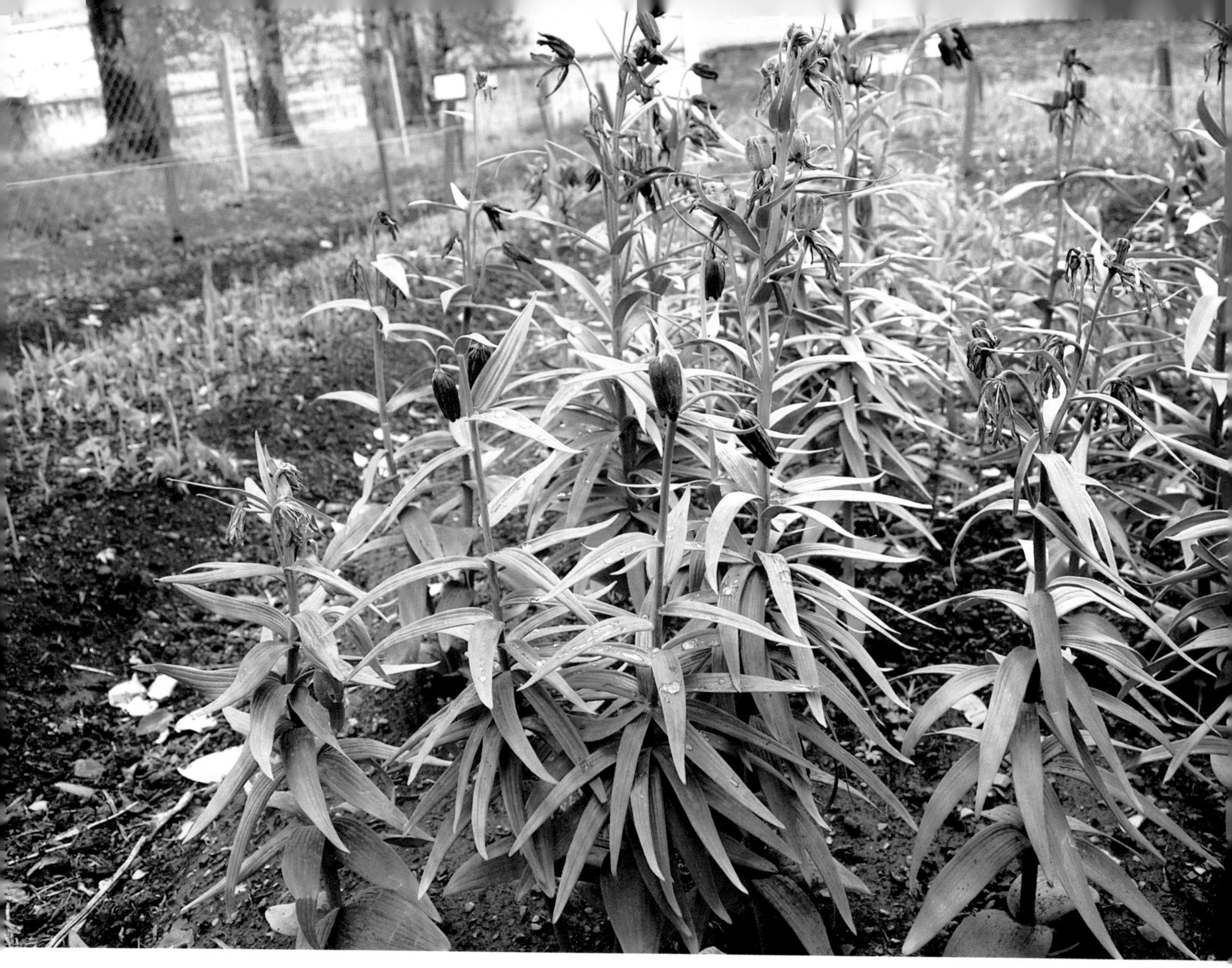

粗茎贝母

Fritillaria crassicaulis S. C. Chen

百合科（Liliaceae） 贝母属（*Fritillaria*）

形态

植株高 30 ～ 60cm。鳞茎由 2 鳞片组成，直径 2 ～ 2.5cm，鳞片上端延伸为长膜质物，鳞茎皮较厚。茎较粗，直径 5 ～ 9mm。在最下面的叶 2 对生，向上为散生、对生或轮生，矩圆状披针形，长 7 ～ 10cm，宽 1 ～ 2.6cm，先端不卷曲。花单生，黄绿色，有紫褐色斑点或小方格；叶状苞片通常 3，有时 1，先端不卷曲；花被片 6，长 4 ～ 5cm，内轮 3 宽 1.3 ～ 1.5cm，外轮 3 宽 1.1 ～ 1.2cm，蜜腺窝在背面稍凸出；雄蕊长约为花被片的 1/2，花药近基着，花丝具小乳突或无；花柱较肥厚，柱头裂片很短，长约 1mm。花期 5 月。

分布

分布于我国云南西北部（香格里拉、丽江）、四川西南部。

生境

生长于海拔 3000 ～ 3400m 的草坡、林下。

药材名

阿布卡、阿贝卡、阿皮卡、阿毕卡（ཨ་བྷི་ཁ།、ཨ་བྷི་ཀ།）。

药用部位

鳞茎、叶、种子。

功能与主治

鳞茎：清热解毒，调经，愈创，养骨；用于虚热，月经过多，头伤，骨折，中毒症。叶：用于黄水病。种子：用于头部疾病，虚热咳嗽。

用量与用法

鳞茎：3 ~ 10g。

附　注

《四部医典》中记载有“ཨ་བྷི་ཀ།”（阿布卡），言其为治胃病、感冒之药物。《蓝琉璃》言“阿布卡”按产地分为 2 类（印度产、藏地产）。《晶珠本草》记载“阿布卡”为治头伤、中毒症之药物。《甘露本草明镜》记载西藏产的“阿布卡”有几种类型，其鳞茎大小不同且种类多样。现代文献记载的“阿布卡”的基原多为贝母属（*Fritillaria*）植物。青海、四川、甘肃部分藏医也以百合属（*Lilium*）植物作为“阿布卡”的基原，而以贝母属植物作为“ཉི་ཝ།”（尼哇）的基原 [“尼哇”应为党参属植物（*Codonopsis*）薄叶鸡蛋参 *C. convolvulacea* Kurz var. *vinciflora* (Kom.) L. T. Shen、鸡蛋参 *C. convolvulacea* Kurz 的块根]。粗茎贝母 *F. crassicaulis* S. C. Chen 为滇西北、川西南特产植物，系云南迪庆藏医习用的“阿布卡”的基原之一。（参见“梭砂贝母”“暗紫贝母”“川贝母”“康定贝母”“薄叶鸡蛋参”等条）

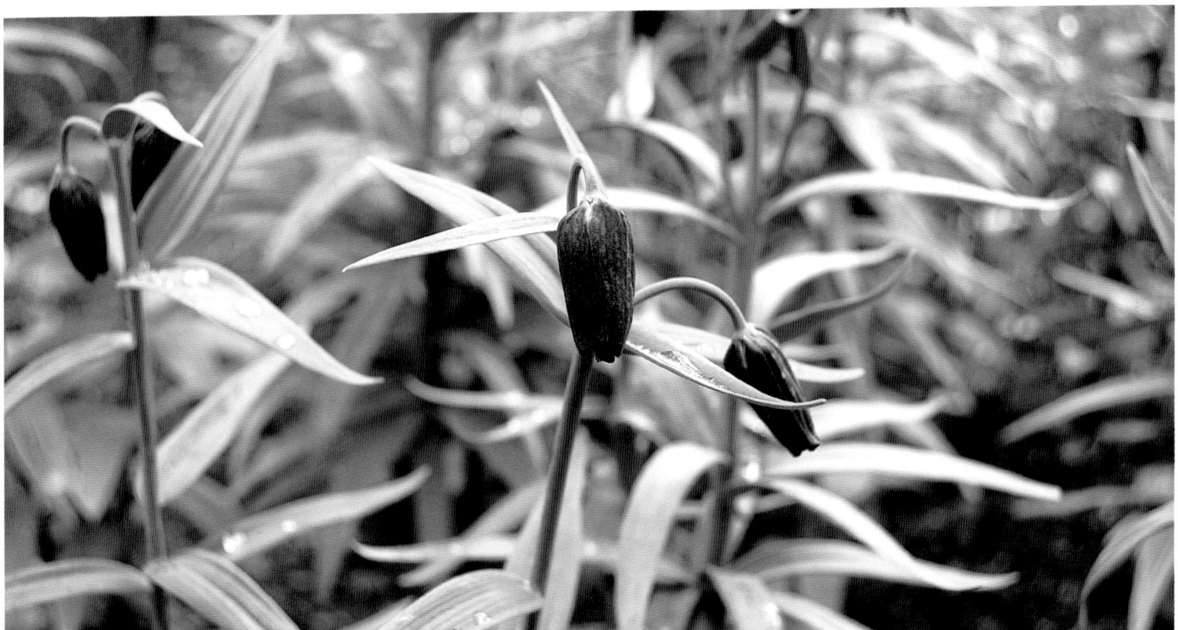

瓦布贝母

Fritillaria unibracteata Hsiao et K. C. Hsia var. *wabuensis* (S. Y. Tang et S. C. Yue) Z. D. Liu, S. Wang et S. C. Chen

百合科（Liliaceae）　贝母属（*Fritillaria*）

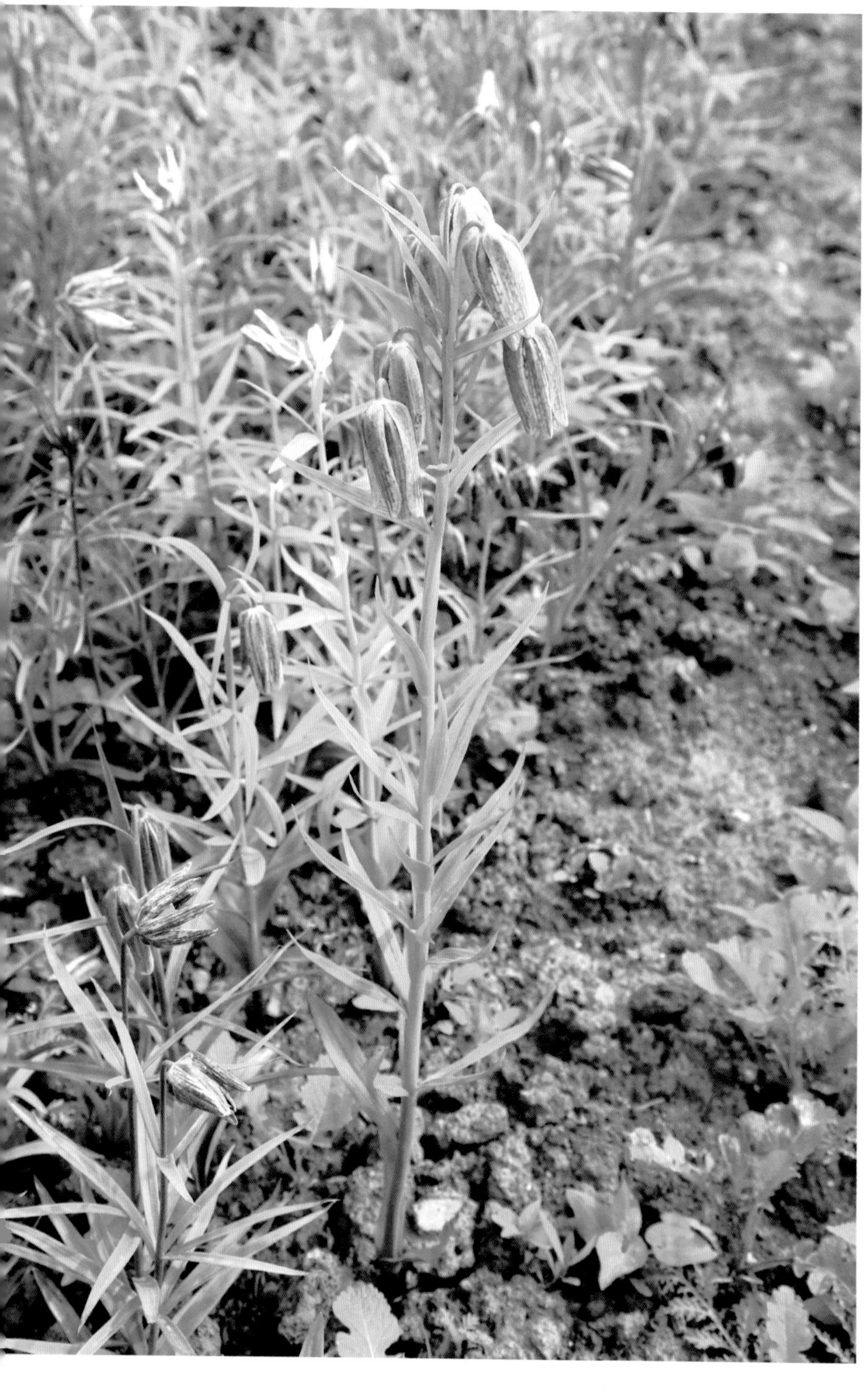

形态

植株高 15 ～ 23cm。鳞茎由 2 鳞片组成，直径 6 ～ 8mm。叶在下面的 1 ～ 2 对为对生，上面的 1 ～ 2 散生或对生，条形或条状披针形，长 3.6 ～ 5.5cm，宽 3 ～ 5mm，先端不卷曲。花 1，深紫色，有黄褐色小方格；叶状苞片 1，先端不卷曲；花被片长 2.5 ～ 2.7cm，内 3 片宽约 1cm，外 3 片宽约 6mm；蜜腺窝稍凸出或不很明显；雄蕊长约为花被片的一半，花药近基部着生，花丝具或不具小乳突；柱头裂片很短，长 0.5 ～ 1mm，极少能长达 1.5mm。蒴果长 1 ～ 1.5cm，宽 1 ～ 1.2cm，棱上的翅很狭，宽约 1mm。花期 6 月，果期 8 月。

分布

分布于我国四川（马尔康、松潘、茂县、若尔盖、理县、刷经寺）和青海东南部（果洛、兴海、河南）。

生境

生长于海拔 3200 ～ 4100m 的高山草地、溪边林下。

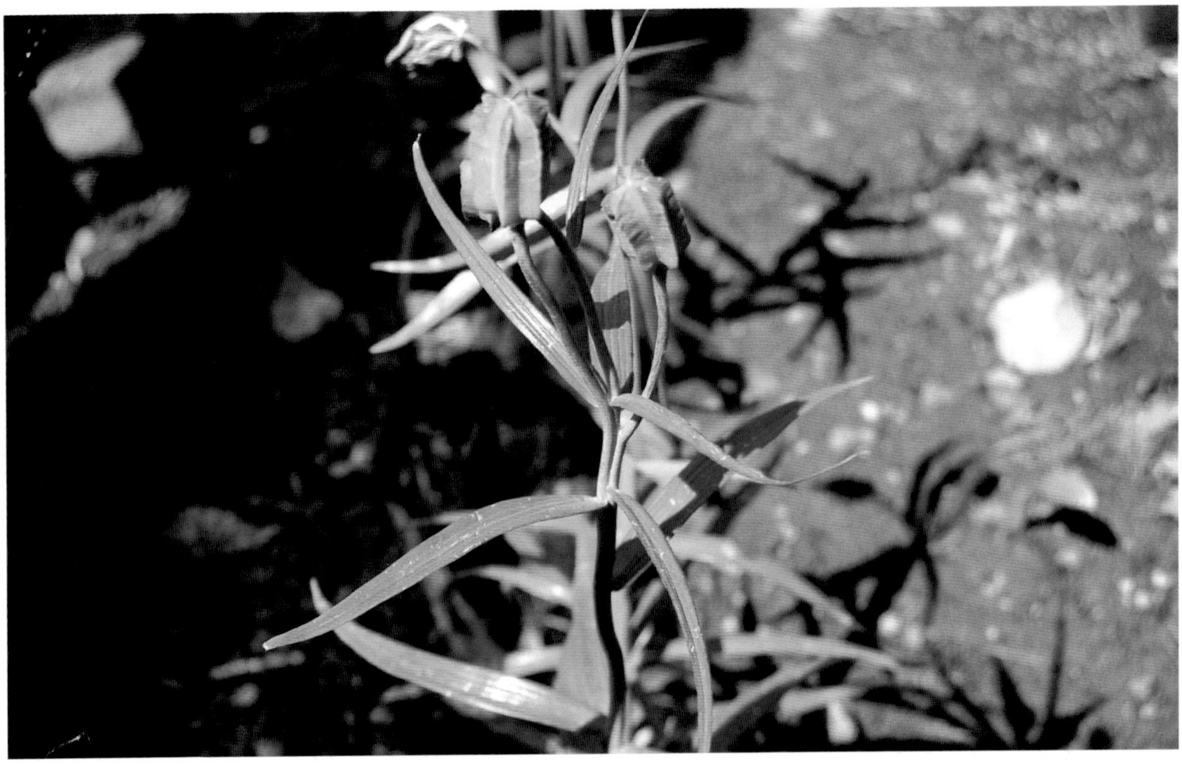

药材名

阿布卡、阿贝卡、阿皮卡、阿毕卡（ཨ་བྲི་ཁ）。

药用部位

鳞茎。

功能与主治

滋补，清虚热。用于毒病，黄水病，头部疾病，气管炎，肺热咳嗽，月经过多。

用量与用法

3 ～ 10g。

附 注

"ཨ་བྲི་ག"（阿布卡）为《四部医典》记载的治胃病、感冒之药物。《甘露本草明镜》记载西藏产的"ཨ་བྲི་ཁ"（阿布卡）有多种类型，鳞茎大小与种类多样。现代文献记载的"阿布卡"的基原多为贝母属（*Fritillaria*）植物，主要有川贝母 *F. cirrhosa* D. Don、暗紫贝母 *F. unibracteata* Hsiao et K. C. Hsia、甘肃贝母 *F. przewalskii* Maxim. ex Batal.、梭砂贝母 *F. delavayi* Franch. 等，瓦布贝母 *F. unibracteata* Hsiao et K. C. Hsia var. *wabuensis* (S. Y. Tang et S. C. Yue) Z. D. Liu, S. Wang et S. C. Chen 系《中国药典》（2010 年版）作为"川贝母"的基原新增收载的种类，该种的鳞茎较大，药材主要为栽培品。（参见"甘肃贝母""川贝母""梭砂贝母"等条）

川贝母

Fritillaria cirrhosa D. Don

百合科（Liliaceae） 贝母属（*Fritillaria*）

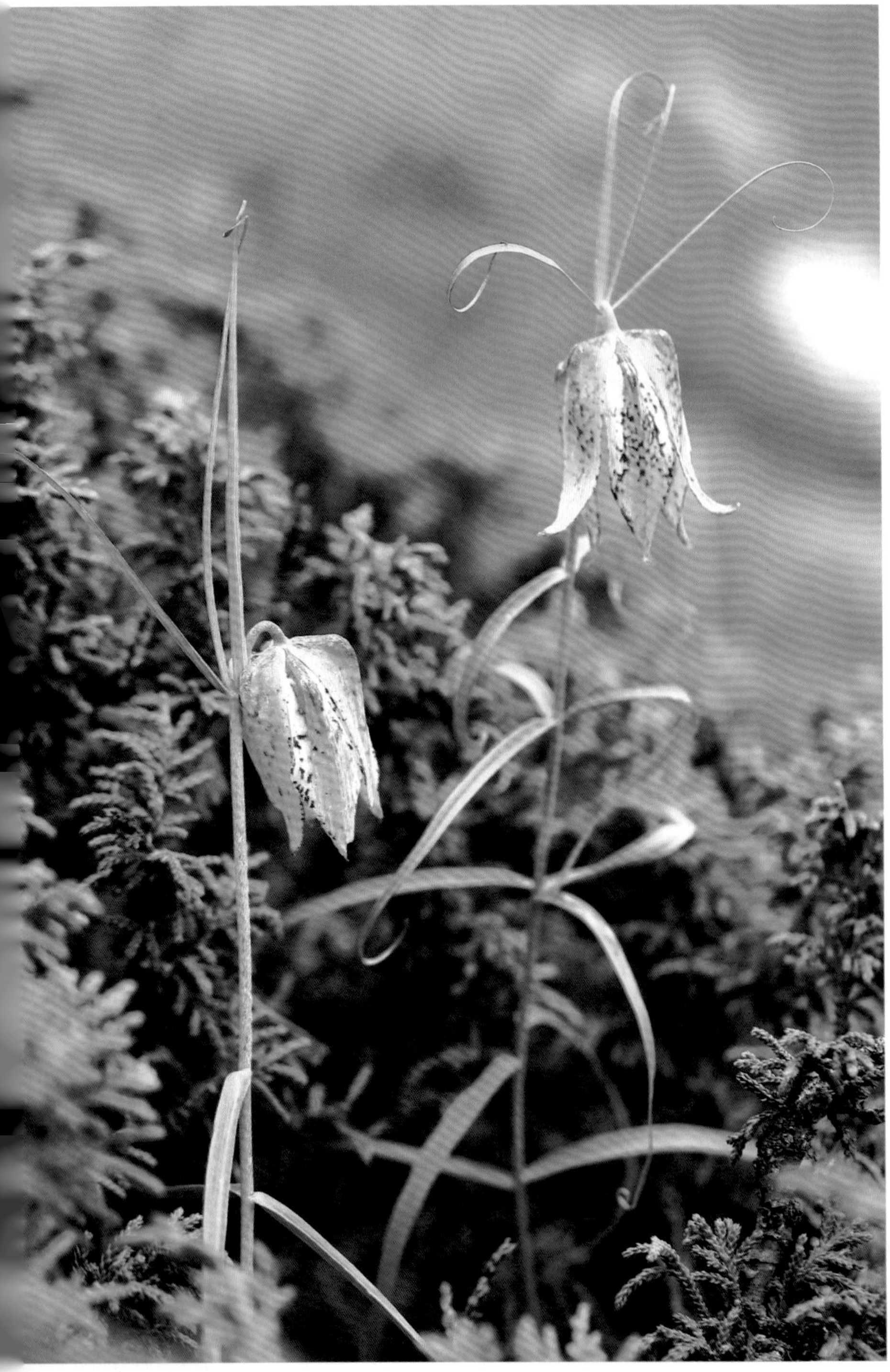

形态

植株高 15 ~ 50cm。鳞茎由 2 鳞片组成，直径 1 ~ 1.5cm。叶通常对生，少数在中部兼有散生或 3 ~ 4 轮生，条形至条状披针形，长 4 ~ 12cm，宽 0.3 ~ 0.5（~ 1）cm，先端稍卷曲或不卷曲。花通常单生，极少 2 ~ 3，紫色至黄绿色，通常有小方格，少数仅具斑点或条纹；每花有 3 叶状苞片，苞片狭长，宽 2 ~ 4mm；花被片长 3 ~ 4cm，外 3 宽 1 ~ 1.4cm，内 3 宽可达 1.8cm，蜜腺窝在背面明显凸出；雄蕊长约为花被片的 3/5，花药近基着，花丝稍具或不具小乳突；柱头裂片长 3 ~ 5mm。蒴果长、宽均约 1.6cm，棱上只有宽 1 ~ 1.5mm 的狭翅。花期 5 ~ 7 月，果期 8 ~ 10 月。

分布

分布于我国西藏南部至东部、云南西北部、四川西部、甘肃南部、青海、宁夏、陕西（秦岭一带）等。尼泊尔也有分布。

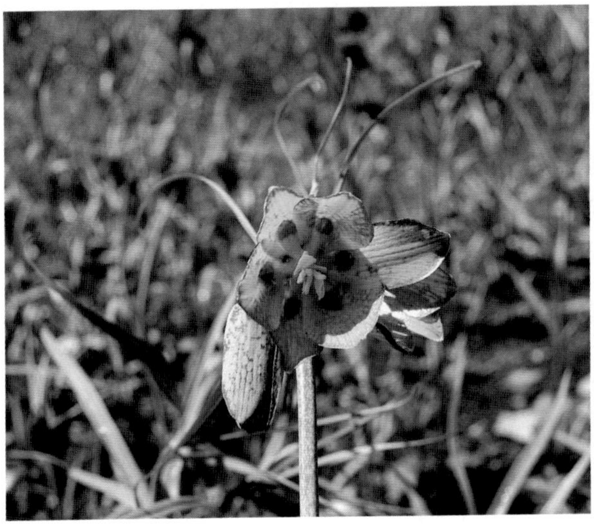 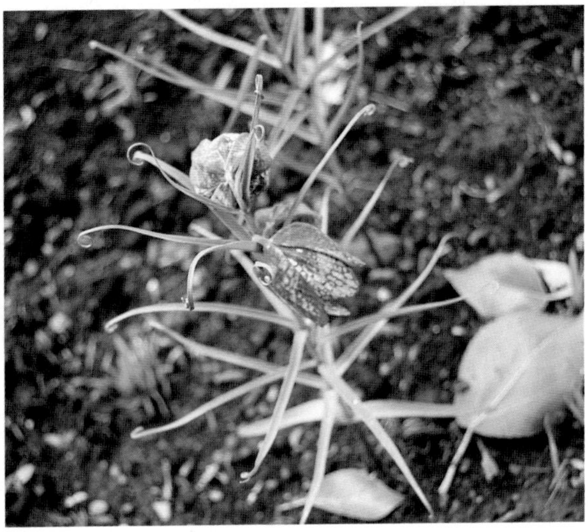

生境

生长于海拔 1800 ～ 4200m 的高山灌丛、林下、草地、河滩、山谷湿地或岩缝中。

药材名

阿布卡、阿贝卡、阿皮卡、阿毕卡（ཨ་བྲི་ཁ）。

药用部位

鳞茎。

功能与主治

滋补，清虚热。用于毒病，黄水病，头部疾病，气管炎，肺热咳嗽，月经过多。

用量与用法

3 ～ 10g。

附　注

《甘露本草明镜》记载西藏产的“ཨ་བྲི་ཁ（阿布卡）”有不同类型，其鳞茎大小不同且种类多样。现代文献记载的“阿布卡”的基原多为贝母属（*Fritillaria*）植物，也有藏医以百合属（*Lilium*）植物山丹 *L. pumilum* DC. 的鳞茎作代用品使用。川贝母 *F. cirrhosa* D. Don 为“阿布卡”的主要基原之一，其中，鳞茎仅由大小差异较大的 2 鳞片紧密抱合而成者习称“松贝”。（参见“暗紫贝母”“甘肃贝母”“康定贝母”“梭砂贝母”“宝兴百合”“川百合”等条）

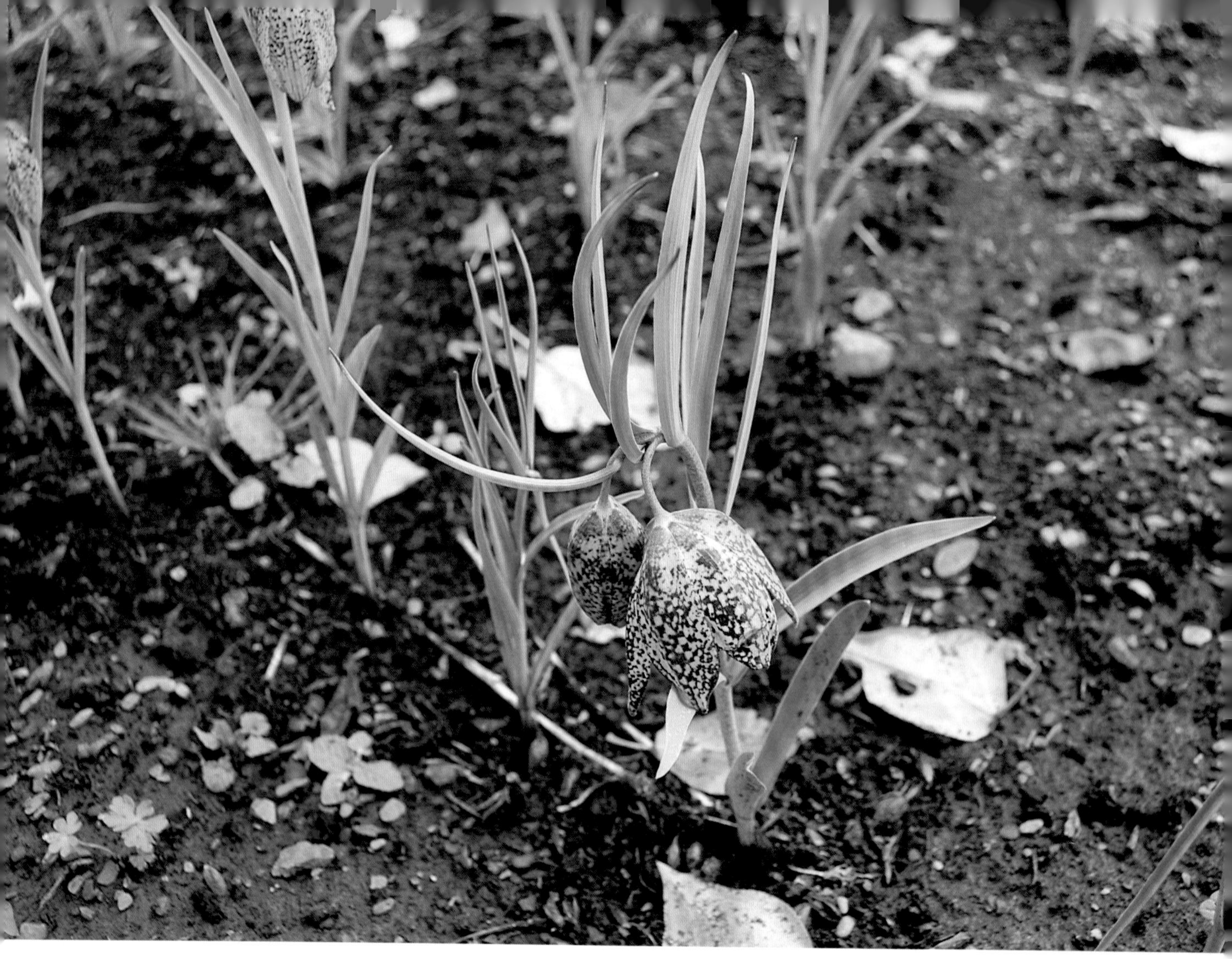

康定贝母

Fritillaria cirrhosa D. Don var. *ecirrhosa* Franch.

百合科（Liliaceae） 贝母属（*Fritillaria*）

形态

植株长可达 50cm 以上。鳞茎由 2 鳞片组成，直径 1 ~ 1.5cm 或更大。茎生叶最下面 1 ~ 2 对对生，其他多数为散生；通常对生，少数在中部兼有散生或 3 ~ 4 轮生，条形至条状披针形，长 4 ~ 12cm，宽 3 ~ 5（~ 10）mm，先端稍卷曲或不卷曲。花通常单朵，极少 2 ~ 3，紫色至黄绿色，通常有小方格，少数仅具斑点或条纹；每花通常有叶状苞片 1，极少为 3，苞片狭长，宽 2 ~ 4mm；花被片长 3 ~ 4cm，外 3 片宽 1 ~ 1.4cm，内 3 片宽可达 1.8cm，蜜腺窝在背面明显凸出；雄蕊长约为花被片的 3/5，花药近基着，花丝稍具或不具小乳突，柱头裂片长 3 ~ 5mm。蒴果长、宽均约 1.6cm，棱上只有宽 1 ~ 1.5mm 的狭翅。花期 5 ~ 7 月，果期 8 ~ 10 月。

分布

分布于我国四川（康定、理塘、雅江）。

生境

生长于海拔 3500 ~ 4100m 的高山草地、灌丛、溪边林下。

药材名

阿布卡、阿贝卡、阿皮卡、阿毕卡（ཨ་བྱི་ཁ།）。

药用部位

鳞茎。

功能与主治

滋补，清虚热。用于毒病，黄水病，头部疾病，气管炎，肺热咳嗽，月经过多。

用量与用法

3 ~ 10g。

附 注

《四部医典》中记载有“ཨ་བྱི་ཁ།（阿布卡）”，言其为治胃病、感冒之药物。《甘露本草明镜》记载西藏产的“阿布卡”有几种类型，鳞茎大小与种类多样。现代文献记载的“阿布卡”的基原多为贝母属（*Fritillaria*）植物，也有以百合科百合属（*Lilium*）植物山丹 *L. pumilum* DC. 的鳞茎作代用品。甘肃贝母 *F. przewalskii* Maxim. ex Batal. 为“阿布卡”的主要基原之一。（参见“甘肃贝母”“川贝母”“梭砂贝母”等条）

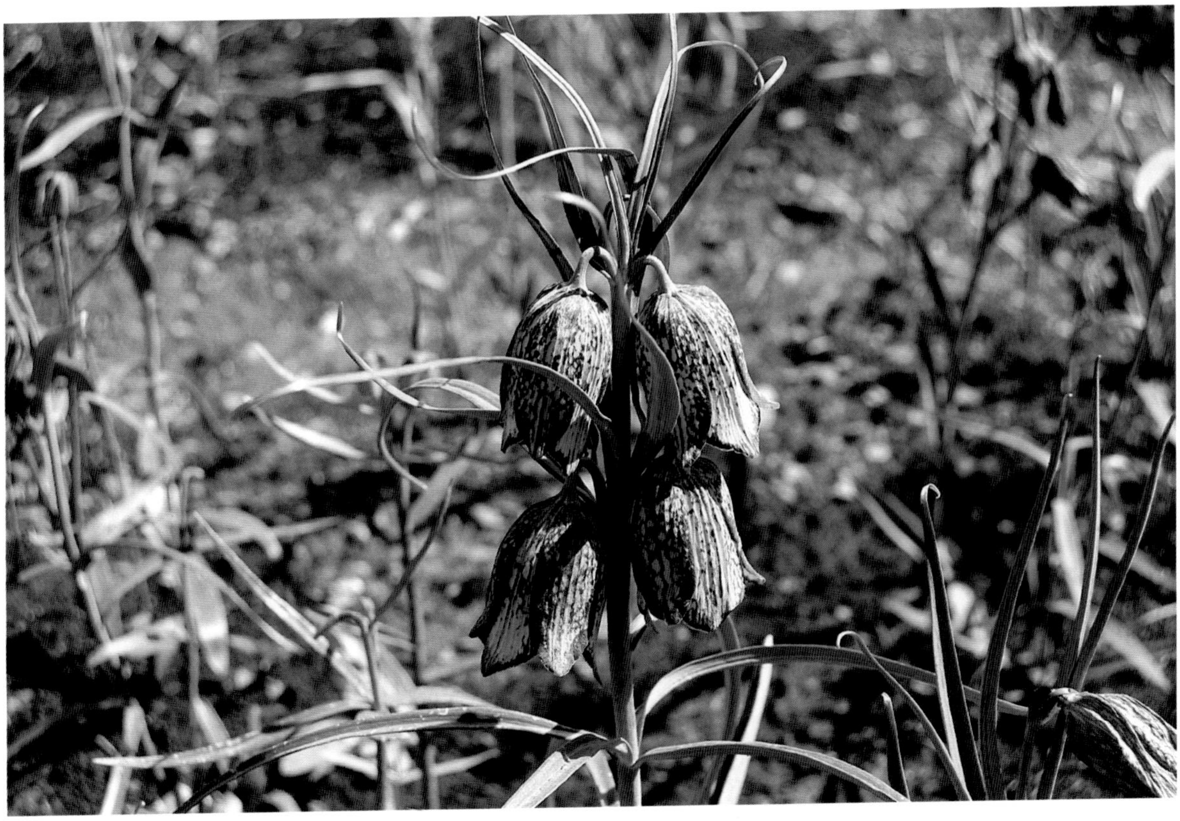

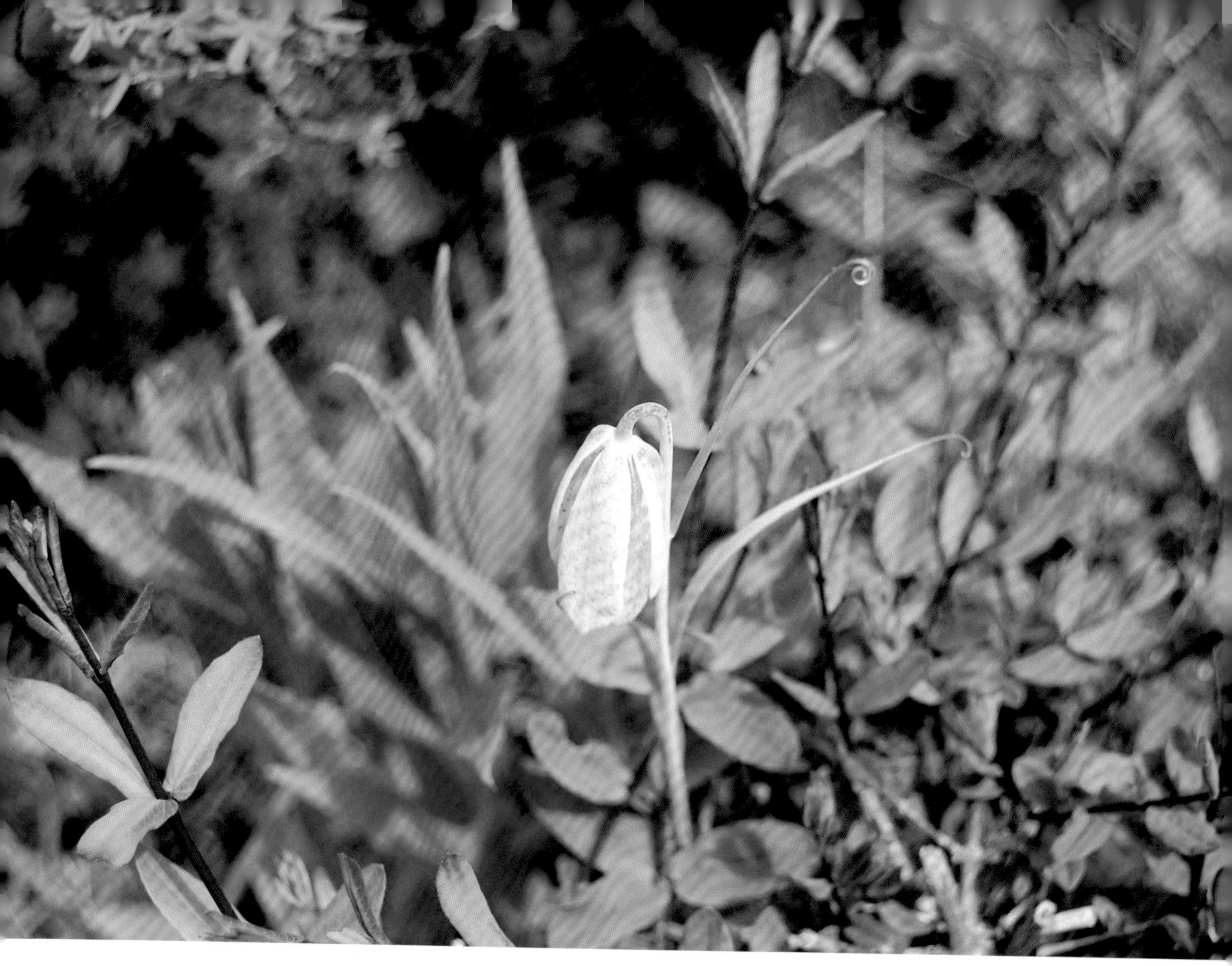

甘肃贝母

Fritillaria przewalskii Maxim.

百合科（Liliaceae） 贝母属（*Fritillaria*）

形态

植株长 20 ～ 40cm。鳞茎由 2 鳞片组成，直径 6 ～ 13mm。叶通常最下面的 2 对生，上面的 2 ～ 3 叶散生，条形，长 3 ～ 7cm，宽 3 ～ 4mm，先端通常不卷曲。花通常单一，少有 2 花的，浅黄色，有黑紫色斑点；叶状苞片 1，先端稍卷曲或不卷曲；花被片长 2 ～ 3cm，内 3 宽 6 ～ 7mm，蜜腺窝不很明显；雄蕊长约为花被片的一半；花药近基着，花丝具小乳突；柱头裂片通常很短，长不及 1mm，极个别的长达 2mm（宝兴标本）。蒴果长约 1.3cm，宽 1 ～ 1.2cm，棱上的翅很狭，宽约 1mm。花期 6 ～ 7 月，果期 8 月。

分布

分布于我国甘肃南部（洮河流域及夏河）、青海（民和、囊谦、治多、湟中）、四川（甘孜、宝兴、天全）。现青海互助有大量栽培。

生境

生长于海拔 2800 ~ 4400m 的高山灌丛、草地。

药材名

阿布卡、阿贝卡、阿皮卡、阿毕卡（ཨ་བྲི་ཁ、ཨ་བྲི་ག），尼哇（སྙི་བ）。

药用部位

鳞茎、叶、花、种子。

功能与主治

鳞茎：滋补，清虚热；用于毒病，黄水病，头部疾病，气管炎，肺热咳嗽，月经过多。叶：用于关节积黄水。花、种子：用于头病，头痛，虚热症，高热引起的神经症状或颅内并发症。

用量与用法

鳞茎：3 ~ 10g。

附注

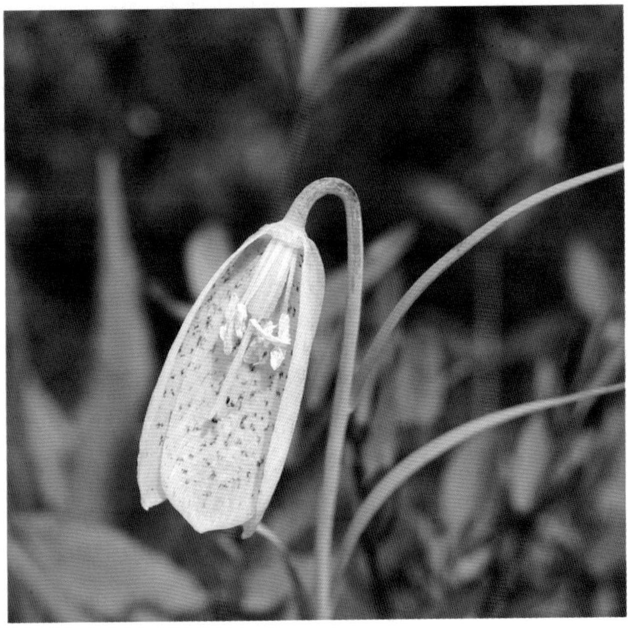

《晶珠本草》在“旱生草类药物”的“根叶花果全草类药物”中记载有“ཨ་བྲི་ཁ”（阿布卡），言其为治头伤、中毒症之药物；《甘露本草明镜》记载西藏产的“阿布卡”有多种类型，其鳞茎大小与种类多样。现代文献记载的“阿布卡”的基原多为贝母属（*Fritillaria*）植物，也有以百合属（*Lilium*）植物山丹 *L. pumilum* DC. 的鳞茎作代用品。甘肃贝母 *F. przewalskii* Maxim. 为“阿布卡”的主要基原之一。藏医认为“阿毕卡”以鳞茎大者为上品，小者为下品，故西藏藏医多以梭砂贝母 *F. delavayi* Franch. 作“阿毕卡”的正品，而将其他鳞茎较小的贝母属植物作为副品。（参见“梭砂贝母”“暗紫贝母”“川贝母”“康定贝母”等条）

《四部医典》《蓝琉璃》《晶珠本草》等均记载有“སྙི་བ”（尼哇），言其为治胃痛、感冒之药物；《四部医典系列挂图全集》第二十八图中有“尼哇”的附图（92 号图），其汉译本译注名为“鸡蛋参”。现代文献记载的“尼哇”（或类似品）的基原主要有党参属（*Codonopsis*）和金钱豹属（*Campanumoea*）植物，以鸡蛋参 *Codonopsis convolvulacea* Kurz、薄叶鸡蛋参 *Codonopsis convolvulacea* Kurz var. *vinciflora* (Kom.) L. T. Shen（辐冠党参）为正品，而甘肃甘南藏医也将甘肃贝母 *F. przewalskii* Maxim. 作“尼哇”使用。（参见“薄叶鸡蛋参”条）

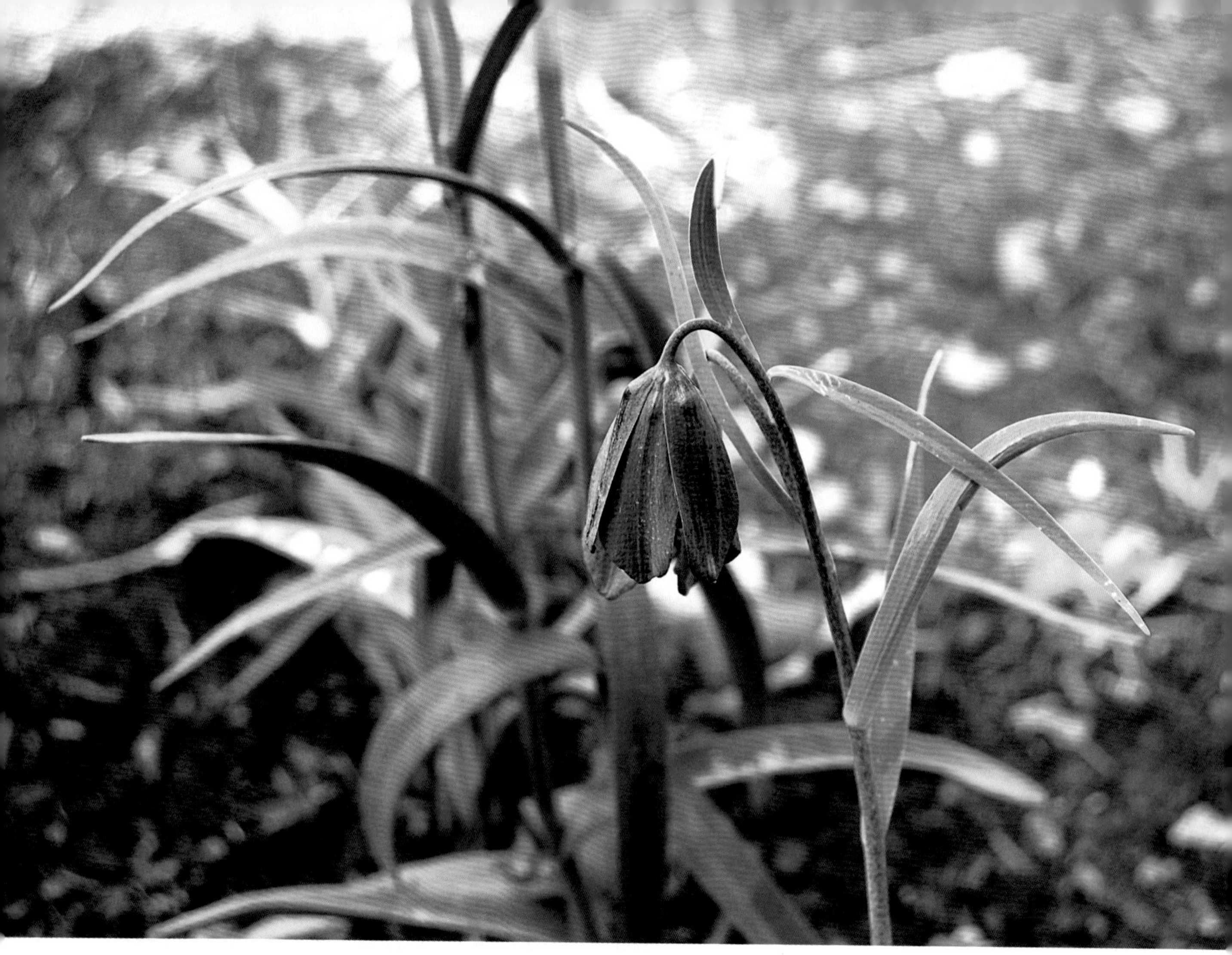

暗紫贝母

Fritillaria unibracteata Hsiao et K. C. Hsia

百合科（Liliaceae） 贝母属（*Fritillaria*）

形态

多年生草本，高 15 ~ 23cm。鳞茎由 2 鳞片组成，直径 6 ~ 8mm。叶在下面的 1 ~ 2 对对生，上面的 1 ~ 2 散生或对生，条形或条状披针形，长 3.6 ~ 5.5cm，宽 0.3 ~ 0.5cm，先端不卷曲。花单生，深紫色，有黄褐色小方格；叶状苞片 1，先端不卷曲；花被片长 2.5 ~ 2.7cm，内 3 宽约 1cm，外 3 宽约 6mm；蜜腺窝稍凸出或不很明显；雄蕊长约为花被片的一半，花药近基着，花丝具或不具小乳突；柱头裂片很短，长 0.5 ~ 1mm，极少能长达 1.5mm。蒴果长 1 ~ 1.5cm，宽 1 ~ 1.2cm，棱上的翅很狭，宽约 1mm。花期 6 月，果期 8 月。

分布

分布于我国四川西部（松潘、若尔盖、马尔康、红原、理县）、青海东南部（兴海、河南、班玛）。

生境

生长于海拔 3200 ~ 4500m 的高山灌丛、草地。

药材名

阿布卡、阿贝卡、阿皮卡、阿毕卡（ཨ་བྲི་ཀ）。

药用部位

鳞茎、叶、花、种子。

功能与主治

鳞茎：滋补，清虚热；用于毒病，黄水病，头部疾病，气管炎，肺热咳嗽，月经过多。叶：用于关节积黄水。花、种子：用于头病，虚热症，高热引起的神经系统症状或颅内并发症。

用量与用法

鳞茎 3 ~ 10g。

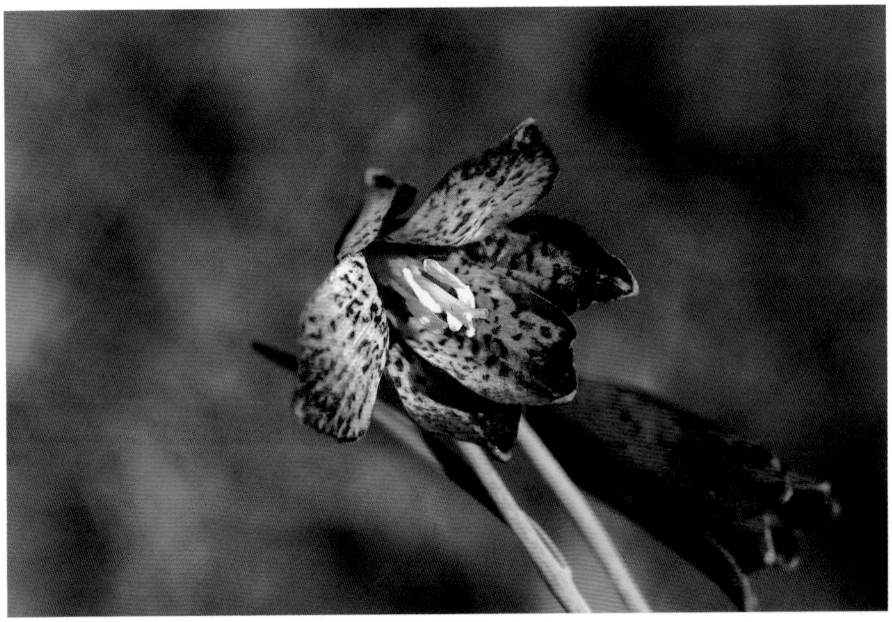

附注

《四部医典》记载“ཨ་བྲི་ཀ”（阿毕卡）为治胃病、感冒之药物。《甘露本草明镜》记载西藏产的“ཨ་བྲི་ཀ”（阿布卡）有多种类型，其鳞茎大小与种类多样。现代文献记载的“阿毕卡”的基原多为贝母属（*Fritillaria*）植物，也有以百合属（*Lilium*）植物山丹 *L. pumilum* DC. 的鳞茎作代用品者，暗紫贝母 *F. unibracteata* Hsiao et K. C. Hsia 是其主要的基原之一。现藏医通常将贝母属植物作“阿毕卡”使用，而将百合属植物称“སྟག་གཞིག་མེ་ཏོག”（达思美朵），后者的功能、主治也与“阿毕卡”有所不同。（参见“甘肃贝母”“川贝母”“康定贝母”“梭砂贝母”等条）

梭砂贝母

Fritillaria delavayi Franch.

百合科（Liliaceae） 贝母属（*Fritillaria*）

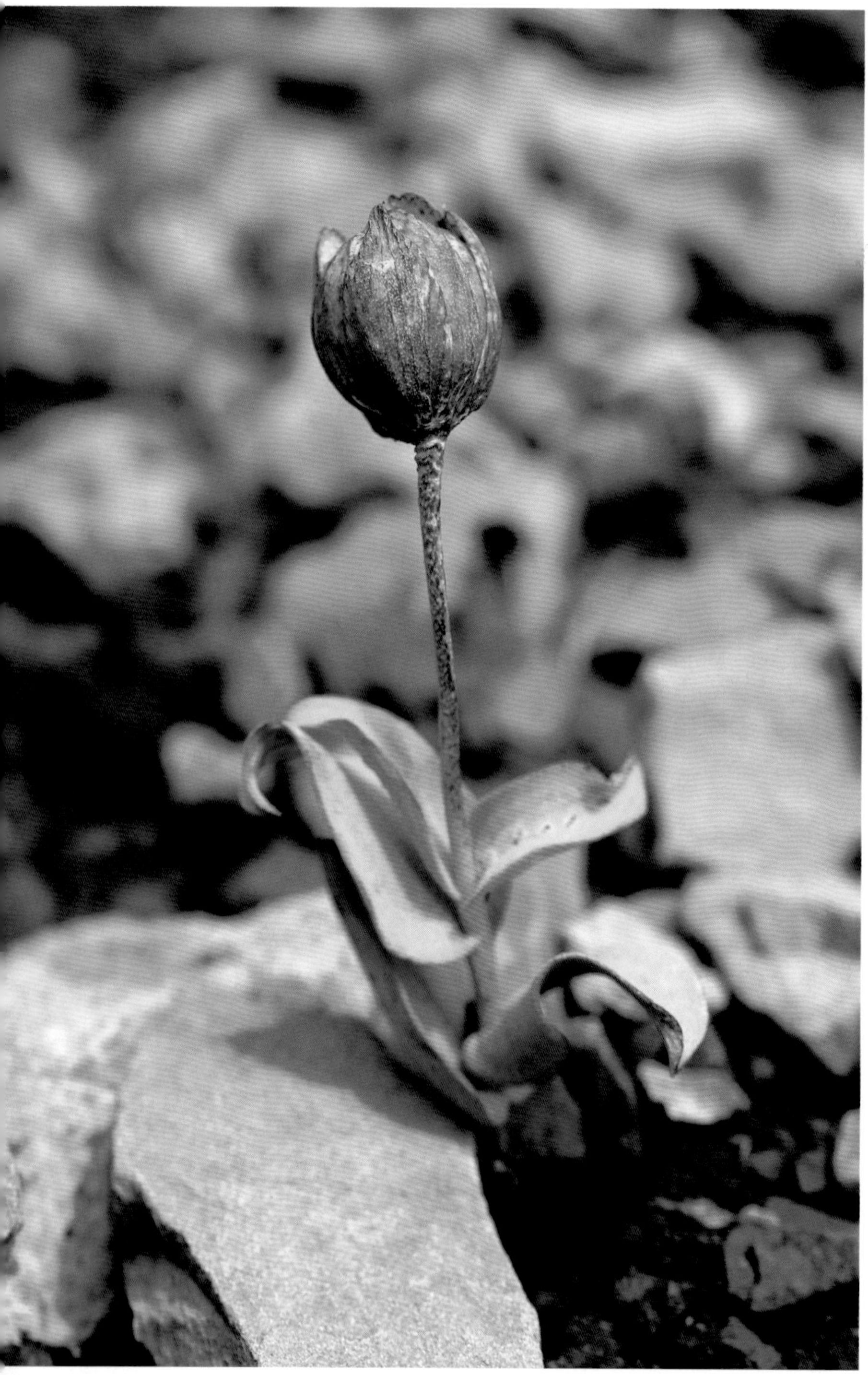

形态

植株长 17 ~ 35cm，鳞茎由 2（~3）鳞片组成，直径 1 ~ 2cm。叶 3 ~ 5（包括叶状苞片），较紧密地生于植株中部或上部，全部散生或最上面 2 枚对生，狭卵形至卵状椭圆形，长 2 ~ 7cm，宽 1 ~ 3cm，先端不卷曲。花单朵，浅黄色，具红褐色斑点或小方格；花被片长 3.2 ~ 4.5cm，宽 1.2 ~ 1.5cm，内三片比外三片稍长而宽；雄蕊长约为花被片的 1/2；花药近基着，花丝不具小乳突；柱头裂片很短，长不及 1mm。蒴果长 3cm，宽约 2cm，棱上翅很狭，宽约 1mm，宿存花被常多少包住蒴果。花期 6 ~ 7 月，果期 8 ~ 9 月。

分布

分布于我国西藏东南部（拉萨至亚东）、青海南部（杂多、囊谦）、甘肃南部、四川西部、云南西北部。

生境

生长于海拔 3800 ~ 4700m 的

山坡砾石带、流石滩地带的岩石缝隙中。

药材名

阿布卡、阿贝卡、阿皮卡、阿毕卡（ཨ་བི་ཁ、ཨ་བི་ཀ），阿毕卡咸巴（ཨ་བི་ཁ་ཞན་པ），阿毕卡曼巴（ཨ་བི་ཁ་དམན་པ），尼哇（ནི་ག）。

药用部位

鳞茎、叶、种子。

功能与主治

鳞茎：清热消炎，化痰止咳；用于头颅骨折，中毒，外伤，肺热，咳嗽，气管炎。叶：用于黄水病。种子：用于头病，虚热症。

用量与用法

鳞茎：3 ~ 5g。

附　注

《四部医典》中记载有“ཨ་བི་ཀ”（阿毕卡），言其为治胃病、感冒之药物。《蓝琉璃》记载“阿毕卡”为梵语名称，意为“无毒”，其因产地不同而分为两类。《四部医典系列挂图全集》第二十八图中有4幅“阿毕卡”类的附图（21 ~ 24号图），其汉译本译注名分别为“乃东贝母”“林周贝母”“达孜贝母和林周贝母”（2幅小图）和“贝母”。《晶珠本草》记载“阿毕卡”为治头伤、中毒症之药物；《甘露本草明镜》记载西藏产的“阿毕卡”有几种类型，鳞茎大小不一，种类多样。现代文献记载“阿毕卡”的基原多为贝母属（*Fritillaria*）植物，也有部分地区以百合属（*Lilium*）植物山丹 *L. pumilum* DC. 的鳞茎作代用品，但通常将百合属植物作“ལྕགས་གཞིབ་མེ་ཏོག”（达思美朵）药用，其功能与主治也与“阿毕卡”有所不同。贝母也为常用中药材，《中国药典》及各地方标准中收载有“川贝母”“平贝母”“西贝母”“伊贝母”“湖北贝母”“奉节贝母”等多种贝母，各种贝母的功能与主治也较为相似。《中国藏药植物资源考订》认为，《蓝琉璃》所言“（阿毕卡）按产地分”，主要分为印度产和藏地产2种，藏医所用的“阿毕卡”主要为产自青藏高原的

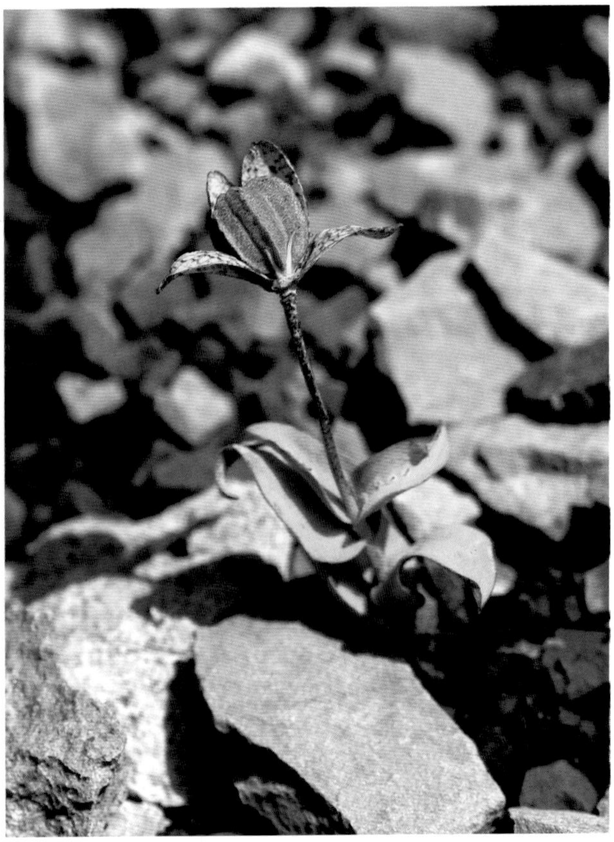

多种贝母属植物，类似于《中国药典》收载的“川贝母”，其基原为川贝母 *F. cirrhosa* D. Don、暗紫贝母 *F. unibracteata* Hsiao et K. C. Hsia、甘肃贝母 *F. przewalskii* Maxim.、梭砂贝母 *F. delavayi* Franch.、太白贝母 *F. taipaiensis* P. Y. Li、瓦布贝母 *F. unibracteata* Hsiao et K. C. Hsiao var. *wabuensis* (S. Y. Tang et S. C. Yue) Z. D. Liu, S. Wang et S. C. Chen，其中除太白贝母 *F. taipaiensis* P. Y. Li 外，均产自青藏高原地区。在安多方言区和康巴方言区，贝母属、百合属、党参属（*Codonopsis*）植物的药材名常被混淆，习用以贝母属植物作“ཉེ་བ”（尼哇）[“尼哇”应为党参属植物薄叶鸡蛋参 *C. convolvulacea* Kurz var. *vinciflora* (Kom.) L. T. Shen、鸡蛋参 *C. convolvulacea* Kurz 的块根]，以百合属植物作“阿毕卡”，如四川甘孜州称梭砂贝母 *F. delavayi* Franch.、甘肃甘南称甘肃贝母 *F. przewalskii* Maxim. 为“尼哇”。川贝母商品药材按其形状、大小分为“松贝”“青贝”“炉贝”，形状、大小与基原种类和生长年限有关。中医以鳞茎小者为佳（松贝、青贝），鳞茎大的“炉贝”（主要为梭砂贝母 *F. delavayi* Franch.）质次，而藏医以鳞茎大者为上品，以小者为下品。文献记载康定贝母 *F. cirrhosa* D. Don var. *ecirrhosa* Franch.（青贝）也作药用，现四川、青海的栽培贝母中也见有该变种。（参见“川贝母”“暗紫贝母”“甘肃贝母”“卓巴百合”“薄叶鸡蛋参”等条）

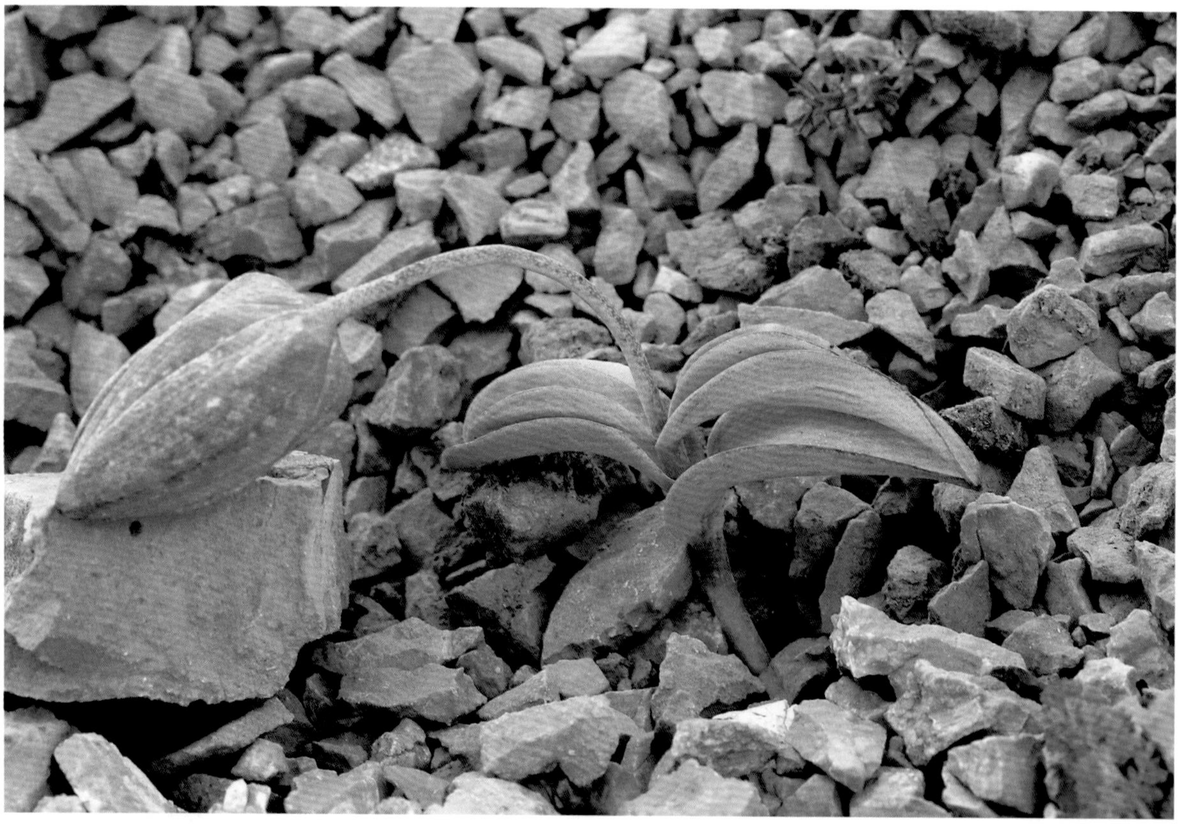

尖被百合

Lilium lophophorum (Bur. et Franch.) Franch.

百合科（Liliaceae）　百合属（*Lilium*）

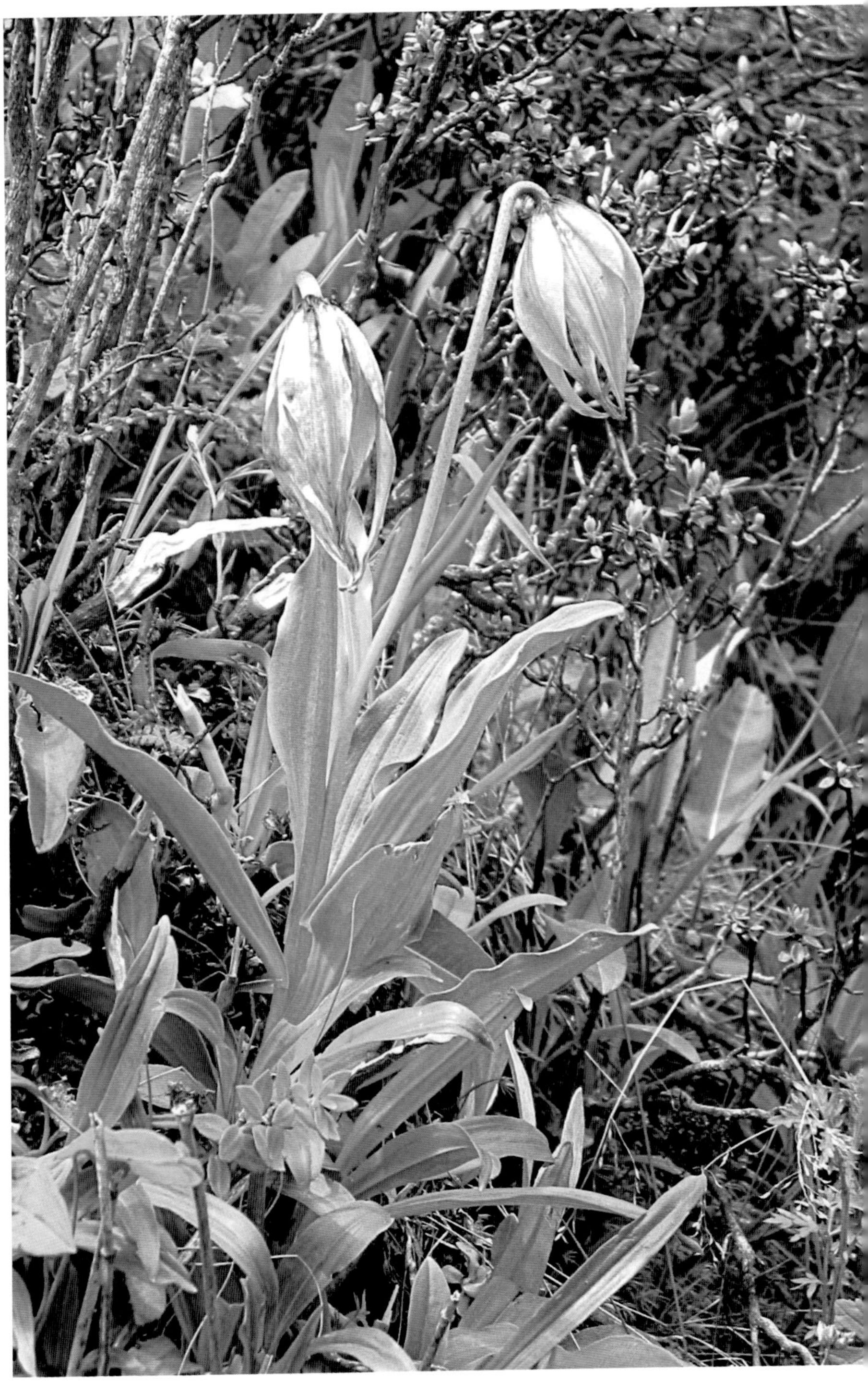

形态

鳞茎近卵形，高 4 ~ 4.5cm，直径 1.5 ~ 3.5cm；鳞片较松散，披针形，长 3.5 ~ 4cm，宽 0.6 ~ 0.7cm，白色，鳞茎上方的茎上无根。茎高 10 ~ 45cm，无毛。叶变化很大，由聚生至散生，披针形、矩圆状披针形或长披针形，长 5 ~ 12cm，宽 0.3 ~ 2cm，先端钝、急尖或渐尖，基部渐狭，边缘有乳头状突起，3 ~ 5 脉。花通常 1，少有 2 ~ 3，下垂；花梗长 9 ~ 15cm；苞片叶状，披针形，长 5 ~ 13cm，宽 0.3 ~ 1cm；花黄色、淡黄色或淡黄绿色，具极稀疏的紫红色斑点或无斑点；花被片披针形或狭卵状披针形，长 4.5 ~ 5.7cm，宽 0.9 ~ 1.6cm，先端长渐尖，内轮花被片蜜腺两边具流苏状突起；雄蕊向中心靠拢，长 1.5 ~ 2cm；花丝钻状，无毛，花药椭圆形，长 0.7 ~ 1cm；子房圆柱形，长 1 ~ 1.2cm，宽 0.3 ~ 0.4cm；花柱长约 1cm，柱头膨大，头状。蒴果矩圆形，长 2 ~ 3cm，宽 1.5 ~ 2cm，成熟时带紫色。花期 6 ~ 7 月，果期 8 ~ 9 月。

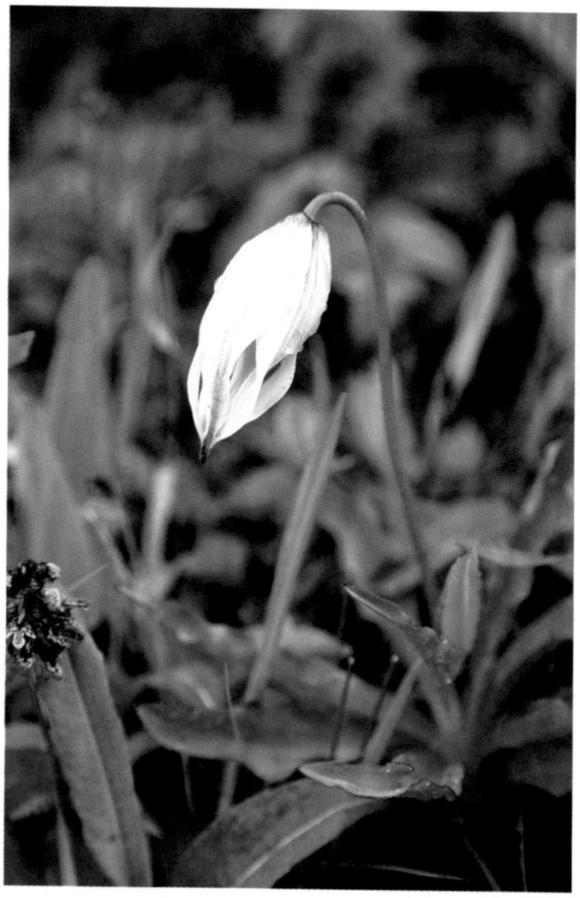

分布

分布于我国四川（雅江、理塘等）、云南、西藏。

生境

生长于海拔 2700 ~ 4250m 的高山草地、林下、山坡灌丛中。

药材名

达思麦朵、达思美朵、达色美多、达色梅朵、打日麦朵（སྟག་གཟིག་མེ་ཏོག），阿毕卡、阿勃卡、阿布卡（ཨ་བྲི་ཁ）。

药用部位

鳞茎。

功能与主治

润肺止咳。用于肺病，咳嗽，体虚。

用量与用法

6 ~ 9g。内服煎汤，或配方用。

附注

《晶珠本草》在“旱生草类药物”的“根叶花果全草类药物”中记载有“ཨ་བྲི་ཁ”（阿毕卡），言其为治头伤、中毒症之药物；《甘露本草明镜》记载西藏产的“阿毕卡”有几种类型，其鳞茎大小与种类多样。现代文献记载藏医所用“阿毕卡”主要系百合科贝母属（*Fritillaria*）的多种植物，但青海、甘肃、四川部分地区藏医也有以百合属（*Lilium*）植物作代用品的情况，可能系因《晶珠本草》记载的“阿毕卡”的形态为贝母属和百合属植物的共有特点，故而导致相互代用。据《晶珠本草》记载的“阿毕卡”鳞茎“状如独头蒜”的特征来看，其基原应为贝母属植物（鳞片较少，通常不分离）。现多以贝母属植物作“阿毕卡”的正品，而将百合属植物称“སྟག་གཟིག་མེ་ཏོག”（达思美朵，该名称未见藏医药古籍记载）。据文献记载，尖被百合 *L. lophophorum* (Bur. et Franch.) Franch. 为“达思美朵”的基原之一，而在四川甘孜也称其为“阿勃卡”。（参见“暗紫贝母”“卓巴百合”“卷丹”“假百合”“大百合”条）

小百合

Lilium nanum Klotz. et Garcke

百合科（Liliaceae） 百合属（*Lilium*）

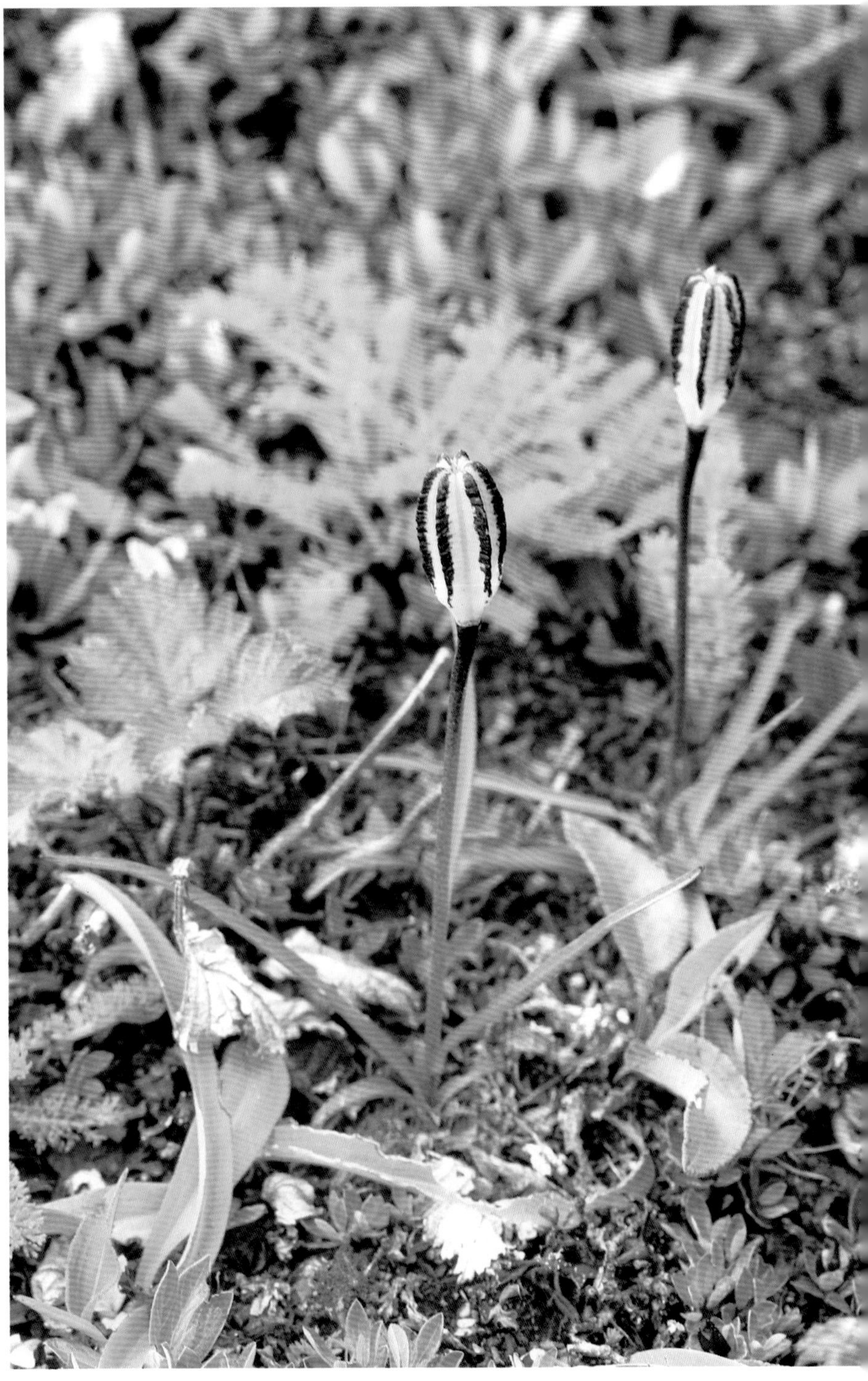

形态

鳞茎矩圆形，高 2 ~ 3.5cm，直径 1.5 ~ 2.3cm；鳞片披针形，长 2 ~ 2.5cm，宽 5 ~ 8mm，鳞茎上方的茎上无根。茎高 10 ~ 30cm，无毛。叶散生，6 ~ 11，条形，长 4 ~ 8.5cm，宽 2 ~ 4mm，近基部的 1 ~ 3 较短而宽。花单生，钟形，下垂；花被片淡紫色或紫红色，内有深紫色斑点；外轮花被片椭圆形，长 2.5 ~ 2.7cm，宽 1 ~ 1.2cm；内轮花被片较外轮稍宽，蜜腺两边有流苏状突起；雄蕊向中心靠拢；花丝钻形，长 1 ~ 1.2cm，无毛；花药椭圆形，长约 6mm；子房圆柱形，长 1cm，宽 3 ~ 6mm；花柱长 4 ~ 6mm，柱头膨大，直径 3 ~ 4mm。蒴果矩圆形，长 2.8 ~ 3.5cm，宽 2 ~ 2.5cm，黄色，棱带紫色。花期 6 月，果期 9 月。

分布

分布于我国西藏南部和东南部（米林、波密、聂拉木等）、云南西北部、四川西部。尼泊尔、不丹也有分布。

生境

生长于海拔 3500 ~ 4500m 的山坡草地、灌木林下、林缘。

药材名

达思麦朵、达色美多（སྟག་གཟིག་མེ་ཏོག）。

药用部位

鳞茎。

功能与主治

润肺止咳，宁心安神。用于肺结核，嗳气，久咳吐血，恍惚不寐。

用量与用法

6 ~ 9g。内服煎汤，或配方用。

附注

“སྟག་གཟིག་མེ་ཏོག”（达思美朵）之名未见藏医药古籍有记载，系现藏医对百合属（*Lilium*）类药材的统称，包括该属的多种，小百合 *L. nanum* Klotz. et Garcke 为其中之一。云南德钦及西藏盐井、芒康藏医还使用百合科植物假百合 *Notholirion bulbuliferum* (Lingelsh.) Stearn 等的小鳞茎，称之为“སྟག་གཟིག་མེ་ཏོག་ཞན་པ”（大丝美多咸巴）。（参见“宝兴百合”“卓巴百合”“假百合”“大百合”条）

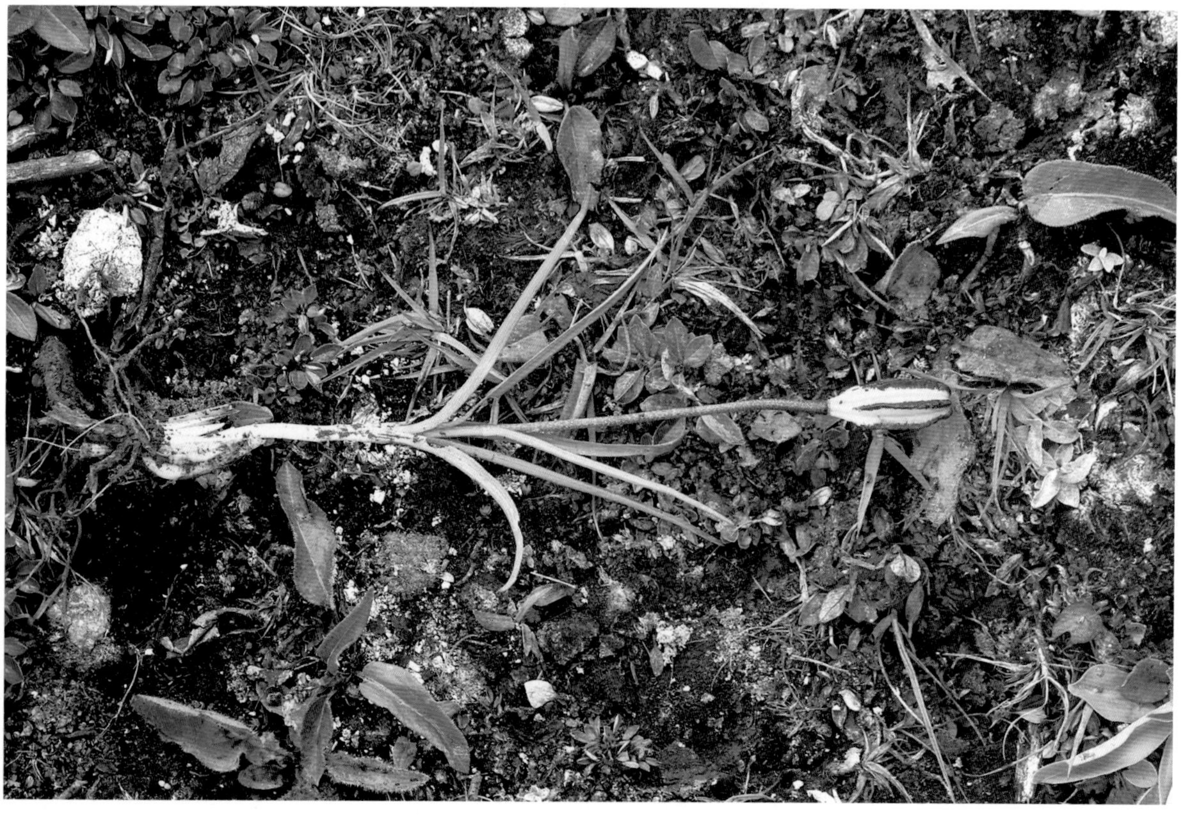

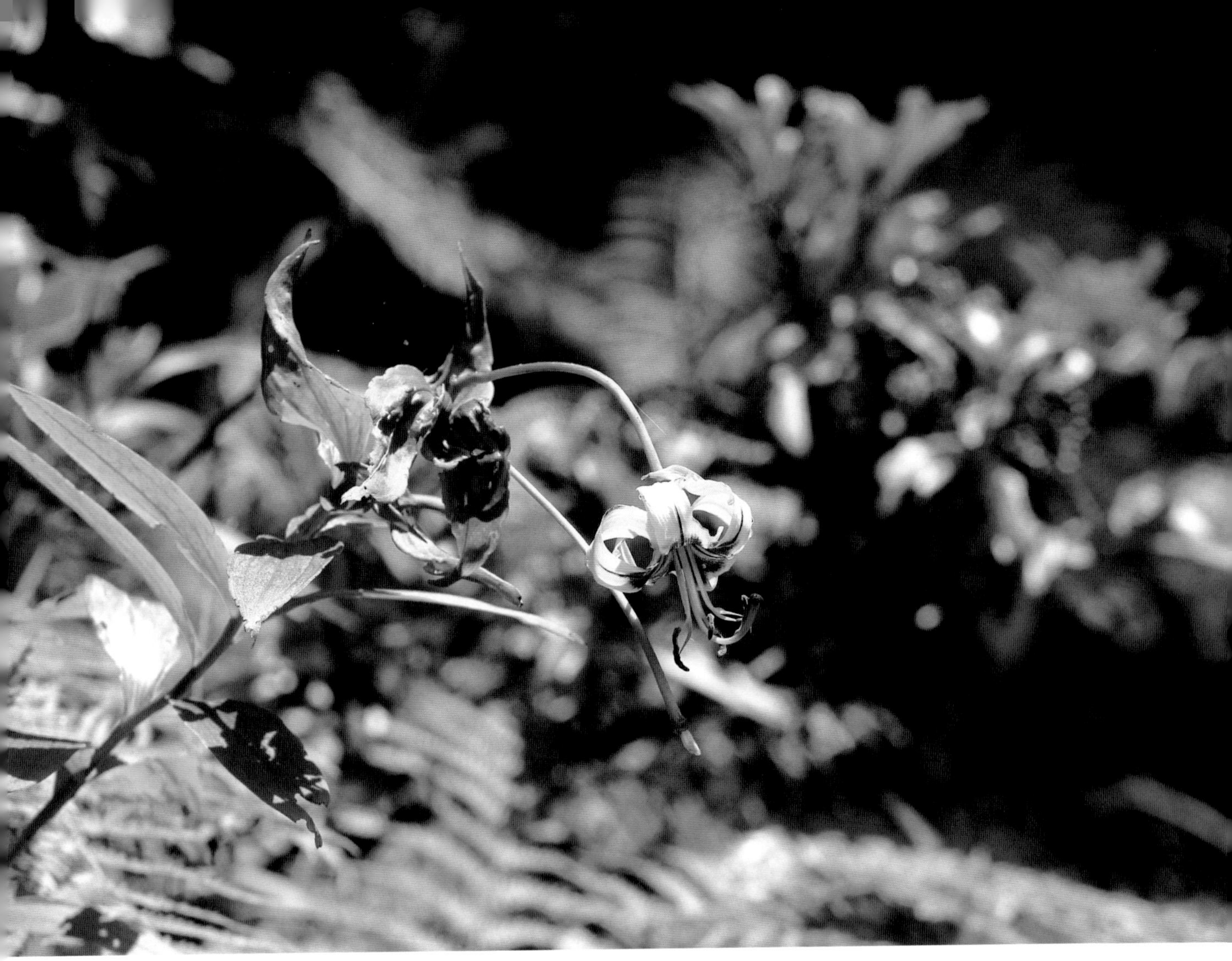

紫斑百合

Lilium nepalense D. Don

百合科（Liliaceae） 百合属（*Lilium*）

形态

鳞茎近球形，高约 2.5cm，直径 2cm，鳞片披针形或卵状披针形，长 2 ~ 2.5cm，宽 1 ~ 1.2cm。茎高 40 ~ 120cm，有小乳头状突起。叶散生，披针形或矩圆状披针形，长 5 ~ 10cm，宽 2 ~ 3cm，先端渐尖，基部渐狭，边缘有小乳头状突起，具 5 脉，两面无毛。花单生或 3 ~ 5 排列成总状花序；苞片矩圆状披针形，长 5.5 ~ 10cm；花梗长 9 ~ 13cm；花淡黄色或绿黄色，喉部带紫色，花稍呈喇叭形，花被片反卷，长 6 ~ 9cm，宽 1.6 ~ 1.8cm，蜜腺两边无乳头状突起；花丝长 5 ~ 5.5cm，无毛，花药长 8 ~ 9mm；子房圆柱形，长 1.5 ~ 1.8cm，花柱长 4 ~ 5cm，柱头膨大，直径约 4mm。花期 6 ~ 7 月。

分布

分布于我国西藏南部（吉隆、聂拉木）、云南西部。尼泊尔、印度、不丹也有分布。

生境

生长于海拔 2650 ~ 3100m 的杂木林下、灌丛、路边。

药材名

达思麦朵、达色美多（སྟག་གཟིག་མེ་ཏོག），扎曲达思美多、匝曲达思美朵（ཛ་ཚུའི་སྟག་གཟིག་མེ་ཏོག）。

药用部位

鳞茎。

功能与主治

润肺止咳，宁心安神。用于肺结核，嗳气，久咳吐血，恍惚不寐。

用量与用法

6 ~ 9g。内服煎汤，或配方用。

附　注

《四部医典》中记载有治胃病、感冒之药物“ཨ་བྷི་ཁ”（阿毕卡）。《四部医典系列挂图全集》中有 4 幅不同贝母的附图（第二十八图：21 ~ 24 号图）；《甘露本草明镜》记载西藏产的“阿毕卡”有几种类型，鳞茎大小与种类多样。现代文献记载的“阿毕卡”的基原主要为百合科贝母属（*Fritillaria*）植物，部分地区也有以百合属（*Lilium*）植物作“阿毕卡”使用的情况。现多将百合属植物称作“སྟག་གཟིག་མེ་ཏོག”（达思麦朵），该名未见藏医药古籍记载，其意译汉名又称“虎豹花”，指百合属植物中花大而花被片有斑点的一些种类。紫斑百合 *L. nepalense* D. Don 为其基原之一。（参见“梭砂贝母”“山丹”“宝兴百合”条）

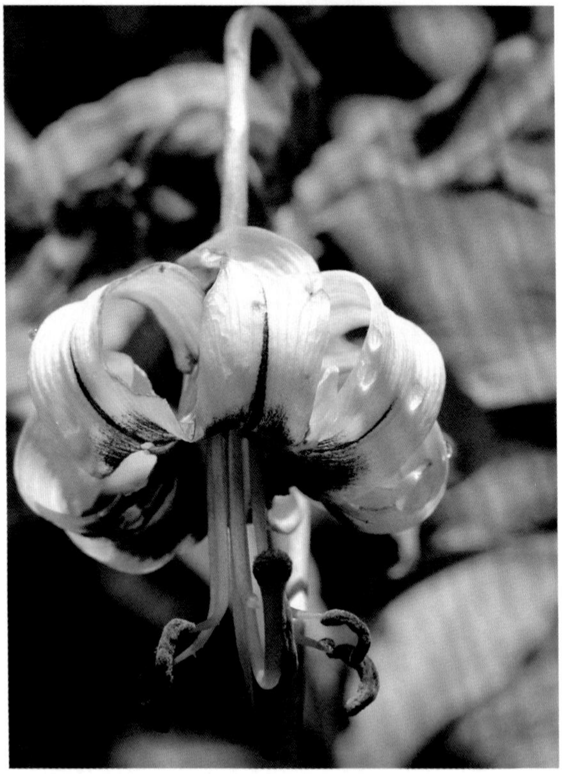

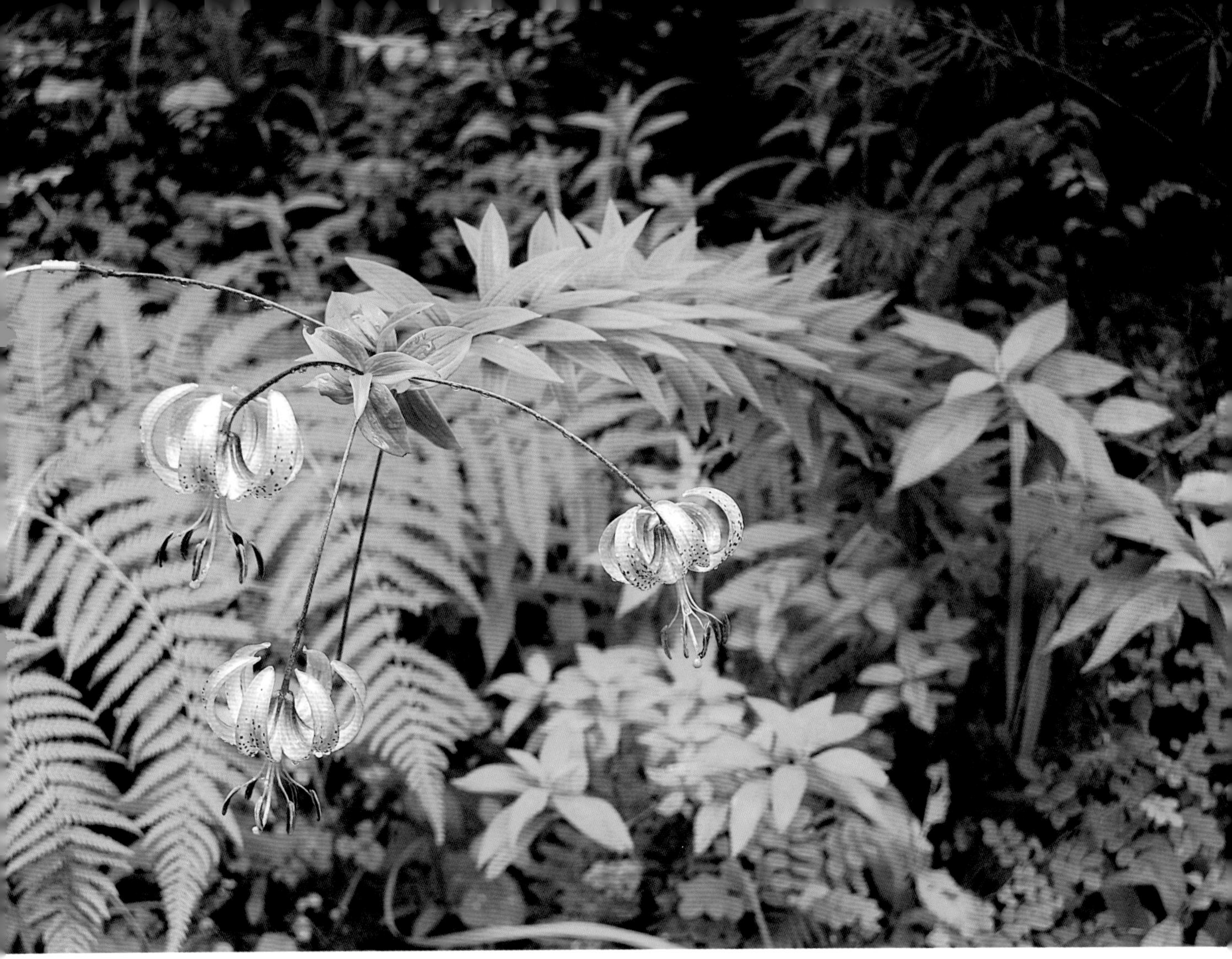

卓巴百合

Lilium wardii Stapf ex Stearn

百合科（Liliaceae）　　百合属（*Lilium*）

形态

鳞茎近球形，高 2 ~ 3cm，直径 2.5 ~ 4cm；鳞片卵形，长 1.5 ~ 2cm，宽 7 ~ 9mm。茎高 60 ~ 100cm，紫褐色，有小乳头状突起。叶散生，狭披针形，长 3 ~ 5.5cm，宽 6 ~ 7mm，上面具 3 明显下陷脉，两面均无毛，边缘有小乳头状突起。总状花序有花 2 ~ 10，少有花单生；苞片叶状，卵形至披针形，长 2.5 ~ 4.5cm，宽 0.5 ~ 1.6cm；花下垂，花被片反卷，淡紫红色或粉红色，有深紫色斑点，矩圆形或披针形，长 5.5 ~ 6cm，宽 8 ~ 10mm，蜜腺两边无流苏状突起；花丝钻状，长 4 ~ 4.5cm，无毛，花药紫色，花粉橙黄色；子房圆柱形，长约 1cm；花柱长为子房的 3 倍或更长，柱头近球形，3 裂。花期 7 月。

分布

分布于我国西藏（林芝）。

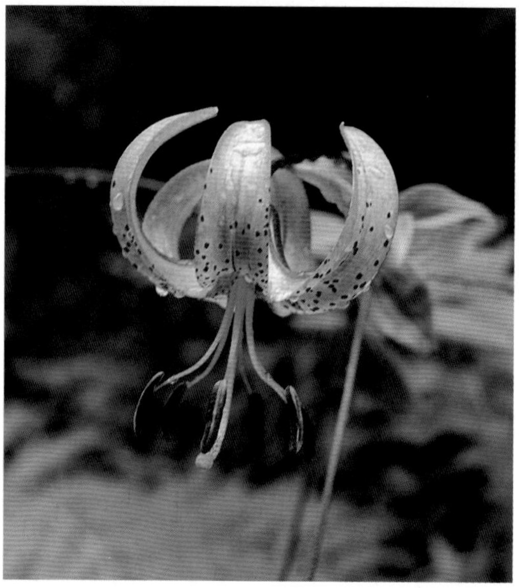

生境

生长于海拔 2030 ~ 3000m 的山坡草地、山坡灌丛、林缘。

药材名

达思麦朵、达色美多、达思美朵（སྟག་གཟིག་མེ་ཏོག），扎曲达思美多、匝曲达思美朵（ཛ་ཆུའི་སྟག་གཟིག་མེ་ཏོག）。

药用部位

鳞茎。

功能与主治

润肺止咳。用于肺病，咳嗽，体虚。

用量与用法

6 ~ 9g。内服煎汤，或配方用。

附注

《晶珠本草》在“旱生草类药物”的“根叶花果全草类药物”中记载有“ཨ་བྲི་ཁ”（阿毕卡、阿布卡），言其为治头伤、中毒症之药物；《甘露本草明镜》记载西藏产的“阿毕卡”有多种类型，鳞茎大小与种类多样。现代文献记载的藏医所用“阿毕卡”主要系百合科贝母属（*Fritillaria*）的多种植物，但部分地区也有使用百合属（*Lilium*）植物山丹 *L. pumilum* DC. 等的情况，可能系由于《晶珠本草》记载的“阿毕卡”的形态为贝母属和百合属植物的共有特点，故而导致其相互混用。据《晶珠本草》记载的“阿毕卡”的鳞茎状如独头蒜的特征来看，“阿毕卡”的基原应为贝母属植物（鳞片较少，通常不分离）。现藏医多以贝母属植物作“阿毕卡”的正品，而将百合属植物称为“སྟག་གཟིག་མེ་ཏོག”（达思麦朵），两者的功能与主治不尽相同。“སྟག་གཟིག་མེ་ཏོག”（达思美朵）之名未见藏医药古籍记载，系现今藏医使用的名称。现藏医使用的“达思美朵”主要有卓巴百合 *L. wardii* Stapf ex Stearn、宝兴百合 *L. duchartrei* Franch.、卷丹 *L. lancifolium* Thunb.、尖被百合 *L. lophophorum* (Bur. et Franch.) Franch.、紫斑百合 *L. nepalense* D. Don 等。云南德钦及西藏芒康藏医还以百合科植物假百合 *Notholirion bulbuliferum* (Lingelsh.) Stearn 的小鳞茎作“达思麦朵”使用。也有文献记载百合科植物大百合 *Cardiocrinum giganteum* (Wall.) Makino、假百合 *N. bulbuliferum* (Lingelsh.) Stearn 及大叶假百合 *N. macrophyllum* (D. Don) Boiss. 称“སྟག་གཟིག་མེ་ཏོག་ཆེན་པ”（大丝美多成巴）。（参见“暗紫贝母”“山丹”“假百合”“大百合”“紫斑百合”条）

宝兴百合

Lilium duchartrei Franch.

百合科（Liliaceae） 百合属（*Lilium*）

形态

鳞茎卵圆形，高 1.5 ~ 3cm，宽 1.5 ~ 4cm，具走茎；鳞片卵形至宽披针形，长 1 ~ 2cm，宽 0.5 ~ 1.8cm，白色。茎高 50 ~ 85cm，有淡紫色条纹。叶散生，披针形至矩圆状披针形，长 4.5 ~ 5cm，宽约 1cm，两面无毛，具 3 ~ 5 脉，有的边缘有乳头状突起。花单生或数朵排成总状花序或近伞房花序、伞形总状花序；苞片叶状，披针形，长 2.5 ~ 4cm，宽 0.4 ~ 0.6cm；花梗长 10 ~ 22cm；花下垂，有香味，白色或粉红色，有紫色斑点；花被片反卷，长 4.5 ~ 6cm，宽 1.2 ~ 1.4cm，蜜腺两边有乳头状突起；花丝长 3.5cm，无毛，花药窄矩圆形，长约 1cm，黄色；子房圆柱形，长 12mm，宽 1.5 ~ 3mm；花柱长为子房的 2 倍或更长，柱头膨大。蒴果椭圆形，长 2.5 ~ 3cm，宽约 2.2cm；种子扁平，具宽 1 ~ 2mm 的翅。花期 7 月，果期 9 月。

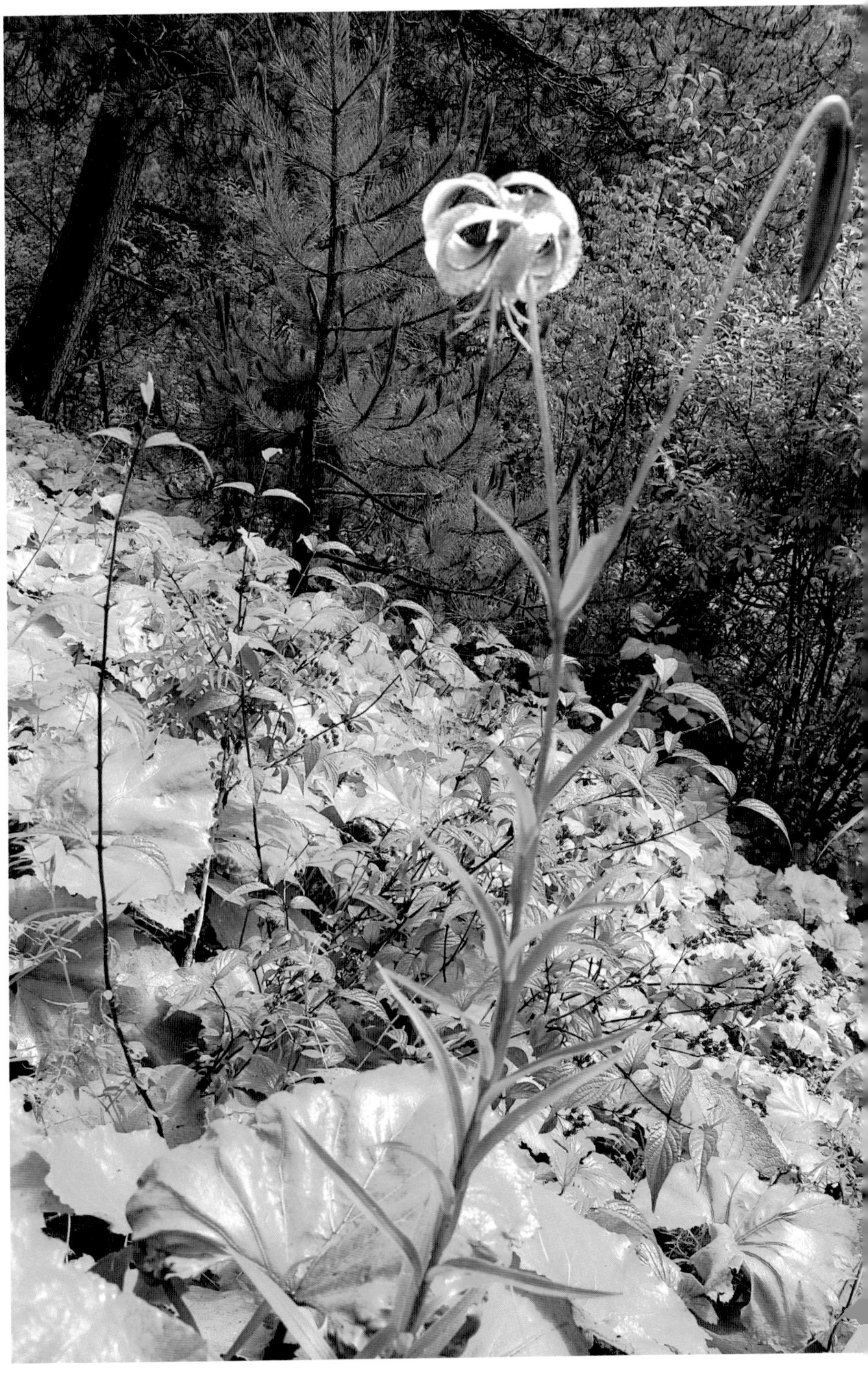

分布

分布于我国四川、云南、西藏、甘肃。

生境

生长于海拔 2300 ~ 3500m 的高山草地、灌丛、林缘。

药材名

达思麦朵、达色美多、达色梅朵、打日麦朵（སྟག་གཟིག་མེ་ཏོག），扎曲达思美多（ཟ་ཆུའི་སྟག་གཟིག་མེ་ཏོག）。

药用部位

鳞茎。

功能与主治

润肺止咳。用于肺病，咳嗽，体虚。

用量与用法

6 ~ 9g。内服煎汤，或配方用。

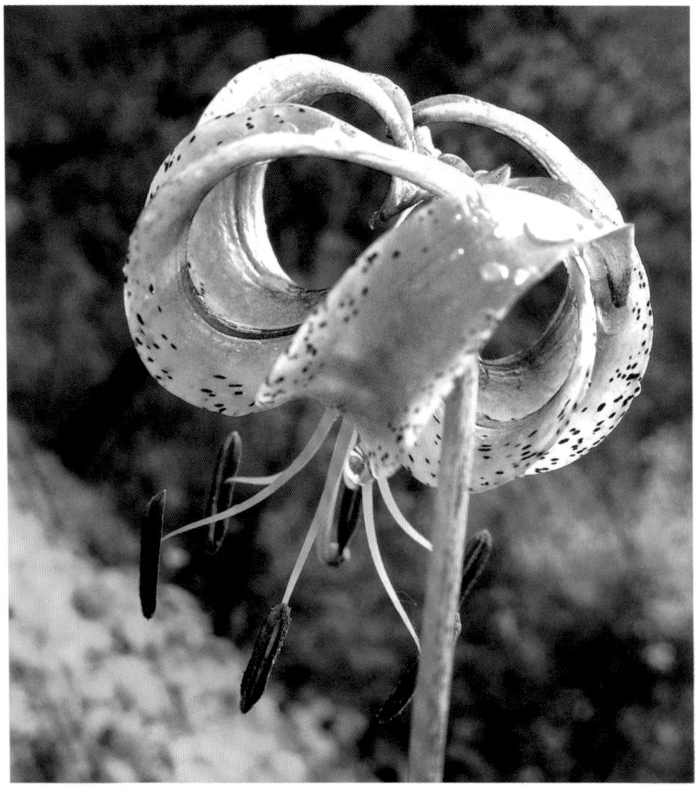

附 注

“སྟག་གཟིག་མེ་ཏོག”（达思美多）之名未见藏医药古籍记载。《晶珠本草》在“旱生草类药物”的“根叶花果全草类药物”中记载有“ཨ་བྱི་ཁ”（阿毕卡）；《甘露本草明镜》记载西藏产的“阿布卡”有几种类型，且鳞茎大小与种类多样。现代文献记载藏医所用的“阿毕卡”主要来源于贝母属（*Fritillaria*）的多种贝母类植物，但在安多方言区和康巴方言区也有部分藏医习用以百合属（*Lilium*）植物山丹 *L. pumilum* DC. 等作“阿毕卡”，这可能由于《晶珠本草》中记载的“阿毕卡”的形态系贝母属和百合属植物的共有特征，故而导致两者相互混用。现藏医使用的“达思美多”的基原包括多种百合属植物，“达思美多”为其统称，宝兴百合 *L. duchartrei* Franch. 为其中之一，又被称为“ཟ་ཆུའི་སྟག་གཟིག་མེ་ཏོག”（扎曲达思美多，“ཟ་ཆུའི”意为“澜沧江的”），该别名源于宝兴百合 *L. duchartrei* Franch. 的异名澜江百合 *L. lankongense* Franch.。（参见“暗紫贝母”“假百合”“卓巴百合”条）

山丹

Lilium pumilum DC.（细叶百合）

百合科（Liliaceae）　百合属（*Lilium*）

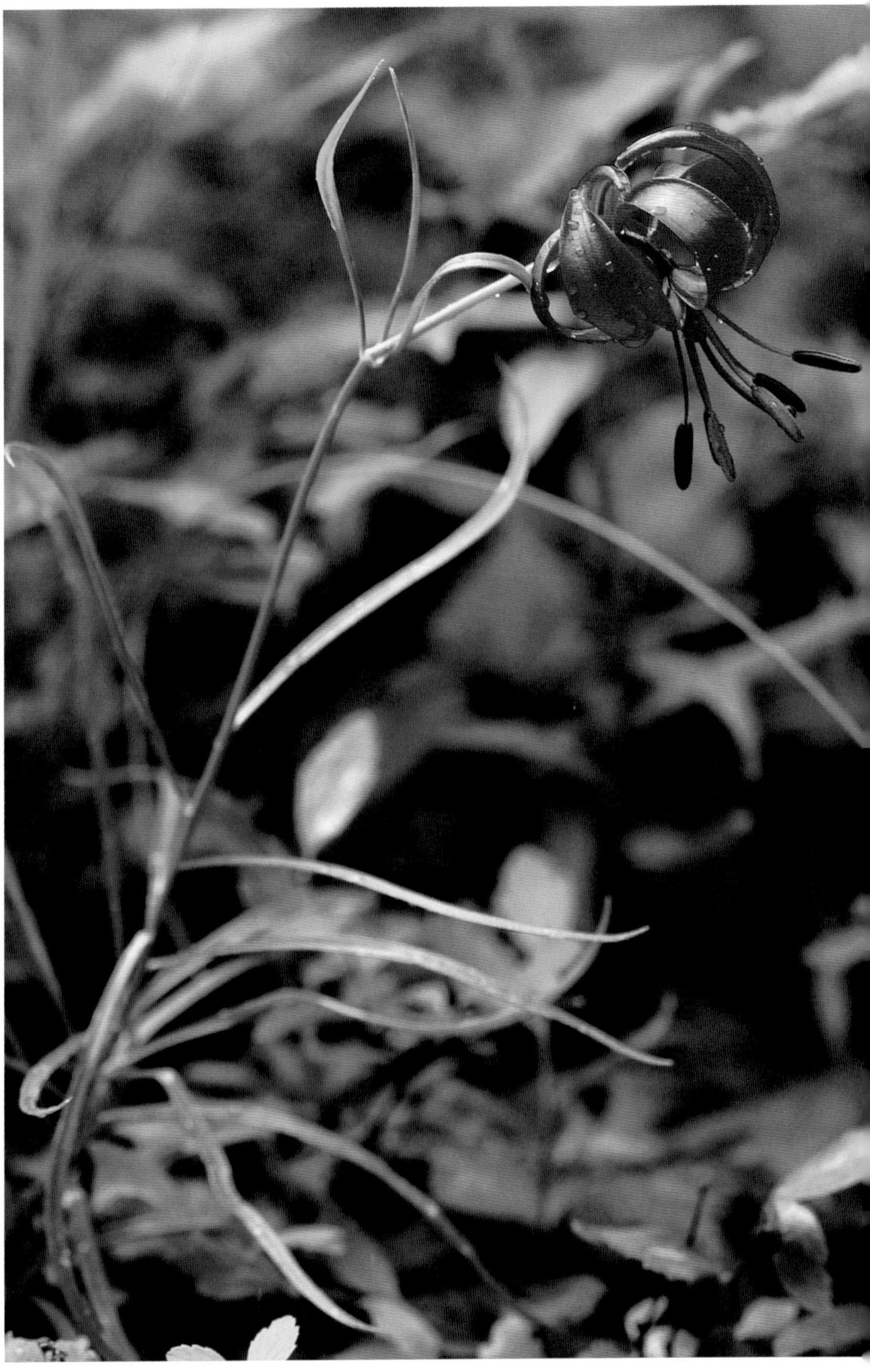

形态

多年生草本。鳞茎卵形或圆锥形，高 2.5 ~ 4.5cm，直径 2 ~ 3cm；鳞片矩圆形或长卵形，长 2 ~ 3.5cm，宽 1 ~ 1.5cm，白色。茎高 15 ~ 60cm，有小乳头状突起，有的带紫色条纹。叶散生于茎中部，条形，长 3.5 ~ 9cm，宽 1.5 ~ 3mm，中脉下面凸出，边缘有乳头状突起。花单生或数朵排成总状花序，鲜红色，通常无斑点，有时有少数斑点，下垂；花被片反卷，长 4 ~ 4.5cm，宽 0.8 ~ 1.1cm，蜜腺两边有乳头状突起；花丝长 1.2 ~ 2.5cm，无毛，花药长椭圆形，长约 1cm，黄色，花粉近红色；子房圆柱形，长 0.8 ~ 1cm；花柱稍长于子房或长 1 倍多，长 1.2 ~ 1.6cm，柱头膨大，直径 5mm，3 裂。蒴果矩圆形，长 2cm，宽 1.2 ~ 1.8cm。花期 7 ~ 8 月，果期 9 ~ 10 月。

分布

分布于我国青海、甘肃、宁夏、

陕西、山西、河南、河北、山东、内蒙古、辽宁、吉林、黑龙江。朝鲜、蒙古等也有分布。

生境

生长于海拔 400 ~ 2600m 的山坡草地、林缘。

药材名

阿毕卡、阿布卡、阿勃卡（ཨ་བྲི་ཁ།），扎曲达思美朵、匝曲达思麦朵（ཛ་ཆུའི་སྟག་གཟིག་མེ་ཏོག），达思麦朵、达色梅朵、打日麦朵（སྟག་གཟིག་མེ་ཏོག）。

药用部位

鳞茎。

功能与主治

润肺止咳，清热安神，利尿，接骨，愈创。用于劳嗽咯血，虚烦惊悸，热病后精神不安，浮肿，小便不利，骨折，创伤。

用量与用法

6 ~ 9g。内服煎汤，或配方用。

附注

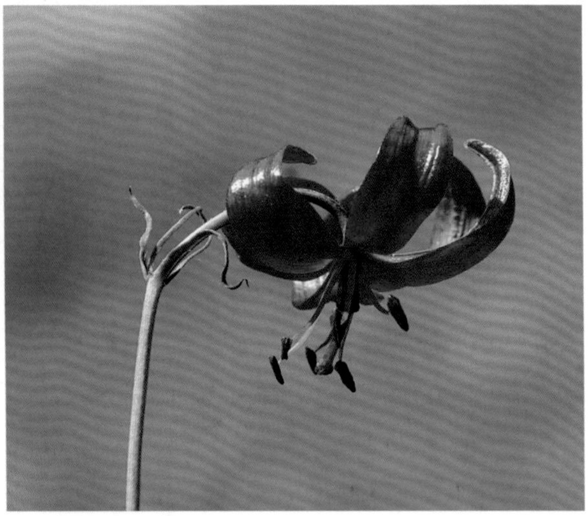

《晶珠本草》中记载有“ཨ་བྲི་ཁ།”（阿毕卡），言其为治头伤、中毒症之药物；《甘露本草明镜》记载西藏产的“阿毕卡”有几种类型，其鳞茎大小与种类多样。现代文献记载藏医所用“阿毕卡”的基原主要以百合科贝母属（*Fritillaria*）的多种植物为正品，但部分地区也有以山丹 *L. pumilum* DC. 作“阿毕卡”使用的情况。现多将百合属植物称作“སྟག་གཟིག་མེ་ཏོག”（达思麦朵，该名称未见藏医药古籍记载）。山丹 *L. pumilum* DC. 为中药百合的基原之一，但有关藏医药文献记载藏医使用的“达思美朵”的基原主要为卓巴百合 *L. wardii* Stapf ex Stearn、宝兴百合 *L. duchartrei* Franch. 等，而将山丹 *L. pumilum* DC. 用作“ཛ་ཆུའི་སྟག་གཟིག་མེ་ཏོག”（匝曲达思美朵），四川甘孜、甘肃甘南藏医则称之为“达色梅朵”，其功能、主治与中药百合有相似之处。（参见“梭砂贝母”“暗紫贝母”“宝兴百合”“卓巴百合”条）

川百合

Lilium davidii Duchartre

百合科（Liliaceae）　百合属（*Lilium*）

形态

鳞茎扁球形或宽卵形，高2～4cm，直径2～4.5cm；鳞片宽卵形至卵状披针形，长2～3.5cm，宽1～1.5cm，白色。茎高50～100cm，有的带紫色，密被小乳头状突起。叶多数，散生，在中部较密集，条形，长7～12cm，宽0.2～0.3（～0.6）cm，先端急尖，边缘反卷并有明显的小乳头状突起，中脉明显，往往在上面凹陷，在背面凸出，叶腋有白色绵毛。花单生或2～8排成总状花序；苞片叶状，长4～7.5cm，宽0.3～0.7cm；花梗长4～8cm；花下垂，橙黄色，近基部约2/3有紫褐色斑点；外轮花被片长5～6cm，宽1.2～1.4cm，内轮花被片比外轮花被片稍宽，蜜腺两边有乳头状突起，外面的两边有少数流苏状的乳突；花丝长4～5.5cm，无毛，花药长1.4～1.6cm，花粉深橘红色；子房圆柱状，长1～1.2cm，宽0.2～0.3cm；花柱长超过

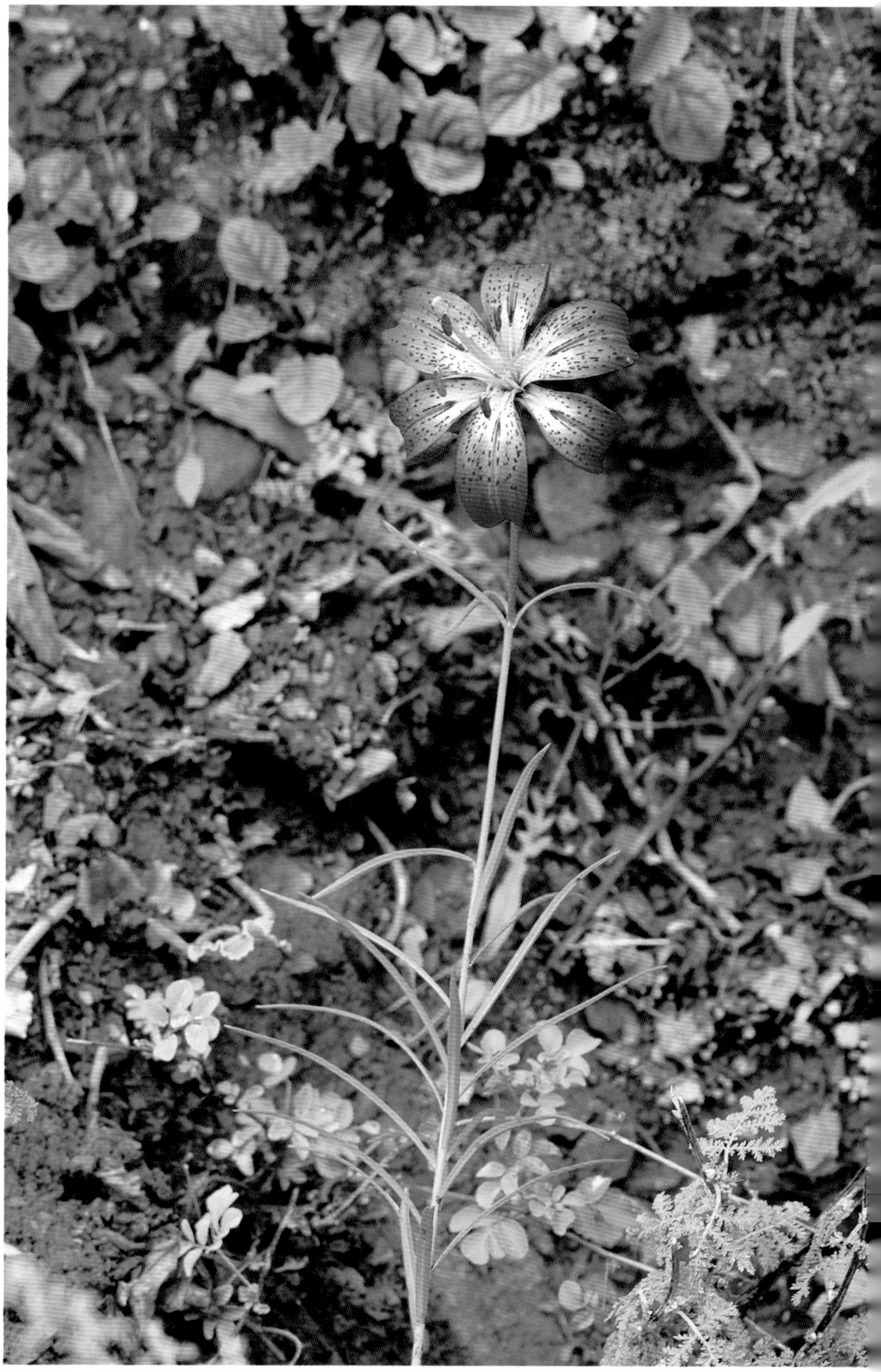

子房的 2 倍，柱头膨大，3 浅裂。蒴果长矩圆形，长 3.5cm，宽 1.6 ~ 2cm。花期 7 ~ 8 月，果期 9 月。

分布

分布于我国四川（巴塘等）、云南、甘肃、陕西、山西、河南、湖北。

生境

生长于海拔 850 ~ 3200m 的山坡草地、林下湿润处、林缘。

药材名

达思麦朵、达色美多（སྟག་གཟིག་མེ་ཏོག），阿毕卡、阿布卡、阿勃卡（ཨ་བྷི་ཁ）。

药用部位

鳞茎。

功能与主治

润肺止咳，宁心安神。用于肺结核，嗳气，久咳吐血，恍惚不寐。

用量与用法

6 ~ 9g。内服煎汤，或配方用。

附 注

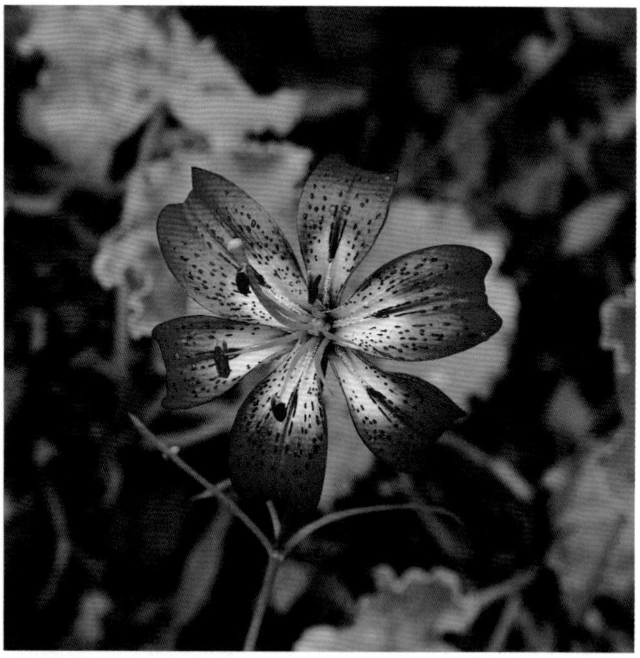

《四部医典》《晶珠本草》等中记载有“ཨ་བྷི་ཁ”（阿毕卡），言其为治头伤、中毒症之药物；《甘露本草明镜》记载西藏产的“阿毕卡”有不同类型，其鳞茎大小不同且种类多样。据现代文献记载，藏医多以百合科贝母属（*Fritillaria*）的多种植物作“阿毕卡”正品，但青海、甘肃、四川部分地区的藏医也使用百合属（*Lilium*）植物，这可能与《晶珠本草》所载的“阿毕卡”形态为贝母属和百合属植物的共有特征有关，四川甘孜藏医即以川百合 *L. davidii* Duchartre 作“阿勃卡”使用。现藏医多将百合属植物称作“达思麦朵”，但该名称未见藏医药古籍记载，应系现代使用的名称，其功能与主治也与贝母类药物不尽相同。现藏医使用的“达思美朵”的基原主要包括卓巴百合 *L. wardii* Stapf ex Stearn、宝兴百合 *L. duchartrei* Franch. 等，川百合 *L. davidii* Duchartre 也为其基原之一。（参见“梭砂贝母”“暗紫贝母”“山丹”“卓巴百合”“假百合”“大百合”条）

卷丹

Lilium lancifolium Thunb.

百合科（Liliaceae）　百合属（*Lilium*）

形态

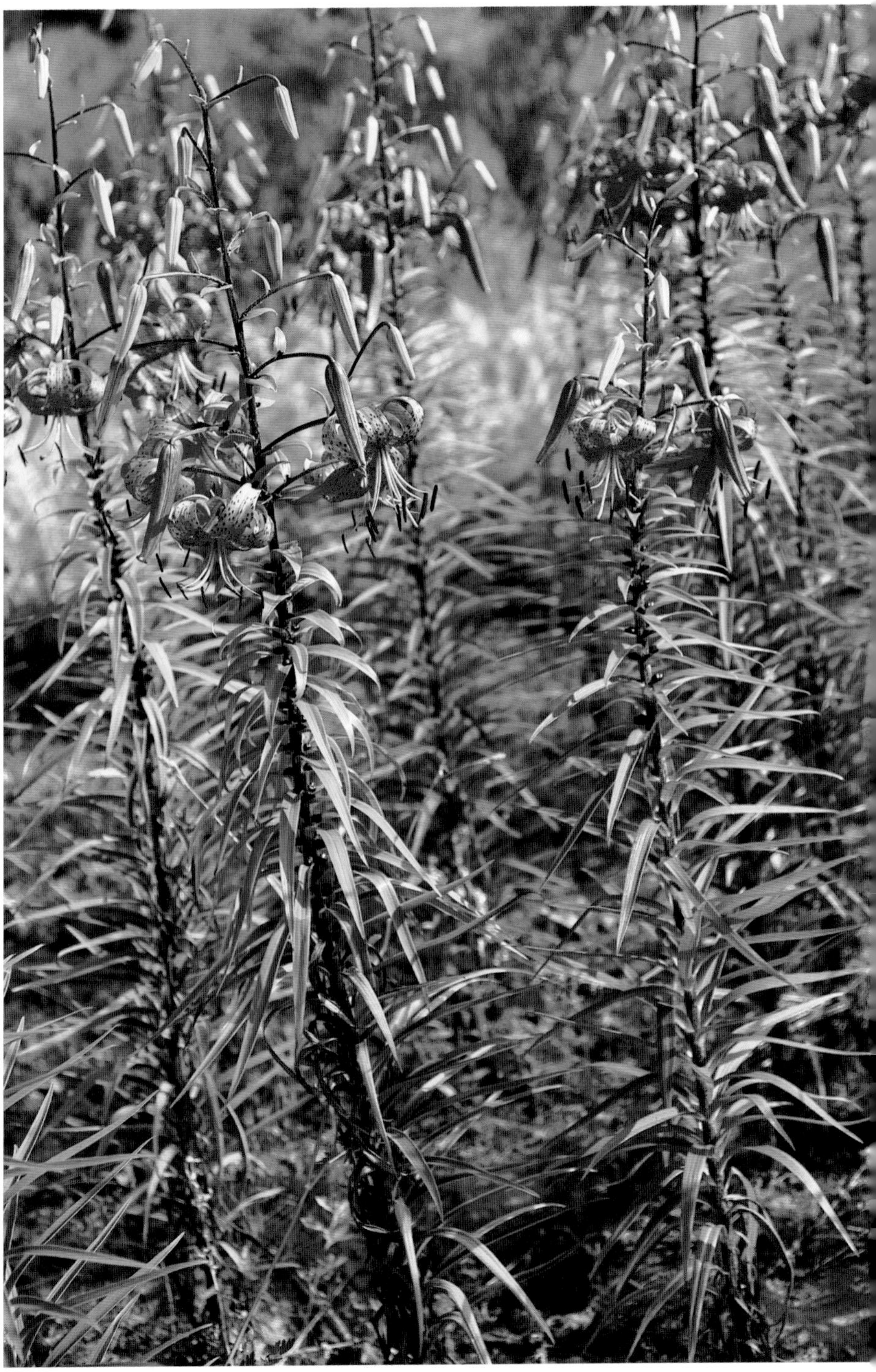

鳞茎近宽球形，高约3.5cm，直径4 ~ 8cm；鳞片宽卵形，长2.5 ~ 3cm，宽1.4 ~ 2.5cm，白色。茎高0.8 ~ 1.5m，带紫色条纹，具白色绵毛。叶散生，矩圆状披针形或披针形，长6.5 ~ 9cm，宽1 ~ 1.8cm，两面近无毛，先端被白色毛，边缘有乳头状突起，有5 ~ 7脉，上部叶腋有珠芽。花3 ~ 6或更多；苞片叶状，卵状披针形，长15 ~ 20mm，宽2 ~ 5mm，先端钝，被白色绵毛；花梗长6.5 ~ 9cm，紫色，被白色绵毛；花下垂，花被片披针形，反卷，橙红色，有紫黑色斑点；外轮花被片长6 ~ 10cm，宽1 ~ 2cm；内轮花被片稍宽，蜜腺两边有乳头状突起，尚有流苏状突起；雄蕊四面张开，花丝长5 ~ 7cm，淡红色，无毛，花药矩圆形，长约2cm；子房圆柱形，长15 ~ 20mm，宽2 ~ 3mm，花柱长4.5 ~ 6.5cm，柱头稍膨大，3裂。蒴果狭长卵形，长3 ~ 4cm。花期7 ~ 8

月，果期 9 ~ 10 月。

分布

分布于我国西藏、青海、四川、甘肃、陕西、山西、重庆、湖北、湖南、江西、安徽、浙江、江苏、广西、河南、山东、吉林、内蒙古等。日本、朝鲜也有分布。

生境

生长于海拔 400 ~ 2500m 的山坡灌木林下、草地、路边。各地多有栽培。

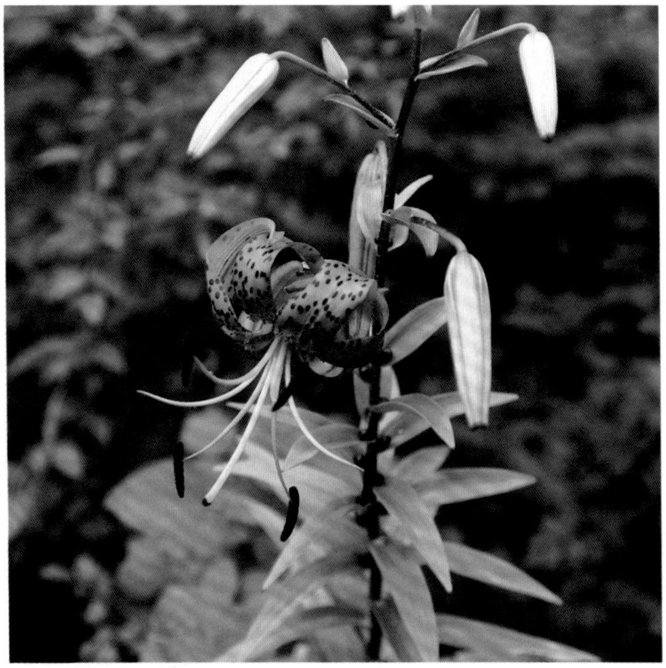

药材名

达思麦朵、达色美多、达色梅朵、打日麦朵（སྟག་གཟིག་མེ་ཏོག），夏泡泽、恰泡子（བྱ་ཕོ་ཚེ），恰泡子子（བྱ་ཕོ་ཚེ་ཚེ）。

药用部位

鳞茎。

功能与主治

润肺止咳。用于肺病，咳嗽，体虚。

用量与用法

6 ~ 9g。内服煎汤，或配方用。

附注

"སྟག་གཟིག་མེ་ཏོག"（达思美多）之名未见有藏医药古籍记载，现藏医使用的"达思麦朵"主要为百合属（*Lilium*）植物，卷丹 *L. lancifolium* Thunb. 为其基原之一；云南德钦及西藏芒康盐井藏医也将假百合 *Notholirion bulbuliferum* (Lingelsh.) Stearn 的小鳞茎作"达思麦朵"使用。《晶珠本草》记载有"ཨ་བྷི་ཁ"（阿毕卡、阿布卡）；《甘露本草明镜》记载西藏产的"阿布卡"有多种类型，其鳞茎大小与种类多样。现代文献记载藏医所用"阿毕卡"多为来源于贝母属（*Fritillaria*）的贝母类药材，但由于《晶珠本草》所载"阿毕卡"的形态为贝母属和百合属植物的共有特征，故青海、甘肃、四川地区藏医也有以百合属植物作"阿毕卡"使用的情况。南派藏医也将一些来源于百合属植物的药材称为"བྱ་ཕོ་ཚེ"（夏泡泽）。据《晶珠本草》记载，"夏泡泽"有 2 类，一类为"生长在低地和浅山灌木林间"的草本类（贝母），另一类为"生长在山沟的阴阳交界处，根盘结向树根少的地方生长，高低如小鞭麻"（按照北派医家的说法）的灌木类（蔷薇科植物金露梅）。如上所述，青海、甘肃、四川地区藏医以百合属植物作"阿毕卡"（贝母类），而该区域主要为南派藏医流行区域，也可能因此缘故，又将百合属植物转作了"夏泡泽"。据文献记载，"夏泡泽"应为罂粟科紫堇属（*Corydalis*）或白花丹科蓝雪花属（*Ceratostigma*）植物。（参见"暗紫贝母""卓巴百合""假百合""小蓝雪花"条）

大百合

Cardiocrinum giganteum (Wall.) Makino

百合科（Liliaceae） 大百合属（*Cardiocrinum*）

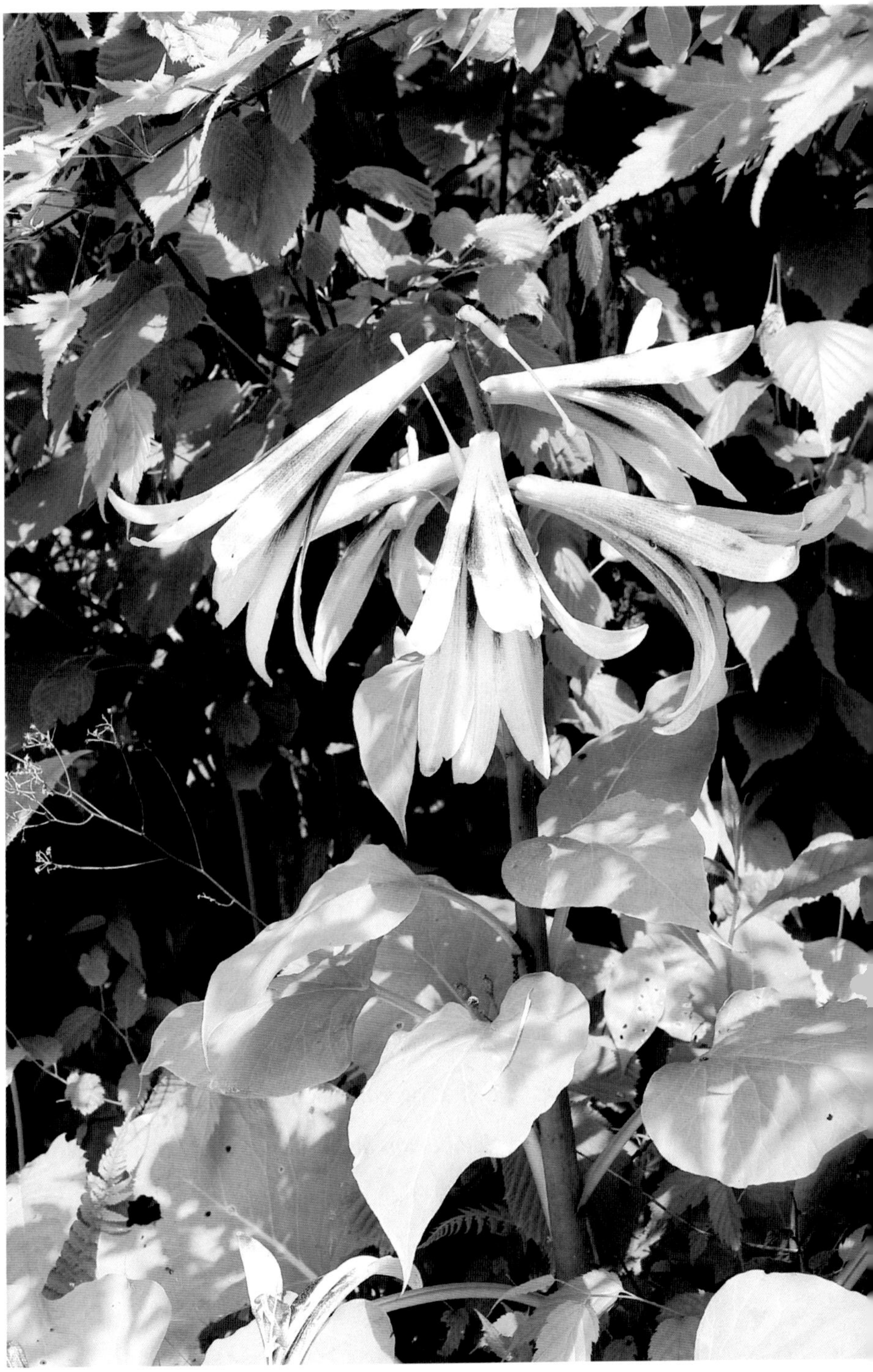

形态

小鳞茎卵形，高 3.5 ~ 4cm，直径 1.2 ~ 2cm，干时淡褐色。茎直立，中空，高 1 ~ 2m，直径 2 ~ 3cm，无毛。叶纸质，网状脉；基生叶卵状心形或近宽矩圆状心形，茎生叶卵状心形，下面的长 15 ~ 20cm，宽 12 ~ 15cm，叶柄长 15 ~ 20cm，向上渐小，靠近花序的几枚呈船形。总状花序有花 10 ~ 16，无苞片；花狭喇叭形，白色，里面具淡紫红色条纹；花被片条状倒披针形，长 12 ~ 15cm，宽 1.5 ~ 2cm；雄蕊长 6.5 ~ 7.5cm，长约为花被片的 1/2，花丝向下渐扩大，扁平，花药长椭圆形，长约 8mm，宽约 2mm；子房圆柱形，长 2.5 ~ 3cm，宽 0.4 ~ 0.5cm，花柱长 5 ~ 6cm，柱头膨大，微 3 裂。蒴果近球形，长 3.5 ~ 4cm，宽 3.5 ~ 4cm，先端有一小尖突，基部有粗短果柄，红褐色，具 6 钝棱和多数细横纹，3 瓣裂；种子呈扁钝三角形，红棕色，长 4 ~ 5mm，宽 2 ~ 3mm，周围具淡红棕色半透明的膜质翅。花期 6 ~ 7 月，果期 9 ~ 10 月。

分布

分布于我国西藏、四川（康定、壤塘）、陕西、湖南、广西。印度、尼泊尔、不丹等也有分布。

生境

生长于海拔 1450 ~ 2900m 的林下草丛、沟谷林下。

药材名

大丝美多咸巴、打日麦朵银巴（སྟག་གཟིག་མེ་ཏོག་ཞན་པ།）。

药用部位

小鳞茎。

功能与主治

清热止咳，宽胸利气。用于气管炎，肺热咳嗽，反胃呕吐。

用量与用法

6 ~ 9g。常配方用。

附　注

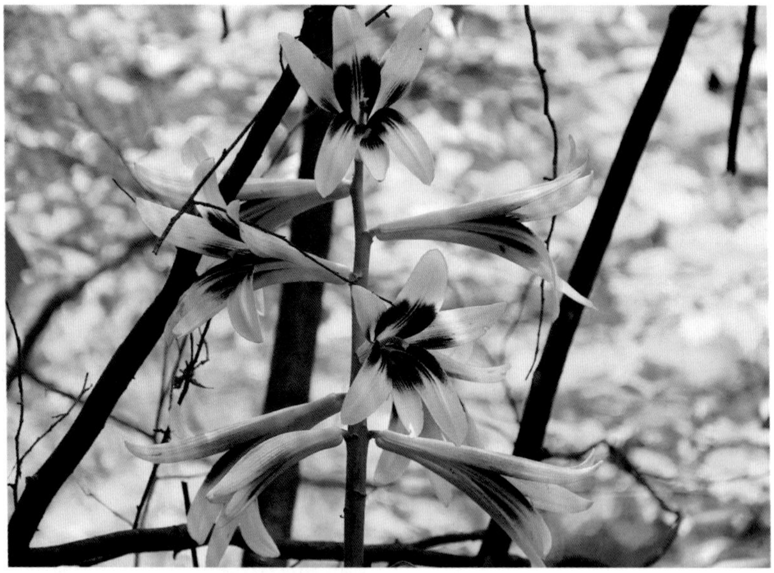

《晶珠本草》中记载有“ཨ་བྲི་ཀ”（阿布卡），言其为治头伤、中毒症之药物；《甘露本草明镜》记载西藏产的“阿布卡”有几种类型，其鳞茎大小不同且种类多样。现代文献记载的不同地区藏医使用的“阿布卡”的基原主要包括百合科贝母属（*Fritillaria*）和百合属（*Lilium*）植物，但现藏医多将贝母属植物作“阿布卡”使用，而将百合属植物作百合类 [“སྟག་གཟིག་མེ་ཏོག”（达思美朵、达思麦朵）] 使用。现藏医使用的“达思美朵”主要为卓巴百合 *L. wardii* Stapf ex Stearn 等多种百合属植物，云南德钦及西藏芒康藏医还以百合科植物假百合 *Notholirion bulbuliferum* (Lingelsh.) Stearn 的小鳞茎作“达思麦朵”使用。也有文献记载，百合科植物大百合 *C. giganteum* (Wall.) Makino、假百合 *N. bulbuliferum* (Lingelsh.) Stearn 及大叶假百合 *N. macrophyllum* (D. Don) Boiss. 为“སྟག་གཟིག་མེ་ཏོག་ཞན་པ།”（大丝美多咸巴）的基原。（参见“暗紫贝母”“卓巴百合”“假百合”“大叶假百合”条）

假百合

Notholirion bulbuliferum (Lingelsh.) Stearn

百合科（Liliaceae）　假百合属（*Notholirion*）

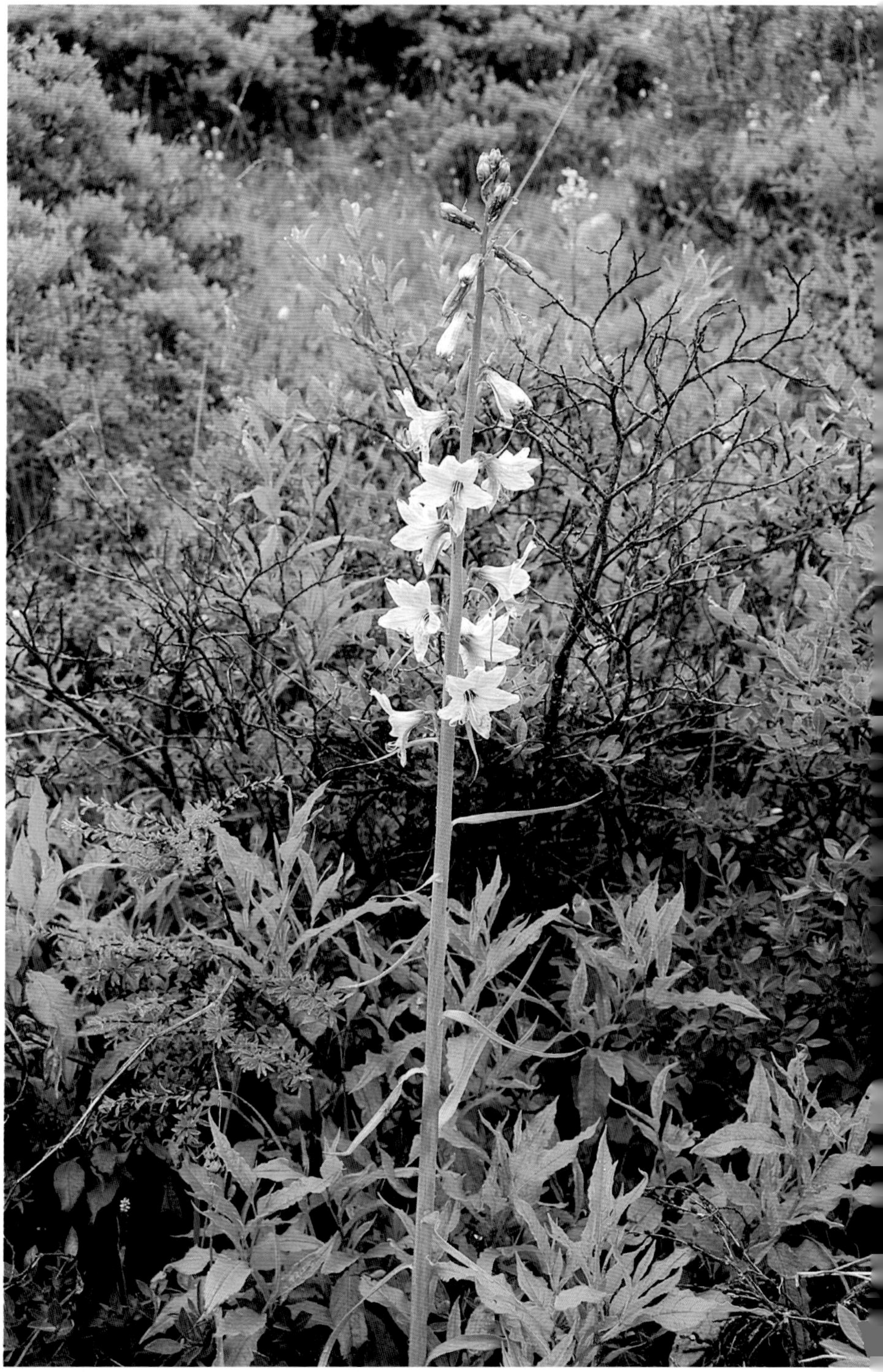

形态

小鳞茎多数，卵形，直径3 ~ 5mm，淡褐色。茎高60 ~ 150cm，近无毛。基生叶数枚，带形，长10 ~ 25cm，宽1.5 ~ 2cm；茎生叶条状披针形，长10 ~ 18cm，宽1 ~ 2cm。总状花序具10 ~ 24花；苞片叶状，条形，长2 ~ 7.5cm，宽0.3 ~ 0.4cm；花梗稍弯曲，长5 ~ 7mm；花淡紫色或蓝紫色；花被片倒卵形或倒披针形，长2.5 ~ 3.8cm，宽0.8 ~ 1.2cm，先端绿色；雄蕊与花被片近等长；子房淡紫色，长1 ~ 1.5cm，花柱长1.5 ~ 2cm，柱头3裂，裂片稍反卷。蒴果矩圆形或倒卵状矩圆形，长1.6 ~ 2cm，宽1.5cm，有钝棱。花期7月，果期8月。

分布

分布于我国西藏、云南、四川（甘孜、壤塘）、甘肃、陕西。尼泊尔、不丹、印度也有分布。

生境

生长于海拔 3000 ~ 4500m 的高山草丛、灌丛、河谷林地。

药材名

达思美朵、达思麦朵（སྟག་གཟིག་མེ་ཏོག），大丝美多咸巴（སྟག་གཟིག་མེ་ཏོག་ཞན་པ།）。

药用部位

鳞茎。

功能与主治

清热止咳，宽胸利气。用于气管炎，肺热咳嗽，反胃呕吐。

用量与用法

6 ~ 9g。常配方用。

附 注

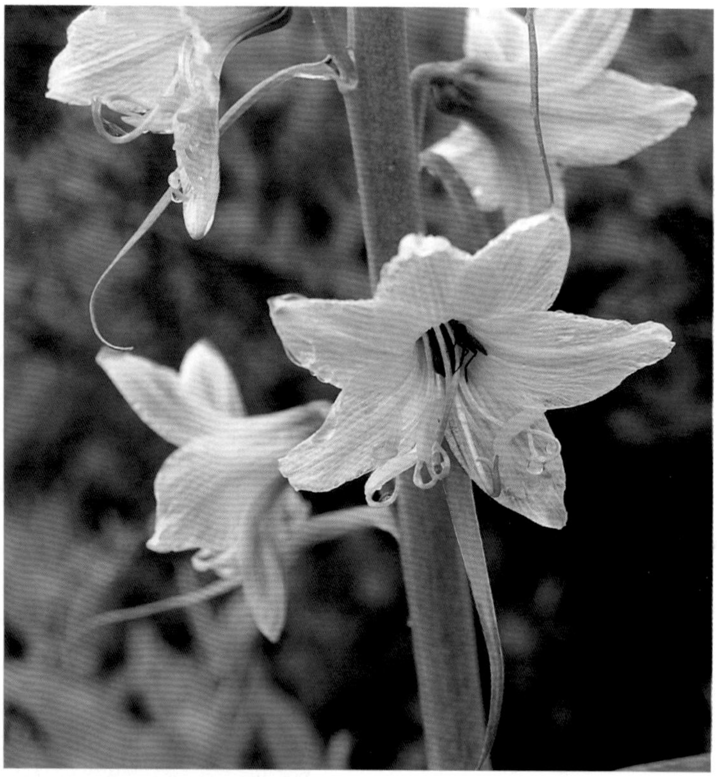

《晶珠本草》记载有“ཨ་བྷི་ཁ”（阿毕卡），言其为治头伤、中毒症之药物；《甘露本草明镜》记载西藏产的“阿毕卡”有不同类型，其鳞茎大小不同且种类多样。据现代文献记载，不同地区藏医使用的“阿毕卡”的基原主要为百合科贝母属（*Fritillaria*）和百合属（*Lilium*）植物，现多将 2 属植物分别作贝母类 [“ཨ་བྷི་ཁ”（阿毕卡）] 和百合类 [“སྟག་གཟིག་མེ་ཏོག”（达思美朵）] 使用。现藏医使用的“达思美朵”主要来源于卓巴百合 *L. wardii* Stapf ex Stearn、宝兴百合 *L. duchartrei* Franch. 等多种百合属植物，云南德钦及西藏盐井、芒康藏医还将假百合 *N. bulbuliferum* (Lingelsh.) Stearn 的小鳞茎作“达思麦朵”使用。也有文献记载，百合科植物大百合 *Cardiocrinum giganteum* (Wall.) Makino、假百合 *N. bulbuliferum* (Lingelsh.) Stearn 及大叶假百合 *N. macrophyllum* (D. Don) Boiss. 亦作“སྟག་གཟིག་མེ་ཏོག་ཞན་པ།”（大丝美多咸巴）使用。（参见“梭砂贝母”“卓巴百合”“大百合”条）

大叶假百合

Notholirion macrophyllum (D. Don) Boiss.

百合科（Liliaceae）　　假百合属（*Notholirion*）

形态

茎高 20 ~ 35cm，无毛。基生叶带形，茎生叶 5 ~ 10，条形，长 6 ~ 15cm，宽 4 ~ 8mm。总状花序具花 2 ~ 6；苞片叶状，窄条形，长 1.2 ~ 2.5cm，先端弯曲；花梗长 0.6 ~ 2cm，微弯；花喇叭形，淡紫红色或紫色，花被片倒披针状矩圆形，长 2.5 ~ 5cm，宽 0.6 ~ 1.5cm，先端钝或为圆形，基部狭窄；花丝丝状，无毛，长 2 ~ 3.5cm；花药长椭圆形，长约 5mm；子房矩圆形，长 7 ~ 8mm，宽约 4mm；花柱长 1.5 ~ 3.2cm，柱头 3 裂，裂片钻状，稍反卷。花期 8 月。

分布

分布于我国四川西部、西藏南部及西南部（吉隆）、云南东北部和西北部。尼泊尔、不丹等也有分布。

生境

生长于海拔 2800 ~ 3400m 的草坡、林间草甸。

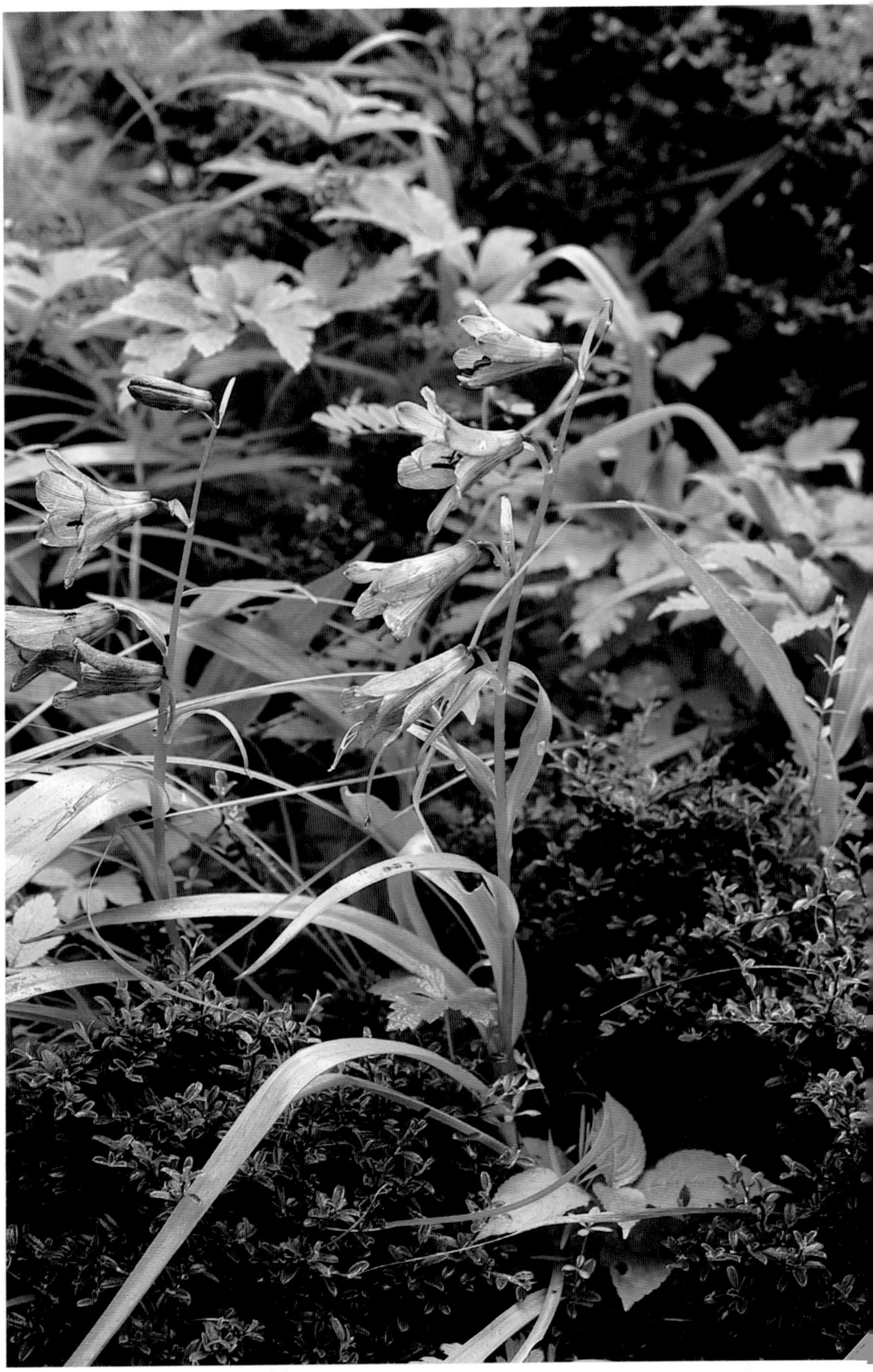

药材名

大丝美多咸巴、打日麦朵银巴（སྟག་གཟིག་མེ་ཏོག་ཞན་པ།）。

药用部位

小鳞茎。

功能与主治

利气，镇痛，止咳。用于胃痛，呕吐，支气管炎。

附 注

《晶珠本草》在“旱生草类药物”的“根叶花果全草类药物”中记载有治头伤、中毒症之药物“ཨ་བྲི་ཁ”（阿毕卡、阿布卡）；《甘露本草明镜》记载西藏产的“阿毕卡”有几种类型，其鳞茎大小与种类多样。现代文献记载不同地区藏医使用的“阿毕卡”的基原主要包括百合科贝母属（*Fritillaria*）和百合属（*Lilium*）植物，通常以贝母属植物作“阿毕卡”使用，而将卓巴百合 *L. wardii* Stapf ex Stearn 等多种百合属植物作“སྟག་གཟིག་མེ་ཏོག”（达思美朵）使用，文献记载云南德钦，西藏盐井、芒康及四川甘孜藏医还以百合科植物大百合 *Cardiocrinum giganteum* (Wall.) Makino 及数种假百合属（*Notholirion*）植物作“达思麦朵”或“སྟག་གཟིག་མེ་ཏོག་ཞན་པ།”（大丝美多咸巴）使用，大叶假百合 *N. macrophyllum* (D. Don) Boiss. 为四川甘孜藏医习用的“打日麦朵银巴”的基原。（参见“暗紫贝母”“卓巴百合”“假百合”“大百合”条）

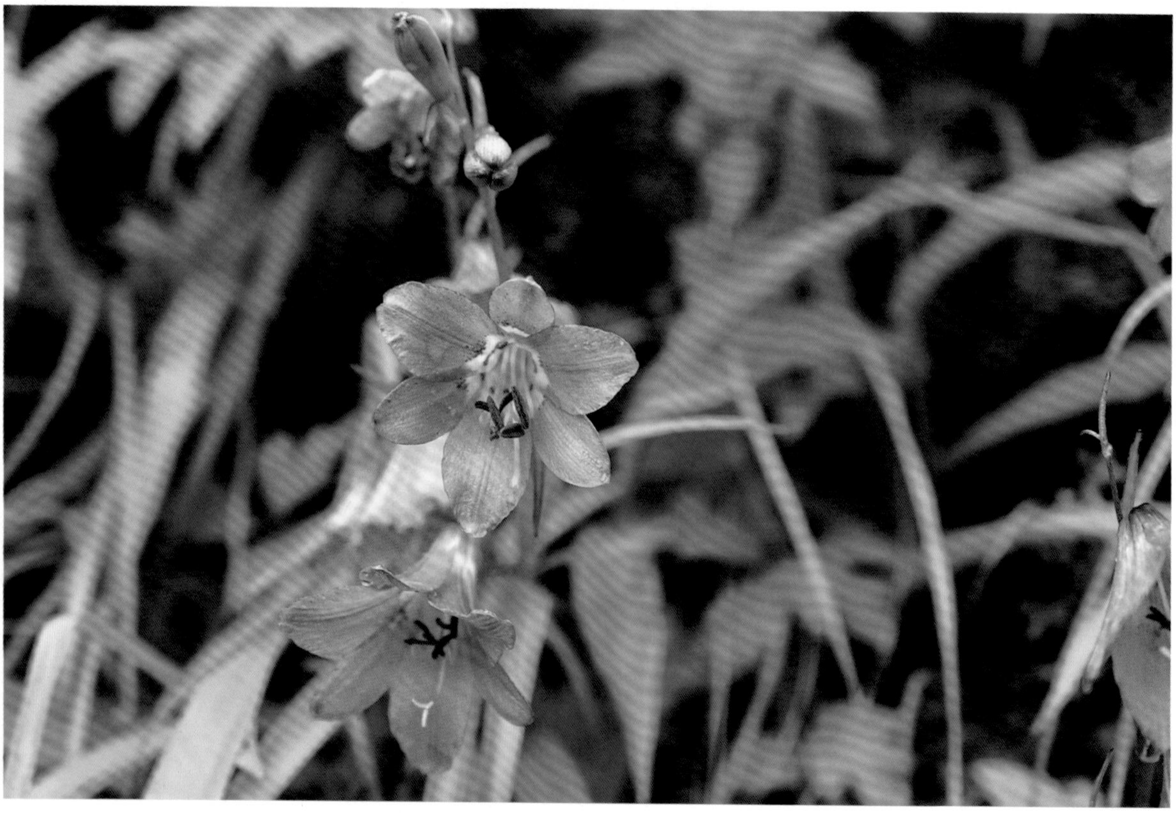

穗花韭

Milula spicata Prain

百合科（Liliaceae） 穗花韭属（*Milula*）

形态

植株高 5 ~ 25（~ 60）cm，外形很像葱韭类植物，也有葱蒜味，但具有狗尾草似的密穗状花序。花葶与叶近等长，叶宽 1 ~ 4mm。花淡紫色，花被长 2.5 ~ 3.5mm，钟状，在果期宿存；花被片合生的程度占 1/3 ~ 2/3，但多变；雄蕊全长的 1/3 明显伸出花被之外；外轮雄蕊的齿大小核形状有变化；花柱长 2.5 ~ 4mm，比子房长，伸出花被外。蒴果直径 3 ~ 4mm。种子狭卵形，长 2 ~ 2.5mm，黑色，上面有极小的细点。花果期 8 ~ 10 月。

分布

分布于我国西藏南部（拉萨、日喀则、朗县、米林、加查、墨脱、普兰、浪卡子等）。尼泊尔、印度也有分布。

生境

生长于海拔 2900 ~ 4800m 的砂质草地、山坡、灌丛、松林下。

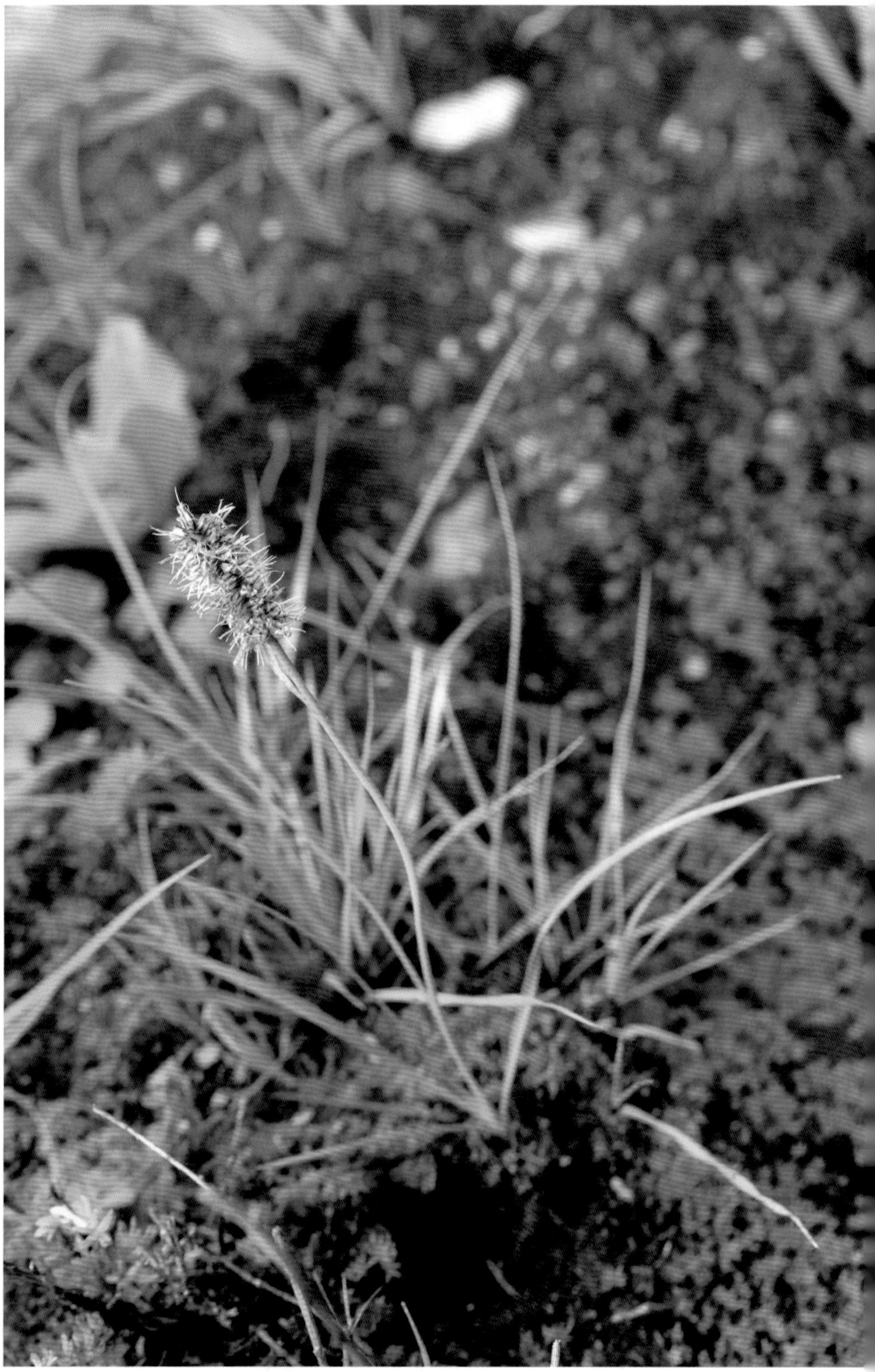

药材名

察久次托、苦久次托（ཁ་དྲུག་རྩེ་ཐོག）。

药用部位

地上部分。

功能与主治

通脉，利尿。用于脉病，尿涩，浮肿。

附 注

《蓝琉璃》在"药物补述"中记载了"ཁ་དྲུག་རྩེ་ཐོག"（苦久次托），言其为通脉、利尿、排石之药物，毛继祖汉译本（2012）将"苦久次托"译作"敦盛草"。《四部医典系列挂图全集》第三十一图中有"རྩ་ཁ་དྲུག"（扎苦久）（35 号图）和"苦久次托"附图（36 号图，2 幅小图中的左小图），该书汉译注名为"狗尾草"。《西藏常用中草药》记载"苦久次托"的基原为莎草科植物水蜈蚣 *Kyllinga brevifolia* Rottb.（短叶水蜈蚣）。《中国藏药植物资源考订》认为，《四部医典系列挂图全集》附图的左侧小图图示植物"有葱样鳞茎及须根，鳞茎上状如叶丛，中有花葶，中上部为穗状花序"，可确认为穗花韭 *M. spicata* Prain，其右图则似为葱属（*Allium*）植物，或水蜈蚣 *K. brevifolia* Rottb.、莎草科植物磚子苗 *Mariscus sumatrens* (Retz.) T. Koyano [密穗磚子苗 *M. compactus* (Retz.) Druce]。

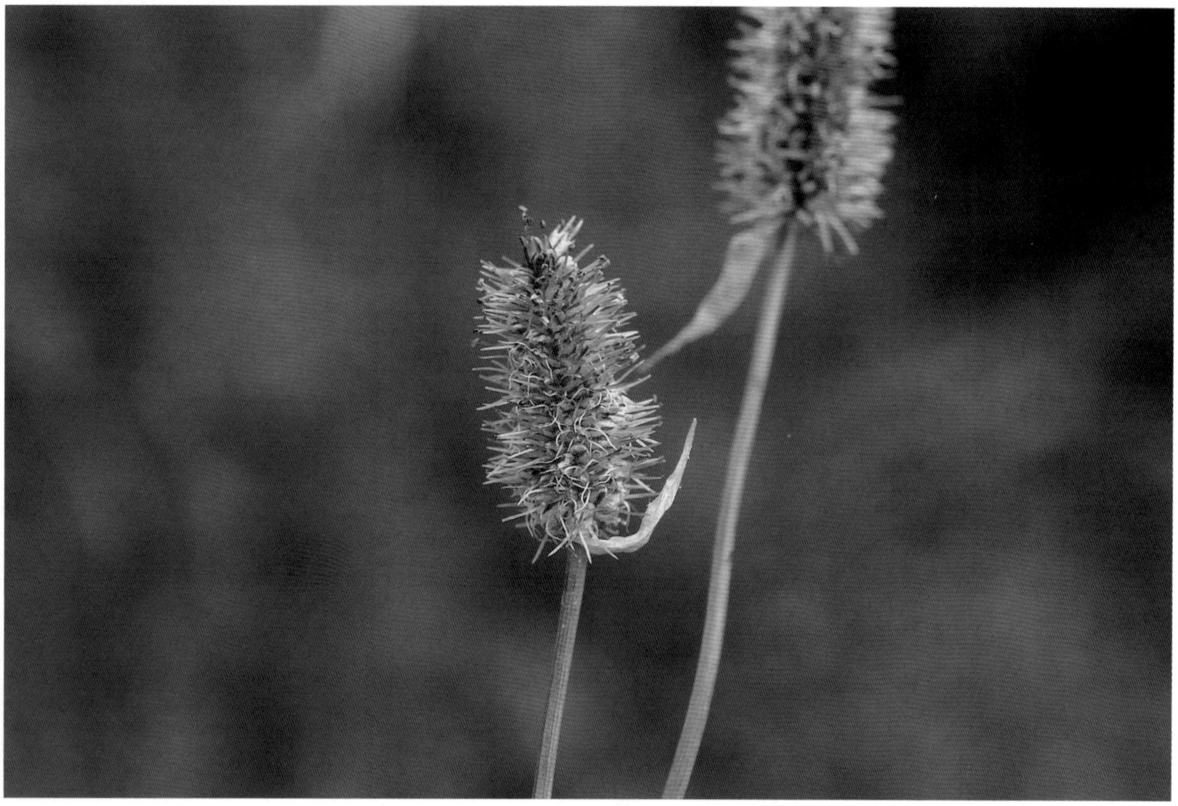

太白韭

Allium prattii C. H. Wright apud Forb. et Hemsl.

百合科（Liliaceae） 葱属（*Allium*）

形态

鳞茎单生或 2 ~ 3 聚生，近圆柱形，鳞茎外皮灰褐色至黑褐色，破裂成纤维状，呈明显的网状。叶 2，紧靠或近对生状，很少为 3，常为条形、条状披针形、椭圆状披针形或椭圆状倒披针形，罕为狭椭圆形，短于或近等于花葶，宽 0.5 ~ 4（~ 7）cm，先端渐尖，基部逐渐收狭成不明显的叶柄。花葶圆柱状，高 10 ~ 60cm，下部被叶鞘；总苞 1 ~ 2 裂，宿存；伞形花序半球状，具多而密集的花；小花梗近等长，比花被片长 2 ~ 4 倍，果期更长，基部无小苞片；花紫红色至淡红色，稀白色；内轮的花被片披针状矩圆形至狭矩圆形，长 4 ~ 7mm，宽 1 ~ 1.5（~ 2.5）mm，先端钝或凹缺，或具不规则小齿，外轮的宽而短，狭卵形、矩圆状卵形或矩圆形，长 3.2 ~ 5.5mm，宽 1.4 ~ 2（~ 2.9）mm，先端钝或凹缺，或具不规则小齿；花丝比花被

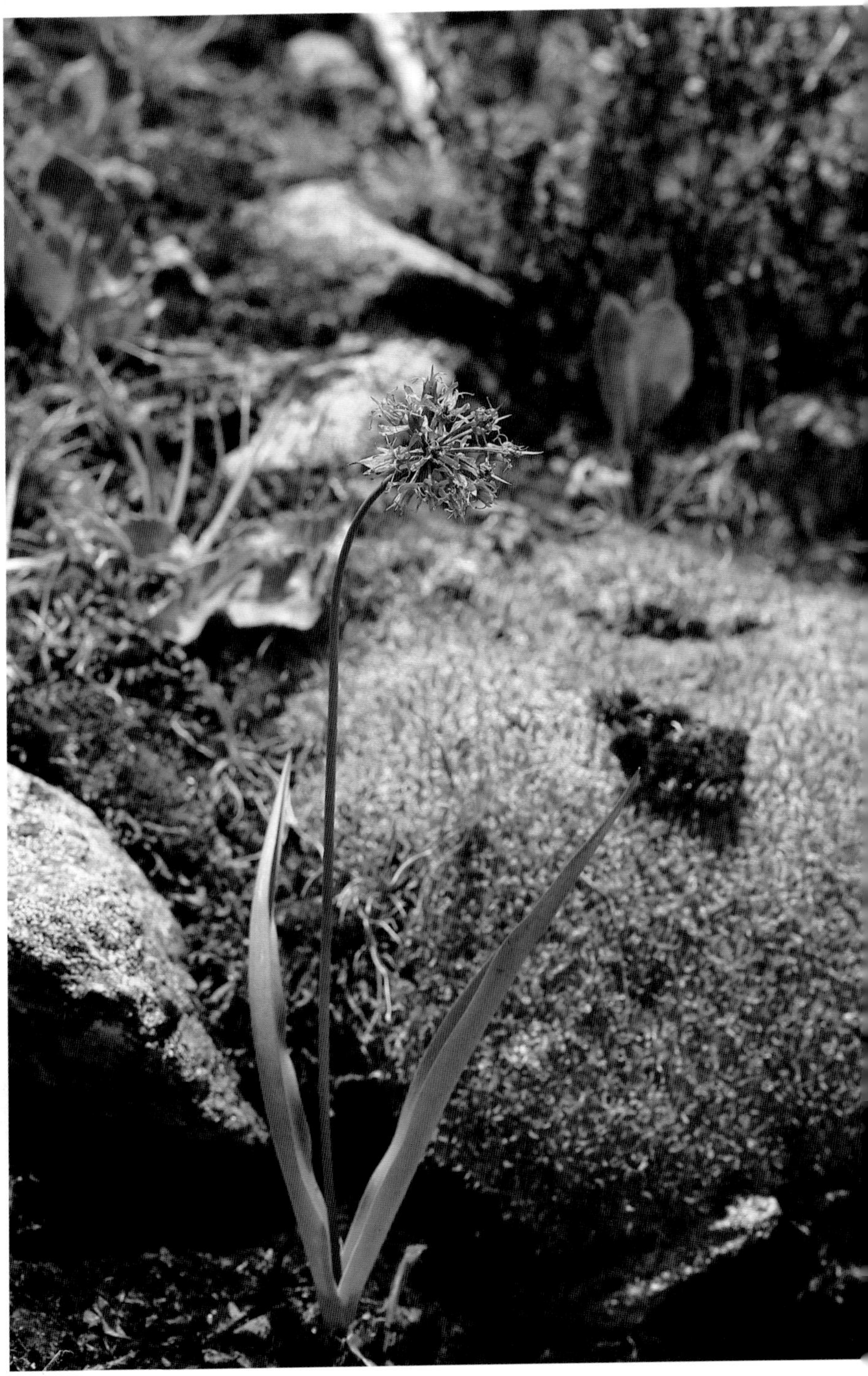

片略长或长得多，基部合生并与花被片贴生，内轮的狭卵状长三角形，基部宽 0.8 ~ 1.5mm，外轮的锥形；子房具 3 圆棱，基部收狭成长约 0.5mm 的短柄，每室 1 胚珠。花果期 6 月底至 9 月。

分布

分布于我国西藏（察雅）、云南、四川、甘肃、青海、陕西、河南、安徽。印度、尼泊尔、不丹也有分布。

生境

生长于海拔 2000 ~ 4900m 的阴湿山坡、沟边、灌丛、林下。

药材名

日郭、日估（རི་སྒོག），柔估、日喝估（ཙག་སྒོག），恰若果巴、夏若格巴（བྱ་རོག་སྒོག་པ），查估、札郭（བྲག་སྒོག）。

药用部位

带根全草。

功能与主治

散寒，解表，止寒泻。用于“赤巴”病，胃寒，食欲不振，消化不良，寒性腹泻，心悸失眠，感冒。

用量与用法

4 ~ 6g。内服研末，或入丸、散剂。

附注

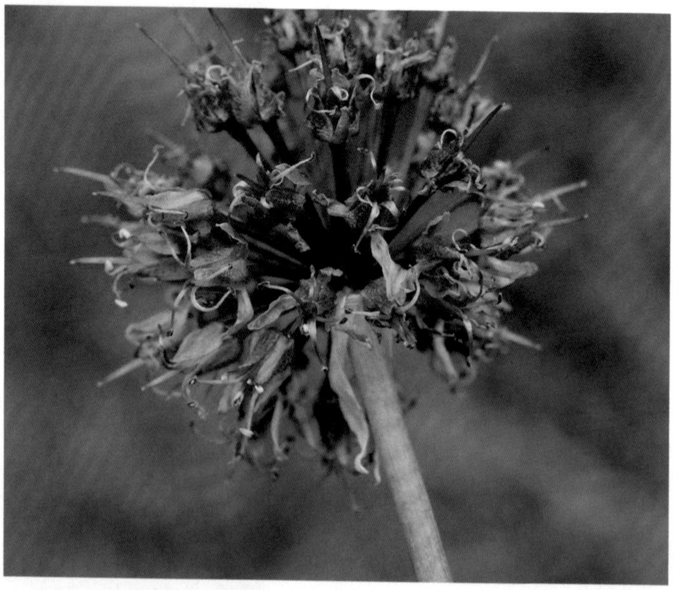

《晶珠本草》在“旱生草类药物”的“根叶花果全草类药物”中记载有“རི་སྒོག་རིགས”（日估类）（野韭蒜类），言其共有 7 种，即：日估、查估、曾那、加估、隆估、齐估、日喝估，“རི་སྒོག”（日估）也作为统称，各种“日估”的功效有所不同。现代文献记载藏医所用各种“日估”类药材均为葱属（*Allium*）植物，但不同文献记载的各种“日估”的名称及其基原不尽一致。不同文献记载，太白韭 *A. prattii* C. H. Wright apud Forb. et Hemsl. 为“日估”（统称）或“柔估”“查估”的基原之一，为治“赤巴”病、止泻之药物，云南迪庆、四川甘孜地方土名又称其为“བྱ་རོག་སྒོག་པ”（恰若果巴）。四川乡城藏医则以短葶韭 *A. nanodes* Airy-Shaw 作“柔估”使用。（参见“大花韭”等条）

粗根韭

Allium fasciculatum Rendle

百合科（Liliaceae） 葱属（*Allium*）

形态

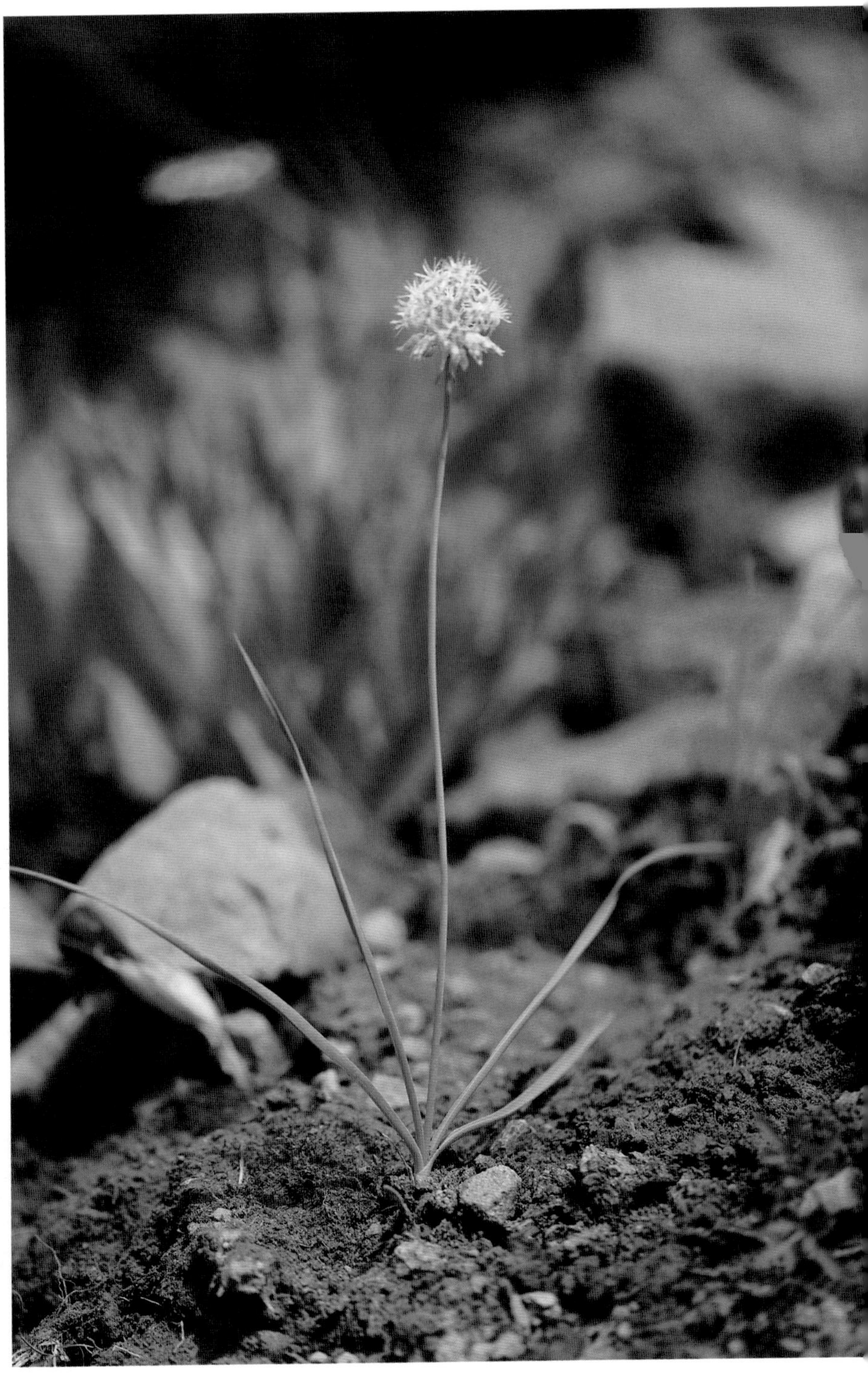

根粗壮，近块根状。鳞茎单生，圆柱状至近圆柱状；鳞茎外皮淡棕色，破裂成平行的纤维状。叶 3 ~ 5，条形，扁平，常比花葶长，长 7 ~ 23cm，宽 0.2 ~ 0.5cm。花葶高 5 ~ 15cm，有时可达 37cm，直径约 1mm，下部 1/4 ~ 2/5 被叶鞘；总苞膜质，单侧开裂或 2 裂，具短喙，与花序近等长，宿存或早落；伞形花序球状，具多而密集的花；小花梗近等长，有时外层的稍短，长等于花被片或为其长的 1.5 ~ 2 倍，基部无小苞片；花白色；花被片等长，披针形，长 4.5 ~ 6mm，宽 1.4 ~ 2.2mm，基部常呈圆形扩大，先端渐尖或不规则 2 裂；花丝等长，约比花被片短 1mm，锥形，在基部合生并与花被片贴生；子房呈具 3 圆棱的扁球状，基部收狭成短柄，不具凹陷的蜜穴，外壁具细的疣状突起，每室 2 胚珠；花柱与子房近等长或比房子略长；柱头小，不显著。花果期 7 ~ 9 月。

分布

分布于我国西藏东南部、青海南部（治多、玉树）。尼泊尔、印度、不丹也有分布。

生境

生长于海拔 2200 ~ 5400m 的山坡、草地、河滩沙地。

药材名

日估、日郭（རི་སྒོག），隆估（ལུང་སྒོག），隆估给子（ལུང་སྒོག་ཀ་རྡེ）。

药用部位

带根全草。

功能与主治

愈疮消肿，敛黄水。用于疮，炭疽，黄水病。

用量与用法

4 ~ 6g。内服研末，或入丸、散剂。

附 注

《晶珠本草》记载“རི་སྒོག་རིགས”（日估葱，野韭蒜类）共有7种，即“日估”“查估”“曾那”“加估”“隆估”（隆估给子）、“齐估”“日喝估”，“རི་སྒོག”（日估）为总称，各种“日估”的功效也有所不同。现代文献记载的藏医所用各种“日估”类药材的基原均为葱属（*Allium*）植物，但不同文献记载的各种药材的名称及基原不尽一致。文献记载，粗根韭 *A. fasciculatum* Rendle 为“日估”（总称）或“隆估给子”的基原之一。粗根韭 *A. fasciculatum* Rendle 的根近块根状，与《晶珠本草》所载“ལུང་སྒོག་ཀ་རྡེ”（隆估给子）的根“状如虫团”（可能系指肉质、膨大的块根）较为相符。也有文献记载“隆估给子”的基原为高山韭 *A. sikkimense* Baker，而该种为圆柱状鳞茎，显然与《晶珠本草》的记载不符。（参见“大花韭”“高山韭”“野黄韭”等条）

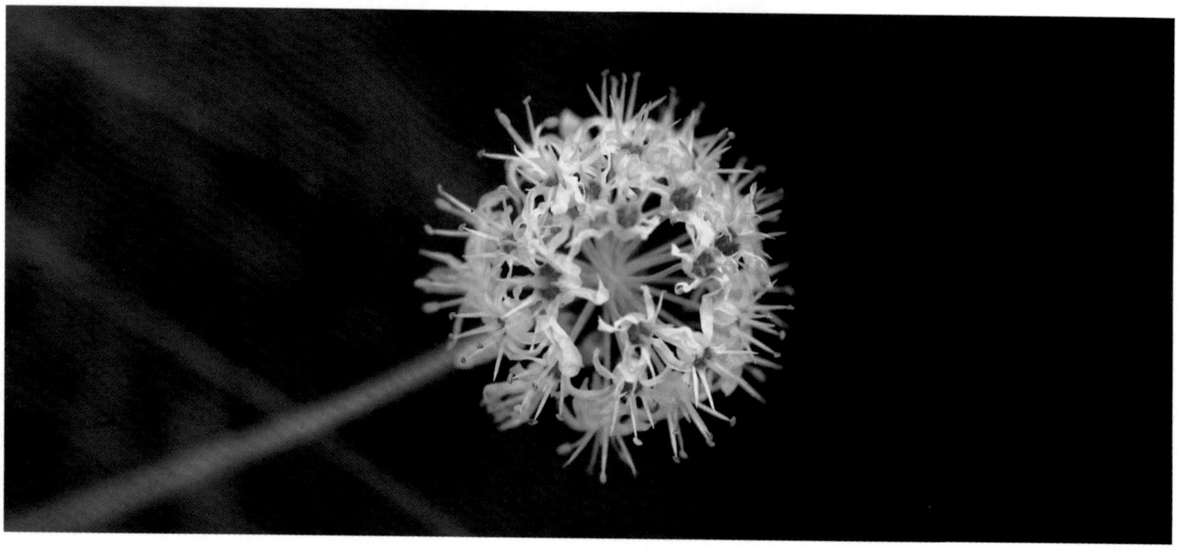

大花韭

Allium macranthum Baker

百合科（Liliaceae） 葱属（*Allium*）

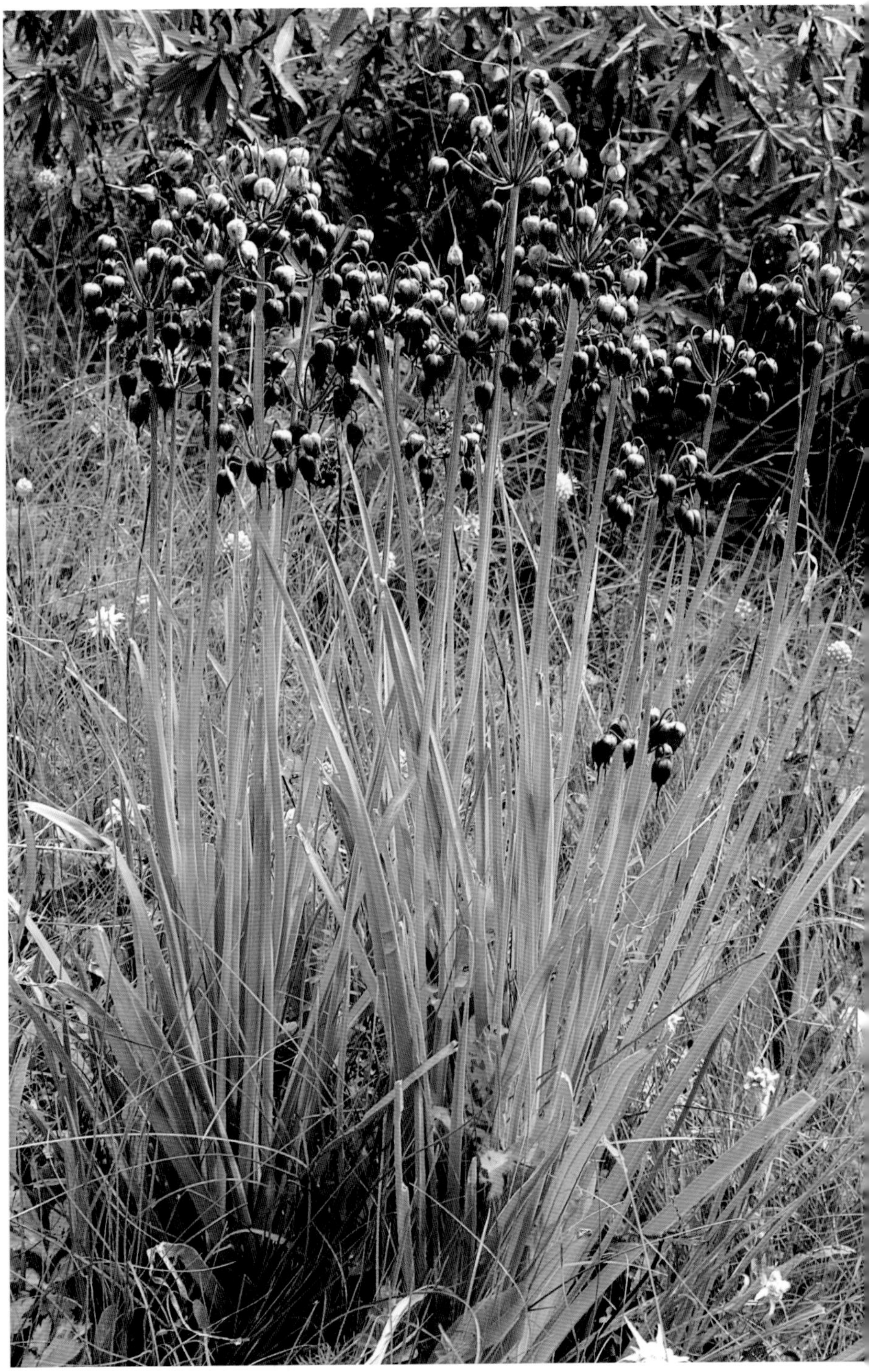

形态

鳞茎圆柱状，具粗壮的根；鳞茎外皮白色，膜质，不裂或很少破裂成纤维状。叶条形，扁平，具明显的中脉，与花葶近等长，宽 4 ~ 10mm。花葶棱柱状，具 2 ~ 3 纵棱或窄翅，高 20 ~ 50（~ 60）cm，中部直径（1.5 ~）2 ~ 3.5mm，下部被叶鞘；总苞 2 ~ 3 裂，早落；伞形花序少花，松散；小花梗近等长，比花被片长 2 ~ 5 倍，先端常俯垂，基部无小苞片；花钟状开展，红紫色至紫色；花被片长 8 ~ 12mm，先端平截或凹缺，外轮花被片宽矩圆形，舟状，内轮花被片卵状矩圆形，比外轮花被片稍长而狭；花丝等长，略长于或等长于花被片，锥形，在最基部合生并与花被片贴生；子房倒卵状球形，先端有时具 6 角状突起；花柱伸出花被。花果期 8 ~ 10 月。

分布

分布于我国西藏东南部、四川西南部（道孚）、甘肃西南部、云南西北部、陕西南部。印度也有分布。

生境

生长于海拔 2700 ~ 4200m 的草坡、河滩、草甸。

药材名

日估、日郭（རི་སྒོག），加估（རྒྱ་སྒོག），柔估、日喝估（ཙག་སྒོག），估增、果籽木（སྒོག་འཛེམ）。

药用部位

全草。

功能与主治

促食欲，助消化，驱虫，开郁豁闷。用于胃病及“培根”寒热病，各类虫病。

用量与用法

4 ~ 6g。内服研末，或入丸、散剂。

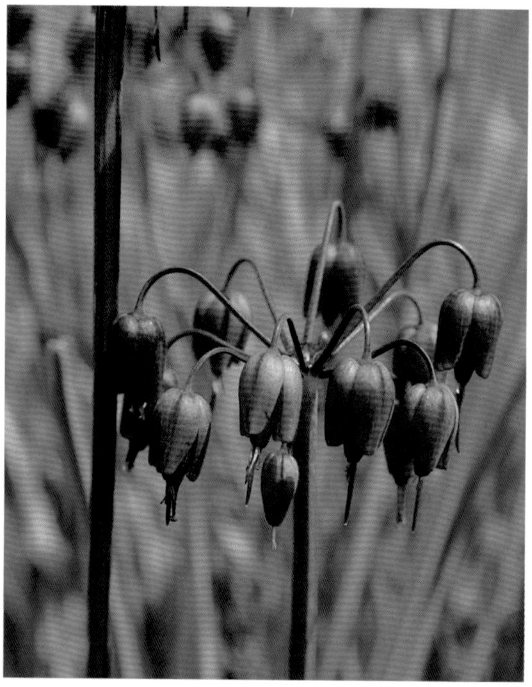

附注

《蓝琉璃》在“药物补述”中记载有“སྒོག་འཛེམ”［“སྒོག་འཛེམ”（估增）］，言其分上、下二品。《晶珠本草》记载“རི་སྒོག་རིགས”（日估葱，即野韭蒜类）共有 7 种，即“日估”（རི་སྒོག）、“查估”“曾那”“加估”“隆估”“齐估”“日喝估”，“日估”为各种的总称，各种“日估”的功效有所不同。现代文献记载的藏医所用各种“日估”类药材的基原均为葱属（*Allium*）植物，但不同文献记载的各种“日估”的名称及基原不尽一致，部分品种的基原也难以考证。《藏药志》根据《晶珠本草》所载的形态和生境等对各种“日估”进行了考证，确定了部分品种的基原，其中，“རྒྱ་སྒོག”（加估）的基原可能为镰形韭 *A. carolinianum* DC.。《晶珠本草》汉译重译本则认为“加估”的基原为大花韭 *A. macranthum* Baker。也有观点认为大花韭 *A. macranthum* Baker 应为《蓝琉璃》记载的“估增”。不同文献记载的“日估”类各品种的基原包括蓝色韭 *A. atrosanguineum* Schrenk（蓝苞葱，日估）、野黄韭 *A. rude* J. M. Xu（日估、夏郭）、野韭 *A. ramosum* L.（查估）、青甘韭 *A. przewalskianum* Regel（曾那、果巴籽木纳）、镰叶韭 *A. carolinianum* DC.（查估、加估、札郭）、粗根韭 *A. fasciculatum* Rendle（隆估给子、日郭）、高山韭 *A. sikkimense* Baker（齐估、果巴籽木纳）、天蓝韭 *A. cyaneum* Regel（齐估）、太白韭 *A. prattii* C. H. Wright apud Forb. et Hemsl.（日喝估、日郭）、宽叶韭 *A. hookeri* Thwaites（日郭）、野葱 *A. chrysanthum* Regel（日郭）、梭沙韭 *A. forrestii* Diels（日郭）等约 20 种。《晶珠本草》记载，各种“日估”的功效有所不同，但总体上具有散寒、驱虫、促食欲、健胃、开郁豁闷等功效。（参见“粗根韭”“太白韭”等条）

杯花韭

Allium cyathophorum Bur. et Franch.

百合科（Liliaceae） 葱属（*Allium*）

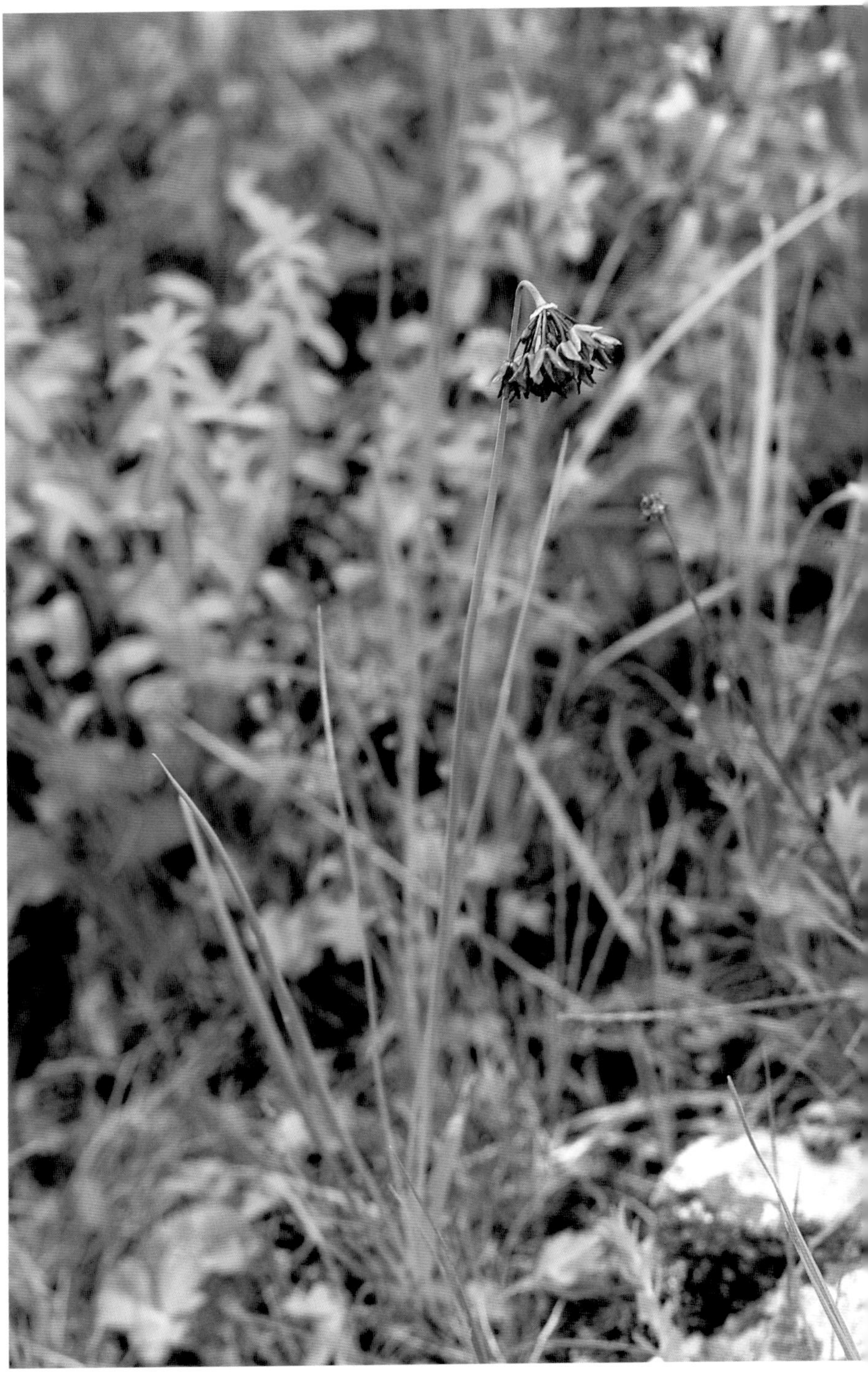

形态

鳞茎单生或数枚聚生，圆柱形或近圆柱形，具较粗的根；鳞茎外皮灰褐色，常呈近平行的纤维状，有时网状。叶条形，背面呈龙骨状隆起，通常比花葶短，宽 2 ~ 5mm。花葶圆柱形，常具 2 纵棱，高 13 ~ 35cm，下部被叶鞘；总苞单侧开裂，稀 2 ~ 5 裂，宿存；伞形花序近扇形，多花，松散；小花梗不等长，与花被片近等长至比其长 3 倍，基部无小苞片；花紫红色至深紫色；花被片椭圆状矩圆形，先端钝圆或微凹，长 7 ~ 9mm，宽 3 ~ 4mm，内轮的稍长；花丝比花被片短，长 4.5 ~ 5.8mm，2/3 ~ 3/4 合生成管状，内轮花丝分离部分的基部常呈肩状扩大，外轮花丝狭三角形；子房卵状球形，外壁具细的疣状突起；花柱不伸出花被；柱头 3 浅裂。花果期 6 ~ 8 月。

分布

分布于我国云南西北部、西藏东部（江达）、四川西南部、青海（玉树）。

生境

生长于海拔 3000 ～ 4600m 的山坡、草地。

药材名

札郭（ཙག་སྒོག），札郭日估（ཙག་སྒོག་རི་སྒོག），日估（རི་སྒོག）。

药用部位

全草。

功能与主治

驱虫，消食。用于头虫症，妇科病，“隆”病。

用量与用法

4 ～ 6g。内服研末，或入丸、散剂。

附　注

《晶珠本草》记载“རི་སྒོག”（日估）能促进消化、增强食欲，言其共有 7 种，即日估、查估（札郭）、曾那、加估、隆估、齐估、日喝估，“日估”为总称，各种“日估”的功效虽有所不同，但基本功效一致。现代文献记载的藏医所用各种“日估”类药材均来源于葱属（*Allium*）植物，但不同文献记载的各种的名称及其基原不尽一致，或未明确区分种类而统称“日估”。据不同文献记载，杯花韭 *A. cyathophorum* Bur. et Franch. 为“日估”或“札郭”的基原之一，也有文献记载其为“ཙག་སྒོག་རི་སྒོག”（札郭日估）。与杯花韭 *A. cyathophorum* Bur. et Franch. 同样药用的还有青甘韭 *A. przewalskianum* Regel、野韭 *A. ramosum* L.、镰叶韭 *A. carolinianum* DC.。（参见“大花韭”“青甘韭”等条）

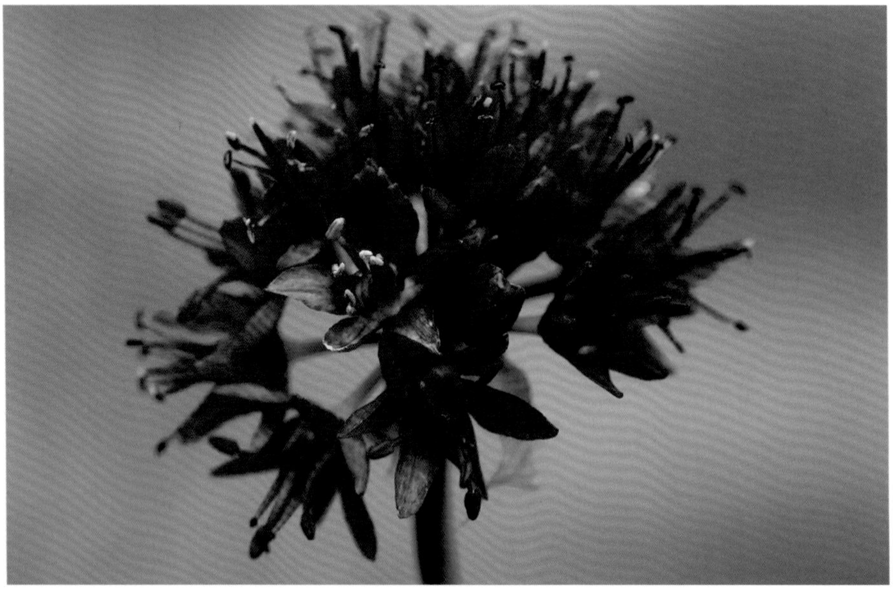

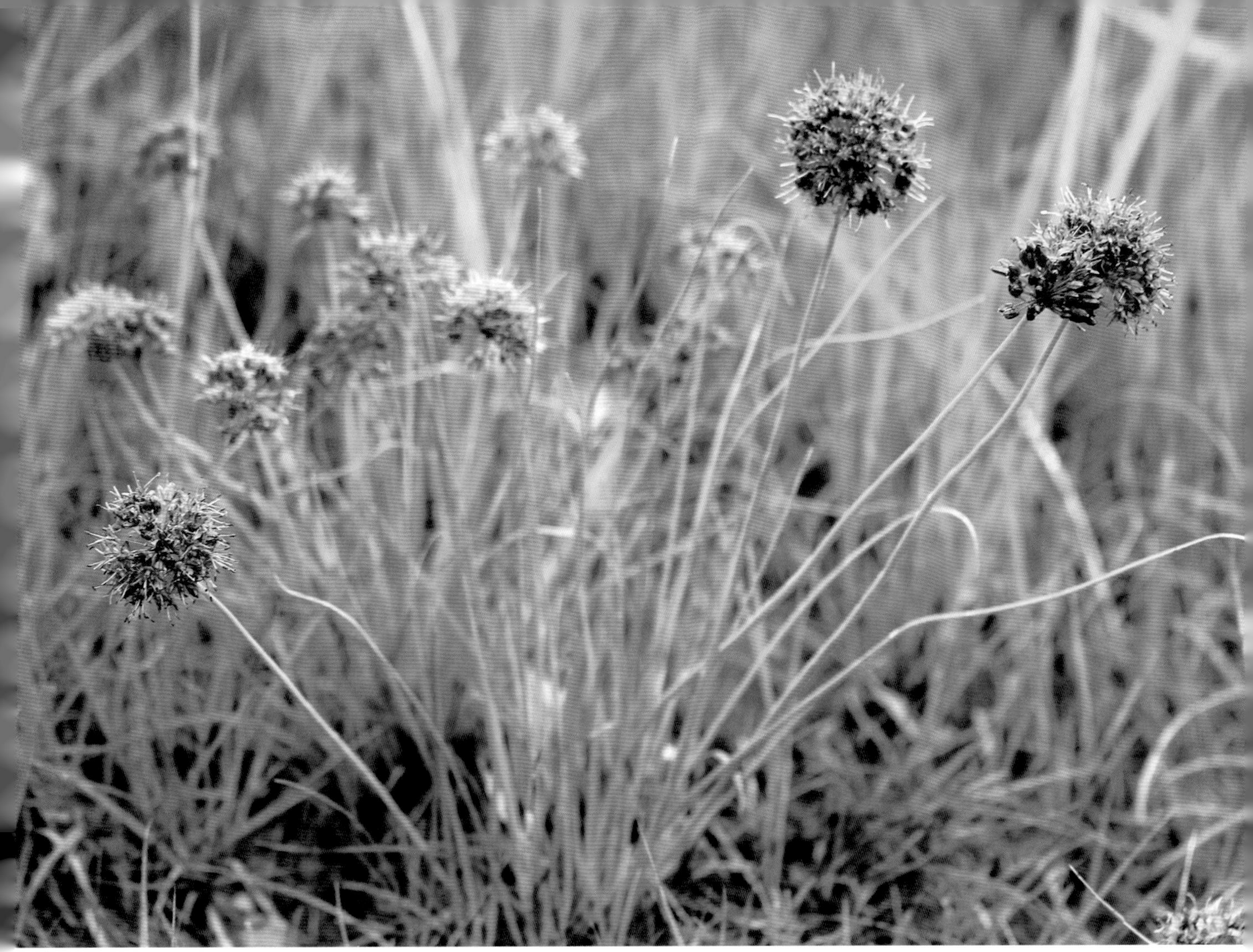

青甘韭

Allium przewalskianum Regel

百合科（Liliaceae） 葱属（*Allium*）

形态

鳞茎数枚聚生，有时基部被以共同的网状鳞茎外皮，狭卵状圆柱形；鳞茎外皮红色，较少为淡褐色，破裂成纤维状，呈明显的网状，常紧密地包围鳞茎。叶半圆柱状至圆柱状，具 4 ~ 5 纵棱，短于或略长于花葶，直径 0.5 ~ 1.5mm。花葶圆柱状，高 10 ~ 40cm，下部被叶鞘；总苞与伞形花序近等长或较短，单侧开裂，具常与裂片等长的喙，宿存；伞形花序球状或半球状，具多而稍密集的花；小花梗近等长，比花被片长 2 ~ 3 倍，基部无小苞片，稀具很少的小苞片；花淡红色至深紫红色；花被片长（3 ~ ）4 ~ 6.5mm，宽 1.5 ~ 2.7mm，先端微钝，内轮的矩圆形至矩圆状披针形，外轮的卵形或狭卵形，略短；花丝等长，为花被片长的 1.5 ~ 2 倍，在基部合生并与花被片贴生，蕾期花丝反折，刚开放时内轮的先伸直，随后外轮的伸直，内轮花丝基部扩大成矩圆形，扩大部分为花丝长度的 1/3 ~ 1/2，每侧各具 1 齿，有时两齿弯曲，互相交接，外轮的锥形；子房球状，基部无凹陷的蜜穴；花柱在花刚开放时被包围在 3 内轮花丝扩大部分所组成的三角锥体中，花后期伸出，而与花丝近等长。花果期 6 ~ 9 月。

分布

分布于我国云南西北部、西藏、四川、甘肃、青海、新疆、宁夏、陕西。印度、尼泊尔也有分布。

生境

生长于海拔 2000 ~ 4800m 的干旱山坡、石缝、灌丛下、草坡。

药材名

札郭（རྒྱ་སྒོག），果巴籽木纳（སྒོག་པ་འཛིམ་ནག），籽木纳（འཛིམ་ནག）。

药用部位

全草。

功能与主治

驱虫，消食。用于头虫症，妇科病，“隆”病。

用量与用法

4 ~ 6g。内服研末，或入丸、散剂。

附 注

《晶珠本草》中记载有“རི་སྒོག”（日估），言该类药物可促进食欲、治不易消化，共有 7 种，即日估、查估（札郭）、曾那、加估、隆估、齐估、日喝估，其中“日估”为总称，各种“日估”的功效有所不同。现代文献记载藏医所用各种“日估”类药材均来源于葱属（*Allium*）植物，但不同文献记载的各种的名称及其基原不尽一致。据文献记载，青甘韭 *A. przewalskianum* Regel 为“རྒྱ་སྒོག”（札郭）的基原之一，也有文献称青甘韭为“སྒོག་པ་འཛིམ་ནག”（果巴籽木纳）或“འཛིམ་ནག”（籽木纳）；作“札郭”使用的还有野韭 *A. ramosum* L.、镰叶韭 *A. carolinianum* DC.、杯花韭 *A. cyathophorum* Bur. et Franch.。（参见“大花韭”“野韭”“杯花韭”条）

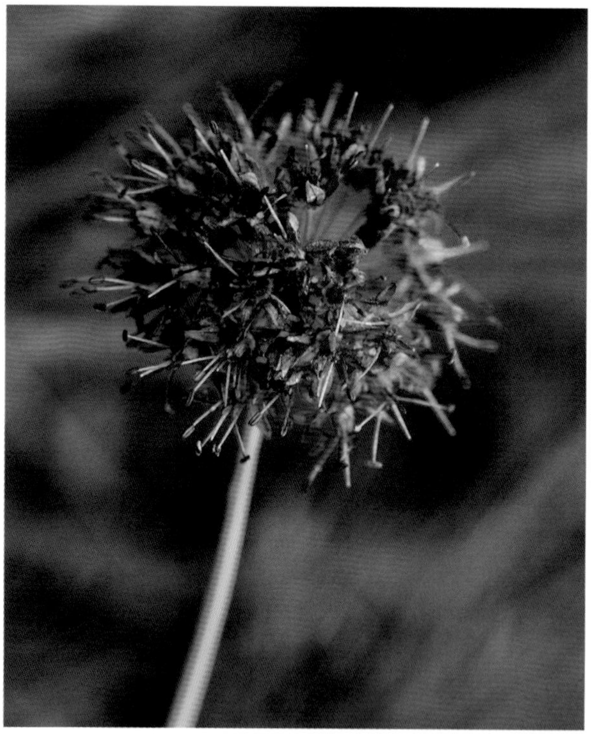

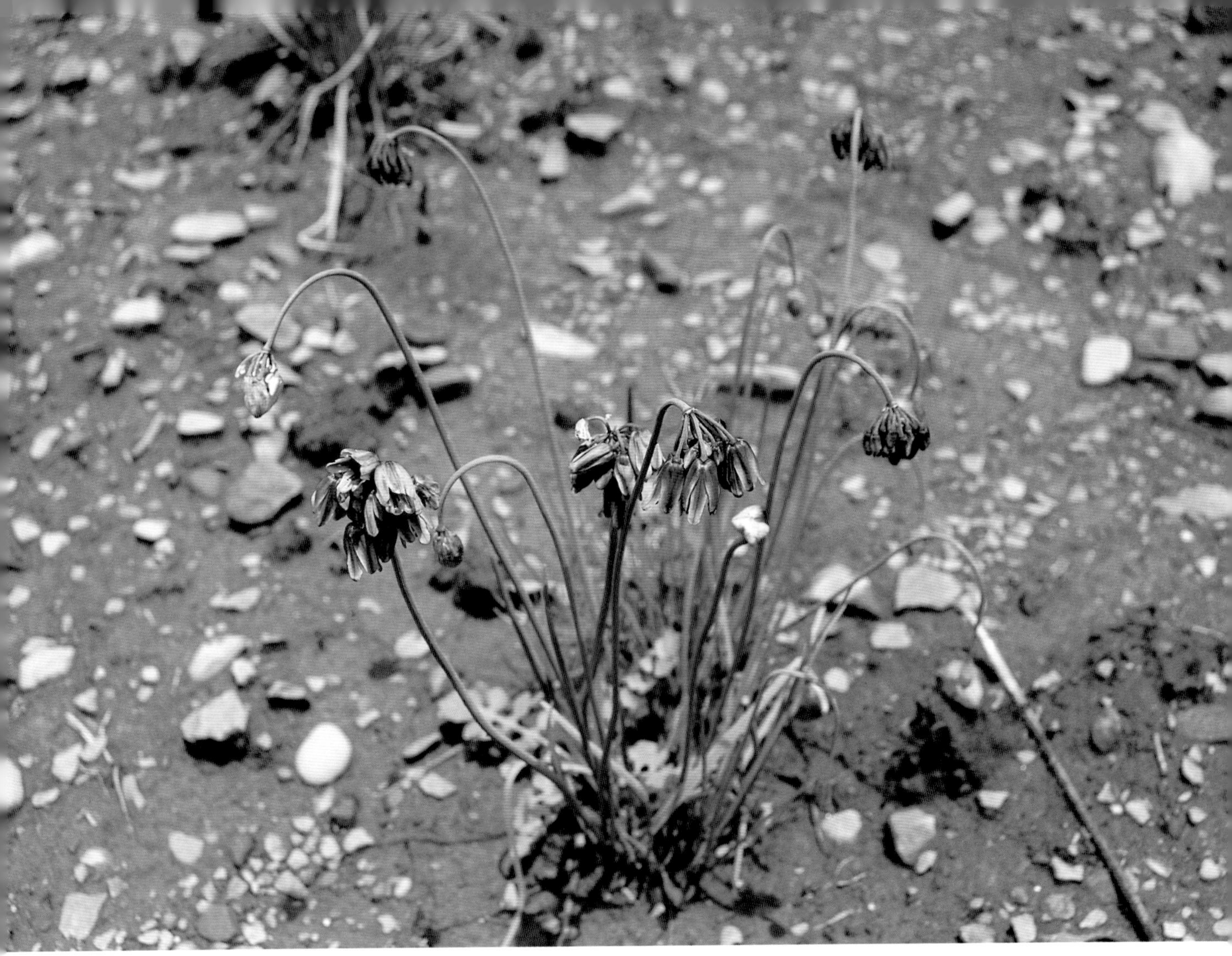

高山韭

Allium sikkimense Baker

百合科（Liliaceae） 葱属（*Allium*）

形态

鳞茎数枚聚生，圆柱状，直径 0.3 ~ 0.5cm；鳞茎外皮暗褐色，破裂成纤维状，下部近网状，稀条状破裂。叶狭条形，扁平，比花葶短，宽 2 ~ 5mm。花葶圆柱状，高 15 ~ 40cm，有时矮至 5cm，下部被叶鞘；总苞单侧开裂，早落；伞形花序半球状，具多而密集的花；小花梗近等长，比花被片短或与其等长，基部无小苞片；花钟状，天蓝色；花被片卵形或卵状矩圆形，先端钝，长 6 ~ 10mm，宽 3 ~ 4.5mm，内轮的边缘常具 1 或更多疏离的不规则小齿，且常比外轮的稍长而宽；花丝等长，为花被片长度的 1/2 ~ 2/3，基部合生并与花被片贴生，合生部分高约 1mm，内轮的基部扩大，有时每侧各具 1 齿，外轮的基部也常扩大，有时每侧亦各具 1 齿；子房近球状，腹缝线基部具明显、有窄帘的凹陷蜜穴；花柱比子房短或近等长。花果期 7 ~ 9 月。

分布

分布于我国西藏东南部、青海东部和南部、甘肃南部、四川西北部至西南部、云南西北部、宁夏南部、陕西西南部。印度、尼泊尔、不丹等也有分布。

生境

生长于海拔 2400 ~ 5000m 的山坡、草地、灌丛、林缘。

药材名

齐估、齐乌郭（ཕྱི་ཝ་སྒོག），隆估给子（ང་སྒོག་ཀེ་ཙེ།），果巴籽木纳（སྒོག་པ་འཛིམ་ནག）。

药用部位

全草。

功能与主治

驱虫，消食。用于头虫症，妇科病，“隆”病。

用量与用法

4 ~ 6g。内服研末，或入丸、散剂。

附注

《蓝琉璃》在“药物补述”中记载有“སྒོག་འཛིན།”（估增、果籽木），言其分上、下 2 品。《晶珠本草》记载有“རི་སྒོག་རིགས།”（日估惹，“日估类”之意，也有文献称“野韭蒜类”），言其共有 7 种，即日估、查估、曾那（籽木纳）、加估、隆估给子、齐估、日喝估；“རི་སྒོག”（日估）也为各种的统称，各种“日估”的功效亦有所不同。《蓝琉璃》中关于“估增”上品的形态描述，以及《晶珠本草》中关于“日估”的形态描述，均引《图鉴》之记载，但前者言“花青蓝色”，后者言“花黄色（白黄色）”。现代文献记载的藏医所用各种“日估”类药材的基原均为葱属（*Allium*）植物，但不同文献记载的各种“日估”的名称及其基原不尽一致。据文献记载，高山韭 *A. sikkimense* Baker 为“ཕྱི་ཝ་སྒོག”（齐估）或“ང་སྒོག་ཀེ་ཙེ།”（隆估给子）或“སྒོག་པ་འཛིམ་ནག”（果巴籽木纳）的基原之一；此外，与高山韭 *A. sikkimense* Baker 同样使用的还有天蓝韭 *A. cyaneum* Regel、蓝花韭 *A. beesianum* W. W. Sm. 等。（参见“大花韭”“太白韭”等条）

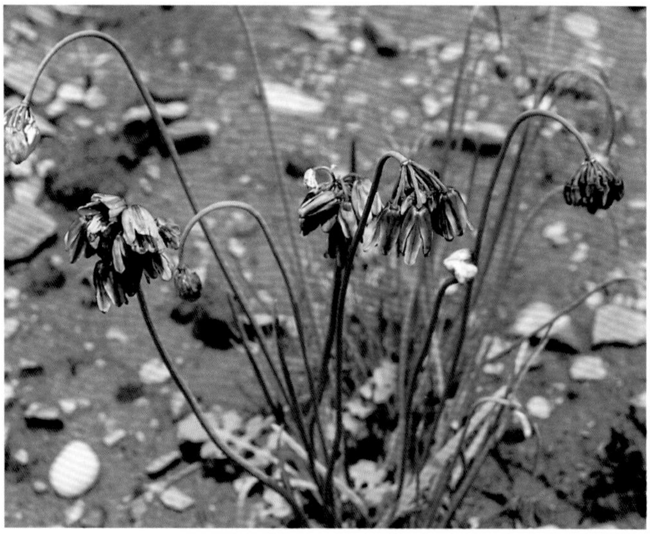

西川韭

Allium xichuanense J. M. Xu

百合科（Liliaceae） 葱属（*Allium*）

形态

具短的直生根茎。鳞茎单生，卵状、狭卵状至狭卵状圆柱形，直径 0.8 ~ 1.2cm；鳞茎外皮淡棕色至棕色，薄革质，片状破裂。叶半圆柱形，或因背面纵棱发达而呈三棱状半圆柱形，中空，等长或略长于花葶，宽 1.5 ~ 4mm。花葶圆柱形，中空，高（10 ~ ）20 ~ 40cm，下部被叶鞘；总苞 2 裂，与花葶近等长，具极短的喙，宿存；伞形花序球状，具多而密集的花；小花梗近等长，等长于花被片或比其长 1.5 倍，基部无小苞片；花淡黄色至绿黄色；花被片矩圆状椭圆形至矩圆状卵形，长 5 ~ 6mm，宽 2 ~ 2.5（ ~ 3）mm，等长或内轮的稍长，先端钝圆；花丝等长，等长于花被片或比其长 1/3，锥形，仅基部合生并与花被片贴生；子房卵球状，腹缝线基部具凹陷的蜜穴；花柱伸出花被外。花果期 8 ~ 10 月。

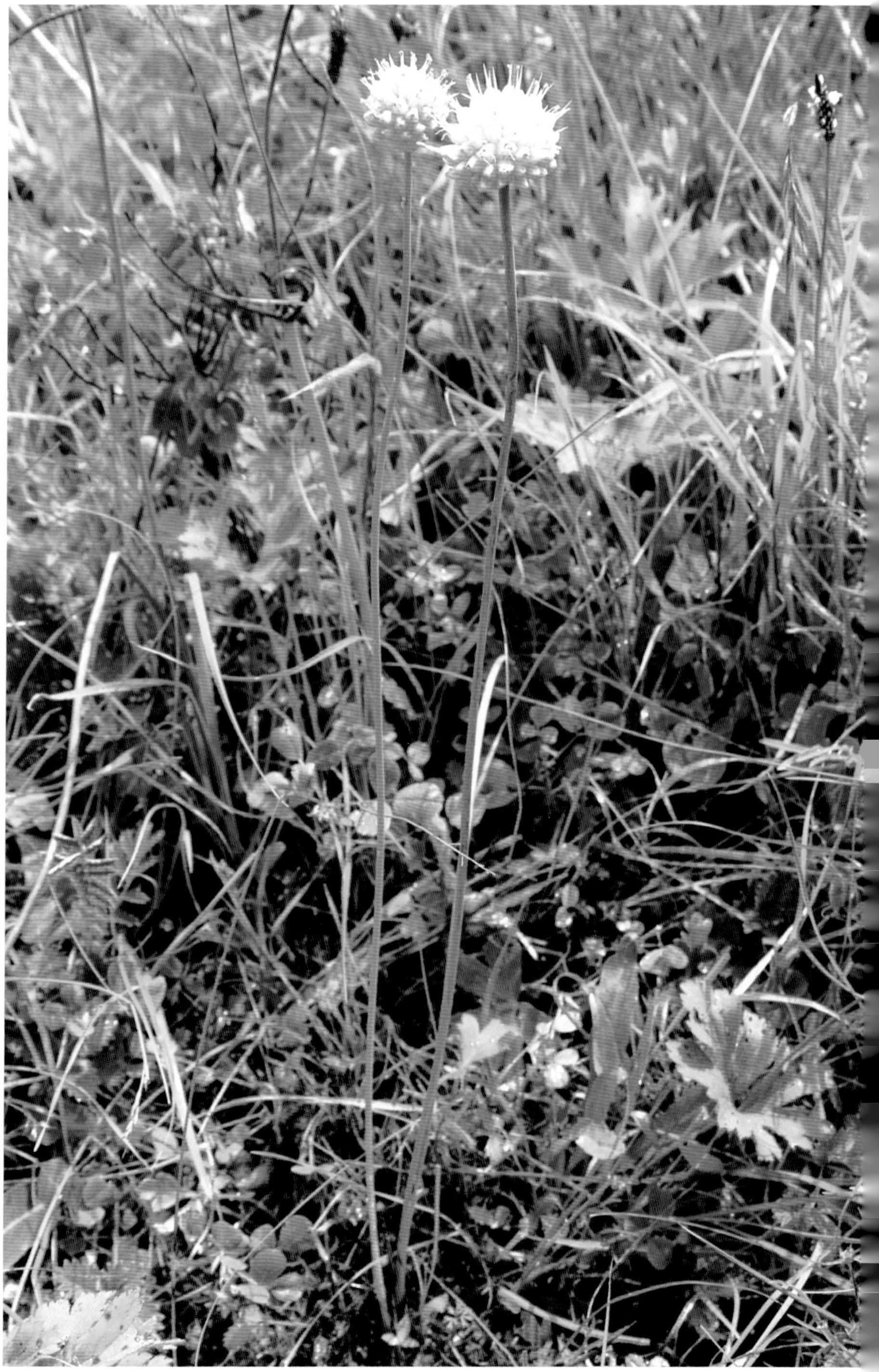

分布

分布于我国四川西部、云南西北部。

生境

生长于海拔 3100 ~ 4300m 的山坡、草地。

药材名

日估（རི་སྒོག），夏估、夏果（ཤ་སྒོག）。

药用部位

带根全草。

功能与主治

用于妇科病，滴虫病。

附注

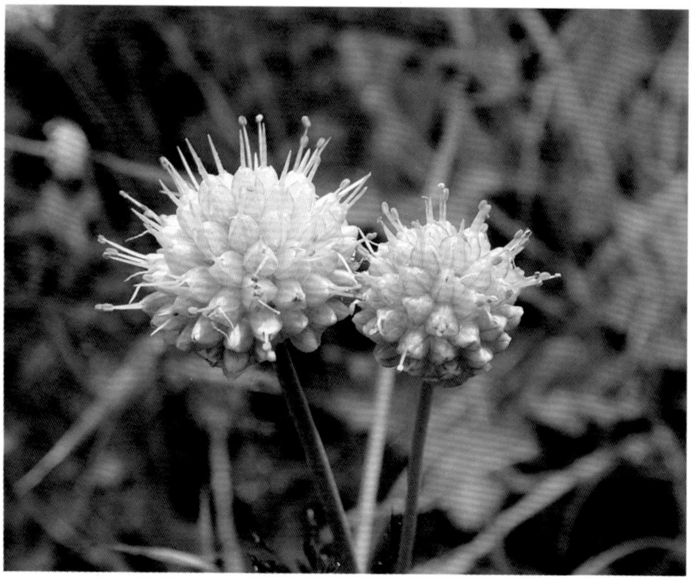

《蓝琉璃》在"药物补述"中记载有"སྒོག་འཛིམ"[估增，"སྒོག་འཛིམ"（果籽木）]，言其分上、下 2 品。《晶珠本草》记载有"རི་སྒོག་རིགས"（日估葱，野韭蒜类），言其共有 7 种，即日估、查估、曾那（籽木纳）、加估、隆估给子、齐估、日喝估。"རི་སྒོག"[日估，或称"ཤ་སྒོག"（夏估）]也为此类药材的统称，各种"日估"的功效也有所不同。现代文献记载的各种"日估"类药材的基原均为葱属（*Allium*）植物，但不同文献记载的各种"日估"的名称及其基原不尽一致，各地习用的种类也有所差异，西川韭 *A. xichuanense* J. M. Xu 为四川甘孜藏医习用的"ཤ་སྒོག"（夏估）的基原之一。《蓝琉璃》关于"估增"上品的形态描述，以及《晶珠本草》关于"日估"的形态描述，均引自《图鉴》之记载，但前者言"花青蓝色"，后者言"花黄色（白黄色）"，两者应系同一药物。故有观点认为，《晶珠本草》以"日估"作统称，其下的品种之一"日估"则宜称之为"夏估"。（参见"大花韭""太白韭"等条）

野黄韭

Allium rude J. M. Xu

百合科（Liliaceae）　葱属（*Allium*）

形态

具短的直生根茎。鳞茎单生，圆柱状至狭卵状圆柱形，直径 0.5 ~ 1（~ 1.5）cm；鳞茎外皮灰褐色至淡棕色，薄革质，片状破裂。叶条形，扁平，实心，光滑，稀边缘具细糙齿，伸直或略呈镰状弯曲，比花葶短或近等长，宽 0.3 ~ 0.5（~ 0.8）cm。花葶圆柱状，中空，高 20 ~ 50cm，下部被叶鞘；总苞 2 ~ 3 裂，近与花序等长，具极短的喙，宿存；伞形花序球状，具多而密集的花；小花梗近等长，从与花被片等长至比花被片长 1.5 倍，基部无小苞片；花淡黄色至绿黄色；花被片矩圆状椭圆形至矩圆状卵形，长 5 ~ 6mm，宽 2 ~ 2.5（~ 3）mm，等长，或内轮的略长，先端钝圆；花丝等长，比花被片长 1/4 ~ 1/3，锥形，基部合生并与花被片贴生；子房卵状至卵球状，腹缝线基部具凹陷的蜜穴；花柱伸出花被外。花果期 7 月底至 9 月。

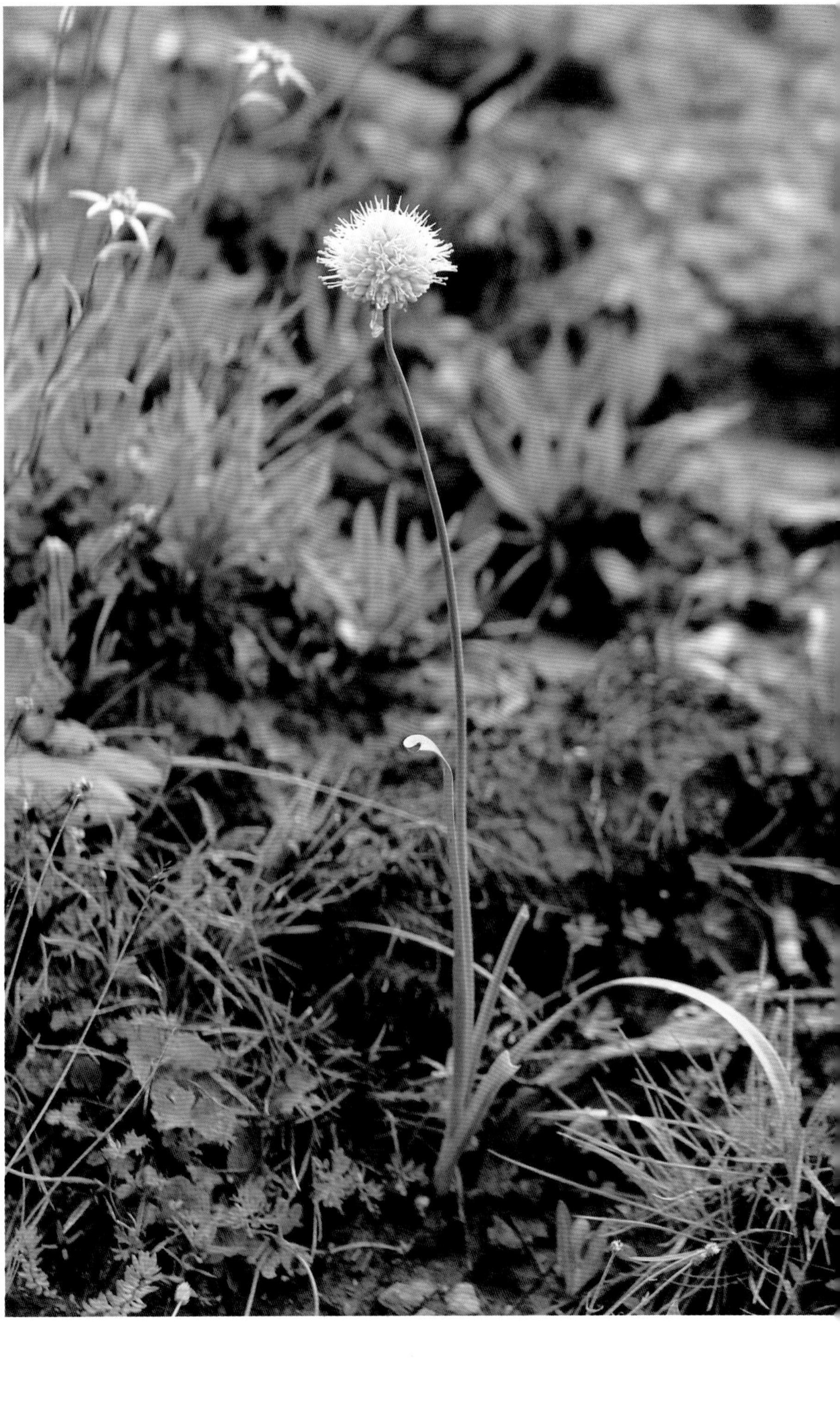

分布

分布于我国西藏东部、四川西部至西北部、甘肃南部、青海东南部。

生境

生长于海拔 3000 ～ 4600m 的草甸、潮湿山坡。

药材名

夏郭（ཤ་སྒོག）。

药用部位

全草。

功能与主治

用于妇科病，滴虫病。

用量与用法

4 ～ 6g。内服研末，或入丸、散剂。

附注

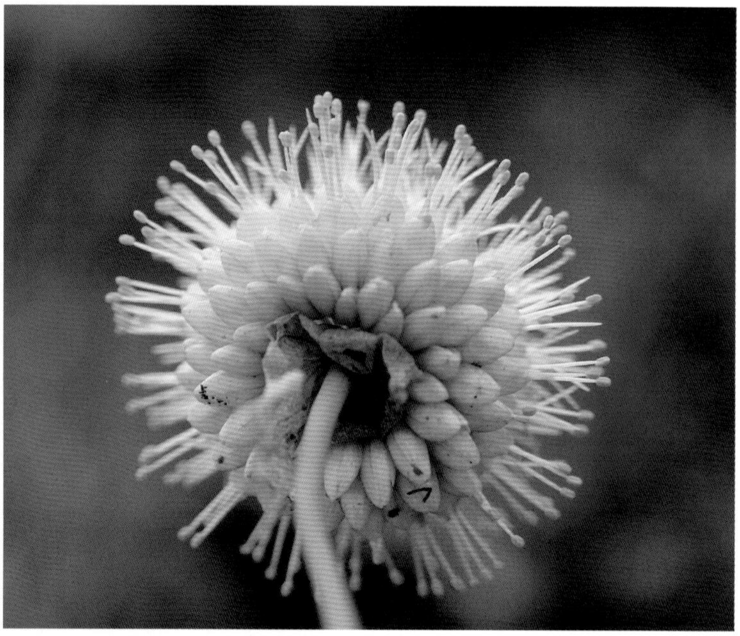

《晶珠本草》中记载“རི་སྒོག”（日估）有7种，即“日估”[又称“ཤ་སྒོག”（夏估）]、“查估”“曾那”“加估”“隆估”“齐估”“日喝估”。“日估”[“རི་སྒོག་རིགས”（日估葱，野韭菜类之意）]为总称，各种“日估”的功效有所不同。现代文献记载的藏医所用各种“日估”类药材均为百合科葱属（*Allium*）植物，但不同文献记载的各种的名称及其基原不尽一致，可能与各地分布的资源种类、习用的种类不同有关。有文献记载，野黄韭 *A. rude* J. M. Xu 为“ཤ་སྒོག”（夏郭）的基原之一，此外，蓝色韭 *A. atrosanguineum* Schrenk（蓝苞葱，又称“日估”）、唐古韭 *A. tanguticum* Regel 等也作“夏郭”使用。（参见“大花韭”等条）

蒜

Allium sativum L.

百合科（Liliaceae） 葱属（*Allium*）

形态

鳞茎球状至扁球状，通常由多数肉质、瓣状的小鳞茎紧密地排列而成，外面被数层白色至带紫色的膜质鳞茎外皮。叶宽条形至条状披针形，扁平，先端长渐尖，比花葶短，宽可达 2.5cm。花葶实心，圆柱状，高可达 60cm，中部以下被叶鞘；总苞具长 7 ~ 20cm 的长喙，早落；伞形花序密具珠芽，间有数花；小花梗纤细；小苞片大，卵形，膜质，具短尖；花常为淡红色；花被片披针形至卵状披针形，长 3 ~ 4mm，内轮的较短；花丝比花被片短，基部合生并与花被片贴生，内轮的基部扩大，扩大部分每侧各具 1 齿，齿端成长丝状，长超过花被片，外轮的锥形；子房球状；花柱不伸出花被外。花期 7 月。

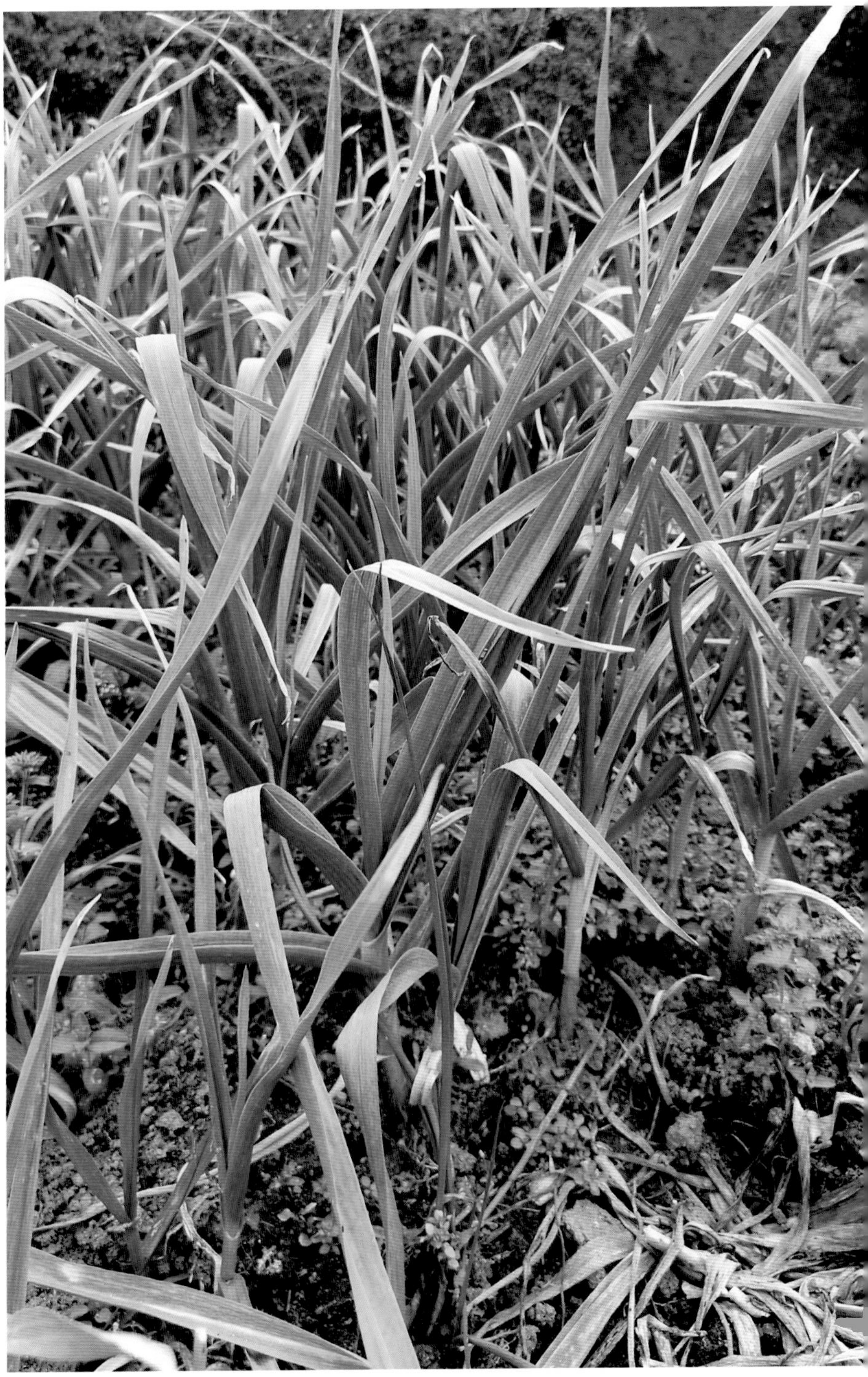

分布

原产于亚洲西部或欧洲。我国各地均有栽培。

生境

作为蔬菜栽培。

药材名

果夹（སྒོག་སྐྱ），果巴（སྒོག་པ）。

药用部位

鳞茎。

功能与主治

解毒，开胃，止泻。用于"隆"病，肉斑，麻风，痈疖肿毒，痔疮，感冒，尿潴留。(《中华本草·藏药卷》)

清热解毒，温中宣窍。用于菌痢及阿米巴痢疾，肠炎，感冒，痈肿疮疡。(《藏标》)

用量与用法

5 ~ 7g。内服煎汤，或入丸、散剂。

附 注

《四部医典》中记载有"སྒོག་པ"（果巴），又名"སྒོག་སྐྱ"（果夹），言其为治"隆"病及杀虫之药物。《四部医典系列挂图全集》第三十二图、三十五图中分别有"果巴"（47 号图）和"果夹"（33 号图）附图，其汉译本译注名均为"蒜"。《晶珠本草》记载"果夹"为祛风、杀虫、解毒、治麻风之药物，言"最佳者为无瓣的鳞茎"(即独头蒜)。现藏医所用"果巴"均为蒜 *A. sativum* L.，《藏标》以"大蒜 /སྒོག་པ/ 果巴"之名所收载的也是该种；《部标藏药》附录中则收载了"大蒜炭 /སྒོག་ཐལ/ 果塔"，为蒜 *A. sativum* L. 的鳞茎煅烧的灰，用于"隆"病。大蒜炭制法：将大蒜放入砂锅中，用混有盐的泥土封口，烧至锅变成白色，取出，放凉。

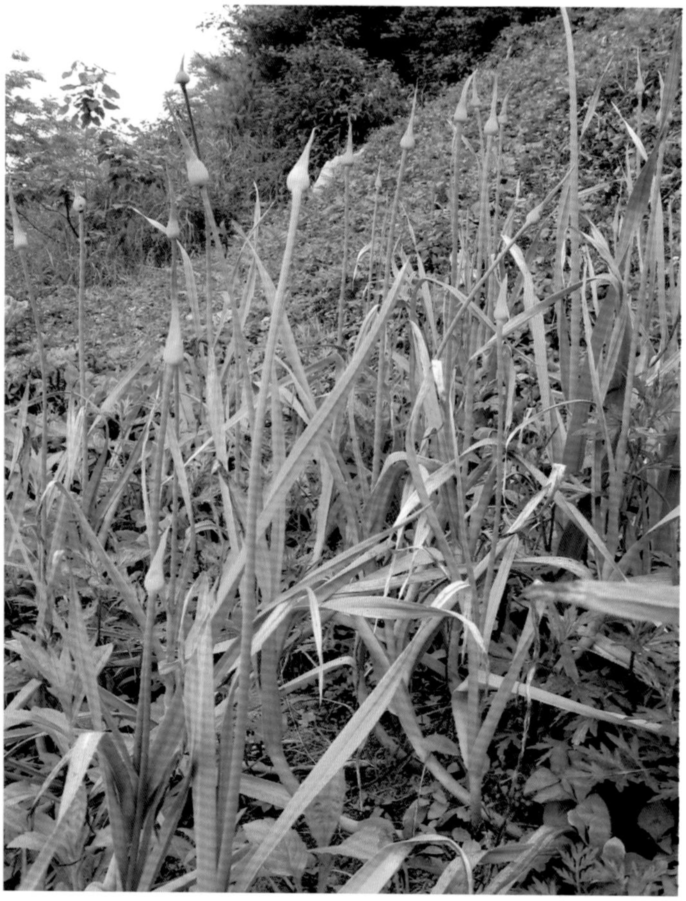

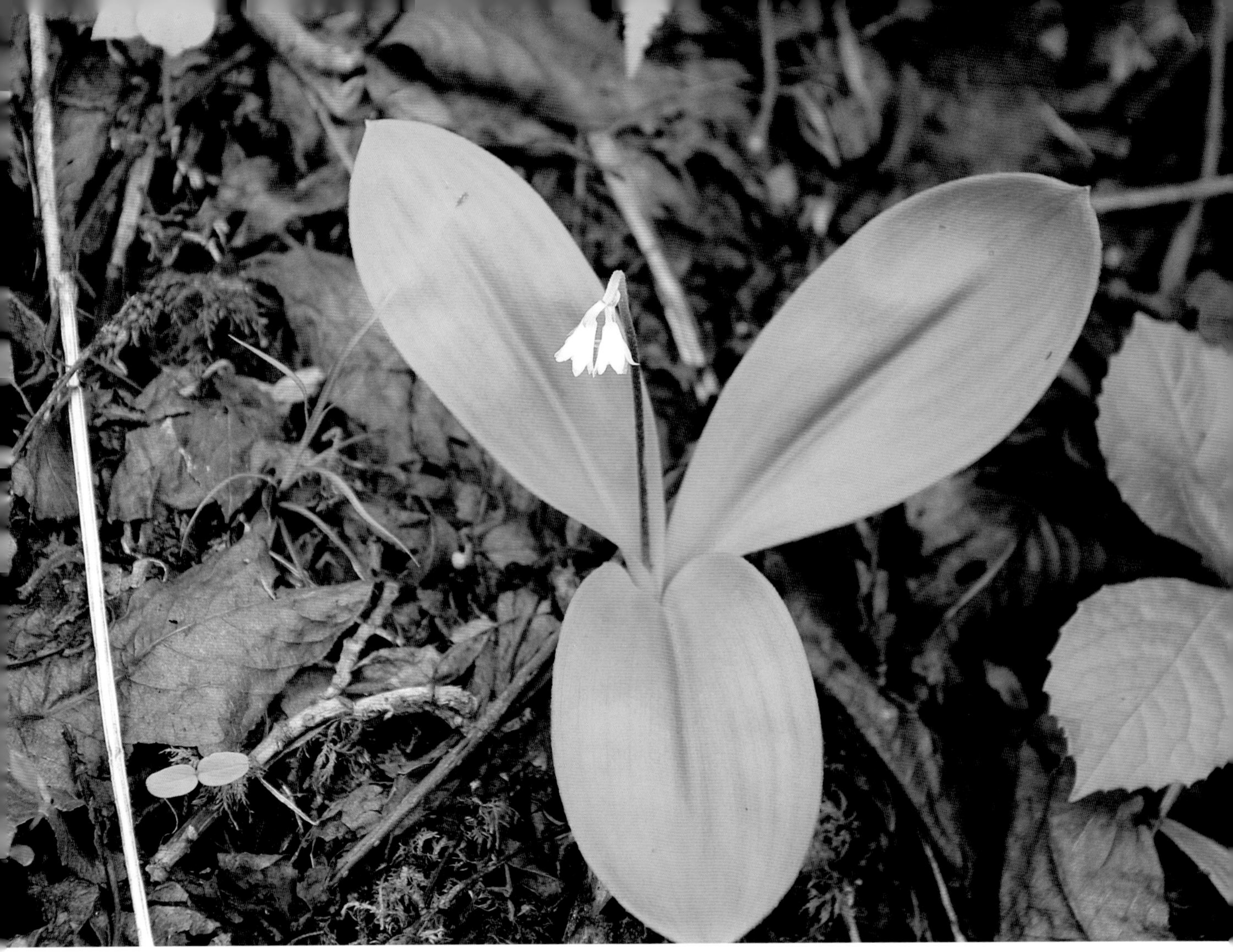

七筋姑

Clintonia udensis Trautv. et Mey.

百合科（Liliaceae） 七筋姑属（*Clintonia*）

形态

根茎较硬，直径约 5mm，有撕裂成纤维状的残存鞘叶。叶 3 ～ 4，纸质或厚纸质，椭圆形、倒卵状矩圆形或倒披针形，长 8 ～ 25cm，宽 3 ～ 16cm，无毛或幼时边缘有柔毛，先端骤尖，基部呈鞘状抱茎或后期伸长成柄状。花葶密生白色短柔毛，长 10 ～ 20cm，果期伸长可达 60cm；总状花序有花 3 ～ 12，花梗密生柔毛，初期长约 1cm，后来伸长可达 7cm；苞片披针形，长约 1cm，密生柔毛，早落；花白色，少有淡蓝色；花被片矩圆形，长 7 ～ 12mm，宽 3 ～ 4mm，先端钝圆，外面有微毛，具 5 ～ 7 脉；花药长 1.5 ～ 2mm，花丝长 3 ～ 5（～ 7）mm；子房长约 3mm，花柱连同浅 3 裂的柱头长 3 ～ 5mm。果实球形至矩圆形，长 7 ～ 12（～ 14）mm，宽 7 ～ 10mm，自先端至中部沿背缝线作蒴果状开裂，每室有种子 6 ～ 12；种子卵形或梭形，长 3 ～ 4.2mm，宽约 2mm。花期 5 ～ 6 月，果期 7 ～ 10 月。

分布

分布于我国西藏南部（林芝等）、云南、四川、甘肃、陕西、山西、湖北、河南、河北、辽宁、吉林、黑龙江。日本、朝鲜、不丹、印度等也有分布。

生境

生长于海拔 1600 ~ 4000m 的高山疏林、阴坡疏林下。

药材名

搜山虎（སུའོ་ཧྲན་ཧུ།）。

药用部位

根茎。

功能与主治

活血，散瘀，止痛。用于跌打损伤，劳伤。

用量与用法

单味服用。

附 注

本种的藏医药用记载见于现代文献《西藏常用中草药》等，“སུའོ་ཧྲན་ཧུ།”系“搜山虎”的藏文音译名。

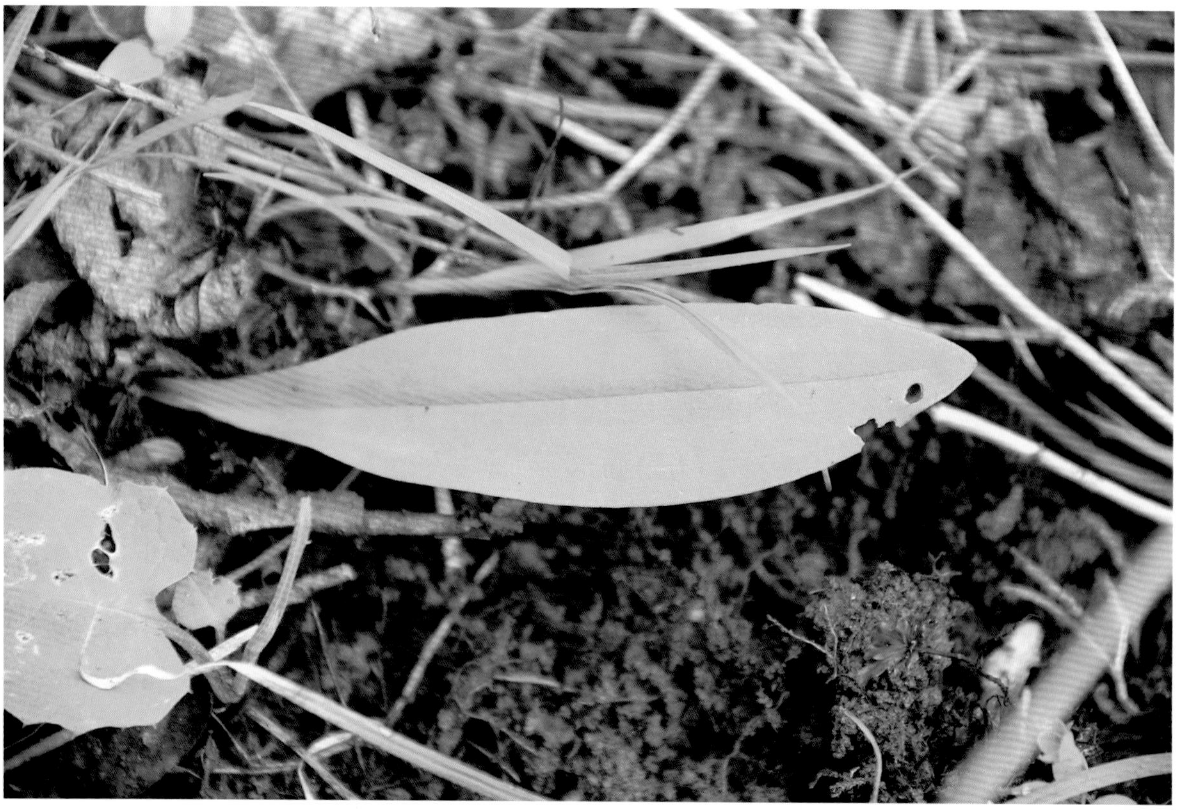

管花鹿药

Smilacina henryi (Baker) Wang et Tang

百合科（Liliaceae） 鹿药属（*Smilacina*）

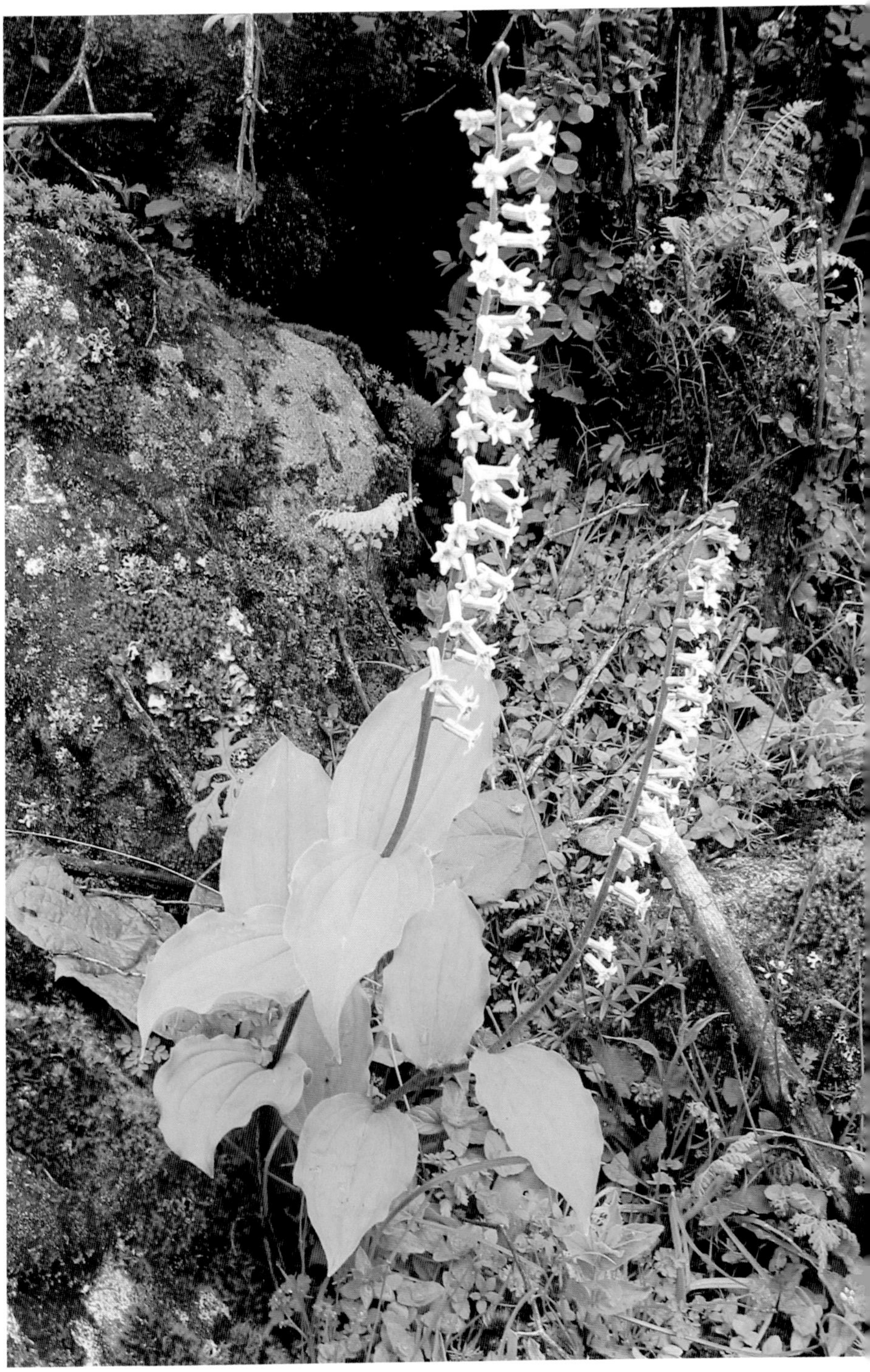

形态

植株高 50 ～ 80cm。根茎直径 1 ～ 2cm。茎中部以上有短硬毛或微硬毛，少有无毛。叶纸质，椭圆形、卵形或矩圆形，长 9 ～ 22cm，宽 3.5 ～ 11cm，先端渐尖或具短尖，两面有伏毛或近无毛，基部具短柄或几无柄。花淡黄色或带紫褐色，单生，通常排成总状花序，有时基部具 1 ～ 2 分枝或具多个分枝而成圆锥花序；花序长 3 ～ 7（～ 17）cm，有毛；花梗长 1.5 ～ 5mm，有毛；花被高脚碟状，筒部长 6 ～ 10mm，为花被全长的 2/3 ～ 3/4，裂片开展，长 2 ～ 3mm；雄蕊生于花被筒喉部，花丝通常极短，极少长达 1.5mm，花药长约 0.7mm；花柱长 2 ～ 3mm，稍长于子房，柱头 3 裂。浆果球形，直径 7 ～ 9mm，未成熟时绿色而带紫色斑点，熟时红色，具 2 ～ 4 种子。花期 5 ～ 6（～ 8）月，果期 8 ～ 10 月。

分布

分布于我国西藏（昌都、林芝、

错那）、云南西北部、四川、甘肃东南部、陕西（秦岭一带）、山西南部、湖北、湖南西部、河南西部。

生境

生长于海拔 1300 ~ 4000m 的林下、灌丛、水旁湿地、林缘。

药材名

土巴切哇（ཐུལ་པ་ཆེ་བ།），土巴穷哇、土巴琼哇（ཐུལ་པ་ཆུང་བ།）。

药用部位

根及根茎。

功能与主治

活血散瘀，壮阳益肾。用于跌打损伤，风湿性关节炎，阳痿。

附 注

"ཐུལ་པ་ཆེ་བ།"[土巴切哇，也称"ཐུལ་པ་ཆུང་བ།"（土巴琼哇）]之名未见藏医药古籍记载。现各地藏医作"ཐུལ་པ།"（土巴）类使用的鹿药属（*Smilacina*）植物有管花鹿药 *S. henryi* (Baker) Wang et Tang（土巴切哇）、紫花鹿药 *S. purpurea* Wall.（土巴琼哇）、西南鹿药 *S. fusca* Wall.（土巴）、四川鹿药 *S. henryi* (Baker) Wang et Tang var. *szechuanica* (Wang et Tang) Wang et Tang stat.（土巴琼哇）、窄瓣鹿药 *S. paniculata* (Baker) Wang et Tang[土巴，四川甘孜藏医称之为"ཁ་བྲུག་པ།"（苦俗巴）]、长柱鹿药 *S. oleracea* (Baker) Hook. f. et Thoms.（土巴）。（参见"四川鹿药"条）

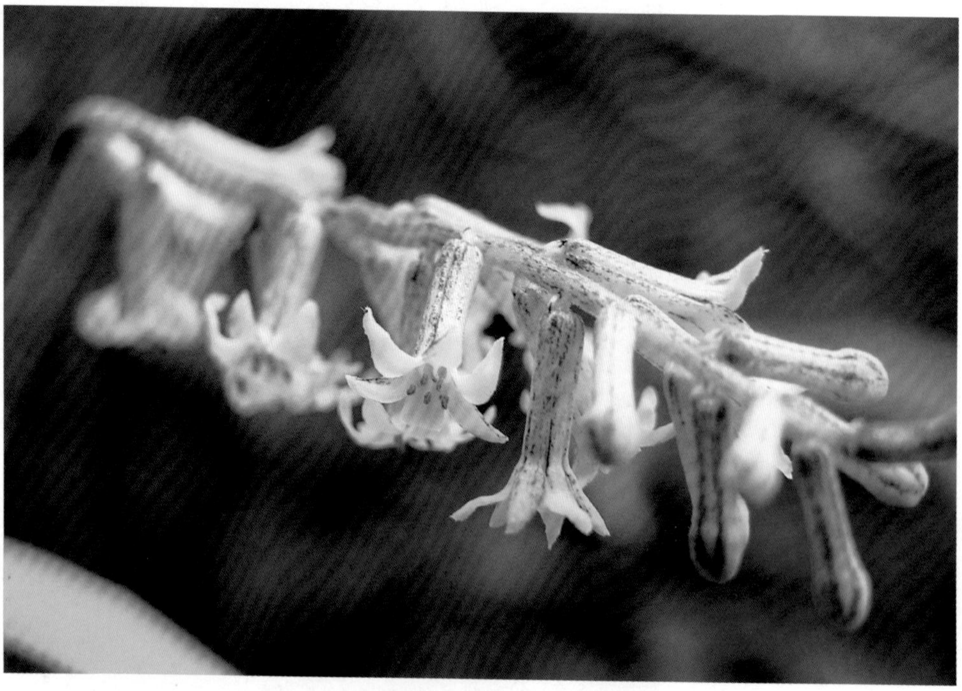

四川鹿药

Smilacina henryi (Baker) Wang et Tang var. *szechuanica* (Wang et Tang) Wang et Tang

百合科（Liliaceae）　鹿药属（*Smilacina*）

形态

植株高 50 ~ 80cm。根茎直径 1 ~ 2cm。茎中部以上有短硬毛或微硬毛，少有无毛。叶纸质，椭圆形、卵形或矩圆形，长 9 ~ 22cm，宽 3.5 ~ 11cm，先端渐尖或具短尖，两面有伏毛或近无毛，基部具短柄或几无柄。花淡黄色或带紫褐色，单生，通常排成总状花序，有时基部具 1 ~ 2 分枝或具多个分枝而成圆锥花序；花序长 3 ~ 7（~ 17）cm，有毛；花梗长 1.5 ~ 5mm，有毛；花被高脚碟状，筒部短，长 3 ~ 4mm，裂片与筒部近等长，开展；雄蕊生于花被筒喉部，花丝长 1 ~ 1.5mm，花药长约 0.7mm；雌蕊伸出花被筒，花柱长 2.5 ~ 4mm，为子房长的 2 ~ 3 倍，柱头 3 裂。浆果球形，直径 7 ~ 9mm，未成熟时绿色而带紫色斑点，成熟时红色，具 2 ~ 4 种子。花期 5 ~ 6（~ 8）月，果期 8 ~ 10 月。

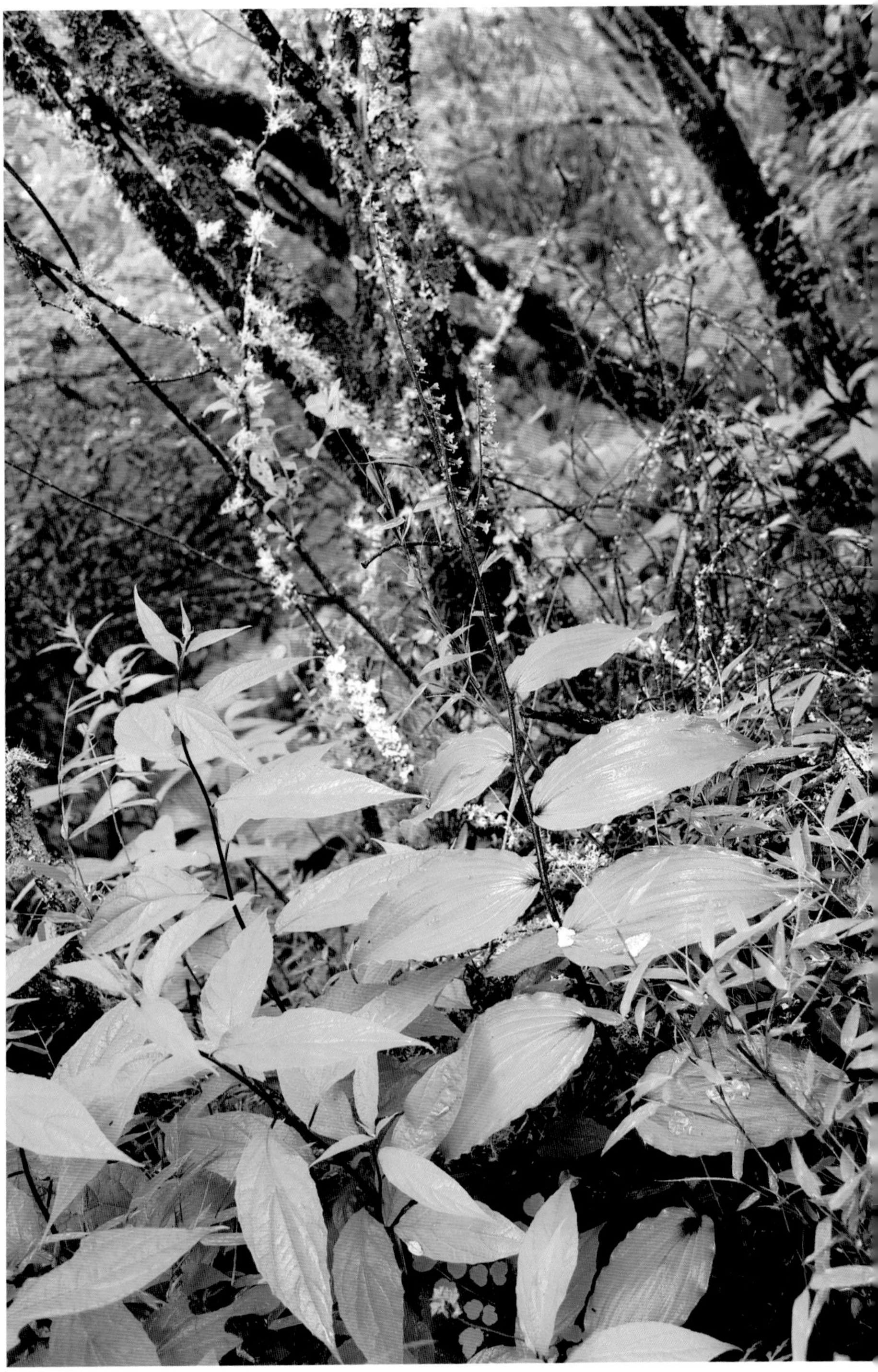

分布

分布于我国四川西部至云南东北部。

生境

生长于海拔 2000 ~ 3600m 的云杉、冷杉林下、河边、路旁。

药材名

土巴琼哇、土巴穷哇（ཐུལ་པ་ཆུང་བ།）。

药用部位

根及根茎。

功能与主治

壮阳，驱风除湿，活血。用于阳痿，风湿，跌打损伤。

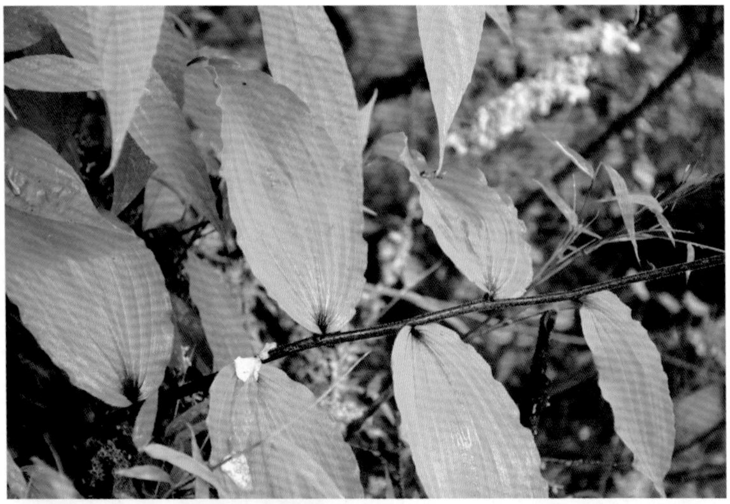

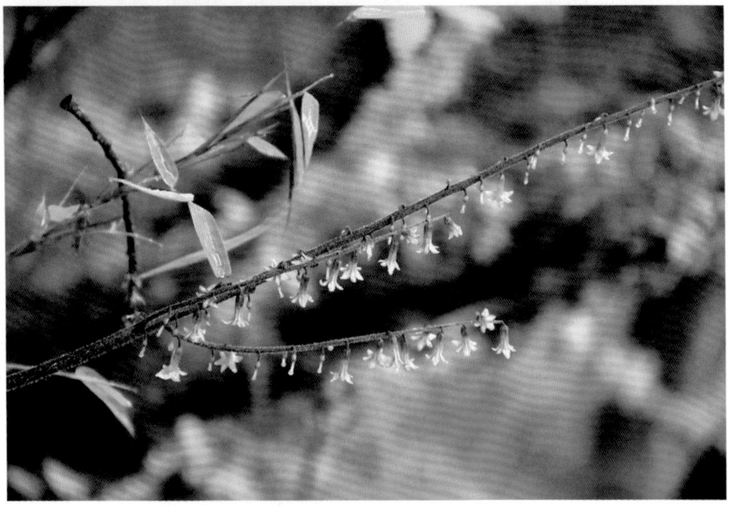

附　注

“ཐུལ་པ་ཆེ་བ།”（土巴切哇）[也称“ཐུལ་པ་ཆུང་བ།”（土巴琼哇）] 未见藏医药古籍记载。四川鹿药 *S. henryi* (Baker) Wang et Tang var. *szechuanica* (Wang et Tang) Wang et Tang 为四川甘孜藏医地方用药。（参见“管花鹿药”条）

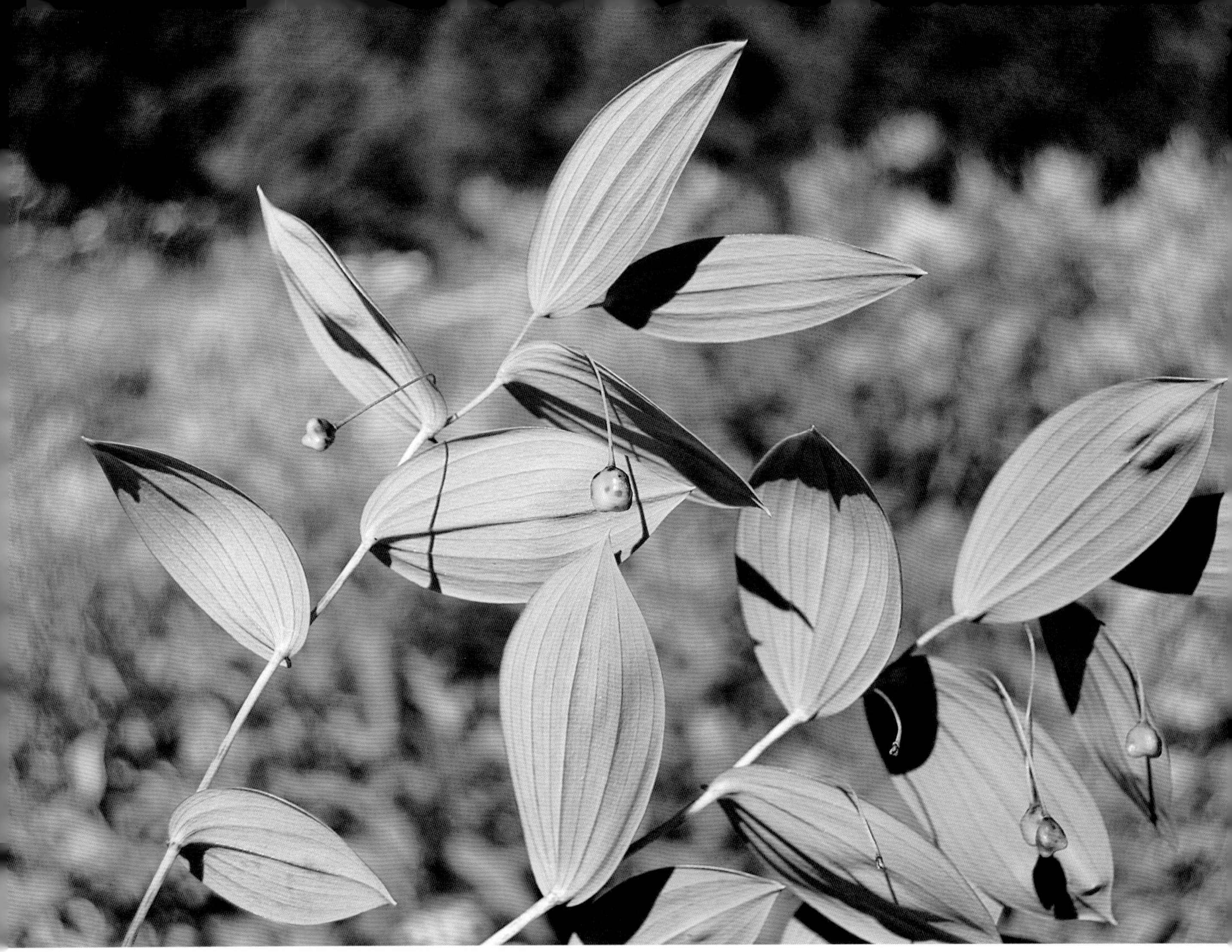

腋花扭柄花

Streptopus simplex D. Don

百合科（Liliaceae） 扭柄花属（*Streptopus*）

形态

植株高 20 ～ 50cm。根茎直径 1.5 ～ 2mm。茎不分枝或中部以上分枝，光滑。叶披针形或卵状披针形，长 2.5 ～ 8cm，宽 1.5 ～ 3cm，先端渐尖，上部的叶有时呈镰形，叶背灰白色，基部圆形或心形，抱茎，全缘。花大，单生叶腋，直径 8.5 ～ 12mm，下垂；花梗长 2.5 ～ 4.5cm，不具膝状关节；花被片卵状矩圆形，长 8.5 ～ 10mm，宽 3 ～ 4mm，粉红色或白色，具紫色斑点；雄蕊长 3 ～ 3.5mm；花药箭形，先端钝圆，比花丝长；花丝扁，向基部变宽；子房直径 1 ～ 1.5mm，花柱细长，长 5 ～ 6mm，柱头先端 3 裂，长约 1mm，裂片向外反卷。浆果直径 5 ～ 6mm。花期 6 月，果期 8 ～ 9 月。

分布

分布于我国云南西北部、西藏。尼泊尔、缅甸、印度也有分布。

生境

生长于海拔 2700 ～ 4000m 的林下、竹丛、高山草地。

药材名

牛扎（སྙུག་འདབ།）。

药用部位

根。

功能与主治

消肿，止咳。用于肺热咳嗽，虚劳损伤。

附注

“སྙུག་འདབ།”（牛扎）之名未见有藏医药古籍记载。《西藏常用中草药》记载腋花扭柄花 *S. simplex* D. Don 可作“牛扎”药用。

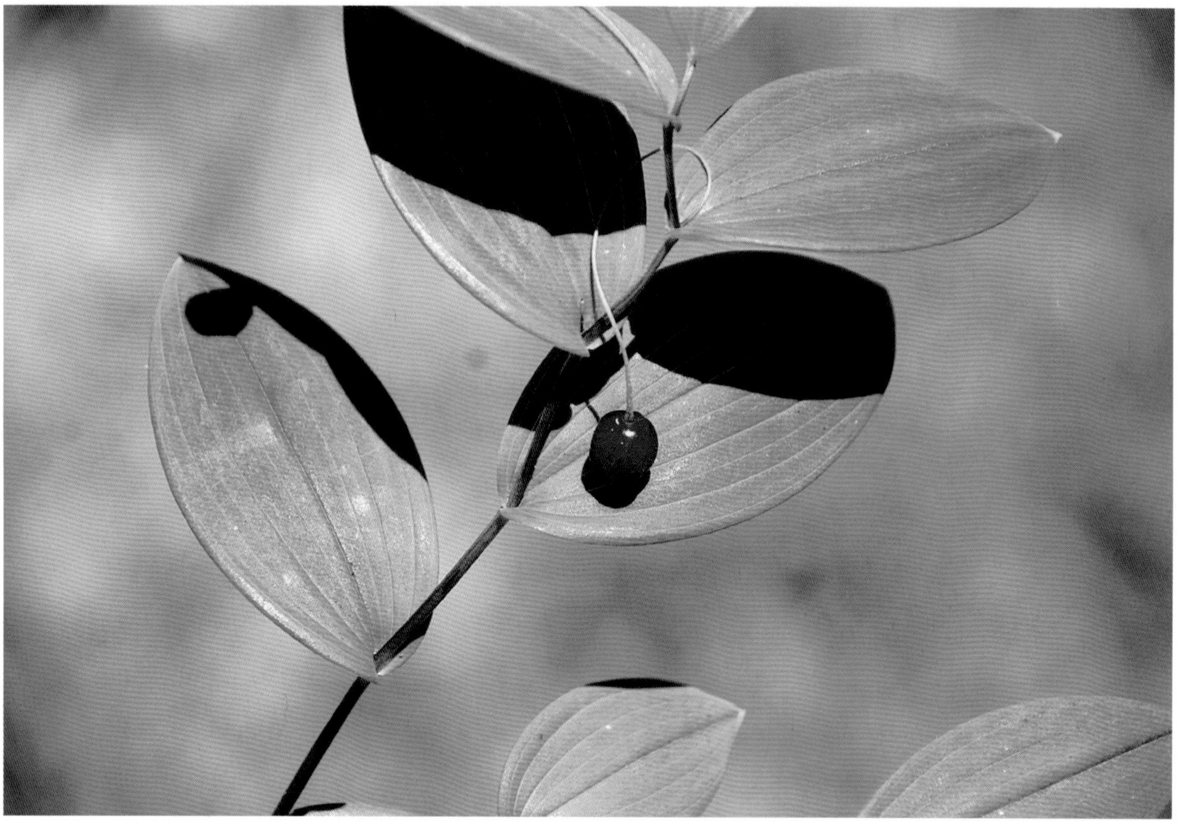

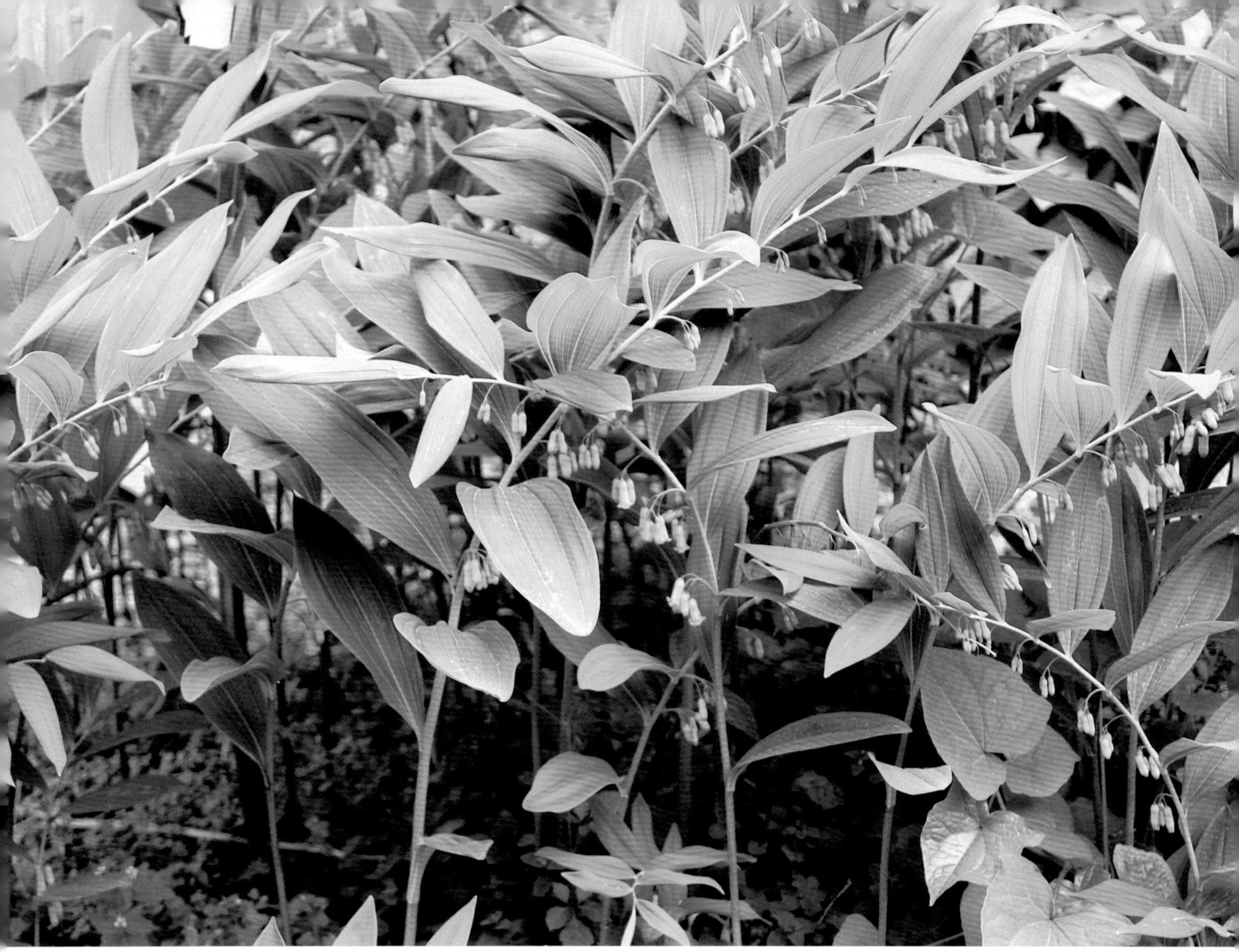

玉竹

Polygonatum odoratum (Mill.) Druce

百合科（Liliaceae） 黄精属（*Polygonatum*）

形态

根茎圆柱形，直径 5 ~ 14mm。茎高 20 ~ 50cm，具 7 ~ 12 叶。叶互生，椭圆形至卵状矩圆形，长 5 ~ 12cm，宽 3 ~ 16cm，先端尖，下面带灰白色，下面脉上平滑至呈乳头状粗糙。花序具 1 ~ 4 花（在栽培情况下可多至 8），总花梗（单花时为花梗）长 1 ~ 1.5cm，无苞片或有条状披针形苞片；花被黄绿色至白色，长 13 ~ 20mm，花被筒较直，裂片长 3 ~ 4mm；花丝丝状，近平滑至具乳头状突起，花药长约 4mm；子房长 3 ~ 4mm，花柱长 10 ~ 14mm。浆果蓝黑色，直径 7 ~ 10mm，具 7 ~ 9 种子。花期 5 ~ 6 月，果期 7 ~ 9 月。

分布

分布于我国青海、甘肃南部、四川西部，以及华中、华北、华南、华东、东北地区。欧亚大陆其他温带地区也有分布。

生境

生长于海拔 500 ~ 3200m 的林下、山野阴坡。

药材名

洛尼、鲁尼、罗尼（ལུག་མཉེ།），热尼、拉尼、惹尼、拉聂（ར་མཉེ།）。

药用部位

根茎。

功能与主治

祛寒，滋润心肺，补精髓，抗衰老。用于局部浮肿，寒湿引起的腰腿痛，瘙痒性和渗透性皮肤病，精髓内亏，衰弱无力等。

用量与用法

6 ~ 9g。内服煎汤，或入复方。

附　注

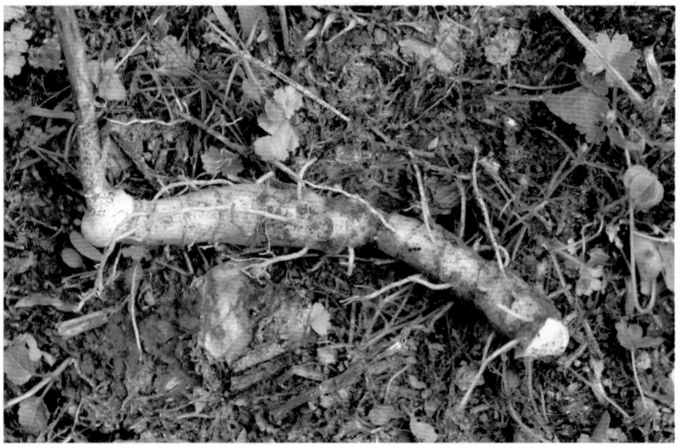

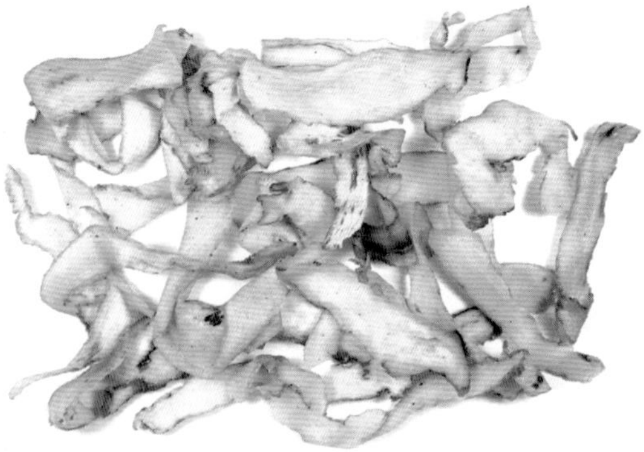

《四部医典》《蓝琉璃》中记载有"ར་མཉེ།"（拉尼），言其为益寿、敛黄水之药物；《四部医典系列挂图全集》第三十图中有"拉尼"的附图（5号图），其汉译本译注名为"黄精"。《晶珠本草》记载"ར་མཉེ།"（拉尼）和"ལུག་མཉེ།"（洛尼）为同一类药物中的 2 种（"洛尼"为《晶珠本草》新划分的种类），但对两者形态的记载较粗略。现代文献记载的两者的基原均为黄精属（*Polygonatum*）植物，一般以黄精类植物作"ར་མཉེ།"（拉尼）使用，以玉竹类植物作"ལུག་མཉེ།"（洛尼）使用，两者的基原均较多，常用前者，但两者的名称和基原有交叉，功能与主治也有所不同。也有观点认为，《四部医典系列挂图全集》中的附图所示植物应为卷叶黄精 *P. cirrhifolium* (Wall.) Royle 或滇黄精 *P. kingianum* Coll. et Hemsl.。文献记载，玉竹 *P. odoratum* (Mill.) Druce 为"洛尼"常用的基原之一。甘肃天祝藏医将玉竹 *P. odoratum* (Mill.) Druce 称为"ཉེ་ཤིང་།"（尼兴），系误称，"尼兴"的基原应为百合科天门冬属（*Asparagus*）植物，以其块根入药。（参见"轮叶黄精""康定玉竹""天门冬"条）

多花黄精

Polygonatum cyrtonema Hua [*P. multiflorum* (L.) All.]

百合科（Liliaceae） 黄精属（*Polygonatum*）

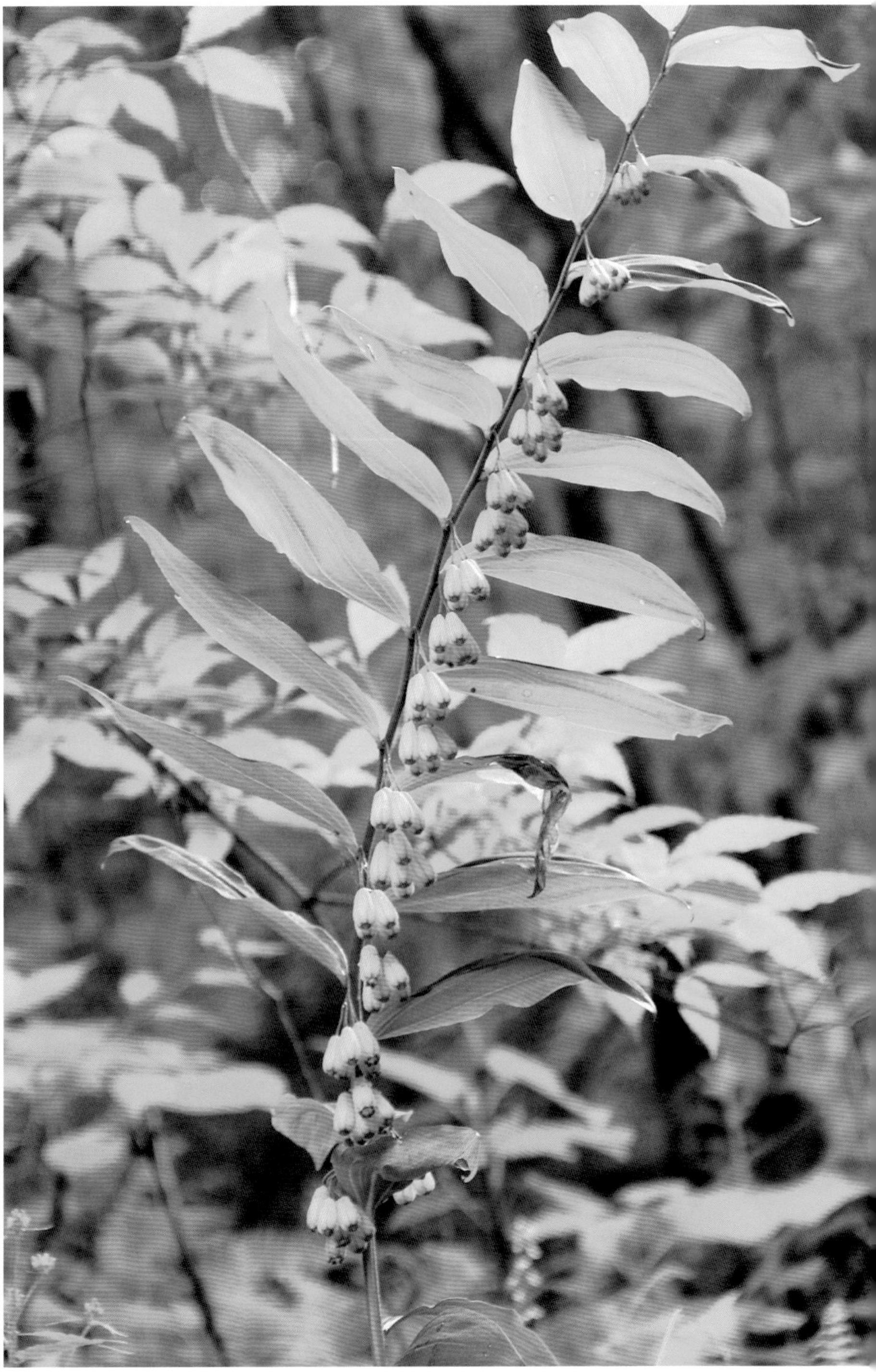

形态

多年生草本。根茎肥厚，通常呈连珠状或结节成块状，少见近圆柱形，直径 1 ~ 2cm。茎高 50 ~ 100cm，通常具 10 ~ 15 叶。叶互生，椭圆形、卵状披针形至矩圆状披针形，少有稍呈镰状弯曲，长 10 ~ 18cm，宽 2 ~ 7cm，先端尖至渐尖。花序伞形，具（1 ~ ）2 ~ 7（ ~ 14）花，总花梗长 1 ~ 4（ ~ 6）cm，花梗长 0.5 ~ 1.5（ ~ 3）cm；苞片微小，位于花梗中部以下，或无；花被黄绿色，长 1.8 ~ 2.5cm，裂片长约 3mm；花丝长 3 ~ 4mm，两侧扁或稍扁，具乳头状突起至具短绵毛，先端稍膨大乃至具囊状突起，花药长 3.5 ~ 4mm；子房长 3 ~ 6mm，花柱长 12 ~ 15mm。浆果褐色，直径约 1cm，具 3 ~ 9 种子。花期 5 ~ 6 月，果期 8 ~ 10 月。

分布

分布于我国四川、贵州、湖南、湖北、河南南部和西部、江西、安徽、江苏南部、浙江、福建、广东中部和北部、广西北部。

生境

生长于海拔 500 ~ 2100m 的林下、灌丛、山坡阴处。

药材名

热尼、拉尼、惹尼、拉聂（ར་མཉེ།）。

药用部位

根茎。

功能与主治

补中益气，润心肺，填精髓。用于诸虚劳损，干咳，口干。

用量与用法

10 ~ 13g。内服煎汤，或入丸、散剂。

附 注

《晶珠本草》中记载有“ར་མཉེ།”（拉尼）和“ལུག་མཉེ།”（洛尼、鲁尼），言其为滋补、延年益寿之药物。现代文献记载的该 2 类药材的基原均为黄精属（*Polygonatum*）植物，一般以黄精类作“拉尼”，以玉竹类作“洛尼”，两者的基原种类均较多，且存在基原交叉的情况，但不宜混用。据文献记载，多花黄精 *P. cyrtonema* Hua 为“拉尼”的基原之一，《藏标》以“黄精 /ར་མཉེ།/ 拉尼”之名收载了东北黄精 *P. sibiricum* Delar. ex Redouté 和多花黄精 *P. multiflorum* (L.) All.（*P. cyrtonema* Hua）。（参见“轮叶黄精”条）

《中国植物志》记载的多花黄精的学名为 *P. cyrtonema* Hua，并指出 *P. multiflorum* (L.) All. 分布于欧洲，我国多花黄精的一些类型常被错误地鉴定为 *P. multiflorum* (L.) All.。

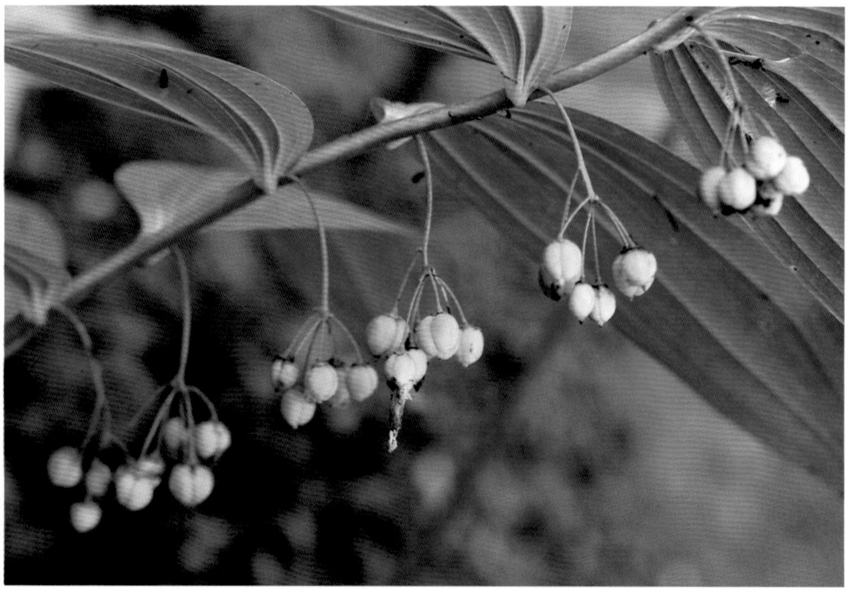

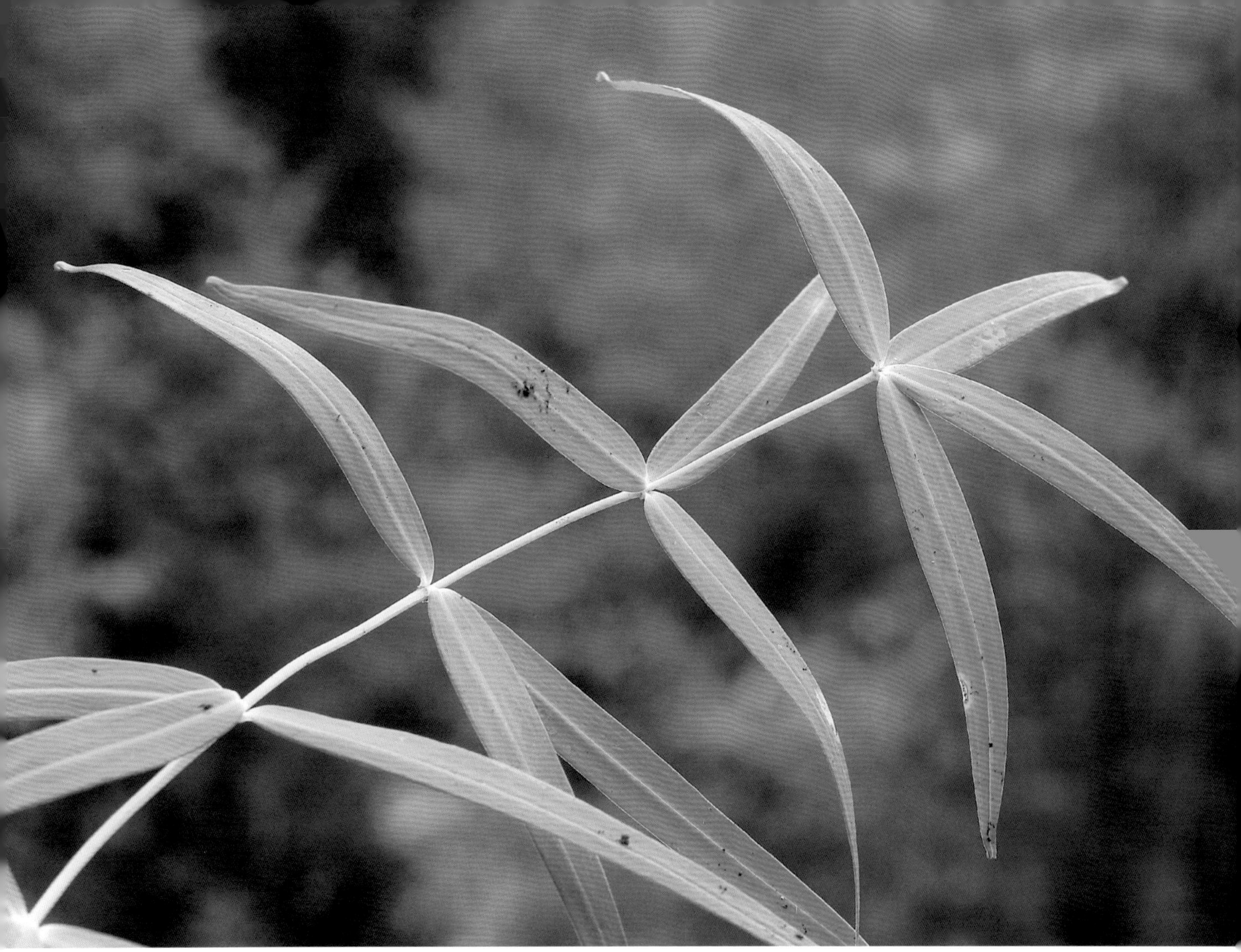

轮叶黄精

Polygonatum verticillatum (L.) All.

百合科（Liliaceae） 黄精属（*Polygonatum*）

形态

根茎的“节间”长 2 ～ 3cm，一端粗，另一端较细，粗的一端有短分枝，直径 7 ～ 15mm，少有根茎为连珠状。茎高（20 ～）40 ～ 80cm。叶通常为 3 叶轮生，或间有少数对生或互生的，少有全株为对生的，矩圆状披针形（长 6 ～ 10cm，宽 2 ～ 3cm）至条状披针形或条形（长达 10cm，宽仅 5mm），先端尖至渐尖。花单朵或 2 ～（3 ～ 4）组成花序，总花梗长 1 ～ 2cm，花梗（指生于花序上的）长 3 ～ 10mm，俯垂；苞片不存在，或微小而生于花梗上；花被淡黄色或淡紫色，长 8 ～ 12mm，裂片长 2 ～ 3mm；花丝长 0.5 ～ 1（～ 2）mm，花药长约 2.5mm；子房长约 3mm，具约与之等长或稍短的花柱。浆果红色，直径 6 ～ 9mm，具 6 ～ 12 种子。花期 5 ～ 6 月，果期 8 ～ 10 月。

分布

分布于我国西藏东部和南部、云南西北部、四川西部（康定）、青海东北部、甘肃东南部、陕西南部、

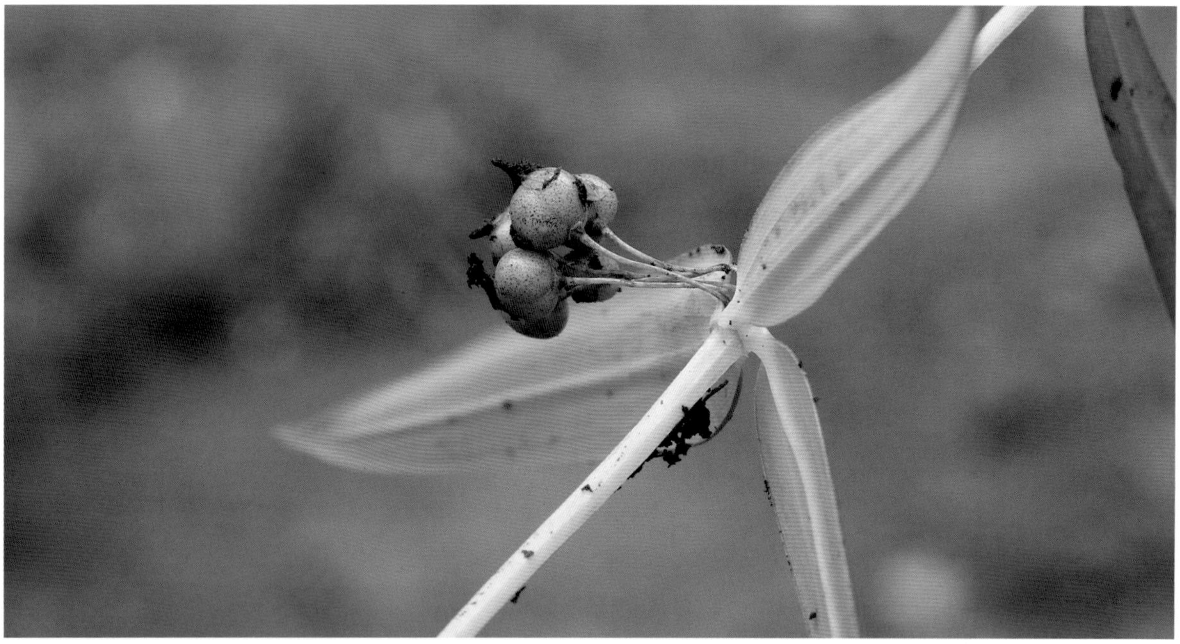

山西西部。欧洲经西南亚至尼泊尔、不丹也有分布。

生境

生长于海拔 2100 ~ 4000m 的林下、山坡草地、灌丛。

药材名

热尼、拉尼、惹尼、拉聂（ར་མཉེ།），鲁尼、洛尼、罗尼（ལུག་མཉེ།）。

药用部位

根茎。

功能与主治

滋补强身，延年益寿，益肾补精，润肺。用于寒热引起的水肿，精髓内亏，衰弱无力，虚劳咳嗽。

用量与用法

10 ~ 13g。内服煎汤，或入丸、散剂。

附 注

《四部医典》中记载有“ར་མཉེ།”（拉尼），言其为益寿、敛黄水之药物。《蓝琉璃》引《图鉴》（又名《生长比喻》）之记载“（拉尼）生于树林中，根白色，四布；叶青，状如剑，花上部红色，果仁白色，形如舍利”；《四部医典系列挂图全集》第三十图中有“拉尼”的附图（5 号图），汉译本译注为“黄精”。《晶珠本草》分别记载有“ར་མཉེ།”（拉尼）和“ལུག་མཉེ།”（鲁尼），言“叶白色而薄，花白色，根白色坚硬者为鲁尼；叶黑厚，茎青紫色，花红色，根黄白色松软者为拉尼”。现代文献记载的该 2 类药材的基原均为黄精属（*Polygonatum*）植物，因《晶珠本草》对“拉尼”和“鲁尼”的形态描述较为模糊，难以对其进行准确划分，故现代文献记载的两者的名称和基原常有交叉，现一般以黄精类作“拉尼”，以玉竹类作“鲁尼”，且以前者使用较多，两者的基原种类均较多，但不宜混用。据文献记载，轮叶黄精 *P. verticillatum* (L.) All.（红果黄精 *P. erythrocarpum* Hua）为“拉尼”常用的基原之一；此外，卷叶黄精 *P. cirrhifolium* (Wall.) Royle、棒丝黄精 *P. cathcartii* Baker、禾叶黄精 *P. graminifolium* Hook.（该种未见《中国植物志》记载）、垂叶黄精 *P. curvistylum* Hua、独花黄精 *P. hookeri* Baker、滇黄精 *P. kingianum* Coll. et Hemsl.、对叶黄精 *P. oppositifolium* (Wall.) Royle、黄精 *P. sibiricum* Delar. ex Redouté、互卷黄精 *P. alternicirrhosum* Hand.-Mzt. 等也作“拉尼”使用，其中以轮叶黄精 *P. verticillatum* (L.) All. 和卷叶黄精 *P. cirrhifolium* (Wall.) Royle 的形态与古籍记载及《四部医典系列挂图全集》的附图较为相符。《部标藏药》（附录）、《藏标》等中收载的“黄精 /ར་མཉེ/ 拉聂”的基原为黄精 *P. sibiricum* Red.（*P. sibiricum* Delar. ex Redouté）、多花黄精 *P. multiflorum* L.（多花黄精 *P. cyrtonema* Hua）、轮叶黄精 *P. verticillatum* (L.) All.（《青海藏标》附录）或同属数种植物。“鲁尼”的基原有玉竹 *P. odoratum* (Mill.) Druce、小玉竹 *P. odoratum* (Mill.) Druce var. *pluriflorum* (Miq.) Ohwi（该学名未见《中国植物志》记载，《中国植物志》中收载的小玉竹的拉丁学名为 *P. humile* Fisch. ex Maxim.）、康定玉竹 *P. prattii* Baker、独花玉竹 *P. hookeri* Baker（独花黄精）、卷叶玉竹 *P. cirrhifolioides* D. M. Liu et W. Z. Zeng（该种未见《中国植物志》记载）等。（参见“卷叶黄精”“玉竹”“康定玉竹”条）

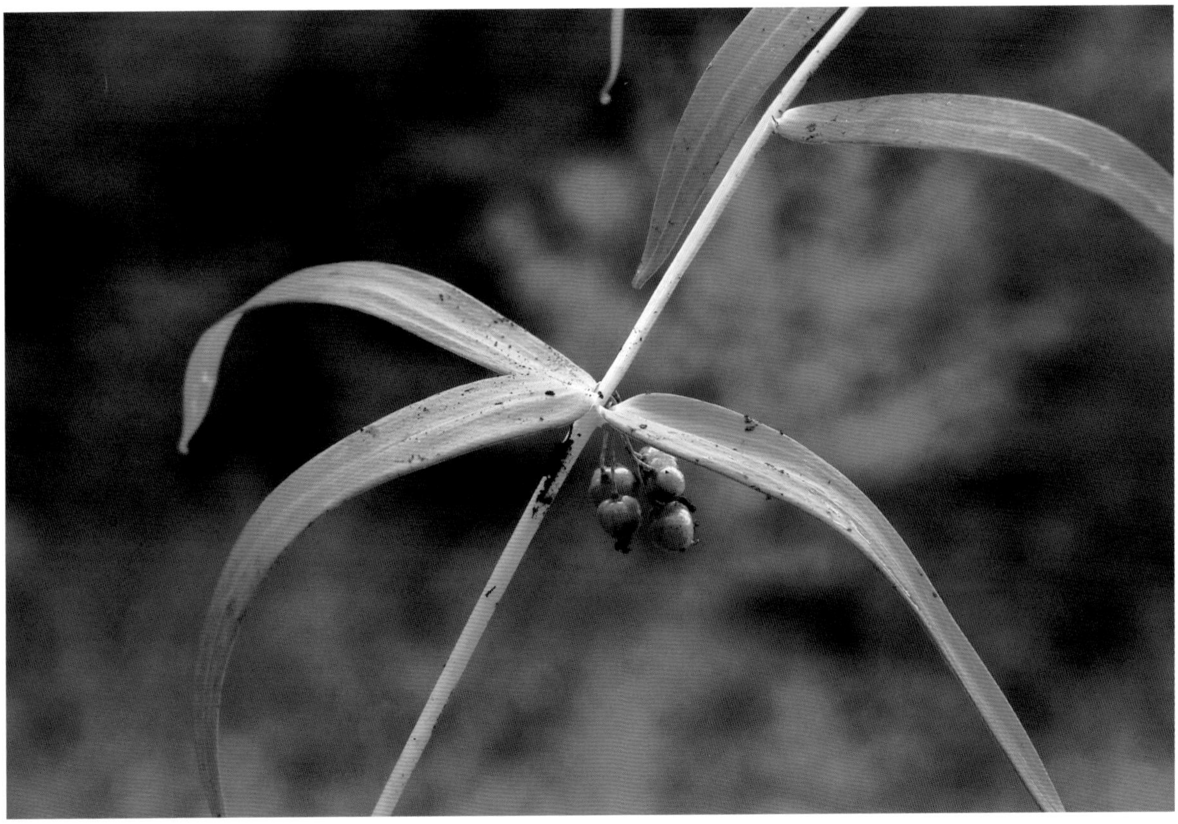

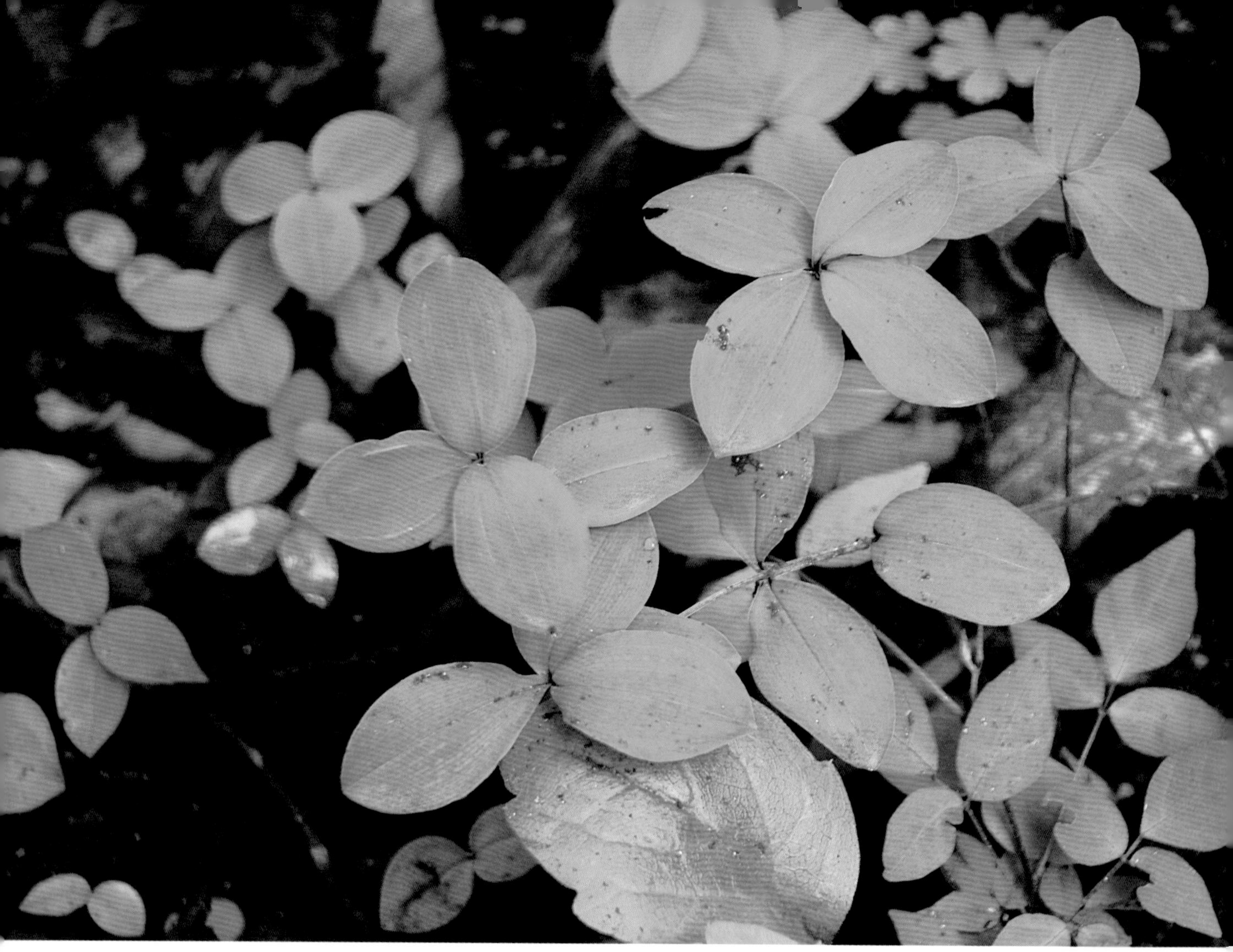

康定玉竹

Polygonatum prattii Baker

百合科（Liliaceae）　黄精属（*Polygonatum*）

形态

多年生草本。根茎细圆柱形，近等粗，直径 3 ~ 5mm。茎高 8 ~ 30cm。叶 4 ~ 15，下部的叶互生或间有对生，上部的叶多对生，先端的叶常为 3 轮生，椭圆形至矩圆形；叶长 2 ~ 6cm，宽 1 ~ 2cm。花序通常具花 2 ~ 3，总花梗长 2 ~ 6mm，花梗长（2 ~ ）5 ~ 6mm，俯垂；花被淡紫色，长 6 ~ 8mm，裂片长 1.5 ~ 2.5mm；花丝极短，花药长约 1.5mm；子房长约 1.5mm，具与之约等长或稍短的花柱。浆果紫红色至褐色，直径 5 ~ 7mm，具种子 1 ~ 2。花期 5 ~ 6 月，果期 8 ~ 10 月。

分布

分布于我国四川西部、云南西北部。

生境

生长于海拔 2500 ~ 3300m 的林下、灌丛、山坡草地。

药材名

洛尼、鲁尼、罗尼、陆你（ལུག་མཉེ།）。

药用部位

根茎。

功能与主治

祛寒，滋润心肺，补精髓，抗衰老。用于局部浮肿，寒湿引起的腰腿痛，瘙痒性和渗透性皮肤病，精髓内亏，衰弱无力。

用量与用法

6 ~ 9g。内服煎汤，或入复方。

附注

《四部医典》《蓝琉璃》中记载有益寿、敛黄水之药物"ར་མཉེ།"（拉尼）；《四部医典系列挂图全集》第三十图中有"拉尼"的附图（5号图），其汉译本译注为"黄精"。《晶珠本草》记载有"ར་མཉེ།"（拉尼）和"ལུག་མཉེ།"（洛尼），系一类之2种，但对两者的形态区别记载较为模糊。现代文献记载的该两类药材的基原均为黄精属（*Polygonatum*）植物，一般以黄精类作"拉尼"，以玉竹类作"洛尼"，两者的基原种类均较多，也有名称和基原的交叉，但两者的功能与主治不同，不宜混用，以前者常用。据文献记载，康定玉竹 *P. prattii* Baker 为"鲁尼"的基原之一。四川甘孜藏医也以黄精 *P. cirrhifolioides* D. M. Lia et W. Z. Zeng [该学名在《中国植物志》未见记载，疑为卷叶黄精 *P. cirrhifolium* (Wall.) Royle；《中国植物志》记载的黄精的拉丁学名为 *P. sibiricum* Delar. ex Redouté]、滇黄精 *P. kingianum* Coll. et Hemsl.、波叶黄精 *P. undulatum* Y. Cao et J S. Yang（该学名在《中国植物志》未见记载）、互卷黄精 *P. alternicirrhosum* Hand.-Mazz. 作"ར་མཉེ།"（然尼尔）药用，以垂叶黄精 *P. curvistylum* Hua 作"陆你"药用。（参见"轮叶黄精""玉竹"条）

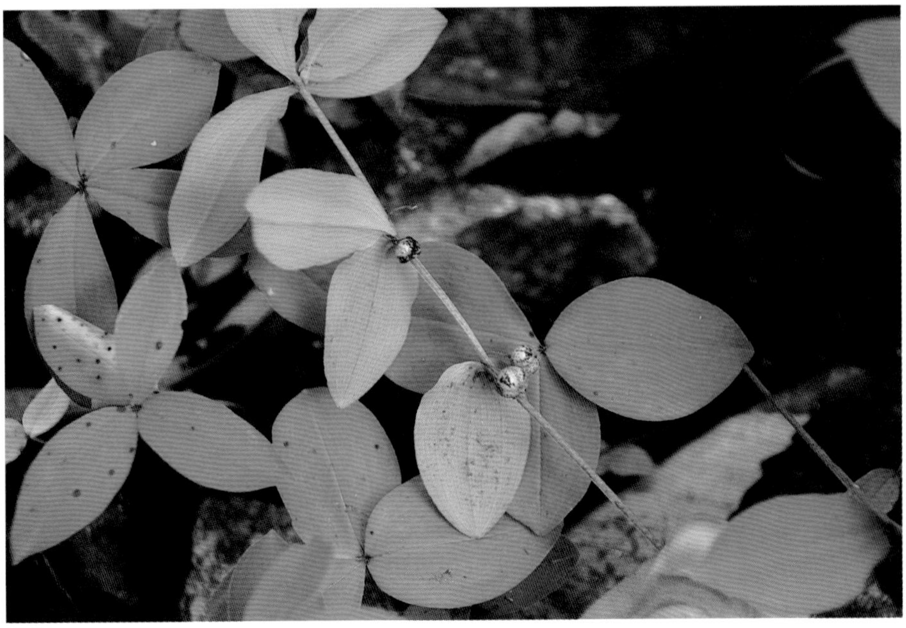

黄精

Polygonatum sibiricum Delar. ex Redouté

百合科（Liliaceae）　黄精属（*Polygonatum*）

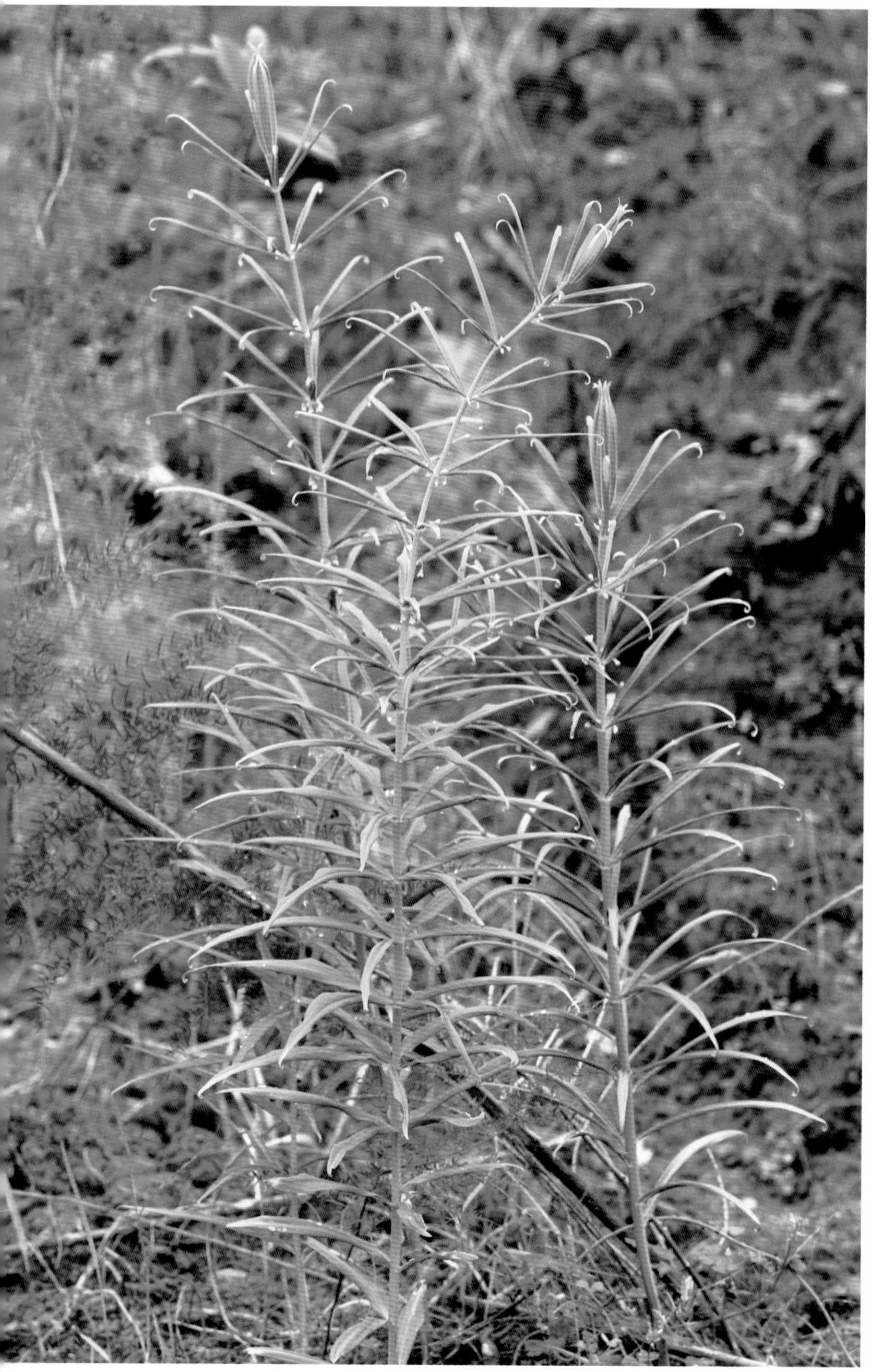

形态

多年生草本。根茎圆柱状，由于结节膨大，因此节间一头粗、一头细，粗的一头有短分枝，直径 1 ~ 2cm。茎高 50 ~ 90cm，或可超过 1m，有时呈攀缘状。叶轮生，每轮 4 ~ 6，条状披针形，长 8 ~ 15cm，宽（4 ~ ）6 ~ 16mm，先端拳卷或弯曲成钩。花序通常具 2 ~ 4 花，似呈伞形状，总花梗长 1 ~ 2cm，花梗长（2.5 ~ ）4 ~ 10mm，俯垂；苞片位于花梗基部，膜质，钻形或条状披针形，长 3 ~ 5mm，具 1 脉；花被乳白色至淡黄色，全长 9 ~ 12mm，花被筒中部稍缢缩，裂片长约 4mm；花丝长 0.5 ~ 1mm，花药长 2 ~ 3mm；子房长约 3mm，花柱长 5 ~ 7mm。浆果直径 7 ~ 10mm，黑色，具 4 ~ 7 种子。花期 5 ~ 6 月，果期 8 ~ 9 月。

分布

分布于我国黑龙江、吉林、辽宁、河北、河南、山东、安徽

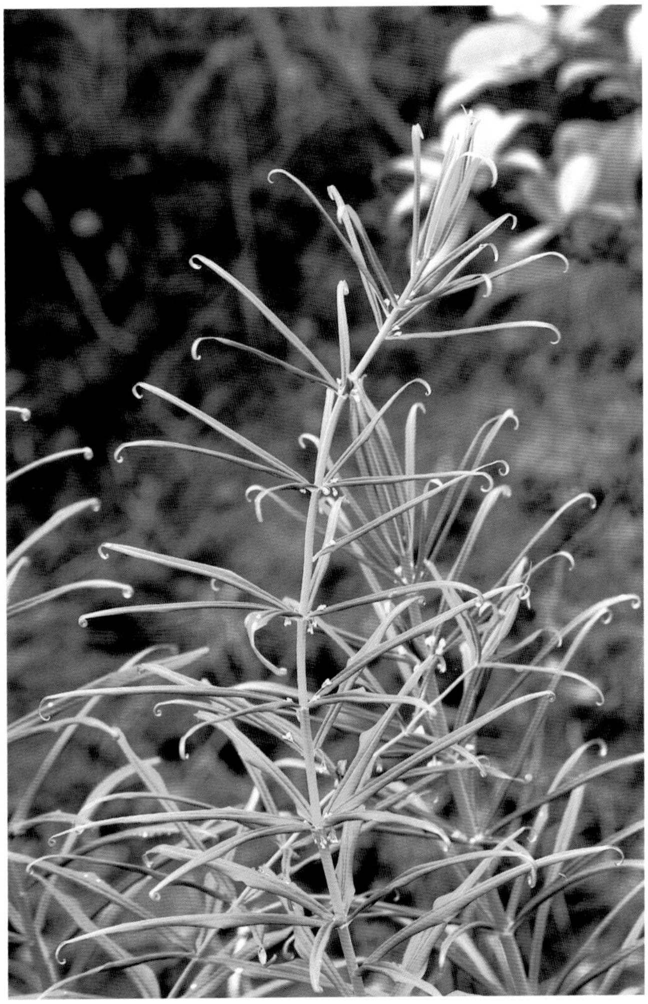

东部、浙江西北部、山西、陕西、内蒙古、宁夏、甘肃东部。朝鲜、蒙古等也有分布。

生境

生长于海拔 800 ~ 2800m 的林下、灌丛、山坡阴处。

药材名

热尼、拉尼、惹尼、拉聂（ར་མཉེ།）。

药用部位

根茎。

功能与主治

补中益气，润心肺，填精髓。用于诸虚劳损，干咳，口干。

用量与用法

10 ~ 13g。内服煎汤，或入丸、散剂。

附注

《晶珠本草》中记载有“ར་མཉེ།”（拉尼）和“ལུག་མཉེ།”（洛尼、鲁尼），言其为滋补、延年益寿之药物。现代文献记载的此两类药材的基原均为黄精属（*Polygonatum*）植物，一般以黄精类作“拉尼”，以玉竹类作“洛尼”，但两者不宜混用，两者的基原种类均较多。据文献记载，黄精 *P. sibiricum* Red.（*P. sibiricum* Delar. ex Redouté）为“拉尼”常用的基原之一。《部标藏药》（附录）、《藏标》及《青海藏标》（附录）等收载的“黄精 /ར་མཉེ།/ 拉聂（拉尼）”的基原有黄精 *P. sibiricum* Red.（东北黄精）、多花黄精 *P. multiflorum* (L.) All.、轮叶黄精 *P. verticillatum* (L.) All.，或为“黄精 *P. sibiricum* Red. 及其同属数种植物”。但据《中国植物志》记载，黄精 *P. sibiricum* Red. 在藏民聚居区仅分布于甘肃东部，资源有限。现藏医使用的黄精药材主要从市场购买，其基原可能还包括中药黄精的基原滇黄精 *P. kingianum* Coll. et Hemsl.。（参见“轮叶黄精”条）

《中国植物志》中，黄精的学名为 *P. sibiricum* Delar. ex Redouté；多花黄精的学名为 *P. cyrtonema* Hua，并指出我国分布的多花黄精 *P. cyrtonema* Hua 常被错误地鉴定为分布于欧洲的 *P. multiflorum* (L.) All.。

卷叶黄精

Polygonatum cirrhifolium (Wall.) Royle

百合科（Liliaceae） 黄精属（*Polygonatum*）

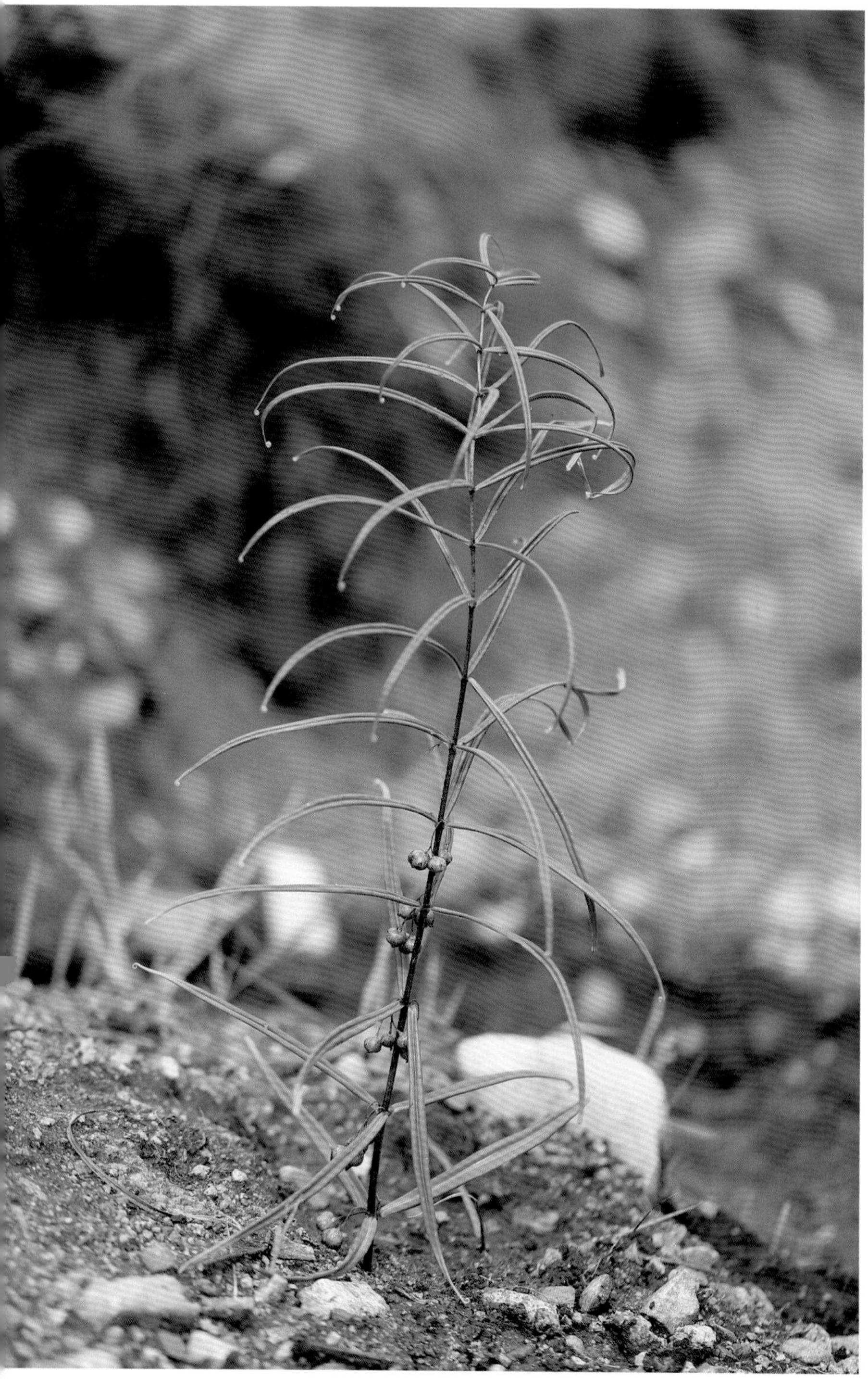

形态

草本。根茎肥厚，圆柱状，直径 1 ~ 1.5cm，或根茎连珠状，结节直径 1 ~ 2cm。茎高 30 ~ 90cm。叶通常每 3 ~ 6 轮生，很少下部少数散生，细条形至条状披针形，少矩圆状披针形，长 4 ~ 9（~ 12）cm，宽 0.2 ~ 0.8（~ 1.5）cm，先端拳卷或弯曲成钩状，边缘常外卷。花序轮生，通常具 2 花，总花梗长 3 ~ 10mm，花梗长 3 ~ 8mm，俯垂；苞片透明、膜质，无脉，长 1 ~ 2mm，位于花梗上或基部，或苞片不存在；花被淡紫色，长 8 ~ 11mm，花被筒中部稍缢狭，裂片长约 2mm；花丝长约 0.8mm，花药长 2 ~ 2.5mm；子房长约 2.5mm，花柱长约 2mm。浆果红色或紫红色，直径 8 ~ 9mm，具 4 ~ 9 种子。花期 5 ~ 7 月，果期 9 ~ 10 月。

分布

分布于我国西藏东部和南部、云南西北部、四川、青海东部和南部、甘肃东南部、宁夏、陕西南部。尼泊尔、印度北部也有分布。

生境

生长于海拔 2000 ~ 4000m 的林下、山坡、草地。

药材名

热尼、拉尼、惹尼、拉聂（ར་མཉེ། ）。

药用部位

根茎。

功能与主治

滋补强身，延年益寿，益肾补精，润肺。用于寒热引起的水肿，精髓内亏，衰弱无力，虚劳咳嗽。

用量与用法

10 ~ 13g。内服煎汤，或入丸、散剂。

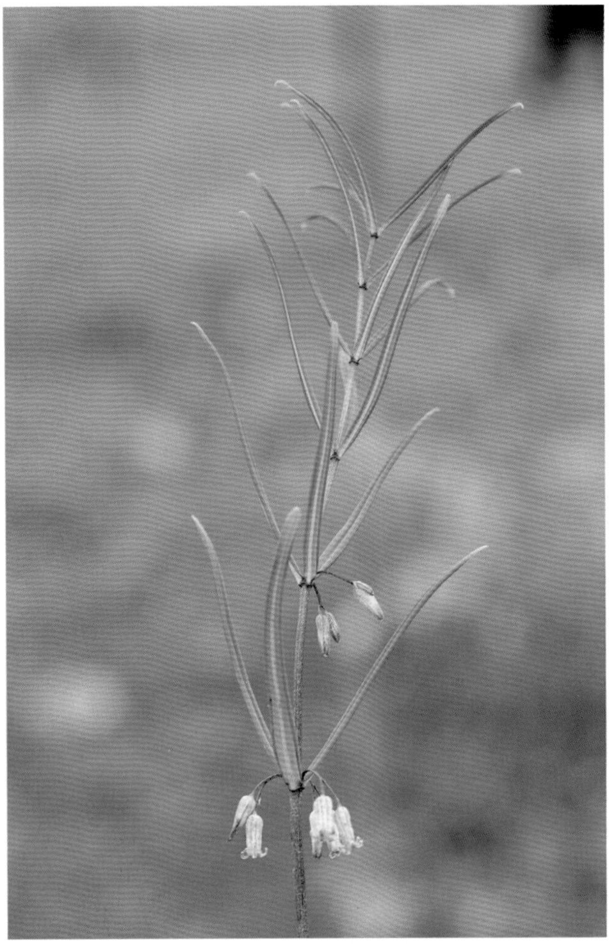

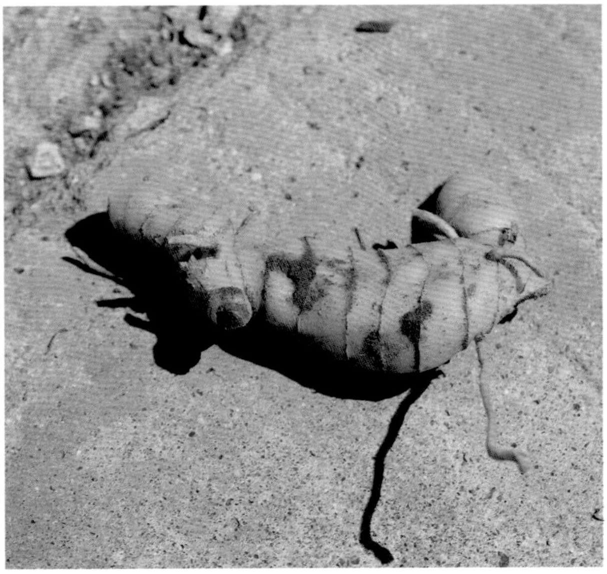

附注

《四部医典》《蓝琉璃》中记载有“ར་མཉེ།”（拉尼），言其为益寿、敛黄水之药物。《四部医典系列挂图全集》第三十图中有“拉尼”附图（5 号图），其汉译本译注名为“黄精”。《晶珠本草》分别记载有“ར་མཉེ།”（拉尼）和“ལུག་མཉེ།”（鲁尼、洛尼）2 种，但对两者形态的记载较为模糊。现代文献记载的这两类药材的基原均为黄精属（*Polygonatum*）植物，一般以黄精类作“拉尼”，以玉竹类作“洛尼”，以前者使用较多，两类药材的基原均有多种。卷叶黄精 *P. cirrhifolium* (Wall.) Royle 为“拉尼”常用的基原之一。（参见“轮叶黄精”“玉竹”“康定玉竹”条）

北重楼

Paris verticillata M.-Bieb.

百合科（Liliaceae） 重楼属（*Paris*）

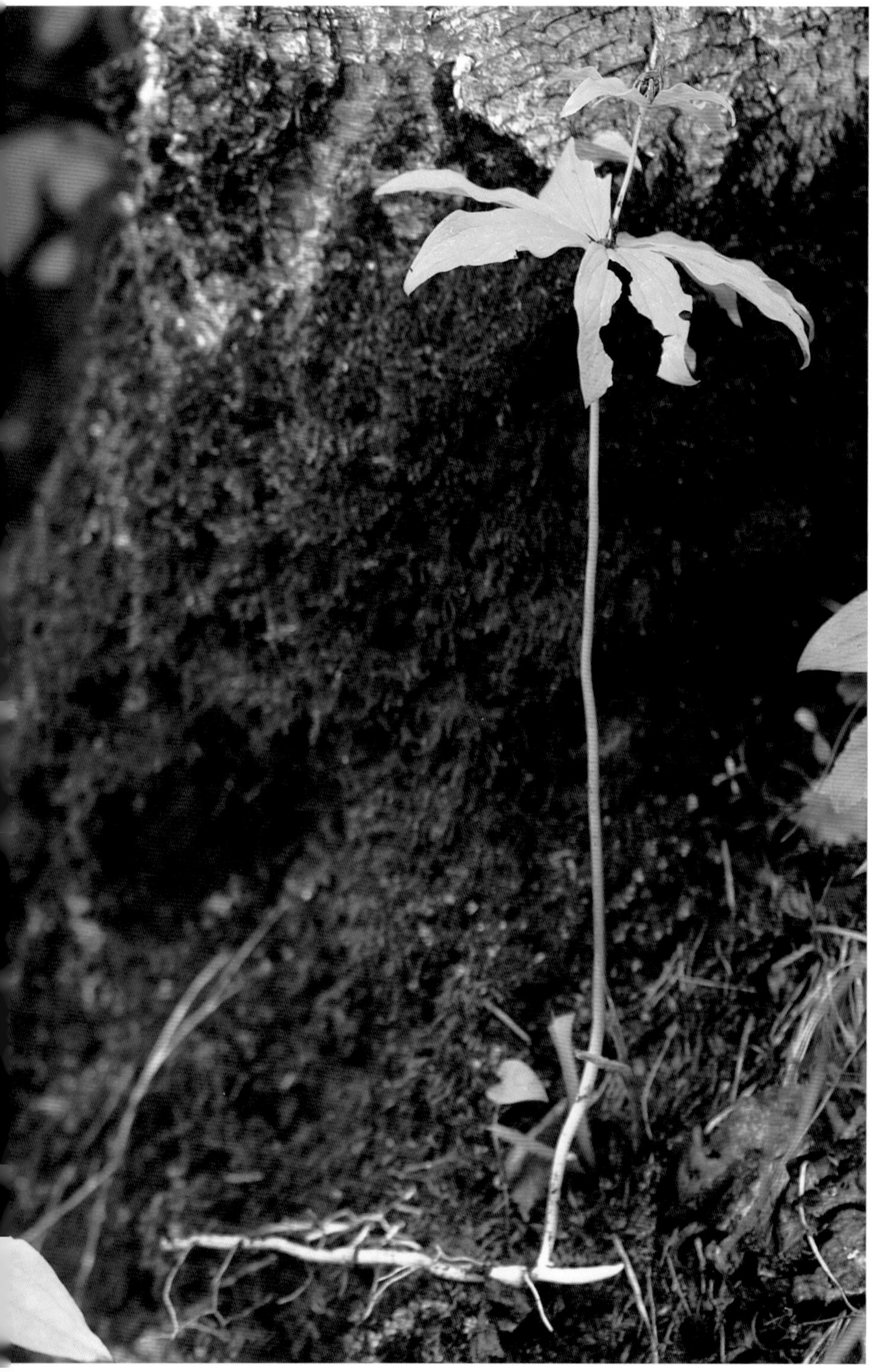

形态

植株高 25 ～ 60cm，根茎细长，直径 3 ～ 5mm。茎绿白色，有时带紫色。叶（5 ～）6 ～ 8 轮生，披针形、狭矩圆形、倒披针形或倒卵状披针形，长（4 ～）7 ～ 15cm，宽 1.5 ～ 3.5cm，先端渐尖，基部楔形，具短柄或近无柄。花梗长 4.5 ～ 12cm；外轮花被片绿色，极少带紫色，叶状，通常 4（～ 5），纸质，平展，倒卵状披针形、矩圆状披针形或倒披针形，长 2 ～ 3.5cm，宽（0.6 ～）1 ～ 3cm，先端渐尖，基部圆形或宽楔形；内轮花被片黄绿色，条形，长 1 ～ 2cm；花药长约 1cm，花丝基部稍扁平，长 5 ～ 7mm；药隔凸出部分长 6 ～ 8（～ 10）mm；子房近球形，紫褐色，先端无盘状花柱基；花柱具 4 ～ 5 分枝，分枝细长，并向外反卷，比不分枝部分长 2 ～ 3 倍。蒴果浆果状，不开裂，直径约 1cm，具种子数粒。花期 5 ～ 6 月，果期 7 ～ 9 月。

分布

分布于我国黑龙江、吉林、辽宁、内蒙古（乌兰布统）、河北、陕西、山西、甘肃、四川（若尔盖）、安徽、浙江。朝鲜、日本等也有分布。

生境

生长于海拔 1100 ~ 2300m 的山坡林下、草丛、阴湿地、沟边。

药材名

卓智嘛（ཟྒོག་དྲེས་མ།），嘎都尔、尕都尔、喀图尔（ག་དུར།）。

药用部位

根茎。

功能与主治

用于喉痛，高热痉挛，惊风，蛇咬伤，痈肿。

用量与用法

3 ~ 9g。外用适量，研末调敷患处；有小毒。

附注

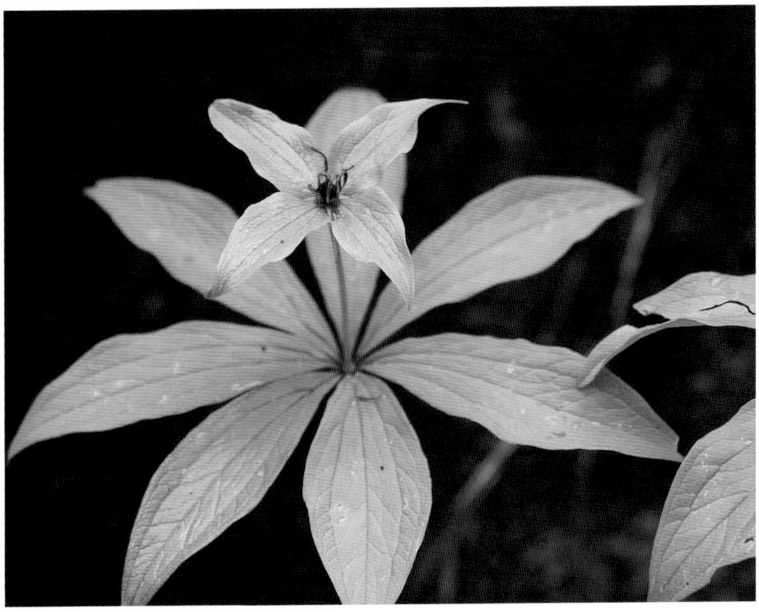

据《中国藏药植物资源考订》记载，重楼未见藏医药古籍记载，但《四部医典系列挂图全集》第二十八图中有“དཀར་པོ་ཅིག་ཐུབ།”（嘎保茜特布）的附图（74 号图，包括 2 幅小图。汉译本译作“西康大叶三七”），其中左侧小图与七叶一枝花 *P. polyphylla* Sm. 较为相似，分布于青藏高原地区的该种的各变种也同样药用，北重楼 *P. verticillata* M.-Bieb. 也为“嘎保茜特布”的基原之一。四川甘孜藏医称重楼属（*Paris*）多种植物为“ཟྒོག་དྲེས་མ།”（卓智嘛，见于《甘孜州藏药植物名录》第二册），而阿坝藏医则将北重楼 *P. verticillata* M.-Bieb. 作“ག་དུར།”（嘎都尔）使用。藏医药用的“嘎都尔”的基原主要为虎耳草科植物岩白菜 *Bergenia purpurascens* (Hook. f. et Thoms.) Engl.，又名“ལི་ག་དུར།”（力嘎都、力喀图、勒嘎都）。（参见“华重楼”“长药隔重楼”“狭叶重楼”“岩白菜”条）

华重楼

Paris polyphylla Sm. var. *chinensis* (Franch.) Hara

百合科（Liliaceae）　重楼属（*Paris*）

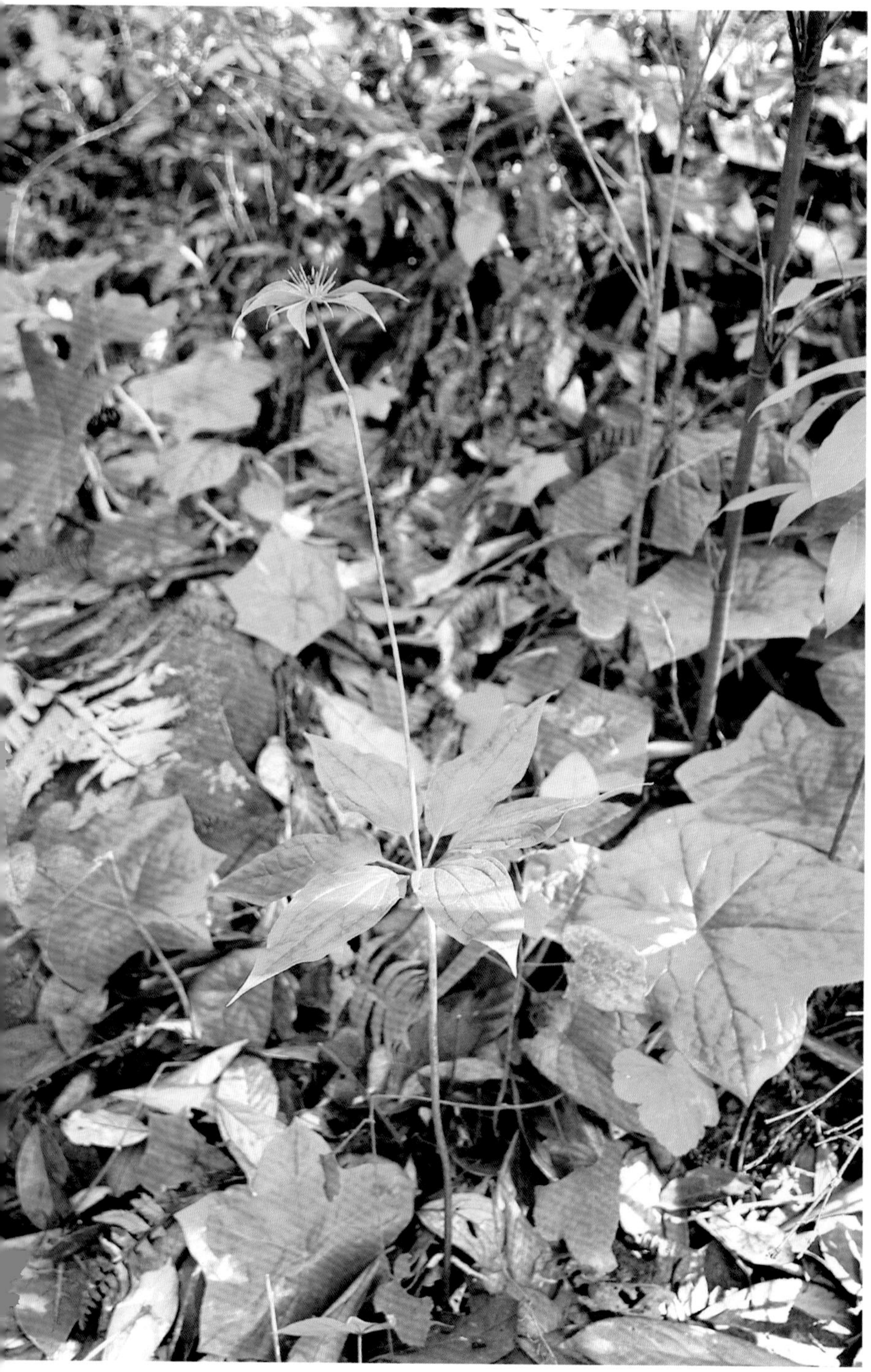

形态

植株高 35 ~ 100cm，无毛。根茎粗厚，直径达 1 ~ 2.5cm，外面棕褐色，密生多数环节和许多须根。茎通常带紫红色，直径（0.8 ~）1 ~ 1.5cm，基部有灰白色干膜质的鞘 1 ~ 3。叶 5 ~ 8 轮生，通常 7，倒卵状披针形、矩圆状披针形或倒披针形，长 7 ~ 15cm，宽 2.5 ~ 5cm，先端短尖或渐尖，基部通常楔形；叶柄长 2 ~ 6cm，带紫红色。花梗长 5 ~ 16（~ 30）cm；外轮花被片（3 ~）4 ~ 6，绿色，狭卵状披针形，长（3 ~）4.5 ~ 7cm，内轮花被片狭条形，通常中部以上变宽，宽 1 ~ 1.5mm，长 1.5 ~ 3.5cm，长为外轮花被片的 1/3 至近等长或稍超过；雄蕊 8 ~ 10，花药长 1.2 ~ 1.5（~ 2）cm，为花丝的 3 ~ 4 倍，药隔凸出部分长 1 ~ 1.5（~ 2）mm；子房近球形，具棱，先端具 1 盘状花柱基，花柱粗短，具（4 ~）5 分枝。蒴果紫色，直径 1.5 ~ 2.5cm，3 ~ 6 瓣裂开；种子多数，具鲜红色、多浆汁的外种皮。花期 5 ~ 7 月，果期 8 ~ 10 月。

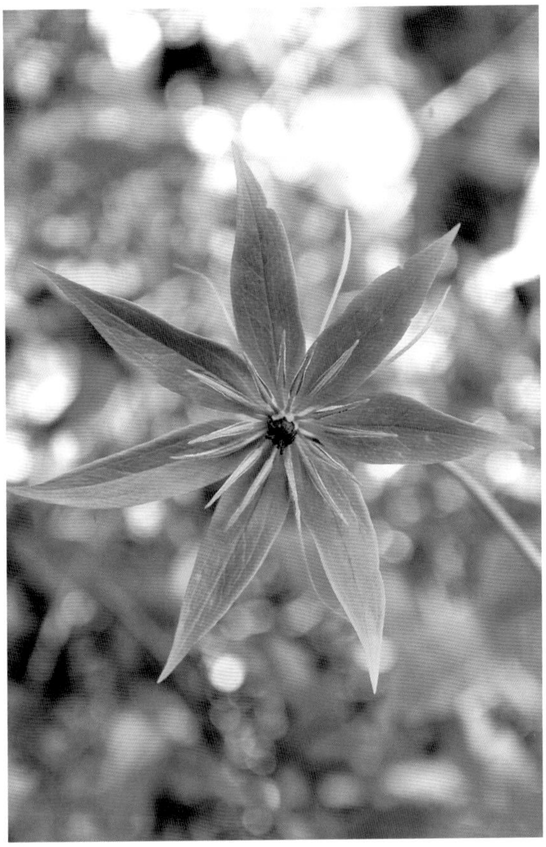

分布

分布于我国江苏、浙江、江西、福建、台湾、湖北、湖南、广东、广西、四川、贵州、云南。

生境

生长于海拔 600 ~ 1350(~ 2000)m 的林下荫处、沟谷边草丛中。

药材名

卓智嘛（སྒྲོག་དྲིས་མ།）。

药用部位

根茎。

功能与主治

用于喉痛，高热痉挛，惊风，蛇咬伤，痈肿。

用量与用法

3 ~ 9g。外用适量，研末调敷患处；有小毒。

附　注

据《中国藏药植物资源考订》记载，重楼未见有藏医药古籍记载，但《四部医典系列挂图全集》第二十八图中的“དཀར་པོ་ཆིག་ཐུབ།”（嘎保酋特布）附图（74 号图，包括 2 幅小图。汉译本译作“西康大叶三七”），其中左侧小图与七叶一枝花 *Paris polyphylla* Sm. 的形态较为相似，右侧小图与五加科植物羽叶三七 *Panax pseudo-ginseng* Wall. var. *bipinnatifidus* (Seem.) Li 的形态相似，在青藏高原地区有分布的七叶一枝花 *Paris polyphylla* Sm. 的各变种也可同样药用。《甘孜州藏药植物名录（第二册）》（内部资料）记载四川甘孜藏医将重楼属（*Paris*）多种植物称为“སྒྲོག་དྲིས་མ།”（卓智嘛），华重楼 *Paris polyphylla* Sm. var. *chinensis* (Franch.) Hara 为其中之一。（参见“宽瓣重楼”“长药隔重楼”“北重楼”条）

狭叶重楼

Paris polyphylla Sm. var. *stenophylla* Franch.

百合科（Liliaceae） 重楼属（*Paris*）

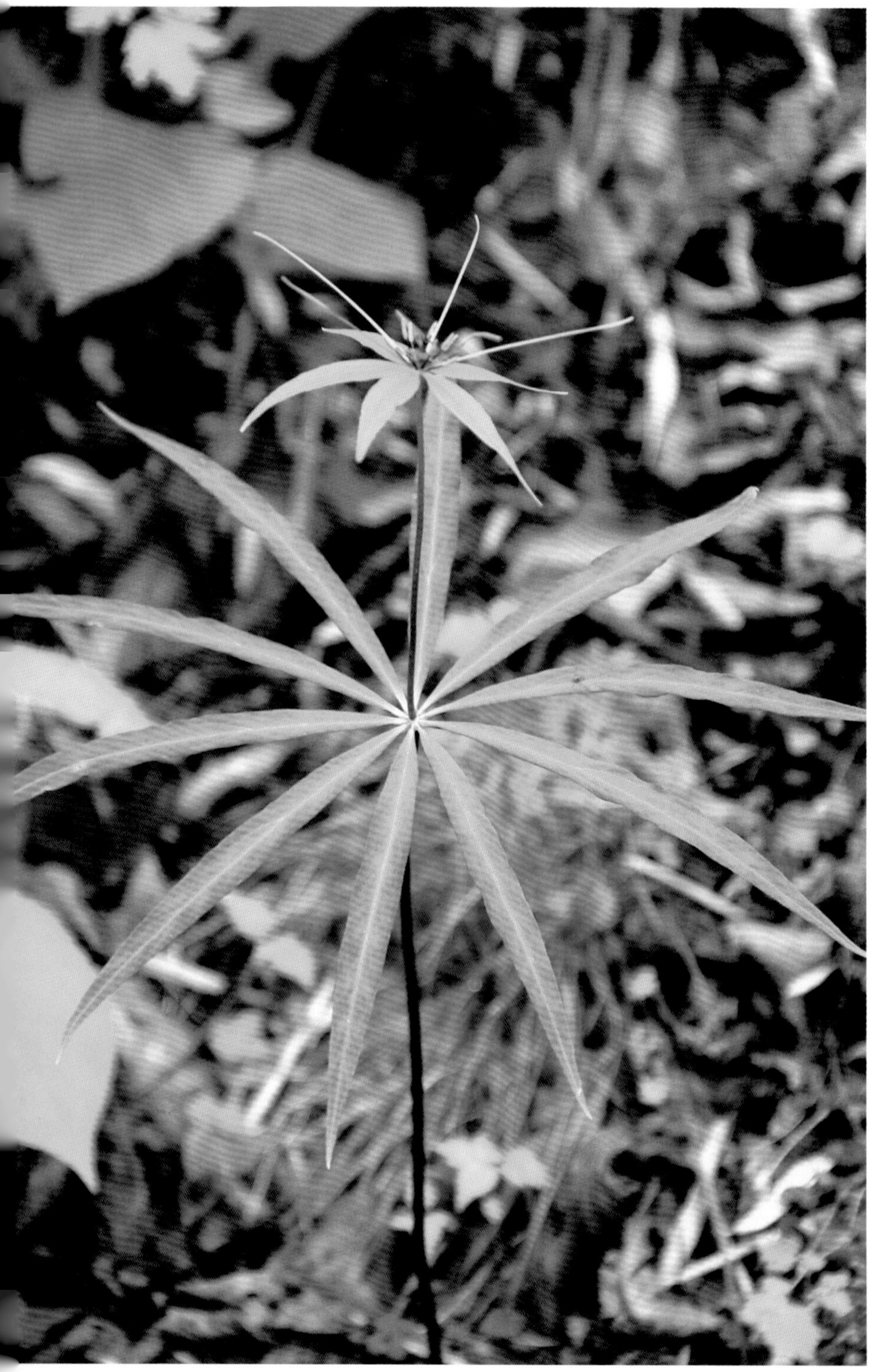

形态

植株高 35 ~ 100cm，无毛。根茎粗厚，直径达 1 ~ 2.5cm，外面棕褐色，密生多数环节和须根。茎通常带紫红色，直径（0.8 ~）1 ~ 1.5cm，基部有 1 ~ 3 灰白色干膜质的鞘。叶 8 ~ 13（~ 22）轮生，披针形、倒披针形或条状披针形，有时略微弯曲，呈镰状，长 1.5 ~ 19cm，通常宽 1.5 ~ 2.5cm，很少为 3 ~ 8mm，先端渐尖，基部楔形；具短叶柄。花梗长 5 ~ 16（~ 30）cm；外轮花被片 5 ~ 7，叶状，狭披针形或卵状披针形，长 3 ~ 8cm，宽（0.5 ~）1 ~ 1.5cm，先端渐尖，基部渐狭成短柄；内轮花被片狭条形，远比外轮花被片长；雄蕊 7 ~ 14，花药长 5 ~ 8mm，与花丝近等长，药隔凸出部分极短，长 0.5 ~ 1mm；子房近球形，暗紫色，花柱明显，长 3 ~ 5mm，先端具 4 ~ 5 分枝。蒴果紫色，直径 1.5 ~ 2.5cm，3 ~ 6 瓣裂开；种子多数，具鲜红色多浆

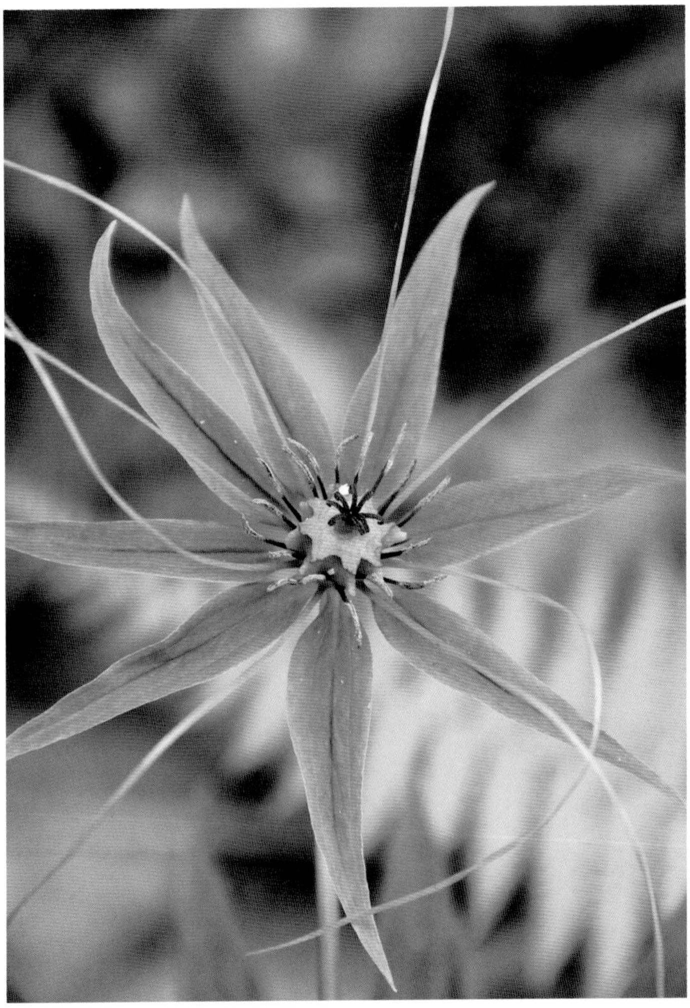

汁的外种皮。花期 6 ~ 8 月，果期 9 ~ 10 月。

分布

分布于我国四川、贵州、云南、西藏、广西、湖北、湖南、福建、台湾、江西、浙江、江苏、安徽、山西、陕西、甘肃。

生境

生长于海拔 1000 ~ 2700m 的林下、草丛阴湿处。

药材名

卓智嘛（སྒྲོག་དྲིས་མ།）。

药用部位

根茎。

功能与主治

用于喉痛，高热痉挛，惊风，蛇咬伤，痈肿。

用量与用法

3 ~ 9g。外用适量，研末调敷患处；有小毒。

附 注

四川甘孜藏医药用有重楼属（*Paris*）多种植物，称其为“སྒྲོག་དྲིས་མ།”（卓智嘛），狭叶重楼 *P. polyphylla* Sm. var. *stenophylla* Franch. 为其中之一 [《甘孜州藏药植物名录（第二册）》]。据《中国藏药植物资源考订》记载，重楼未见藏医药古籍记载，但《四部医典系列挂图全集》第二十八图中有“དཀར་པོ་ཆིག་ཐུབ།”（嘎保首特布）的附图（74 号图，包括 2 幅小图。汉译本译注名为“西康大叶三七”），其中左侧小图中的植物形态与七叶一枝花 *P. polyphylla* Sm. 较为相似，分布在青藏高原地区的该种的各变种也同样入药。（参见“宽瓣重楼”“长药隔重楼”“北重楼”条）

宽瓣重楼

Paris polyphylla Sm. var. *yunnanensis* (Franch.) Hand.-Mzt.（云南重楼）

百合科（Liliaceae） 重楼属（*Paris*）

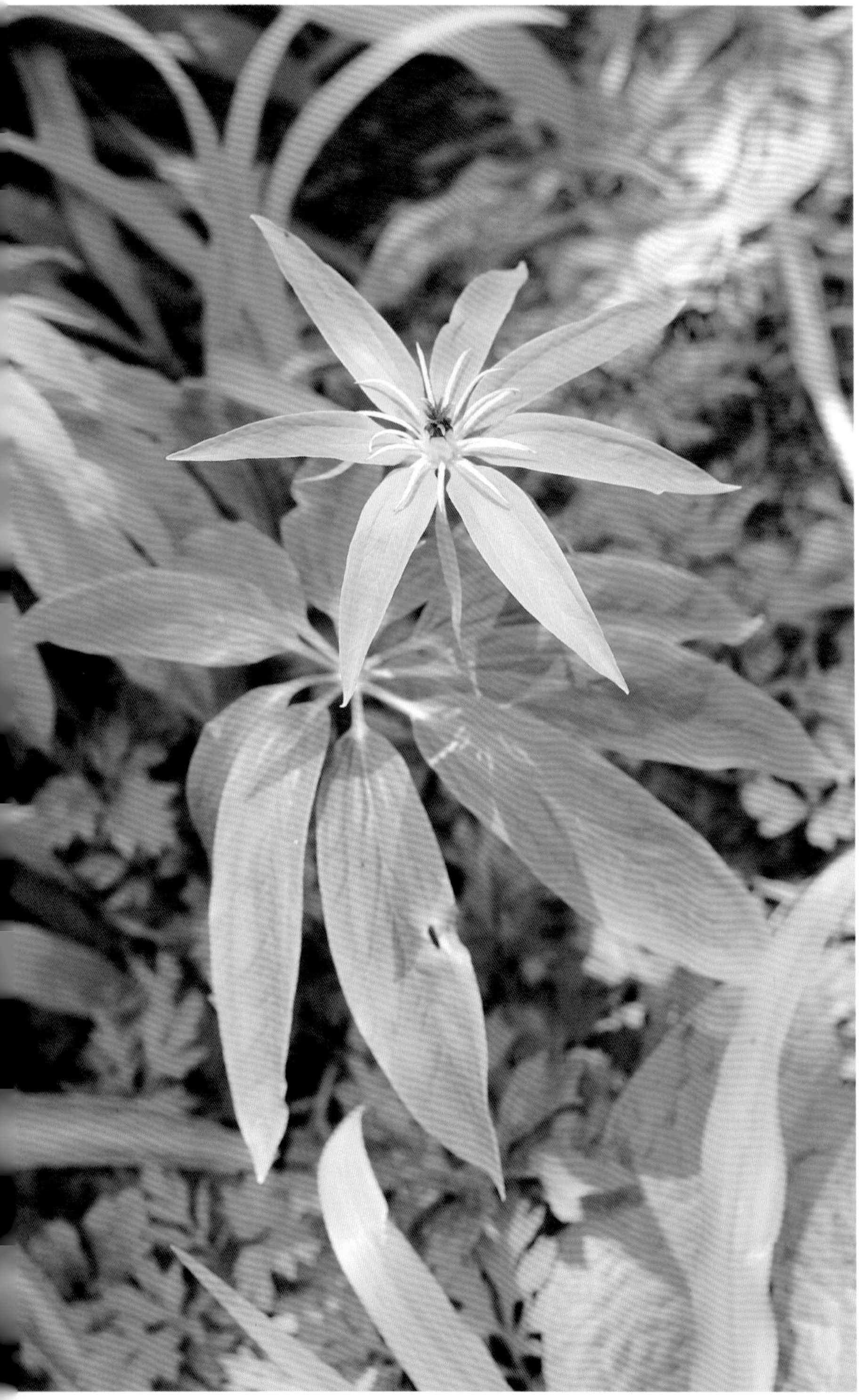

形态

植株高 35 ~ 100cm，无毛。根茎粗厚，直径 1 ~ 2.5cm，外面棕褐色，密生多数环节和许多须根。茎通常带紫红色，直径（0.8 ~ ）1 ~ 1.5cm，基部有灰白色干膜质的鞘 1 ~ 3。叶（6 ~ ）8 ~ 10（ ~ 12），厚纸质，披针形、卵状矩圆形或倒卵状披针形，长 7 ~ 15cm，宽 2.5 ~ 5cm，先端短尖或渐尖，基部圆形或宽楔形；叶柄长 0.5 ~ 2cm，带紫红色。花梗长 5 ~ 16（ ~ 30）cm；外轮花被片绿色，（3 ~ ）4 ~ 6，披针形或狭披针形，长 3 ~ 4.5cm；内轮花被片 6 ~ 8（ ~ 12），条形，中部以上宽 3 ~ 6mm，长为外轮的 1/2 或近等长；雄蕊（8 ~ ）10 ~ 12，花药长 1 ~ 1.5cm，花丝极短，药隔突出部分长 1 ~ 2（ ~ 3）mm；子房球形，具棱，先端具 1 盘状花柱基，花柱粗短，上端具 5 ~ 6（ ~ 10）分枝。蒴果紫色，直径 1.5 ~ 2.5cm，3 ~ 6 瓣裂开；种子多数，具鲜红色多浆汁的

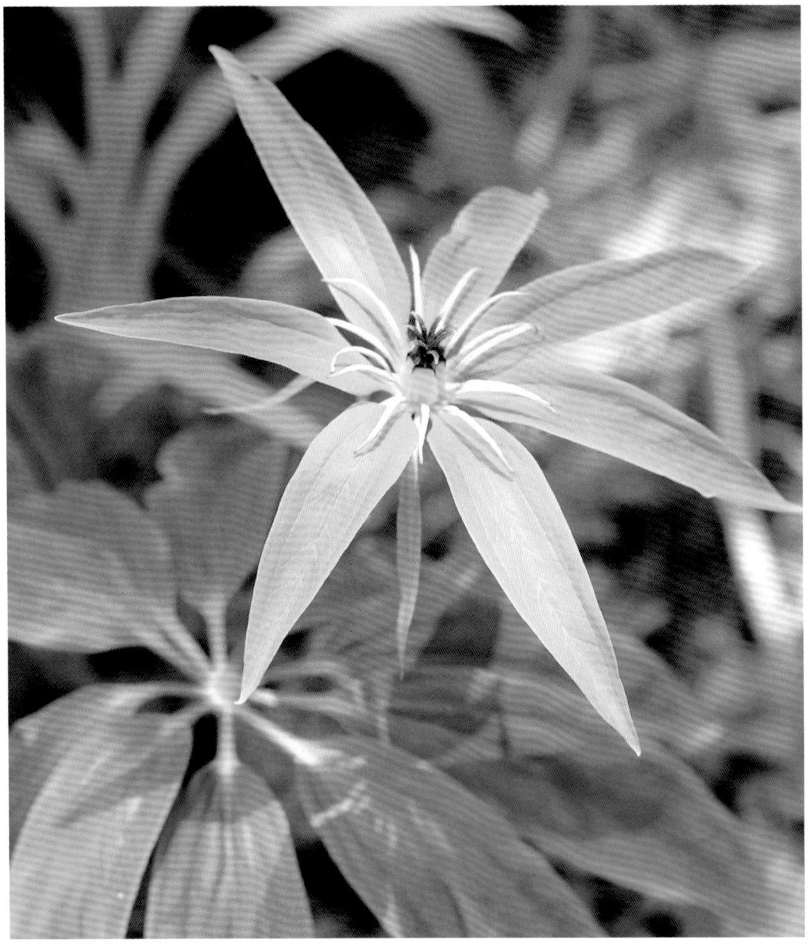

外种皮。花期6 ~ 7月，果期9 ~ 10月。

分布

分布于我国福建、湖北、湖南、广西、四川、贵州、云南。

生境

生长于海拔（1400 ~）2000 ~ 3600m的林下、路边。

药材名

卓智嘛（སྒྲོག་རྡེའུ་མ།）。

药用部位

根茎。

功能与主治

清热解毒，散结消肿。用于痈痛，肺病久咳，跌打损伤，蛇虫咬伤，淋巴结结核，骨髓炎。

用量与用法

3 ~ 9g。外用适量，研末调敷。有小毒。

附注

四川甘孜藏医将重楼属（*Paris*）多种植物称"སྒྲོག་རྡེའུ་མ།"（卓智嘛）作药用，宽瓣重楼 *P. polyphylla* Sm. var. *yunnanensis* (Franch.) Hand.-Mzt. 为其中之一（内部资料：《甘孜州藏药植物名录》第二册）。《中国藏药植物资源考订》记载，重楼未见藏医药古籍记载，但《四部医典系列挂图全集》第二十八图中有"དཀར་པོ་ཅིག་ཐུབ།"（嘎保茴特布）的附图（74号图，包括2幅小图。汉译本译注为"西康大叶三七"），图中左侧小图形态与七叶一枝花 *P. polyphylla* Sm. 较为相似，青藏高原有分布的该种的各变种也同样入药。（参见"七叶一枝花""华重楼""长药隔重楼""北重楼"条）

长药隔重楼

Paris polyphylla Sm. var. *thibetica* (Franch.) Hara

百合科（Liliaceae）　重楼属（*Paris*）

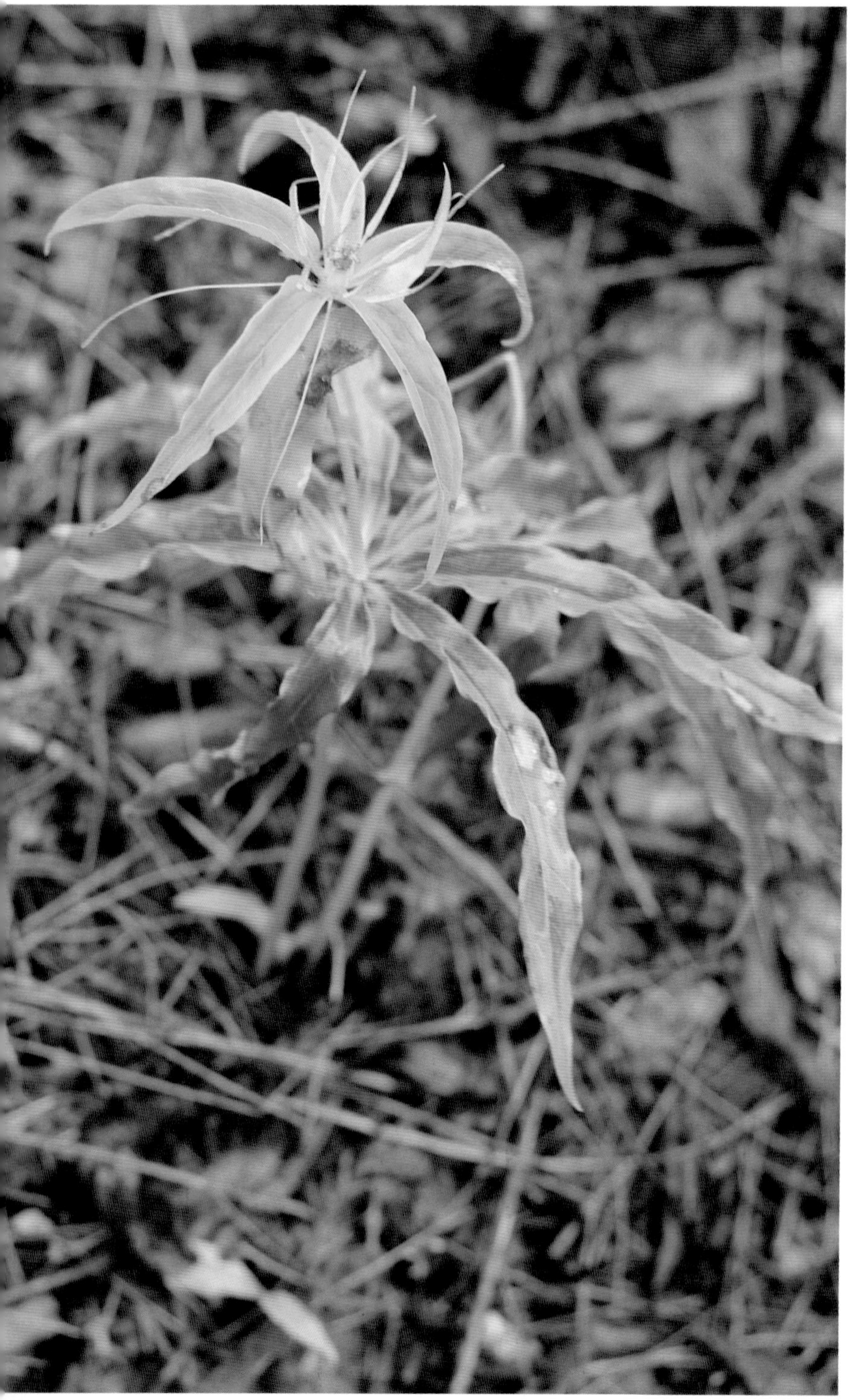

形态

植株高35～90cm，无毛。根茎直径达8～20mm，外面棕褐色，密生多数环节和许多须根。茎通常带紫红色，直径（0.8～）1～1.5cm，基部有灰白色干膜质的鞘1～3。叶7～12，披针形至倒披针形，长5～15cm，宽1～5cm，很少狭至7mm，先端具短尖头或渐尖，全缘，基部楔形，通常近无柄，极少具短柄。花梗长5～16（～30）cm；外轮花被片（3～）4～6，绿色，狭卵状披针形，长（3～）4.5～7cm；内轮花被片5，条形，长3.5～4.5cm，与外轮花被片近等长或超过其长；雄蕊10～12，长2～3.5cm，花丝远比花药短，药隔凸出部分长达6～16mm，呈条状钻形，极少短至3mm；子房近球形，具棱，先端具1盘状花柱基，花柱粗短，具（4～）5分枝。蒴果紫色，直径1.5～2.5cm，3～6瓣开裂；种子多数，具鲜红色多浆汁的外种皮。花期5月。

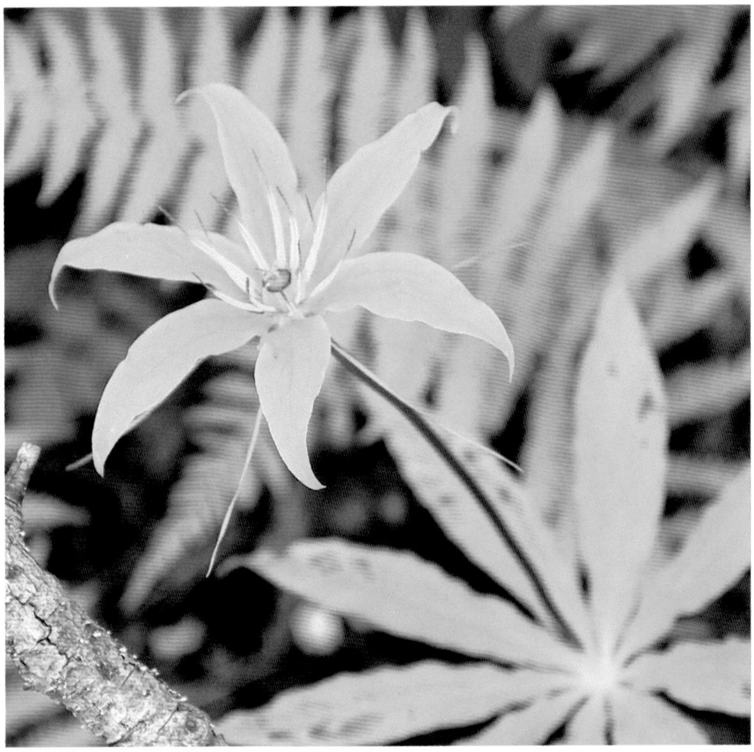

分布

分布于我国四川西南部、云南西北部。

生境

生长于海拔 1500 ~ 3100m 的灌丛下阴湿处。

药材名

卓智嘛（སྒྲོག་དྲིས་མ།）。

药用部位

根茎。

功能与主治

清热解毒，散结消肿。用于痈痛，肺病久咳，跌打损伤，蛇虫咬伤，淋巴结结核，骨髓炎。

用量与用法

3 ~ 9g。外用适量，研末调敷患处；有小毒。

附注

四川甘孜藏医称重楼属（*Paris*）多种植物为“སྒྲོག་དྲིས་མ།”（卓智嘛）[《甘孜州藏药植物名录（第二册）》（内部资料）]。《中国藏药植物资源考订》记载，重楼之药用未见于藏医药古籍记载，但《四部医典系列挂图全集》第二十八图中有“དཀར་པོ་ཅིག་ཐུབ།”（嘎保酋特布）的附图（74号图，包括2幅小图。汉译本译作“西康大叶三七”），其中左侧小图具有具环节的根茎，且茎单一、5 ~ 7 小叶轮生、茎端生单花、有梗，此与七叶一枝花 *P. polyphylla* Sm. 较为相似，青藏高原地区有分布的该种的各变种也同样药用，长药隔重楼 *P. polyphylla* Sm. var. *thibetica* (Franch.) Hara 为其中一种。（参见“华重楼”“宽瓣重楼”“北重楼”条）

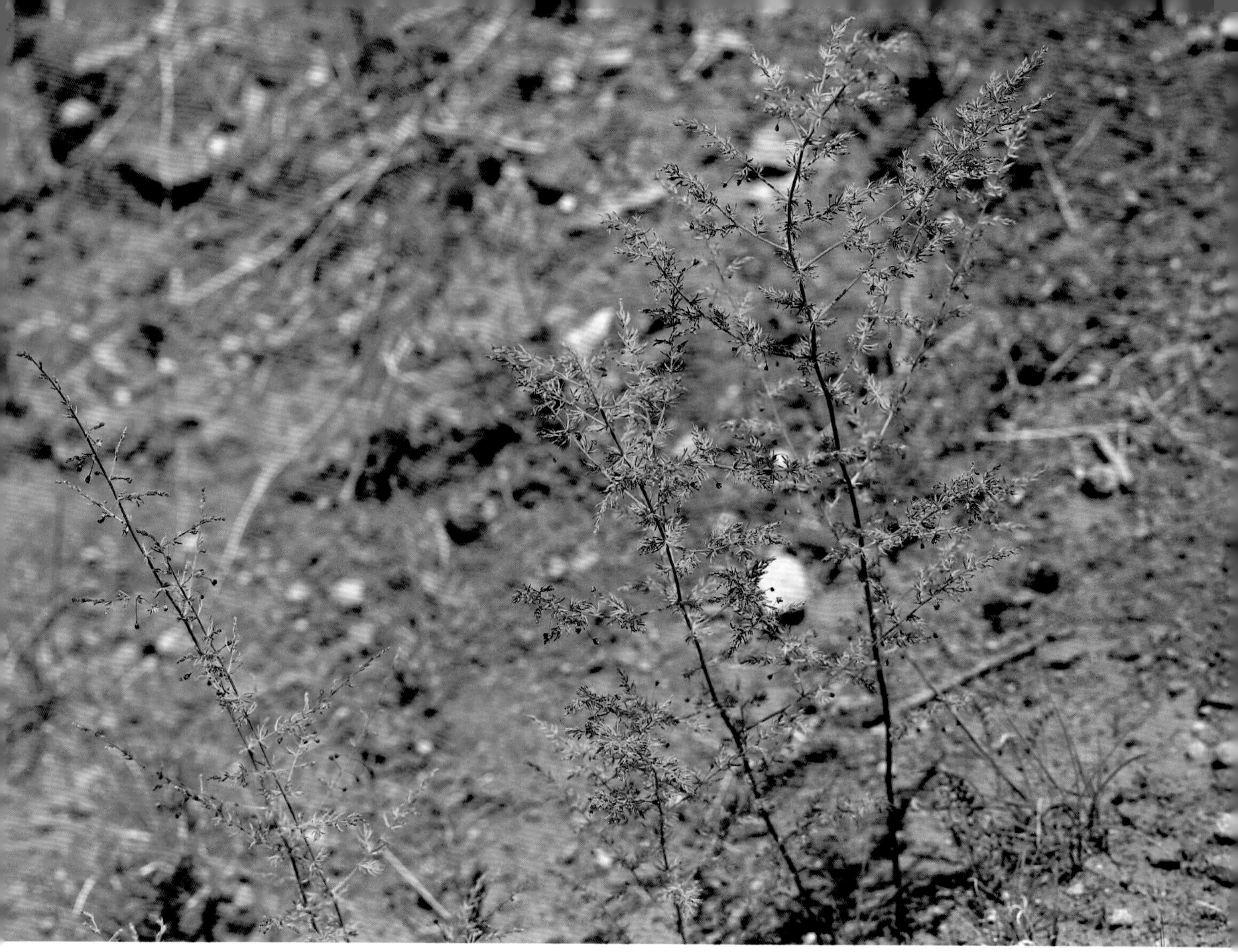

羊齿天门冬

Asparagus filicinus Ham. ex D. Don

百合科（Liliaceae）　天门冬属（*Asparagus*）

形态

直立草本，通常高 50 ～ 70cm。根成簇，从基部开始或在距基部几厘米处呈纺锤状膨大，膨大部分长短不一，一般长 2 ～ 4cm，宽 5 ～ 10mm。茎近平滑，分枝通常有棱，有时稍具软骨质齿。叶状枝每 5 ～ 8 成簇，扁平，镰状，长 3 ～ 15mm，宽 0.8 ～ 2mm，有中脉；鳞片状叶基部无刺。花每 1 ～ 2 腋生，淡绿色，有时稍带紫色；花梗纤细，长 12 ～ 20mm，关节位于近中部；雄花花被长约 2.5mm，花丝不贴生于花被片上；花药卵形，长约 0.8mm；雌花和雄花近等大或略小于雄花。浆果直径 5 ～ 6mm，有 2 ～ 3 种子。花期 5 ～ 7 月，果期 8 ～ 9 月。

分布

分布于我国山西西南部、河南、陕西（秦岭以南）、甘肃南部、湖北、湖南、浙江、四川、贵州、云南中部至西北部、西藏（左贡）。缅甸、不丹、印度也有分布。

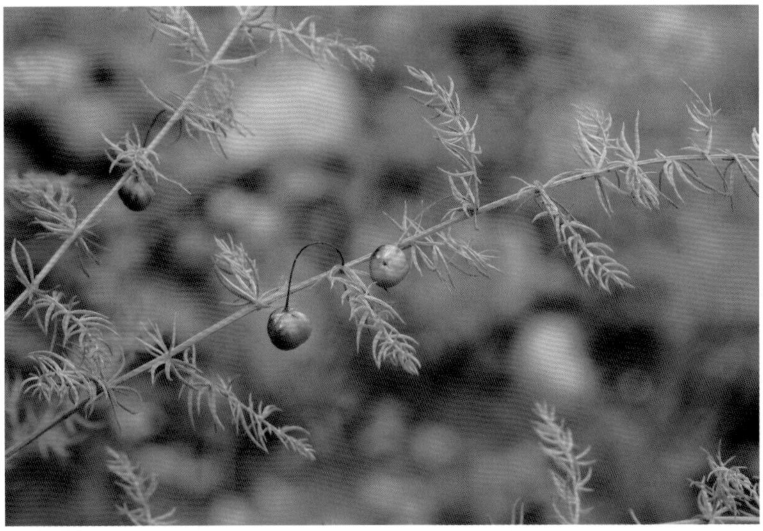

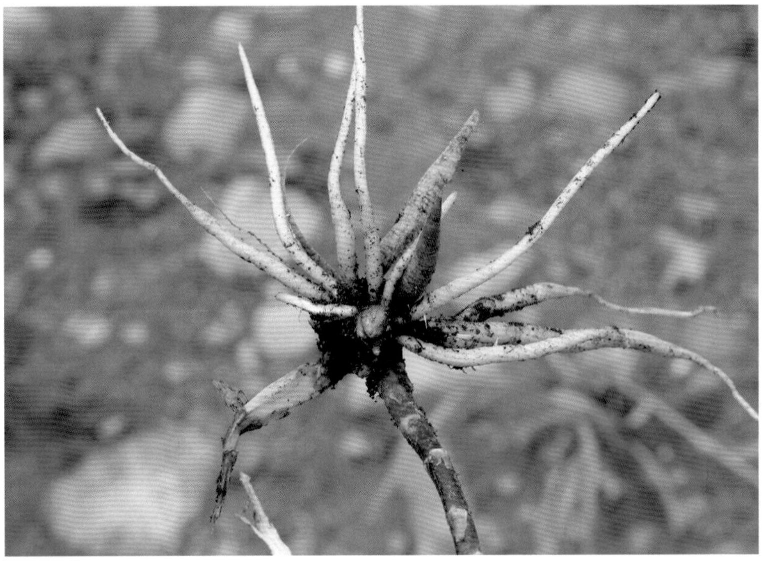

生境

生长于海拔 1200 ~ 3000m 的丛林下、灌丛、山谷阴湿处。

药材名

尼兴、聂象、聂兴（ཉེ་ཤིང་།）。

药用部位

块根。

功能与主治

清隐热、旧热。用于“隆”病，寒性黄水，剑突病等；亦用于健身，补肾，补胃。

用量与用法

2 ~ 6g。内服煎汤，或入丸、散剂。

附　注

《月王药诊》《四部医典》中记载有“ཉེ་ཤིང་།”（尼兴），言其为延年益寿、敛黄水之药物；《蓝琉璃》引《图鉴》之记载言其“生于阴阳交界地，叶面状如撒铁粉，茎干细长全被刺，果实状如铁小豆”；《四部医典系列挂图全集》第三十图中有 1 幅“尼兴”附图，汉译本译注名为“天门冬”，其形态也似天门冬属（*Asparagus*）植物，且茎分枝处有刺。《晶珠本草》记载“尼兴”分为雄（有刺）和雌（无刺）2 种。现代文献记载的藏医所用“尼兴”的基原包括多种天门冬属植物，按《晶珠本草》的品种划分，植株无刺的羊齿天门冬 *A. filicinus* Ham. ex D. Don、西北天门冬 *A. persicus* Baker、石刁柏 *A. officinalis* L. 等为雌者，有刺的多刺天门冬 *A. myriacanthus* Wang et S. C. Chen、长花天门冬 *A. longiflorus* Franch.、西藏天门冬 *A. tibeticus* Wang et S. C. Chen、攀援天门冬 *A. brachyphyllus* Turcz.、天门冬 *A. cochinchinensis* (Lour.) Merr. 等为雄者，药材多统称“尼兴”而不分雌、雄。现藏医所用“尼兴”药材多直接从市场上购买，其基原为天门冬 *A. cochinchinensis* (Lour.) Merr.。（参见“多刺天门冬”“天门冬”条）

天门冬

Asparagus cochinchinensis (Lour.) Merr.

百合科（Liliaceae） 天门冬属（*Asparagus*）

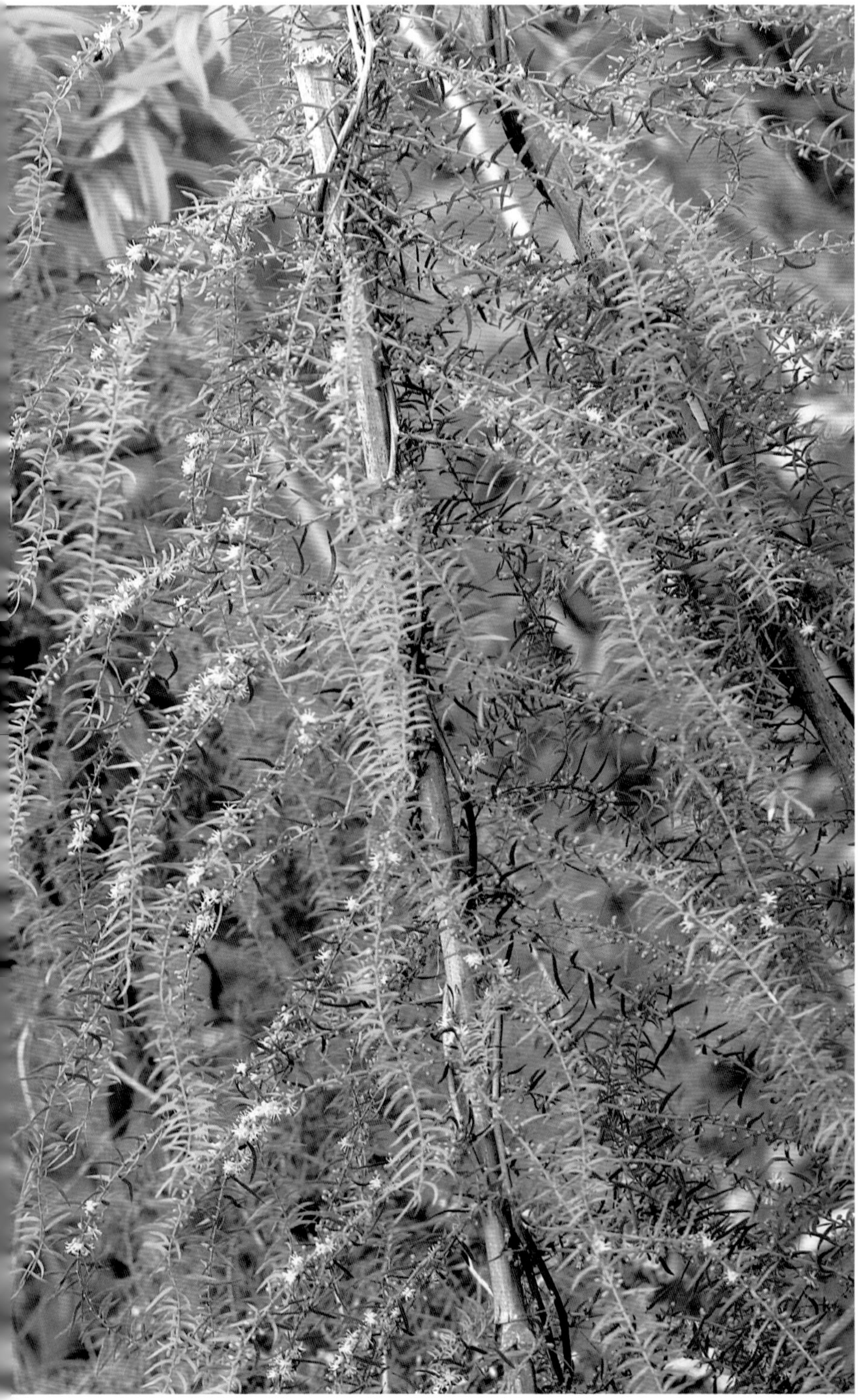

形态

攀缘植物。根在中部或近末端成纺锤状膨大，膨大部分长3～5cm，直径1～2cm。茎平滑，常弯曲或扭曲，长可达1～2m，分枝具棱或狭翅。叶状枝通常每3枚成簇，扁平或由于中脉龙骨状而略呈锐三棱形，稍镰刀状，长0.5～8cm，宽1～2mm；茎上的鳞片状叶基部延伸为长2.5～3.5mm的硬刺，在分枝上的刺较短或不明显。花通常每2朵腋生，淡绿色；花梗长2～6mm，关节一般位于中部，有时位置有变化；雄花花被长2.5～3mm；花丝不贴生于花被片上；雌花大小和雄花相似。浆果直径6～7mm，熟时红色，有1种子。花期5～6月，果期8～10月。

分布

分布于我国河北、山西、陕西、甘肃等省的南部及华东、中南、西南各省区。朝鲜、日本、老挝、越南也有分布。现各地作为园艺植物多有栽培。

生境

生长于海拔1750m以下的山

坡、路旁、疏林下、山谷、荒地。

药材名

尼兴、聂象、聂兴、尼爱香、年兴（ཉེ་ཤིང་།）。

药用部位

块根。

功能与主治

清隐热、旧热。用于"隆"病，寒性黄水，剑突病等。亦用于健身、补肾、补胃。

用量与用法

2 ~ 6g。内服煎汤，或入丸、散剂。

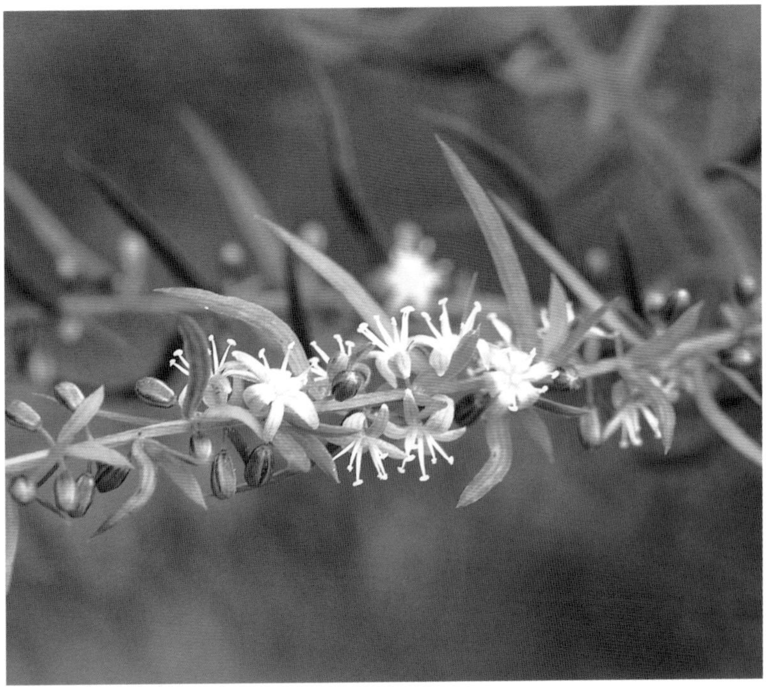

附 注

《月王药诊》《四部医典》等古籍中均记载有延年益寿、敛黄水之药物"ཉེ་ཤིང་།"（尼兴）。《晶珠本草》记载"尼兴"分为雄（有刺）和雌（无刺）2 种。现代文献记载藏医所用"尼兴"的基原均为天门冬属（*Asparagus*）植物，包括羊齿天门冬 *A. filicinus* Ham. ex D. Don、多刺天门冬 *A. myriacanthus* Wang et S. C. Chen 等多种，其中羊齿天门冬 *A. filicinus* Ham. ex D. Don 无刺，应为雌者，其他为雄者，各文献均不分雌雄而统称为"尼兴"。但现藏医所用"尼兴"药材多直接从市场上购买，为天门冬 *A. cochinchinensis* (Lour.) Merr.，该种有刺，属雄者品种。甘肃天祝藏医将百合科植物玉竹 *Polygonatum odoratum* (Mill.) Druce 称为"尼兴"，系误。玉竹 *Polygonatum odoratum* (Mill.) Druce 应系另一藏药"ལུག་མིག"（鲁尼）的基原之一。（参见"多刺天门冬""羊齿天门冬""玉竹"条）

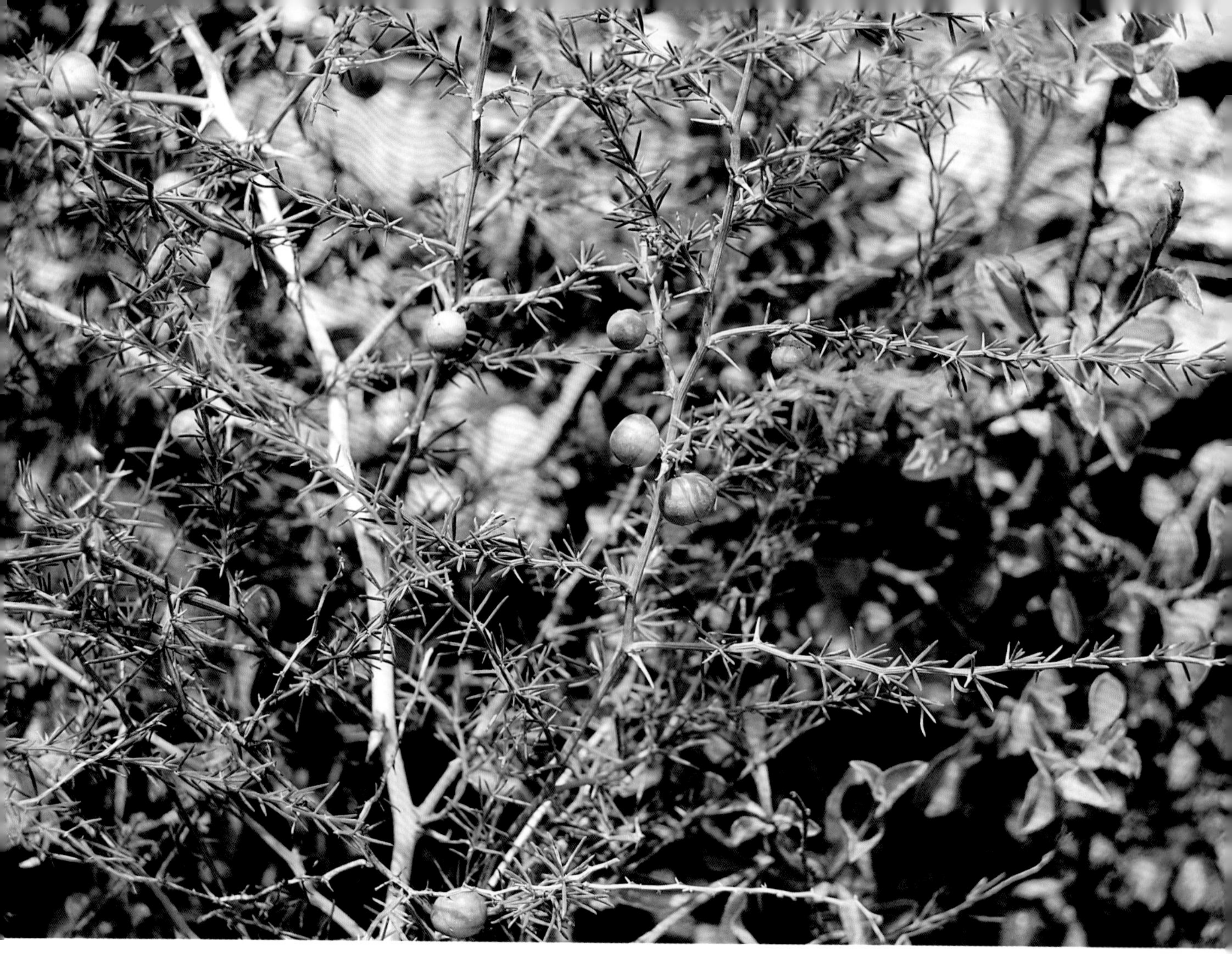

多刺天门冬

Asparagus myriacanthus Wang et S. C. Chen

百合科（Liliaceae） 天门冬属（*Asparagus*）

形态

半灌木，披散，有时稍攀缘，多刺，高达 1 ~ 2m。根较细长，直径约 3mm。茎上部明显具密的纵凸纹，分枝具纵棱。叶状枝每（3 ~ ）6 ~ 14 成簇，锐三棱形，长 0.6 ~ 2cm，宽 0.5 ~ 1mm，在花期通常较幼嫩；鳞片状叶基部具长的硬刺，刺近伸直，在茎上的长 4.5 ~ 8mm，在分枝上的长于花梗，一般长 2.5 ~ 5mm。雄花每 2 ~ 4 腋生，黄绿色；花梗长 1.5 ~ 2.5mm，与花被近等长，关节位于上部；花丝中部以下贴生于花被片上。浆果直径 5 ~ 6mm，有 2 ~ 3 种子。花期 5 月，果期 7 ~ 9 月。

分布

分布于我国西藏东南部（察瓦龙、芒康）、云南西北部（香格里拉、维西、德钦）。

生境

生长于海拔 2100 ~ 3100m 的开旷山坡、河岸多沙荒地、灌丛中。

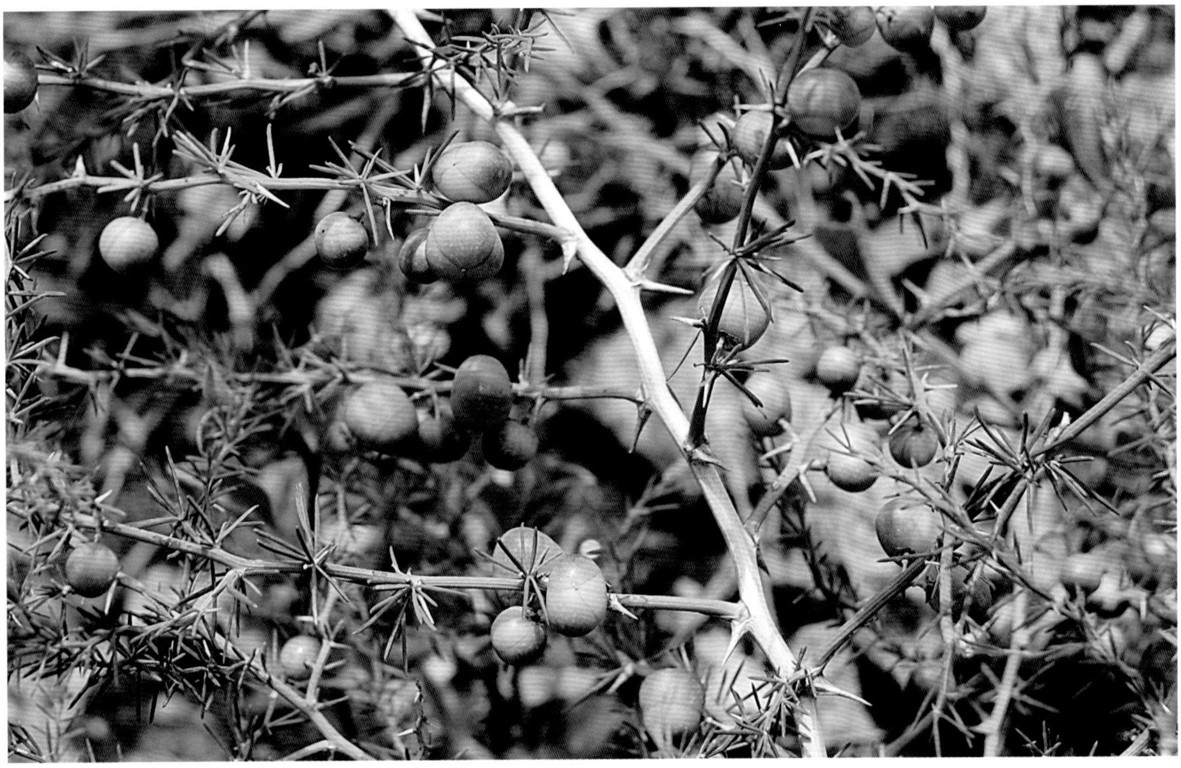

药材名

尼兴、聂象、聂兴（ཉེ་ཤིང་།）。

药用部位

块根。

功能与主治

清隐热、旧热，健身，补肾，补胃。用于“隆”病，寒性黄水，剑突病等。

用量与用法

2 ~ 6g。内服煎汤，或入丸、散剂。

附　注

《月王药诊》《四部医典》《蓝琉璃》等中均记载有“ཉེ་ཤིང་།”（尼兴）。《晶珠本草》言“尼兴”分为雄（有刺）和雌（无刺）2 种。现代文献记载的藏医所用的“尼兴”的基原包括羊齿天门冬 *A. filicinus* Ham. ex D. Don、长刺天门冬 *A. racemosus* Willd.（该种未见《中国植物志》记载）、多刺天门冬 *A. myriacanthus* Wang et S. C. Chen、长花天门冬 *A. longiflorus* Franch.、短叶天门冬 *A. brachyphyllus* Turcz.（攀援天门冬）、西藏天门冬 *A. tibeticus* Wang et S. C. Chen 等多种天门冬属（*Asparagus*）植物，其中羊齿天门冬 *A. filicinus* Ham. ex D. Don 无刺，应为“雌”者，其他为“雄”者。现今藏医所用“尼兴”药材多直接从市场上购买，来源于天门冬 *A. cochinchinensis* (Lour.) Merr.（中药材天冬的基原）。（参见“天门冬”“长花天门冬”“羊齿天门冬”条）

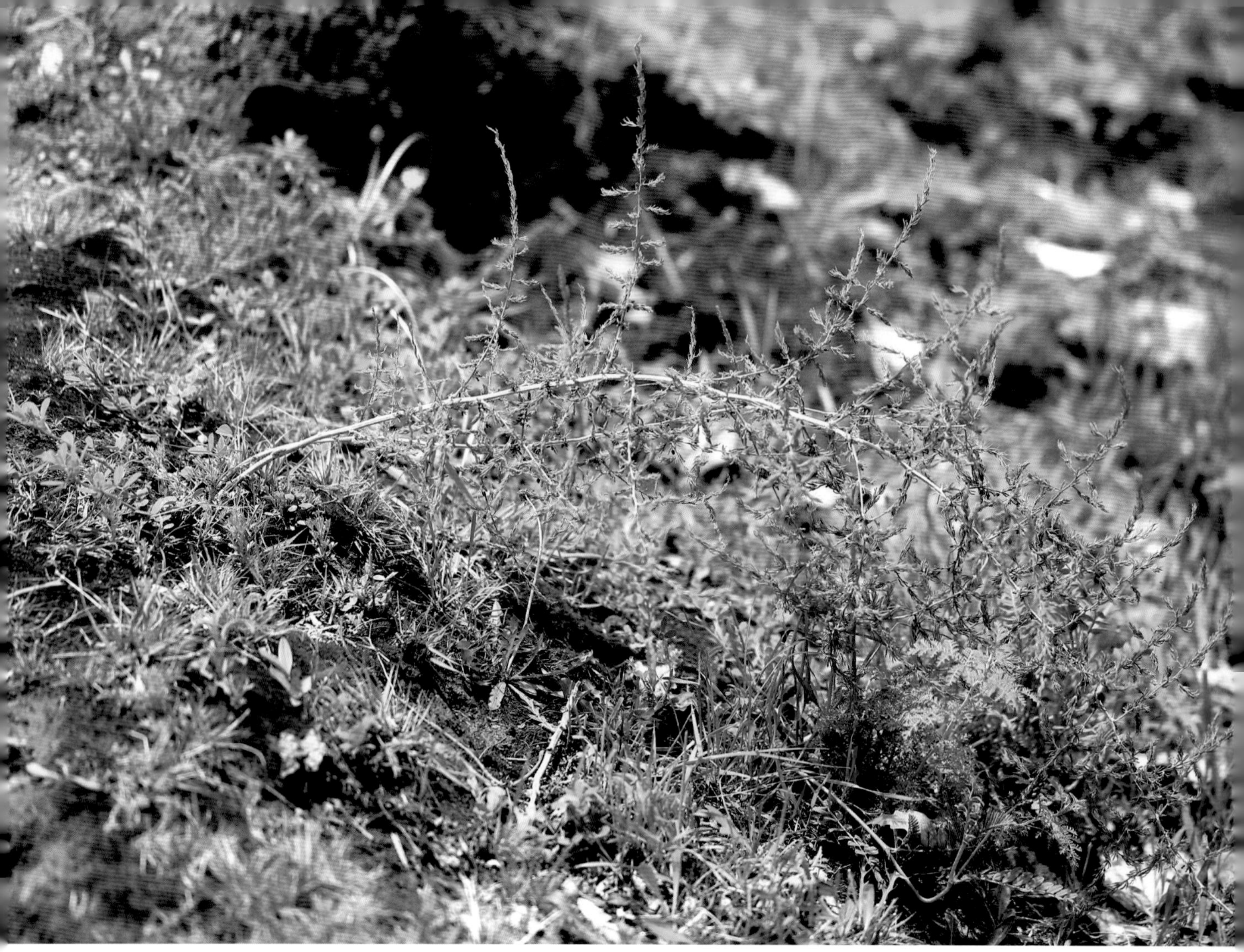

西藏天门冬

Asparagus tibeticus Wang et S. C. Chen

百合科（Liliaceae）　天门冬属（*Asparagus*）

形态

半灌木，近直立，多刺，高 30 ~ 60cm。茎具不明显的条纹，干后淡黄色，常有纵向剥离的白色薄膜，分枝稍具条纹。叶状枝每 4 ~ 7 成簇，近扁圆柱形，略有几条棱，长 5 ~ 10mm，直径 0.4 ~ 0.6mm，稍弧曲，在花期通常较幼嫩；鳞片状叶基部具稍弯曲的硬刺，茎上的刺长 4 ~ 6mm，分枝上的刺长 3.5 ~ 4mm。雄花每 2 ~ 4 腋生，紫红色；花梗长 3 ~ 4mm，和花被近等长，关节位于下部；花丝下部约 1/4 贴生于花被片上。浆果直径 6 ~ 7mm。花期 5 ~ 6 月，果期 7 ~ 8 月。

分布

分布于我国西藏（拉萨、仁布）。

生境

生长于海拔 3800 ~ 4000m 的路旁、村边、河滩上。

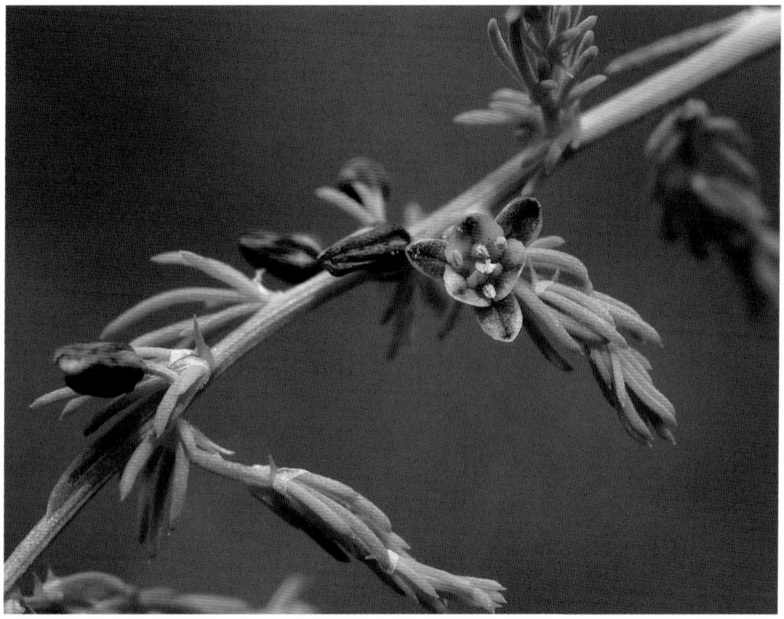

药材名

尼兴、聂象、聂兴、逆兴（ཉེ་ཤིང་།）。

药用部位

块根。

功能与主治

温补，养颜，祛风湿，消肿，止痒。用于虚弱，风湿，浮肿，瘙痒性与渗出性皮肤病。

用量与用法

2 ~ 6g。内服煎汤，或入丸、散剂。

附 注

《月王药诊》《四部医典》《晶珠本草》等中记载有"ཉེ་ཤིང་།"（尼兴），言其为延年益寿、敛黄水之药物。《四部医典系列挂图全集》第三十图中有"ཉེ་ཤིང་ག"（尼兴哇）的附图（2 号图），汉译本译注名为"天门冬"；其图示植物具多个纺锤状块根，叶羽状而小叶细，具茎刺，果实球形，腋生，确似天门冬属（*Asparagus*）植物。《晶珠本草》记载"尼兴""被刺者为雄，功效大；无刺者为雌，功效小。生于山沟的，根细，状如毛笔头，质次；生于河川滩地的，根长约一扎，粗细均匀，质佳"，即雄者具刺、根（块根）较长，雌者无刺、根细。现代文献记载藏医所用"尼兴"的基原主要为天门冬属植物。《中国藏药植物资源考订》根据《四部医典系列挂图全集》的附图及《晶珠本草》的记载，认为雌者的基原为羊齿天门冬 *A. filicinus* Ham. ex D. Don，雄者的基原为西藏天门冬 *A. tibeticus* Wang et S. C. Chen、多刺天门冬 *A. myriacanthus* Wang et S. C. Chen。此外，不同文献记载的"尼兴"的基原还有长花天门冬 *A. longiflorus* Franch.、天门冬 *A. cochinchinensis* (Lour.) Merr.、攀援天门冬 *A. brachyphyllus* Turcz.、西北天门冬 *A. persicus* Baker、石刁柏 *A. officinalis* L.、长刺天门冬 *A. racemosus* Willd.（该种未见《中国植物志》记载）等。（参见"天门冬""多刺天门冬"条）

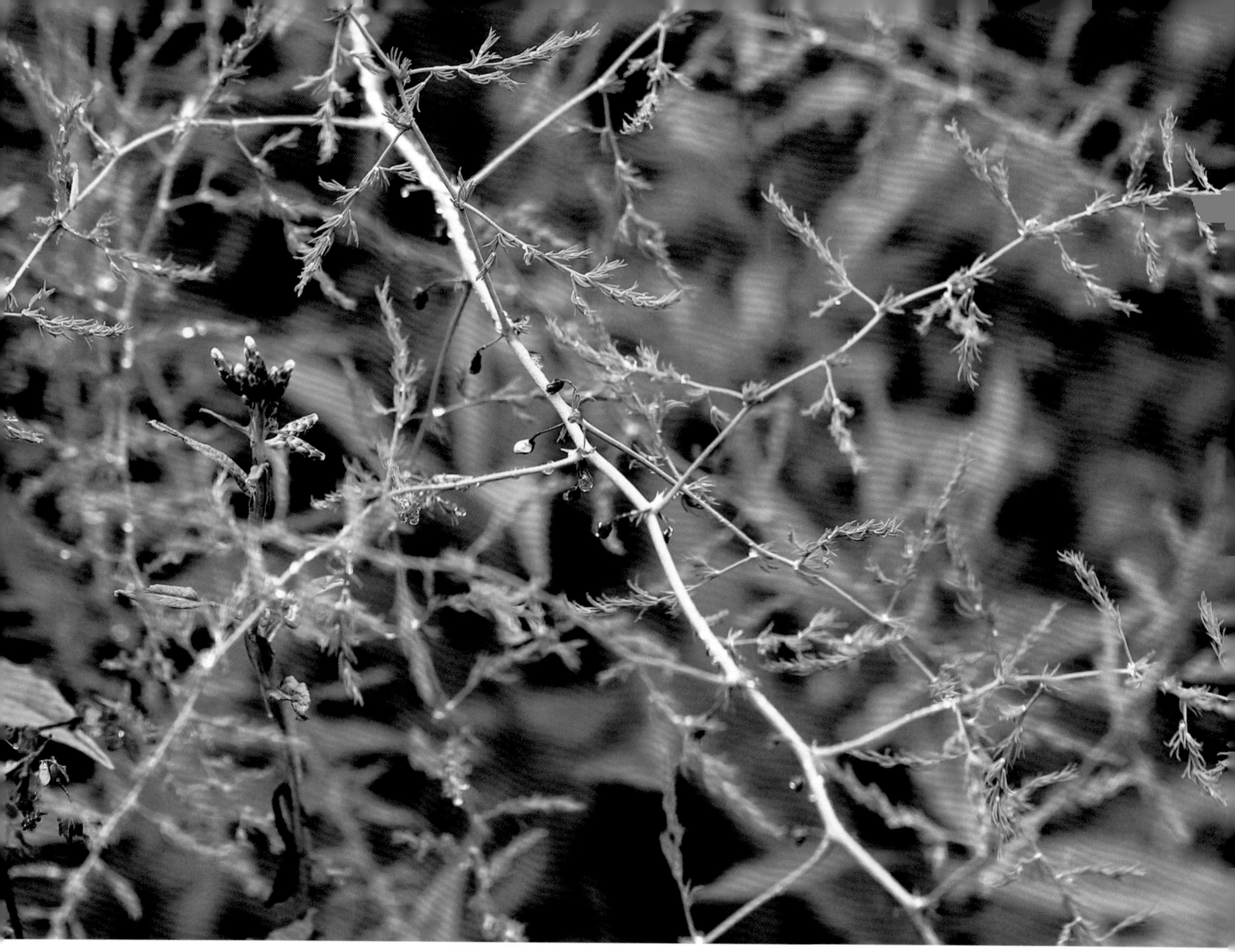

长花天门冬

Asparagus longiflorus Franch.

百合科（Liliaceae） 天门冬属（*Asparagus*）

形态

多年生草本，近直立，高 20 ~ 170cm。根较细，直径约 3mm。茎通常中部以下平滑，上部多少具纵凸纹并稍有软骨质齿，较少齿不明显；分枝平展或斜升，具纵凸纹和软骨质齿，嫩枝尤甚，很少齿不明显。叶状枝每 4 ~ 12 成簇，伏贴或张开，近扁圆柱形，略有棱，一般伸直，长 6 ~ 15mm，通常有软骨质齿，很少齿不明显；茎上的鳞片状叶基部有长 1 ~ 5mm 的刺状距，较少距不明显或具硬刺，分枝上的距短或不明显。花通常每 2 腋生，淡紫色；花梗长 6 ~ 12（~ 15）mm，关节位于近中部或上部；雄花花被长 6 ~ 7mm，花丝中部以下贴生于花被片上；雌花较小，花被长约 3mm。浆果直径 7 ~ 10mm，熟时红色，通常有 4 种子。

分布

分布于我国青海东部、甘肃东部至东南部、山西、陕西（秦岭以北）、河南西北部、河北、北京、山东。

生境

生长于海拔 3300m 以下的山坡、林下、灌丛中。

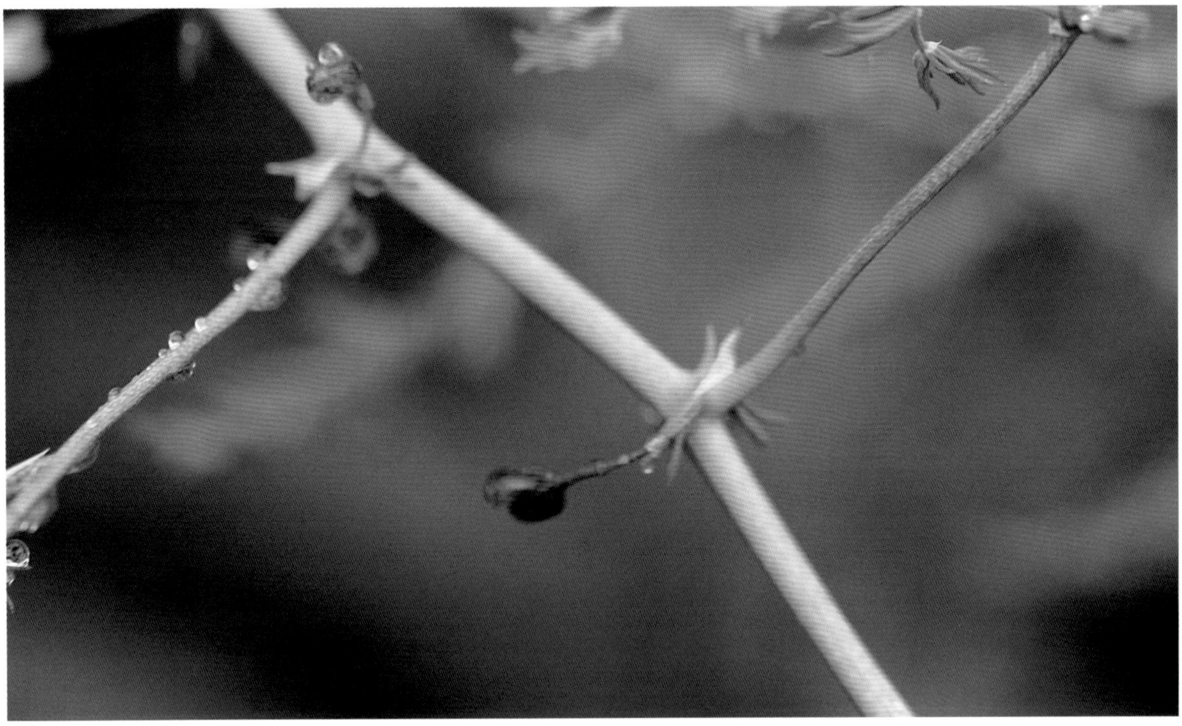

药材名

尼兴、聂象、聂兴（ཉེ་ཤིང་།）。

药用部位

块根。

功能与主治

清隐热、旧热。用于"隆"病，寒性黄水，剑突病等；亦用于健身，补肾，补胃。

用量与用法

2 ~ 6g。内服煎汤，或入丸、散剂。

附注

《月王药诊》《四部医典》等中记载有延年益寿、敛黄水之药物"ཉེ་ཤིང་།"（尼兴）。《晶珠本草》记载"尼兴"分为雄（有刺）和雌（无刺）2 种。现代文献记载的藏医所用"尼兴"的基原包括天门冬属（*Asparagus*）的多种植物，长花天门冬 *A. longiflorus* Franch. 为其基原之一，该种茎上具刺（鳞片状叶基部有刺状距或具硬刺），应属《晶珠本草》记载的雄者。现藏医所用的"尼兴"药材也有直接从药材市场购买的，主要来源于天门冬 *A. cochinchinensis* (Lour.) Merr.（中药材天冬的基原）。（参见"天门冬""多刺天门冬"条）

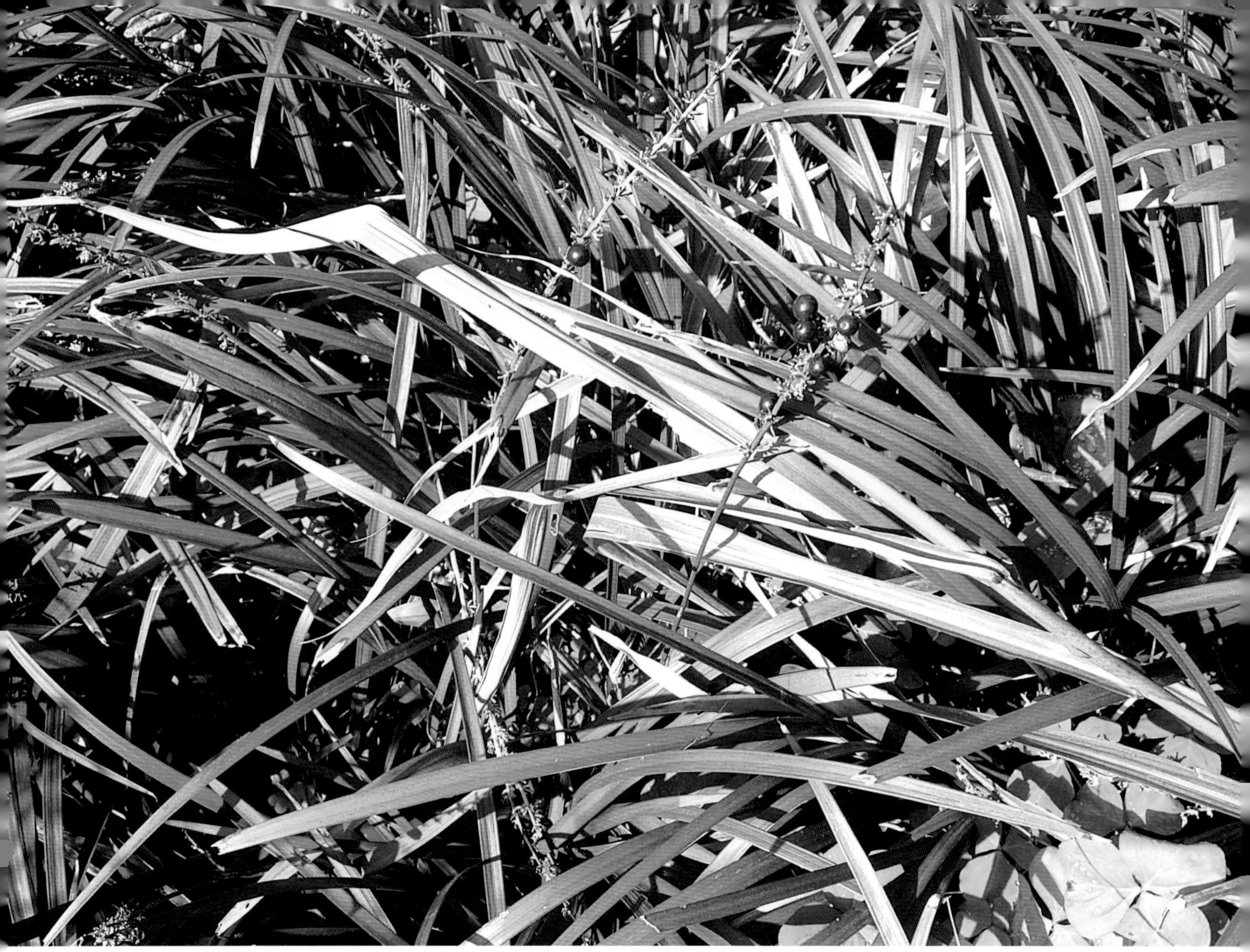

山麦冬

Liriope spicata (Thunb.) Lour.

百合科（Liliaceae） 山麦冬属（*Liriope*）

形态

植株有时丛生。根稍粗，直径 1 ～ 2mm，有时分枝多，近末端处常膨大成矩圆形、椭圆形或纺锤形的肉质小块根；根茎短，木质，具地下走茎。叶长 25 ～ 60cm，宽 4 ～ 6（～ 8）mm，先端急尖或钝，基部常包以褐色的叶鞘，上面深绿色，背面粉绿色，具 5 脉，中脉比较明显，边缘具细锯齿。花葶通常长于或几等长于叶，少数稍短于叶，长 25 ～ 65cm；总状花序长 6 ～ 15（～ 20）cm，具多数花；花通常（2 ～）3 ～ 5 簇生于苞片腋内；苞片小，披针形，最下面的长 4 ～ 5mm，干膜质；花梗长约 4mm，关节位于中部以上或近先端；花被片矩圆形、矩圆状披针形，长 4 ～ 5mm，先端钝圆，淡紫色或淡蓝色；花丝长约 2mm；花药狭矩圆形，长约 2mm；子房近球形，花柱长约 2mm，稍弯，柱头不明显；种子近球形，直径约 5mm。花期 5 ～ 7 月，果期 8 ～ 10 月。

分布

我国除黑龙江、吉林、辽宁、内蒙古、青海、新疆、西藏外，各地广泛分布和栽培。日本、越南也有分布。

生境

生长于海拔 50 ~ 1400m 的山坡、山谷林下、路旁、湿地。各地常作为观赏植物栽培。

药材名

杂煮、扎朱（ཙ་འབྲུ）。

药用部位

块根。

功能与主治

生津润肺。用于气管炎，心烦，高山不适症。

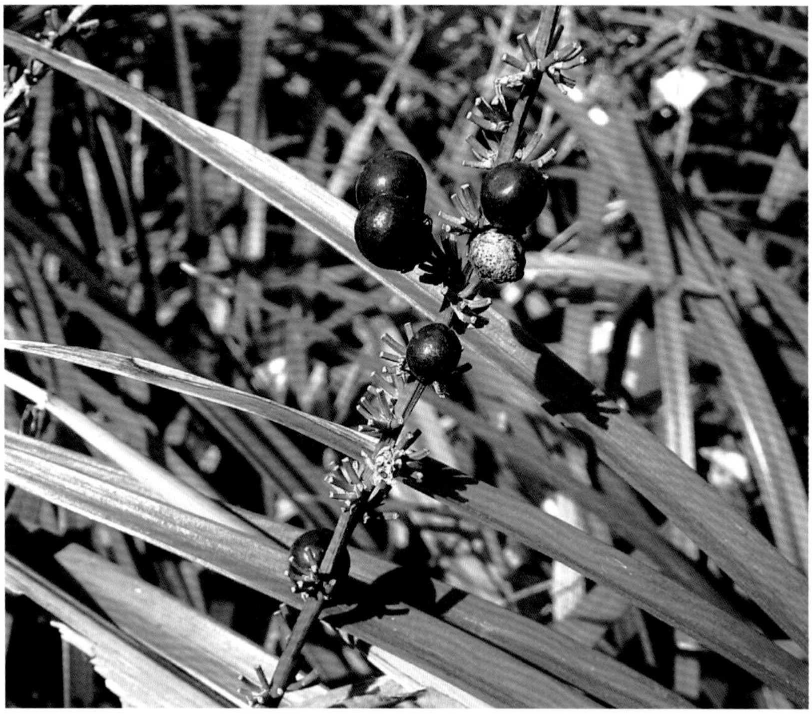

附注

“ཙ་འབྲུ”（杂煮）之名未见藏医药古籍记载，意为“根粒”，该药为藏族民间用药。山麦冬 *L. spicata* (Thunb.) Lour. 为四川阿坝藏族民间习用种类，各地还使用禾叶山麦冬 *L. graminifolia* (L.) Baker 及百合科沿阶草属（*Ophiopogon*）植物沿阶草 *O. bodinieri* Lévl.、间型沿阶草 *O. intermedius* D. Don、麦冬 *O. japonicus* (L. f.) Ker-Gawl.。（参见“沿阶草”“麦冬”条）

山麦冬 *L. spicata* (Thunb.) Lour. 在各地民间常作为中药麦冬使用。《中国药典》收载的中药“山麦冬”的基原为湖北麦冬 *L. spicata* (Thunb.) Lour. var. *prolifera* Y. T. Ma 和短葶山麦冬 *L. muscari* (Decne.) Baily。《中国植物志》中，将湖北麦冬 *L. spicata* (Thunb.) Lour. var. *prolifera* Y. T. Ma 作为山麦冬 *L. spicata* (Thunb.) Lour. 的异名。

沿阶草

Ophiopogon bodinieri Lévl.

百合科（Liliaceae） 沿阶草属（*Ophiopogon*）

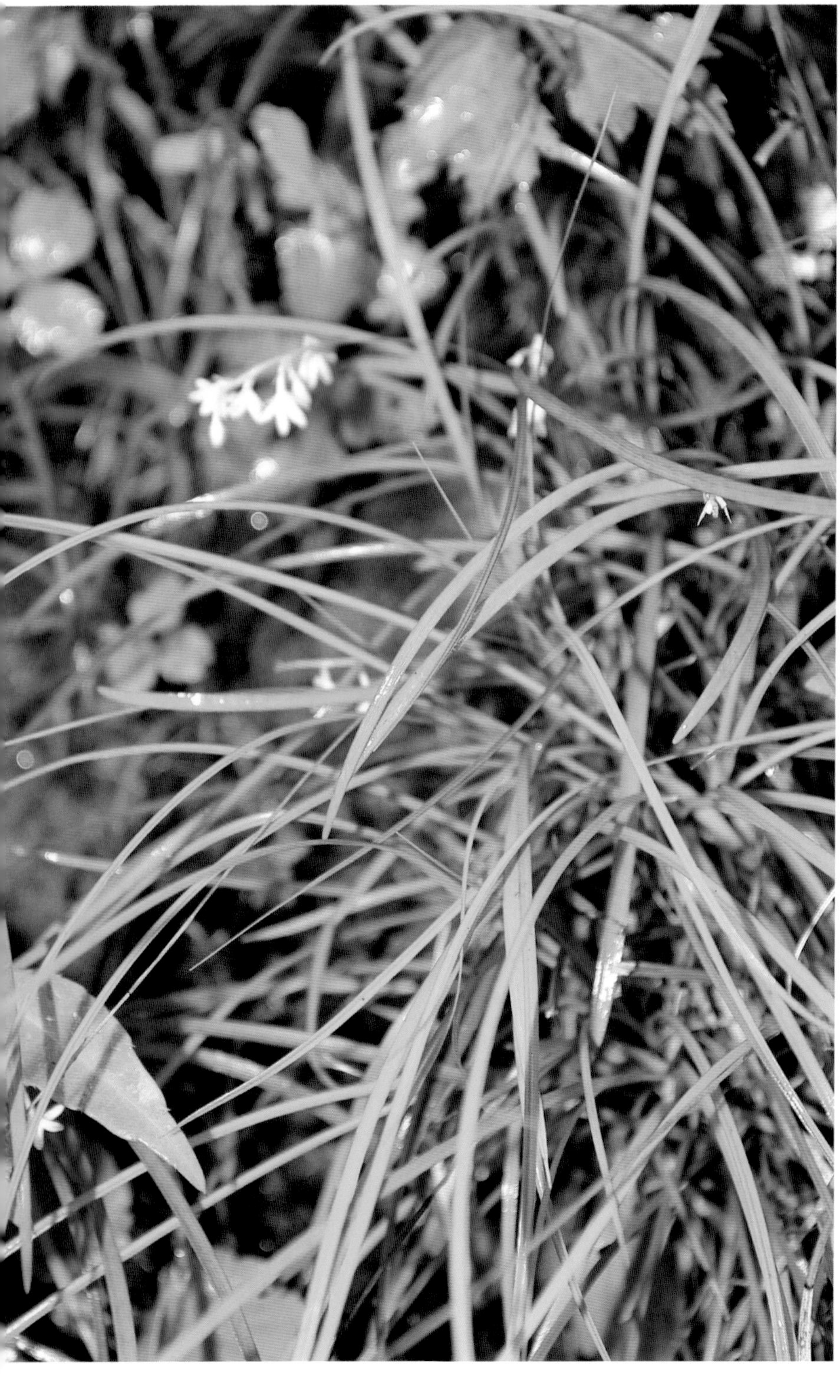

形态

根纤细，近末端处有时具膨大成纺锤形的小块根；地下茎长，直径 1 ~ 2mm，节上具膜质的鞘。茎很短。叶基生成丛，禾叶状，长 20 ~ 40cm，宽 2 ~ 4mm，先端渐尖，具 3 ~ 5 脉，边缘具细锯齿。花葶较叶稍短或几等长，总状花序长 1 ~ 7cm，具数朵至十数朵花；花常单生或 2 簇生于苞片腋内；苞片条形或披针形，少数呈针形，稍带黄色，半透明，最下面的长约 7mm，少数更长；花梗长 5 ~ 8mm，关节位于中部；花被片卵状披针形、披针形或近矩圆形，长 4 ~ 6mm，内轮 3 宽于外轮 3，白色或稍带紫色；花丝很短，长不及 1mm；花药狭披针形，长约 2.5mm，常呈绿黄色；花柱细，长 4 ~ 5mm。种子近球形或椭圆形，直径 5 ~ 6mm。花期 6 ~ 8 月，果期 8 ~ 10 月。

分布

分布于我国云南、贵州、四川、湖北、河南、陕西、甘肃、西藏（林芝、吉隆等）、台湾。

生境

生长于海拔 600 ~ 3400m 的山坡、山谷潮湿处、沟边、灌丛、林下。

药材名

杂煮、扎朱（ཙ་འབྲུ།）。

药用部位

块根。

功能与主治

生津润肺。用于气管炎，心烦，高山不适症。

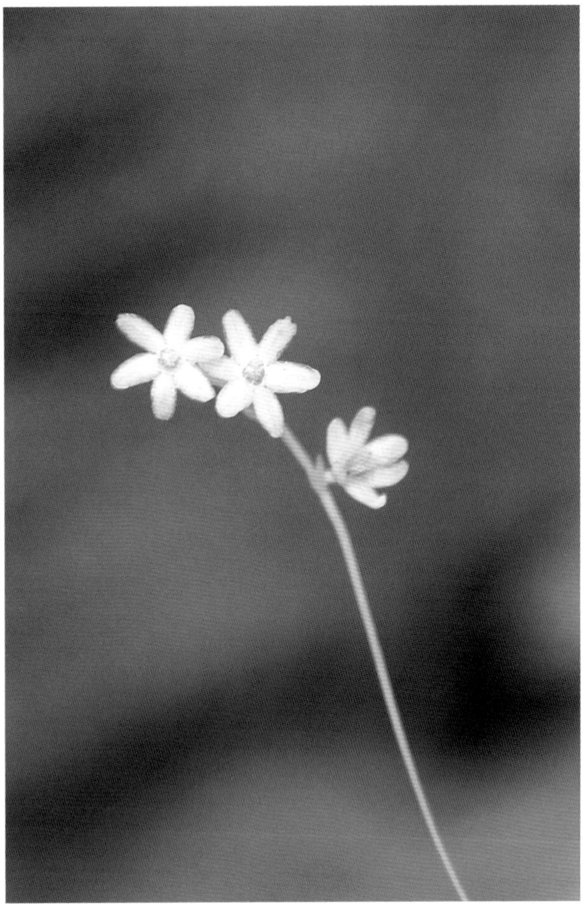

附　注

“ཙ་འབྲུ།”（杂煮）未见藏医药古籍记载，为藏族民间用药，其基原主要为沿阶草属（*Ophiopogon*）和山麦冬属（*Liriope*）植物，沿阶草 *O. bodinieri* Lévl. 为其基原之一。沿阶草在各地民间也作中药麦冬使用，其功效也与“杂煮”有相似之处。（参见“山麦冬”“麦冬”条）。

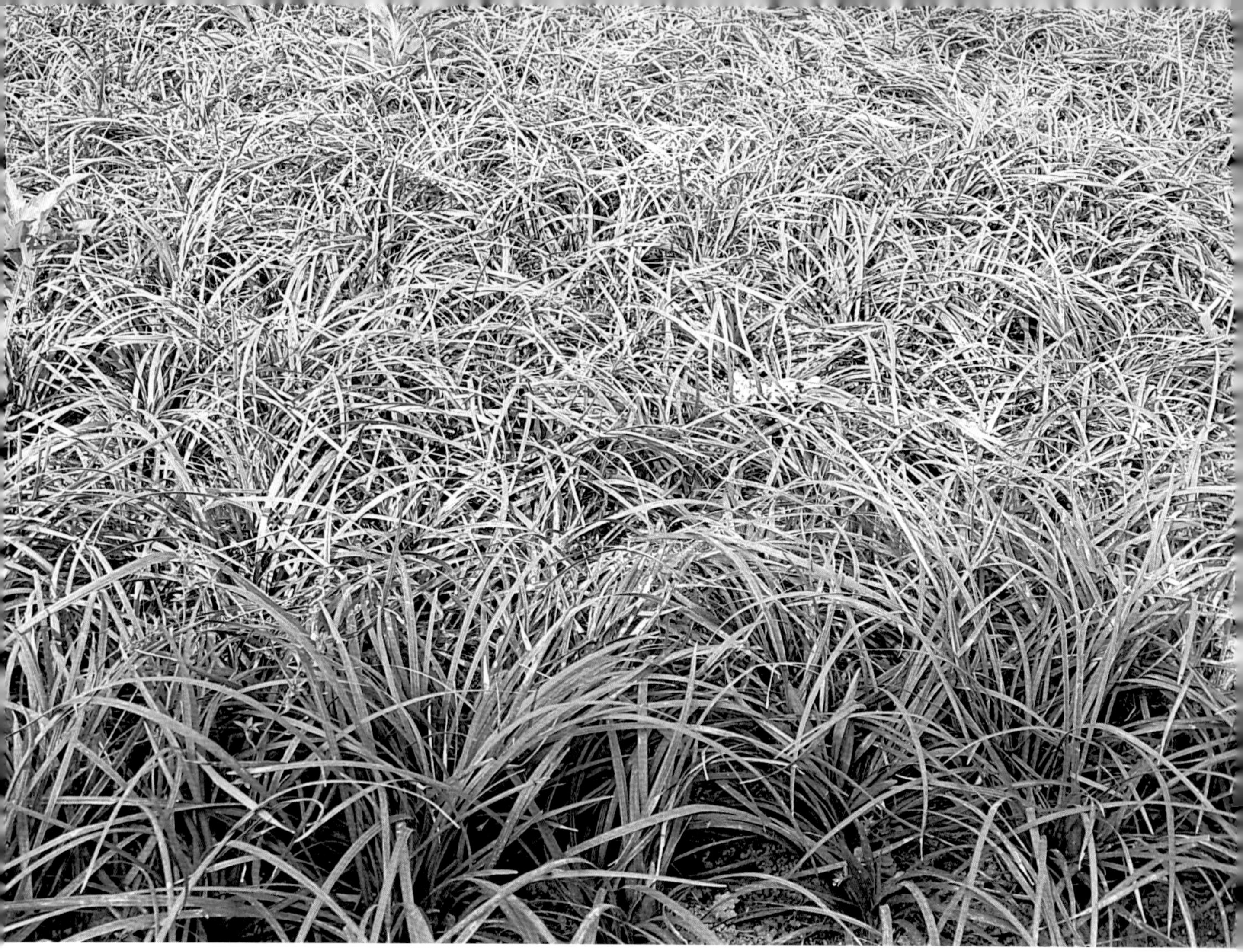

麦冬

Ophiopogon japonicus (L. f.) Ker-Gawl.

百合科（Liliaceae） 沿阶草属（*Ophiopogon*）

形态

根较粗，中间或近末端常膨大成椭圆形或纺锤形的小块根；小块根长 1 ~ 1.5cm，或更长，宽 5 ~ 10mm，淡褐黄色；地下走茎细长，直径 1 ~ 2mm，节上具膜质鞘。茎很短。叶基生成丛，禾叶状，长 10 ~ 50cm 或更长，宽 1.5 ~ 3.5mm，具 3 ~ 7 脉，边缘具细锯齿。花葶长 6 ~ 15（~ 27）cm，通常比叶短得多，总状花序长 2 ~ 5cm，或有时更长，具数朵至十数朵花；花单生或成对着生于苞片腋内；苞片披针形，先端渐尖，最下面的长 7 ~ 8mm；花梗长 3 ~ 4mm，关节位于中部以上或近中部；花被片常稍下垂而不开展，披针形，长约 5mm，白色或淡紫色；花药三角状披针形，长 2.5 ~ 3mm；花柱长约 4mm，较粗，宽约 1mm，基部宽阔，向上渐狭；种子球形，直径 7 ~ 8mm。花期 5 ~ 8 月，果期 8 ~ 9 月。

分布

分布于我国广东、广西、福建、台湾、浙江、江苏、江西、湖南、湖北、重庆、四川、云南、贵州、

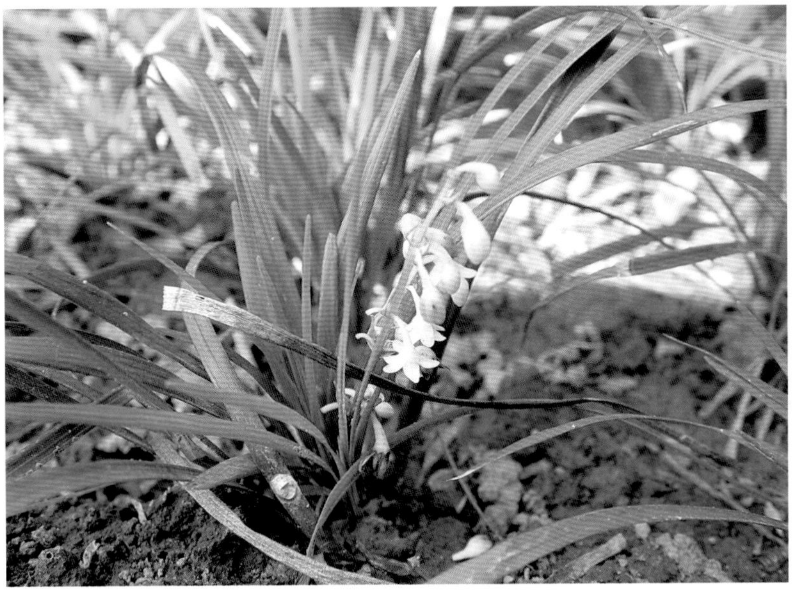

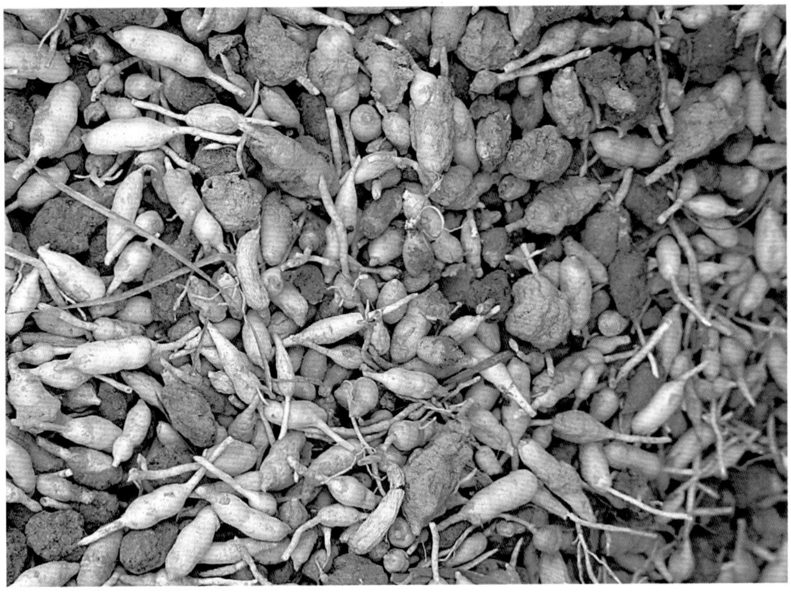

安徽、河南、陕西、河北。日本、越南、印度也有分布。

生境

生长于海拔 2000m 以下的山坡阴湿处、林下、溪旁。

药材名

杂煮、扎朱（ཙ་འབྲུ།）。

药用部位

块根。

功能与主治

生津润肺。用于气管炎，心烦，高山不适症。

用量与用法

6 ~ 12g。

附注

“ཙ་འབྲུ།”（杂煮）未见藏医药古籍记载，为藏医民间用药，其基原主要为沿阶草属（*Ophiopogon*）和山麦冬属（*Liriope*）植物，麦冬 *O. japonicus* (L. f.) Ker-Gawl. 为其基原之一。该种为中药麦冬的基原，四川等地大量栽培，现各地藏医院多从市场购买药材。（参见“山麦冬”条）

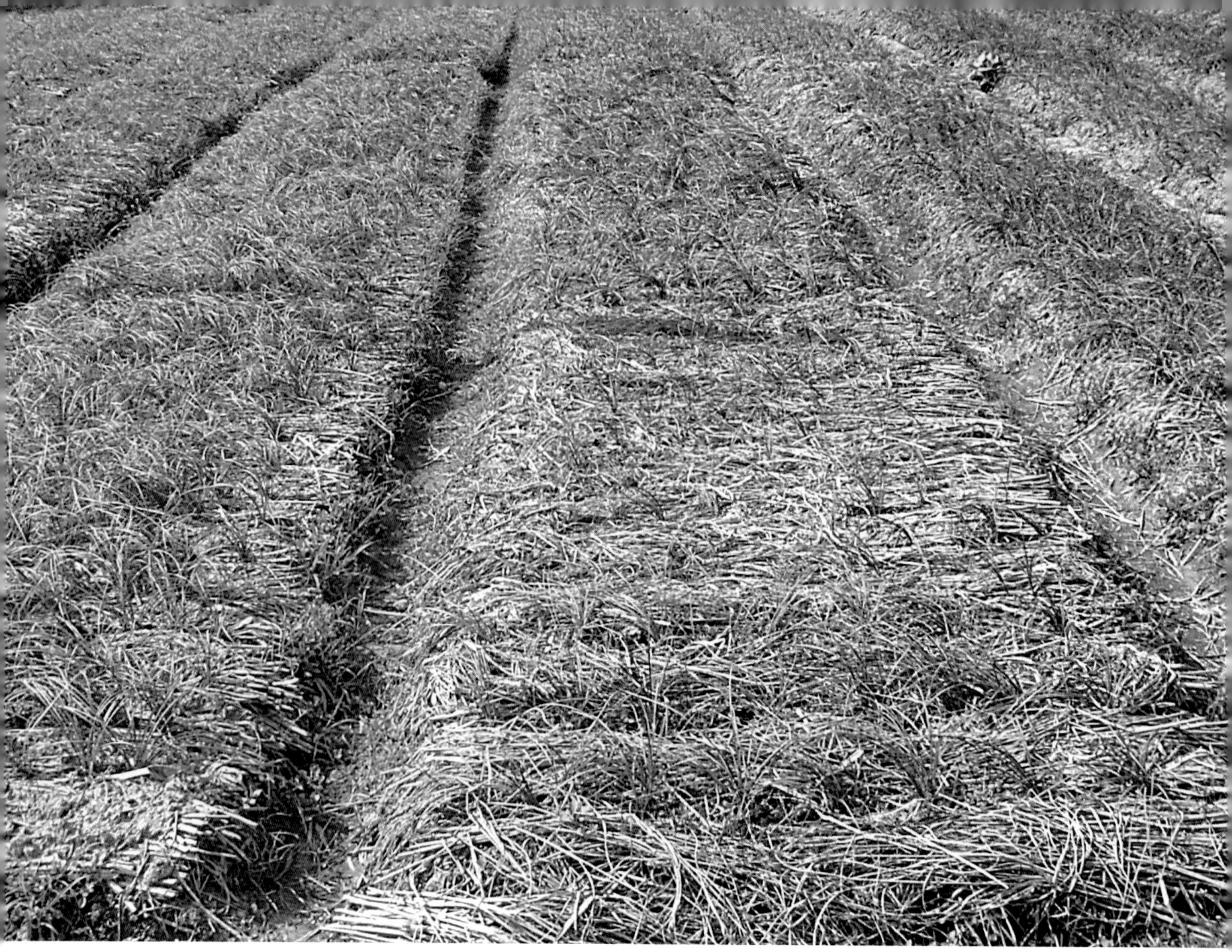

番红花

Crocus sativus L.

鸢尾科（Iridaceae）　番红花属（*Crocus*）

形态

多年生草本。球茎扁圆球形，直径约 3cm，外有黄褐色的膜质包被。叶 9 ～ 15，基生，条形，灰绿色，长 15 ～ 20cm，宽 2 ～ 3mm，边缘反卷；叶丛基部包有 4 ～ 5 膜质的鞘状叶。花茎甚短，不伸出地面；花 1 ～ 2，淡蓝色、红紫色或白色，有香味，直径 2.5 ～ 3cm；花被裂片 6，2 轮，内、外轮花被裂片皆为倒卵形，先端钝，长 4 ～ 5cm；雄蕊直立，长 2.5cm，花药黄色，先端尖，略弯曲；花柱橙红色，长约 4cm，上部 3 分枝，分枝弯曲而下垂，柱头略扁，先端楔形，有浅齿，较雄蕊长，子房狭纺锤形。蒴果椭圆形，长约 3cm。

分布

原产于欧洲南部。

生境

我国各地均有栽培。

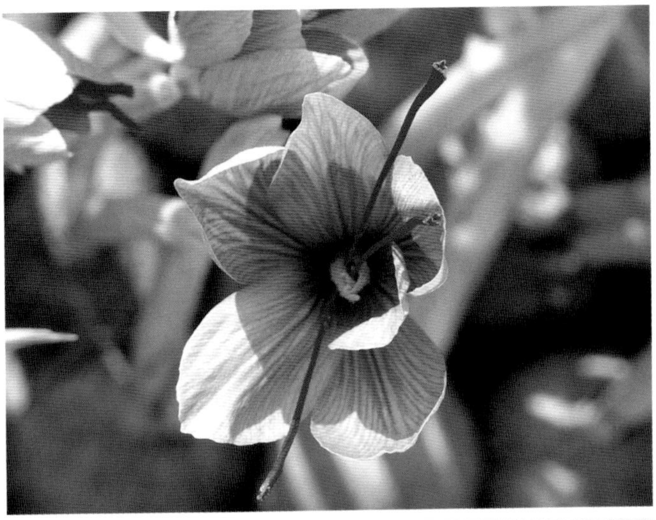

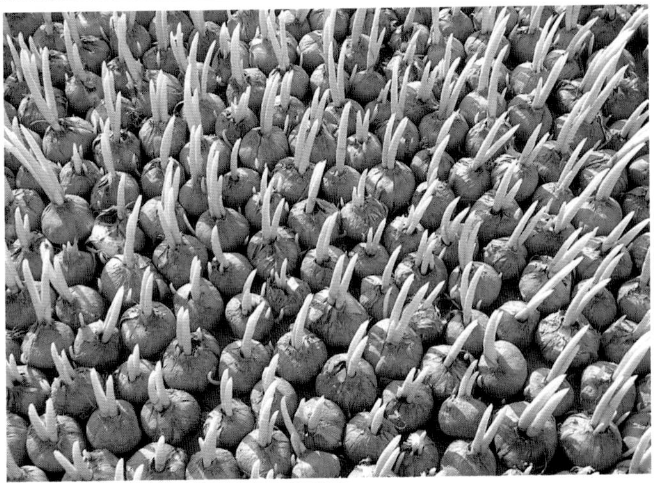

药材名

卡奇苦空、卡奇格更、喀吉苦功、卡奇鸽尔更（ཁ་ཆེ་གུར་གུམ།），苟日苟木、苦贡、苦空、苦功、格更（གུར་གུམ།）。

药用部位

花柱头。

功能与主治

活血化瘀，凉血解毒，清肝明目，补血，止血。用于各类肝病，高血压，血虚，月经不调，各种出血症。

用量与用法

1 ~ 5g。内服煎汤或沸水泡服。孕妇慎用。

附注

《四部医典》《鲜明注释》《晶珠本草》等中均记载有"གུར་གུམ།"（苦空），言其为治肝病、敛脉之药物。各藏医药古籍中记载的"苦空"分为多种或多品（特品、上品、中品、次中品、下品），这既与基原种类不同有关，也与产地有关，但关于其基原、生境、形态等的记载较少。《四部医典系列挂图全集》第二十六图中有"བལ་པོ་གུར་གུམ།"（帕博苦空，36 号图，汉译本译注名为"尼泊尔红花"）和"བོད་གུར་གུམ།"（窝苦空，37 号图，汉译本译注名为"草红花"）2 幅附图，两者均为菊科植物。现藏医所用均以番红花 *Crocus sativus* L. 为正品，名"ཁ་ཆེ་གུར་གུམ།"（卡奇苦空），也有文献称其为"གུར་གུམ།"（苦空，为统称），以菊科植物红花 *Carthamus tinctorius* L. 为代用品，称其为"གུར་གུམ།"（苦空）。《中国藏药植物资源考订》认为，《晶珠本草》所言"特品"（夏冈玛红花）为传说的"苦空"，但并无此商品；产于克什米尔地区的"上品"（卡且玛）和印度的"中品"（雷干玛红花）系从印度进口的番红花 *Crocus sativus* L.；产于尼泊尔的"次中品"（尼泊尔红花）为红花 *Carthamus tinctorius* L.；而西藏庭院中常种植的"下品"（西藏红花）为菊科植物金盏花 *Calendula officinalis* L.，其形态也与《四部医典系列挂图全集》中"窝苦空"（草红花）附图的形态一致。据调查，目前在藏医临床上，红花 *Carthamus tinctorius* L. 的用量远大于番红花 *Crocus sativus* L.，金盏花 *Calendula officinalis* L. 则主要为甘肃、四川甘孜等地藏医所用。番红花 *Crocus sativus* L. 原产于欧洲，在西藏并无分布，其药材过去主要依靠进口，因经由印度等国进口并通过藏地进入我国内陆，又被习称为"藏红花"，现在我国上海、北京、山东、浙江、四川等地已有大量栽培。（参见"红花""金盏花"条）

射干

Belamcanda chinensis (L.) Redouté

鸢尾科（Iridaceae） 射干属（*Belamcanda*）

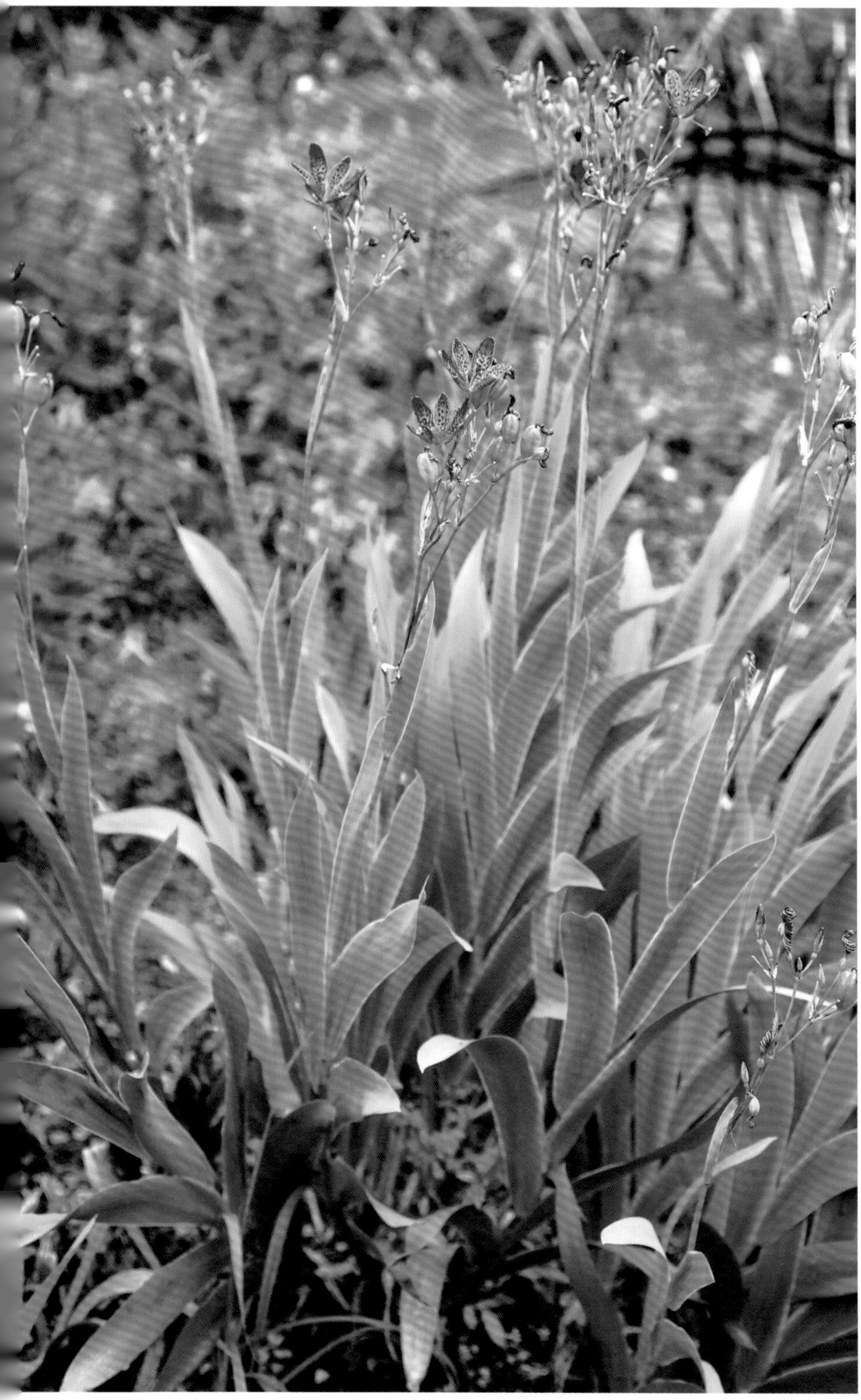

形态

多年生草本。根茎为不规则的块状，斜伸，黄色或黄褐色；须根多数，带黄色。茎高 1 ～ 1.5m，实心。叶互生，嵌迭状排列，剑形，长 20 ～ 60cm，宽 2 ～ 4cm，基部鞘状抱茎，先端渐尖，无中脉。花序顶生，叉状分枝，每分枝的先端聚生有数朵花；花梗细，长约 1.5cm；花梗及花序的分枝处均包有膜质的苞片，苞片披针形或卵圆形；花橙红色，散生紫褐色的斑点，直径 4 ～ 5cm；花被裂片 6，2 轮排列，外轮花被裂片倒卵形或长椭圆形，长约 2.5cm，宽约 1cm，先端钝圆或微凹，基部楔形，内轮花被裂片较外轮花被裂片略短而狭；雄蕊 3，长 1.8 ～ 2cm，着生于外轮花被裂片的基部，花药条形，外向开裂，花丝近圆柱形，基部稍扁而宽；花柱上部稍扁，先端 3 裂，裂片边缘略向外卷，有细而短的毛，子房下位，倒卵形，3 室，中轴胎座，胚珠多数。蒴果倒卵形或长椭圆形，长 2.5 ~ 3cm，直径 1.5 ~ 2.5cm，先端无喙，常残存凋萎的花被，成熟时室背开裂，果瓣外翻，中央有直立的果轴；种子圆球形，黑紫色，有光泽，直径约 5mm，着生在果轴上。花期 6 ~ 8 月，果期 7 ~ 9 月。

分布

分布于我国吉林、辽宁、河北、山东、山西、河南、安徽、江苏、浙江、福建、台湾、广东、广西、江西、湖北、湖南、陕西、四川、贵州、云南、西藏。朝鲜、日本、印度、越南等也有分布。

生境

生长于海拔可达 2200m 的林缘、山坡草地。

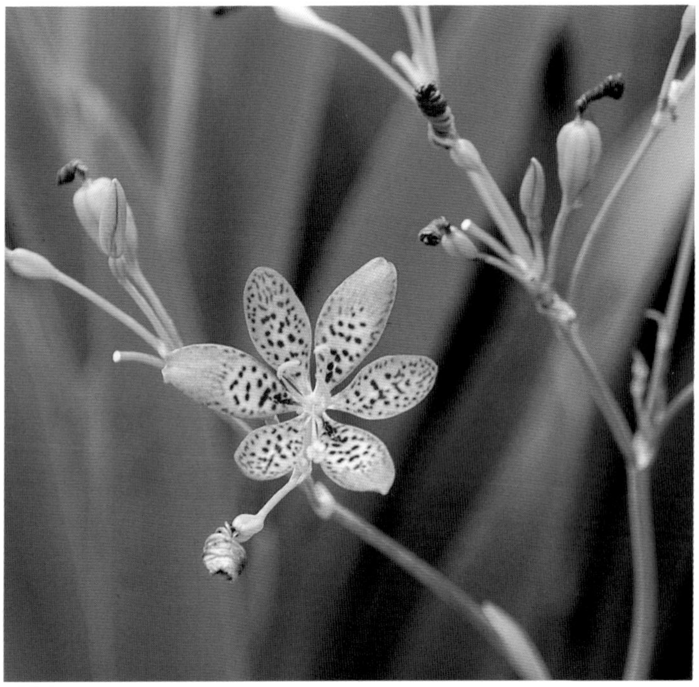

药材名

巴多拉、巴杜拉（པ་ཏྲ་ལ།），协诚巴杜拉（ཤེལ་ཕྲེང་པ་ཏྲ་ལ།）。

药用部位

块茎。

功能与主治

消炎解毒，开胃。用于虫病，时疫感冒，热病，消化不良，胆病，“赤巴”病。

用量与用法

3 ~ 6g。内服煎汤，或入丸、散剂。

附 注

《蓝琉璃》《晶珠本草》等中记载有治虫病、开胃之药物“པ་ཏྲ་ལ།”（巴多拉），言该药古时即混淆不清且对其品种有争议。现代文献记载各地藏医所用“巴多拉”的基原不同，云南用鸢尾科植物射干 *Belamcanda chinensis* (L.) DC.；西藏用兰科植物白及 *Bletilla striata* (Thunb. ex A. Murray) Rchb. f.；青海藏医多用菊科植物鸦葱 *Scorzonera austriaca* Willd.。“巴多拉”是藏医南北两派有争议的品种之一。现多以射干 *Belamcanda chinensis* (L.) DC.、白及 *Bletilla striata* (Thunb. ex A. Murray) Rchb. f. 为正品，从藏医药古籍和现代文献记载的形态来看，亦应包含该 2 种。也有观点认为，《晶珠本草》分别引《药物识别》的记载及补充记载的形态，应系《蓝琉璃》记载的“巴杜拉”的同名异物品，故又将来源于射干 *Belamcanda chinensis* (L.) DC. 的“巴杜拉”称作“ཤེལ་ཕྲེང་པ་ཏྲ་ལ།”（协诚巴杜拉，即《晶珠本草》记载的“巴杜拉”）；据《蓝琉璃》记载的“巴杜拉”的形态和《四部医典系列挂图全集》的“巴杜拉”附图看，其正品应为菊科植物橙舌狗舌草 *Tephroseris rufa* (Hand.-Mazz.) B. Nord.（红舌千里光 *Senecio rufus* Hand.-Mazz.）。（参见“橙舌狗舌草”“白及”“拐轴鸦葱”条）

金脉鸢尾

Iris chrysographes Dykes

鸢尾科（Iridaceae） 鸢尾属（*Iris*）

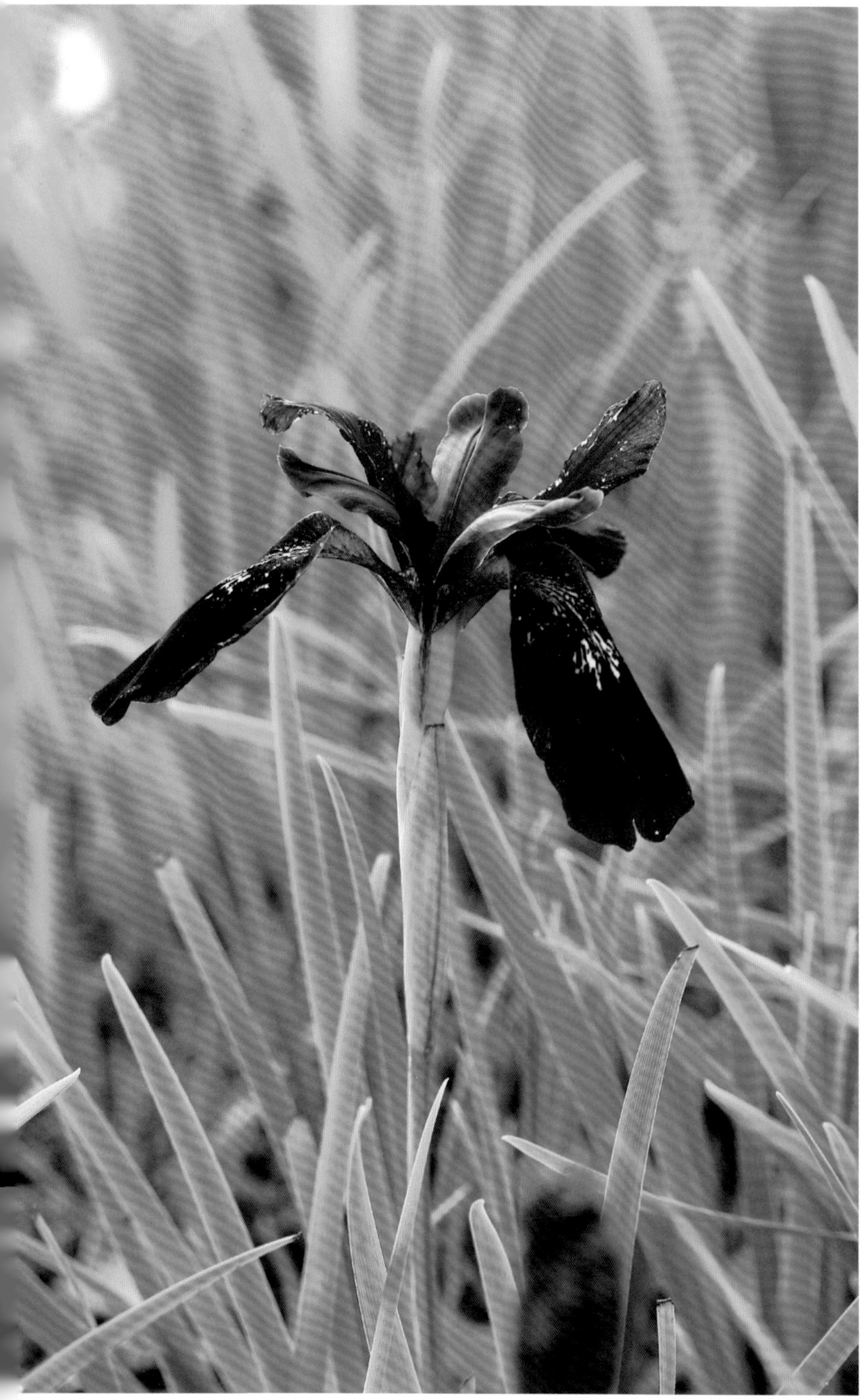

形态

多年生草本，植株基部围有大量棕色、披针形的鞘状叶。根茎圆柱形，棕褐色，斜伸，外包有老叶的残留叶鞘及棕色、膜质的鞘状叶。须根粗壮，黄白色，有皱缩的横纹，生于根茎的一侧。叶基生，灰绿色，条形，长 25 ~ 70cm，宽 0.5 ~ 1.2cm，先端渐尖，基部鞘状，无明显的中脉。花茎光滑，中空，高 25 ~ 50cm，直径约 0.5cm，中部或下部有 1 ~ 2 茎生叶，叶鞘宽大抱茎；苞片 3，绿色略带红紫色，披针形，长 6.5 ~ 9cm，宽 0.8 ~ 1.5cm，先端长渐尖，内包含有 2 花；花深蓝紫色，直径 8 ~ 12cm；外花被裂片狭倒卵形或长圆形，长 5.5 ~ 7cm，宽 2.5 ~ 3.5cm，有金黄色条纹，爪部突然变狭，中央下陷成沟状，内花被裂片狭倒披针形，长约 6cm，宽约 1cm，花盛开时上部向外倾斜；雄蕊长 4 ~ 4.5cm，花药蓝紫色，花丝紫色，比花药长；花柱分枝深紫色，呈拱形弯曲，长 4.5 ~ 5cm，宽 0.6 ~ 0.8cm，先端裂片钝，近半圆形，子房三棱状纺锤形，绿色，长 3 ~ 3.5cm，直径 0.5 ~ 0.7cm。蒴果三棱状圆柱形，长 4 ~ 6cm，直径 1.7 ~ 2cm，先端渐尖，基部圆形，无喙；种子近梨形，棕褐色。花期 6 ~ 7 月，果期 8 ~ 10 月。

分布

分布于我国四川（康定、都江堰）、西藏、云南、贵州。

生境

生长于海拔 1200 ~ 4400m 的山坡草地、林缘。

药材名

斋玛、哲玛、折玛（གྲེས་མ།、དྲེས་མ།），破折（ཕོ་གྲེས།），玛宁折玛、玛林折玛、玛能折玛（མ་ནིང་གྲེས་མ།），则合纪折玛、则合纪泽玛（བྲག་སྐྱེས་གྲེས་མ།）。

药用部位

全草或成熟种子、花、根。

功能与主治

全草：乌发；煅炭，研细末外用于脓水。种子：解毒，杀虫，止痛，生肌；用于"培根"病，"木保"病，中毒症，胃肠寒热往来，肠绞痛，胸腹胀闷，壅塞，虫病，创口溃烂，阑尾疼痛。花：外用于烧伤，烫伤。根：外用于雀斑，顽癣，黄水疮。

用量与用法

种子：2 ~ 3g。内服研末，或入丸、散剂。外用适量。

附注

《四部医典》中记载有"གྲེས་མ།"（折玛），言其为治腹痛（肠绞痛）、杀虫之药物。《蓝琉璃》言"折玛"有雄、雌、中性 3 种；《四部医典系列挂图全集》第二十八图中也有相应的 3 种"折玛"的附图，其汉译本将 3 者分别译注为"藏马蔺果"（71 号图）、"次藏马蔺果"（72 号图）和"鸢尾"（73 号图）。《晶珠本草》将"གྲེས་མ།"（折玛）类按生境、植株大小、叶形、花色、种子形态不同划分种类，又引《草药配方甘露之池》的分类将其分为雄 ["ཕོ་གྲེས།"（破折）]、雌 ["མོ་དྲེས།"（母折）]、中性 ["མ་ནིང་གྲེས་མ།"（玛宁折玛）]3 类，或引《珍宝图鉴》的分类将其分为岩生 ["བྲག་སྐྱེས་གྲེས་མ།"（则合纪折玛）]、滩生 ["ཐང་སྐྱེས་གྲེས་མ།"（汤纪折玛）] 和山生 ["རི་སྐྱེས་གྲེས་མ།"（热纪折玛）]3 类，各类的功能与主治也有所差异。现代文献记载"折玛"类的基原包括鸢尾属（*Iris*）的多种植物，但对其雄、雌、中性或岩生、滩生、山生的品种划分及各自的基原有不同观点，或不划分品种而统称之为"折玛"。不同的文献记载金脉鸢尾 *I. chrysographes* Dykes 为"折玛"（统称）、"破折"（雄者）、"玛宁折玛"（中性者）或"则合纪折玛"（岩生者）的基原之一。《部标藏药》以"马蔺子 /མོ་དྲེས།/ 母哲"之名收载了马蔺 *I. lactea* Pall. var. *chinensis* (Fisch.) Koidz.，规定以种子入药。（参见"马蔺"条）

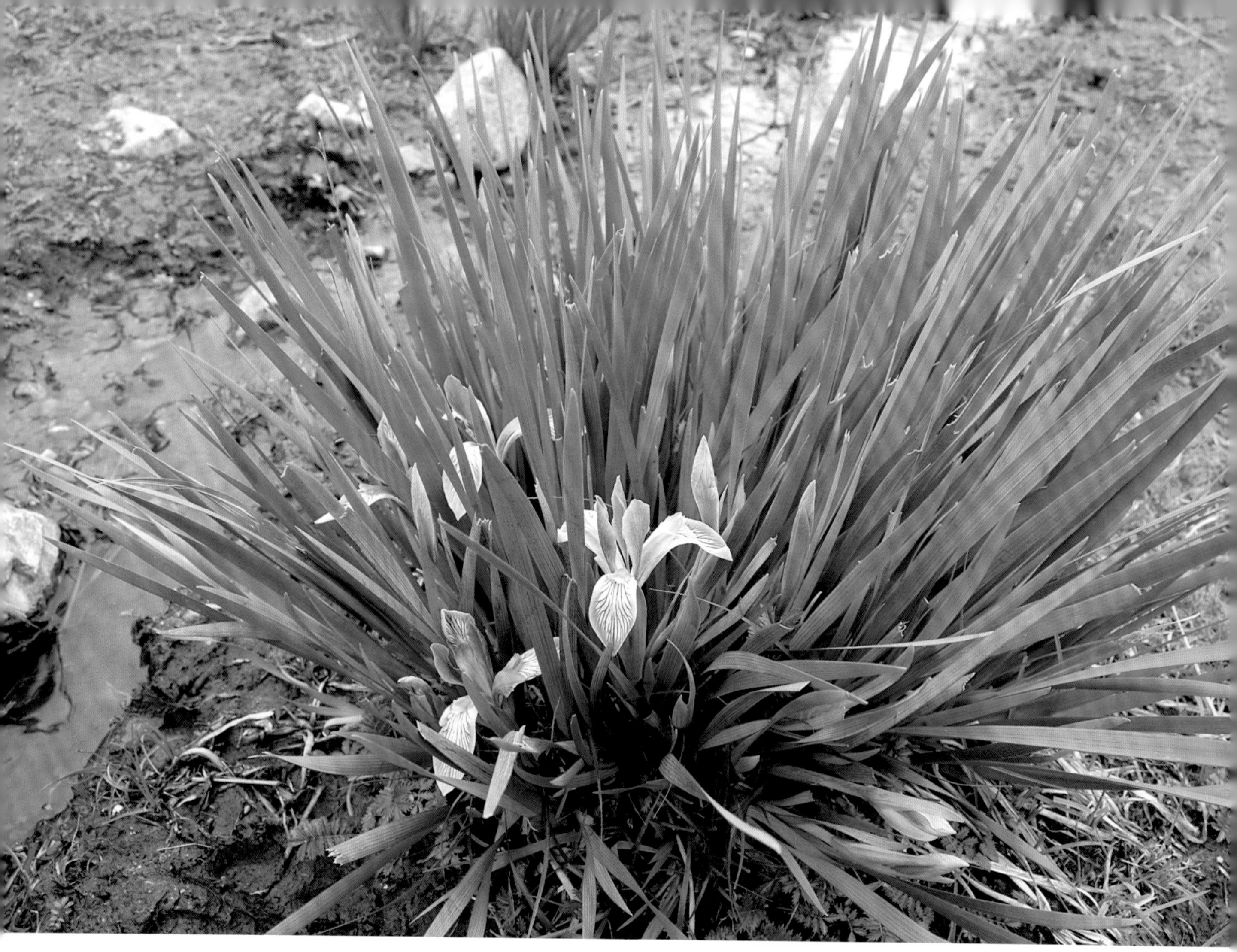

马蔺

Iris lactea Pall. var. *chinensis* (Fisch.) Koidz.

鸢尾科（Iridaceae）　鸢尾属（*Iris*）

形态

多年生密丛草本。根茎粗壮，木质，斜伸，外包有大量致密、红紫色、折断的老叶残留叶鞘及毛发状纤维；须根粗而长，黄白色，少分枝。叶基生，坚韧，灰绿色，条形或狭剑形，长约50cm，宽 4 ～ 6mm，先端渐尖，基部鞘状，带红紫色，无明显的中脉。花茎光滑，高 3 ～ 10cm；苞片 3 ～ 5，草质，绿色，边缘白色，披针形，长 4.5 ～ 10cm，宽 0.8 ～ 1.6cm，先端渐尖或长渐尖，内含 2 ～ 4 花；花为浅蓝色、蓝色或蓝紫色，花被上有较深色的条纹，直径 5 ～ 6cm；花梗长 4 ～ 7cm；花被管甚短，长约 3mm，外花被裂片倒披针形，长 4.5 ～ 6.5cm，宽 0.8 ～ 1.2cm，先端钝或急尖，爪部楔形，内花被裂片狭倒披针形，长 4.2 ～ 4.5cm，宽 5 ～ 7mm，爪部狭楔形；雄蕊长 2.5 ～ 3.2cm，花药黄色，花丝白色；子房纺锤形，长 3 ～ 4.5cm。蒴果长椭圆状柱形，长 4 ～ 6cm，直径 1 ～ 1.4cm，有 6 明显的肋，先端有短喙；种子为不规则的多面体，棕褐色，略有光泽。花期 5 ～ 6 月，果期 6 ～ 9 月。

分布

分布于我国四川、青海（互助、循化等）、甘肃、西藏、宁夏、新疆、陕西、山西、河南、山东、河北、内蒙古、黑龙江、辽宁、吉林、江苏、浙江、湖北、湖南等。朝鲜、印度等也有分布。

生境

生长于荒地、路旁、山坡草地，在放牧过度的盐碱化草场尤为常见。

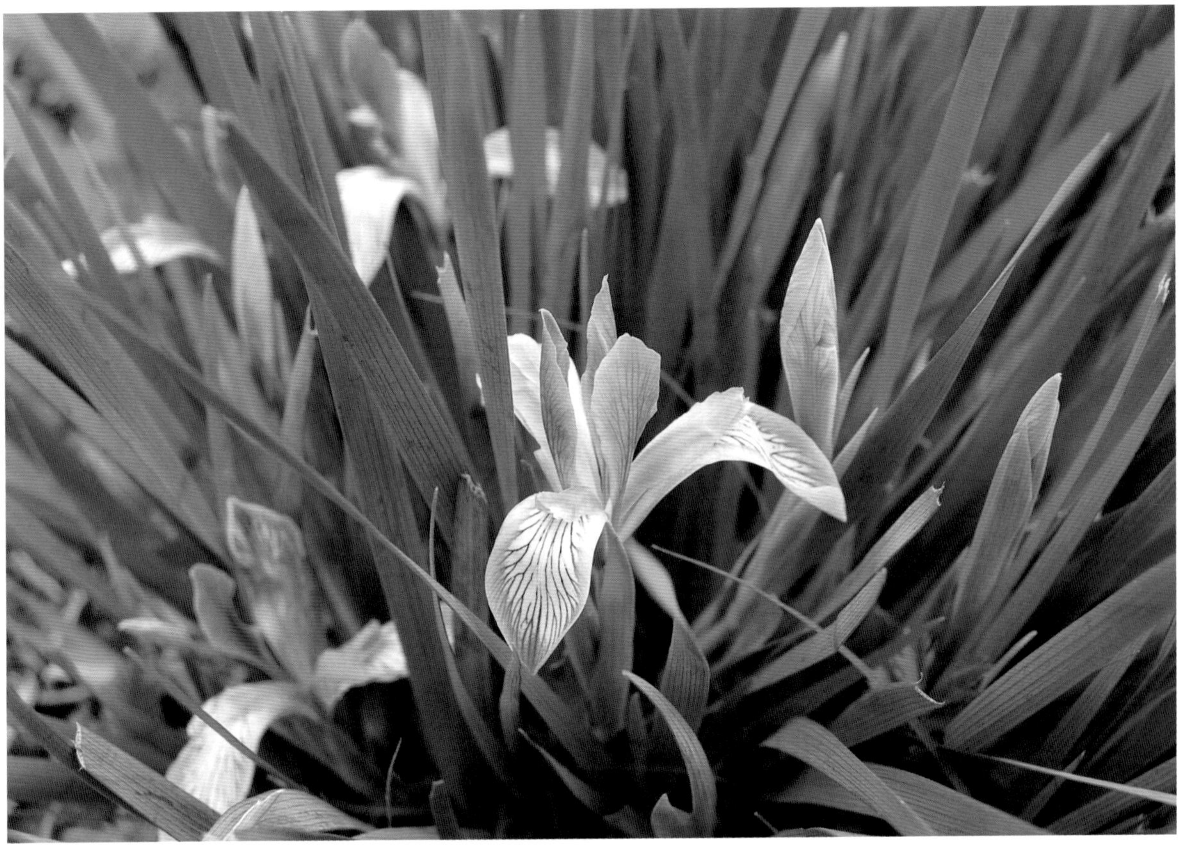

药材名

折玛、斋玛、哲玛、志恶玛（གྲེས་མ།、དྲེས་མ།），母折、母智、莫折（མོ་དྲེས།），破折（ཕོ་གྲེས།），玛宁折玛、玛林折玛、玛能择玛（མ་ཉིང་གྲེས་མ།）。

药用部位

全草或成熟种子、花。

功能与主治

解毒，驱虫。用于各类虫病，肠绞痛。花用于眼病。

用量与用法

2 ~ 3g。内服研末，或入丸、散剂。外用适量。

附 注

《四部医典》中记载有"གྲིས་མ།"（折玛），言其为治腹痛（肠绞痛）、杀虫之药物。《蓝琉璃》言"折玛"有雄、雌、中性3种；《四部医典系列挂图全集》第二十八图中也有3种"折玛"的附图（71 ~ 73号图），其汉译本分别译注为"藏马蔺果"（71号图）、"次藏马蔺果"（72号图）和"鸢尾"（73号图）。《晶珠本草》记载"གྲིས་མ།"（折玛）按生境、植株大小、叶形、花色、种子形态等分为雄["ཕོ་གྲིས།"（破折）]、雌["མོ་དྲིས།"（母折）]、中性["མ་ནིང་གྲིས་མ།"（玛宁折玛）]3类（引《草药配方甘露之池》的分类），或分为岩生["བྲག་སྐྱེས་གྲིས་མ།"（则合纪折玛、则合纪泽玛）]、滩生["ཐང་སྐྱེས་གྲིས་མ།"（汤纪折玛、汤纪泽玛）]和山生["རི་སྐྱེས་གྲིས་མ།"（热纪折玛、热纪泽玛）]3类（引《珍宝图鉴》的分类），各类的功能与主治也有所差异。现代文献记载的"折玛"类的基原包括多种鸢尾属（*Iris*）植物，由于青藏高原的该属植物种类较多，加之古籍对各类形态特征的记载也较为粗略，故现代不同文献中记载的各种"折玛"的基原种类不尽一致，且存在基原的交叉。《中国藏药植物资源考订》根据《四部医典系列挂图全集》附图的形态特征认为，雄类（"破折"，包括《晶珠本草》记载的植株较高大的种类也宜归入雄类）的基原应为西南鸢尾 *I. bulleyana* Dykes、金脉鸢尾 *I. chrysographes* Dykes、西藏鸢尾 *I. clarkei* Baker 等；雌类（莫折）的基原可能为花茎不出土或较短、植株矮小的青海鸢尾 *I. qinghainica* Y. T. Zhao、马蔺 *I. lactea* Pall. var. *chinensis* (Fisch.) Koidz.、天山鸢尾 *I. loczyi* Kanitz、卷鞘鸢尾 *I. potaninii* Maxim.、库门鸢尾 *I. kemaonensis* D. Don ex Royle 等；中性类（玛宁折玛）应为具有肉质纺锤状根束的尼泊尔鸢尾 *I. decora* Wall.、高原鸢尾 *I. collettii* Hook. f.、锐果鸢尾 *I. goniocarpa* Baker 等。据不同文献记载，马蔺 *I. lactea* Pall. var. *chinensis* (Fisch.) Koidz. 为"折玛""破折""母折"或"玛宁折玛"的基原之一；此外，各地作"折玛"类基原使用的还有长葶鸢尾 *I. delavayi* Mich.（折玛、破折、玛能择玛）、矮紫苞鸢尾 *I. ruthenica* Ker.-Gawl. var. *nana* Maxim.（折玛、玛能择玛）、库门鸢尾 *I. kemaonensis* D. Don ex Royle（折玛、玛能择玛、汤纪折玛）、单花鸢尾 *I. uniflora* Pall.、天山鸢尾 *I. loczyi* Kanitz（则合纪折玛）、紫苞鸢尾 *I. ruthenica* Ker.-Gawl.、矮紫苞鸢尾 *I. ruthenica* Ker.-Gawl. var. *nana* Maxim.（则合纪折玛）、红花鸢尾 *I. milesii* Baker ex M. Foster（折玛、汤纪折玛）、西南鸢尾 *I. bulleyana* Dykes（莫折、热纪折玛）、白花西南鸢尾 *I. bulleyana* Dykes f. *alba* Y. T. Zhao（折玛）、甘肃鸢尾 *I. pandurata* Maxim.（热纪折玛）、四川鸢尾 *I. sichuanensis* Y. T. Zhao（热纪折玛）等。《部标藏药》以"马蔺子 /མོ་དྲིས/ 母哲"之名收载了马蔺 *I. lactea* Pall. var. *chinensis* (Fisch.) Koidz.，规定以其种子入药。据文献记载，部分藏医也以百合科萱草属（*Hemerocallis*）植物作"岩生"者，又称之为"མ་ནིང་ཀ་དྲི།"（玛能果柞），但其形态与《晶珠本草》等的记载不尽一致。（参见"金脉鸢尾""锐果鸢尾""卷鞘鸢尾""白花西南鸢尾""黄花菜"条）

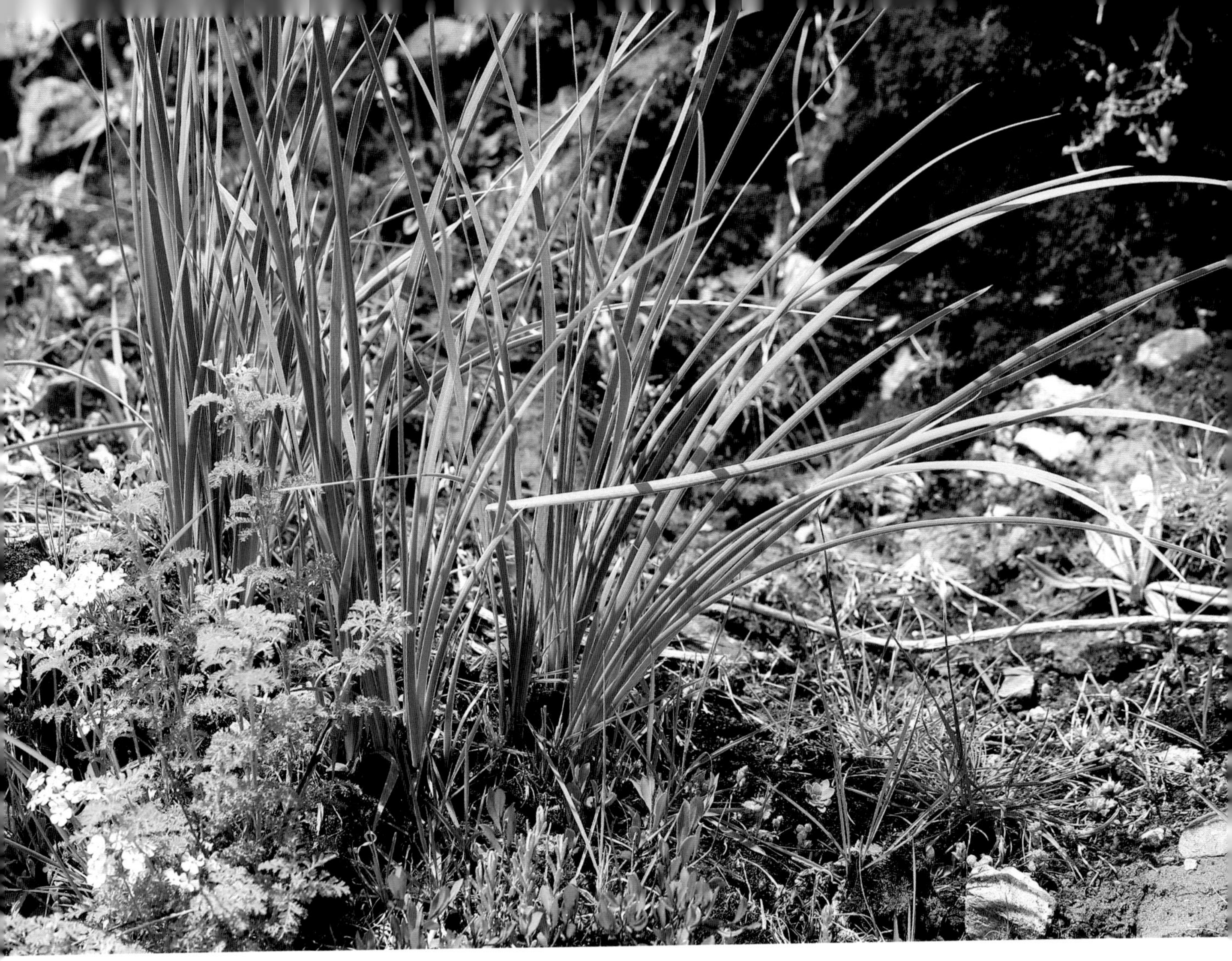

天山鸢尾

Iris loczyi Kanitz

鸢尾科（Iridaceae）　鸢尾属（*Iris*）

形态

多年生密丛草本，折断的老叶叶鞘宿存于根茎上，棕色或棕褐色。地下生有不明显的木质、块状根茎，暗棕褐色。叶质地坚韧，直立，狭条形，长 20 ~ 40cm，宽约 0.3cm，先端渐尖，基部鞘状，无明显的中脉。花茎较短，不伸出或略伸出地面，基部常包有披针形膜质的鞘状叶；苞片 3，草质，长 10 ~ 15cm，宽约 1.5cm，中脉明显，先端渐尖，内包含有 1 ~ 2 花；花蓝紫色，直径 5.5 ~ 7cm；花被管甚长，丝状，长达 10cm，外花被裂片倒披针形或狭倒披针形，长 6cm，宽 1 ~ 2cm，爪部略宽，内花被裂片倒披针形，长 4.5 ~ 5cm，宽 0.7 ~ 0.8cm；雄蕊长约 2.5cm；花柱分枝长约 4cm，宽约 0.8cm，先端裂片半圆形，子房纺锤形，长约 1.2cm。果实长卵形至圆柱形，长 4 ~ 7cm，直径约 2cm，先端略有短喙，有 6 明显的肋，新鲜时红褐色，苞片宿存于果实的基部。花期 5 ~ 6 月，果期 7 ~ 9 月。

分布

分布于我国西藏（林周等）、青海、甘肃、四川、新疆、宁夏、内蒙古。

生境

生长于海拔 2000m 以上的高山向阳草地。

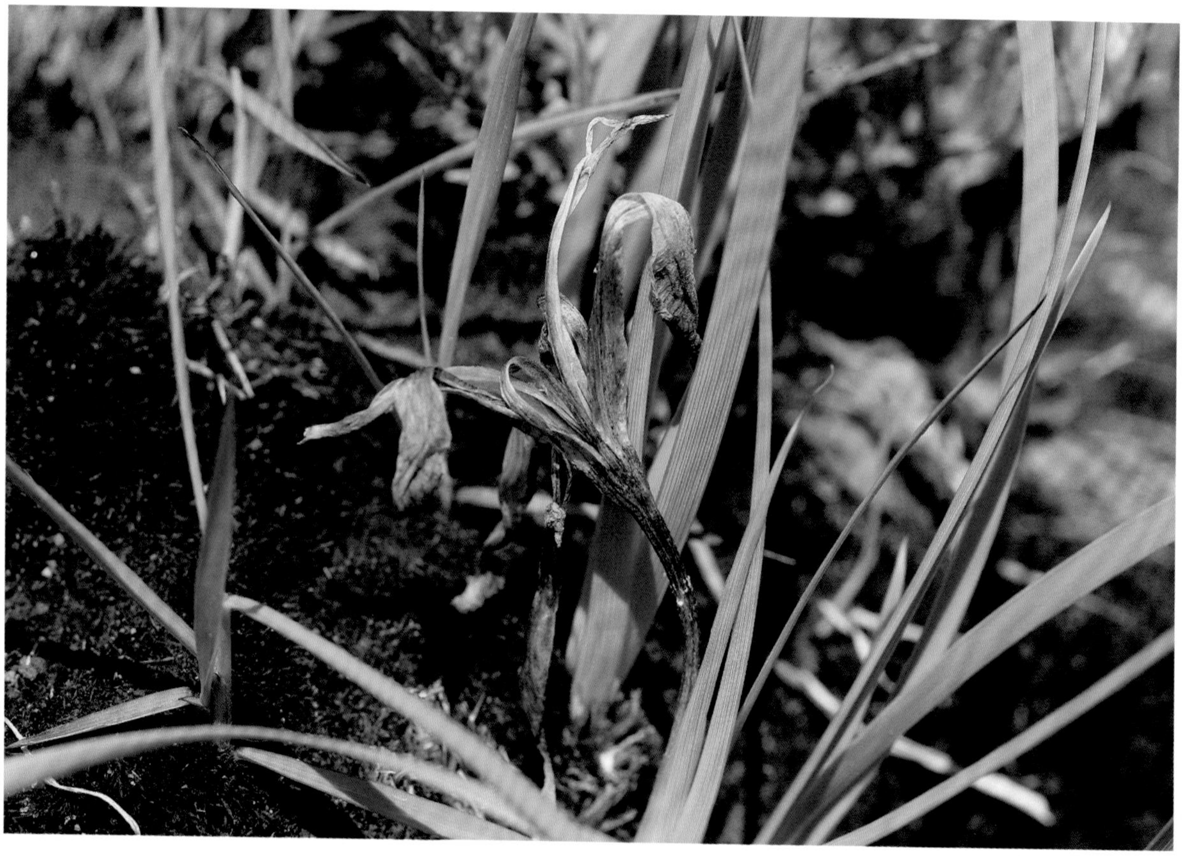

药材名

母折、母智、莫折（མོ་དྲེས།），则合纪折玛、则合纪泽玛（བྲག་སྐྱེས་གྲེས་མ།）。

药用部位

全草或成熟种子、根、花。

功能与主治

全草：乌发。种子：杀虫，解毒，去腐生肌；用于虫病，烧伤。根：用于雀斑，癣。花：明目。

用量与用法

1 ~ 2g。内服入丸、散剂。外用适量，种子研末外敷疮口，全草烧灰存性乌发。

附　注

《四部医典》中记载有“གྲེས་མ།”（折玛），言其为治腹痛（肠绞痛）、杀虫之药物。《蓝琉璃》言“折玛”有雄、雌、中性 3 种。《四部医典系列挂图全集》第二十八图中也有 3 种“折玛”的附图（71 ~ 73 号图），汉译本分别译注为“藏马蔺果”（71 号图）、“次藏马蔺果”（72 号图）和“鸢尾”（73 号图），3 幅附图所示植物均似为鸢尾属（*Iris*）植物，其中 73 号图所示植物为单花葶。《晶珠本草》引《草药配方甘露之池》之记载，将“གྲེས་མ།”（折玛）类按生境、植株大小、叶形、花色、种子形态等分为雄［“ཕོ་གྲེས།”（破折）］、雌［“མོ་དྲེས།”（母折）］、中性［“མ་ནིང་གྲེས་མ།”（玛宁折玛）]3 类，或按《珍宝图鉴》的分类分为岩生［“བྲག་སྐྱེས་གྲེས་མ།”（则合纪折玛）］、滩生［“ཐང་སྐྱེས་གྲེས་མ།”（汤纪折玛、汤纪泽玛）］和山生［“རི་སྐྱེས་གྲེས་མ།”（热纪折玛、热纪泽玛）]3 类，各类的功能与主治有所差异。现代文献记载的“折玛”类的基原包括多种鸢尾属植物，由于青藏高原该属植物种类较多，加之古籍对各类形态特征的记载也较为粗略，故不同现代文献中记载的各种“折玛”的基原不尽一致，且存在交叉。有文献记载，天山鸢尾 *I. loczyi* Kanitz 为岩生的“བྲག་སྐྱེས་གྲེས་མ།”（则合纪折玛）或雌性“མོ་དྲེས།”（母折）的基原之一；此外，作“则合纪折玛”基原的尚有单花鸢尾 *I. uniflora* Pall.、金脉鸢尾 *I. chrysographes* Dykes、紫苞鸢尾 *I. ruthenica* Ker.-Gawl.。《部标藏药》以“马蔺子 /མོ་དྲེས/ 母哲”之名收载了马蔺 *I. lactea* Pall. var. *chinensis* Koidz. 的种子。（参见“马蔺”“金脉鸢尾”“锐果鸢尾”条）

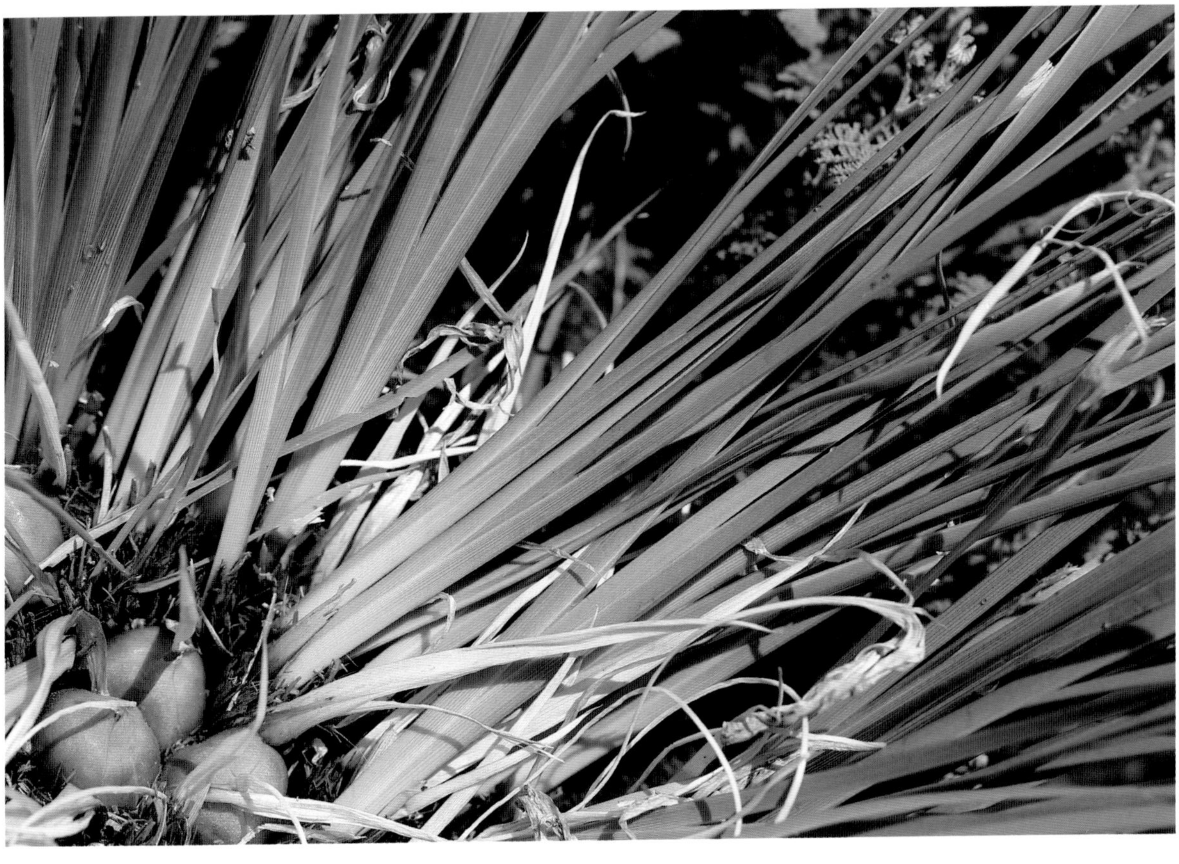

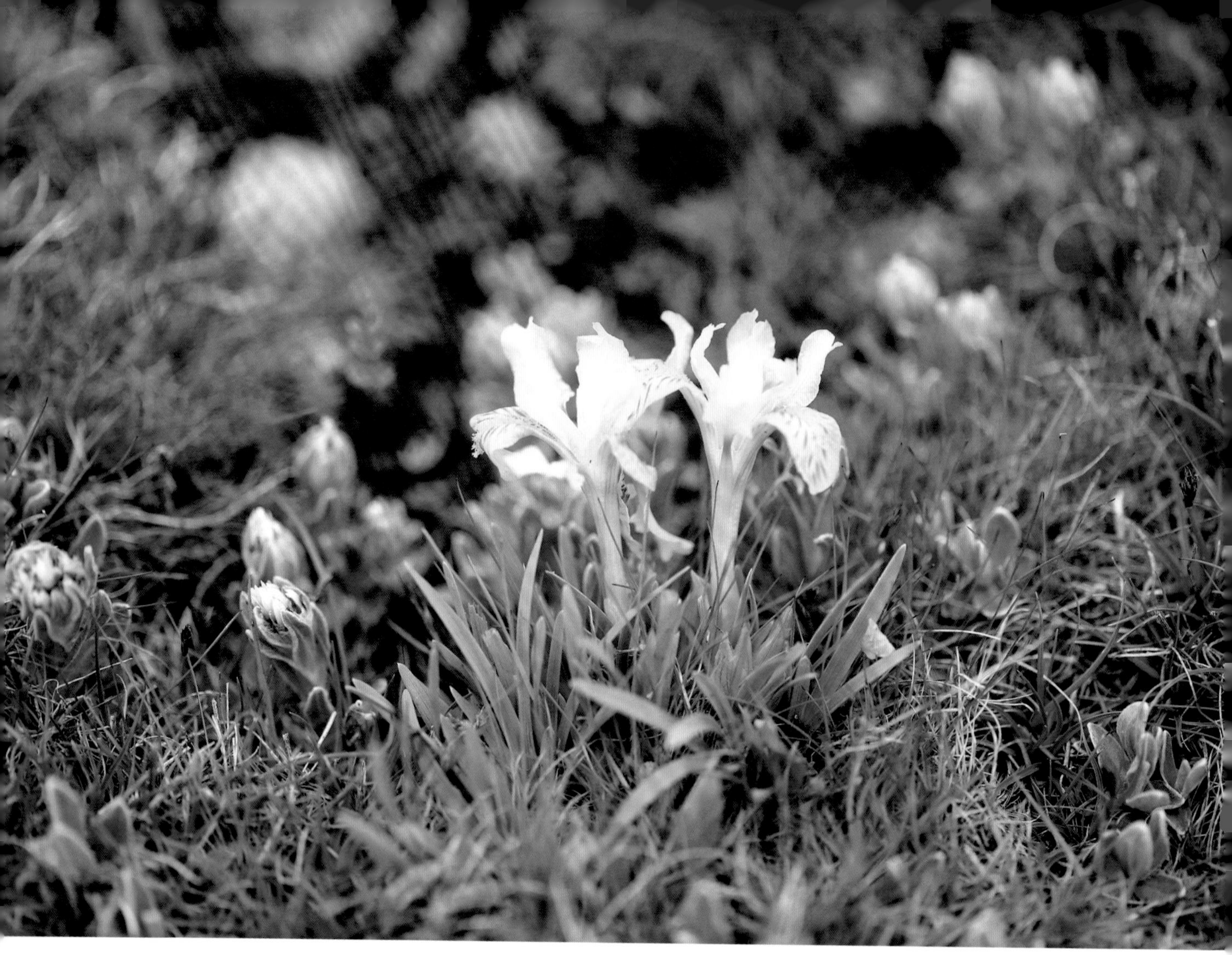

卷鞘鸢尾

Iris potaninii Maxim.

鸢尾科（Iridaceae） 鸢尾属（*Iris*）

形态

多年生草本，植株基部围有大量老叶叶鞘残留的纤维，棕褐色或黄褐色，毛发状，向外反卷。根茎木质，块状，很短；根粗而长，黄白色，近肉质，少分枝。叶条形，花期叶长 4 ~ 8cm，宽 0.2 ~ 0.3cm，果期长可达 20cm，宽 0.3 ~ 0.4cm。花茎极短，不伸出地面，基部生有 1 ~ 2 鞘状叶；苞片 2，膜质，狭披针形，长 4 ~ 4.5cm，宽约 0.6cm，先端渐尖，内包含有 1 花；花黄色，直径约 5cm；花梗甚短或无；花被管长 1.5 ~ 3.7cm，下部丝状，上部逐渐扩大成喇叭形，外花被裂片倒卵形，长约 3.5cm，宽约 1.2cm，先端微凹，中脉上密生黄色须毛状附属物，内花被裂片倒披针形，长约 2.5cm，宽 0.8 ~ 1cm，先端微凹，直立；雄蕊长约 1.5cm，花药短、宽，紫色；花柱分枝扁平，黄色，长约 2.8cm，宽约 0.6cm，先端裂片近半圆形，外缘有不明显的牙齿，子房纺锤形，长约 7mm。果实椭圆形，长 2.5 ~ 3cm，宽 1.3 ~ 1.6cm，先端有短喙，成熟时沿室背开裂，先端相连；种子梨形，直径约 3mm，棕色，表面有皱纹。花期 5 ~ 6 月，果期 7 ~ 9 月。

分布

分布于我国甘肃、青海、西藏（察雅）。蒙古、印度等也有分布。

生境

生长于海拔 3000m 以上的石质山坡、干山坡。

药材名

斋玛、哲玛、折玛（ཀྲེས་མ།），玛林折玛、玛能折玛、玛宁折玛（མ་ནིང་ཀྲེས་མ།）。

药用部位

全草或成熟种子、花、根。

功能与主治

全草：乌发。煅炭，研细末外用于脓水。种子：解毒，杀虫，止痛，生肌；用于"培根"病，"木保"病，中毒症，胃肠寒热往来，肠绞痛，胸腹胀闷，壅塞，虫病，创口溃烂，阑尾疼痛。花：外用于烧伤，烫伤。根：外用于雀斑，顽癣，黄水疮。

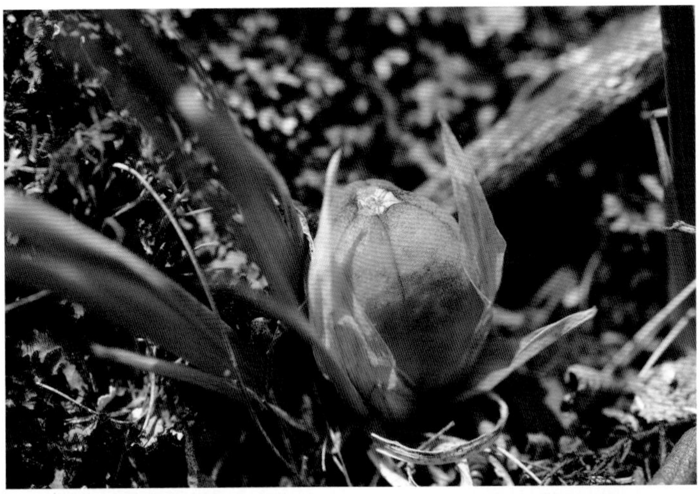

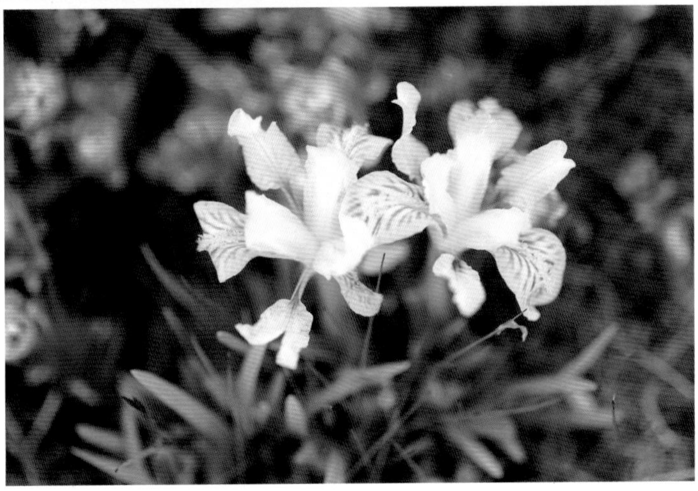

用量与用法

种子 2 ~ 3g。内服研末，或入丸、散剂。外用适量。

附注

《四部医典》中记载有"ཀྲེས་མ།"（折玛）；《晶珠本草》记载其种子为杀虫、治绞痛症之药物，言其分为雄（花紫色）、雌（花蓝色，果荚红色）、中性（花淡黑色，或红色而有蓝色光泽，根像天门冬）3 类，或引《珍宝图鉴》之说分为岩生、滩生、山生 3 类。现代文献所载"折玛"的基原包括鸢尾属（*Iris*）多种植物，不同文献一般认为马蔺 *I. lactea* Pall. var. *chinensis* (Fisch.) Koidz. 为雄者 ["ཕོ་ཀྲེས།"（破折）] 的基原，又称之为"མོ་ཀྲེས།"（母折、母智）或"折玛"（统称）。据文献记载，卷鞘鸢尾 *I. potaninii* Maxim. 为"折玛"或中性者"མ་ནིང་ཀྲེས་མ།"（玛林折玛）的基原之一。《部标藏药》以"马蔺子 /མོ་ཀྲེས།/ 母哲"之名收载了马蔺 *I. lactea* Pall. var. *chinensis* (Fisch.) Koidz.，规定以种子入药。（参见"马蔺""金脉鸢尾"条）

锐果鸢尾

Iris goniocarpa Baker

鸢尾科（Iridaceae）　鸢尾属（*Iris*）

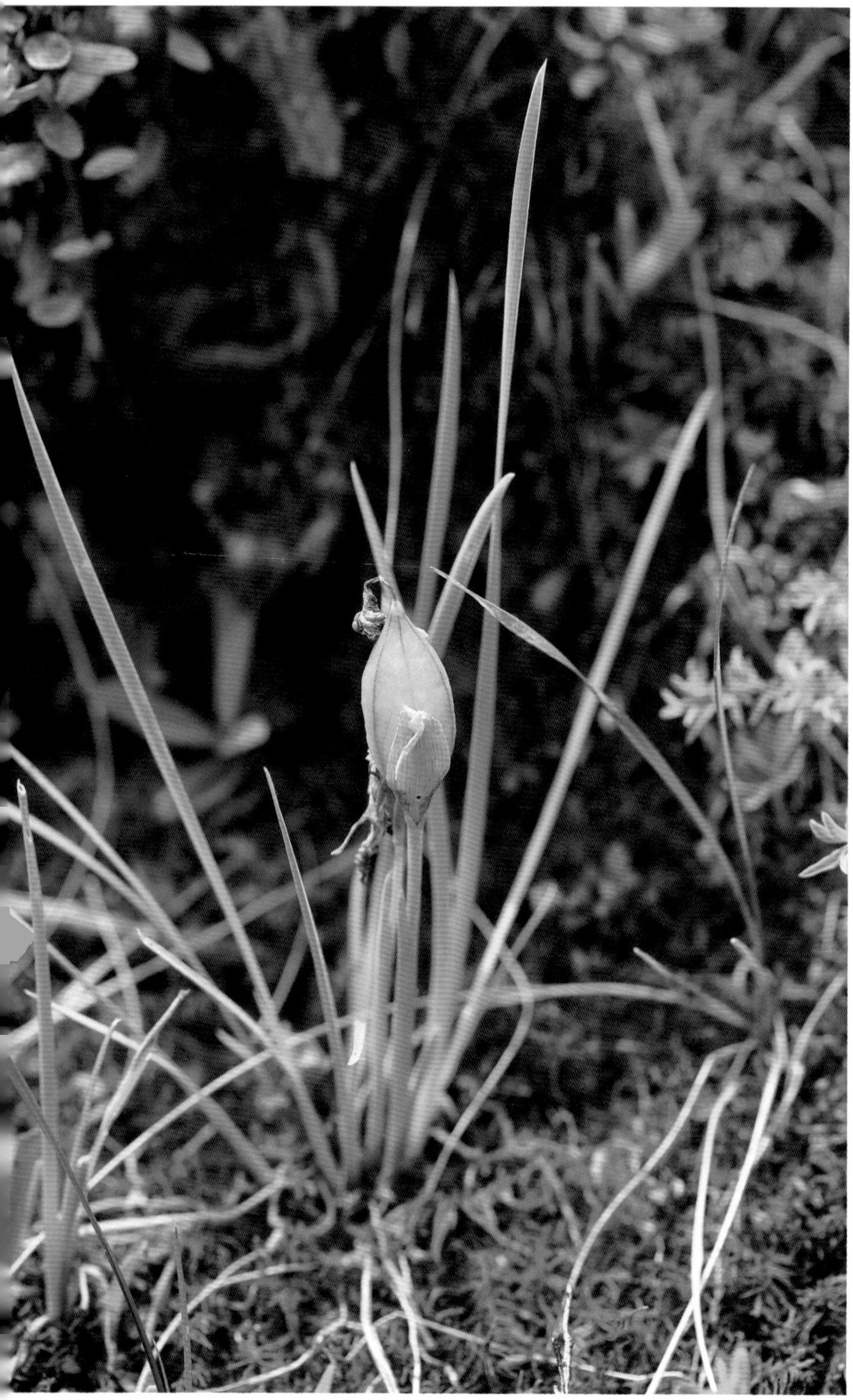

形态

多年生草本。根茎短，棕褐色；须根细，质地柔嫩，黄白色，多分枝。叶柔软，黄绿色，条形，长 10 ~ 25cm，宽 2 ~ 3mm，先端钝，中脉不明显。花茎高 10 ~ 25cm，无茎生叶；苞片 2，膜质，绿色，略带淡红色，披针形，长 2 ~ 4cm，宽 5 ~ 8mm，先端渐尖，向外反折，内含有 1 花；花蓝紫色，直径 3.5 ~ 5cm；花梗甚短或无；花被管长 1.5 ~ 2cm，外花被裂片倒卵形或椭圆形，长 2.5 ~ 3cm，宽约 1cm，有深紫色的斑点，先端微凹，基部楔形，中脉上的须毛状附属物基部白色，先端黄色，内花被裂片狭椭圆形或倒披针形，长 1.8 ~ 2.2cm，宽约 5mm，先端微凹，直立；雄蕊长约 1.5cm，花药黄色；花柱分枝花瓣状，长约 1.8cm，先端裂片狭三角形，子房绿色，长 1 ~ 1.5cm。蒴果黄棕色，三棱状圆柱形或椭圆形，长 3.2 ~ 4cm，直径 1.2 ~ 1.8cm，先端有短喙。花期 5 ~ 6 月，果期 6 ~ 8 月。

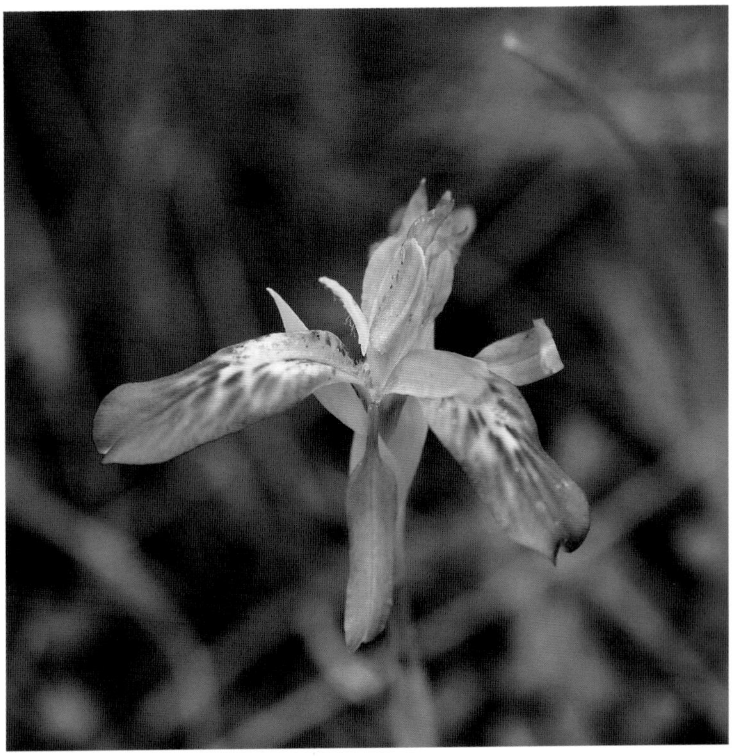

分布

分布于我国西藏、四川、青海、甘肃、云南、陕西。印度、尼泊尔、不丹也有分布。

生境

生长于海拔 3000 ~ 4000m 的高山草地、向阳山坡的草丛、林缘、疏林下。

药材名

斋玛、哲玛、折玛（གྲིས་མ།），汤纪折玛、汤纪泽玛（ཐང་སྐྱེས་གྲིས་མ།），折玛克塞尔（གྲིས་མའི་ཁེ་སེར།）。

药用部位

成熟种子。

功能与主治

杀虫，解毒。用于“培根木布”病，中毒症，胃肠寒热夹杂症，泻虫引起的腹绞痛。

用量与用法

1 ~ 2g。多入复方。外用适量。

附　注

《四部医典》中记载有“གྲིས་མ།”（折玛），言其为治腹痛（肠绞痛）、杀虫之药物。《蓝琉璃》言“折玛”有雄、雌、中性 3 种；《晶珠本草》将“折玛”类按生境、植株大小、叶形、花色、种子形态等进行划分，引《草药配方甘露之池》的分类分为雄［“ཕོ་གྲིས།”（破折）］、雌［“མོ་གྲིས།”（母折）］、中性［“མ་ནིང་གྲིས་མ།”（玛宁折玛）］3 类，或引《珍宝图鉴》的分类分为岩生［“བྲག་སྐྱེས་གྲིས་མ།”（则合纪折玛）］、滩生［“ཐང་སྐྱེས་གྲིས་མ།”（汤纪折玛）］和山生［“རི་སྐྱེས་གྲིས་མ།”（热纪折玛）］3 类，各类的功能与主治有所差异。现代文献记载“折玛”的基原包括鸢尾属（*Iris*）多种植物，但对其雄、雌、中性或岩生、滩生、山生划分的品种及其基原有不同观点。据文献记载，锐果马蔺 *I. goniocarpa* Baker（锐果鸢尾）为“折玛”或“汤纪折玛”（滩生类）的基原之一，甘肃甘南藏医又称“གྲིས་མའི་ཁེ་སེར།”（折玛克塞尔）。（参见“马蔺”“金脉鸢尾”条）

密花姜花

Hedychium densiflorum Wall.

姜科（Zingiberaceae） 姜花属（*Hedychium*）

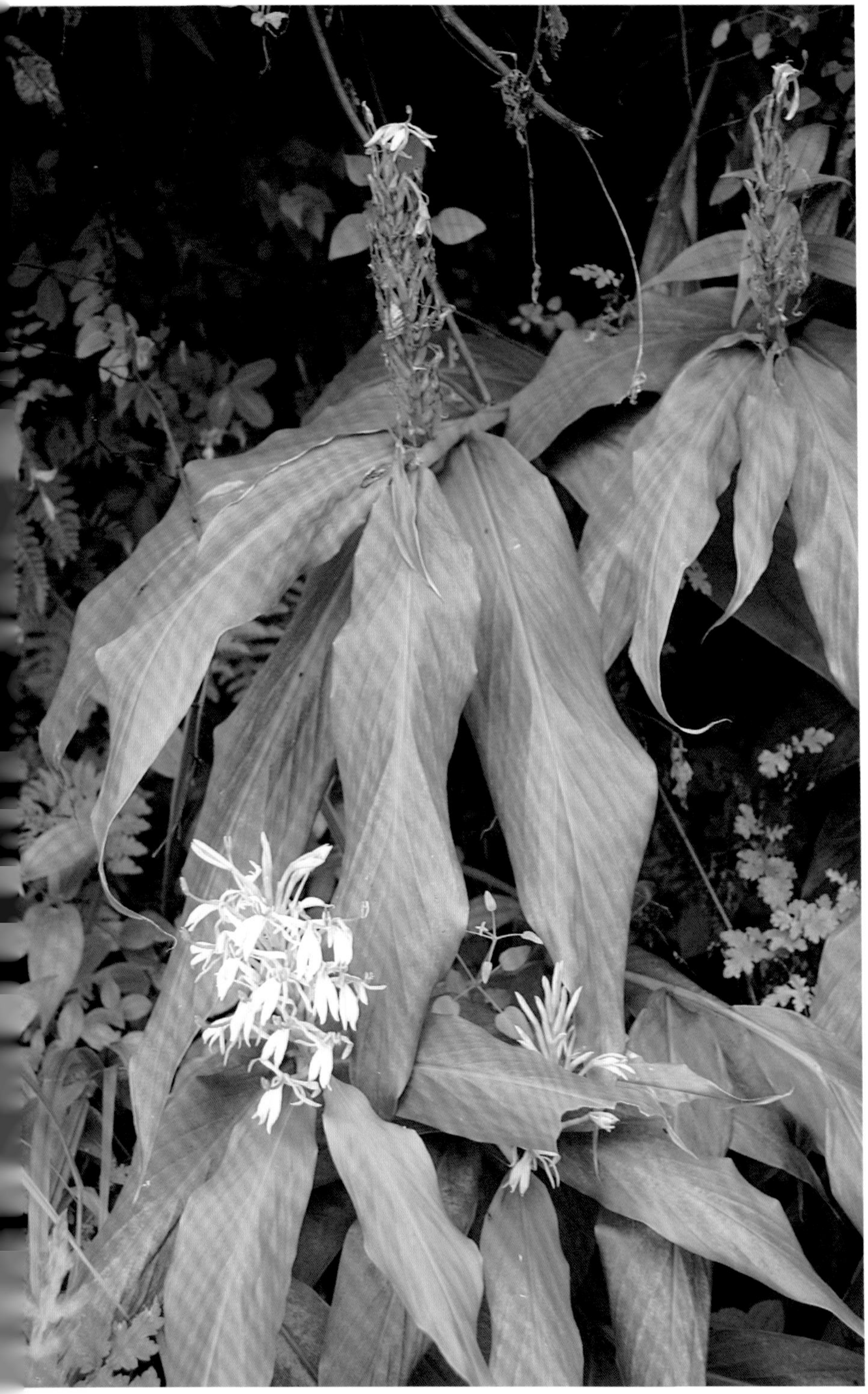

形态

茎高 1 ~ 1.2m。叶片长圆状披针形，长 12 ~ 35cm，宽 3 ~ 10cm，先端尾尖，基部渐狭，两面均无毛，无柄至有长约 1cm 的柄；叶舌钝，长约 1cm。穗状花序密生多花，长 10 ~ 18cm，宽约 3cm；苞片长圆形，长约 2cm，内生 1（~ 2）花；花小，淡黄色，花萼较苞片略长，长约 2.5cm；花冠筒长 2.5 ~ 3cm，裂片线形，长 1.5cm，反折；侧生退化雄蕊披针形，长约 2cm；唇瓣楔形，长约 16mm，宽约 6mm，深 2 裂；雄蕊较唇瓣略长，花药长 8mm。花期 7 月。

分布

分布于我国西藏（波密等）。尼泊尔也有分布。

生境

生长于海拔 2100 ~ 2300m 的山坡林下、路旁。

药材名

嘎玛、嘎玛儿、噶玛尔（སྒ་དམར།）。

药用部位

根茎。

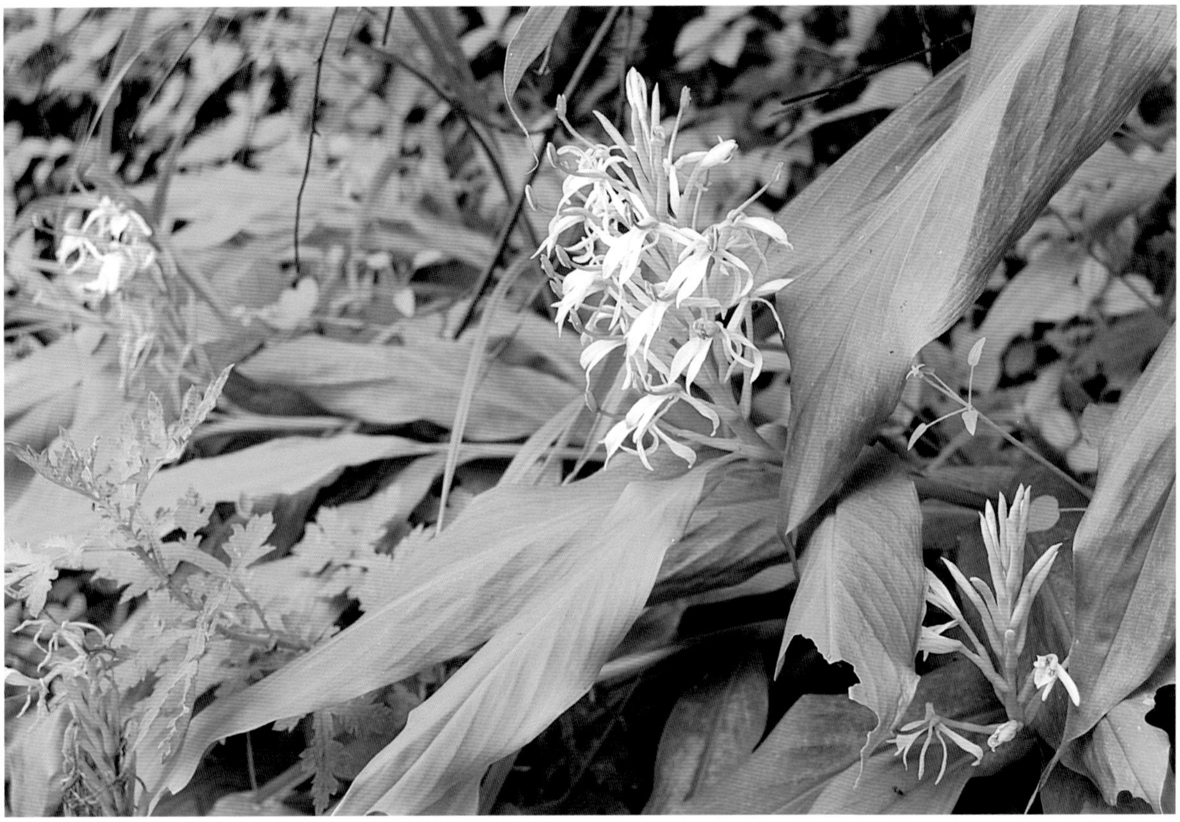

功能与主治

补肺，暖胃止泻，止呕，开胃，舒胸，润腔。用于“培隆”合并症，肺脓肿，胃寒，消化不良，泻痢，呕吐。

用量与用法

2.5 ~ 6g。多入丸、散剂。

附 注

《晶珠本草》中记载有“སྨན་སྒ”（曼嘎），言其为提升胃阳、纳食、治“培隆”病（即“培隆”合并症）之药物，以颜色不同分为红 [“སྒ་དམར”（嘎玛）]、白 [嘎云，即“སྒ་སྐྱ”（嘎甲）]、黄 [“ཡུང་བ”（永哇、云瓦）]3 种。《晶珠本草》汉译重译本认为红者（嘎玛）的基原为姜科植物高良姜 *Alpinia officinarum* Hance，白者（嘎甲）的基原为姜 *Zingiber officinale* Rosc.，黄者（永哇）的基原为姜黄 *Curcuma longa* L.。《部标藏药》（附录：高良姜 /སྒ་དམར/ 嘎玛）、《藏标》（高良姜 /སྒ་དམར/ 嘎玛尔）也收载了高良姜 *A. officinarum* Hance。据文献记载，密花姜花 *Hedychium densiflorum* Wall. 为“嘎玛尔”的代用品。（参见“高良姜”“姜”“姜黄”条）

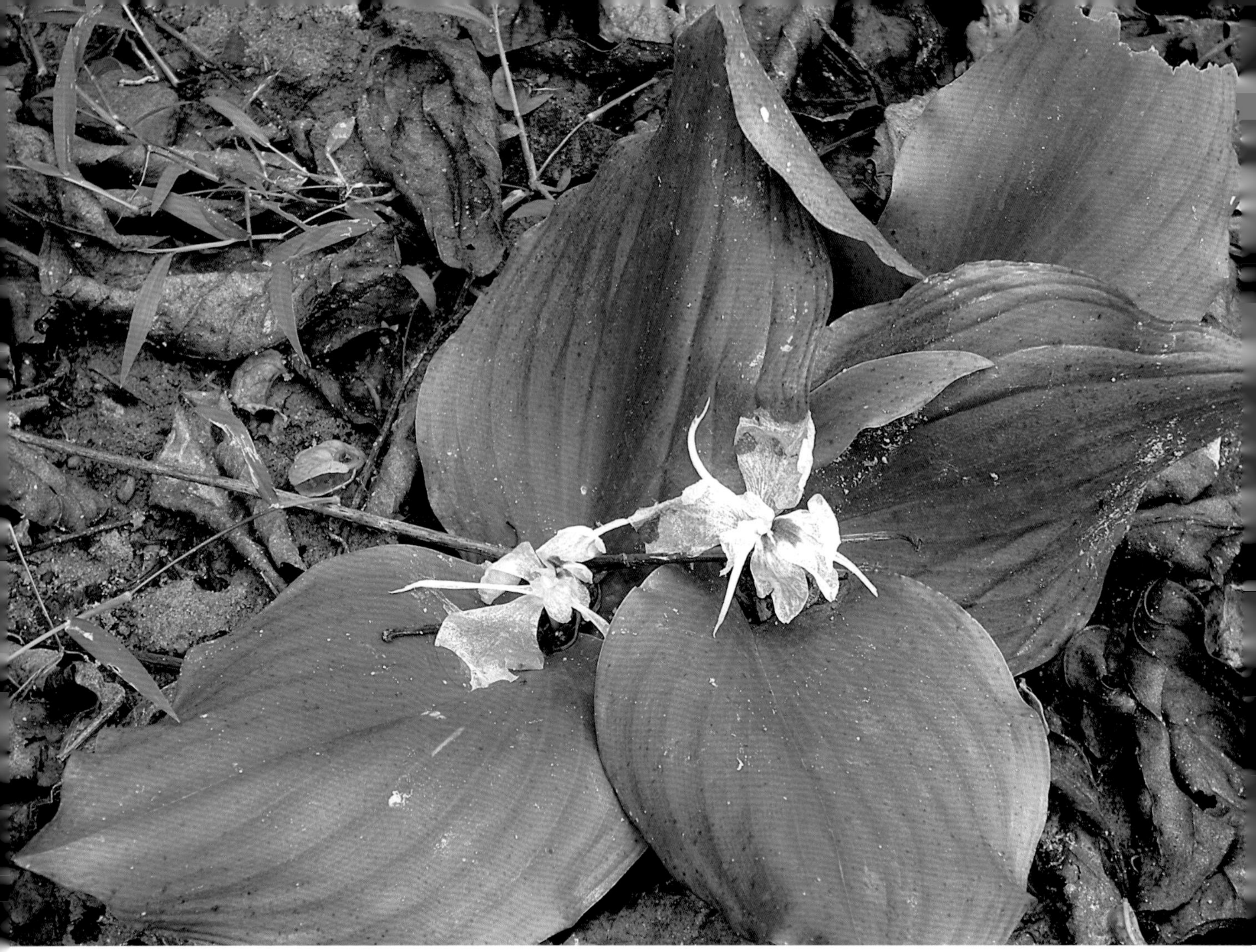

山柰

Kaempferia galanga L.

姜科（Zingiberaceae）　山柰属（*Kaempferia*）

形态

根茎块状，单生或数枚连接，淡绿色或绿白色，芳香。叶通常 2 片贴近地面生长，近圆形，长 7 ~ 13cm，宽 4 ~ 9cm，无毛或于叶背被稀疏的长柔毛，干时于叶面可见红色小点，几无柄；叶鞘长 2 ~ 3cm。花 4 ~ 12 顶生，半藏于叶鞘中；苞片披针形，长 2.5cm；花白色，有香味，易凋谢；花萼约与苞片等长；花冠管长 2 ~ 2.5cm，裂片线形，长 1.2cm；侧生退化雄蕊倒卵状楔形，长 1.2cm；唇瓣白色，基部具紫斑，长 2.5cm，宽 2cm，深 2 裂至中部以下；雄蕊无花丝，药隔附属体正方形，2 裂。果实为蒴果。花期 8 ~ 9 月。

分布

栽培于我国台湾、广东、广西、云南等省区。南亚至东南亚地区也有分布，主要为栽培。

生境

多作为药用或香料作物栽培，喜温暖向阳、土壤疏松排水良好的砂质土壤环境。

药材名

嘎母（སྒ་སྨུག），曼嘎（སྨན་སྒ），嘎加（སྒ་འདབ），嘎甲（སྒ་སྐྱ）。

药用部位

根茎。

功能与主治

散寒暖胃，消食，舒胸，止泻，止吐。用于“培根”与“隆”的并发症，消化不良，胃寒，吐泻，胸闷，肺脓。

用量与用法

6 ~ 9g。内服研末，或入丸、散剂。

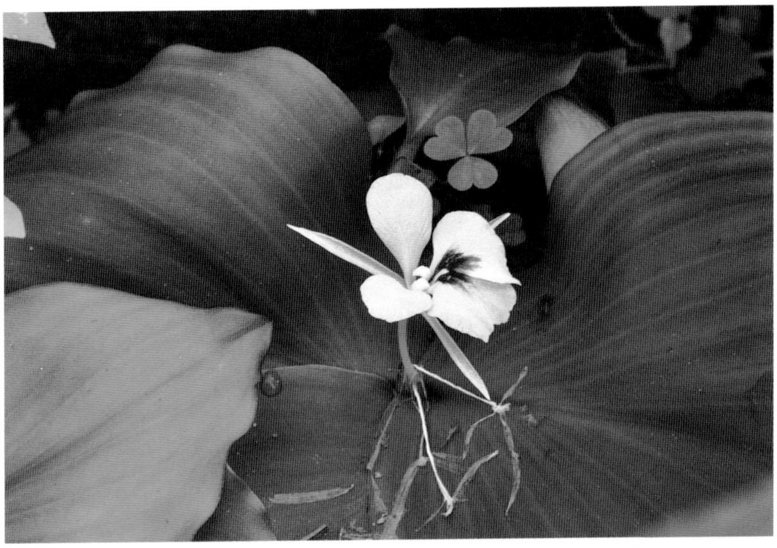

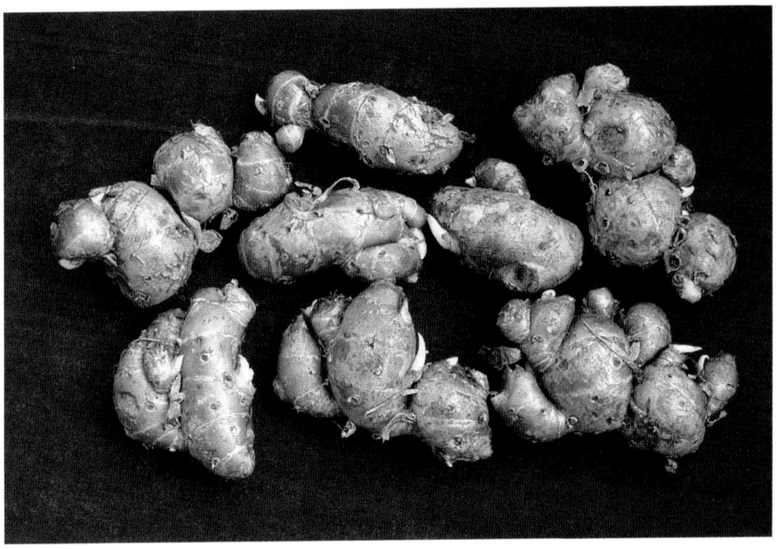

附　注

山柰 *K. galanga* L. 为藏医临床常用药物。藏医药用根茎类药材的姜科植物主要有姜 *Zingiber officinale* Rosc.、高良姜 *Alpinia officinarum* Hance、山柰 *K. galanga* L.、姜黄 *Curcuma longa* L. 等数种，《晶珠本草》在“སྨན་སྒ”（曼嘎）条下有关于该类药材的多个品种区分的阐述，言其自古即有争议，“སྒ་སྐྱ”（嘎甲）为其品种之一。现代文献也记载不同地区藏医习用的“སྒ་སྐྱ”（嘎甲）不同，西藏多数藏医使用姜 *Z. officinale* Rosc.[“སྒ་སྐྱ”（嘎甲）]，安多、青海藏医多使用山柰 *K. galanga* L.[“སྒ་འདབ”（嘎加）]，也有少数藏医使用长穗姜花 *Hedychium spicatum* Ham. ex Smith（草果药）和高良姜 *A. officinarum* Hance [“སྒ་དམར”（嘎玛）]。《部标藏药》附录中以“干姜 /སྒ་སྐྱ/ 嘎甲”之名收载了姜 *Z. officinale* Rosc.，以“山柰 /སྨན་སྒ/ 曼嘎”之名收载了山柰 *K. galanga* L.；《青海藏标》则以“山柰 /སྒ་སྐྱ/ 嘎甲”之名收载了山柰 *K. galanga* L.。在一些藏药制剂处方中也存在这 2 种药材相互替代的情况。有文献认为山柰 *K. galanga* L. 不应作“嘎甲”用，《中华本草·藏药卷》中分别记载有“干姜 / 嘎加 /སྒ་སྐྱ”（姜 *Z. officinale* Rosc.）和“山柰 / 嘎母 /སྒ་སྨུག”（山柰 *K. galanga* L.），“干姜”的功能与主治为“解表散寒，化痰止咳，行气活血，用于风寒感冒，寒痰咳嗽，血液凝滞，‘培隆’病，胃寒”，也与“山柰”不同。（参见“高良姜”“姜”“姜黄”条）

耳叶象牙参

Roscoea auriculata K. Schum.

姜科（Zingiberaceae） 象牙参属（*Roscoea*）

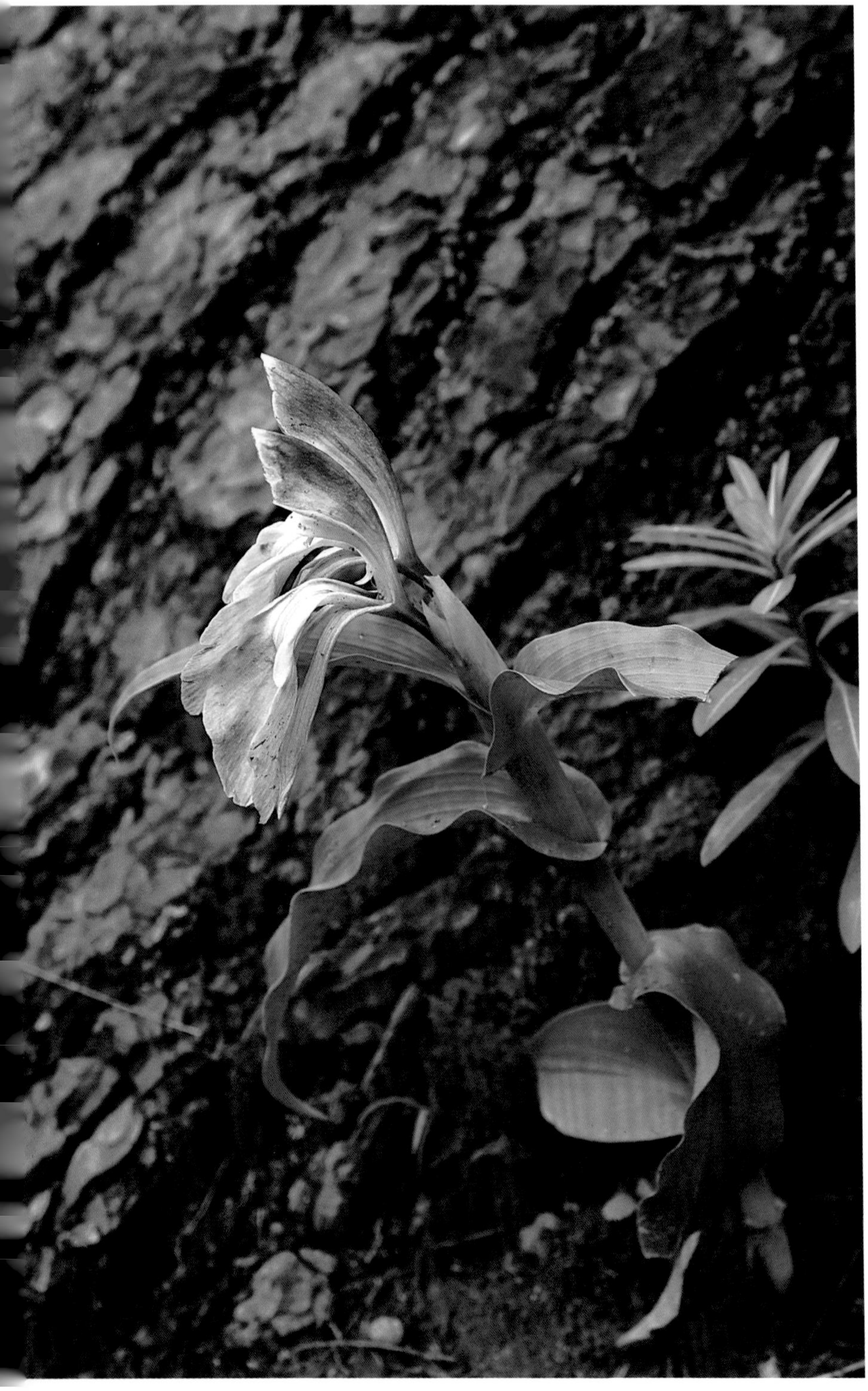

形态

茎直立，株高 20 ~ 40cm。根粗壮。叶 3 ~ 7，疏离，叶片披针形，长 7.5 ~ 20cm，宽 2 ~ 2.5cm，先端渐尖，基部耳状抱茎，两面均无毛，无叶柄；叶鞘完全封闭呈管状，紫红色。花数朵顶生，无总花梗；苞片膜质，线状披针形，长 2 ~ 2.5cm；花紫色；萼长 3.5cm，质薄；花冠管较花萼为长，裂片披针形，长约 3.5cm；侧生退化雄蕊弯镰状，长约 2cm，直立；唇瓣倒卵形，长 4.5cm，宽约 3cm，先端 2 裂；雄蕊长约 2cm，花药长 1cm。花期 6 ~ 8 月。

分布

分布于我国西藏（聂拉木、吉隆）。印度南部也有分布。

生境

生长于海拔 2400 ~ 2700m 的山坡草地、林间草地。

药材名

象牙参（ཤང་ལྕ་སྨན།）。

药用部位

根。

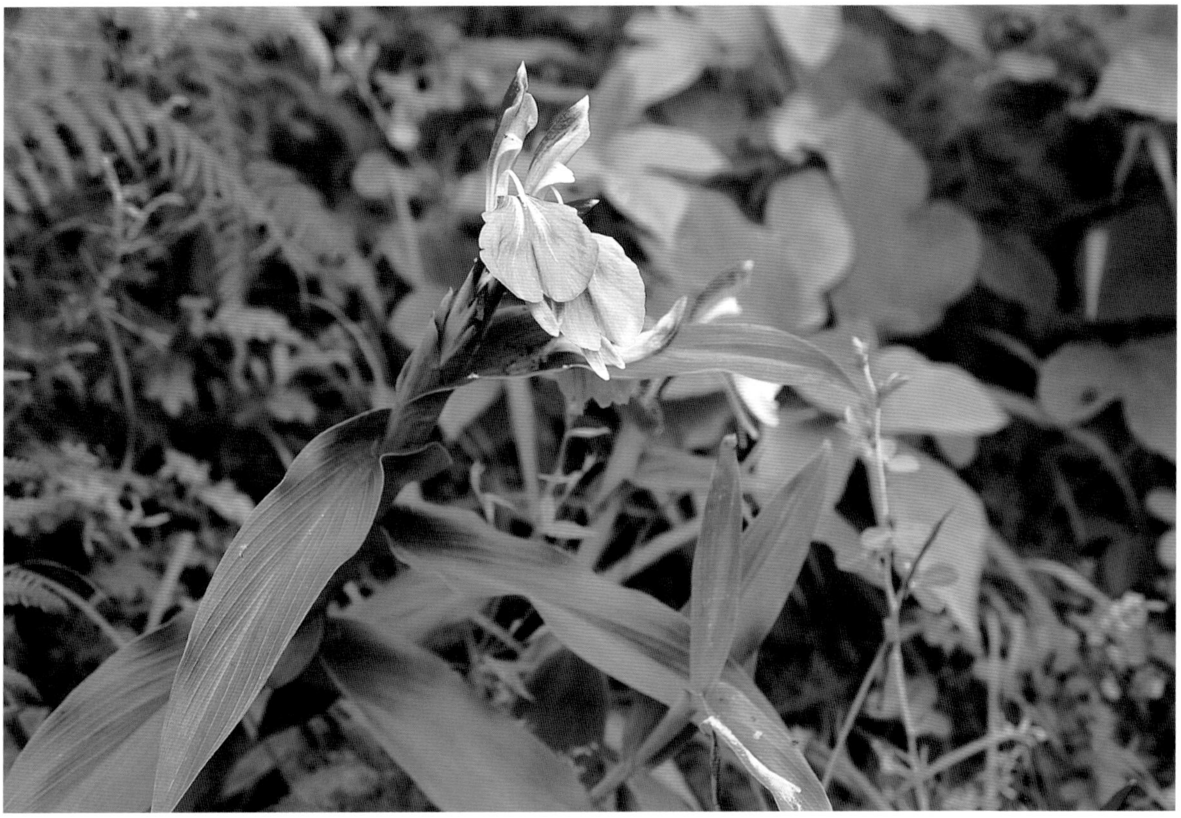

功能与主治

暖胃，散寒止痛。用于胃寒呕吐，噎膈，腹痛。

附　注

《西藏常用中草药》（1971）中记载有“ཤང་ཡྭ་སན།”（象牙参），言其为象牙参属（*Roscoea*）植物；《中国藏药植物资源考订》认为“象牙参”的基原系耳叶象牙参 *Roscoea auriculata* K. Schum.，西藏自治区药检所也存有其标本。“ཤང་ཡྭ་སན།”系植物中文名“象牙参”的藏文音译名，此药材可能非藏族传统用药。据《迪庆藏药》记载，藏医将同属植物藏象牙参 *R. tibetica* Bat. 作玄参科植物肉果草 *Lancea tibetica* Hook. f. et Hsuan[“པ་ཡག་པ།”（巴雅巴）]的代用品，称其为“པ་ཡག་དམན་པ།”（巴雅曼巴）；但也有文献记载藏象牙参 *R. tibetica* Bat. 可“养肺，排肺脓；用于肺炎咳嗽，肺部脓疡，肺心病”，其功能与主治与“巴雅巴”不同。（参见“肉果草”条）

姜黄

Curcuma longa L.

姜科（Zingiberaceae） 姜黄属（*Curcuma*）

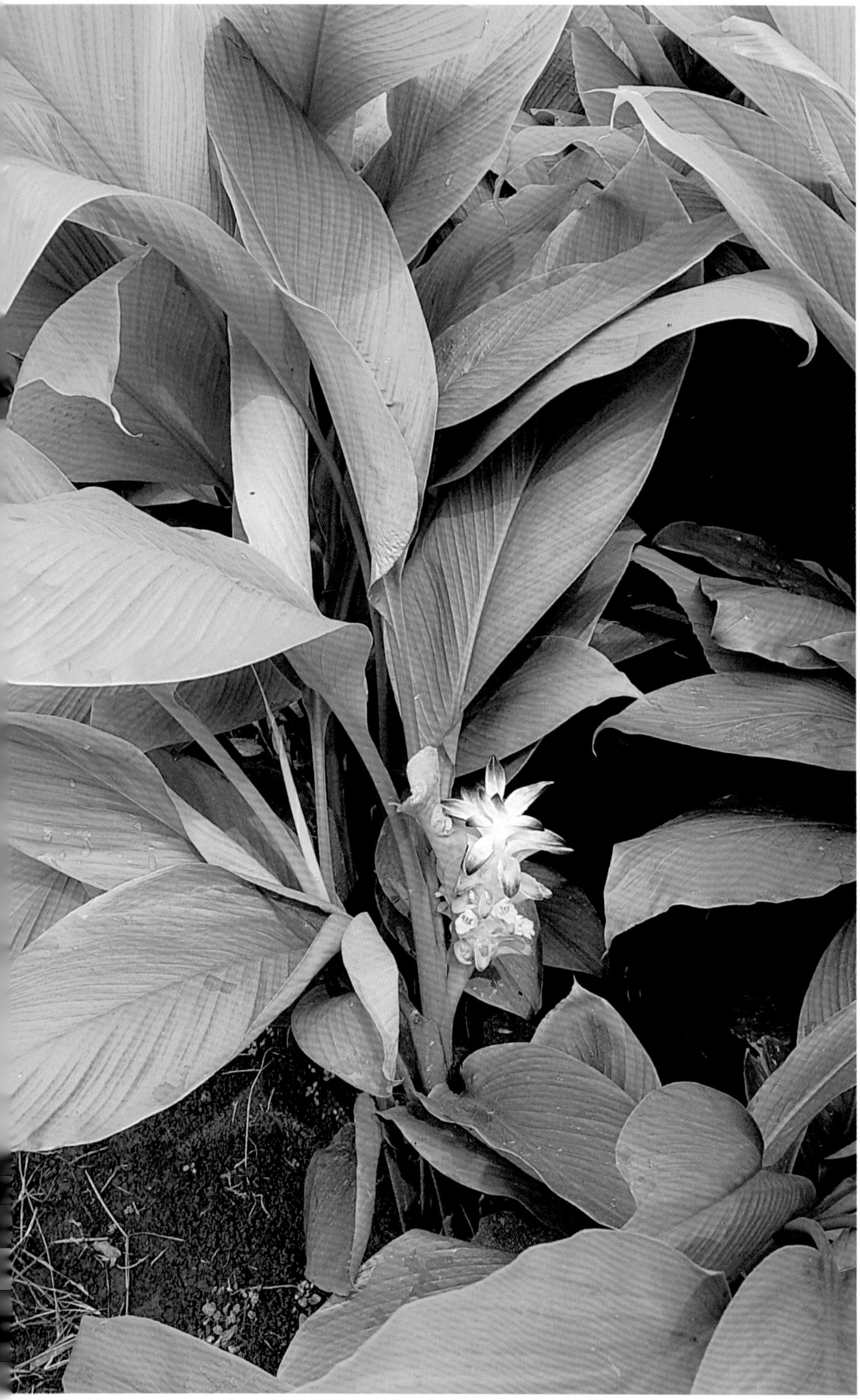

形态

多年生草本，高 1 ~ 1.5m。根茎很发达，成丛，分枝很多，椭圆形或圆柱状，橙黄色，极香。根粗壮，末端膨大成块根。叶每株 5 ~ 7，叶片长圆形或椭圆形，长 30 ~ 45（~ 90）cm，宽 15 ~ 18cm，先端短渐尖，基部渐狭，绿色，两面均无毛；叶柄长 20 ~ 45cm。花葶由叶鞘内抽出，总花梗长 12 ~ 20cm；穗状花序圆柱状，长 12 ~ 18cm，直径 4 ~ 9cm；苞片卵形或长圆形，长 3 ~ 5cm，淡绿色，先端钝，上部无花的较狭，先端尖，开展，白色，边缘染淡红晕；花萼长 8 ~ 12mm，白色，具不等的 3 钝齿，被微柔毛；花冠淡黄色，管部长达 3cm，上部膨大，裂片三角形，长 1 ~ 1.5cm，后方 1 稍大，具细尖头；侧生退化雄蕊比唇瓣短，与花丝及唇瓣的基部相连成管状；唇瓣倒卵形，长 1.2 ~ 2cm，淡黄色，中部深黄色；花药无毛，药室基部具 2 角状距；子房被微毛。花期 8 月。

分布

分布于我国台湾、福建、广东、广西、云南、西藏（墨脱）等地。东亚及其他东南亚地区广泛栽培。

生境

生长于原野、山间草地、灌丛中。多为栽培。

药材名

永哇、云瓦、芸哇、洋哇（ཡུང་བ།）。

药用部位

块茎。

功能与主治

解热消炎，去腐。用于中毒症，溃疡病，痔疮，疮伤，眼病，瘟疫，白脉病。

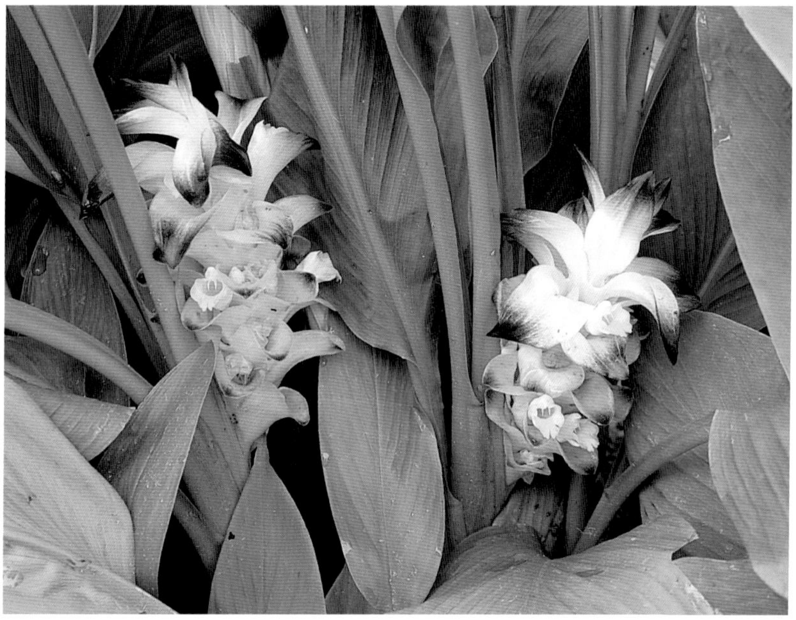

用量与用法

2 ~ 9g。内服研末，或入丸、散剂。外用适量，研粉撒敷，或调敷患处。

附 注

《四部医典》中记载有“ཡུང་བ།”（永哇），言其为解毒、敛腐、治炎肿之药物。《蓝琉璃》引《图鉴》之记载“（永哇）生于南方山谷温和地带。叶像大蒜，根皮像姜，内部红黄色，有光泽”，统称为“སྒ་སེར།”（嘎塞尔）。《四部医典系列挂图全集》第二十七图中有其附图（40 号图），其汉译本译注名为“姜黄”。《晶珠本草》记载“སྨན་སྒ།”（曼嘎）按颜色不同分为红 [“སྒ་དམར།”（嘎玛）]、白 [嘎云，即“སྒ་སྐྱ།”（嘎甲）]、黄 [“ཡུང་བ།”（永哇）]3 种，其汉译重译本认为红者为高良姜 *Alpinia officinarum* Hance，白者为姜 *Zingiber officinale* Rosc.，黄者为姜黄 *C. longa* L.。现藏医所用“永哇”均为姜黄 *C. longa* L.，《部标藏药》（附录）、《藏标》等中收载的“ཡུང་བ།/ 永哇（洋哇）”的基原也为该种。姜黄 *C. longa* L. 也是中医临床的常用药材，为破血行气、通经止痛之药物；《蓝琉璃》云姜黄为治中毒症、溃疡病、瘟疫以及尿频等症之药物，但《藏标》收载的姜黄的功能与主治为“破血，行气。用于血瘀气滞，心腹胀痛，风痹臂痛，妇女经闭癥瘕，产后败血攻心，跌打损伤瘀血作痛及痈肿”，与中医用法相近。现“永哇”药材多购自中药材市场，其基原除姜黄 *C. longa* L. 外，尚有郁金 *C. aromatica* Salisb. 及其栽培变种温郁金 *C. aromatica* Salisb. cv. *Wenyujin*。（参见“高良姜”“姜”条）

红豆蔻

Alpinia galanga (L.) Willd.

姜科（Zingiberaceae） 山姜属（*Alpinia*）

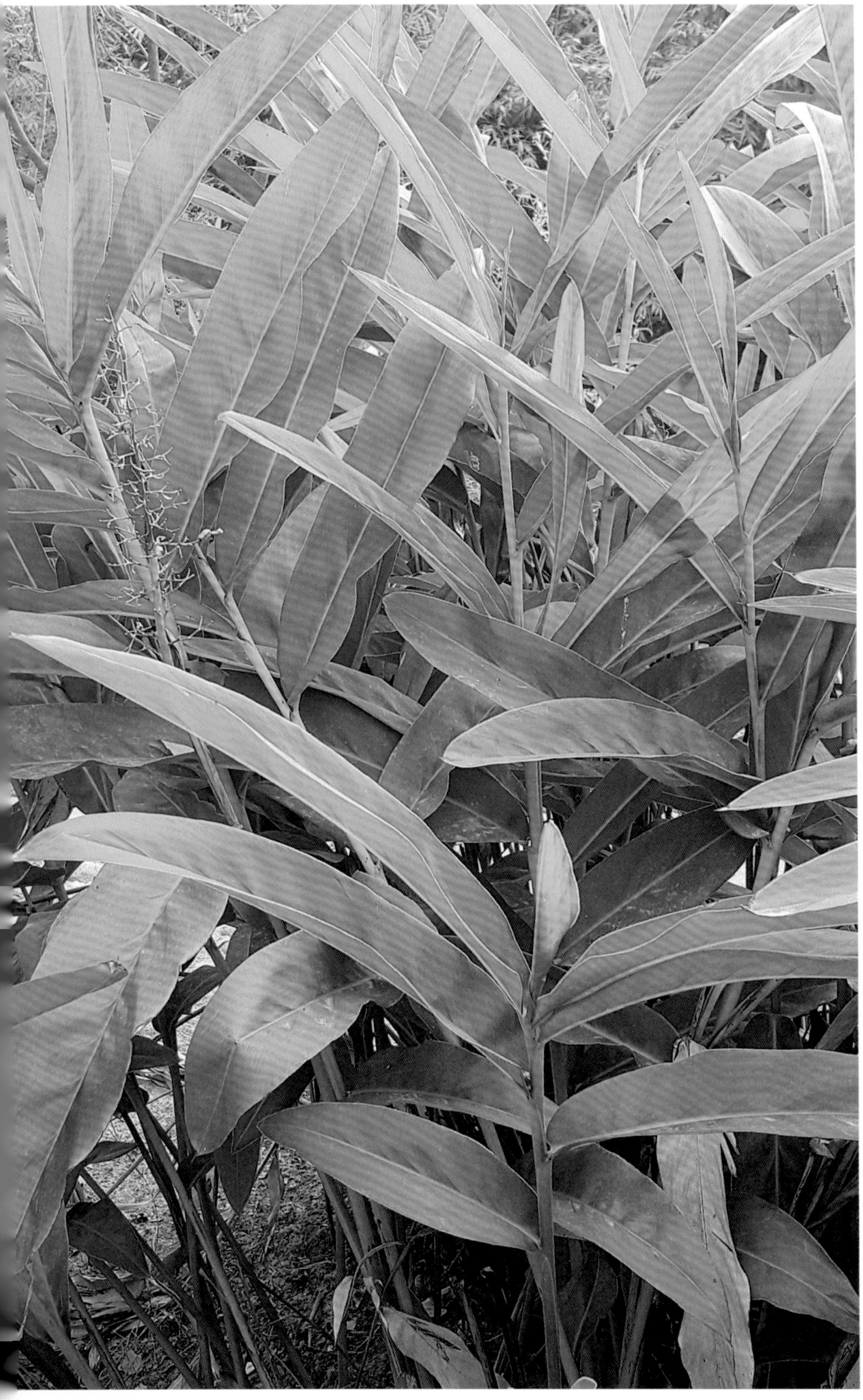

形态

植株高达 2m。根茎块状，稍有香气。叶片长圆形或披针形，长 25 ~ 35cm，宽 6 ~ 10cm，先端短尖或渐尖，基部渐狭，两面均无毛或于叶背被长柔毛，干时边缘褐色；叶柄短，长约 6mm；叶舌近圆形，长约 5mm。圆锥花序密生多花，长 20 ~ 30cm，花序轴被毛，分枝多而短，长 2 ~ 4cm，每分枝上有花 3 ~ 6；苞片与小苞片均迟落，小苞片披针形，长 5 ~ 8mm；花绿白色，有异味；花萼筒状，长 6 ~ 10mm，果时宿存；花冠管长 6 ~ 10mm，裂片长圆形，长 1.6 ~ 1.8cm；侧生退化雄蕊细齿状至线形，紫色，长 2 ~ 10mm；唇瓣倒卵状匙形，长达 2cm，白色而有红色线条，深 2 裂；花丝长约 1cm，花药长约 7mm。果实长圆形，长 1 ~ 1.5cm，宽约 7mm，中部稍收缩，成熟时棕色或枣红色，平滑或略有皱缩，质薄，不开裂，手捻易破碎，内有种子 3 ~ 6。花期 5 ~ 8 月，果期 9 ~ 11 月。

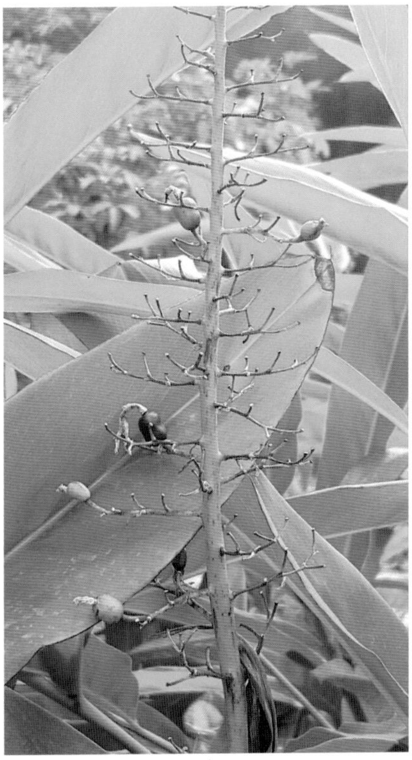

分布

分布于我国台湾、广东、广西、云南等。世界其他亚热带地区也有分布。

生境

生长于海拔 100 ~ 1300m 的山野沟谷阴湿林下、灌丛、草丛中。

药材名

嘎高拉、嘎果拉、嘎哥拉、噶果拉（ཀ་ཀོ་ལ།），苏买、苏麦、叟买、苏合买（སུག་སྨེལ།），嘎玛尔、嘎玛（སྒ་དམར།）。

药用部位

成熟果实（嘎高拉、苏麦）、根茎（嘎玛尔）。

功能与主治

果实：温补脾胃，助消化；用于“培根”病，胃寒，消化不良，食积胀满，吐泻，痰饮。根茎：温中散寒，健胃止痛，托引肺脓；用于脘腹冷痛，胃寒积食不化，肾虚腰痛，肺脓肿。

用量与用法

果实：2 ~ 3g；内服煎汤，或入丸、散剂。根茎：2.5 ~ 6g；多入丸、散剂。

附 注

红豆蔻 *Alpinia galanga* (L.) Willd. 在西藏无分布，藏医将其果实和根茎作为不同的药物使用，不同文献对其药用的记载不同。《四部医典》《晶珠本草》等记载“ཀ་ཀོ་ལ།”（嘎高拉）为祛脾胃寒症之药物，言其分为白 [“ཀོ་ལ་དཀར་པོ།”（果拉嘎保）]、紫 [“ཀོ་ལ་སྨུག་པོ།”（果拉莫保）] 2 种。据现代文献记载，红豆蔻 *Alpinia galanga* (L.) Willd. 为紫者“嘎高拉”（果拉莫保）的基原之一，而白者“嘎高拉”（果拉嘎保）现未见藏医使用，其基原不明。《部标藏药》附录中收载的“草果 /ཀ་ཀོ་ལ/ 嘎果拉”的基原为草果 *Amomum tsao-ko* Crevost & Lemarie。（参见“草果”条）

《晶珠本草》在“精华类药物”中记载有“སུག་སྨེལ།”（苏买），言其分上、下 2 品或大、小 2 种。现相关文献和标准中收载的“སུག་སྨེལ།/ 苏麦”的基原为白豆蔻 *Amomum kravanh* Pierre ex Gagnep.（*Amomum cardamomum* L.）、爪哇白豆蔻 *Amomum compactum* Soland ex Maton。也有文献记载四川德格藏医以红豆蔻 *Alpinia galanga* (L.) Willd. 作“苏麦”使用。（参见“白豆蔻”条）

《晶珠本草》记载有“སྨུག་སྒ།”（曼嘎），言其按颜色不同分为红 [“དོང་གྲ།”（东扎），其中断面红褐色有油性者也称“སྒ་དམར།”（嘎玛）]、白 [“སྒ་སྐྱ།”（嘎甲）]、黄 [“ཡུང་བ།”（云瓦）] 3 种。《晶珠本草》汉译重译本认为红者（嘎玛）的基原为高良姜 *Alpinia officinarum* Hance，《部标藏药》《藏标》以“高良姜 /སྒ་དམར།/ 嘎玛（嘎玛儿）”之名收载了该种，言以其根茎入药。有文献记载红豆蔻 *Alpinia galanga* (L.) Willd. 也为“嘎玛尔”的基原之一。（参见“高良姜”条）

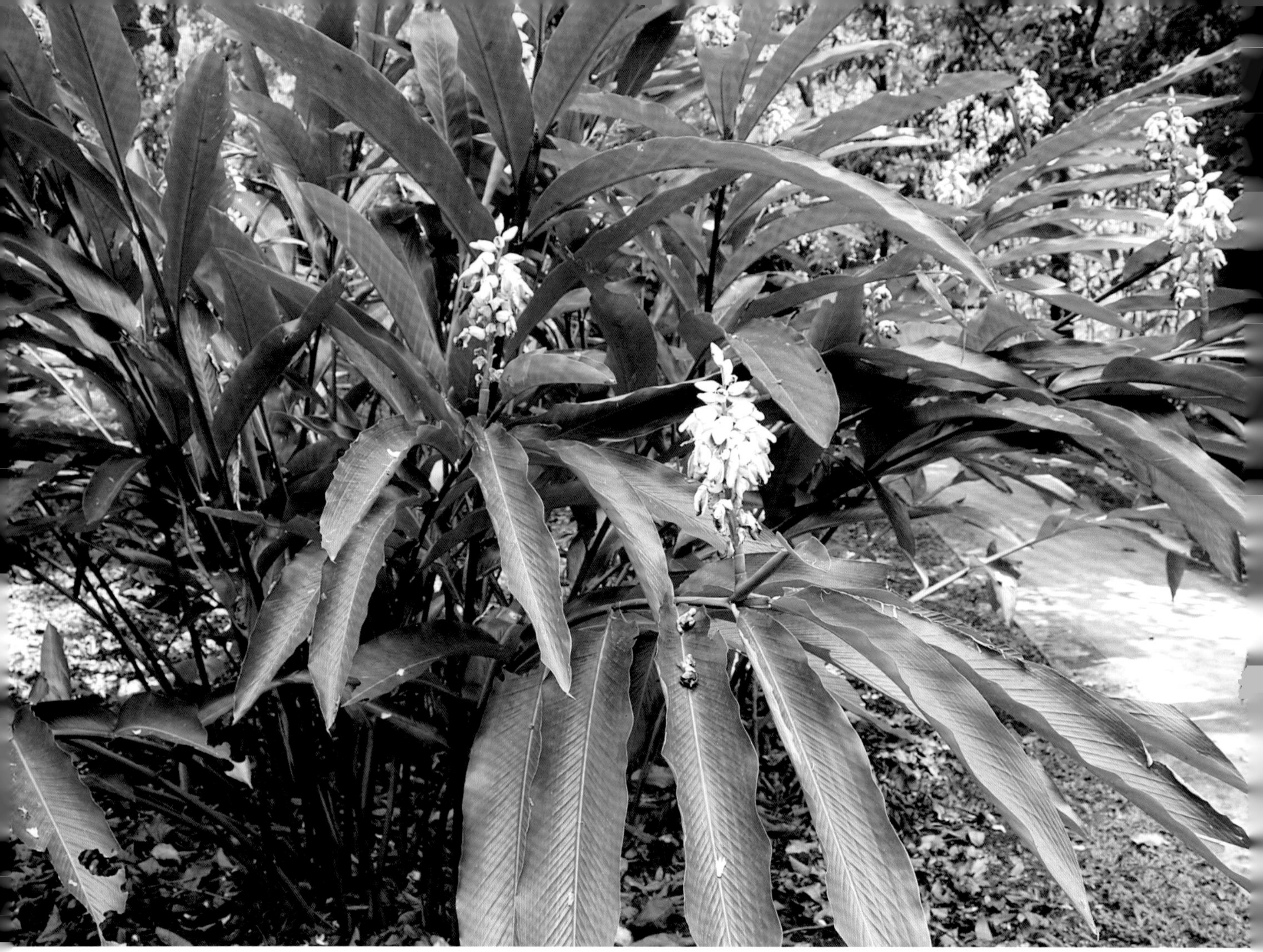

草豆蔻

Alpinia katsumadai Hayata

姜科（Zingiberaceae）　山姜属（*Alpinia*）

形态

植株高达 3m。叶片线状披针形，长 50 ~ 65cm，宽 6 ~ 9cm，先端渐尖，并有一短尖头，基部渐狭，两边不对称，边缘被毛，两面均无毛或稀可于叶背被极疏的粗毛；叶柄长 1.5 ~ 2cm；叶舌长 5 ~ 8mm，外被粗毛。总状花序顶生，直立，长达 20cm，花序轴淡绿色，被粗毛，小花梗长约 3mm；小苞片乳白色，阔椭圆形，长约 3.5cm，基部被粗毛，向上逐渐减少至无毛；花萼钟状，长 2 ~ 2.5cm，先端不规则齿裂，复又一侧开裂，具缘毛或无，外被毛；花冠管长约 8mm，花冠裂片边缘稍内卷，具缘毛；无侧生退化雄蕊；唇瓣三角状卵形，长 3.5 ~ 4cm，先端 2 裂，具自中央向边缘放射的彩色条纹；子房被毛，直径约 5mm；腺体长 1.5mm；花药室长 1.2 ~ 1.5cm。果实球形，直径约 3cm，熟时金黄色。花期 4 ~ 6 月，果期 5 ~ 8 月。

分布

分布于我国广东、广西、海南。

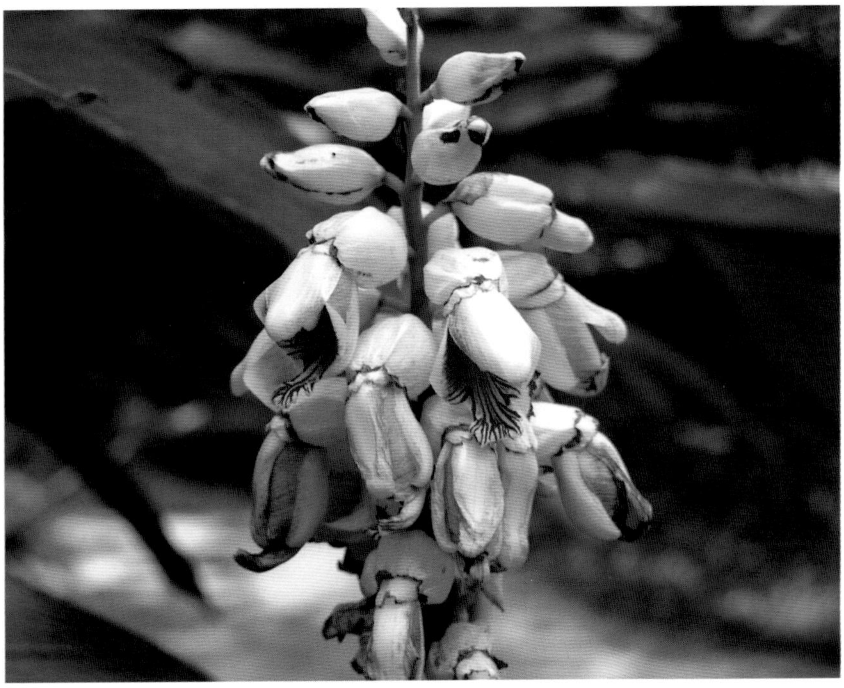

生境

生长于山地疏林或密林中。

药材名

果拉嘎保（ཀོ་ལ་དཀར་པོ།），果拉曼巴（ཀོ་ལ་དམན་པ།）。

药用部位

成熟种子。

功能与主治

温补脾胃。用于脾病，胃病。

用量与用法

6 ~ 9g。常配方用。

附 注

《四部医典》中记载有祛脾胃寒症之药物“ཀ་ཀོ་ལ”（嘎高拉）。《蓝琉璃》言：“果皮厚，有褶纹，中空者佳；果皮薄而尖，光滑者为副品。”《晶珠本草》引《释难》之记载，言“嘎高拉分为白[“ཀོ་ལ་དཀར་པོ”（果拉嘎保）]、紫[“ཀོ་ལ་སྨུག་པོ”（果拉莫保）]2种”，并言珞隅、门隅两地出产的“嘎高拉”也分为白（果大皮厚）、紫（果小皮薄）2类。现代文献记载藏医使用的紫者（果拉莫保）的基原包括4种姜科植物，以草果 *Amomum tsao-ko* Crevost & Lemarie 为正品，该种果实的形态与《晶珠本草》记载的紫者（果拉莫保）“果壳仁油润，果小状如白豆蔻，外表满布黑、白纹”相符，《部标藏药》（附录）、《藏标》等书中收载的“草果 /ཀ་ཀོ་ལ/ 嘎果拉（噶果拉）”的基原即为该种。据文献记载，部分藏医以草豆蔻 *Alpinia katsumadai* Hayata 作白者（果拉嘎保）使用，或作为“嘎高拉”的代用品，称其为“ཀོ་ལ་དམན་པ”（果拉曼巴），该种的形态与《晶珠本草》记载的白者（果拉嘎保）“色淡白，个大皮厚”也较相符。也有文献记载，白者（果拉嘎保）的基原可能系白豆蔻 *Amomum kravanh* Pierre ex Gagnep.。（参见“草果”“红豆蔻”“白豆蔻”条）

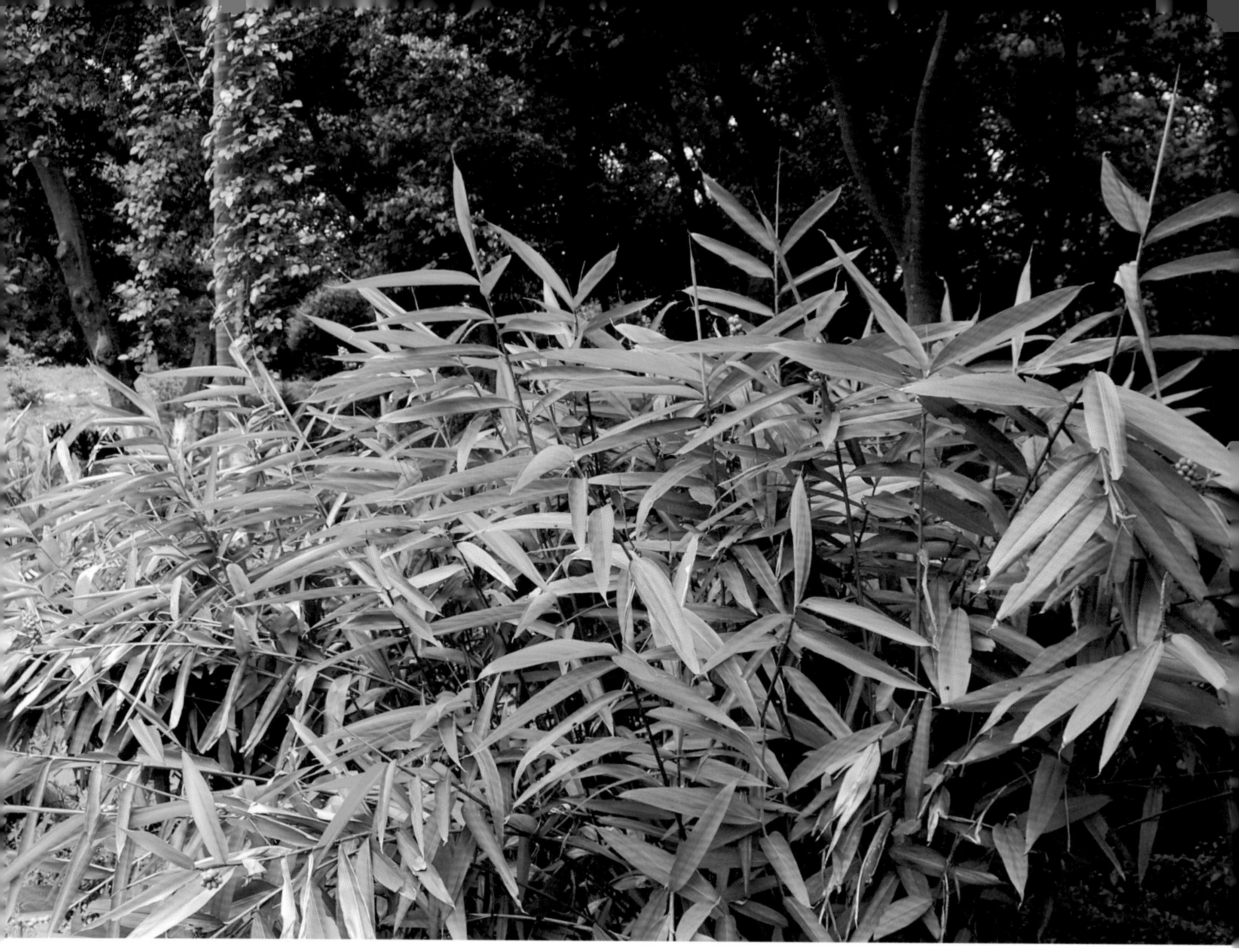

益智

Alpinia oxyphylla Miq.

姜科（Zingiberaceae） 山姜属（*Alpinia*）

形态

植株高 1 ~ 3m。根茎短，长 3 ~ 5cm。茎丛生。叶片披针形，长 25 ~ 35cm，宽 3 ~ 6cm，先端渐狭，具尾尖，基部近圆形，边缘具脱落性小刚毛；叶柄短；叶舌膜质，2 裂，长 1 ~ 2cm，稀更长，被淡棕色疏柔毛。总状花序在花蕾时全部包藏于 1 帽状总苞片中，花时整个脱落，花序轴被极短的柔毛；小花梗长 1 ~ 2mm；大苞片极短，膜质，棕色；花萼筒状，长 1.2cm，一侧开裂至中部，先端具 3 齿裂，外被短柔毛；花冠管长 8 ~ 10mm，花冠裂片长圆形，长约 1.8cm，后方的 1 稍大，白色，外被疏柔毛；侧生退化雄蕊钻状，长约 2mm；唇瓣倒卵形，长约 2cm，粉白色而具红色脉纹，先端边缘皱波状；花丝长 1.2cm，花药长约 7mm；子房密被绒毛。蒴果鲜时球形，干时纺锤形，长 1.5 ~ 2cm，宽约 1cm，被短柔毛，果皮上有隆起的维管束线条，先端有花萼管残迹；种子不规则扁圆形，被淡黄色假种皮。花期 3 ~ 5 月，果期 4 ~ 9 月。

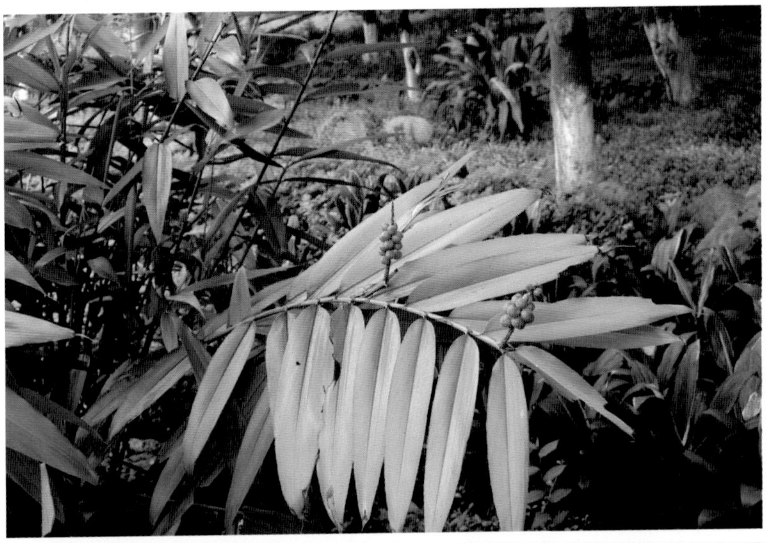

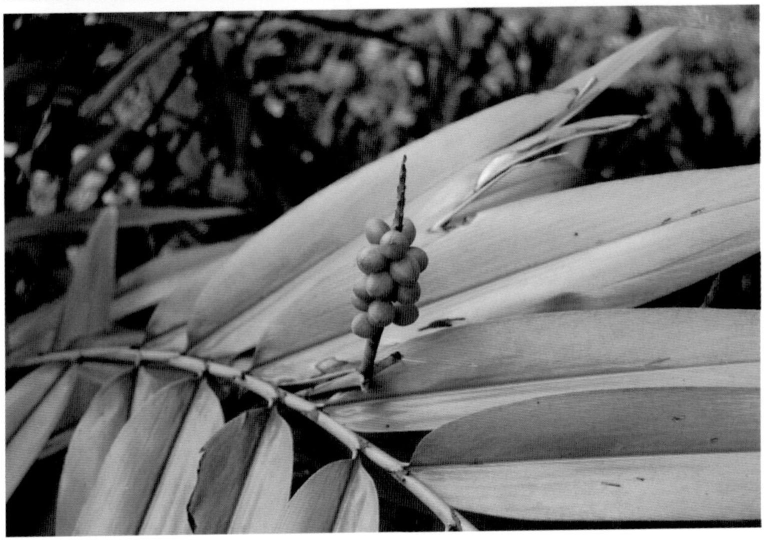

分布

分布于我国广东（惠阳）、海南、广西。

生境

生长于林下阴湿处。云南、福建有少量栽培。

药材名

苏买那布（སུག་སྨེལ་ནག་པོ།），苏麦曼巴（སུག་སྨེལ་དམན་པ།）。

药用部位

成熟果实。

功能与主治

温胃，暖肾。用于寒性胃腹疼痛，消化不良，肾寒。

用量与用法

3 ~ 9g。

附注

《晶珠本草》在"精华类药物"中记载了"སུག་སྨེལ།"（苏买、苏麦），言其分为上、下 2 品或大、小 2 种，不同产地的"苏买"的质量也有差异。现各地藏医所用"苏买"的基原包括姜科豆蔻属（*Amomum*）和山姜属（*Alpinia*）的多种植物，通常不区分上、下品，各标准中收载的"豆蔻（白豆蔻）/སུག་སྨེལ།/ 苏麦"的基原包括白豆蔻 *Amomum kravanh* Pierre ex Gagnep.（*Amomum cardamomum* L.）、爪哇白豆蔻 *Amomum compactum* Soland ex Maton。也有文献记载，益智 *Alpinia oxyphylla* Miq. 为"苏买"的下品 ["སུག་སྨེལ་དམན་པ།"（苏麦曼巴）] 的基原；青海地区藏医也以砂仁 *Amomum villosum* Lour.、四川德格藏医也以红豆蔻 *Alpinia galanga* (L.) Willd. 作"苏买"使用。（参见"白豆蔻""红豆蔻"条）

高良姜

Alpinia officinarum Hance

姜科（Zingiberaceae）　山姜属（*Alpinia*）

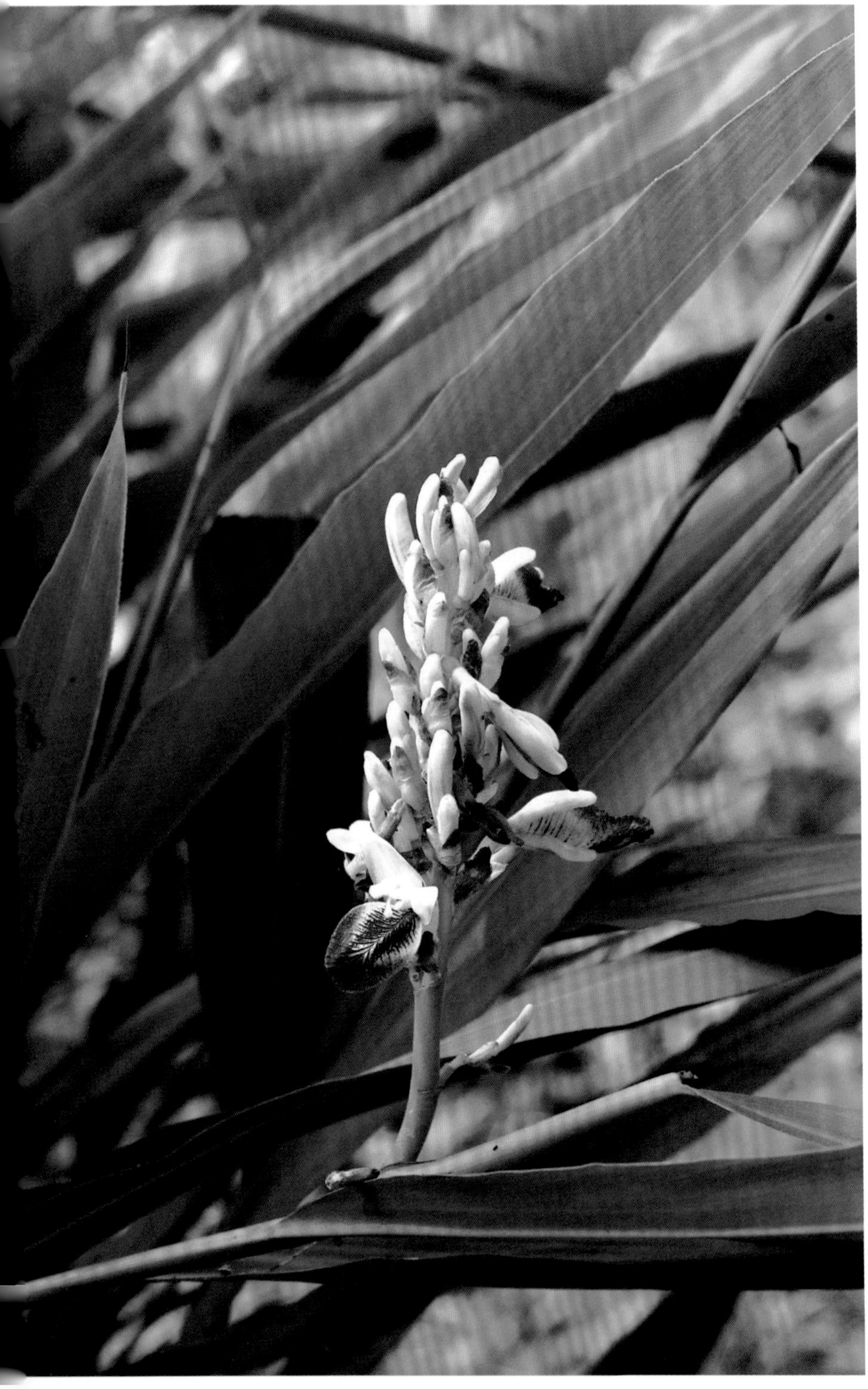

形态

多年生草本，植株高40～110cm，根茎延长，圆柱形。叶线形，长20～30cm，宽1.2～2.5cm，先端尾尖，基部渐狭，两面均无毛，无柄；叶舌薄膜质，披针形，长2～3cm，有时可达5cm，不2裂。总状花序顶生，直立，长6～10cm，花序轴被绒毛；小苞片极小，长不逾1mm，小花梗长1～2mm；萼管长8～10mm，先端3齿裂，被小柔毛；花冠管较萼管稍短，裂片长圆形，长约1.5cm，后方1兜状；唇瓣卵形，长约2cm，白色而有红色条纹，花丝长约1cm，花药长6mm；子房密被绒毛。果实球形，直径约1cm，熟时红色。花期4～9月，果期5～11月。

分布

分布于我国广东、广西、海南、台湾、福建等。亦有栽培。

生境

生长于荒坡灌丛、疏林中。

药材名

嘎玛、嘎玛儿（སྒ་དམར།），曼嘎

（སྨན་སྒ།），童察（དོང་ག།）。

药用部位

根茎。

功能与主治

温中消食，祛寒止痛。用于脘腹冷痛，中寒吐泻，口淡胃呆。

用量与用法

2.5 ～ 6g。多入丸、散剂。

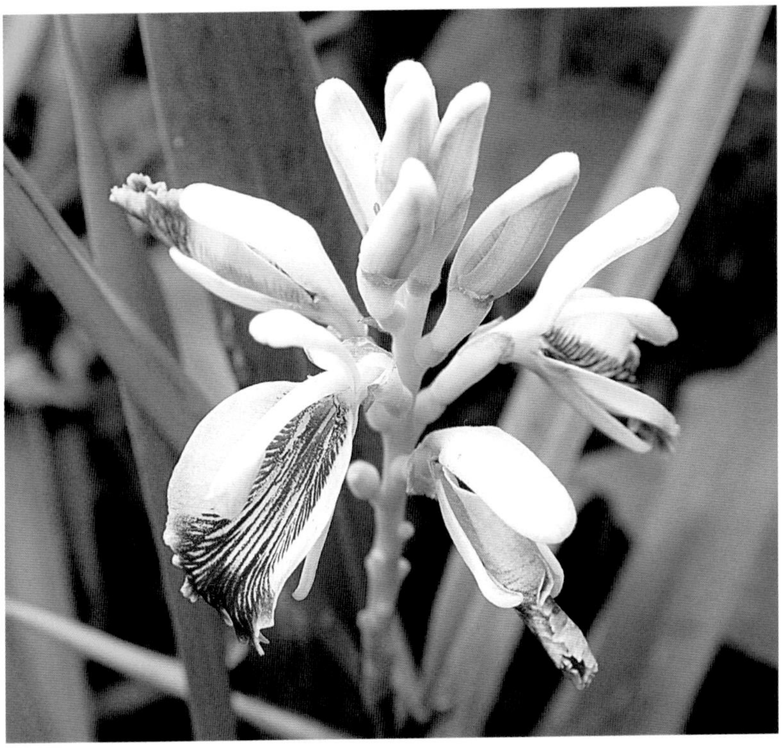

附　注

《晶珠本草》中分别记载有“སྨན་སྒ།”（曼嘎）和“སྒ་སྐྱ།”（嘎甲），言前者为提升胃阳、促进纳食、治“培隆”病（即合并症）之药物，后者为治“培隆”病，并化瘀血之药物。在“曼嘎”条下言其以颜色不同分为红［“དོང་ག།”（东扎），其中断面红褐色有油性者也称“སྒ་དམར།”（嘎玛）］、白［“སྒ་སྐྱ།”（嘎甲）］、黄［“ཡུང་བ།”（云瓦、永哇）］3 种。现代文献记载的上述 2 类药物的基原涉及姜科的山姜属（*Alpinia*）、姜黄属（*Curcuma*）、姜花属（*Hedychium*）的多种植物。《晶珠本草》汉译重译本认为红者［“སྨན་སྒ།”（曼嘎）］为高良姜 *A. officinarum* Hance，白者（嘎甲）为姜 *Zingiber officinale* Rosc.，黄者（云瓦）为姜黄 *C. longa* L.。《新修晶珠本草》《迪庆藏药》记载“སྒ་དམར།”（嘎玛）的基原为高良姜 *A. officinarum* Hance，《部标藏药》（附录：高良姜 /སྒ་དམར།/ 嘎玛）、《藏标》（高良姜 /སྒ་དམར།/ 嘎玛尔）也收载了该种。据文献记载，“嘎玛”的基原尚有同属植物红豆蔻 *A. galanga* (L.) Willd.（大高良姜），也存在以密花姜花 *H. densiflorum* Wall. 作代用品的情况。西藏不产高良姜 *A. officinarum* Hance，其药材主要从市场购得。（参见“姜”“姜黄”“山柰”“红豆蔻”“密花姜花”条）

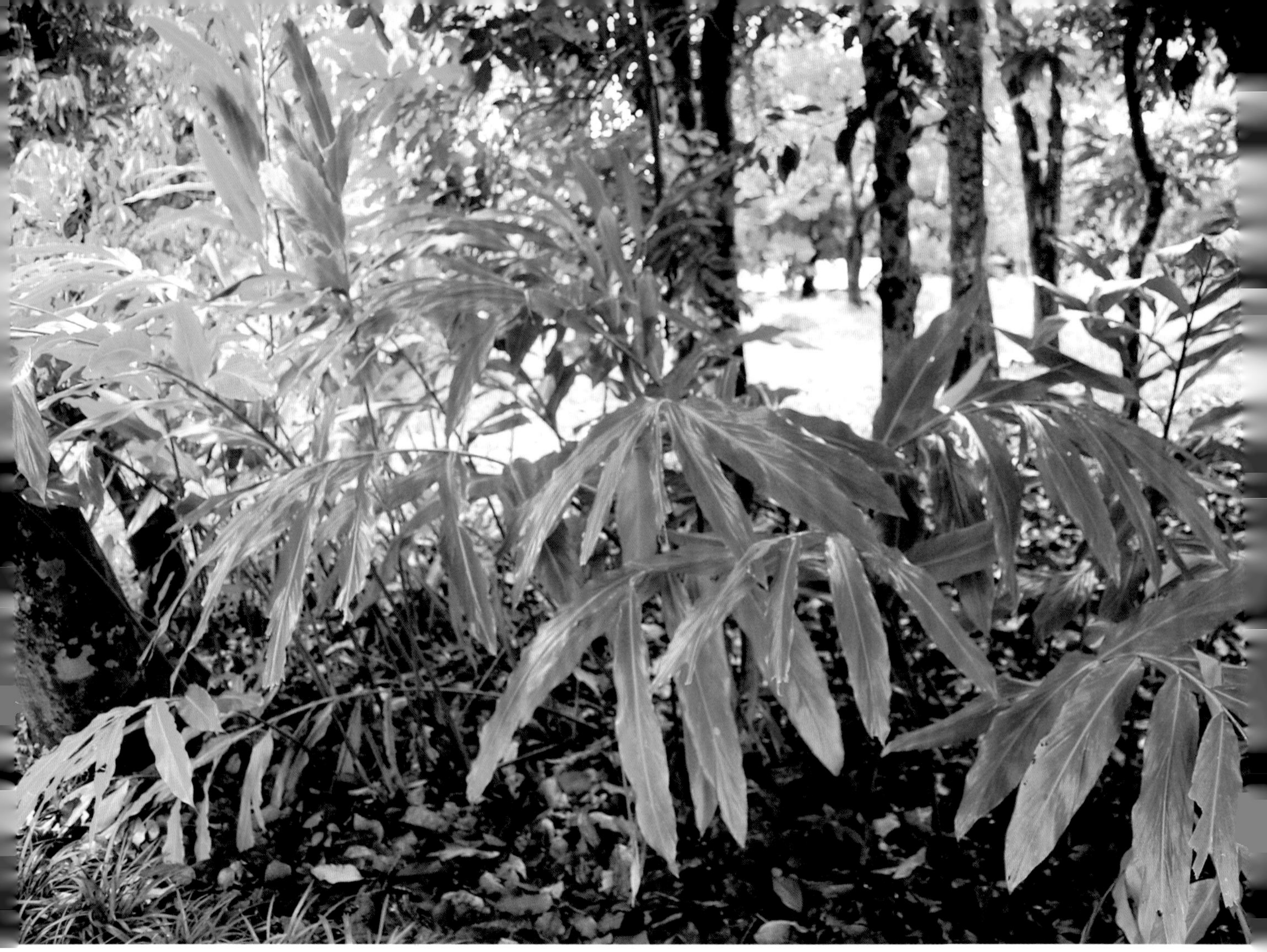

白豆蔻

Amomum kravanh Pierre ex Gagnep.（*A. cardamomum* L.）

姜科（Zingiberaceae） | 豆蔻属（*Amomum*）

形态

茎丛生，株高 3m，茎基叶鞘绿色。叶片卵状披针形，长约 60cm，宽 12cm，先端尾尖，两面光滑无毛，近无柄；叶舌圆形，长 7 ~ 10mm，叶鞘口及叶舌密被长粗毛。穗状花序自近茎基处的根茎上发出，圆柱形，稀为圆锥形，长 8 ~ 11cm，宽 4 ~ 5cm，密被覆瓦状排列的苞片；苞片三角形，长 3.5 ~ 4cm，麦秆黄色，具明显的方格状网纹；小苞片管状，一侧开裂；花萼管状，白色微透红色，外被长柔毛，顶端具 3 齿；花冠管与花萼管近等长，裂片白色，长椭圆形，长约 1cm，宽约 5mm，唇瓣椭圆形，长约 1.5cm，宽约 1.2cm，中央黄色，内凹，边缘黄褐色，基部具瓣柄；雄蕊下弯，药隔附属体 3 裂，长约 3mm；子房被长柔毛。蒴果近球形，直径约 16mm，白色或淡黄色，略具钝 3 棱，有 7 ~ 9 浅槽及若干略隆起的纵线条，顶端及基部有黄色粗毛，果皮木质，易开裂为 3 瓣；种子为不规则的多面体，直径 3 ~ 4mm，暗棕色，种沟浅，有芳香味。花期 5 月，果期 6 ~ 8 月。

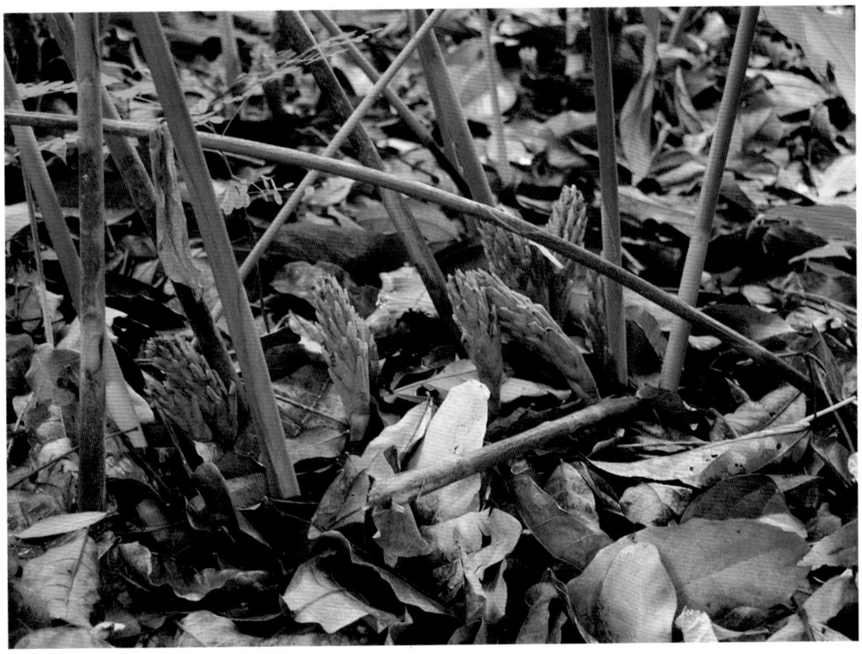

分布

原产于柬埔寨、泰国。我国云南、广东、海南等有少量栽培。

生境

生长于林下、林缘。

药材名

苏买、苏麦、叟买、苏合买（སུག་སྨེལ།），加那素门（རྒྱ་ནག་སུག་སྨེལ།），苏买嘎布（སུག་སྨེལ་དཀར་པོ།）。

药用部位

成熟果实。

功能与主治

行气，暖胃，消食，解酒毒，温肾壮阳。用于胃寒腹痛，吐逆反胃，气滞腹胀，宿食不消，酒醉不醒，尿频，尿闭，肾功能衰竭，肾寒引起的腰腿痛。

用量与用法

1.5 ~ 6g。内服研末，或入丸、散剂。

附　注

《晶珠本草》在“精华类药物”中记载了“སུག་སྨེལ།”（苏买），言其分为上、下 2 品或大、小 2 种，且不同产地的“苏买”品质也存在差异。现代文献记载各地藏医所用“苏买”的基原均为姜科植物，包括白豆蔻 *Amomum kravanh* Pierre ex Gagnep.（*Amomum cardamomum* L.）、爪哇白豆蔻 *Amomum compactum* Soland ex Maton、小豆蔻 *Elettaria cardamomum* Maton（我国无分布，产于印度、尼泊尔、印度尼西亚等）、斯里兰卡小豆蔻 *E. major* Smith（我国无分布，产于斯里兰卡），多不分上、下品。《部标藏药》（附录）、《藏标》、《青海藏标》（附录）中收载的“豆蔻（白豆蔻）/སུག་སྨེལ།/ 苏麦（叟买）”的基原包括前 2 种，药材主要依赖进口。也有文献认为，“苏麦”下品的基原为益智 *Alpinia oxyphylla* Miq.，称为“སུག་སྨེལ་དམན་པ།”（苏麦曼巴）或“སུག་སྨེལ་ནག་པོ།”（苏买那布）；有文献记载四川德格藏医以红豆蔻 *Alpinia galanga* (L.) Willd. 作“苏买”使用。（参见“益智”“红豆蔻”条）

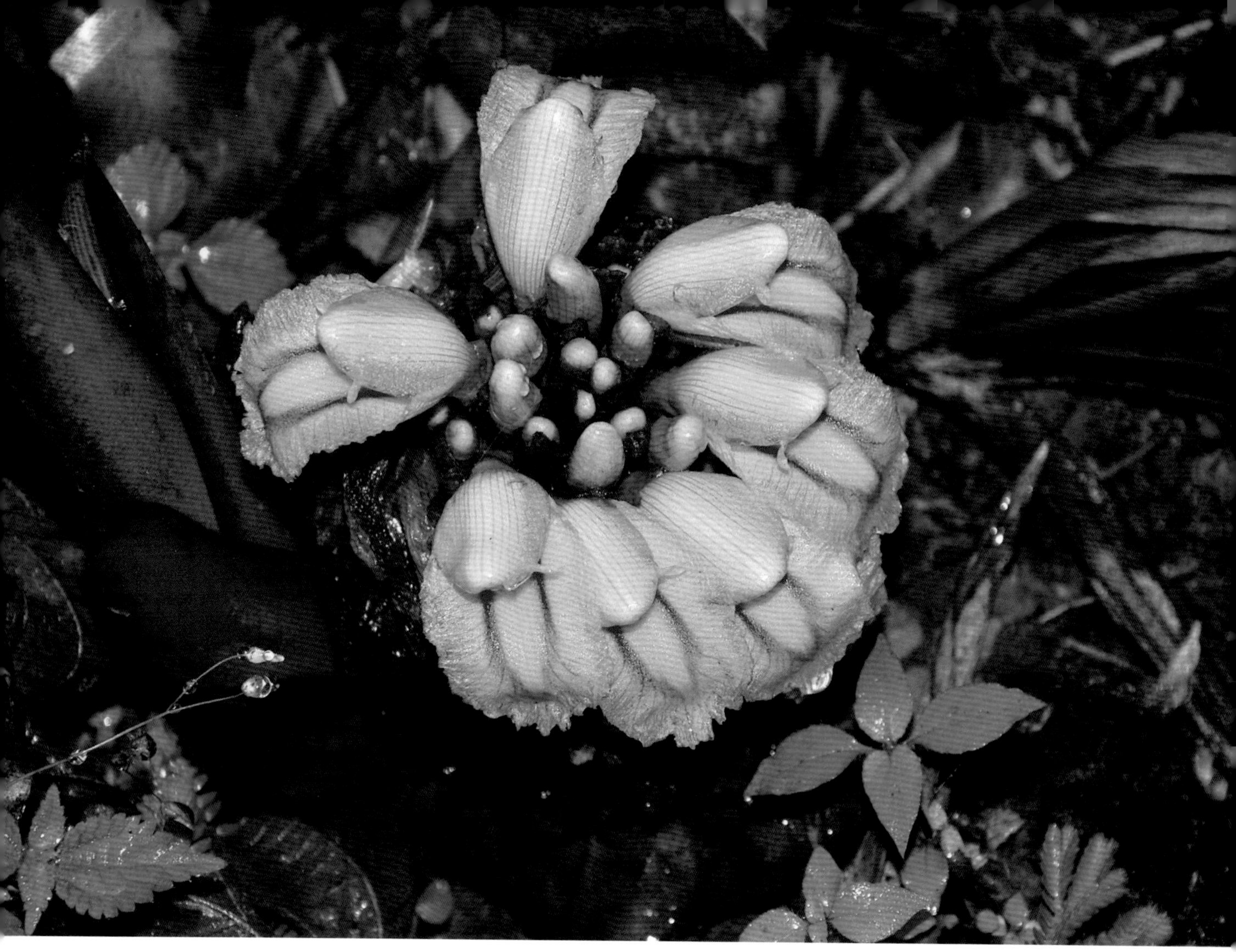

草果

Amomum tsao-ko Crevost & Lemarie

姜科（Zingiberaceae） 豆蔻属（*Amomum*）

形态

茎丛生，高达 3m，全株有辛香气，地下部分略似生姜。叶片长椭圆形或长圆形，长 40 ~ 70cm，宽 10 ~ 20cm，先端渐尖，基部渐狭，边缘干膜质，两面光滑无毛，无柄或具短柄，叶舌全缘，先端钝圆，长 0.8 ~ 1.2cm。穗状花序不分枝，长 13 ~ 18cm，宽约 5cm，每花序有花 5 ~ 30；总花梗长 10cm 或更长，被密集的鳞片，鳞片长圆形或长椭圆形，长 5.5 ~ 7cm，宽 2.3 ~ 3.5cm，先端圆形，革质，干后褐色；苞片披针形，长约 4cm，宽 0.6cm，先端渐尖；小苞片管状，长 3cm，宽 0.7cm，一侧裂至中部，先端 2 ~ 3 齿裂；萼管约与小苞片等长，先端具钝 3 齿；花冠红色，管部长 2.5cm，裂片长圆形，长约 2cm，宽约 0.4cm；唇瓣椭圆形，长约 2.7cm，宽 1.4cm，先端微齿裂；花药长 1.3cm，药隔附属体 3 裂，长 4mm，宽 11mm，中间裂片四方形，两侧裂片稍狭。蒴果密生，成熟时红色，干后褐色，不开裂，长圆形或长椭圆形，长 2.5 ~ 4.5cm，宽约 2cm，无毛，先端具宿存花柱残迹，干后具皱缩的纵线条，果梗长 2 ~ 5mm，基部常具宿存苞片；种子多角形，直径 4 ~ 6mm，有浓郁香味。花期 4 ~ 6 月，果期 9 ~ 12 月。

分布

分布于我国云南、广西、贵州等。

生境

生长于海拔 1100 ~ 1800m 的树林下。多作为香料植物栽培。

药材名

嘎高拉、嘎果拉、嘎哥拉、噶果拉（ཀ་ཀོ་ལ།），果拉莫保（ཀོ་ལ་སྨུག་པོ།）。

药用部位

成熟果实。

功能与主治

温补脾胃，助消化。用于“培根”病，胃寒，消化不良，食积胀满，吐泻，痰饮。

用量与用法

2 ~ 3g。内服煎汤，或入丸、散剂。

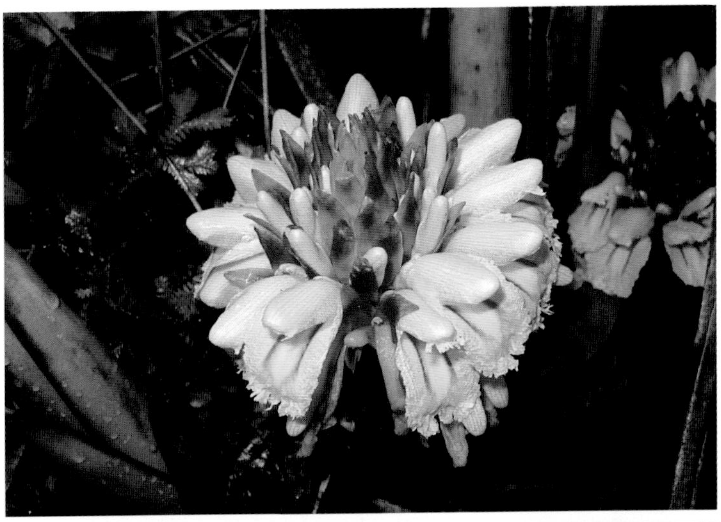

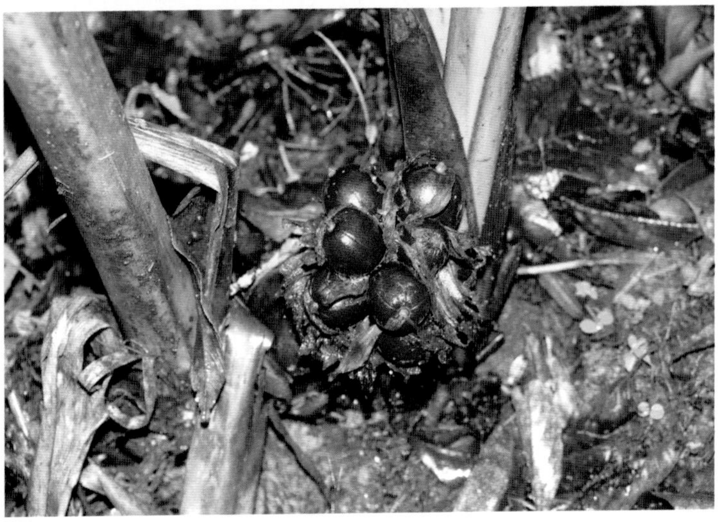

附注

《四部医典》中记载有“ཀ་ཀོ་ལ།”（嘎高拉），言其为祛脾胃寒症之药物。《蓝琉璃》言“果皮厚，有褶纹，中空者佳；果皮薄而尖，光滑者为副品”。《四部医典系列挂图全集》第二十六图中有正品与副品的附图（41 号图，包括上、下 2 幅小图），汉译本译注名为“草果”。《晶珠本草》引《释难》之记载，言“嘎高拉”分为白［“ཀོ་ལ་དཀར་པོ།”（果拉嘎保）]、紫［“ཀོ་ལ་སྨུག་པོ།”（果拉莫保）]2 种，并言珞隅、门隅两地出产的“嘎高拉”又分为白（果大皮厚）、紫（果小皮薄）2 类。现代文献记载的藏医使用的紫者的基原涉及 4 种姜科植物，以草果 *Amomum tsao-ko* Crevost & Lemarie 为正品，药材主要来源于市售；另 3 种为红豆蔻 *Alpinia galanga* (L.) Willd.、草豆蔻 *Alpinia katsumadai* Hayata、香豆蔻 *Amomum subulatum* Roxb.（产自西藏墨脱，即古籍记载的产于珞隅、门隅地区者），各地藏医也将三者作“嘎高拉”使用，或作其代用品，称之为“ཀོ་ལ་དམན་པ།”（果拉曼巴）。《部标藏药》（附录）、《藏标》等中收载的“草果 /ཀ་ཀོ་ལ/ 嘎果拉（噶果拉）”的基原即为草果 *Amomum tsao-ko* Crevost & Lemarie。关于白者，有观点认为可能来源于白豆蔻 *Amomum kravanh* Pierre ex Gagnep.。（参见“红豆蔻”“草豆蔻”条）

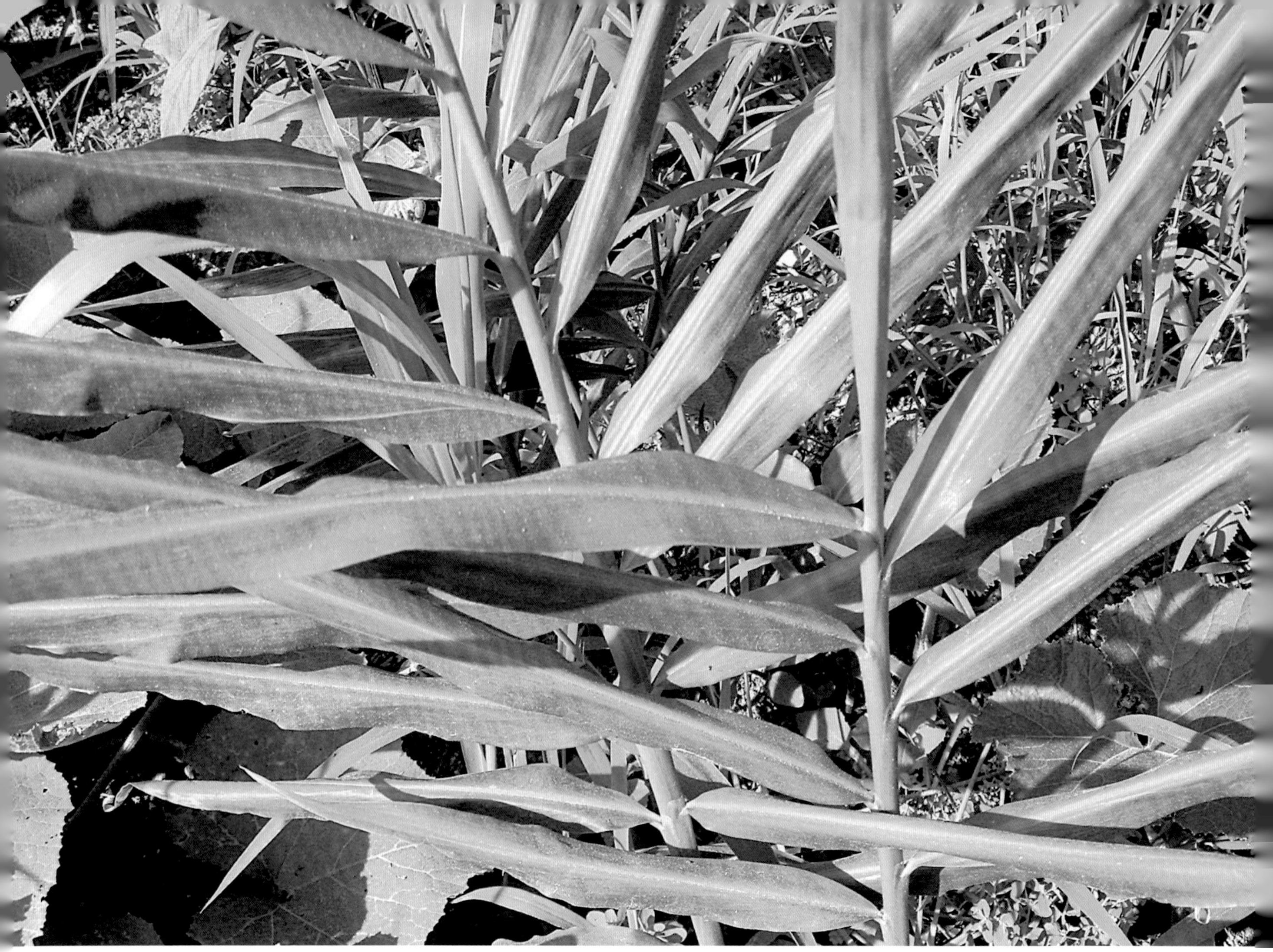

姜

Zingiber officinale Rosc.

姜科（Zingiberaceae）　姜属（*Zingiber*）

形态

株高 0.5 ~ 1m。根茎肥厚，多分枝，有芳香及辛辣味。叶片披针形或线状披针形，长 15 ~ 30cm，宽 2 ~ 2.5cm，无毛，无柄；叶舌膜质，长 2 ~ 4mm。总花梗长达 25cm；穗状花序球果状，长 4 ~ 5cm；苞片卵形，长约 2.5cm，淡绿色或边缘淡黄色，先端有小尖头；花萼管长约 1cm；花冠黄绿色，管部长 2 ~ 2.5cm，裂片披针形，长不及 2cm；唇瓣中央裂片长圆状倒卵形，短于花冠裂片，有紫色条纹及淡黄色斑点，侧裂片卵形，长约 6mm；雄蕊暗紫色，花药长约 9mm；药隔附属体钻状，长约 7mm。花期秋季。

分布

我国中部、东南部至西南部各地广泛栽培。亚洲其他热带地区也常见栽培。

生境

生长于农地。

药材名

嘎甲、嘎加、嘎架、尕架（སྒ་སྐྱ།、སྒ་འདྲ།）加嘎（བཙའ་སྒ།），曼嘎（སྨན་སྒ།）。

药用部位

根茎。

功能与主治

解表散寒，化痰止咳，行气活血。用于风寒感冒，寒痰咳嗽，血液凝滞，“培隆”病，胃寒。

用量与用法

2 ~ 9g。内服煎汤，或入丸、散剂。

附 注

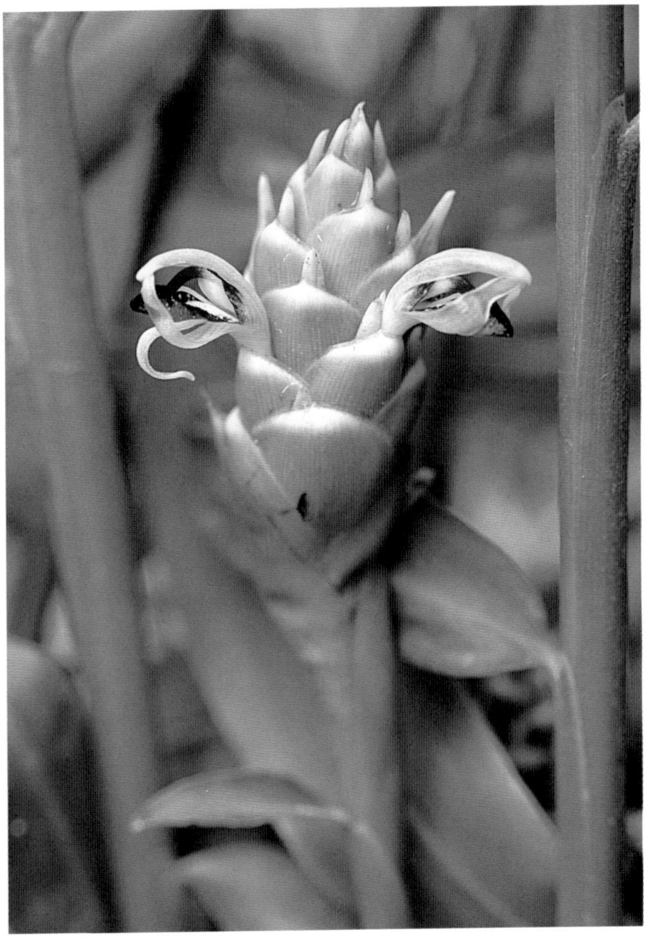

《四部医典》《晶珠本草》等中记载有“སྒ་སྐྱ།”（嘎甲），言其为治“培隆”病（即合并症）、化瘀血之药物。《晶珠本草》在“嘎甲”条下记载“似高良姜等姜类药物，但皮红色或灰白色……曾见过汉地生长的姜，其茎如青稞，根皮厚，根如贯众，一节一节相连”。姜 *Z. officinale* Rosc. 在藏医临床中极为常用，《部标藏药》附录中以“干姜 /སྒ་སྐྱ།/ 嘎甲”之名、《藏标》以“干姜 /བཙའ་སྒ།/ 加嘎”之名收载了姜 *Z. officinale* Rosc.。现各地藏医所用“嘎加”的基原有所不同，西藏多数藏医使用姜 *Z. officinale* Rosc.，但西藏安多及青海藏医多使用山柰 *Kaempferia galanga* L.[“སྒ་འདྲ།”（嘎加）]，也有少数藏医使用长穗姜花 *Hedychium spicatum* Ham. ex Smith（草果药）、高良姜 *Alpinia officinarum* Hance。但有文献认为，山柰 *K. galanga* L. 不应作“嘎甲”使用，长穗姜花 *H. spicatum* Ham. ex Smith 也应为代用品。作为调味蔬菜，姜 *Z. officinale* Rosc. 被广泛种植，现药材易从市场购得，故多数藏医以该种作“嘎甲”使用。有文献记载，西藏察隅、波密亦产姜 *Z. officinale* Rosc.，从《晶珠本草》的记载来看，历史上“嘎甲”可能还包括产于藏民聚居区的姜科其他种类。（参见“高良姜”“山柰”“姜黄”条）

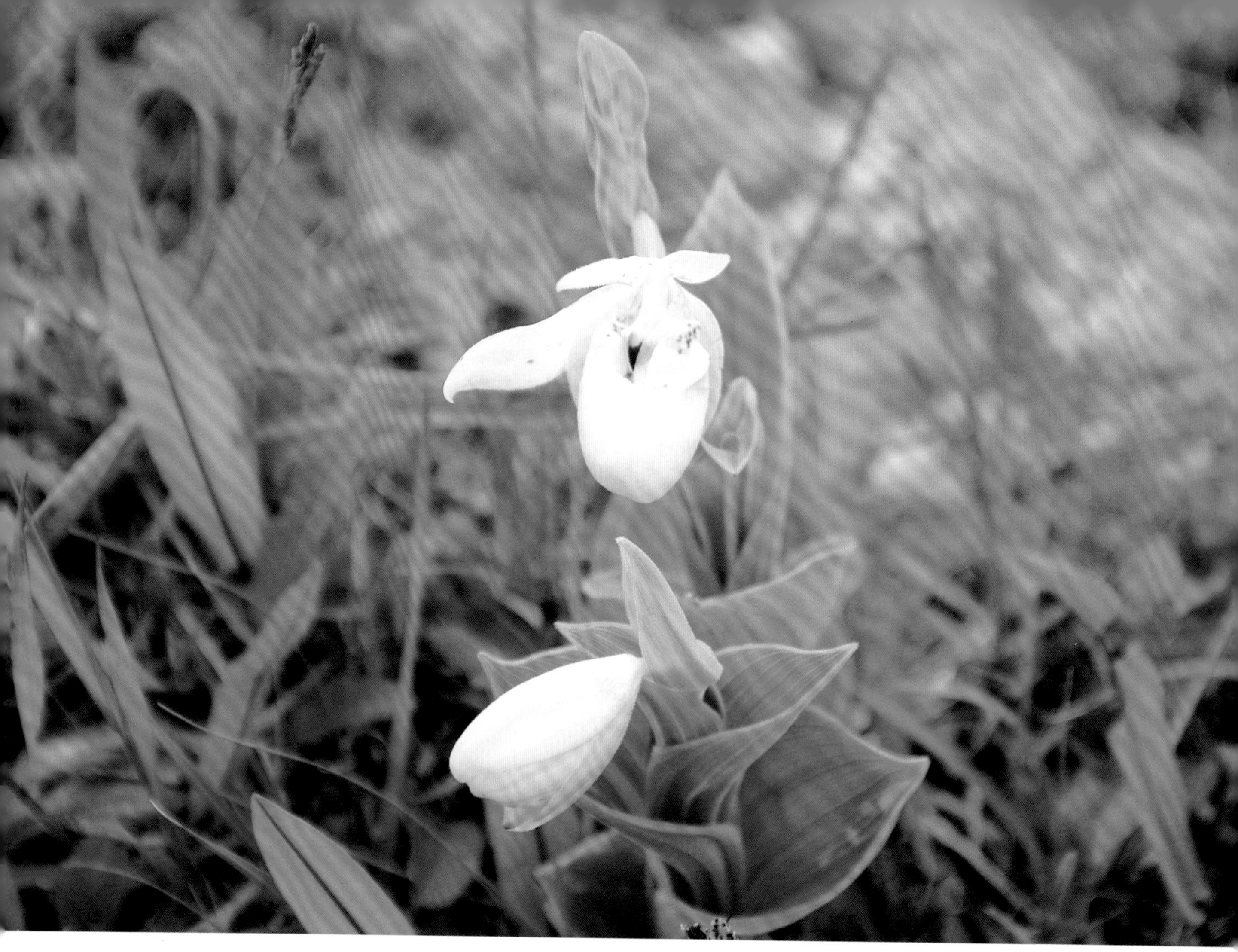

黄花杓兰

Cypripedium flavum P. F. Hunt et Summerh.

兰科（Orchidaceae）　杓兰属（*Cypripedium*）

形态

植株通常高 30 ~ 50cm。具粗短的根茎。茎直立，密被短柔毛，尤其在上部近节处，基部具数枚鞘，鞘上方具 3 ~ 6 叶。叶较疏离；叶片椭圆形至椭圆状披针形，长 10 ~ 16cm，宽 4 ~ 8cm，先端急尖或渐尖，两面被短柔毛，边缘具细缘毛。花序顶生，通常具 1 花，罕有 2 花；花序柄被短柔毛；花苞片叶状、椭圆状披针形，长 4 ~ 8cm，宽约 2cm，被短柔毛；花梗和子房长 2.5 ~ 4cm，密被褐色至锈色短毛；花黄色，有时有红色晕，唇瓣上偶见栗色斑点；中萼片椭圆形至宽椭圆形，长 3 ~ 3.5cm，宽 1.5 ~ 3cm，先端钝，背面中脉与基部疏被微柔毛，边缘具细缘毛，合萼片宽椭圆形，长 2 ~ 3cm，宽 1.5 ~ 2.5cm，先端几不裂，亦具类似的微柔毛和细缘毛；花瓣长圆形至长圆状披针形，稍斜歪，长 2.5 ~ 3.5cm，宽 1 ~ 1.5cm，先端钝，有不明显的齿，内表面基部被短柔毛，边缘具细缘毛；唇瓣深囊状，椭圆形，长 3 ~ 4.5cm，两侧和前沿均有较宽阔的内折边缘，囊底具长柔毛；退化雄蕊近圆形或宽椭圆形，长 6 ~ 7mm，宽 5mm，基部近无柄，多少具耳，下面略有龙骨状突起，上面有明显的网状脉纹。蒴果狭倒卵形，长 3.5 ~ 4.5cm，被毛。花果期 6 ~ 9 月。

分布

分布于我国西藏东南部、云南西北部、四川、甘肃南部、湖北西部。

生境

生长于海拔 1800 ~ 3450m 的林下、林缘、灌丛、草地多石湿润之地。

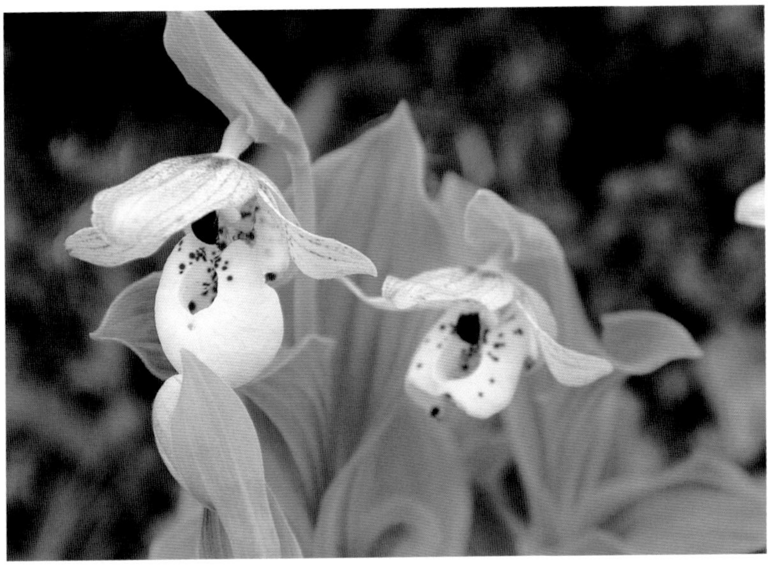

药材名

枯久巴、克秀巴、苦叉巴、库秀巴（ཁུ་རྩུག་པ།），东布羌曲、敦布江曲、敦吾枸曲、洞布相曲（ཐུམ་བུ་བྱང་ཆུབ།）。

药用部位

全草或根。

功能与主治

通脉，利尿，排结石。用于下肢水肿，淋浊，结石症，风湿痛，跌打瘀痛。

用量与用法

2.5 ~ 3g。内服煎汤，或入丸、散剂。

附注

《蓝琉璃》在“药物补述”中记载了“ཟ་ཁུ་རྩུག”（扎苦久），言其为通脉、利尿、排石之药物，汉译本将其译名为“敦盛草”。《晶珠本草》记载为“ཁུ་རྩུག་པ།”（枯久巴），《宇妥本草》《图鉴》（《形态比喻》）又称“ཐུམ་བུ་བྱང་ཆུབ།”（敦布江曲）。诸古籍记载“枯久巴”的生境和形态多样。现代文献记载的“枯久巴”的基原包括杓兰属（*Cypripedium*）和景天科瓦松属（*Orostachys*）2 类，各地习用的种类不同。据《蓝琉璃》和《晶珠本草》记载的形态，多认为“枯久巴”的基原系杓兰属植物，瓦松属植物应系误用（青海、甘肃习用）。据文献记载，黄花杓兰 *C. flavum* P. F. Hunt et Summerh. 为其基原之一，此外还有同属多种植物也作“枯久巴”使用。（参见“西藏杓兰”等条）

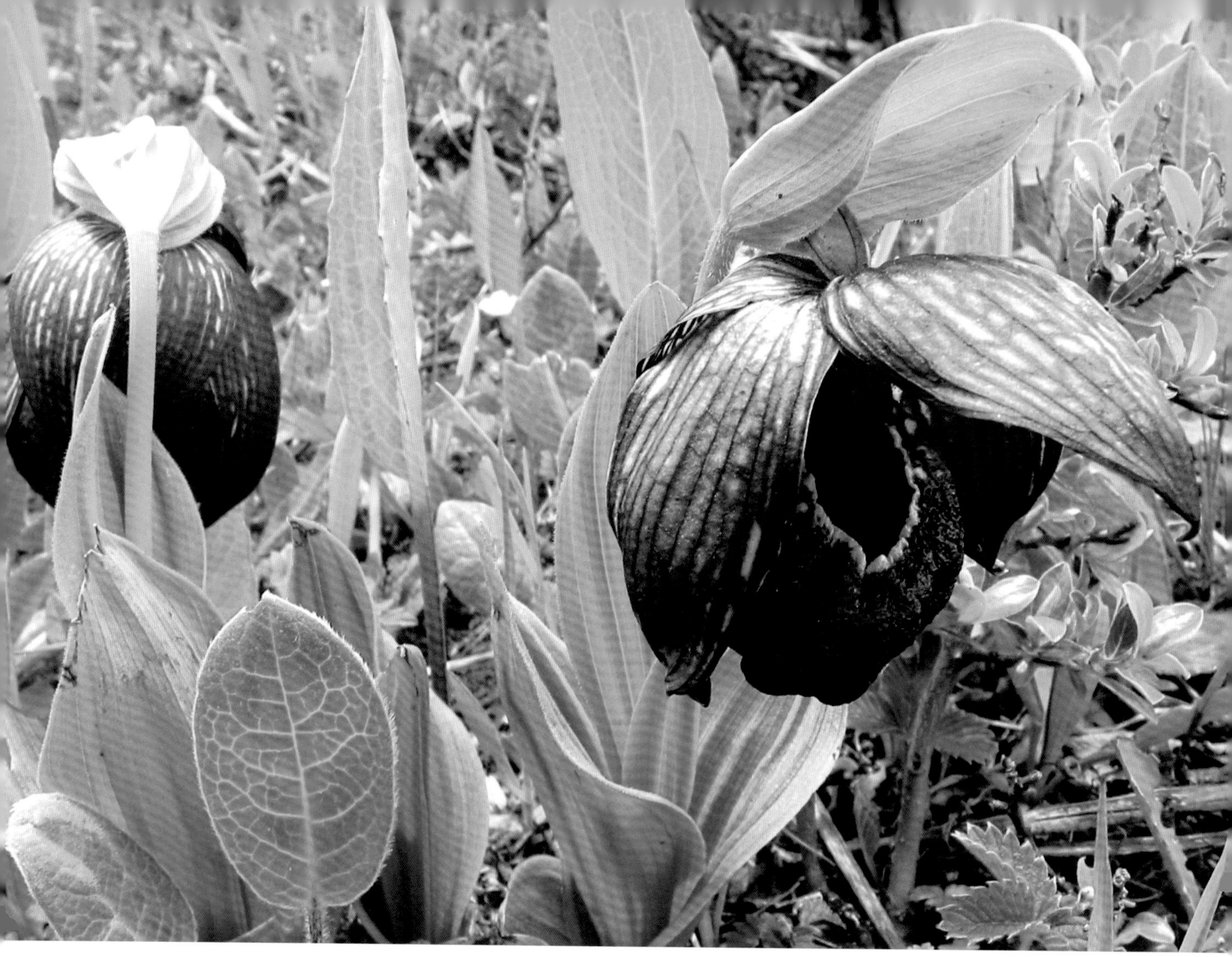

西藏杓兰

Cypripedium tibeticum King ex Rolfe

兰科（Orchidaceae）　杓兰属（*Cypripedium*）

形态

植株高 15 ~ 35cm。具粗壮、较短的根茎。茎直立，无毛或上部近节处被短柔毛，基部具数枚鞘，鞘上方通常具 3 叶，罕有 2 或 4 叶。叶片椭圆形、卵状椭圆形或宽椭圆形，长 8 ~ 16cm，宽 3 ~ 9cm，先端急尖、渐尖或钝，无毛或疏被微柔毛，边缘具细缘毛。花序顶生，具 1 花；花苞片叶状，椭圆形至卵状披针形，长 6 ~ 11cm，宽 2 ~ 5cm，先端急尖或渐尖；花梗和子房长 2 ~ 3cm，无毛或上部偶见短柔毛；花大，俯垂，紫色、紫红色或暗栗色，通常有淡绿黄色的斑纹，花瓣上的纹理尤其清晰，唇瓣的囊口周围有白色或浅色的圈；中萼片椭圆形或卵状椭圆形，长 3 ~ 6cm，宽 2.5 ~ 4cm，先端渐尖、急尖或具短尖头，背面无毛或偶见疏微柔毛，边缘多少具细缘毛；合萼片与中萼片相似，但略短而狭，先端 2 浅裂；花瓣披针形或长圆状披针形，长 3.5 ~ 6.5cm，宽 1.5 ~ 2.5cm，先端渐尖或急尖，内表面基部密生短柔毛，边缘疏生细缘毛；唇瓣深囊状，近球形至椭圆形，长 3.5 ~ 6cm，宽与长相近或略窄，外表面常皱缩，后期尤其明显，囊底有长毛；退化雄蕊卵状长圆形，长 1.5 ~ 2cm，宽 8 ~ 12mm，背面多少有龙骨状突起，基部近无柄。花期 5 ~ 8 月。

分布

分布于我国西藏东部至南部、云南西部、四川西部、甘肃南部、贵州西部。不丹等也有分布。

生境

生长于海拔 2300 ~ 4200m 的透光林下、林缘、灌木坡地、草坡、乱石地。

药材名

枯久巴、克秀巴、苦叉巴、库秀巴（ཁུ་བྱུག་པ།），东布羌曲、敦布江曲、敦吾枸曲、洞布相曲（ལྡུམ་བུ་བྱང་ཆུབ།）。

药用部位

全草或根。

功能与主治

通脉，利尿，排结石。用于下肢水肿，淋浊，结石症，风湿痛，跌打瘀痛。

用量与用法

2.5 ~ 3g。内服煎汤，或入丸、散剂。

附　注

《蓝琉璃》在“药物补述”中补充记载了“ཙ་ཁུ་བྱུག”（扎苦久），《晶珠本草》记载有“ཁུ་བྱུག་པ།”（枯久巴），《宇妥本草》《图鉴》（《形态比喻》）又记载为“ལྡུམ་བུ་བྱང་ཆུབ།”（敦布江曲），言其为通脉、开通尿闭、排结石之药物。现代文献记载的“枯久巴”的基原包括杓兰属（*Cypripedium*）植物和景天科瓦松属（*Orostachys*）植物 2 类，多以杓兰属植物为正品，但各地习用的种类不同。据文献记载，西藏杓兰 *C. tibeticum* King ex Rolfe 为云南、四川藏医习用的“枯久巴”的基原之一，作“枯久巴”使用的还有其他杓兰属多种植物。《蓝琉璃》和《晶珠本草》汉译本均将“扎苦久”译为“敦盛草”，大花杓兰 *C. macranthum* Sw. 在四川民间即被称为“敦盛草”。青海、甘肃等地习以瓦松 *O. fimbriatus* (Turcz.) Berger 等瓦松属植物作“枯久巴”使用，也有观点认为此系误用。（参见“黄花杓兰”等条）

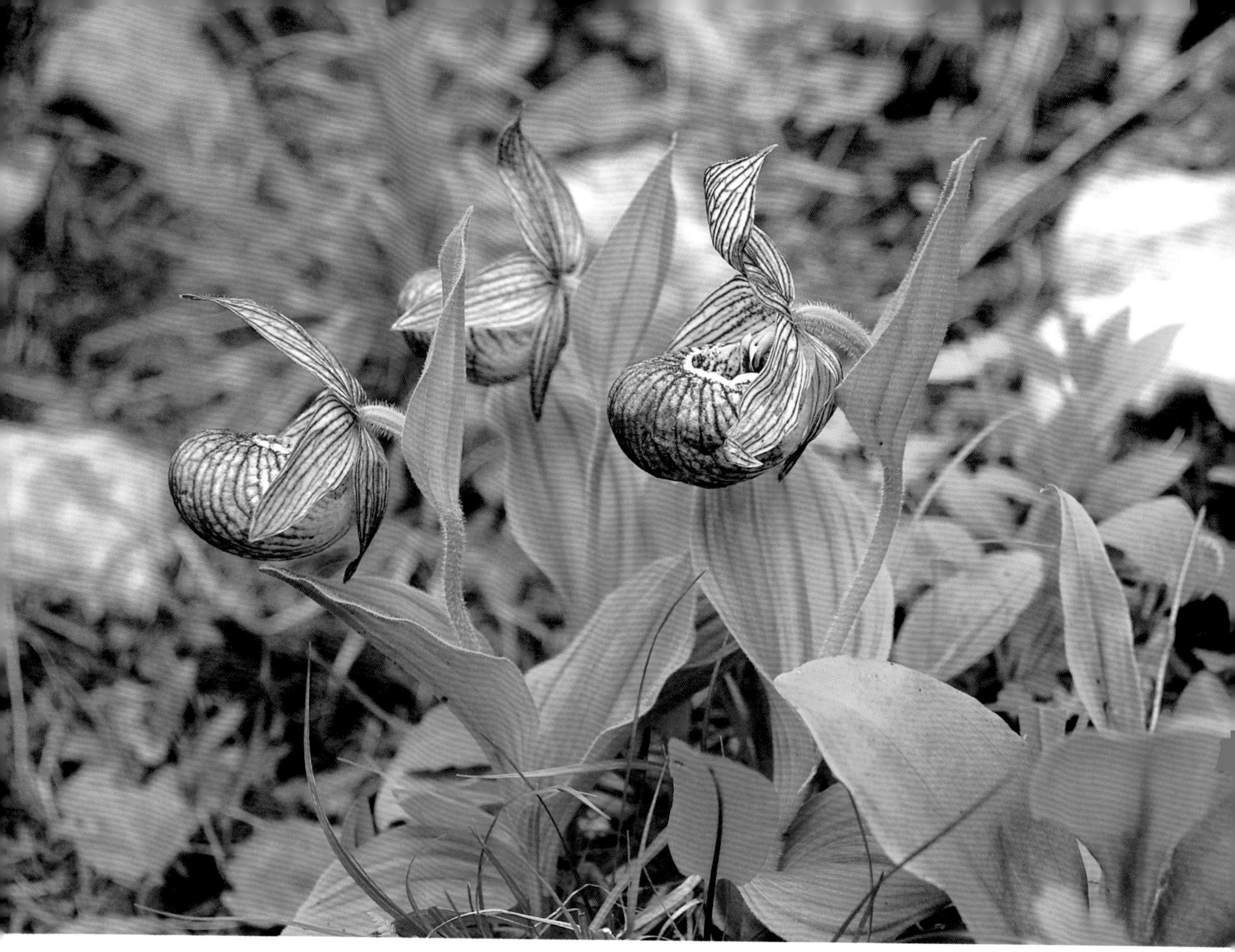

毛杓兰

Cypripedium franchetii E. H. Wilson

兰科（Orchidaceae） 杓兰属（*Cypripedium*）

形态

植株高 20 ~ 35cm，具粗壮、较短的根茎。茎直立，密被长柔毛，尤其上部为甚，基部具数枚鞘，鞘上方有 3 ~ 5 叶。叶片椭圆形或卵状椭圆形，长 10 ~ 16cm，宽 4 ~ 6.5cm，先端急尖或短渐尖，两面脉上疏被短柔毛，边缘具细缘毛。花序顶生，具 1 花；花序柄密被长柔毛；花苞片叶状，椭圆形或椭圆状披针形，长 6 ~ 8（~ 12）cm，宽 2 ~ 3.5cm，先端渐尖或短渐尖，两面脉上具疏毛，边缘具细缘毛；花梗和子房长 4 ~ 4.5cm，密被长柔毛；花淡紫红色至粉红色，有深色脉纹；中萼片椭圆状卵形或卵形，长 4 ~ 5.5cm，宽 2.5 ~ 3cm，先端渐尖或短渐尖，背面脉上疏被短柔毛，边缘具细缘毛；合萼片椭圆状披针形，长 3.5 ~ 4cm，宽 1.5 ~ 2.5cm，先端 2 浅裂，背面脉上亦被短柔毛，边缘具细缘毛；花瓣披针形，长 5 ~ 6cm，宽 1 ~ 1.5cm，先端渐尖，内表面基部被长柔毛；唇瓣深囊状，椭圆形或近球形，长 4 ~ 5.5cm，宽 3 ~ 4cm；退化雄蕊卵状箭头形至卵形，长 1 ~ 1.5cm，宽 7 ~ 9mm，基部具短耳和很短的柄，背面略有龙骨状突起。花期 5 ~ 7 月。

分布

分布于我国甘肃南部、四川（理县、汶川、松潘、若尔盖、黑水）、重庆（城口、巫溪）、陕西南部、山西南部、湖北西部、河南西部。

生境

生长于海拔 1500 ~ 3700m 的疏林下、灌木林中湿润及腐殖质丰富和排水良好之处、湿润草坡。

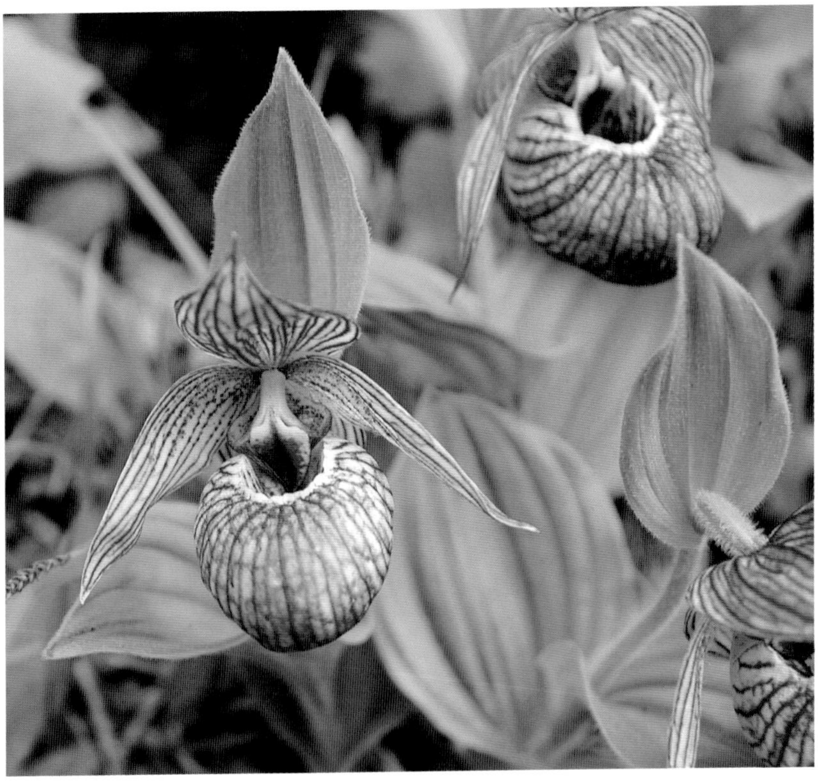

药材名

枯久巴、克秀巴、苦叉巴、库秀巴（ཁུ་རྒྱུག་པ།），东布羌曲、敦布江曲、敦吾枸曲、洞布相曲（ལྡུམ་བུ་བྱང་ཆུབ།）。

药用部位

全草或根。

功能与主治

通脉，利尿，排结石。用于下肢水肿，淋浊，结石症，风湿痛，跌打瘀痛。

用量与用法

2.5 ~ 3g。内服煎汤，或入丸、散剂。

附　注

《蓝琉璃》在“药物补述”中补充记载了“ཙ་ཁ་རྒྱུག”（扎苦久），言其为通脉、利尿、排石之药物，其汉译本译名为“敦盛草”；《晶珠本草》名其为“ཁུ་རྒྱུག་པ།”（枯久巴，汉译重译本名其为“敦盛草”），《宇妥本草》《图鉴》（又名《形态比喻》）又称之为“ལྡུམ་བུ་བྱང་ཆུབ།”（敦布江曲）。诸古籍记载的“枯久巴”的生境和形态多样。现代文献记载的“枯久巴”的基原包括杓兰属（*Cypripedium*）和景天科瓦松属（*Orostachys*）植物 2 类，各地习用的种类也不同。据《蓝琉璃》及《晶珠本草》记载的“枯久巴”形态，多认为其正品应为杓兰属植物，而青海、甘肃等地使用瓦松属植物系误用。据文献记载，毛杓兰 *C. franchetii* E. H. Wilson 为“枯久巴”的基原之一，同用的尚有同属多种植物；四川甘孜藏医则以西藏杓兰 *C. tibeticum* King ex Rolfe、紫点杓兰 *C. guttatum* Sw.、黄花杓兰 *C. flavum* P. F. Hunt et Summerh.、绿花杓兰 *C. henryi* Rolfe 作“洞布相曲”使用。大花杓兰 *C. macranthum* Sw. 在四川民间即被称为“敦盛草”。（参见“大花杓兰”“西藏杓兰”“瓦松”等条）

绶草

Spiranthes sinensis (Pers.) Ames

兰科（Orchidaceae）

绶草属（*Spiranthes*）

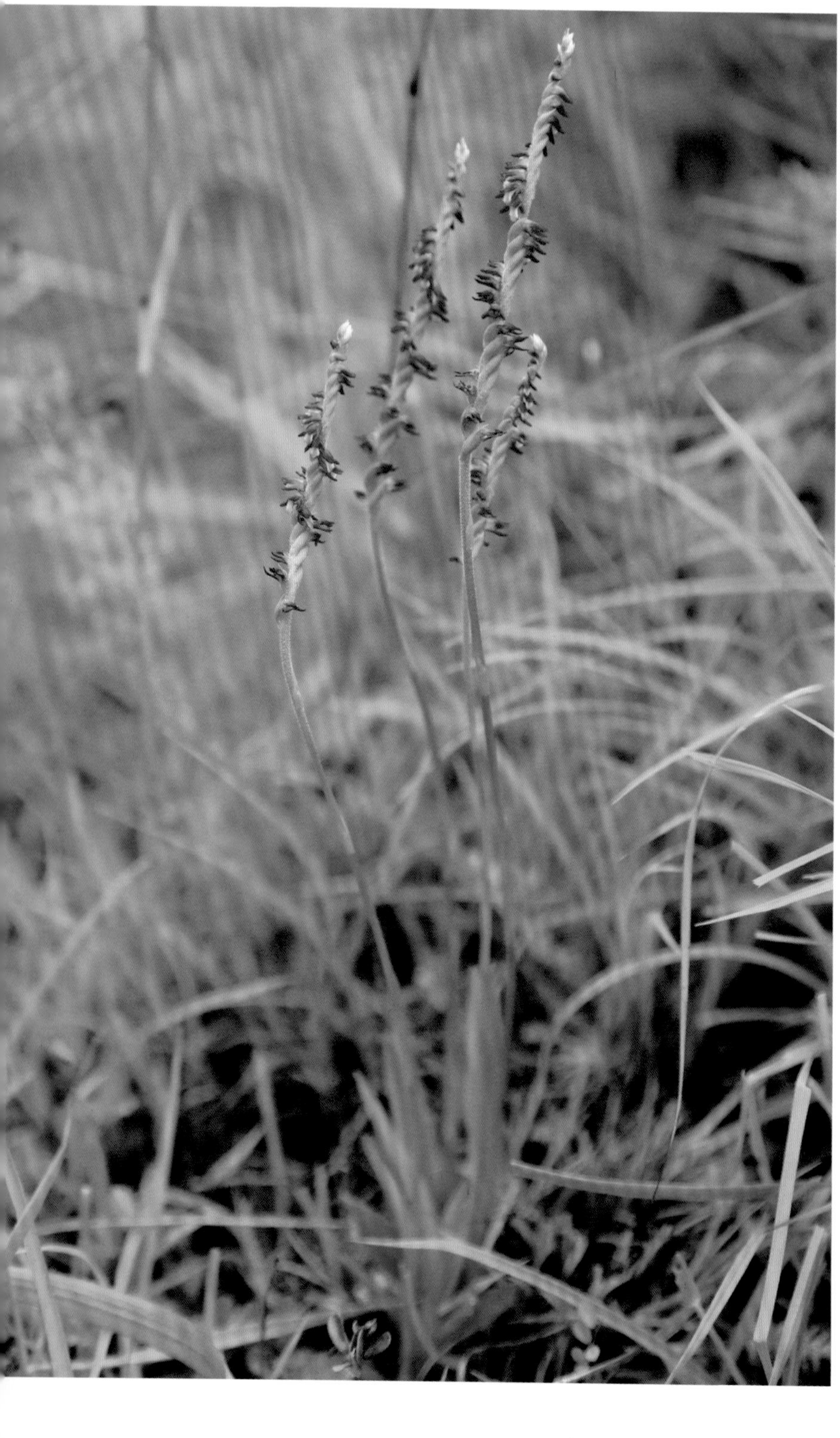

形态

植株高 13 ~ 30cm。根数条，指状，肉质，簇生于茎基部。茎较短，近基部生 2 ~ 5 叶。叶片宽线形或宽线状披针形，极罕为狭长圆形，直立伸展，长 3 ~ 10cm，常宽 5 ~ 10mm，先端急尖或渐尖，基部收狭，具柄状抱茎的鞘。花茎直立，长 10 ~ 25cm，上部被腺状柔毛至无毛；总状花序具多数密生的花，长 4 ~ 10cm，呈螺旋状扭转；花苞片卵状披针形，先端长渐尖，下部的长于子房；子房纺锤形，扭转，被腺状柔毛，连花梗长 4 ~ 5mm；花小，紫红色、粉红色或白色，在花序轴上呈螺旋状排生；萼片的下部靠合，中萼片狭长圆形，舟状，长 4mm，宽 1.5mm，先端稍尖，与花瓣靠合成兜状；侧萼片偏斜，披针形，长 5mm，宽约 2mm，先端稍尖；花瓣斜菱状长圆形，先端钝，与中萼片等长但较薄；唇瓣宽长圆形，凹陷，长 4mm，宽 2.5mm，先端极钝，前半部上面具长硬毛且边缘具强烈皱波

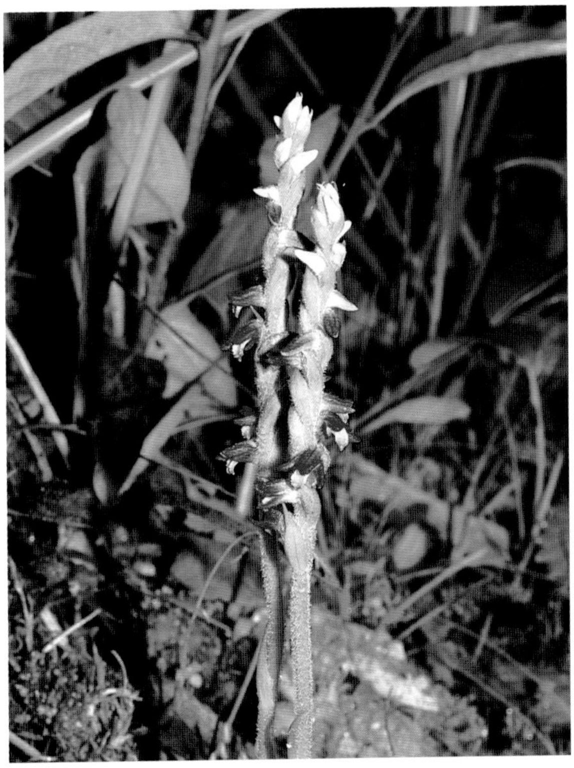

状啮齿，唇瓣基部凹陷成浅囊状，囊内具2胼胝体。花期7～8月。

分布

我国各地广布。印度、不丹、阿富汗、蒙古、朝鲜、日本、澳大利亚东南亚各国与西伯利亚地区等也有分布。

生境

生长于海拔200～3400m的山坡林下、灌丛、草地、河滩沼泽草甸中。

药材名

旺保拉巴、忘保拉巴（དབང་པོ་ལག་པ།），西介拉巴（བྱི་ལྗི་ལག་པ།）。

药用部位

根。

功能与主治

补肾益气，生津润肺，收敛止血，壮阳。用于肺病，肺虚咳喘，身体虚弱，久泻，肉食中毒，遗精阳痿。

用量与用法

3～9g。内服研末，或入丸剂。

附注

"དབང་ལག"（旺拉）药用始见于《四部医典》记载，《晶珠本草》名"དབང་པོ་ལག་པ།"（旺保拉巴），言其为增力生精之药物。《蓝琉璃》《度母本草》等古籍均记载其状如人之手掌，有二至六指不同，品质随指数减少依次降低；《四部医典系列挂图全集》第二十九图中也有指数不同的7幅"旺拉"的附图（均为茎顶生穗状花序），均似兰科植物。《晶珠本草》记载其分为"དབང་པོ་ལག་པ།"（旺保拉巴）和"བྱི་ལྗི་ལག་པ།"（西介拉巴）2种，并言"根有五指者佳，指越少质越次"。现代文献记载的"旺拉"的基原均为兰科植物，涉及多属多种植物，多以手参属（*Gymnadenia*）植物为"旺拉"的上品（旺保拉巴），包括数种。文献记载，绶草 *Spiranthes lancea* (Thunb.) Backer. Bakh. f. et Steenis [*Spiranthes sinensis* (Pers.) Ames] 为"旺保拉巴"或"西介拉巴"的基原之一。该种的根肉质状，数条簇生于茎基部，而非块状，应为下品的"西介拉巴"类，其总状花序呈螺旋状扭转，与《四部医典系列挂图》附图的穗状花序不同，但与《蓝琉璃》引《图鉴》之说"花如飘带旋转（蟠绕）"极为相似。《部标藏药》《青海藏标》以"手参（手掌参）/དབང་ལག/ 旺拉"之名收载了手参 *G. conopsea* (L.) R. Br.。（参见"西南手参""角盘兰""广布红门兰"等条）

广布红门兰

Orchis chusua D. Don

兰科（Orchidaceae）　红门兰属（*Orchis*）

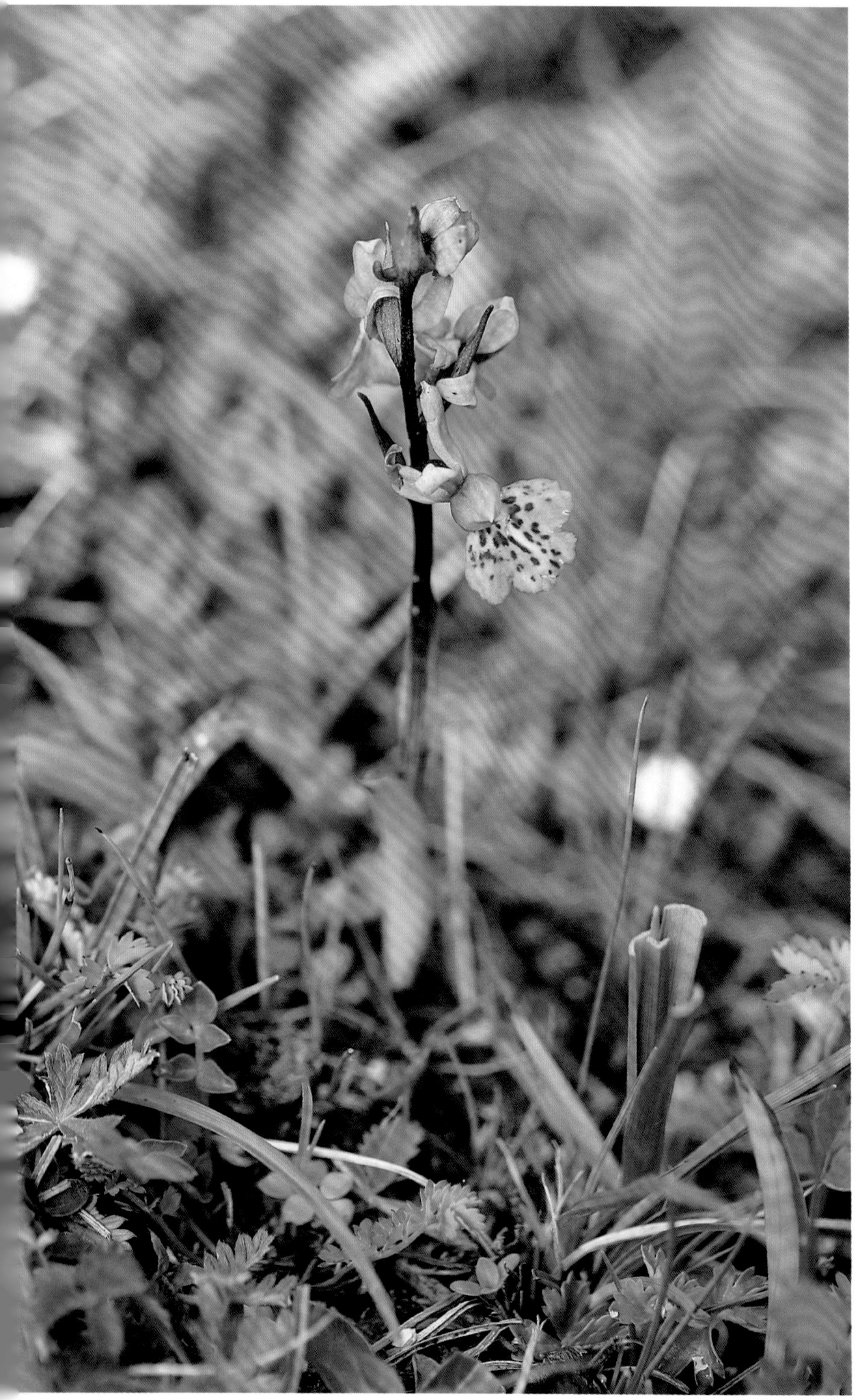

形态

植株高 5 ~ 45cm。块茎长圆形或圆球形，长 1 ~ 1.5cm，直径约 1cm，肉质，不裂。茎直立，圆柱状，纤细或粗壮，基部具 1 ~ 3 筒状鞘，鞘上具 1 ~ 5 叶，多为 2 ~ 3，叶之上不具或具 1 ~ 3 小的、披针形苞片状叶。叶片长圆状披针形、披针形或线状披针形至线形，长 3 ~ 15cm，宽 0.2 ~ 3cm，上面无紫色斑点，先端急尖或渐尖，基部收狭成抱茎的鞘。花序具 1 ~ 20 花或更多，多偏向一侧；花苞片披针形或卵状披针形，先端渐尖或长渐尖，基部稍收狭，最下部的花苞片长于、等长于或短于子房；子房圆柱形，扭转，无毛，连花梗长 7 ~ 15mm；花紫红色或粉红色；中萼片长圆形或卵状长圆形，直立，凹陷成舟状，长 5 ~ 7（~ 8）mm，宽 2.5 ~ 4（~ 5）mm，先端稍钝或急尖；具 3 脉，与花瓣靠合成兜状；侧萼片向后反折，偏斜，卵状披针形，长 6 ~ 8（~ 9）mm，宽 3 ~ 5mm，先端稍钝或渐尖，具3脉；花瓣直立，斜狭卵形、宽卵形或狭卵状长圆形，长5 ~ 6（~ 7）mm，宽3 ~ 4mm，先端钝，边缘无睫毛，前侧近基部边缘稍鼓出或明显鼓出，具3脉；唇瓣向前伸展，长和宽较萼片大，边缘无睫毛，3裂，中裂片长圆形、四方形或卵形，较侧裂片稍狭、稍宽或与之等宽，全缘或稍波状，先端中部具短凸尖或稍钝圆，少数中部稍凹陷，侧裂片扩展，镰状长圆形或近三角形，较宽或较狭，与中裂片等长或较之短，全缘或稍波状，先端稍尖、钝或急尖；距圆筒状或圆筒状锥形，常向后斜展或近平展，向末端常稍渐狭，口部稍增大，末端钝或稍尖，通常长于子房。花期6 ~ 8月。

分布

分布于我国西藏东南部至南部、四川、云南西北部至东北部、甘肃东部、青海东部和东南部、陕西南部、宁夏、湖北西部、内蒙古、吉林、黑龙江等。朝鲜、韩国、日本、俄罗斯、尼泊尔、不丹、印度北部、缅甸北部等也有分布。

生境

生长于海拔500 ~ 4500m的山坡林下、灌丛、高山灌丛草地、高山草甸。

药材名

旺拉（དབང་ལག），西介拉巴（ཤེ་ལྕེ་ལག་པ།），旺保拉巴、忘保拉巴（དབང་པོ་ལག་པ།），旺拉曼巴、汪拉曼巴（དབང་ལག་དམན་པ།）。

药用部位

块茎。

功能与主治

壮阳，生精，利肺，滋补。用于肾虚腰痛，阳痿，遗精，肺虚咳喘，疲乏无力，慢性肝炎。

用量与用法

3 ~ 9g。内服研末，或入丸剂。

附注

"དབང་ལག"（旺拉）药用始见于《四部医典》的记载，《度母本草》等古籍均记载其状如人之手掌，有1 ~ 6指之不同，品质以指数减少而依次质次；《晶珠本草》记载其分为"དབང་པོ་ལག་པ།"（旺保拉巴）和"ཤེ་ལྕེ་ལག་པ།"（西介拉巴）2类。现代文献多以手参属（*Gymnadenia*）的多种植物为"旺拉"的上品（旺保拉巴），《部标藏药》《青海藏标》以"手参（手掌参）/དབང་ལག/旺拉"之名收载了手参 *G. conopsea* (L.) R. Br.。关于下品"西介拉巴"或"དབང་ལག་དམན་པ།"（旺拉曼巴）的基原，不同文献有不同观点，广布红门兰 *O. chusua* D. Don为其基原之一，其他尚有宽叶红门兰 *O. latifolia* L.及兰科玉凤花属（*Habenaria*）、凹舌兰属（*Coeloglossum*）、绶草属（*Spiranthes*）、头蕊兰属（*Cephalanthera*）等属的多种植物。在植物分类上，也曾将广布红门兰 *O. chusua* D. Don归于手参属，定名为 *G. chusua* (D. Don) Lindl.。（参见"手参""西南手参""绶草"条）

宽叶红门兰

Orchis latifolia L.

兰科（Orchidaceae） 红门兰属（*Orchis*）

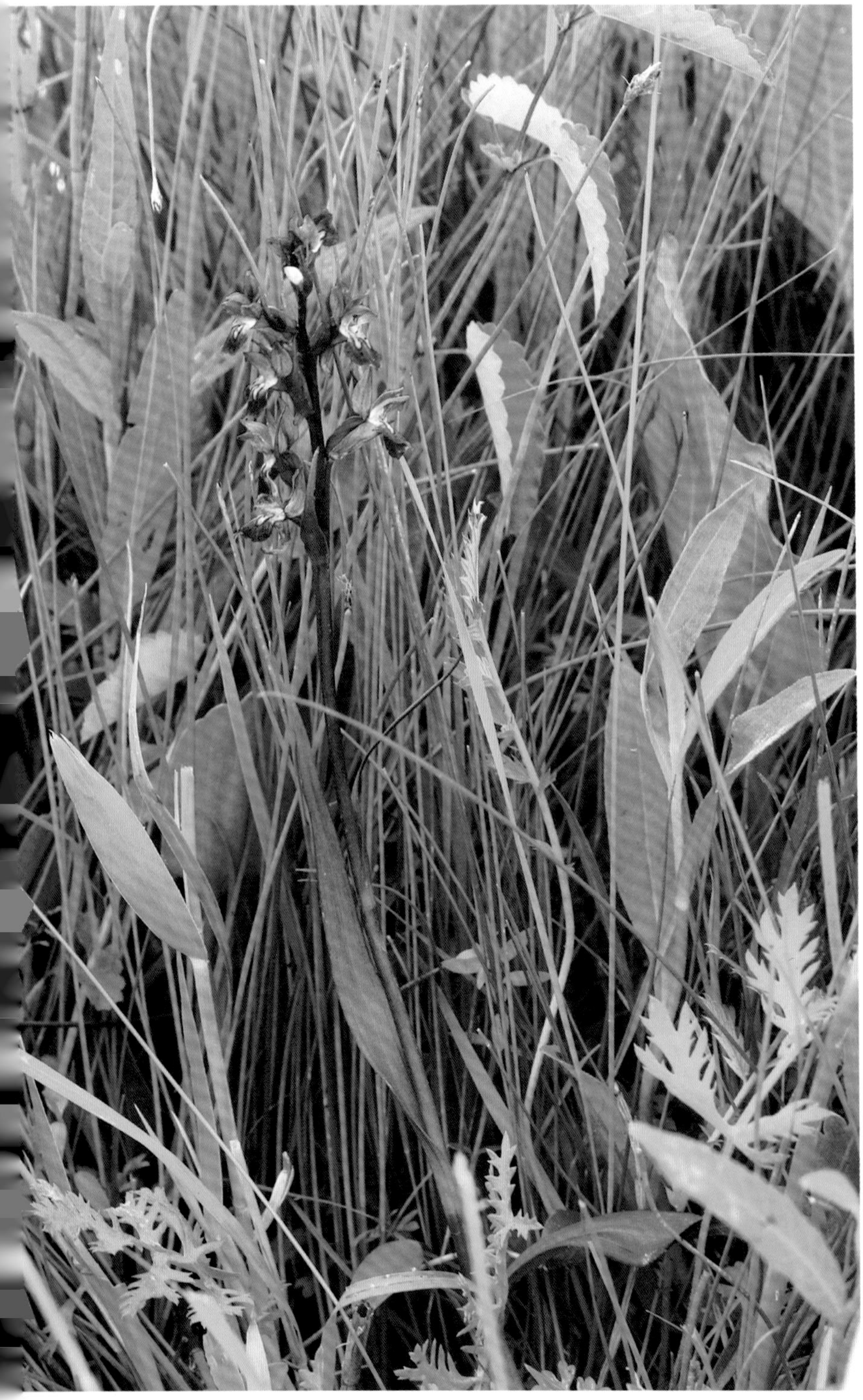

形态

植株高 12 ~ 40cm。块茎下部 3 ~ 5 裂成掌状，肉质。茎直立，粗壮，中空，基部具 2 ~ 3 筒状鞘，鞘之上具叶。叶（3 ~）4 ~ 6，互生，叶片长圆形、长圆状椭圆形、披针形至线状披针形，上面无紫色斑点，长 8 ~ 15cm，宽 1.5 ~ 3cm，稍微开展，先端钝、渐尖或长渐尖，基部收狭成抱茎的鞘，向上逐渐变小，最上部的叶变小，呈苞片状。花序具几朵至多朵密生的花，圆柱状，长 2 ~ 15cm；花苞片直立伸展，披针形，先端渐尖或长渐尖，最下部的常长于花；子房圆柱状纺锤形，扭转，无毛，连花梗长 10 ~ 14mm；花兰紫色、紫红色或玫瑰红色，不偏向一侧；中萼片卵状长圆形，直立，凹陷成舟状，长 5.5 ~ 7（~ 9）mm，宽 3 ~ 4mm，先端钝，具 3 脉，与花瓣靠合成兜状；侧萼片张开，偏斜，卵状披针形或卵状长圆形，长 6 ~ 8（~ 9.5）mm，宽 4 ~ 5mm，先端钝或稍钝，具 3 ~ 5 脉；花瓣直立，卵状披针形，稍偏斜，与中萼片近等长，宽 3 ~ 5mm，先端钝，具 2 ~ 3 脉；唇瓣向前伸展，卵形、卵圆形、宽菱状横椭圆形或近圆形，常稍长于萼片，长 6 ~ 9mm，下部或中部宽 6 ~ 10mm，基部具距，先端钝，不裂，有时先端稍具 1 凸起，似 3 浅裂，边缘略具细圆齿，上面具细的乳头状突起，在基部至中部之上具 1 由蓝紫色线纹构成的似匙形的斑纹（在新鲜花上斑纹颇为显著），斑纹内面淡紫色或带白色，外面色较深，为蓝紫色或紫红色，顶部浅 3 裂或 2 裂成“W”形；距圆筒形、圆筒状锥形至狭圆锥形，下垂，略微向前弯曲，末端钝，较子房短或与子房近等长。花期 6 ~ 8 月。

分布

分布于我国西藏东部、四川西部、青海、甘肃、新疆、宁夏、内蒙古、吉林、黑龙江。蒙古、不丹、巴基斯坦、阿富汗及西伯利亚、北非地区与欧洲也有分布。

生境

生长于海拔 600 ~ 4100m 的山坡、沟边灌丛下、草地。

药材名

旺保拉巴、忘保拉巴、昂保拉巴（དབང་པོ་ལག་པ།），西介拉巴（ཟྀ་ཟླེ་ལག་པ།），赤赛拉巴（དྲི་ཟའི་ལག་པ།），旺拉（དབང་ལག）。

药用部位

块茎。

功能与主治

壮阳，生精，利肺，滋补。用于肾虚腰痛，阳痿，遗精，肺虚咳喘，疲乏无力，慢性肝炎。

用量与用法

3 ~ 9g。内服研末，或入丸剂。

附　注

“དབང་ལག”（旺拉）药用记载始见于《四部医典》，《度母本草》等古籍均记载其状如人之手掌，有二至六指不同，也有一指者，随指数减少品质渐次。《晶珠本草》记载其分为“དབང་པོ་ལག་པ།”（旺保拉巴）和“ཟྀ་ཟླེ་ལག་པ།”（西介拉巴）。现代文献记载的“旺拉”的基原包括兰科的多属多种植物，但不同文献对各品种的基原有不同观点，多以手参属（*Gymnadenia*）植物为“旺拉”的上品（旺保拉巴），包括该属的多种植物。据文献记载，宽叶红门兰 *Orchis latifolia* L. 为“旺保拉巴”或“西介拉巴”的基原之一。该种的块茎下部呈掌状 3 ~ 5 裂，与《四部医典系列挂图全集》第二十九图中“鬼手参”[“དྲི་ཟའི་ལག་པ།”（赤赛拉巴）] 的附图（83 ~ 86 号图）较相似。《部标藏药》《青海藏标》以“手参（手掌参）/དབང་ལག/ 旺拉”之名收载了手参 *G. conopsea* (L.) R. Br.。（参见“手参”“西南手参”“广布红门兰”“角盘兰”条）

凹舌兰

Coeloglossum viride (L.) Hartm.

兰科（Orchidaceae） 凹舌兰属（*Coeloglossum*）

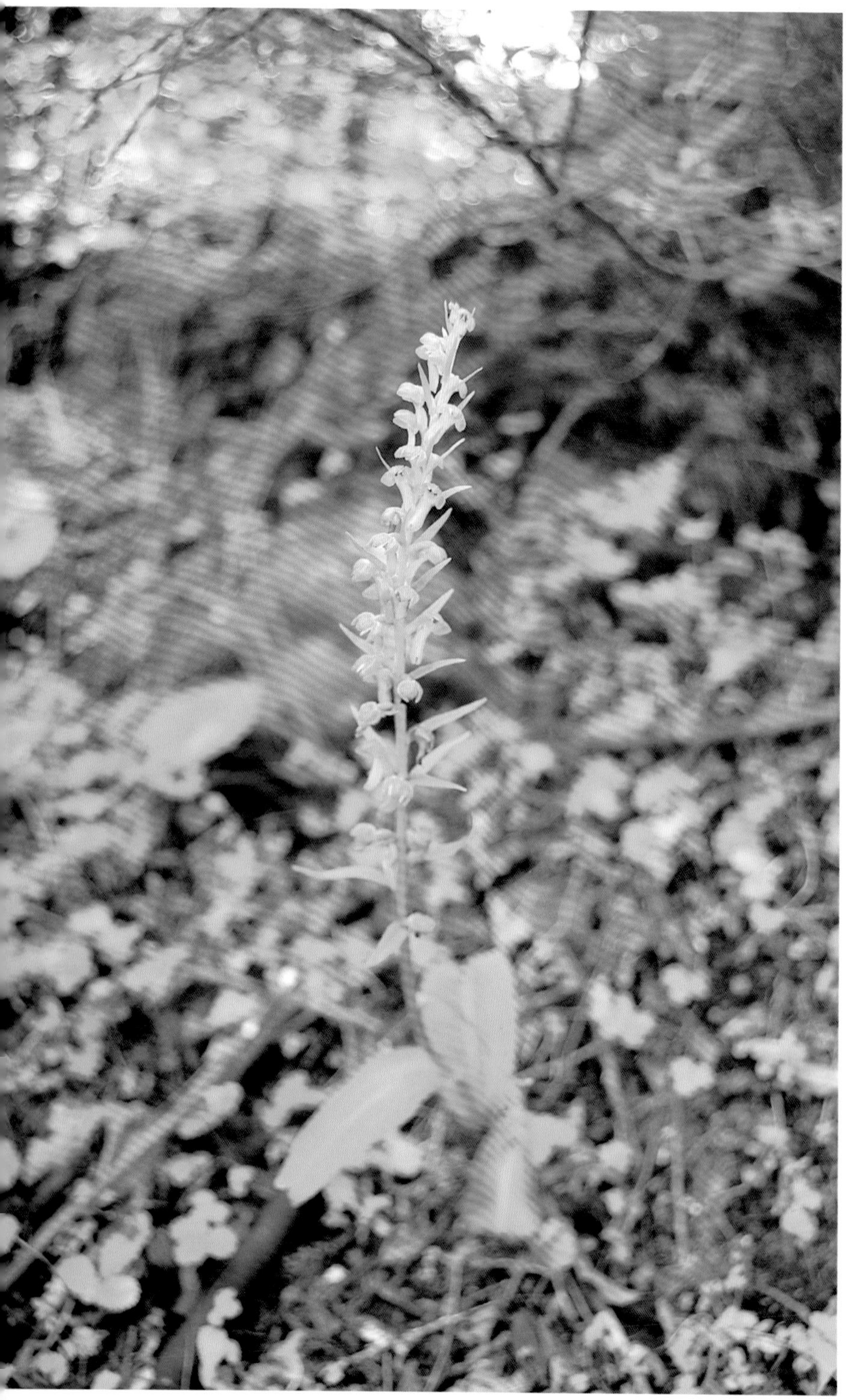

形态

地生草本，高 14 ~ 45cm。块茎肉质，前部呈掌状分裂。茎直立，基部具 2 ~ 3 筒状鞘，鞘上具叶，叶上常具 1 至数枚苞片状小叶。叶 3 ~ 4（~ 5），狭倒卵状长圆形、椭圆形或椭圆状披针形，直立伸展，长 5 ~ 12cm，宽 1.5 ~ 5cm，先端钝或急尖，基部收狭成抱茎的鞘。总状花序具多数花，长 3 ~ 15cm；苞片线形或狭披针形，直立伸展，常明显较花长；子房纺锤形，扭转，连花梗长约 1cm；花绿黄色或绿棕色，直立伸展；萼片基部常稍合生，几等长，中萼片直立，凹陷成舟状，卵状椭圆形，长（4.2 ~）6 ~ 8（~ 10）mm，先端钝，具 3 脉，侧萼片偏斜，卵状椭圆形，较中萼片稍长，先端钝，具 4 ~ 5 脉；花瓣直立，线状披针形，较中萼片稍短，宽约 1mm，具 1 脉，与中萼片靠合成兜状；唇瓣下垂，肉质，倒披针形，较萼片长，基部具囊状距，上面在近基部的中央有一短的纵褶片，前部 3 裂，侧裂片较中裂片长，长 1.5 ~ 2mm，中裂片小，长不及 1mm；距卵球形，长 2 ~ 4mm。蒴果直立，椭圆形，无毛。花期（5 ~ ）6 ~ 8 月，果期 9 ~ 10 月。

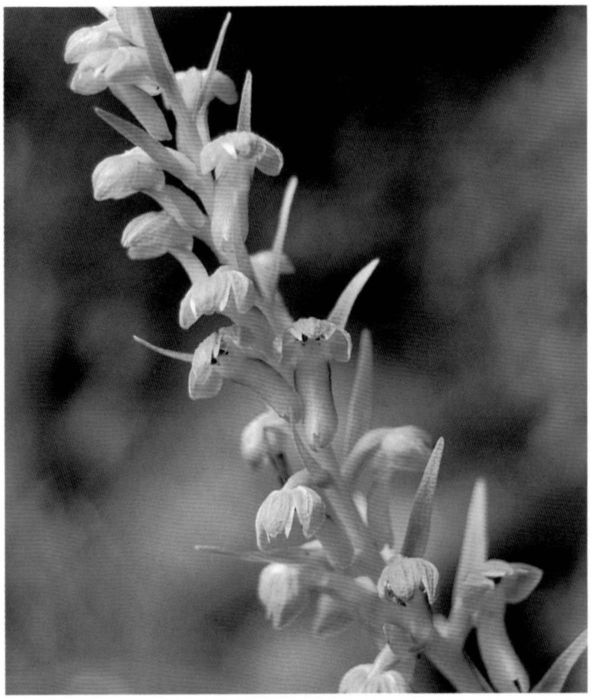

分布

分布于我国四川、青海、甘肃、云南西北部、西藏东北部、新疆、宁夏、陕西、山西、河南、湖北、内蒙古、黑龙江、吉林、辽宁等。俄罗斯、日本、尼泊尔、不丹，以及朝鲜半岛、其他欧洲地区等也有分布。

生境

生长于海拔 1200 ~ 4300m 的山坡林下、灌丛下、山谷林缘湿地。

药材名

旺拉（དབང་ལག），旺保拉巴、忘保拉巴（དབང་པོ་ལག་པ），旺拉曼巴（དབང་ལག་དམན་པ）。

药用部位

块茎。

功能与主治

补肾益气，生津润肺，收敛止血，壮阳。用于肺病，身体虚弱，久泻，肉食中毒，遗精阳痿。

用量与用法

3 ~ 9g。

附 注

“དབང་ལག”（旺拉）的药用记载始见于《四部医典》。《度母本草》等古籍均记载：其状如人之手掌，有二至六指之不同，品质也不同。《晶珠本草》也将其分为“根如人手”（分裂较多）和根的分裂数目少的 2 类，以前者质佳。现代文献多以手参属（*Gymnadenia*）植物为“旺拉”上品，但不同地区的药用种类还有兰科不同属的多种植物。《部标藏药》《青海藏标》以“手参（手掌参）/ དབང་ལག/ 旺拉”之名收载了手参 *G. conopsea* (L.) R. Br.。也有文献认为凹舌兰 *C. viride* (L.) Hartm. [凹叶兰 *C. viride* (L.) Hartm. var. *bracteatum* (Willd.) Richter] 为“手指”较多的上品，《青藏高原药物图鉴》记载本种为“དབང་ལག་དམན་པ”（汪拉曼巴），为“常用上品”，而青海藏医则称兰科植物四川玉凤花 *Habenaria szechuanica* Schltr. 为“汪拉曼巴”。（参见“手参”“西南手参”条）

角盘兰

Herminium monorchis (L.) R. Br.

兰科（Orchidaceae） 角盘兰属（*Herminium*）

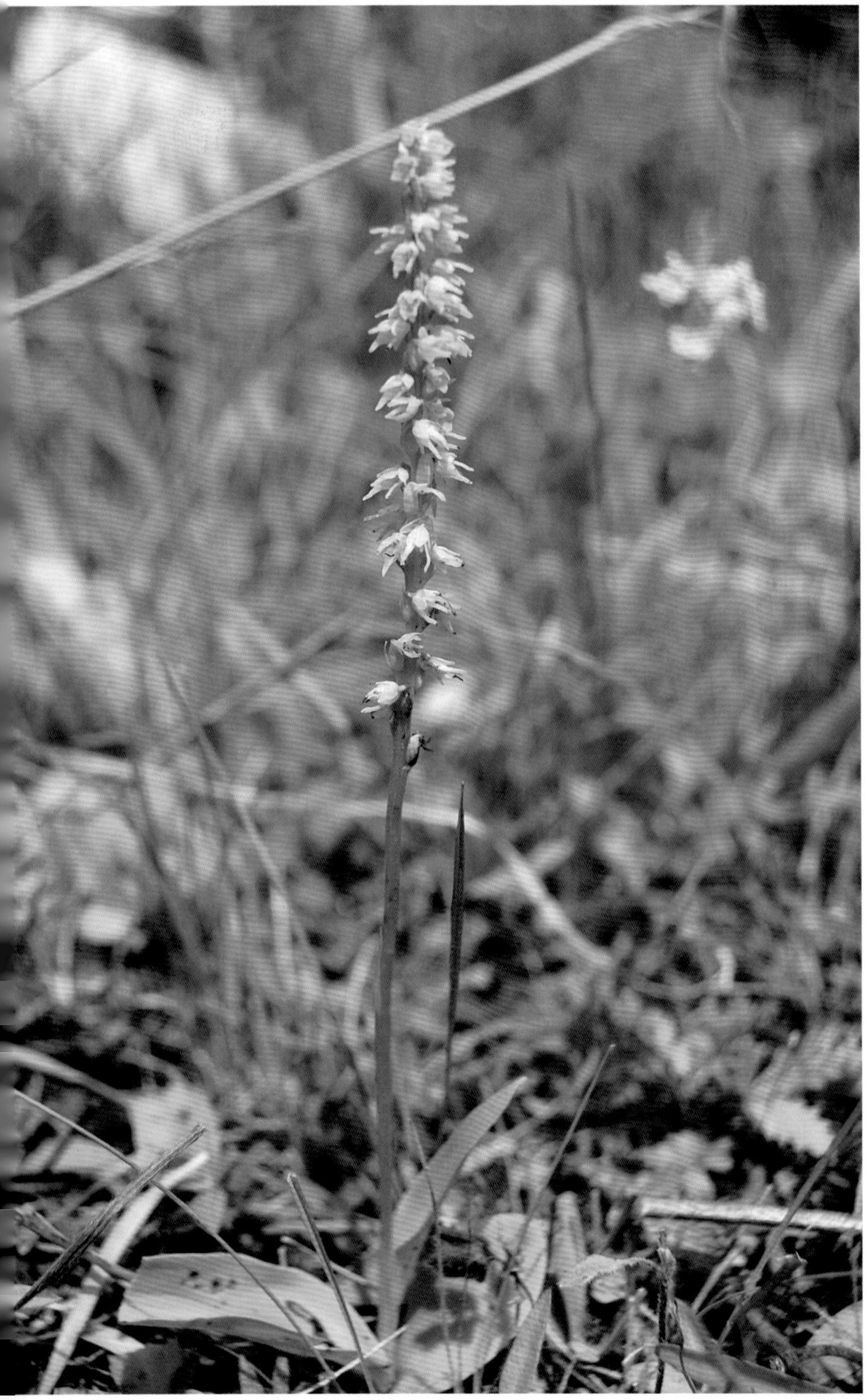

形态

植株高5.5～35cm。块茎球形，直径6～10mm，肉质。茎直立，无毛，基部具2筒状鞘，下部具2～3叶，在叶上具1～2苞片状小叶。叶片狭椭圆状披针形或狭椭圆形，直立、伸展，长2.8～10cm，宽0.8～2.5cm，先端急尖，基部渐狭并略抱茎。总状花序具多数花，圆柱状，长达15cm；苞片线状披针形，长2.5mm，宽约1mm，先端长渐尖，尾状，直立、伸展；子房圆柱状纺锤形，扭转，顶部明显钩曲，无毛，连花梗长4～5mm；花小，黄绿色，垂头；萼片近等长，具1脉，中萼片椭圆形或长圆状披针形，长2.2mm，宽1.2mm，先端钝，侧萼片长圆状披针形，宽约1mm，较中萼片稍狭，先端稍尖；花瓣近菱形，上部肉质增厚，较萼片稍长，向先端渐狭或在中部多少3裂，中裂片线形，先端钝，具1脉；唇瓣与花瓣等长，肉质增厚，基部凹陷成浅囊状，近中部3裂，中裂片线形，长1.5mm，侧裂片三角形，较中裂片短很多；蕊柱粗、短，长不及1mm；药室并行；花粉团近圆球形，具极短的花粉团柄和黏盘，黏盘较大，卷成角状；蕊喙矮而阔；柱头2，隆起，叉开，位于蕊喙之下；退化雄蕊2，近三角形，先端钝，显著。花期6～7（～8）月。

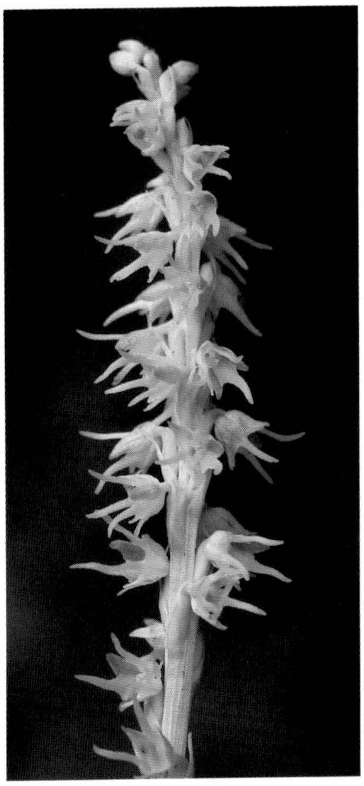

分布

分布于我国甘肃、青海（互助）、四川西部、西藏东部至东南部、云南西北部、宁夏、陕西、山西、河北、内蒙古、黑龙江、吉林、辽宁、山东、安徽。日本、蒙古、俄罗斯（西伯利亚），以及欧洲及亚洲中部至西部其他地区、朝鲜半岛等也有分布。

生境

生长于海拔600～4500m的山坡阔叶林至针叶林林下、灌丛、山坡草地、河滩、沼泽草地。

药材名

旺拉（དབང་ལག），旺拉曼巴、汪拉曼巴（དབང་ལག་དམན་པ）。

药用部位

块茎。

功能与主治

壮阳，生精，利肺，滋补。用于肾虚腰痛，阳痿，遗精，肺虚咳喘，疲乏无力，慢性肝炎。

用量与用法

3～9g。内服研末，或入丸剂。

附　注

“དབང་ལག”（旺拉）的药用记载始见于《四部医典》，其为强身增力、生精壮阳、敛毒之药物。《度母本草》等古籍中均记载：其状如人之手掌，有二至六指之不同，也有一指者，品质依指数减少依次降低。《四部医典系列挂图全集》第二十九图中也有指数不同的7幅“旺拉”附图（81～87号图）。《晶珠本草》记载其分为“དབང་པོ་ལག་པ”（旺保拉巴）和“ཤྲི་ཀྵེ་ལག་པ”（西介拉巴）2种。现代文献多以兰科手参属（*Gymnadenia*）植物为“旺拉”的上品（旺保拉巴），包括该属多种植物，《部标藏药》《青海藏标》以“手参（手掌参）/དབང་ལག/旺拉”之名收载了手参 *G. conopsea* (L.) R. Br.，但各地习用的种类较为复杂，还包括兰科具有块茎的多属多种植物，角盘兰 *H. monorchis* (L.) R. Br. 为其基原之一；该种的块茎球形，似应为《度母本草》所载的下品或代用品“西介拉巴”或“དབང་ལག་དམན་པ”（旺拉曼巴，“曼巴”即代用品之意）。此外，文献记载的块茎不呈“人手”状的下品的基原还包括兰科凹舌兰属（*Coeloglossum*）、绶草属（*Spiranthes*）、玉凤花属（*Habenaria*）、头蕊兰属（*Cephalanthera*）等属的多种植物。（参见“手参”“广布红门兰”“宽叶红门兰”“绶草”“紫斑玉凤花”条）

手参

Gymnadenia conopsea (L.) R. Br.

兰科（Orchidaceae）　手参属（*Gymnadenia*）

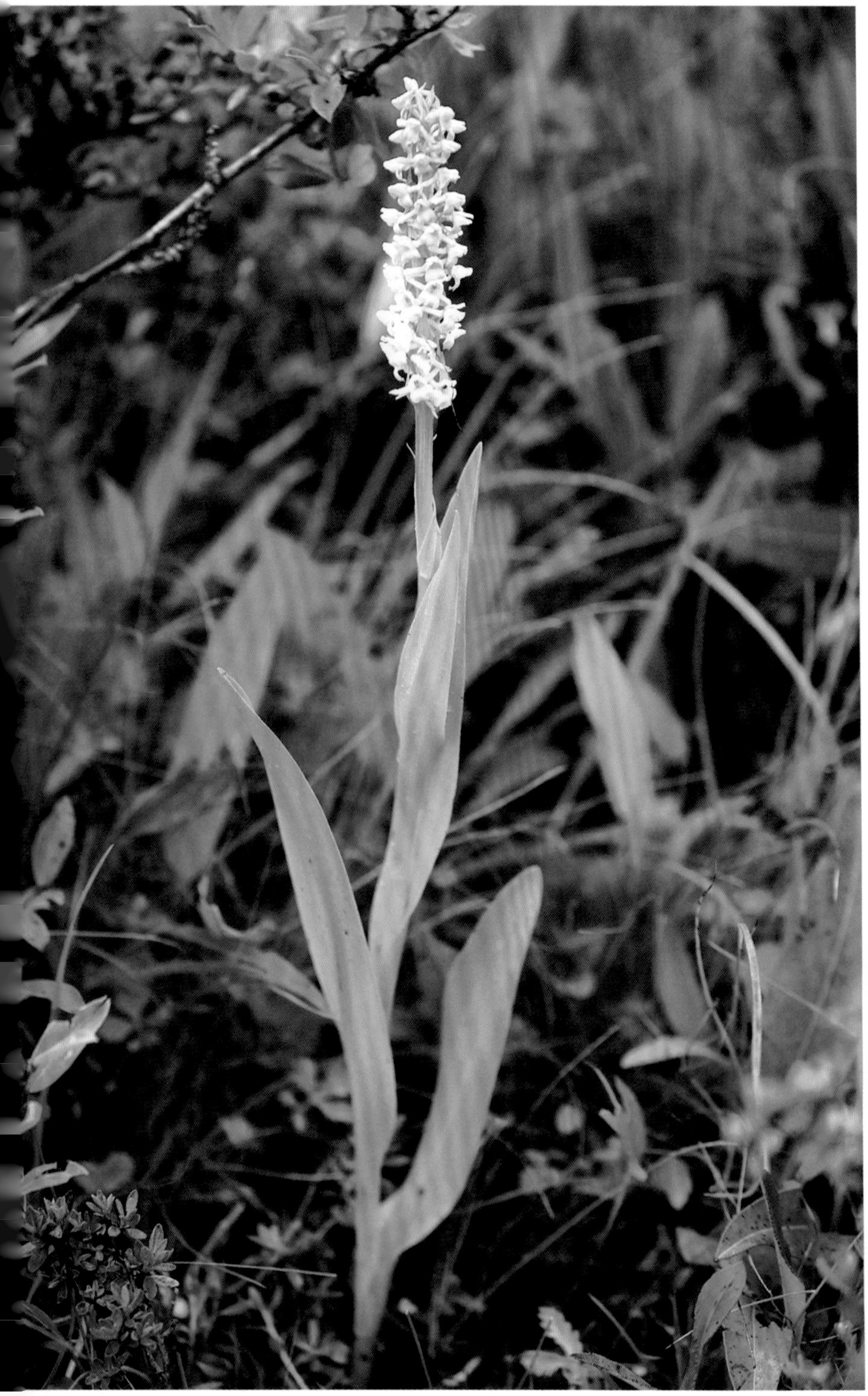

形态

植株高 20 ~ 60cm。块茎椭圆形，长 1 ~ 3.5cm，肉质，下部掌状分裂，裂片细长。茎直立，圆柱形，基部具 2 ~ 3 筒状鞘，其上具 4 ~ 5 叶，上部具 1 至数枚苞片状小叶。叶片线状披针形、狭长圆形或带形，长 5.5 ~ 15cm，宽 1 ~ 2（~ 2.5）cm，先端渐尖或稍钝，基部收狭成抱茎的鞘。总状花序具多数密生的花，圆柱形，长5.5 ~ 15cm；花苞片披针形，直立伸展，先端长渐尖成尾状，长于或等长于花；子房纺锤形，顶部稍弧曲，连花梗长约 8mm；花粉红色，罕为粉白色；中萼片宽椭圆形或宽卵状椭圆形，长3.5 ~ 5mm，宽3 ~ 4mm，先端急尖，略呈兜状，具 3 脉；侧萼片斜卵形，反折，边缘向外卷，较中萼片稍长或几等长，先端急尖，具 3 脉，前面的 1 脉常具支脉；花瓣直立，斜卵状三角形，与中萼片等长，与侧萼片近等宽，边缘具细锯齿，先端急尖，具 3 脉，前面的 1 脉常具支脉，与中萼片相靠；

唇瓣向前伸展，宽倒卵形，长 4 ~ 5mm，前部 3 裂，中裂片较侧裂片大，三角形，先端钝或急尖；距细而长，狭圆筒形，下垂，长约 1cm，稍向前弯，向末端略增粗或略渐狭，长于子房；花粉团卵球形，具细长的柄和黏盘，黏盘线状披针形。花期 6 ~ 8 月。

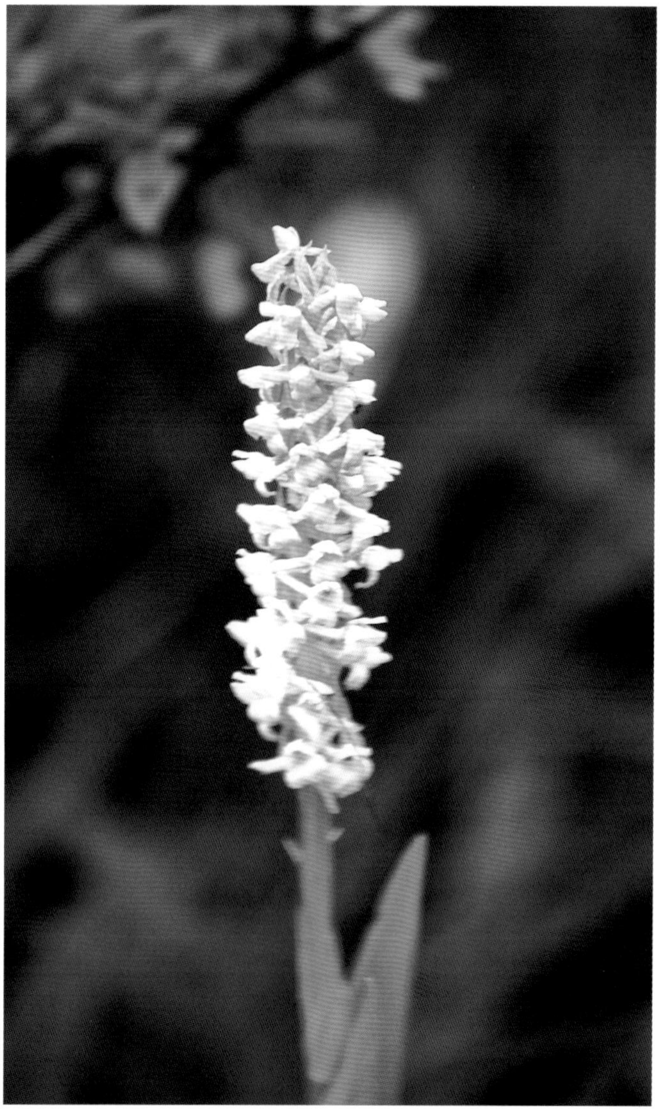

分布

分布于我国西藏东南部、四川西部至北部、云南西北部、甘肃东南部、内蒙古、河北、山西、陕西及东北三省等。朝鲜半岛、日本、俄罗斯西伯利亚地区和欧洲其他国家也有分布。

生境

生长于海拔 260 ~ 4700m 的山坡林下、草地、砾石滩草丛中。

药材名

旺拉（དབང་ལག），旺保拉巴、忘保拉巴、昂保拉巴（དབང་པོ་ལག་པ།）。

药用部位

块茎。

功能与主治

补肾益气，生津润肺，收敛止血，壮阳。用于肺病，肺虚咳喘，身体虚弱，久泻，肉食中毒，遗精阳痿。

用量与用法

3 ~ 9g。内服研末，或入丸剂。

附 注

“དབང་ལག”（旺拉）药用始见于《四部医典》记载，为强身增力、生精壮阳、敛毒之药物。《度母本草》等古籍均记载其状如人之手掌，有二至六指不等，品质也不同。《蓝琉璃》引《图鉴》之说“生草山泉边，叶如贝叶棕（多罗树），花如飘带旋转（蟠绕）；穗具多数花，根像人手”，并言上品生旱地，花青黄色，五、六指；下品生水地，花黄色，三、四指，尚有一指者。《四部医典系列挂图全集》第二十九图中共有 7 幅“旺拉”类的附图，均具块茎（根部），依次具 7、5、4、3、2、1 指（81 ~ 87 号图），茎顶生穗状花序，具基生叶，茎生叶枚数和着生方式有所不同，汉译本分别译作“两种佛手参”（81、82 号图）、“四种鬼手参”（83 ~ 86 号图）和“次手掌参”（87 号图）。《晶珠本草》记载其分“དབང་པོ་ལག་པ།”（旺保拉巴）（“དབང་ལག”为其略称）和“ཤྲི་ཧྲི་ལག་པ།”（西介拉巴）两类，前者“根有五指者佳，指越少质越次。草坡（干旱地）生的花为白色，沼泽（潮湿地）生的花为红色”；后者“茎叶皆小，茎箭状，根如手指并握状，也有分一、二手指的，功效较旺保拉巴差”。现代文献记载的“旺拉”的基原均为兰科植物，涉及手参属（*Gymnadenia*）、红门兰属（*Orchis*）、角盘兰属（*Herminium*）、凹舌兰属（*Coeloglossum*）、舌唇兰属（*Platanthera*）、绶草属（*Spiranthes*）、玉凤花属（*Habenaria*）等多种具有块茎的植物，但不同地区药用的种类较为复杂，多以手参属植物为“旺拉”的上品（旺保拉巴）。《部标藏药》《青海藏标》以“手参（手掌参）/དབང་ལག/ 旺拉”之名收载了手参 *G. conopsea* (L.) R. Br.；《四川省中药材标准》收载了西南手参 *G. orchidis* Lindl.。各文献记载的“旺拉”的基原尚有角距手参 *G. bicornis* T. Tang et K. Y. Lang、短距手参 *G. crassinervis* Finet、绶草 *Spiranthes lancea* (Thunb.) Backer. Bakh. f. et Steenis [*Spiranthes sinensis* (Pers.) Ames]、裂瓣角盘兰 *Herminium alaschanicum* Maxim.、角盘兰 *H. monorchis* (L.) R. Br.、宽叶红门兰 *Orchis latifolia* L.、广布红门兰 *O. chusua* D. Don [*Gymnadenia chusua* (D. Don) Lindl.]、凹叶兰 *Coeloglossum viride* (L.) Hartm. var. *bracteatum* (Willd.) Richter [凹舌兰 *Coeloglossum viride* (L.) Hartm.]、长距玉凤花 *Habenaria davidii* Franch.[副品“དབང་ལག་དམན་པ།”（旺拉曼巴）]、紫斑玉凤花 *Habenaria purpureo-punctata* K. Y. Lang；作为地方习用品的基原，青海、甘肃甘南藏医习用四川玉凤花 *Habenaria szechuanica* Schltr.、二叶玉凤花 *Habenaria diphylla* Dalz.（二叶鹭兰），西藏藏医习用长叶头蕊兰 *Cephalanthera longifolia* (L.) Fritsch（头蕊兰），四川甘孜藏医习用有云南鸟足兰 *Satyrium yunnanense* Rolfe[“དབང་ལག་དཀར་པོ།”（旺拉嘎保）]等。（参见“西南手参”“角盘兰”“绶草”“广布红门兰”“紫斑玉凤花”条）

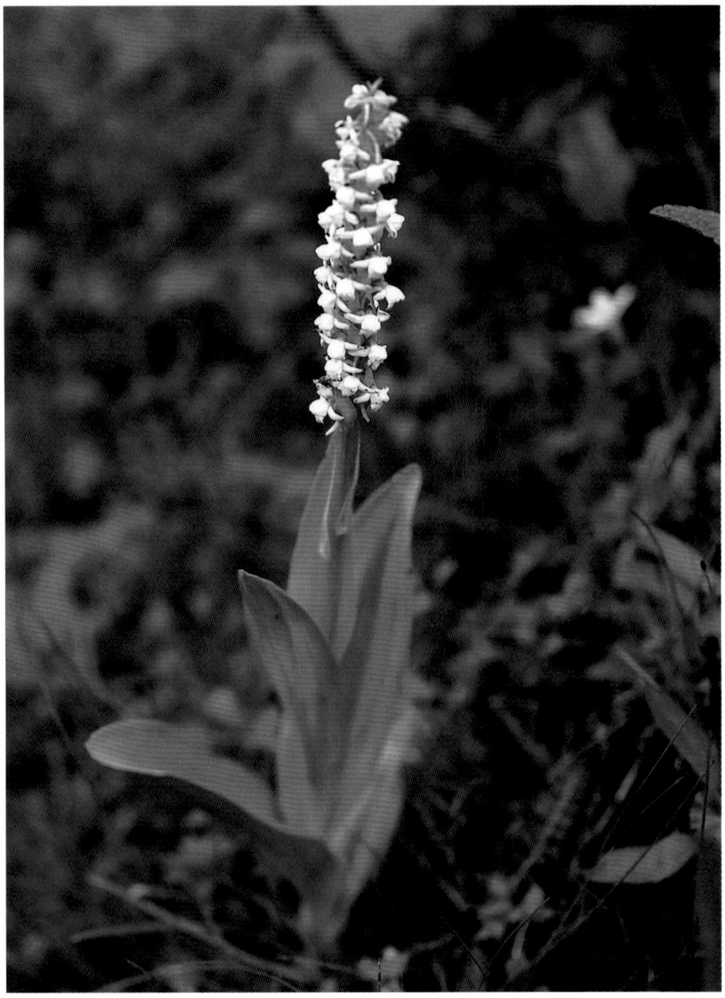

西南手参

Gymnadenia orchidis Lindl.

兰科（Orchidaceae） 手参属（*Gymnadenia*）

形态

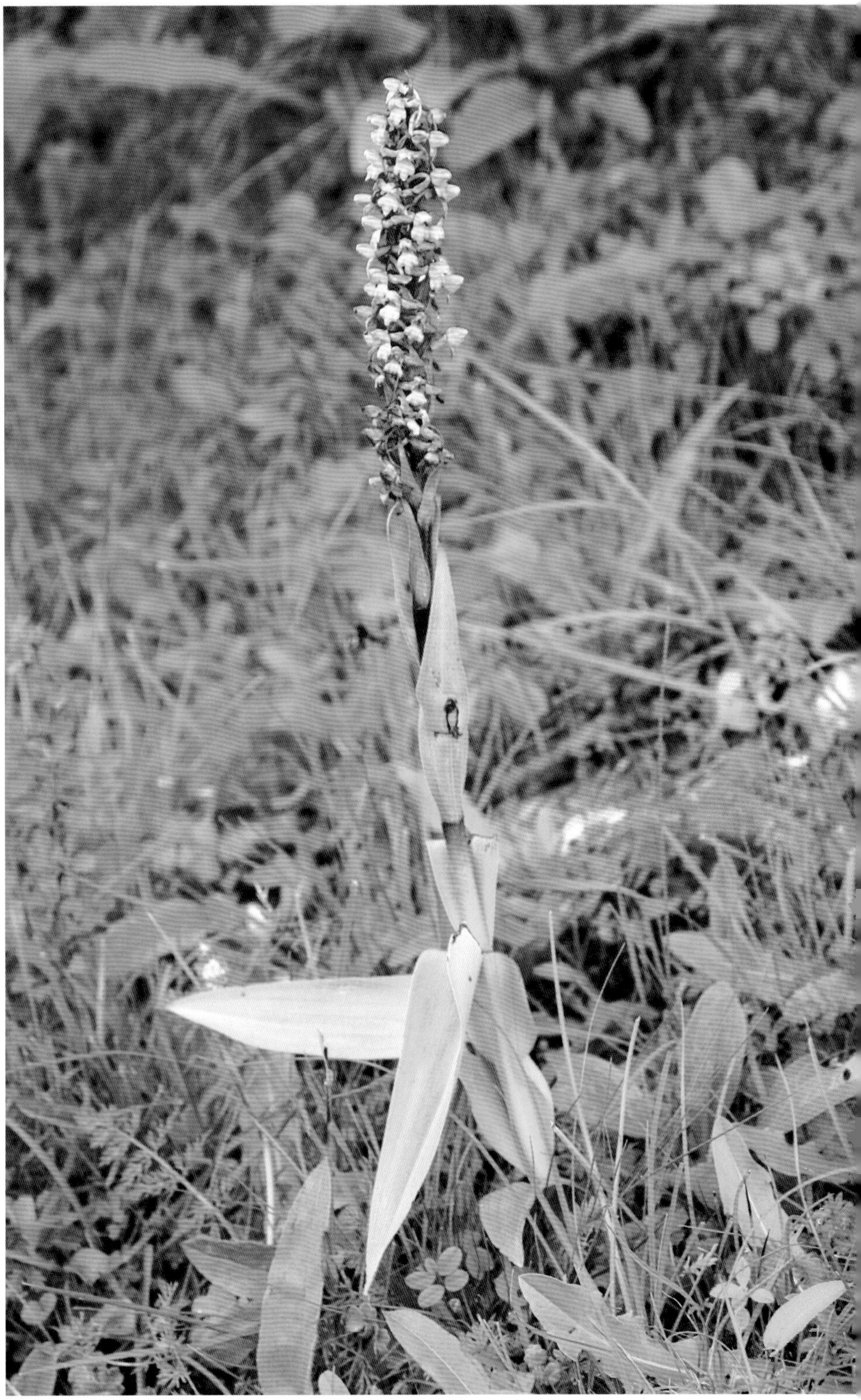

多年生草本，植株高 17 ~ 35cm。块茎卵状椭圆形，长 1 ~ 3cm，肉质，下部掌状分裂，裂片细长。茎直立，较粗壮，圆柱形，基部具 2 ~ 3 筒状鞘，其上具 3 ~ 5 叶，上部具 1 至数枚苞片状小叶。叶椭圆形或椭圆状长圆形，长 4 ~ 16cm，宽（2.5 ~ ）3 ~ 4.5cm，先端钝或急尖，基部收狭成抱茎的鞘。总状花序具多数密生的花，圆柱形，长 4 ~ 14cm；花苞片披针形，直立伸展，先端渐尖，不呈尾状，最下部的明显长于花；子房纺锤形，顶部稍弧曲，连花梗长 7 ~ 8mm；花紫红色或粉红色，极罕为带白色；中萼片直立，卵形，长 3 ~ 5mm，宽 2 ~ 3.5mm，先端钝，具 3 脉，侧萼片反折，斜卵形，较中萼片稍长、稍宽，边缘向外卷，先端钝，具 3 脉，前面 1 脉常具支脉；花瓣直立，斜宽卵状三角形，与中萼片等长且较宽，较侧萼片稍狭，边缘具波状齿，先端钝，具 3 脉，前面的 1 脉常具支脉；唇瓣向前伸展，宽倒卵形，长 3 ～ 5mm，前部 3 裂，中裂片较侧裂片稍大或与之等大，三角形，先端钝或稍尖；距细而长，狭圆筒形，下垂，长 7 ～ 10mm，稍向前弯，向末端略增粗或稍渐狭，通常长于子房或与之等长；花粉团卵球形，具细长的柄和黏盘，黏盘披针形。花期 7 ～ 9 月。

分布

分布于我国陕西南部、甘肃东南部、青海南部、湖北西部（兴山）、四川西部、云南西北部、西藏东部至南部。不丹、印度东北部等也有分布。

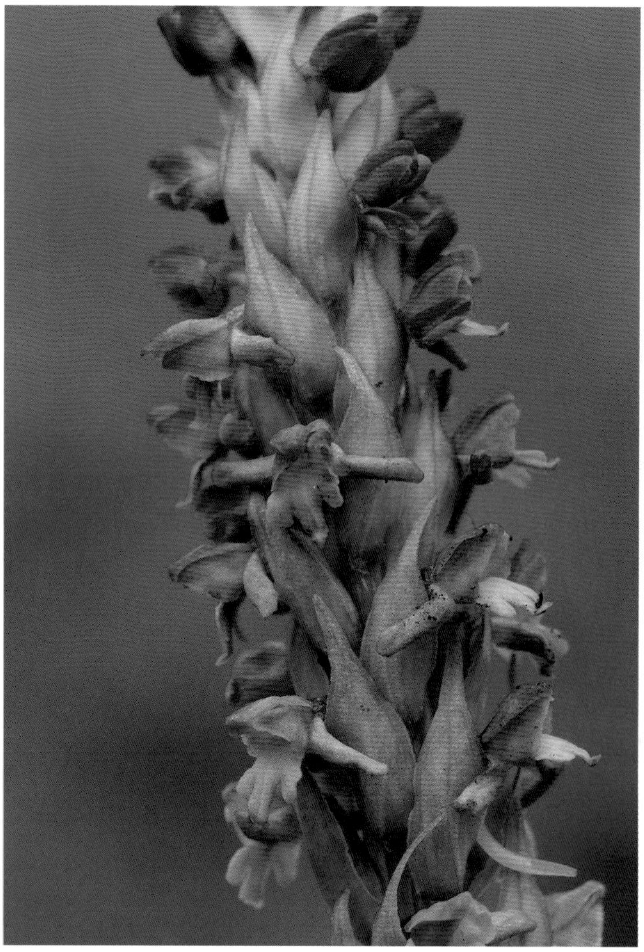

生境

生长于海拔 2800 ～ 4100m 的山坡林下、灌丛下和高山草地中。

药材名

旺拉（དབང་ལག），旺保拉巴、忘保拉巴（དབང་པོ་ལག་པ།）。

药用部位

块茎。

功能与主治

补肾益气，生津润肺，收敛止血，壮阳。用于肺虚咳喘等肺病，身体虚弱，久泻，肉食中毒，遗精阳痿。

用量与用法

3 ～ 9g。

附注

"དབང་ལག"（旺拉）的药用记载始见于《四部医典》，《蓝琉璃》《度母本草》《晶珠本草》等古籍均记载其状如人之手掌，有 1 ～ 6 指之不同，品质按指数减少依次递减。现代文献多以手参属（*Gymnadenia*）植物为"旺拉"的上品，但不同地区药用的种类较为复杂，还包括兰科红门兰属（*Orchis*）、角盘兰属（*Herminium*）等多个属的多种植物。《部标藏药》《青海藏标》（1992 年版、2019 年版）以"手参（手掌参）/དབང་ལག/ 旺拉"之名收载了手参 *G. conopsea* (L.) R. Br. 和西南手参 *Gymnadenia orchidis* Lindl.；《四川省中药材标准》收载了西南手参 *G. orchidis* Lindl.。（参见"手参""角盘兰""绶草""广布红门兰"条）

紫斑玉凤花

Habenaria purpureo-punctata K. Y. Lang

兰科（Orchidaceae） 玉凤花属（*Habenaria*）

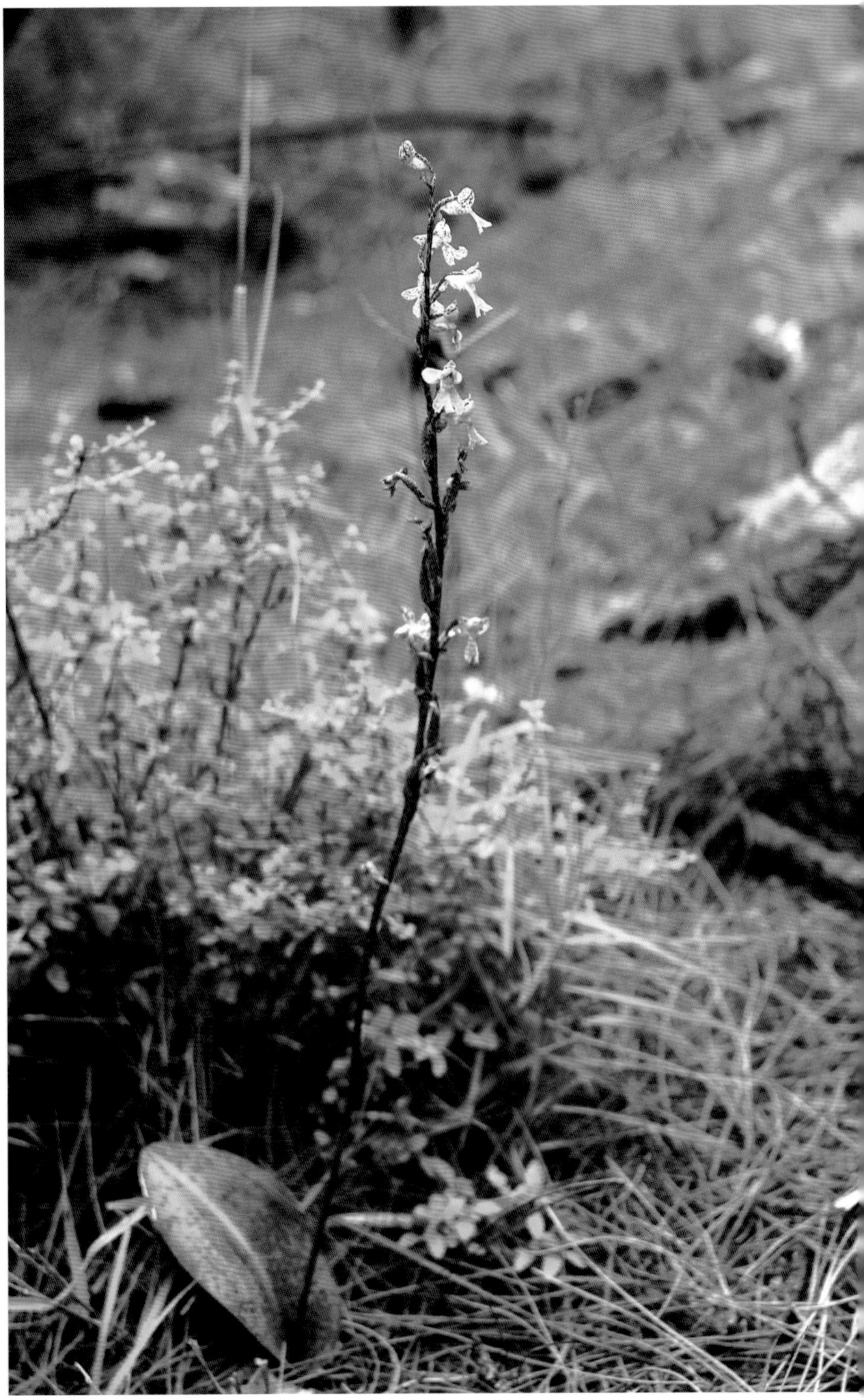

形态

植株高 20 ~ 50cm。块茎卵圆形或长椭圆形，肉质，长 2 ~ 4cm，直径 1.5 ~ 2cm。茎直立，具紫色斑点，基部具 1 叶，向上具 2 ~ 5 苞片状小叶。叶片平展于地面上，椭圆形或长椭圆形，长 5 ~ 15cm，宽 2 ~ 5cm，背面淡紫色，上面绿色、具紫色斑点，先端急尖，基部收狭抱茎。花序总状，花多达 20 ~ 30，长 8 ~ 20cm，总花梗和花序轴均具紫色斑点，无毛；花苞片卵状披针形，先端渐尖或急尖，常短于子房，背面具紫色斑点；子房细圆柱形，扭转，无毛，连花梗长 13 ~ 15mm；花淡紫色，花被片和子房均具紫色斑点；中萼片直立，长圆形，凹陷成舟状，长 5mm，宽 2mm，先端钝圆，具 3 脉，与花瓣靠合成兜状；侧萼片斜卵状椭圆形，常反折，长 6mm，宽 4mm，先端钝，具 3 脉；花瓣直立，斜卵圆形，长 5mm，宽 4mm，先端钝，具 3 脉；唇瓣较萼片和花瓣长而大，楔形，长 10 ~ 11mm，前部3裂；中裂片较侧裂片短而狭，常上举，侧裂片前部边缘具粗锯齿；距短于子房，距口颇宽大，向下渐狭，两侧具2直立褶片，与蕊柱相连，末端突然膨大成圆球状；蕊喙小，位于药室之间的下部，具短臂；花粉团卵球形，具细长的花粉团柄和小的黏盘，黏盘圆形，附于锐喙臂端，裸露；柱头2，棒状，隆起，位于蕊喙之下，后部贴生于壁上，前部稍膨大，离生。花期6 ~ 7月。

分布

分布于我国西藏（林芝、隆子）。印度也有分布。

生境

生长于海拔2100 ~ 3400m的山坡常绿阔叶林下、高山栎林下、山坡草地。

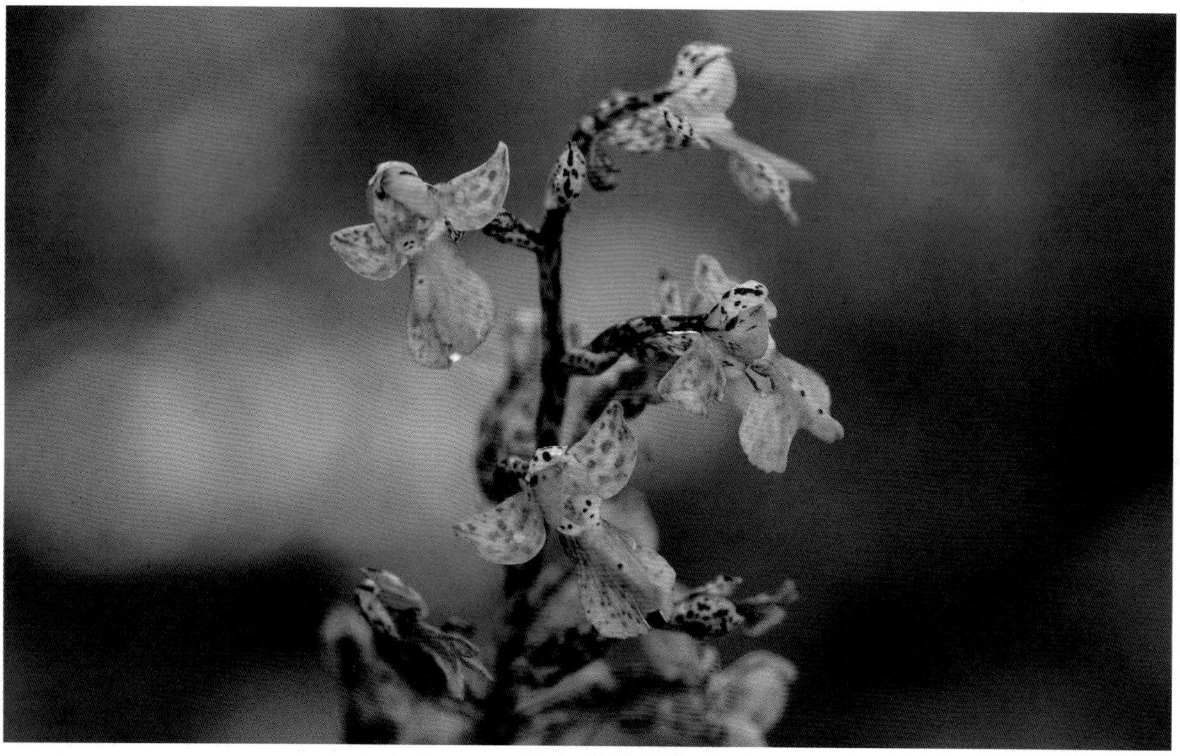

药材名

旺拉曼巴、汪拉曼巴（དབང་ལག་དམན་པ།）。

药用部位

块茎。

功能与主治

生精补血，壮阳补肾，调经止痛。用于气血亏虚，肺痨喘咳，腰痛，阳痿遗精，月经不调，产后腹痛，赤白带下。

用量与用法

5 ~ 10g。

附 注

《四部医典》首次记载了“དབང་ལག”（旺拉），言其为强身增力、生精壮阳、敛毒之药物。《蓝琉璃》《度母本草》等古籍均记载其状如人之手掌，有 1 ~ 6 指之不同，随指数减少品质依次下降。《四部医典系列挂图全集》第二十九图中也有块茎分裂指数为 1 ~ 5 及 7 的 7 幅附图（81 ~ 87 号图）。《晶珠本草》记载其分为“དབང་པོ་ལག་པ།”（旺保拉巴）和“བྱི་ལྡི་ལག་པ།”（西介拉巴）2 种。现代文献记载的“旺拉”的基原包括兰科手参属（*Gymnadenia*）、红门兰属（*Orchis*）、玉凤花属（*Habenaria*）等具有块茎的多属多种植物，各地习用的种类不同，不同文献对其上品、下品的基原也有不同观点，多以手参属植物为“旺拉”的上品（旺保拉巴）。紫斑玉凤花 *H. purpureo-punctata* K. Y. Lang 为“旺拉”的基原之一，该种的块茎呈卵圆形或长椭圆形，不掌状分裂，应为其下品［“དབང་ལག་དམན་པ།”（旺拉曼巴）］；不同文献记载的该属作为“旺拉”药用的还有长距玉凤花 *H. davidii* Franch.、四川玉凤花 *H. szechuanica* Schltr.、西藏玉凤花 *H. tibetica* Schltr. ex Limpricht、二叶玉凤花 *H. diphylla* Dalz.（二叶鹭兰，青海、甘肃甘南习用）等。《部标藏药》等以“手参（手掌参）/དབང་ལག/ 旺拉”之名收载了手参 *G. conopsea* (L.) R. Br.，《四川省中药材标准》中收载了西南手参 *G. orchidis* Lindl.。（参见“手参”“西南手参”“广布红门兰”“角盘兰”条）

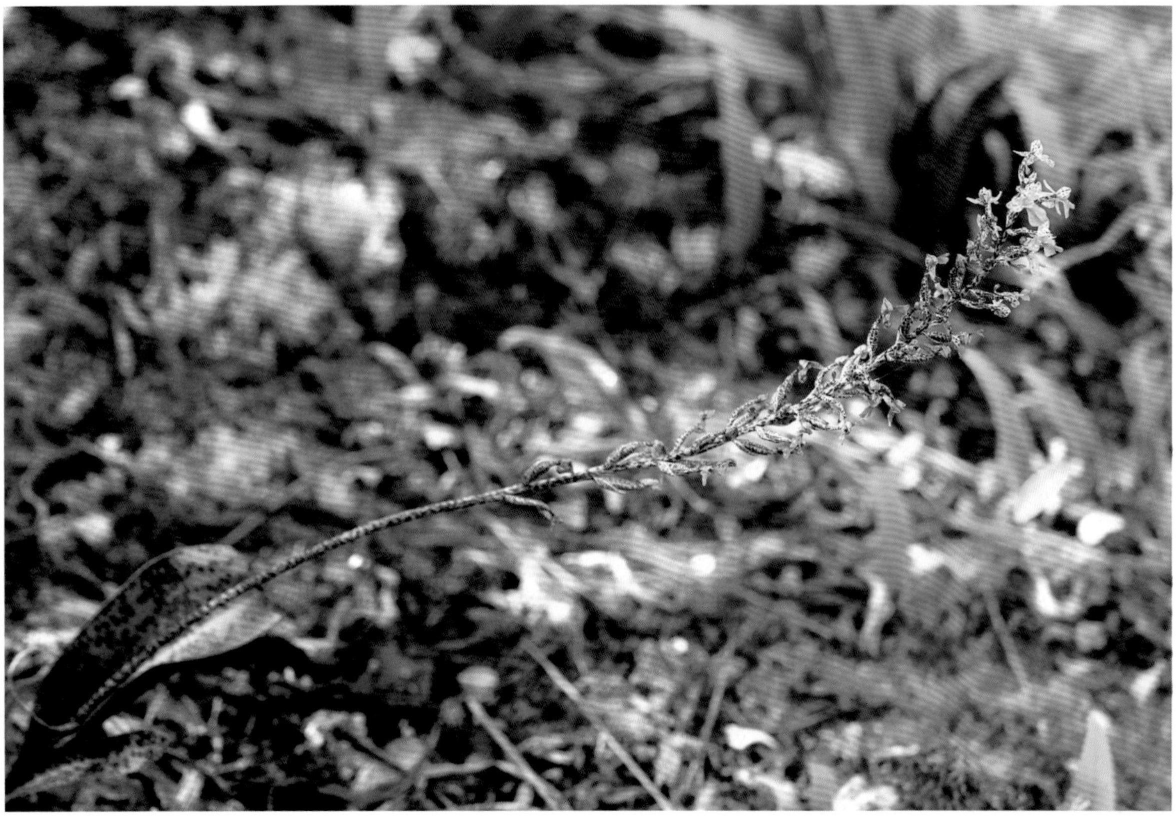

鸟足兰

Satyrium nepalense D. Don（长距鸟足兰）

兰科（Orchidaceae） 鸟足兰属（*Satyrium*）

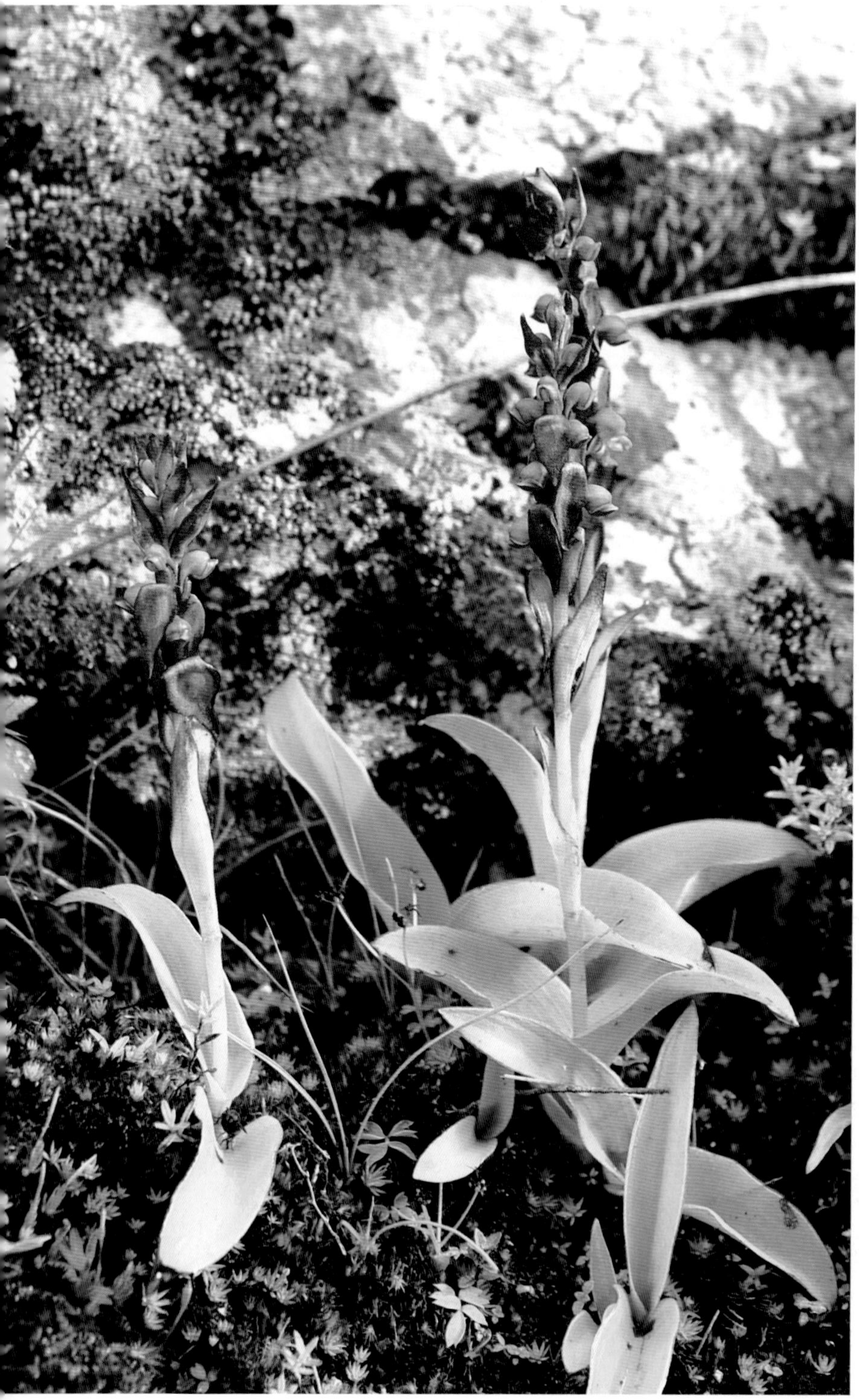

形态

植株高 30 ~ 45cm，具块茎；块茎长圆状椭圆形，长 2 ~ 3cm，宽 1 ~ 1.5cm。茎无毛，基部具膜质鞘，在鞘的上方有 2 ~ 3 叶和 2 ~ 4 叶状鞘。叶片椭圆形、卵形或卵状披针形，下面的 1 叶片长 7 ~ 10cm，宽 3.5 ~ 5.5cm，向上渐小，先端急尖，边缘多少呈皱波状，基部的鞘抱茎。总状花序长 8 ~ 9cm，宽 1 ~ 2cm，密生 20 ~ 30 或更多的花；花苞片卵状披针形，反折，在花序下部的长 1.5 ~ 2cm，宽约 8mm，上部的较小；花梗和子房长 6 ~ 8mm；花粉红色；中萼片狭椭圆形，长 4 ~ 5mm，宽 1 ~ 1.4mm，先端钝；侧萼片长圆状半卵形，稍歪斜，长约 4mm，宽达 2mm，近先端边缘具细缘毛；花瓣狭长圆形或狭椭圆形，长约 3.5mm，宽约 1mm，背面有龙骨状突起；距 2，纤细，下垂，长可达 1cm，通常与子房等长；蕊柱长约 4mm，向后弯曲；柱头唇近圆形；蕊喙唇 3 裂。花期 9 ～ 12 月。

分布

分布于我国西藏南部（聂拉木、吉隆）、云南南部（思茅、景东、蒙自、砚山）、贵州西南部。尼泊尔、印度、缅甸、斯里兰卡也有分布。

生境

生长于海拔 1000 ～ 3200m 的草坡、林间空地、林下。

药材名

奥旺日（ཨོ་དབང་རིལ།）。

药用部位

块茎。

功能与主治

补肾养心。用于肾虚腹痛，慢性肾炎，面足浮肿。

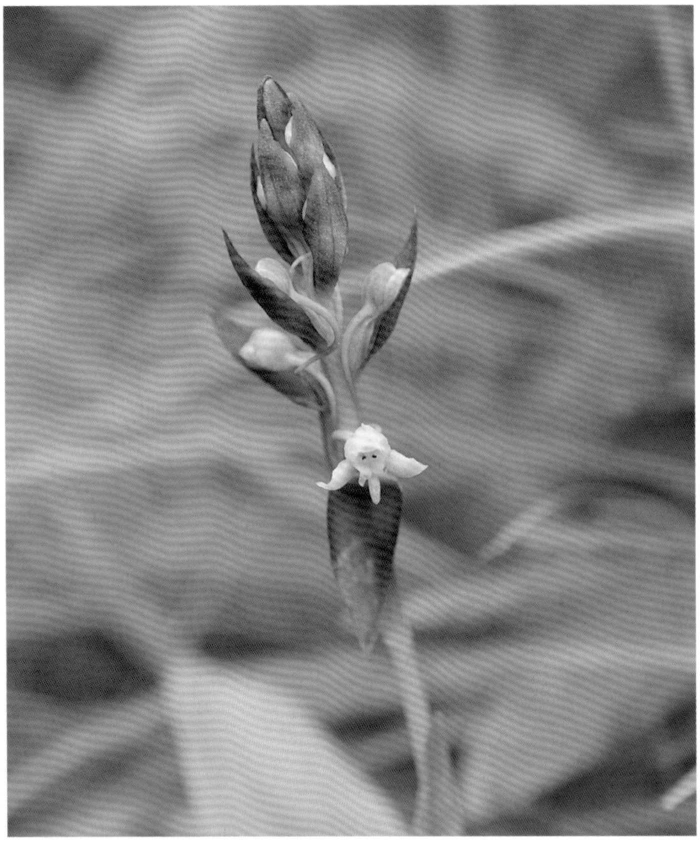

附 注

“ཨོ་དབང་རིལ།”（奥旺日）之名见于《西藏植物志》（第五卷），为鸟足兰 *Satyrium nepalense* D. Don 的藏文名，但该名称未见藏医药古籍记载。

缘毛鸟足兰

Satyrium ciliatum Lindl.

兰科（Orchidaceae） 鸟足兰属（*Satyrium*）

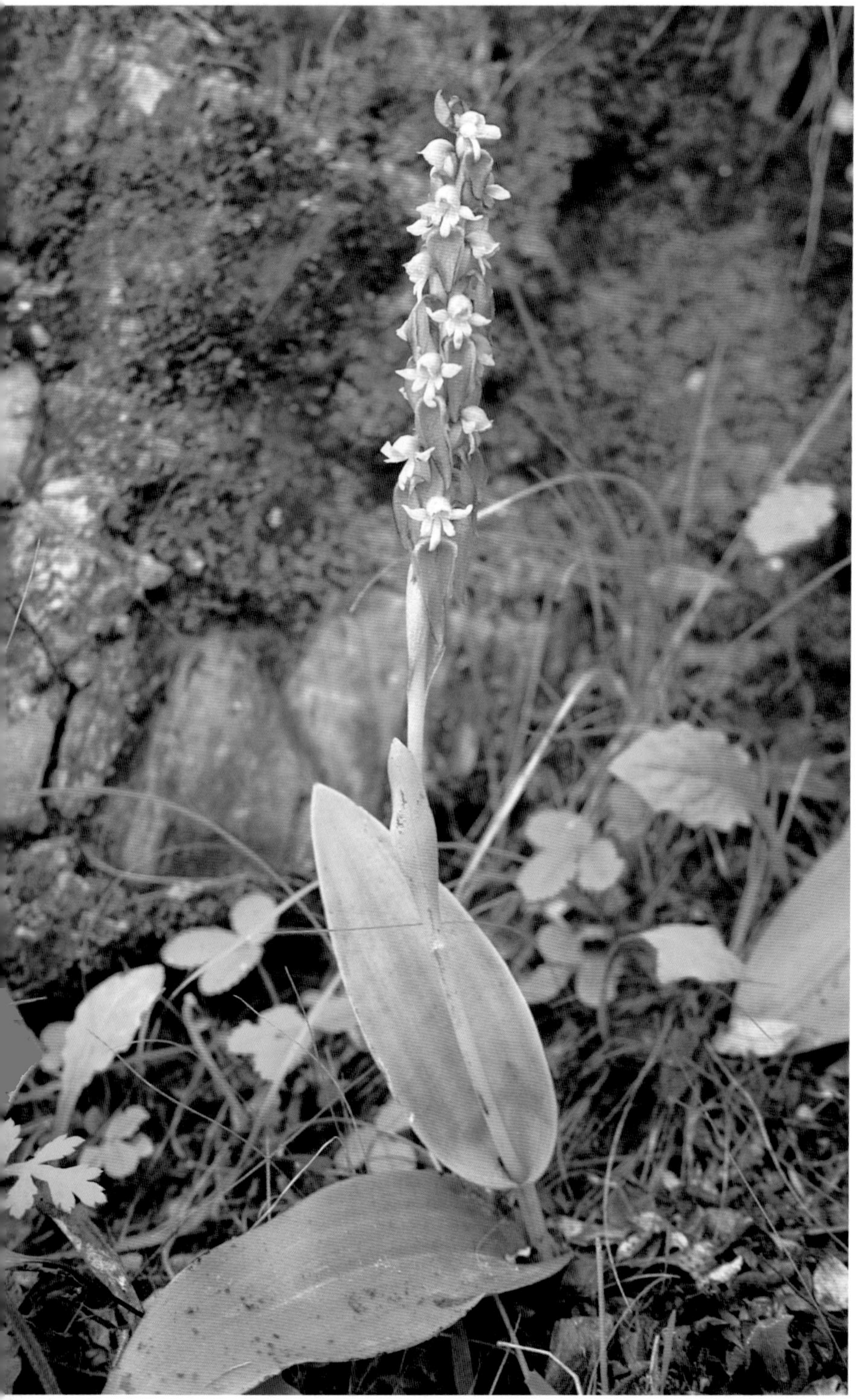

形态

植株高 14 ~ 32cm，地下具块茎。块茎长圆状椭圆形或椭圆形，长 1 ~ 5cm，宽 0.5 ~ 2cm。茎直立，基部具 1 ~ 3 膜质鞘，鞘的上方具 1 ~ 2 叶和 1 ~ 2 叶状鞘。叶片卵状披针形至狭椭圆状卵形，下面 1 叶长 6 ~ 15cm，上面叶较小，先端渐尖或急尖，边缘略皱波状，基部的鞘抱茎。总状花序长（3 ~ ）5 ~ 13cm，密生 20 或更多花；花苞片卵状披针形，反折，在花序下部者长 1.5 ~ 2cm；花梗和子房长 6 ~ 8mm；花粉红色，通常两性，较少雄蕊退化而成雌性（雌性植株）；中萼片狭椭圆形，长 5 ~ 6mm，宽约 1.3mm，近先端边缘具细缘毛，侧萼片长圆状匙形，与中萼片等长，宽约 1.8mm，亦具类似细缘毛；花瓣匙状倒披针形，长 4 ~ 5mm，宽约 1.2mm，先端常有不甚明显的齿缺或裂缺；唇瓣位于上方，兜状，半球形，宽约 6mm，先端急尖并具不整齐齿缺，背面有明显的龙骨状突起；距 2，通常长 4 ~ 6mm，较少缩短成囊状或完全消失（在无距或短距的花中，雄性器官均有不同程度地退化，在极端的类型中蕊柱变成花柱，甚至无唇瓣）；蕊柱长约 5mm，向后弯曲；柱头唇近方形；蕊喙唇 3 裂。蒴果椭圆形，长 5 ~ 6mm，宽 3 ~ 4mm。花果期 8 ~ 10 月。

分布

分布于我国西藏南部至东南部（亚东、错那、米林、工布江达、察瓦龙）、云南西部至西北部、四川西北部至西南部（马尔康、木里）、贵州西南部、湖南西北部。尼泊尔、不丹、印度也有分布。

生境

生长于海拔 1800 ~ 4100m 的草坡、疏林下、高山松林下。

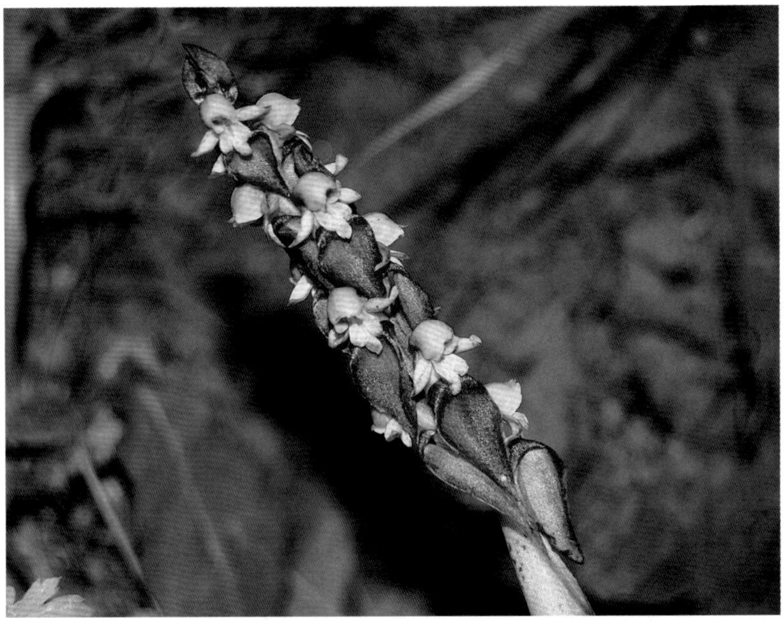

药材名

旺拉嘎保（དབང་ལག་དཀར་པོ།），旺拉曼巴嘎保（དབང་ལག་དམན་པ།、དཀར་པོ།）。

药用部位

块茎。

功能与主治

大补元气，安神增智。用于阳痿不举。

附注

“དབང་ལག”（旺拉）始载于《四部医典》，为强身增力、生精壮阳、敛毒之药物。《蓝琉璃》《度母本草》等古籍均记载其状如人之手掌，有 1 ~ 6 指之不同，品质随指数减少依次质次。《四部医典系列挂图全集》第二十九图中也有块茎分裂指数 1 ~ 5、7 的 7 幅“旺拉”的附图（81 ~ 87 号图）。《晶珠本草》记载其分为“དབང་པོ་ལག་པ།”（旺保拉巴）和“བྱི་ལྕེ་ལག་པ།”（西介拉巴）2 种。现代文献记载的“旺拉”的基原包括兰科手参属（*Gymnadenia*）、红门兰属（*Orchis*）、玉凤花属（*Habenaria*）、鸟足兰属（*Satyrium*）等多属具有块茎的多种植物，各地习用种类也不同，多以手参属植物作为“旺拉”的上品 [“དབང་པོ་ལག་པ།”（旺保拉巴）]。四川甘孜藏医以云南鸟足兰 *S. yunnanense* Rolfe 作“དབང་ལག་དཀར་པོ།”（旺拉嘎保）使用（《甘孜州藏药植物名录》第二册），《中国藏药植物资源考订》认为云南鸟足兰 *S. yunnanense* Rolfe 为缘毛鸟足兰 *S. ciliatum* Lindl. 的异名、云南鸟足兰 *S. yunnanense* Rolfe 应为“旺拉”的次品，故称其为“དབང་ལག་དམན་པ།、དཀར་པོ།”（旺拉曼巴嘎保），而《中国植物志》则将云南鸟足兰 *S. yunnanense* Rolfe 作为独立种记载，该种的用法尚有待调查。（参见“手参”“西南手参”“广布红门兰”“角盘兰”条）

天麻

Gastrodia elata Blume

兰科（Orchidaceae） 天麻属（*Gastrodia*）

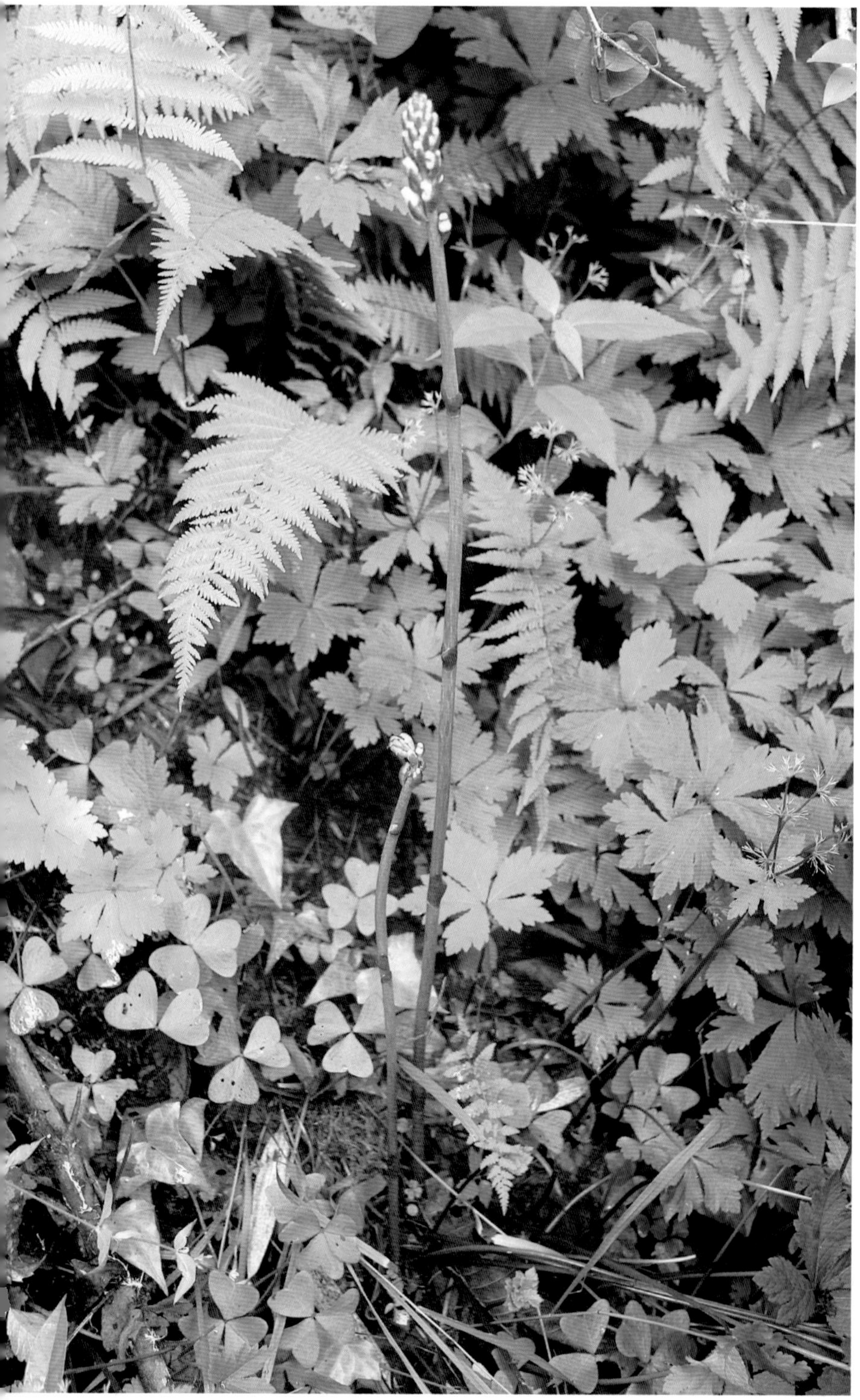

形态

植株高 30 ~ 100cm，有时可达 2m。根茎肥厚，块茎状，椭圆形至近哑铃形，肉质，长 8 ~ 12cm，直径 3 ~ 5（~ 7）cm，有时更大，具较密的节，节上被许多三角状宽卵形的鞘。茎直立，橙黄色、黄色、灰棕色或蓝绿色，无绿叶，下部被数枚膜质鞘。总状花序长 5 ~ 30（~ 50）cm，通常具 30 ~ 50 花；花苞片长圆状披针形，长 1 ~ 1.5cm，膜质；花梗和子房长 7 ~ 12mm，略短于花苞片；花扭转，橙黄、淡黄、蓝绿或黄白色，近直立；萼片和花瓣合生成的花被筒长约 1cm，直径 5 ~ 7mm，近斜卵状圆筒形，先端具 5 裂片，但前方亦即两枚侧萼片合生处的裂口深达 5mm，筒的基部向前方凸出；外轮裂片（萼片离生部分）卵状三角形，先端钝；内轮裂片（花瓣离生部分）近长圆形，较小；唇瓣长圆状卵圆形，长 6 ~ 7mm，宽 3 ~ 4mm，3 裂，基部贴生于蕊柱足末端与花被筒内壁上并有一对肉质胼胝体，上部离生，上面具乳突，边缘有不规则短流苏；蕊柱长 5 ~ 7mm，有短的蕊柱足。蒴果倒卵状椭圆形，长 1. 4 ~ 1. 8cm，宽 8 ~ 9mm。花果期 5 ~ 7 月。

分布

分布于我国四川、贵州、云南、甘肃、西藏（波密）、重庆、湖北、湖南、江西、安徽、浙江、江苏、河南、陕西、山西、河北、内蒙古、辽宁、吉林。朝鲜半岛至西伯利亚地区也有分布。

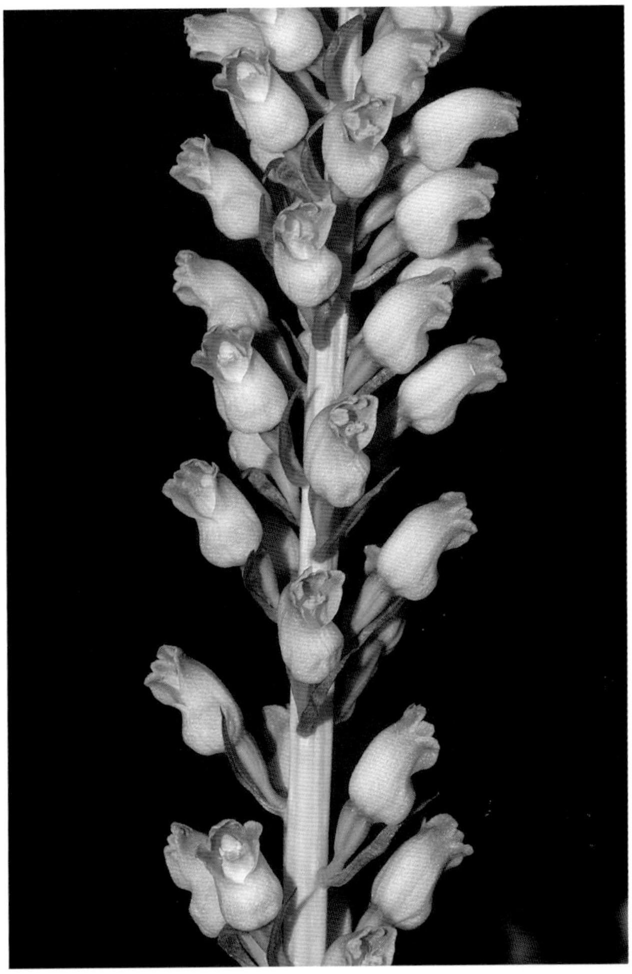

生境

生长于海拔 400 ~ 3200m 的疏林下、林中空地、林缘、灌丛边缘。

药材名

冬彭（སྒོང་ཕུང་།），热木夏干（ར་མོ་ཤག་ཆེན།）。

药用部位

块茎。

功能与主治

镇静，降压，息风。用于头晕目眩，高血压，头痛，神经衰弱，癫痫，小儿惊风。

用量与用法

3 ~ 9g。内服研末，或入丸剂。

附　注

天麻 *G. elata* Blume 为常用中药，藏医少用，该药在藏医古籍中似未有记载，现代文献《迪庆藏药》《新修晶珠本草》等对该药有记载。甘肃甘南藏医又称天麻 *G. elata* Blume 为“ར་མོ་ཤག་ཆེན།”（热木夏干）。

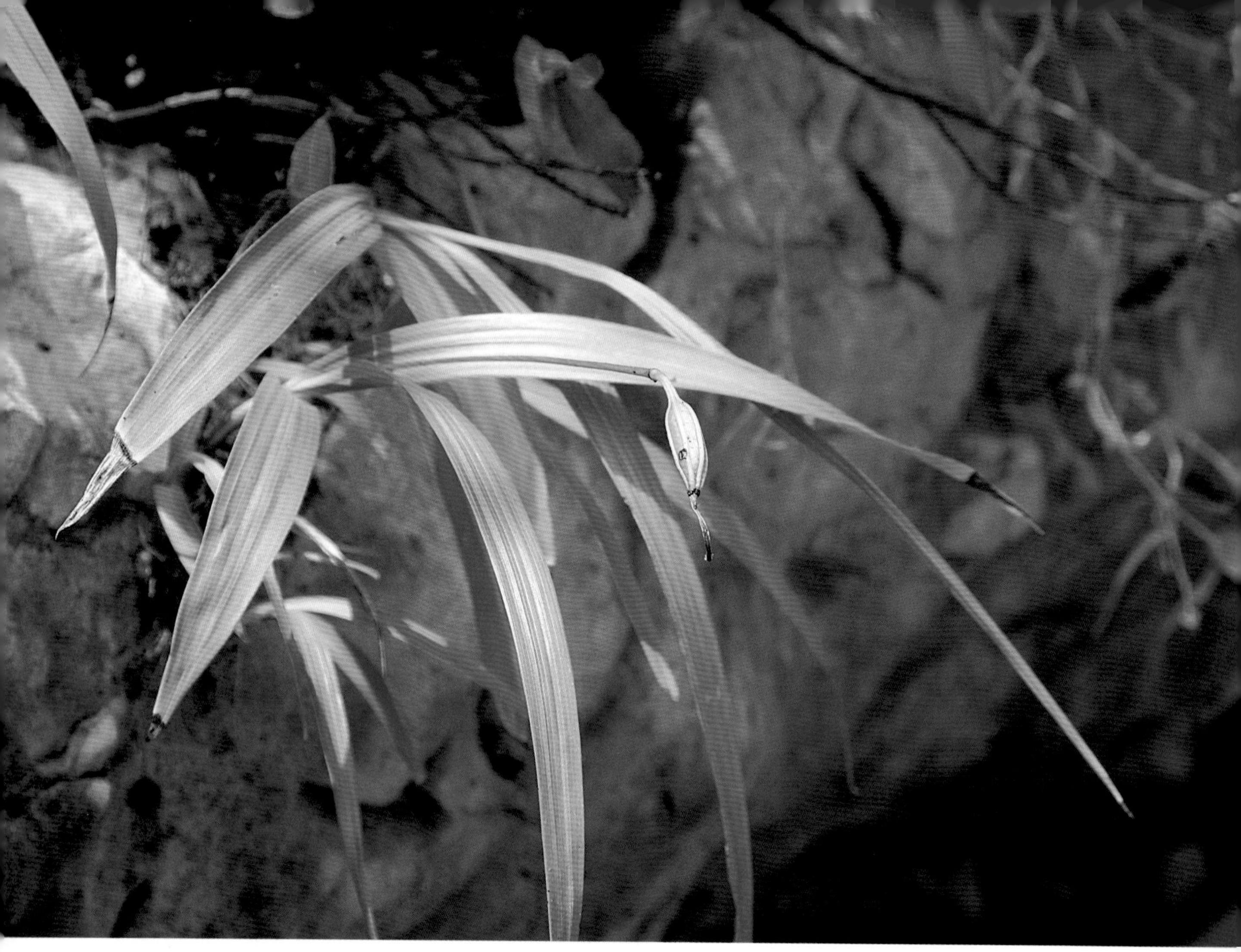

小白及

Bletilla formosana (Hayata) Schltr.

兰科（Orchidaceae）　白及属（*Bletilla*）

形态

植株高 15 ~ 50cm。假鳞茎扁卵球形，较小，上面具荸荠似的环带，富黏性。茎纤细或较粗壮。叶 3 ~ 5，线状披针形、狭披针形至狭长圆形，长 6 ~ 20（~ 40）cm，宽 0.5 ~ 4.5cm，先端渐尖，基部收狭成鞘并抱茎。总状花序具（1 ~）2 ~ 6 花；花序轴或多或少呈“之”字状曲折；花苞片长圆状披针形，长 1 ~ 1.3cm，先端渐尖，开花时凋落；花较小，淡紫色或粉红色，罕见白色；萼片和花瓣近等大，狭长圆形，长 15 ~ 21mm，宽 4 ~ 6.5mm，先端近急尖；花瓣先端稍钝；唇瓣椭圆形，长 15 ~ 18mm，宽 8 ~ 9mm，中部以上 3 裂，侧裂片直立，斜半圆形，围抱蕊柱，先端稍尖或急尖，常伸达中裂片的 1/3 以上，中裂片近圆形或近倒卵形，长 4 ~ 5mm，宽 4 ~ 5mm，边缘微波状，先端钝圆，罕见略凹缺；唇盘上具 5 纵脊状褶片，从基部至中裂片近顶部，仅在中裂片上面均为波状；子房圆柱形，扭转，长 8 ~ 12mm，蕊柱长 12 ~ 13mm，柱状，具狭翅，稍弓曲。花期 4 ~ 6 月。

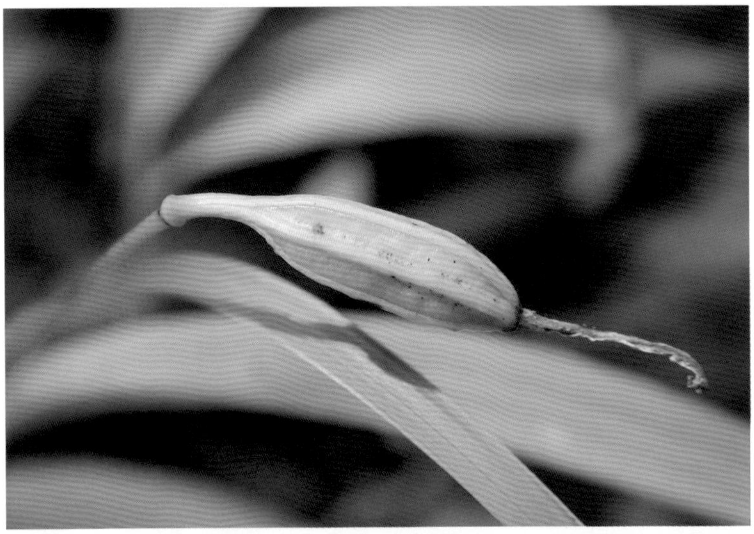

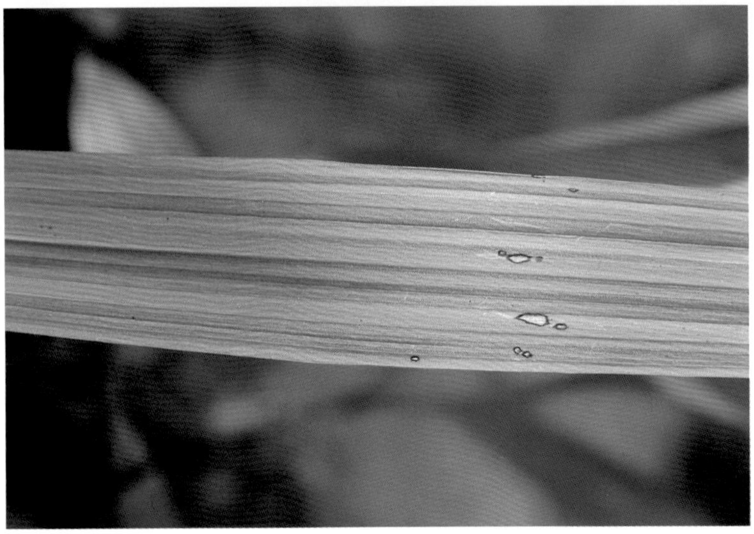

分布

分布于我国陕西南部、甘肃东南部、江西、台湾、广西、四川、贵州、云南中部至西北部、西藏东南部（察隅）。日本也有分布。

生境

生长于海拔 600 ~ 3100m 的常绿阔叶林、栎树林或针叶林林下、路旁、沟谷草地、草坡、岩石缝中。

药材名

巴多拉、巴杜拉（པ་ཏྲ་ལ།）。

药用部位

块茎。

功能与主治

开胃。用于虫病。

附注

《蓝琉璃》（药物补述）、《晶珠本草》等中记载有“པ་ཏྲ་ལ།”（巴多拉），言其为治虫病、开胃口之药物，又言该药古时即有混用争议。现代文献记载各地藏医所用“巴多拉”的基原不同，藏医南北两派对“巴多拉”的基原有争议，云南藏医使用鸢尾科植物射干 *Belamcanda chinensis* (L.) DC.，西藏、甘肃甘南藏医使用兰科植物白及 *Bletilla striata* (Thunb. ex A. Murray) Rchb. f.，青海藏医多用菊科植物鸦葱 *Scorzonera austriaca* Willd.。有观点认为“巴多拉”应以白及 *Bletilla striata* (Thunb. ex A. Murray) Rchb. f. 及射干 *Belamcanda chinensis* (L.) DC. 为正品。也有观点认为《蓝琉璃》记载的“巴多拉”及《四部医典系列挂图全集》第三十一图中“巴杜拉”的附图（94 号图）显然为菊科植物，应系橙舌狗舌草 *Tephroseris rufa* (Hand.-Mazz.) B. Nord.（红舌千里光 *Senecio rufus* Hand.-Mazz.），白及 *Bletilla striata* (Thunb. ex A. Murray) Rchb. f.、小白及 *Bletilla formosana* (Hayata) Schltr. 则可能系代用品。（参见“橙舌狗舌草”“射干”“拐轴鸦葱”“白及”条）

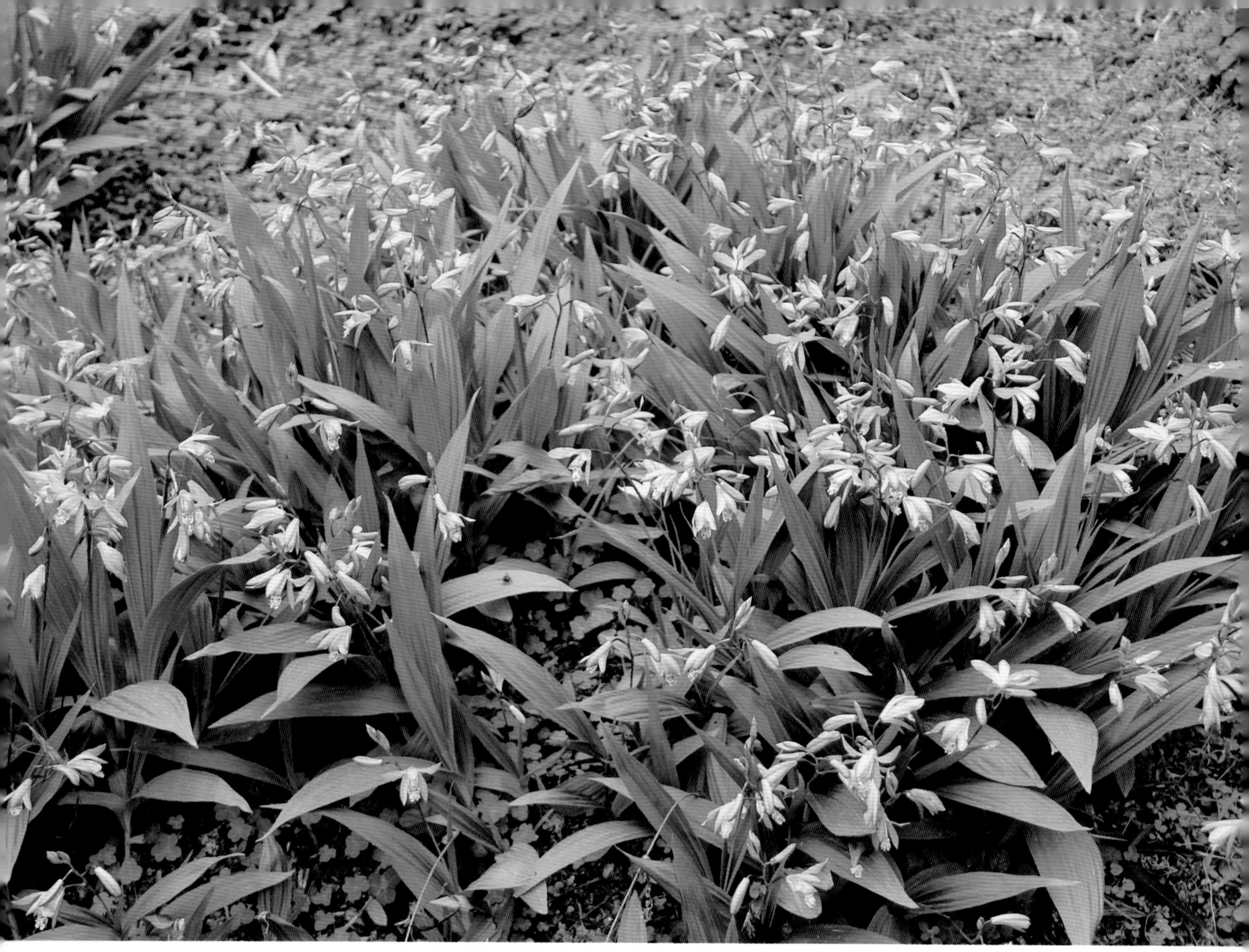

白及

Bletilla striata (Thunb. ex A. Murray) Rchb. f.

兰科（Orchidaceae） 白及属（*Bletilla*）

形态

植株高 18 ~ 60cm。假鳞茎扁球形，上面具荸荠似的环带，富黏性。茎粗壮，劲直。叶 4 ~ 6，狭长圆形或披针形，长 8 ~ 29cm，宽 1.5 ~ 4cm，先端渐尖，基部收狭成鞘并抱茎。花序具 3 ~ 10 花，常不分枝或极罕分枝；花序轴或多或少呈“之”字状曲折；花苞片长圆状披针形，长 2 ~ 2.5cm，开花时常凋落；花大，紫红色或粉红色；萼片和花瓣近等长，狭长圆形，长 25 ~ 30mm，宽 6 ~ 8mm，先端急尖；花瓣较萼片稍宽，唇瓣较萼片和花瓣稍短，倒卵状椭圆形，长 23 ~ 28mm，白色带紫红色，具紫色脉；唇盘上面具 5 纵褶片，从基部伸至中裂片近顶部，仅在中裂片上面为波状；蕊柱长 18 ~ 20mm，柱状，具狭翅，稍弓曲。花期 4 ~ 5 月。

分布

分布于我国陕西南部、甘肃东南部、四川、贵州、江苏、安徽、浙江、江西、福建、湖北、湖南、广东、广西。朝鲜、韩国、日本也有分布。

生境

生长于海拔 100 ~ 3200m 的常绿阔叶林下、针叶林下、路旁草丛或岩石缝中。各地也作园艺植物栽培。

药材名

巴多拉、巴杜拉（པ་ཏོ་ལ།），门奥巴杜拉（སྨན་ངོས་པ་ཏོ་ལ།）。

药用部位

块茎。

功能与主治

消炎解毒，开胃。用于虫病，时疫感冒，热病，消化不良，胆病，“赤巴”病。外用于外伤出血、烫火伤。

用量与用法

3 ~ 6g。内服煎汤；或入丸、散剂。外用适量，研粉或鲜品捣烂敷。

附注

《蓝琉璃》《晶珠本草》等记载“པ་ཏོ་ལ།”（巴多拉）为治虫病、开胃口之药物，言该药古时即有混淆争议。现代文献记载“巴多拉”是南北两派藏医存在争议的品种之一，各地藏医所用“巴多拉”的基原不同，云南藏医用鸢尾科植物射干 *Belamcanda chinensis* (L.) DC.；西藏、甘肃甘南藏医用兰科植物白及 *Bletilla striata* (Thunb. ex A. Murray) Rchb. f.；青海藏医多用菊科植物鸦葱 *Scorzonera austriaca* Willd.。《宇妥认药典集》（《药物识别》）记载“巴多拉”“根状如大象的蹄背，叶扁平，状如宝剑，生长在高山平川交界处”，《晶珠本草》记载其“叶剑状，根状如黄精，更像姜多块连生，分支和根毛多。味甘”，据此判断，白及 *Bletilla striata* (Thunb. ex A. Murray) Rchb. f. 和射干 *Belamcanda chinensis* (L.) DC. 的形态与古籍记载更为相符。《中华本草·藏药卷》认为“巴多拉”应以白及 *Bletilla striata* (Thunb. ex A. Murray) Rchb. f. 及射干 *Belamcanda chinensis* (L.) DC. 为正品，在该条的“品种考证”中引《妙音本草》的记载言“花黄色具光泽”，引《甘露本草明镜》的记载言“根黄色，圆而扁，状如大象之蹄背。又如黄精一个连一个，具有海螺般的花纹。有胡须般稀疏的根须……小花呈紫红色”，上述记载表明“巴多拉”的基原似也包括了该 2 种，即“根黄色”者似为射干 *Belamcanda chinensis* (L.) DC.（根茎为不规则块状，黄色或黄褐色，细根多数，花橙红色），“如大象之蹄背”“稀疏须根”“花紫红色”者似为白及 *Bletilla striata* (Thunb. ex A. Murray) Rchb. f.（假鳞茎扁球形，白色，须根较少，花紫红色或粉红色）。而关于《蓝琉璃》记载的“巴多拉”，据该书记载的“叶状如宝剑，直生，茎长，掰断流乳状白液，花黄色”的形态，以及《四部医典系列挂图全集》第三十一图中“巴杜拉”的附图（94 号图）来看，其基原显然为菊科植物，有观点认为“巴多拉”的正品应系橙舌狗舌草 *Tephroseris rufa* (Hand.-Mazz.) B. Nord.（红舌千里光 *Senecio rufus* Hand.-Mazz.），白及 *Bletilla striata* (Thunb. ex A. Murray) Rchb. f.、小白及 *Bletilla formosana* (Hayata) Schltr. 则可能系代用品。（参见“橙舌狗舌草”“射干”“拐轴鸦葱”“小白及”条）

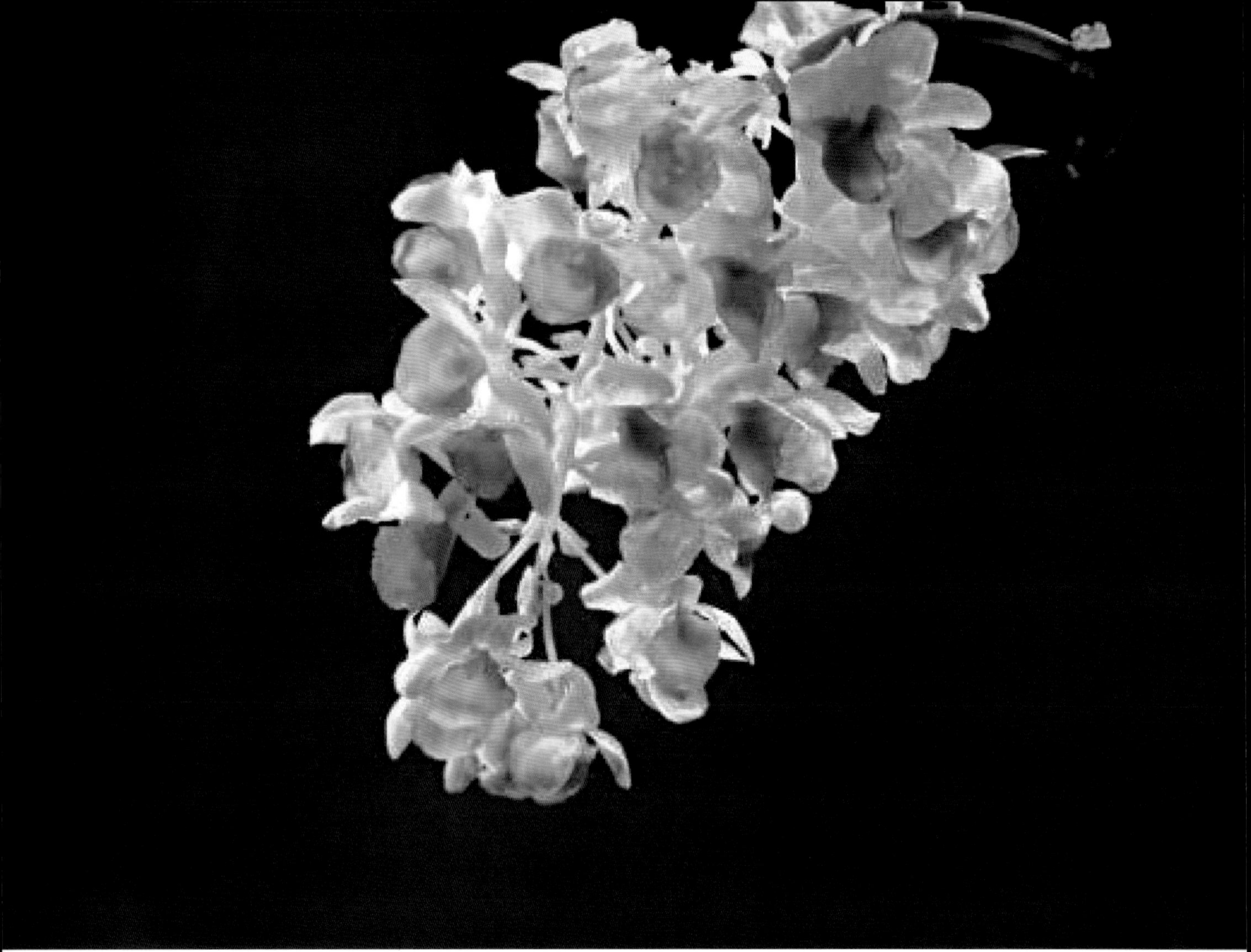

密花石斛

Dendrobium densiflorum Lindl.

兰科（Orchidaceae）　石斛属（*Dendrobium*）

形态

茎粗壮，通常棒状或纺锤状，长 25 ~ 40cm，直径达 2cm，下部常收狭为细圆柱形，不分枝，具数节和 4 纵棱，有时棱不明显，干后浅褐色且带光泽。叶常 3 ~ 4，近顶生，革质，长圆状披针形，长 9 ~ 17cm，宽 2.6 ~ 6cm，先端急尖，基部不下延为抱茎的鞘。总状花序从去年或二年生具叶的茎上端发出，下垂，密生许多花，花序柄基部被 2 ~ 4 鞘；花苞片纸质，倒卵形，长 1.2 ~ 1.5cm，宽 0.6 ~ 1cm，先端钝，具约 10 脉，干后多少席卷；花梗和子房白绿色，长 2 ~ 2.5cm；花开展，萼片和花瓣淡黄色；中萼片卵形，长 1.7 ~ 2.1cm，宽 0.8 ~ 1.2cm，先端钝，具 5 脉，全缘；侧萼片卵状披针形，近等大于中萼片，先端近急尖，具 5 ~ 6 脉，全缘；萼囊近球形，宽约 5mm；花瓣近圆形，长 1.5 ~ 2cm，宽 1.1 ~ 1.5cm，基部收狭为短爪，中部以上边缘具啮齿，具 3 主脉和许多支脉；唇瓣金黄色，圆状菱形，长 1.7 ~ 2.2cm，宽达 2.2cm，先端圆形，基部具短爪，中部以下两侧围抱蕊柱，上面和下面的中部以上密被短绒毛；蕊柱橘黄色，长约 4mm；药帽橘黄色，前后压扁的半球形或圆锥形，前端边缘截形，且具细缺刻。花期 4 ～ 5 月。

分布

分布于我国西藏东南部（墨脱）、广东北部、广西、海南等。印度东北部、尼泊尔、不丹、缅甸、泰国也有分布。

生境

生长于海拔 420 ～ 1000m 的常绿阔叶林中树干上、山谷岩石上。

药材名

布协（བུ་ཤེལ།），布协孜、布胁则（བུ་ཤེལ་ཚེ།）。

药用部位

全草。

功能与主治

清热，健胃，止吐。用于“培根”病引起的发热，消化不良，呕吐，痔疮等。

用量与用法

6 ～ 12g。内服煎汤。

附注

《四部医典》中记载有“བུ་ཤེལ་ཚེ།”（布协孜），言其为止吐、清“培根”热、治痔疮并开通尿闭之药物。《蓝琉璃》言其“为生长在江河边的一种茅草，有尖（穗）三、四、五、六个不等，有冰片气味”。《晶珠本草》记载“布协孜”又名“ཙ་ཀ་བུར།”（札尕布尔），言其按生境的不同分为“བུ་ཤེལ་ཚེ་དཀར་པོ།”（布协孜嘎保）、“ཚེ་སྐྱི།”（孜吉）和“印度产”3 种，依次后者质佳。据现代文献记载，藏医所用“布协孜”的基原主要为兰科石斛属（*Dendrobium*）多种植物，密花石斛 *D. densiflorum* Lindl. 为其基原之一，为西藏藏医习用。由于古籍对“布协孜”的形态记载简略，难以确定其为何种植物，但据对从印度带来的样品的鉴定，其基原可能为四棱石斛 *D. guadrangulare* Parish.（该种未见《中国植物志》记载，我国可能无分布）或聚石斛 *D. aggregatum* Roxb.（聚石斛 *D. lindleyi* Stendel）；也有观点认为《蓝琉璃》等古籍记载的“布协孜”的基原可能为禾本科或莎草科植物。（参见“石斛”“金耳石斛”条）

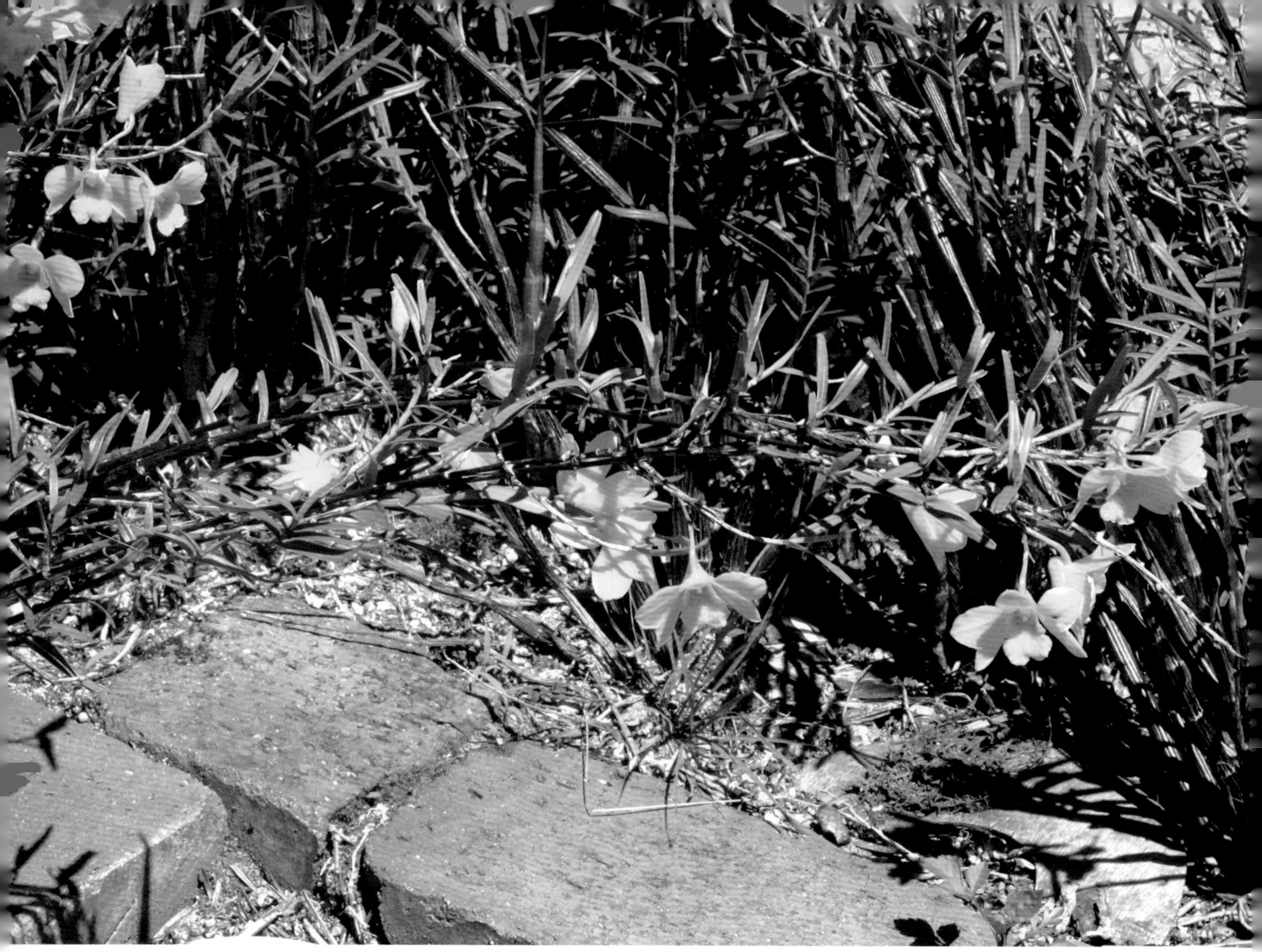

细叶石斛

Dendrobium hancockii Rolfe

兰科（Orchidaceae） 石斛属（*Dendrobium*）

形态

茎直立，质地较硬，圆柱形或有时基部上方有数个节间膨大而呈纺锤形，长达 80cm，直径 0.2 ~ 2cm，通常分枝，具纵槽或条棱，干后深黄色或橙黄色，有光泽，节间长达 4.7cm。叶通常 3 ~ 6，互生于主茎和分枝的上部，狭长圆形，长 3 ~ 10cm，宽 0.3 ~ 0.6cm，先端钝且不等侧 2 裂，基部具革质鞘。总状花序长 1 ~ 2.5cm，具 1 ~ 2 花，花序柄长 5 ~ 10mm；花苞片膜质，卵形，长约 2mm，先端急尖；花梗和子房淡黄绿色，长 12 ~ 15mm，子房稍扩大；花质地厚，稍具香气，开展，金黄色，仅唇瓣侧裂片内侧具少数红色条纹；中萼片卵状椭圆形，长（1 ~ ）1.8 ~ 2.4cm，宽（3.5 ~ ）5 ~ 8mm，先端急尖，具 7 脉，侧萼片卵状披针形，与中萼片等长，但稍较狭，先端急尖，具 7 脉；萼囊短圆锥形，长约 5mm；花瓣斜倒卵形或近椭圆形，与中萼片等长而较宽，先端锐尖，具 7 脉，唇瓣长、宽相等，均为 1 ~ 2cm，基部具 1 胼胝体，中部 3 裂；侧裂片围抱蕊柱，近半圆形，先端圆形，中裂片近扁圆形或肾状圆形，先端锐尖；唇盘通常浅绿色，从两侧裂片之间到中裂片上密布短乳突状毛；蕊柱长约 5mm，基部稍扩大，具长约 6mm 的蕊柱足，蕊柱齿近三角形，先端短而钝，药帽斜圆锥形，表面光滑，前面具 3 脊，前端边缘具细齿。花期 5 ~ 6 月。

分布

分布于我国陕西（秦岭以南）、甘肃南部（徽县、武都）、河南、湖北东南部、湖南东南部、广西西北部、四川南部至东北部（天全、泸定、布拖）、重庆东部、贵州南部至西南部、云南东南部（蒙自、富民、石屏）。

生境

生长于海拔 700 ~ 1500m 的山地林中树干上、山谷岩石上。

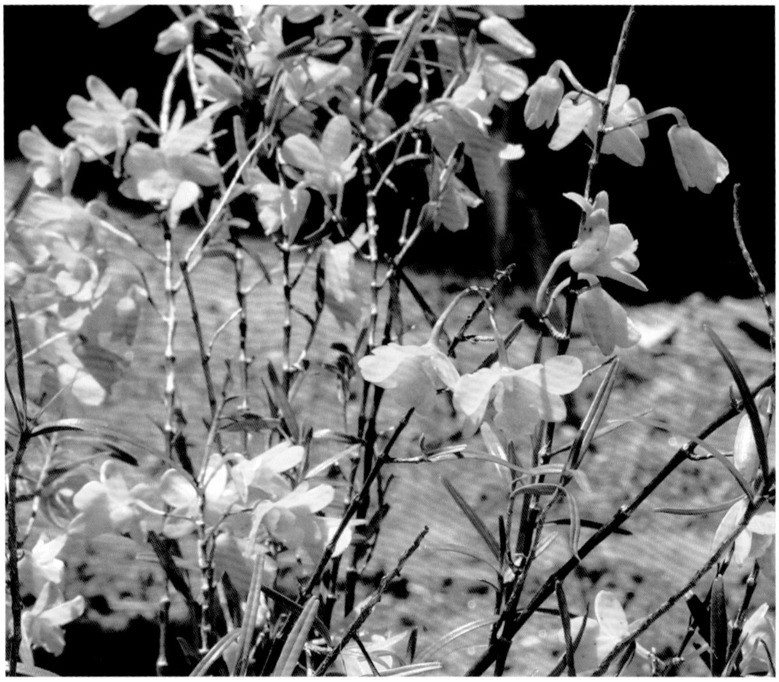

药材名

布协（སྤུ་ཤེལ།），布协孜、布胁则（སྤུ་ཤེལ་རྩེ།）。

药用部位

全草。

功能与主治

清热，健胃，止吐。用于“培根”病引起的发热，消化不良，呕吐，痔疮等。

用量与用法

6 ~ 12g。内服煎汤。

附 注

《四部医典》中记载有“སྤུ་ཤེལ་རྩེ།”（布协孜），言其为止吐、清“培根”热、治痔疮并开通尿闭之药物。《蓝琉璃》言其“为生长在江河边的一种茅草，有尖（穗）3 ~ 6 个不等，有冰片气味”。《晶珠本草》言“布协孜”按生境不同分为“སྤུ་ཤེལ་རྩེ་དཀར་པོ།”（布协孜嘎保）、“རྩེ་སྐྱི།”（孜吉）和“印度产”3 种，依次后者质佳。现代文献记载的藏医所用“布协孜”的基原主要包括兰科石斛属（*Dendrobium*）多种植物，细叶石斛 *D. hancockii* Rolfe 为其基原之一。仅据古籍记载难以确定“布协孜”的基原，但据对从印度带来的样品的鉴定，其确为石斛属植物。也有观点认为《蓝琉璃》等古籍记载的“布协孜”的基原可能为禾本科或莎草科植物。（参见“石斛”“金耳石斛”“束花石斛”条）

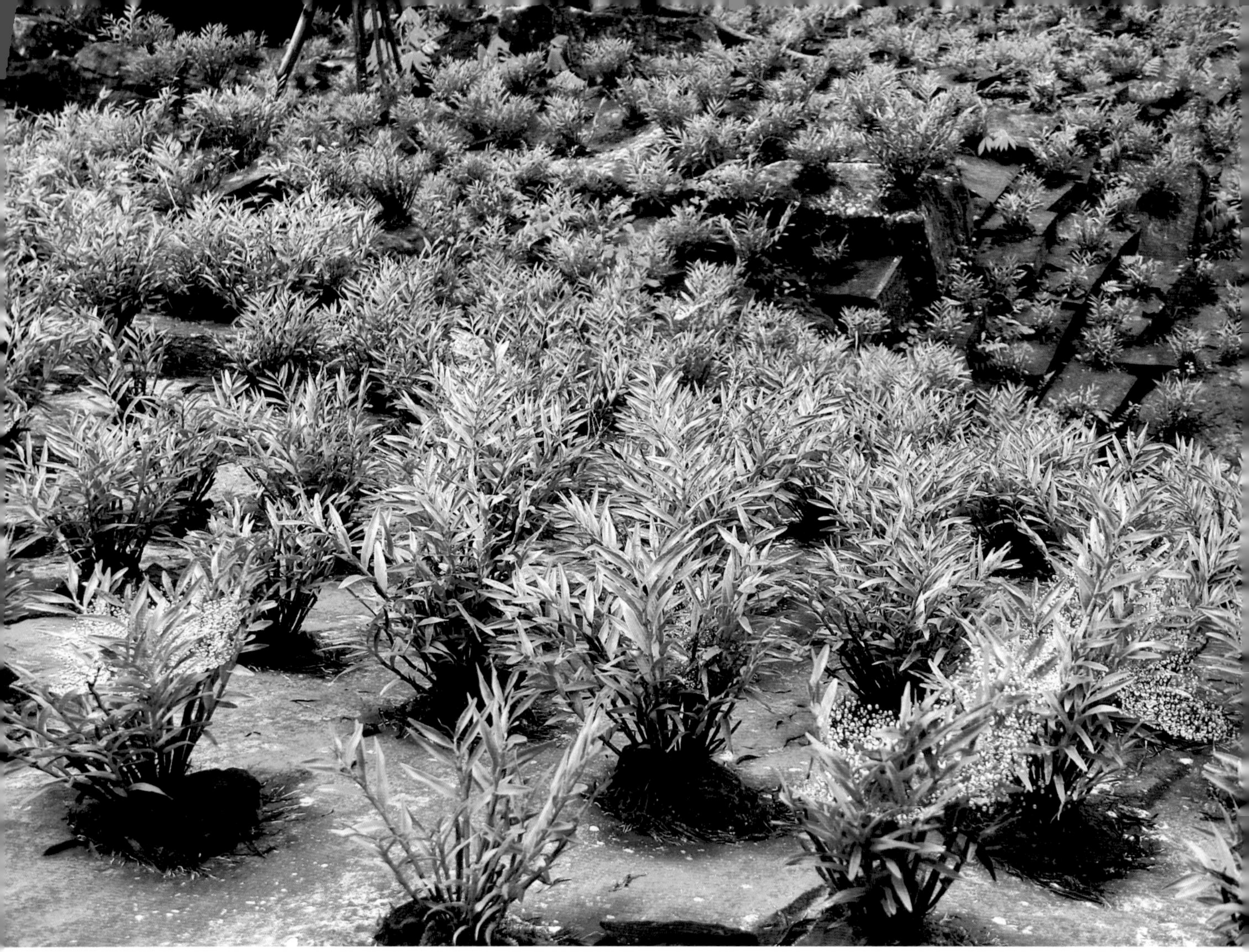

叠鞘石斛

Dendrobium aurantiacum Rchb. f. var. *denneanum* (Kerr) Z. H. Tsi

兰科（Orchidaceae） 石斛属（*Dendrobium*）

形态

茎纤细，圆柱形，通常长 25 ~ 35cm，直径 2 ~ 4mm，不分枝，具多数节；节间长 2.5 ~ 4cm，干后淡黄色或黄褐色。叶革质，线形或狭长圆形，长 8 ~ 10cm，宽 0.4 ~ 1.4cm，先端钝且微凹或有时近锐尖而一侧稍钩转，基部具鞘；叶鞘紧抱于茎。总状花序侧生于去年生落叶的茎上端，长约 1cm，通常 1 ~ 2 花，有时 3 花；花序柄近直立，长约 0.5cm，基部套叠 3 ~ 4 鞘；鞘纸质，浅白色，杯状或筒状，基部的较短，向上逐渐变长，长 5 ~ 20mm；花苞片膜质，浅白色，舟状，长 1.2 ~ 1.3cm，宽约 0.5cm，先端钝；花梗和子房长约 3cm；花橘黄色，开展；中萼片长圆状椭圆形，长 2.3 ~ 2.5cm，宽 1.1 ~ 1.4cm，先端钝，全缘，具 5 脉；侧萼片长圆形，等长于中萼片而稍狭，先端钝，基部稍歪斜，具 5 脉；萼囊圆锥形，长约 6mm；花瓣椭圆形或宽椭圆状倒卵形，长 2.4 ~ 2.6cm，宽 1.4 ~ 1.7cm，先端钝，全缘，具 3 脉，侧扁的主脉具分枝；唇瓣近圆形，长 2.5cm，宽约 2.2cm，基部具长约 3mm 的爪且内面有时具数条红色条纹，中部以下两侧围抱蕊柱，上面密布绒毛，边缘具不整齐的细齿，唇盘无任何斑块；蕊柱长约 4mm，具长约 3mm 的蕊柱足；药帽狭圆锥形，长约 4mm，光滑，前端近截形。花期 5 ~ 6 月。

分布

分布于我国四川中部（峨眉山一带及峨边）、云南东南部至西北部（文山、蒙自、腾冲、勐海、怒江和独龙江流域）、台湾。印度也有分布。

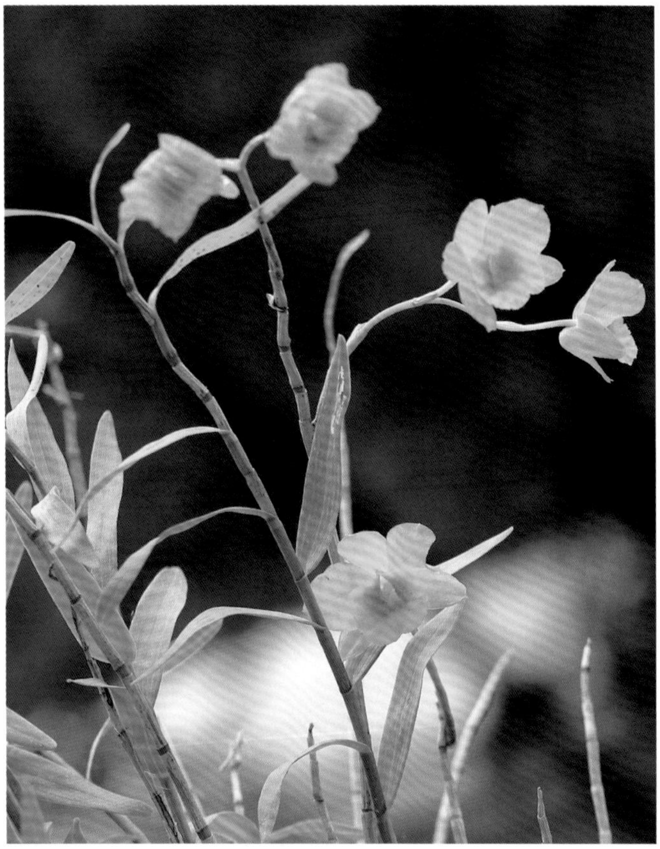

生境

生长于海拔 2600m 以下的高山阔叶林树干上。

药材名

布协孜、布肋则（སུ་ཤེལ་ཚེ།）。

药用部位

全草。

功能与主治

清热，健胃，止吐。用于"培根"病引起的发热，消化不良，呕吐，痔疮等。

用量与用法

6 ~ 12g。内服煎汤。

附注

《四部医典》中记载有"སུ་ཤེལ་ཚེ།"（布协孜），言其为止吐、清"培根"热、治痔疮并开通尿闭之药物。《蓝琉璃》言其"为生长在江河边的一种茅草，有尖（穗）3 ~ 6 个不等，有冰片气味"。《晶珠本草》记载其又名"རྩ་ག་སུར།"（札尕布尔），言其分为"སུ་ཤེལ་ཚེ་དཀར་པོ།"（布协孜嘎保）、"ཚེ་སྐྱི།"（孜吉）和"印度产"3 种，依次后者质佳。现代文献记载的藏医所用"布协孜"主要为兰科石斛属（*Dendrobium*）植物，但对于古籍记载的究竟为何种难以确定。据对从印度带来的样品的基原鉴定，"布协孜"的基原可能为四棱石斛 *D. guadrangulare* Parish.（该种在《中国植物志》中未见记载，我国可能无分布）或聚石斛 *D. aggregatum* Roxb.（*D. lindleyi* Stendel）。叠鞘石斛 *D. aurantiacum* Rchb. f. var. *denneanum* (Kerr) Z. H. Tsi 为云南德钦藏医习用的"布协孜"的基原之一。有观点认为《蓝琉璃》等古籍记载的"布协孜"可能为禾本科或莎草科植物。（参见"石斛""金耳石斛"条）

金耳石斛

Dendrobium hookerianum Lindl.

兰科（Orchidaceae）　石斛属（*Dendrobium*）

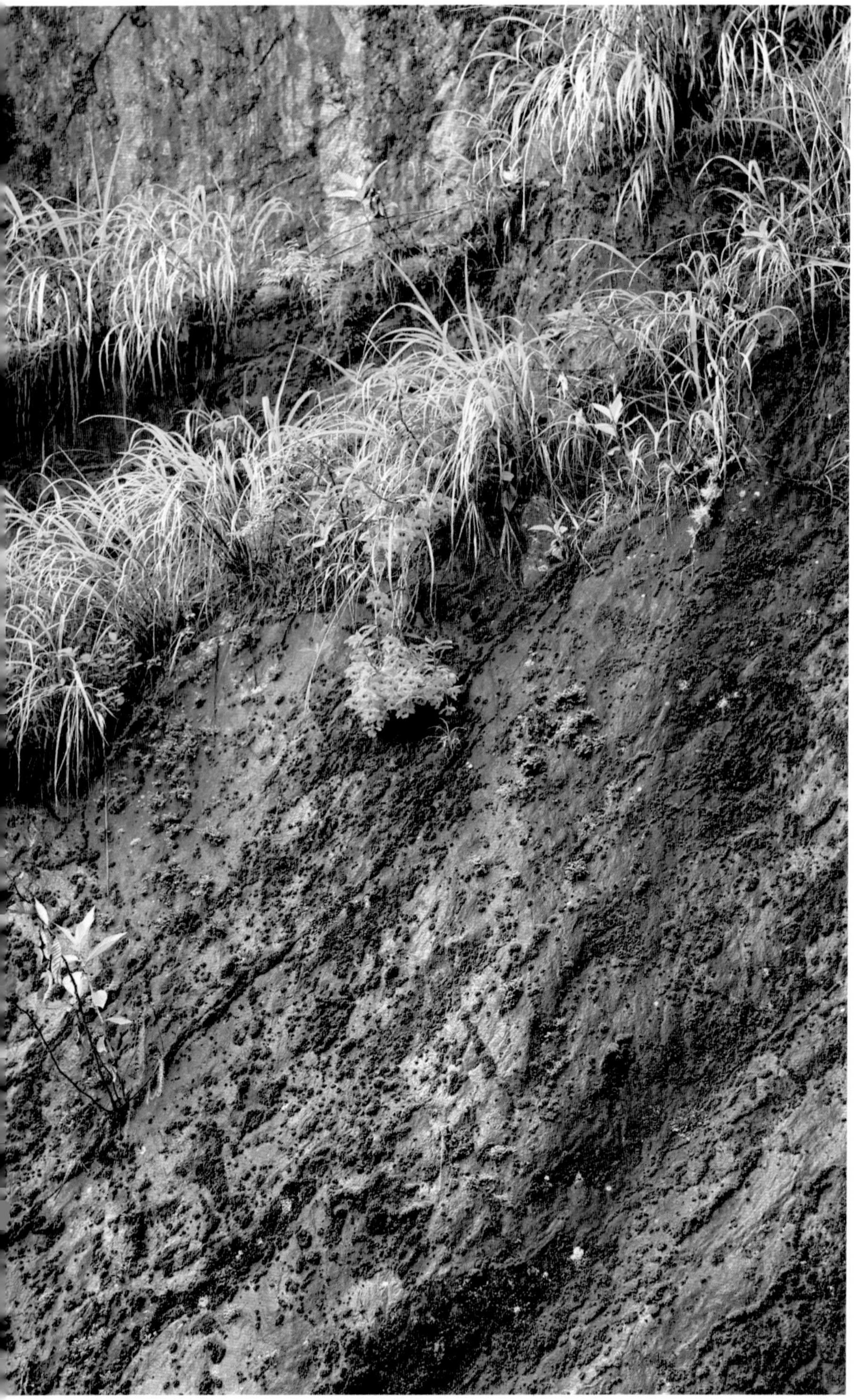

形态

茎下垂，质地硬，圆柱形，长30 ~ 80cm，直径0.4 ~ 0.7cm，不分枝，具多节，节间长2 ~ 5cm，干后淡黄色。叶薄革质，2列，互生于整个茎上，卵状披针形或长圆形，长7 ~ 17cm，宽2 ~ 3.5cm，上部两侧不对称，先端长急尖，基部稍收狭并且扩大成鞘；叶鞘紧抱茎。总状花序1至数个，侧生于具叶的老茎中部，长4 ~ 10cm，疏生2 ~ 7花；花序柄通常与茎成90° 角向外伸，长2.5 ~ 5cm，基部具3 ~ 4套叠的鞘，在基部的鞘最短，在上端的最长；苞片卵状披针形，长4 ~ 6mm，先端急尖；花梗和子房长3 ~ 4cm；花质地薄，金黄色，开展；中萼片椭圆状长圆形，长2.4 ~ 3.5cm，宽9 ~ 16cm，先端锐尖，具7脉，侧萼片长圆形，长2.4 ~ 3.5cm，宽0.9 ~ 1.6cm，具7脉，先端锐尖，基部歪斜，萼囊圆锥形，长约8mm；花瓣长圆形，长2.4 ~ 3.5cm，宽1 ~ 1.8cm，先端近钝，具

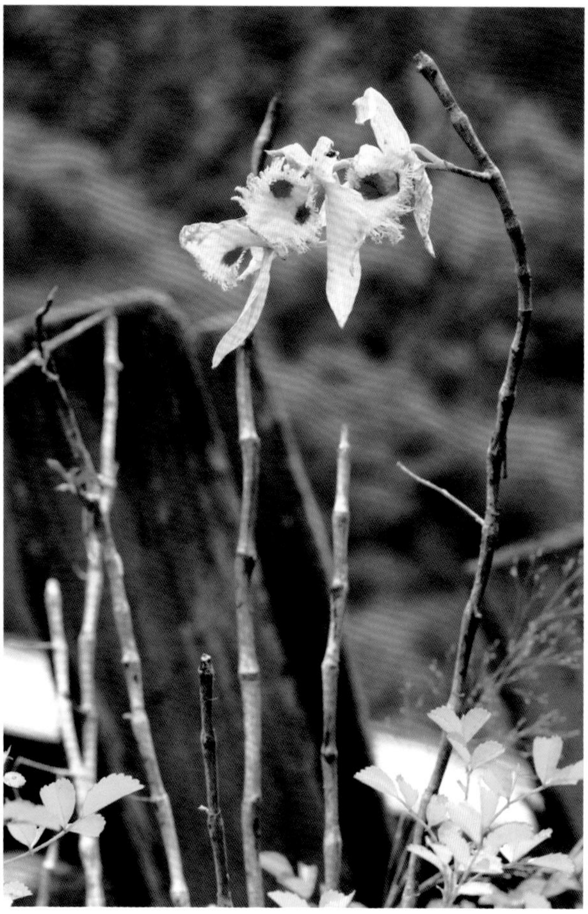

7 脉，全缘；唇瓣近圆形，宽 2 ~ 3cm，基部具短爪，两侧围抱蕊柱，边缘具复式流苏，上面密布短绒毛，唇盘两侧各具 1 紫色斑块，爪上具 1 胼胝体；蕊柱长约 4mm，上端扩大；药帽圆锥形，光滑，前端边缘具细齿。花期 7 ~ 9 月。

分布

分布于我国云南西南部至西北部（怒江一带）、西藏东南部（林芝）。印度东部也有分布。

生境

生长于海拔 1000 ~ 2300m 的山谷岩石上、山地林中树干上。

药材名

布协孜、布胁则（སུ་ཤེལ་ཚེ།），布协（སུ་ཤེལ།），孜吉（ཚེ་སྐྱི།）。

药用部位

茎。

功能与主治

止吐。用于消化不良，"培根"病引起的发热，痔疮等。

用量与用法

6 ~ 12g。内服煎汤。

附 注

《四部医典》《晶珠本草》等中记载有"སུ་ཤེལ་ཚེ།"（布协孜），言其为止呕吐、治"培根"热症之药物。《鲜明注释》《晶珠本草》等按生境或产地将其分为 3 ~ 4 类。现代文献记载的藏医所用"布协孜"的基原为兰科植物，主要为石斛属（*Dendrobium*）植物，但古籍记载的究竟为何种难以确定。据文献记载，金耳石斛 *D. hookerianum* Lindl. 为"布协孜"的基原之一，此外，尚有多种同属植物也作"布协孜"使用。（参见"细茎石斛""石斛""广东石斛"条）

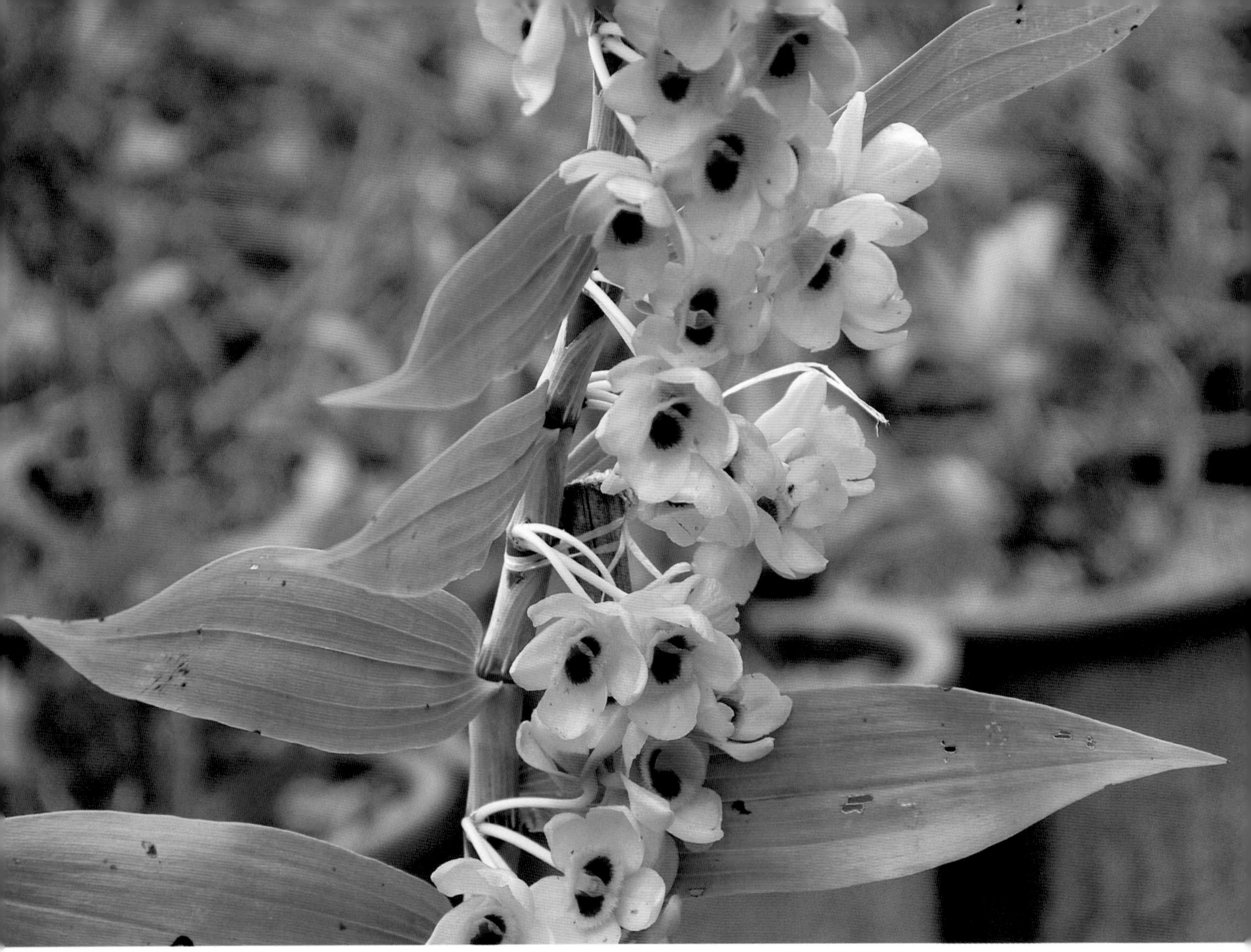

束花石斛

Dendrobium chrysanthum Lindl.

兰科（Orchidaceae） 石斛属（*Dendrobium*）

形态

茎粗厚，肉质，下垂或弯垂，圆柱形，长 50 ~ 200cm，直径 5 ~ 15mm，上部有时稍回折状弯曲，不分枝，具多节，节间长 3 ~ 4cm，干后浅黄色或黄褐色。叶二裂开，互生于整个茎上，纸质，长圆状披针形，通常长 13 ~ 19cm，宽 1.5 ~ 4.5cm，先端渐尖，基部具鞘；叶鞘纸质，干后鞘口常杯状张开，常浅白色。伞状花序近无花序柄，每 2 ~ 6 花为一束，侧生于具叶的茎上部。花苞片膜质，卵状三角形，长约 3mm；花梗和子房稍扁，长 3.5 ~ 6cm，直径约 2mm；花黄色，质地厚；中萼片多少凹的，长圆形或椭圆形，长 15 ~ 20mm，宽 9 ~ 11mm，先端钝，具 7 脉；侧萼片稍凹的斜卵状三角形，长 15 ~ 20mm，基部稍歪斜而较宽，宽 10 ~ 12mm，先端钝，具 7 脉；萼囊宽而钝，长约 4mm；花瓣稍凹的倒卵形，长 16 ~ 22mm，宽 11 ~ 14mm，先端圆形，全缘或有时具细啮蚀状，具 7 脉；唇瓣凹的，不裂，肾形或横长圆形，长约 18mm，宽约 22mm，先端近圆形，基部具 1 长圆形的胼胝体且骤然收狭为短爪，上面密布短毛，下面除中部以下外也密布短毛；唇盘两侧各具 1 栗色斑块，具 1 宽厚的脊从基部伸向中部；蕊柱长约 4mm，具长约 6mm 的蕊足；药帽圆锥形，长约 2.5mm，几乎光滑，前端边缘近全缘。蒴果长圆柱形，长 7cm，直径约 1.5cm。花期 9 ~ 10 月。

分布

分布于我国广西西南部至西北部、贵州南部至西南部、云南东南部至西南部（临沧、砚山、屏边、绿春、勐腊、澜沧）、西藏东南部（墨脱）。印度、尼泊尔、不丹、缅甸、泰国、老挝、越南也有分布。

生境

生长于海拔 700 ~ 2500m 的山地密林中树干上、山谷阴湿的岩石上。

药材名

布协孜、布胁则（ཕུ་ཤེལ་རྩེ།）。

药用部位

全草。

功能与主治

清热，健胃，止吐。用于“培根”病引起的发热，消化不良，呕吐，痔疮等。

用量与用法

6 ~ 12g。内服煎汤。

附注

《四部医典》中记载有“ཕུ་ཤེལ་རྩེ།”（布协孜），言其为止吐、清“培根”热、治痔疮并开通尿闭之药物。《蓝琉璃》言其“为生长在江河边的一种茅草，有尖（穗）3 ~ 6 个不等，有冰片气味”。《晶珠本草》记载其又名“རྩ་ག་ཕུར།”（札尕布尔），并按生境不同将其分为“ཕུ་ཤེལ་རྩེ་དཀར་པོ།”（布协孜嘎保）、“རྩེ་སྒྲི།”（孜吉）和“印度产”3 种，依次后者质佳。现代文献记载藏医所用“布协孜”为兰科植物，主要为石斛属（*Dendrobium*）植物，束花石斛 *D. chrysanthum* Lindl. 为其基原之一。古籍记载的“布协孜”为何种植物难以确定，据对从印度带来的样品鉴定，其原植物可能为四棱石斛 *D. guadrangulare* Parish.（该种未见《中国植物志》记载，我国可能无分布）或聚石斛 *D. aggregatum* Roxb.（*D. lindleyi* Stendel）；也有观点认为，《蓝琉璃》等古籍记载的“布协孜”可能为禾本科或莎草科植物。（参见“石斛”“金耳石斛”条）

石斛

Dendrobium nobile Lindl.（金钗石斛）

兰科（Orchidaceae） 石斛属（*Dendrobium*）

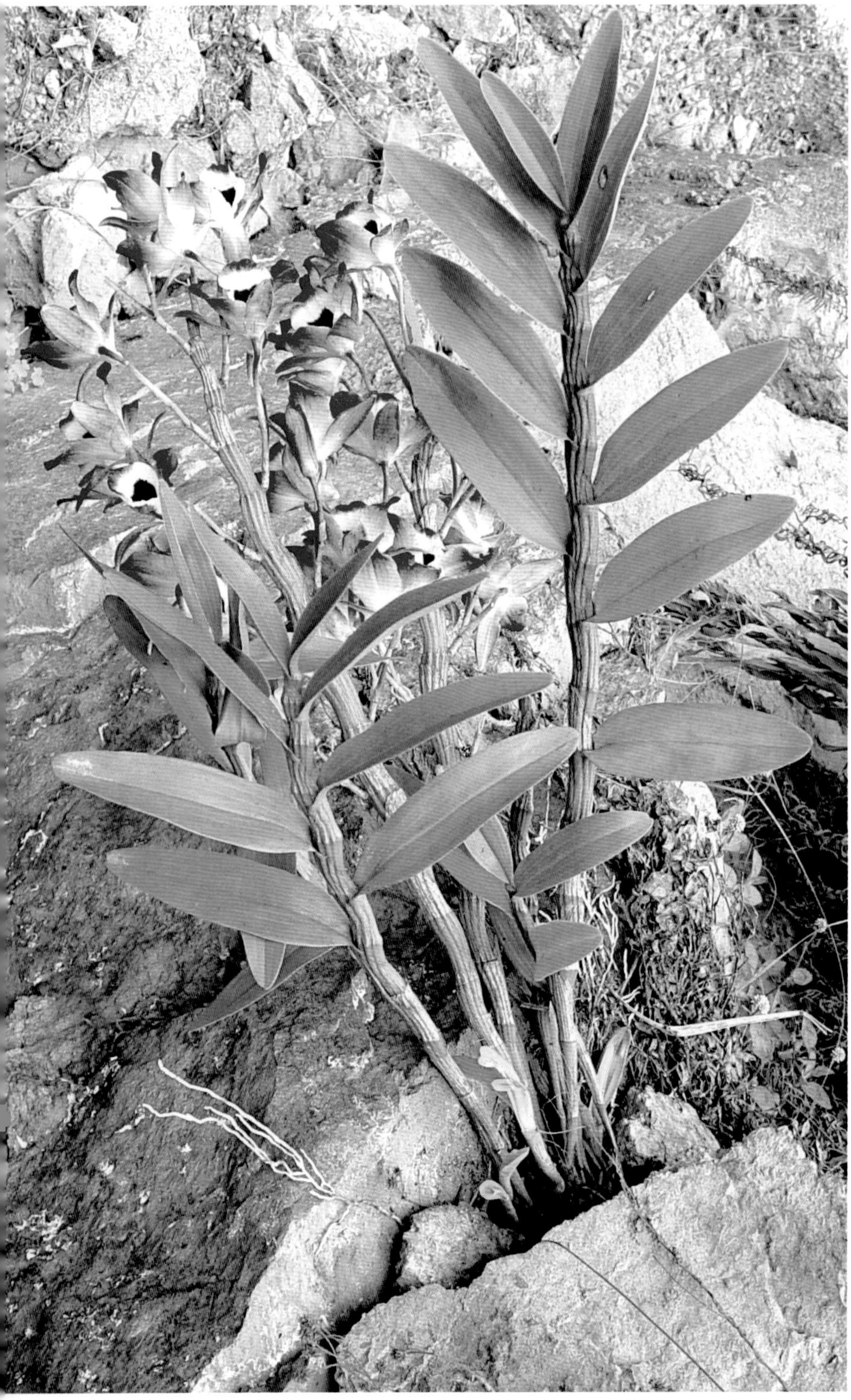

形态

茎直立，肉质状肥厚，呈稍扁的圆柱形，长 10 ~ 60cm，直径达 1.3cm，上部多少回折状弯曲，基部明显收狭，不分枝，具多节，节有时稍肿大；节间多少呈倒圆锥形，长 2 ~ 4cm，干后金黄色。叶革质，长圆形，长 6 ~ 11cm，宽 1 ~ 3cm，先端钝并且不等侧 2 裂，基部具抱茎的鞘。总状花序从具叶或落了叶的老茎中部以上部分发出，长 2 ~ 4cm，具花 1 ~ 4；花序柄长 5 ~ 15mm，基部被数枚筒状鞘；花苞片膜质，卵状披针形，长 6 ~ 13mm，先端渐尖；花梗和子房淡紫色，长 3 ~ 6mm；花大，白色带淡紫色先端，有时全体淡紫红色或除唇盘上具 1 紫红色斑块外，其余均为白色；中萼片长圆形，长 2.5 ~ 3.5cm，宽 1 ~ 1.4cm，先端钝，具 5 脉；侧萼片与中萼片相似，先端锐尖，基部歪斜，具 5 脉；萼囊圆锥形，长 6mm；花瓣多少斜宽卵形，长 2.5 ~ 3.5cm，宽 1.8 ~ 2.5cm，先端钝，基部具短爪，全缘，具 3 主脉和许多支脉；唇瓣宽卵形，长 2.5 ～ 3.5cm，宽 2.2 ～ 3.2cm，先端钝，基部两侧具紫红色条纹并且收狭为短爪，中部以下两侧围抱蕊柱，边缘具短的睫毛，两面密布短绒毛，唇盘中央具 1 紫红色大斑块；蕊柱绿色，长 5mm，基部稍扩大，具绿色的蕊柱足；药帽紫红色，圆锥形，密布细乳突，前端边缘具不整齐的尖齿。花期 4 ～ 5 月。

分布

分布于我国台湾、香港、海南、广西西部至东北部、湖北南部、四川南部（乐山、长宁、石棉）、贵州西南部至北部（赤水、习水、罗甸、兴义等）、云南东南部至西北部（富民、石屏、沧源、勐腊、思茅、贡山）、西藏东南部（墨脱）。印度、尼泊尔、不丹、缅甸、泰国、老挝、越南也有分布。

生境

生长于海拔 480 ～ 1700m 的山地林中树干上、山谷岩石上。

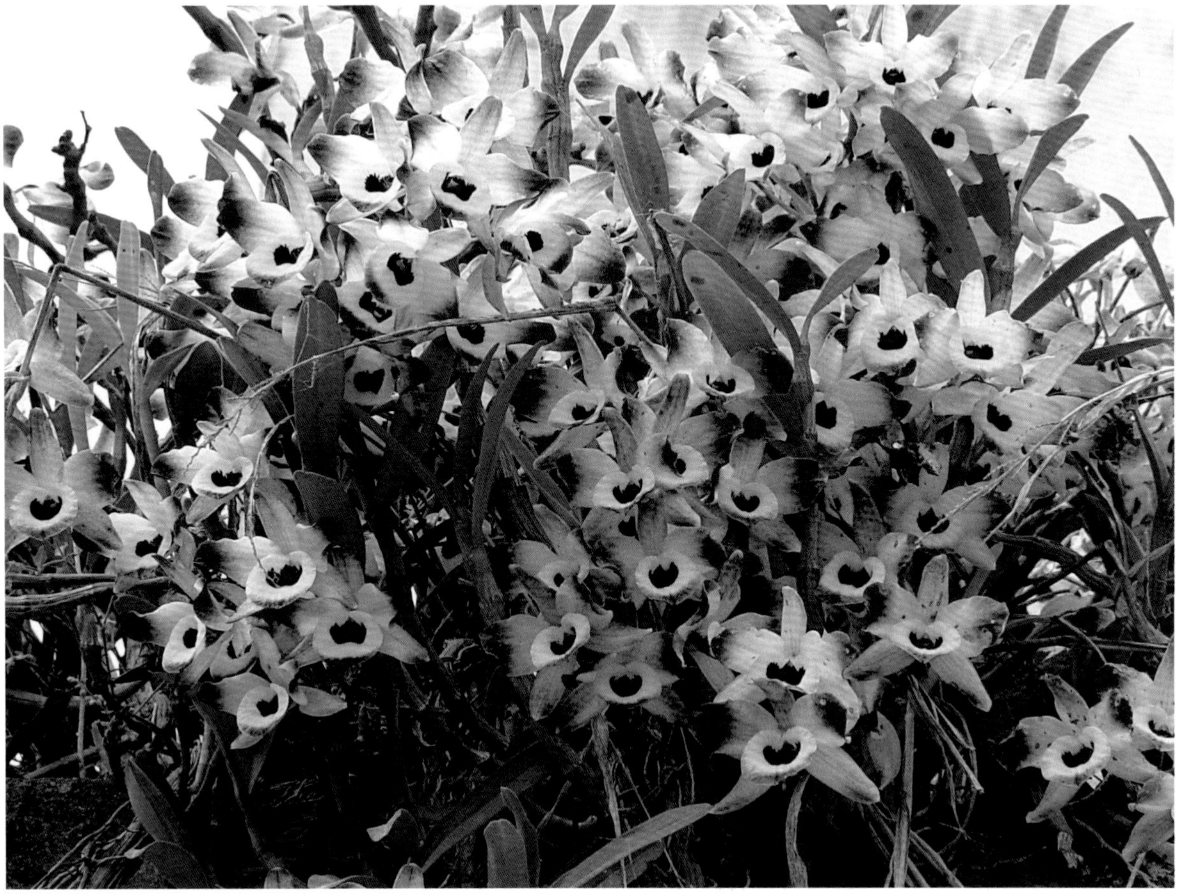

药材名

布协孜、布胁则（བུ་ཤེལ་ཚེ།），布协（བུ་ཤེལ།）。

药用部位

茎。

功能与主治

止吐。用于消化不良，“培根”病引起的发热，痔疮等。

用量与用法

6 ~ 12g。内服煎汤。

附注

《四部医典》《蓝琉璃》《晶珠本草》等中记载有“ཨུ་ཤེལ་ཅེ”（布协孜），言其为止呕吐、治“培根”热症之药物。《蓝琉璃》记载其为“生长于江河边的一种茅草，有尖（穗）3 ~ 6 个不等，散发有冰片的气味”（毛继祖 2012 年汉译本译注名为“有瓜石斛”）；《四部医典系列挂图全集》第二十七图中有“布协孜”的优品（44 号图）和副品（45 号图）2 幅附图，汉译本分别译作“有瓜石斛”和“次有瓜石斛”。《鲜明注释》《晶珠本草》等记载“布协孜”按生境或产地分为 3 ~ 4 类。现代文献多记载藏医所用“布协孜”的基原为兰科植物，且主要为石斛属（*Dendrobium*）植物，但难以确定古籍记载的究竟为何种。石斛 *D. nobile* Lindl. 为其基原之一，还包括金耳石斛 *D. hookerianum* Lindl.、细茎石斛 *D. moniliforme* (L.) Sw.、有爪石斛 *D. fimbriata* (Bl.) P. F. Hunt. et Summem.（该种未见《中国植物志》记载）。文献记载，据对从印度带来的样品的鉴定，可能为四棱石斛 *D. guadrangulare* Parish.（该种未见《中国植物志》记载，我国可能无分布）或聚石斛 *D. aggregatum* Roxb.（*D. lindleyi* Stendel）。《鲜明注释》《晶珠本草》记载“布协孜”以具冰片或檀香气者为佳，与《蓝琉璃》记载相符；但《中国藏药植物资源考订》认为，据《蓝琉璃》记载的形态和《四部医典系列挂图全集》的附图来看，“布协孜”似为禾本科或莎草科植物，其优品与禾本科植物白羊草 *Bothriochloa ischaemum* (Linn.) Keng 或孔颖臭根子草 *B. punctata* (Roxb.) L. Liou [*B. bladhii* (Retz.) S. T. Blake var. *punctata* (Roxb.) Steward] 相似，而现藏医常用的兰科石斛属植物系在此之后才使用的，《晶珠本草》记载的“生长于江河边滩，茎梢分三四枝或五六枝，根纵横，坚硬，气味芳香”的第一类的基原也应为白羊草 *B. ischaemum* (Linn.) Keng，石斛属植物应为第二类、第三类的基原。（参见“细茎石斛”“金耳石斛”“束花石斛”条）

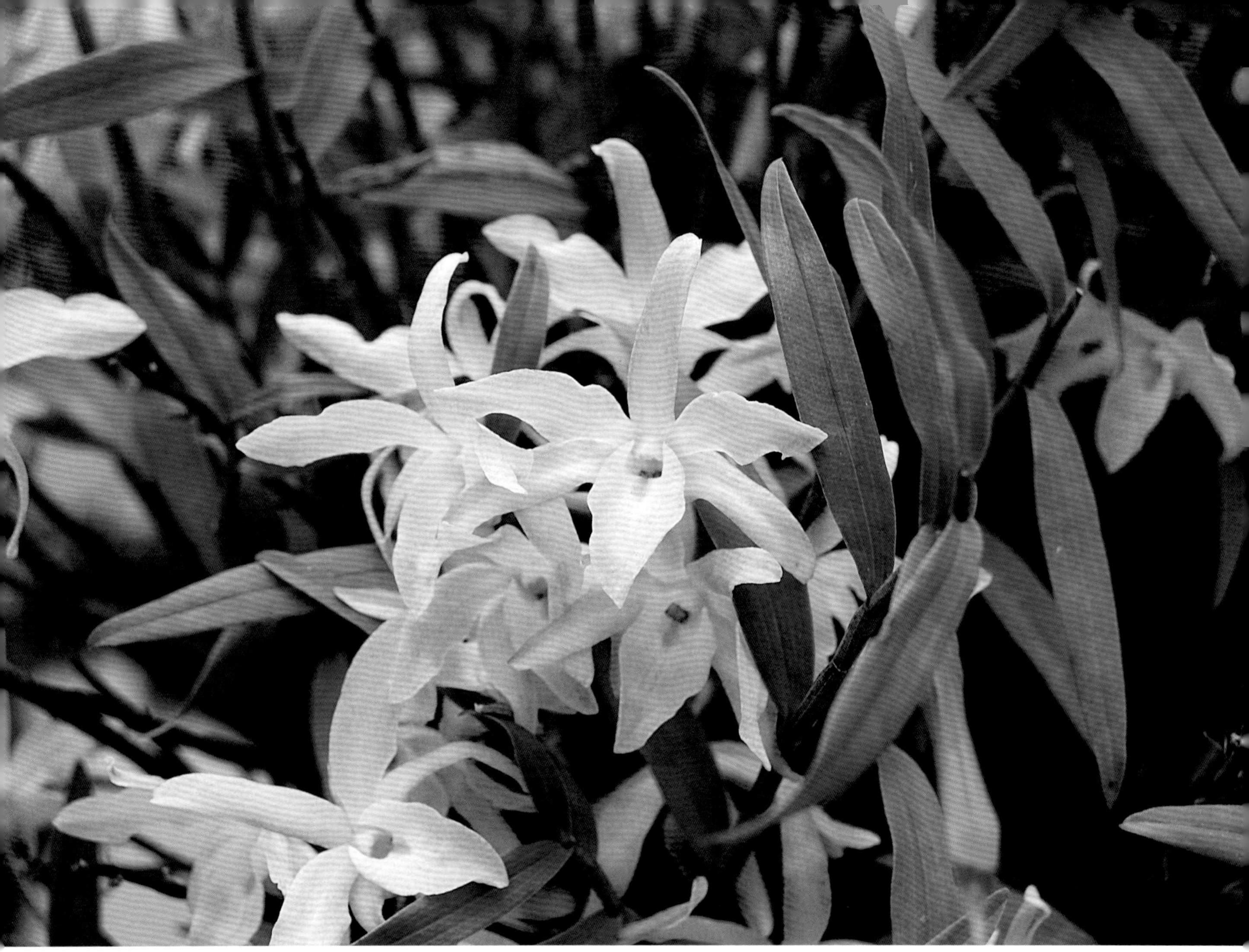

广东石斛

Dendrobium wilsonii Rolfe

兰科（Orchidaceae） 石斛属（*Dendrobium*）

形态

茎直立或斜立，茎细圆柱形，通常长 10 ~ 30cm，直径 0.4 ~ 0.6cm，不分枝，具少数至多数节，节间长 1.5 ~ 2.5cm，干后淡黄色带污黑色。叶革质，2 列，数枚，互生于茎的上部，狭长圆形，长 3 ~ 5（~ 7）cm，宽 0.6 ~ 1.2（~ 1.5）cm，先端钝且不等侧 2 裂，基部具抱茎的革质鞘，老时呈污黑色，干后鞘口常呈杯状张开。总状花序 1 ~ 4，从落叶的老茎上部发出，具 1 ~ 2 花；花序柄长 3 ~ 5mm，基部被 3 ~ 4 宽卵形的膜质鞘；花苞片干膜质，浅白色，中部或先端栗色，长 4 ~ 7mm，先端渐尖；花梗和子房白色，长 2 ~ 3cm；花大，乳白色，有时带淡红色，开展；中萼片长圆状披针形，长（2.3 ~）2.5 ~ 4cm，宽 0.7 ~ 1cm，先端渐尖，具 5 ~ 6 主脉和多数支脉；侧萼片三角状披针形，与中萼片等长，宽 7 ~ 10mm，先端渐尖，基部歪斜而较宽，具 5 ~ 6 主脉和多数支脉；萼囊半球形，长 1 ~ 1.5cm；花瓣近椭圆形，长 2.3 ~ 4cm，宽 1 ~ 1.5cm，先端锐尖，具 5 ~ 6 主脉和多数支脉；唇瓣卵状披针形，比萼片稍短而宽得多，3 裂或不明显 3 裂，基部楔形，其中央具 1 胼胝体；侧裂片直立，半圆形；中裂片卵形，先端急尖；唇盘中央具 1 黄绿色的斑块，密布短毛；蕊柱长约 4mm；蕊柱足长约 1.5cm，内面常具淡紫色斑点；药帽近半球形，密布细乳突。花期 5 月。

分布

分布于我国福建东南部、湖北西南部至西部、湖南北部、广东西南部至北部、广西南部至东部、四川南部（峨眉山一带及雷波、洪雅）、贵州西北部至东北部、云南南部（思茅）。

生境

生长于海拔 1000 ~ 1300m 的山地阔叶林中树干上、林下岩石上。

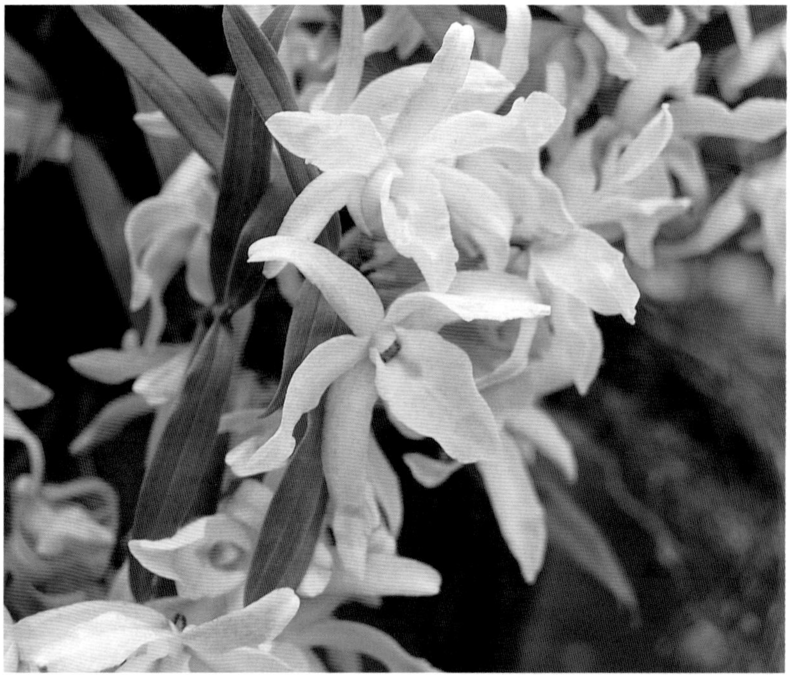

药材名

布协（སུ་ཤེལ།），布协孜、布胁则（སུ་ཤེལ་ཚེ།）。

药用部位

全草。

功能与主治

止呕清热。用于热症，诸病之呕吐。

用量与用法

6 ~ 12g。内服煎汤。

附 注

《四部医典》中记载有“སུ་ཤེལ་ཚེ།”（布协孜），言其为止吐、清“培根”热、治痔疮并开通尿闭之药物。《蓝琉璃》言其“为生长在江河边的一种茅草，有尖（穗）3 ~ 6 个不等，有冰片气味”。《晶珠本草》言其按生境不同分为“སུ་ཤེལ་ཚེ་དཀར་པོ།”（布协孜嘎保）、“ཙི་སྒྲི།”（孜吉）和“印度产”3 种，依次后者质佳。现代文献记载的藏医所用“布协孜”主要包括兰科石斛属（*Dendrobium*）的多种植物，广东石斛 *D. wilsonii* Rolfe 为其基原之一。对于古籍记载的“布协孜”为何种植物尚难以确定，但对从印度带来的样品进行的鉴定结果显示，也为石斛属植物；也有观点认为《蓝琉璃》等古籍记载的“布协孜”可能为禾本科或莎草科植物。（参见“石斛”“金耳石斛”“束花石斛”条）

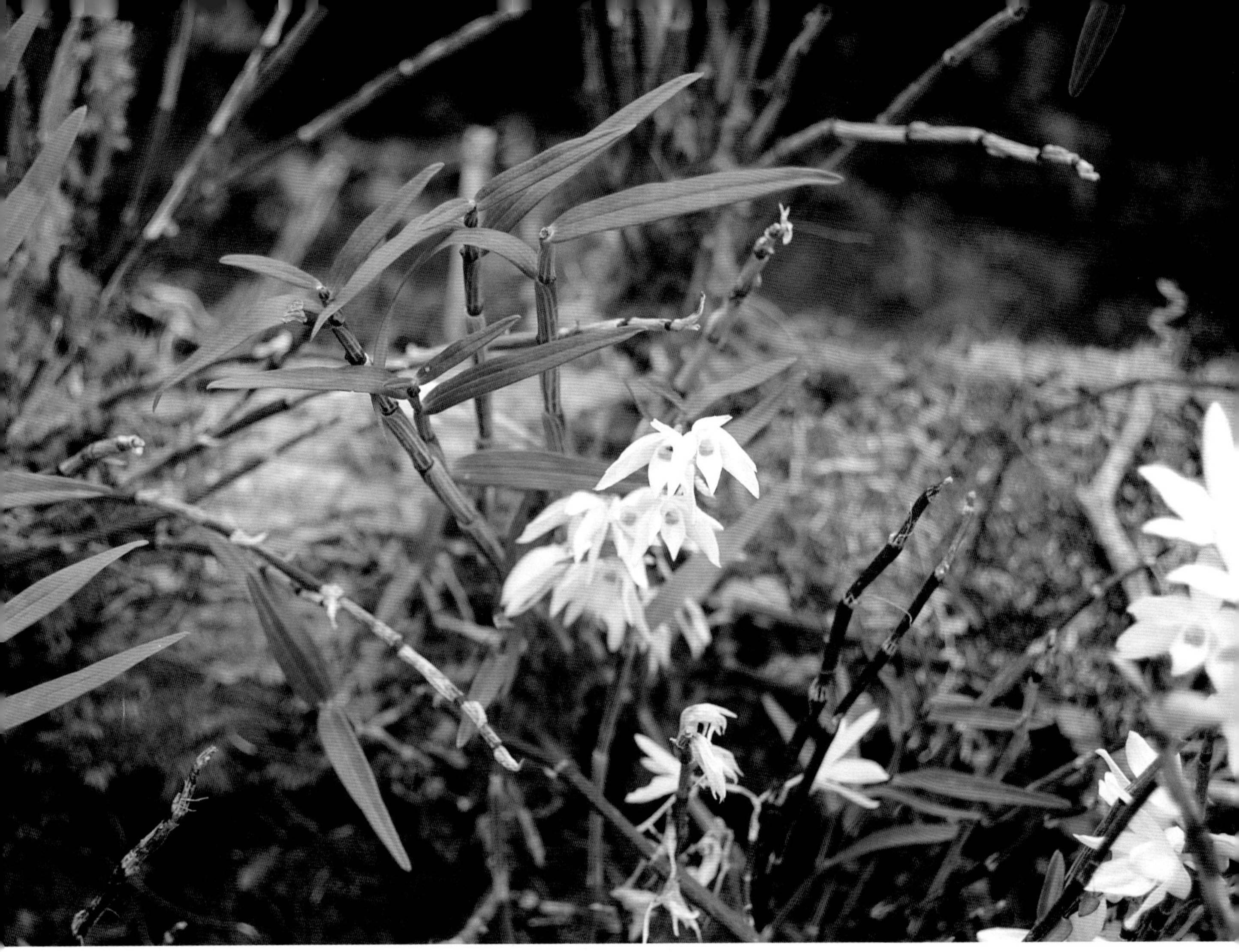

细茎石斛

Dendrobium moniliforme (L.) Sw.

兰科（Orchidaceae）　石斛属（*Dendrobium*）

形态

茎直立，细圆柱形，通常长 10 ～ 20cm，或更长，直径 3 ～ 5mm，具多节，节间长 2 ～ 4cm，干后金黄色或黄色带深灰色。叶数枚，2 列，常互生于茎的中部以上，披针形或长圆形，长 3 ～ 4.5cm，宽 5 ～ 10mm，先端钝并稍不等侧 2 裂，基部下延为抱茎的鞘。总状花序 2 至数个，生于茎中部以上具叶和落了叶的老茎上，通常具 1 ～ 3 花；花序柄长 3 ～ 5mm；花苞片干膜质，浅白色带褐色斑块，卵形，长 3 ～ 4（～ 8）mm，宽 2 ～ 3mm，先端钝；花梗和子房纤细，长 1 ～ 2.5cm；花黄绿色、白色或白色带淡紫红色，有时芳香；萼片和花瓣相似，卵状长圆形或卵状披针形，长（1 ～）1.3 ～ 1.7（～ 2.3）cm，宽（1.5 ～）3 ～ 4（～ 8）mm，先端锐尖或钝，具 5 脉；侧萼片基部歪斜而贴生于蕊柱足；萼囊圆锥形，长 4 ～ 5mm，宽约 5mm，末端钝；花瓣通常比萼片稍宽，唇瓣白色、淡黄绿色或绿白色，带淡褐色或紫红色至浅黄色斑块，卵状披针形，比萼片稍短，基部楔形，3 裂；侧裂片半圆形，直立，围抱蕊柱，全缘或具不规则的齿，中裂片卵状披针形，先端锐尖或稍钝，全缘，无毛；唇盘在两侧裂片之间密布短柔毛，基部常具 1 椭圆形胼胝体，近中裂片基部通常具 1 紫红色、淡褐色或浅黄色的斑块；蕊柱白色，长约 3mm，药帽白色或淡黄色，圆锥形，先端不裂，有时被细乳突；蕊柱足基部常具紫红色条纹，无毛或有时具毛。花期通常 3 ~ 5 月。

分布

分布于我国陕西南部、甘肃南部、四川南部（峨眉山一带、雷波）、云南东南部至西北部（文山、丽江、屏边、金平、景东、贡山、龙陵等）、贵州东南部至东北部、湖南、河南、江西、福建北部、广东北部和西南部、广西西北部至东北部、台湾等。印度东北部、日本及朝鲜半岛南部也有分布。

生境

生长于海拔 590 ~ 3000m 的阔叶林中树干上、山谷岩壁上。

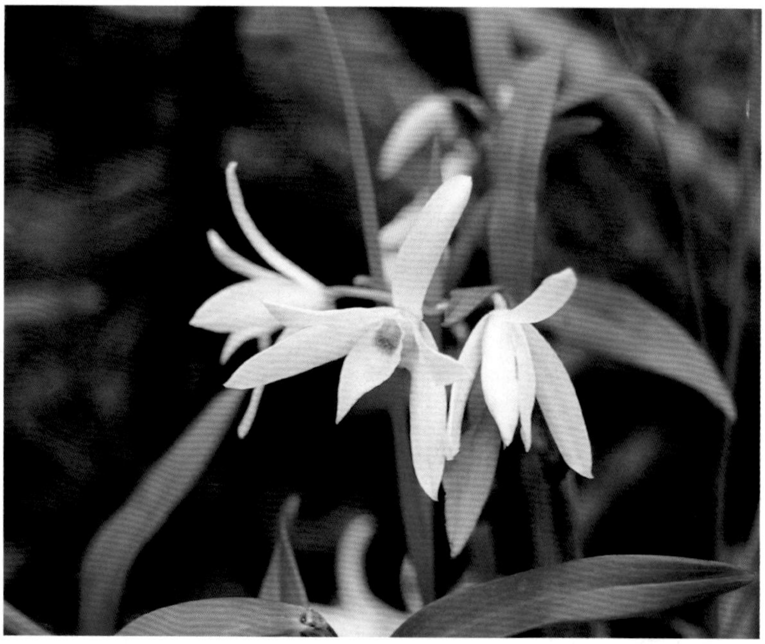

药材名

布协孜、布胁则（སུ་ཤེལ་ཙེ），布协（སུ་ཤེལ）。

药用部位

茎。

功能与主治

止吐。用于消化不良，“培根”病引起的发热，痔疮等。

用量与用法

6 ~ 12g。内服煎汤。

附 注

《四部医典》中记载有“སུ་ཤེལ་ཙེ”（布协孜），《蓝琉璃》记载其“为生长在江河边的一种茅草，有尖（穗）3 ~ 6 个不等，有冰片气味”，言其为止吐、清“培根”热、治痔疮并开通尿闭之药物。《晶珠本草》记载“布协孜”[又名“ཙ་ཀ་སུར”（札尕布尔）] 分为“སུ་ཤེལ་ཙེ་དཀར་པོ”（布协孜嘎保）、“ཙེ་སྐྱི”（孜吉）和“印度产”3 种，依次后者质佳。《鲜明注释》记载其按生境或产地分为 3 ~ 4 类。现代文献记载的藏医所用“布协孜”的基原为兰科植物，主要为石斛属（*Dendrobium*）植物，但古籍记载的“布协孜”的基原究竟为何种植物难以确定。细茎石斛 *D. moniliforme* (L.) Sw. 为其基原之一，其他基原尚有金耳石斛 *D. hookerianum* Lindl.、石斛 *D. nobile* Lindl.、有爪石斛 *D. fimbriata* (Bl.) P. F. Hunt. et Summem.（该种未见《中国植物志》记载）、束花石斛 *D. chrysanthum* Lindl. 等。也有观点认为《蓝琉璃》等古籍记载的“布协孜”的基原可能为禾本科或莎草科植物。（参见“石斛”“金耳石斛”“束花石斛”条）

中文学名拼音索引

本书 1 ～ 4 册共用同一索引，为使读者检索方便，该索引在每个药用植物名后均标注了其所在册数（如“[1]”）及页码。

D

E

F

G

R

S

Y

拉丁学名索引

本书 1 ~ 4 册共用同一索引，为使读者检索方便，该索引在每个拉丁学名后均标注了其所在册数（如“[1]”）及页码。

D

F

G

H

J

M

Q

R

S

T

U

药材藏文名索引

本书 1 ~ 4 册共用同一索引，为使读者检索方便，该索引在每个药材藏文名后均标注了其所在册数（如“[1]”）及页码。

ཅ

ཆ

ཏ

ཕ

མ

ཟ

ར

ས